临床规范化护理操作与实践

主编　于泳　康岩　胡安慧　谢静

　　　李凤华　田翠英　侯本河　毛旭

中国海洋大学出版社

·青岛·

图书在版编目（CIP）数据

临床规范化护理操作与实践 / 于泳等主编. —青岛：中国海洋大学出版社，2023.8

ISBN 978-7-5670-3631-4

Ⅰ．①临… Ⅱ．①于… Ⅲ．①护理－技术操作规程 Ⅳ.①R472-65

中国国家版本馆CIP数据核字（2023）第182436号

出版发行	中国海洋大学出版社			
社　　址	青岛市香港东路23号	邮政编码	266071	
出 版 人	刘文菁			
网　　址	http://pub.ouc.edu.cn			
电子信箱	369839221@qq.com			
订购电话	0532-82032573（传真）			
责任编辑	韩玉堂	电　　话	0532-85902349	
印　　制	日照报业印刷有限公司			
版　　次	2023年8月第1版			
印　　次	2023年8月第1次印刷			
成品尺寸	185 mm×260 mm			
印　　张	34.5			
字　　数	874千			
印　　数	1～1000			
定　　价	238.00元			

发现印装质量问题，请致电0633-8221365，由印刷厂负责调换。

随着全球健康目标不断推进，人们对护理的需求不断增加，护理学科的专业价值逐渐受到认可和重视。由于护理学科在健康领域的作用日益凸显，国家对护理的支持也日益增加。在国家的大力支持下，护理服务领域正从医院逐渐扩展至家庭和社区，服务内容也从临床护理向预防、健康管理、健康促进等方面拓展，在预防、治疗、康养一体化服务方面发挥日益重要的作用。尽管护理学科发展迅速，但仍面临众多问题，如在人才培养方面存在一些薄弱环节，导致优秀的临床护理人员不足，难以满足人民日益增长的健康需求。为了解决临床上出现的一系列问题，我们结合自身工作经验编写了《临床规范化护理操作与实践》一书，旨在反映护理学研究新进展，提升护理的信息化、智慧化、移动化建设，加快提高护理人员的工作效率和质量，提高护理服务满意度。

本书的编写结合了国内外最新护理学指南，以实现全方位、全周期维护和保障人民健康为目标，聚焦人类生命周期全过程。本书涉及健康促进、生活方式管理、伤病预防、症状管理、功能康复等一体的全方位照护，详细讲解了疾病的病因、发病机制、实验室检查、诊断及鉴别诊断、治疗、护理与健康宣教的内容。本书内容涵盖全面，操作规范严谨，表述易于理解和掌握，能够指导护士更好地为患者服务。在本书编写过程中，我们尽力做到贴近临床需求，既适合初级护士的自主性学习，又便于教师引导性教学，同时也可以为临床实践提供指导依据。

我们在深入临床实践之余，怀揣着对护理事业的满腔热忱，希望能将自身在临床护理工作中的点滴感悟,呈献给护理同行。但由于我们的学识水平及经验有限,并且护理学知识也在不断更新,书中难免有不足之处,敬请使用本书的读者不吝指正,以便今后及时修订。

《临床规范化护理操作与实践》编委会

2023 年 5 月

目录

CONTENTS

第一章

护理理论

第一节 系统理论

系统论是研究系统的模式、性能、行为和规律的一门科学。它为人们认识各种系统的组成、结构、性能、行为和发展规律提供了一般方法论的指导。系统论的创始人是美籍奥地利理论生物学家和哲学家路德维格·贝塔朗菲。系统是由若干相互联系的基本要素构成的，它是具有确定的特性和功能的有机整体。世界上的具体系统是纷繁复杂的，必须按照一定的标准，将千差万别的系统分门别类，以便分析、研究和管理，如教育系统、医疗卫生系统、宇航系统、通信系统等。如果系统与外界或它所处的外部环境有物质、能量和信息的交流，那么这个系统就是一个开放系统，否则就是一个封闭系统。护理专业既是一个封闭的系统，又是一个开放的系统。

一、系统论概述

系统概念中常见的关键名词：开放系统与封闭系统；输入、输出及反馈；微观与宏观。所谓开放系统是指能与环境进行能量交换，可重建或破坏其原有组合，在过程中有输入和输出。在这种状态下，开放系统可以达到一种瞬间独立的状态，称之为稳定状态。因此，人是一个开放系统，开放系统会对环境中的外来刺激做出反应，对于环境的侵入刺激，可产生组织上的改变。封闭系统的定义是一个与环境没有任何物质、信息和能量交换之系统。人有时在行为表现上也有封闭系统的倾向。封闭系统是相对的、暂时的，绝对的封闭系统是不存在的。开放系统具有自我调控能力。

人们研究和认识系统的目的之一，就在于有效地控制和管理系统。控制论则为人们对系统的管理和控制提供了一般方法论的指导，它是数学、自动控制、电子技术、数理逻辑、生物科学等学科和技术相互渗透而形成的综合性科学。根据系统论的观点，护理的服务对象是人，是一个系统，由生理、心理、社会、精神、文化等部分组成，同时人又是自然和社会环境中的一部分。人的内部各系统之间，以及人与外部环境中各种系统间都相互作用和影响。人的健康是内环境的稳定及内环境与外环境间的适应和平衡。系统论为护理学提供了人、环境和健康为整体的理论基础。

系统论对护理实践具有重要的指导作用，促进了整体护理思想的形成，是护理程序的理论框架，作为护理理论或模式发展的框架，为护理管理者提供理论依据。许多护理理论家应用系统论的观点,发展了护理理论或模式,如纽曼(Neuman)的系统模式、罗伊(Roy)的适应模式等。这些理论模式又为护理实践提供了科学的理论指导,也为护理科研提供了理论框架和假设的理论依据。

医院护理管理系统是医院整体系统的一个子系统,与其他子系统(如医疗、行政、后勤等)和医院整体系统相互联系、相互作用和相互制约。因此,护理管理者在实施管理过程中应运用系统方法,调整各部门关系,不断优化系统结构,得到医院行政领导、医疗和后勤等部门的支持和配合,使之协调发展、高效运行,为患者提供高质量的护理服务。

罗杰斯在1970年根据人类学、社会学、天文学、宗教学、哲学、历史学等知识,提出了一个护理概念结构。由于人是护理的中心,其概念结构也就着眼于人,并且以一般系统理论为基础。她把人描述为一个协调的整体,人的生命过程是一个动态的过程,并且是一个持续的、有创新的、进化的、具有高度差异的和不断变换形态的过程,所以罗杰斯护理理论被称为生命过程模式。

护理程序是一个开放系统,构成系统的要素有患者、护士、其他医务人员及医疗设备、药物等。这些要素通过相互作用和与环境的相互作用,给予护理对象计划性、系统、全面整体的护理,使其恢复或增进健康。护理程序系统运行过程包括评估、诊断、计划、实施、评价5个步骤。其中护理评估是护理程序的首要环节,而且贯穿在护理活动的全过程。护理评估的科学性直接影响护士对病情的正确判断和护理措施的制订,全面正确的评估是保证高质量护理的先决条件,所以护理评估在护理工作中起到了灵魂的作用。在护理程序中的评估部分,应收集所有个人和环境的有关情况,由于我们的测量手段和收集资料的工具有限,因此所收集的资料常是孤立或局限的,但分析资料应能反映全面情况,所以需要补提问题和从收集的资料中寻求反应。在用生命过程模式理论评估患者时,可使用动态原则做指导以预测个体发展的性质与方向,这样可使护理工作促进人与环境间的融洽结合,加强人能量场的力量及整体性,以及改进人和环境场的型式以实现最佳健康状态。

罗杰斯生命过程模式的主要内容如下。

(一)四个主要概念

1.人

人是一个有组织、有独特形态的能量场,在与环境能量场不断地进行物质和能量的交换中,导致人与环境不断更换形态,因而增加了人的复杂性和创新性。人的行为包括生理、心理、社会、文化和精神等属性,并按不可分割的整体性反映整个人。

2.环境

环境包括个体外界存在的全部形态,是四维能量场,与人能量场一样具有各种形态和整体性,并且是一个开放系统。

3.健康

健康不是一种静止的状态,健康是形态的不断创新和复杂性的增加。健康和疾病都是有价值的,而且是不可分离的,是生命过程的连续表达方式。

4.护理

护理是一种艺术和科学,它直接服务于整体的人。帮助个体利用各种条件加强人与环境的关系,使人的整体性得到提高。维持健康、促进健康、预防与干预疾病以及康复都属护理的范畴。

(二)生命过程的四个基本特征

1.能量场

能量场是生命体和非生命体的基本单位,是对有生命的和无生命的环境因素的统一概念,具有变化的动态的内在能力,能量场是无界限的,又是不可分割的,并可延伸至无穷大。它分为人场和环境场。①人场:是统一整体的人,是由整体所特有的形态和表现特征确定,具备部分知识是不能对人场这个整体做出预测。②环境场:由形态确定,且与人场进行整合,每个环境场对于每个人场来说都是特定的。人场和环境场都在不断地、创新地变化,两者没有明确的界限。

2.开放性

人场和环境场之间处于持续的相互作用过程,两者之间有能量流动,没有界限,没有障碍能阻碍能量的流动。

3.形态

形态是一个能量场的突出特征,能量场之间的交换有一定的形态,是以"单波"的形式传播。这些形态不是固定的,而是随情景需要而变化。具体来说,形态通过能量场的行为、品质和特征来表现,不断形成新的形态的动态过程称为塑型,即不断创新的过程,使能量场持续表现出各种新的形态。在护理领域,护士的主要任务是进行健康塑型,即帮助患者在知情的情况下参与治疗和护理,促进统一体向健康的方向发展。

4.全方位性

能量场的交换是一个非线性范畴,不具备空间的或时间的属性,体现了能量场的统一性和无限性。

(三)生命过程的体内动态原则

1.整体性

整体性是指人场和环境场之间的持续的、共有的、同时进行的互动过程。由于人类与其环境的不可分离性,因此在生命过程中的系列变化就是他们互动中出现的持续修正。在两个统一体之间长期进行的相互作用和相互变化中,双方也同时进行着塑造。

2.共振性

共振性是对人场与环境场之间出现的变化性质而言,而人场与环境场的形态变化则是通过波动来传播。人的生命过程可以比作各种不同频率、有节奏的波组成的交响乐,人类对环境的体验是他们在和世界进行结合时的一种共振波。共振性是人场和环境场的特征,其波动形态表现为低频长波至高频短波的持续变化。

3.螺旋性

螺旋性指的是人场与环境场之间所发生变化的方向。该原则是说明人与环境变化的性质和方向是以不断创新和必然性为特征,是沿着时间—空间连续体呈螺旋式纵轴前进的。在人场与环境场之间进行互动时,人与环境的形态差别不断增加。但其节奏不会重复,如人的形态不会重复,而是以更复杂的形式再现。因而在生命过程中出现的系列变化就成为不断进行重新定型、逐渐趋向复杂化的一个单向性现象,并对达到目的有一定必然性的过程。总之,体内动态原则是从整体来看人的一种方法。整体性体现了人场和环境场发生相互作用的可能性;共振性是指它们发生了相互作用;而螺旋性是相互作用的结果和表现形式。

二、系统论在护理实践中的应用

罗杰斯认为,个体与环境不断地互相交换物质、信息和能量,环境是指个体以外的所有因素,两者之间经常交换使双方都具有开放系统的特点。在应用生命过程模式理论对患者进行护理评估时,所收集的资料应体现体内动态原则,主要是了解在不同实践阶段,环境是如何影响人的行为形态。护理评估是对整体的人,而不是对某一部分情况的评估,是对个人的健康与潜在健康问题的评估,而不是对疾病过程的评估。

（于　泳）

第二节　自理理论

奥瑞姆是美国著名的护理理论学家之一。她在长期的临床护理、教育和护理管理及研究中,形成和完善了自理模式。强调护理的最终目标是恢复和增强人的自护能力,对护理实践有着重要的指导作用。

一、自理理论概述

奥瑞姆的自理模式主要包括自理理论、自理缺陷理论和护理系统理论。

(一)自理理论

每个人都有自理需要,而且因不同的健康状况和生长发育的阶段而不同。自理理论包括自我护理、自理能力、自理的主体、治疗性自理需要和自理需要等五个主要概念。

(1)自我护理是个体为维持自身的结构完整和功能正常,维持正常的生长发育过程,所采取的一系列自发的调节行为。人的自我护理活动是连续的、有意义的。完成自我护理活动需要智慧、经验和他人的指导与帮助。正常成人一般可以进行自我护理活动,但是婴幼儿和那些不能完全自我护理的成人则需要不同程度的帮助。

(2)自理能力是指人进行自我护理活动的能力,也就是从事自我照顾的能力。自理能力是人为了维护和促进健康及身心发展进行自理的能力,是一个趋于成熟或已成熟的人的综合能力。人为了维持其整体功能正常,根据生长发育的特点和健康状况,确定并详细叙述自理需要,进行相应的自理行为,满足其特殊需要。比如,人有预防疾病和避免损伤的需要,在患病或受损伤后,有减轻疾病或损伤对身心损害的需要。奥瑞姆认为自理能力包括十个主要方面:①重视和警惕危害因素的能力:关注身心健康,有能力对危害健康的因素引起重视,建立自理的生活方式;②控制和利用体能的能力:人往往有足够的能量进行工作和日常生活,但疾病会不同程度地降低此能力,患病时人会感到乏力,无足够的能量进行肢体活动;③控制体位的能力:当感到不适时,有改变体位或减轻不适的能力;④认识疾病和预防复发的能力:患者知道引发疾病的原因、过程、治疗方法以及预后,有能力采取与疾病康复和预防复发相关的自理行为,如改善或调整原有的生活方式、避免诱发因素、遵医嘱服药等;⑤动机:是指对疾病的态度,若积极对待疾病,患者有避免各种危险因素的意向或对恢复工作回归社会有信心等;⑥对健康问题的判断能力:当身体健康出现问题时,能做出决定,及时就医;⑦学习和运用与疾病治疗和康复相关的知识和技能的能力;⑧与医护人员有效沟通,配合各项治疗和护理的能力;⑨安排自我照顾行为的能力,能解释自理活动的内容和益处,并合理安排自理活动;⑩从个人、家庭和社会各方面,寻求支持和帮助的能力。

(3)自理的主体:是指完成自我护理活动的人。在正常情况下,成人的自理主体是本身,但是儿童、患者或残疾人等的自理主体部分是自己、部分为健康服务者或者健康照顾者(如护士)等。

（4）治疗性自理需要：指在特定时间内，以有效的方式进行一系列相关行为以满足自理需要，包括一般生长发育的和健康不佳时的自理需要。

（5）自理需要：为了满足自理需要而采取的所有活动，包括一般的自理需要，成长发展的自理需要和健康不佳的自理需要。

一般的自理需求：与生命过程和维持人体结构与功能的整体性相关联的需求。①摄取足够的空气、水和食物；②提供与排泄有关的照料；③维持活动与休息的平衡；④维持孤独及社会交往的平衡；⑤避免对生命和健康有害因素；⑥按正常规律发展。

发展的自理需求：与人的成长发展相关的需求。不同的发展时期有不同的需求，有预防和处理在成长过程中遇到不利情况的需求。

健康不佳时的自理需求：个体在身体结构和功能、行为和日常生活习惯发生变化时出现的自理需求。包括：①及时得到治疗；②发现和照顾疾病造成的影响；③有效地执行诊断、治疗和康复方法；④发现和照顾因医护措施引起的不适和不良反应；⑤接受并适应患病的事实；⑥学习新的生活方式。

（6）基本条件因素：反映个体特征及生活状况的一些因素，包括年龄、健康状况、发展水平、社会文化背景、健康照顾系统、家庭、生活方式、环境和资源等。

（二）自理缺陷理论

自理缺陷是奥瑞姆理论的核心，是指人在满足其自理需要方面，在质或量上出现不足。当自理需要小于或等于自理主体的自理能力时，人就能进行自理活动。当自理主体的自理能力小于自理需要时，就会出现自理缺陷。这种现象可以是现存的，也可以是潜在的。自理缺陷包括两种情况：当自理能力无法全部满足治疗性自理需求时，即出现自理缺陷；另一种是照顾者的自理能力无法满足被照顾者的自理需要。自理缺陷是护理工作的重心，护理人员应与患者及其家属进行有效沟通，保持良好的护患关系，以确定如何帮助患者，与其他医疗保健专业人士和社会教育性服务机构配合，形成一个帮助性整体，为患者及其家属提供直接帮助。

（三）护理系统理论

护理系统是在人出现自理缺陷时护理活动的体现，是依据患者的自理需要和自理主体的自理能力制订的。

护理力量是受过专业教育或培训的护士所具有的护理能力。既了解患者的自理需求及自理力量，并做出行动、帮助患者，通过执行或提高患者的自理力量来满足治疗性自理需求。

护理系统也是护士在护理实践中产生的动态的行为系统，奥瑞姆将其分为三个系统，即全补偿护理系统、部分补偿系统、辅助教育系统。各护理系统的适用范围、护士和患者在各系统中所承担的职责如下所述。

1.全补偿护理系统

患者没有能力进行自理活动；患者神志和体力上均没有能力；神志清楚，知道自己的自理需求，但体力上不能完成；体力上具备，但存在精神障碍无法对自己的自理需求做出判断和决定，对于这些患者需要护理给予全面的帮助。

2.部分补偿护理系统

其是满足治疗性自理需求，既需要护士提供护理照顾，也需要患者采取自理行动。

3.辅助-教育系统

患者能够完成自理活动，同时也要求其完成；需要学习才能完成自理，没有帮助就不能完成。

护士通过对患者提供教育、支持、指导,提高患者的自理能力。

这三个系统类似于我国临床护理中一直沿用至今的分级护理制度,即特级和一级护理、二级护理和三级护理。

奥瑞姆理论的特征:其理论结构比较完善而有新意;相对简单而且易于推广;奥瑞姆的理论与其他已被证实的理论、法律和原则也是一致的;奥瑞姆还强调了护理的艺术性及护士应具有的素质和技术。

二、自理理论在护理实践中的应用

奥瑞姆的自理理论被广泛应用在护理实践中,她将自理理论与护理程序有机地联系在一起,通过设计好的评估方法和工具评估患者的自理能力及自理缺陷,以帮助患者更好地达到自理。她将护理程序分为以下三步。

(一)评估患者的自理能力和自理需要

在这一步中,护士可以通过收集资料来确定病种存在哪些自理缺陷及引起自理缺陷的原因,评估患者的自理能力与自理需要,从而确定患者是否需要护理帮助。

1.收集资料

护士收集的资料包括患者的健康状况,患者对自身健康的认识,医师对患者健康的意见,患者的自理能力,患者的自理需要等。

2.分析与判断

在收集自理能力资料的基础上,确定以下问题:①患者的治疗性自理需要是什么;②为满足患者的治疗性自理需求,其在自理方面存在的缺陷有哪些;③如果有缺陷,是由什么原因引起的;④患者在完成自理活动时具备的能力有哪些;⑤在未来一段时间内,患者参与自理时具备哪些潜在能力,如何制订护理目标。

(二)设计合适的护理系统

根据患者的自理需要和能力,在完全补偿系统、部分补偿系统和支持-教育系统中选择一个合适的护理系统,并依据患者智力性自理需求的内容制订出详细的护理计划,给患者提供生理和心理支持及适合于个人发展的环境,明确护士和患者的角色功能,以达到促进健康、恢复健康、提高自理能力的目的。

(三)实施护理措施

根据护理计划提供适当的护理措施,帮助和协调患者恢复和提高自理能力,满足患者的自理需求。

（于　泳）

第三节　适应理论

卡利斯塔·罗伊是美国护理理论家,她提出了适应模式。罗伊对适应模式的研究始于1964年,她分析并创造性地运用了一般系统理论、行为系统模式、适应理论、压力与应激理论、压力与应对模式及人类基本需要理论的有关理论观点,构建了罗伊适应模式。

一、适应理论概述

(一)罗伊适应模式的假设

该理论主要源于系统论、整体论、人性论和 Helson 适应理论的哲学观点:人是具有生物、心理和社会属性的有机整体,是一个适应系统。在系统与环境间存在着持续的信息、物质与能量的交换;人与环境间的互动可以引起自身内在或者外部的变化,而人在这种变化环境中必须保持完整性,因此每个人都需要适应。

(二)罗伊适应模式的主要概念

1.刺激

来自外界环境或人体内部的可以引起反应的一个信息、物质或能量单位。

(1)主要刺激:指当时面对的、需要立即适应的刺激,通常是影响人的一些最大的变化。

(2)相关刺激:指所有内在的或外部的对当时情境有影响的刺激。这些刺激是可观察到的、可测量的,或是由本人主动诉说的。

(3)固有刺激:指原有的、构成本人特征的刺激。这些刺激与当时的情境有一定关联,但不易观察到及客观测量到。如某患者因在室外高温下工作引起心肌缺氧,出现胸疼。其中,主要刺激:心肌缺氧;相关刺激:高温、疼痛感、患者的年龄、体质量、血糖水平和冠状动脉的耐受程度等;固有刺激:吸烟史和与其职业有关的刺激。

2.适应水平

人对刺激以正常的努力进行适应性反应的范围。每个人的反应范围都是不同的;受各人应对机制的影响而不断变化。

(三)罗伊的适应模式

罗伊的适应模式是以"人是一个整体性适应系统"的理论观点为理论构架的。应用应对机制来说明人作为一个适应系统面临刺激时的内在控制过程。适应系统的内在控制过程,也就是应对机制,包括生理调节和心理调节。①生理调节:是遗传的,机体通过神经-化学物质-内分泌途径进行应答;②心理调节:则是后天学习获得的,机体通过感觉、加工、学习、判断和情感等复杂的过程进行应答。

生理调节和心理调节作用于效应器即生理功能、自我概念、角色功能以及相互依赖,形成四种相应的适应方式。①生理功能:氧合功能、营养、排泄、活动与休息、皮肤完整性、感觉、体液、电解质与酸碱平衡、神经与内分泌功能等;②自我概念:个人在特定时间内对自己的看法与感觉,包括躯体自我与个人自我两部分;③角色功能方面:描述个人在社会中所承担角色的履行情况,分为三级,一级角色与机体的生长发育有关,二级角色来源于一级角色,三级角色由二级角色衍生出来;④相互依赖:陈述个人与其重要关系人及社会支持系统间的相互关系。

罗伊认为,护理是一门应用性学科,她通过促进人与环境的互动来增进个体或人群的整体性适应。强调护理的目标:①促进适应性反应:即应用护理程序促进人在生理功能、自我概念、角色功能及相互依赖四个方面对健康有利的反应;②减少无效性反应:护理活动是以健康为目标,对作用于人的各种刺激加以控制、以促进适应反应;扩展个体的适应范围,使个人能耐受较大范围的刺激。罗伊对健康的认识为处于和成为一个完整的和全面的人的状态和过程。人的完整性则表现为有能力达到生存、成长、繁衍、主宰和自我实现;健康也是人的功能处于对刺激的持续适应状态,健康是适应的一种反映。罗伊认为,环境是围绕着并作用于人的和群体的发展及行为的所有情况、事实和影响。环境主要是来自人内部和环绕于人周围的一些刺激;环境中包含主要刺激、相关刺激和固有刺激。

二、罗伊适应模式在护理中的应用

罗伊的适应模式是目前各国护理工作者广泛运用的护理学说。它从整体观点出发,着重探讨了人作为一个适应系统面对环境中各种刺激的适应层面与适应过程。为增进有效适应护理应不失时机地对个体的适应问题以及引起问题产生的刺激因素加以判断和干预,从而促进人在生理功能、自我概念、角色功能与社会关系方面的整体性适应,提高健康水平。

适应模式一经提出便博得护理界广为关注和极大兴趣,广泛应用于护理教育、研究和临床护理中。在护理教育中,先后被多个国家用作护理本科课程、高级文凭课程的课程设置理论框架。应用该模式为框架课程设置模式有三个优点:使学生明确护理的目的就是要促进和改善不同健康或疾病状态下的,人在生理功能、自我概念、角色功能和相互依赖四个方面的适应能力与适应方法;体现了有别于医学的护理学课程特色,便于分析护理学课程与医学课程的区别与联系;有利于学生验证理论和发展对理论价值的分析和洞悉能力。

在科研方面,适应模式被用于多个护理定性和定量研究的理论框架。例如,患者及其家属对急、慢性疾病适应水平及适应方式的描述性研究,吸毒妇女在寻求帮助方面的适应性反应,手术患者家属的需求,丧偶的适应过程研究等。

在临床护理实践中,适应模式在国外已用于多种急、慢性患者的护理,包括哮喘、慢性阻塞性肺疾病、心肌梗死、肝病、肾病、癌症等。同时,该模式也用于指导康复护理、家庭和社区护理。近年来,在我国也有相关的文献报道,应用适应模式对乳腺癌患者进行护理等。

根据适应模式,罗伊将护理的工作方法分为六个步骤:一级评估、二级评估、护理诊断、制订目标、护理干预、护理评价。

(一)一级评估

一级评估是指收集与生理功能、自我概念、角色功能和相互依赖四个方面有关的行为,又称为评估。通过一级评估,护士可以确定患者的行为是适应性反应还是无效性反应。

(二)二级评估

二级评估是对影响患者行为的三种刺激因素的评估,具体内容包括以下几点。

1.主要刺激

主要刺激是对当时引起反应的主要原因的评估。

2.相关刺激

相关刺激包括吸烟、药物、饮酒、生理功能、自我概念、角色功能、相互依赖、应对机制及方式、生理及心理压力、社交方式、文化背景及种族、信仰、社会文化经济环境、物理环境、家庭结构及功能等。

3.固有刺激

固有刺激包括遗传、性别、信仰、态度、生长发育的阶段、特性及社会文化方面的其他因素。通过二级评估,可以帮助护士明确引发患者无效性反应的原因。

(三)护理诊断

护理诊断是对个体适应状态的陈述或诊断,护士通过一级和二级评估,可明确患者的无效反应及其原因,进而推断出护理问题或护理诊断。

（四）制订目标

目标是对患者经过护理干预后达到的行为结果的陈述,包括短期目标和长期目标。制订目标时护士应注意一定要以患者的行为反应为中心,尽可能与患者及其家属共同制订并尊重患者的选择,并且制订可观察、可测量和可达到的目标。

（五）护理干预

干预是护理措施的制订和落实。罗伊认为,护理干预可以通过控制或改变各种作用与适应系统的刺激,使其全部作用于个体适应范围内,控制刺激的方式有消除刺激、增强刺激、减弱刺激或改变刺激。干预也可着重于提高个体的应对能力,扩大适应的范围,尽量使全部刺激作用于适应范围以内,以促进适应性反应。

（六）护理评价

在此过程中,护士应将干预后患者的行为改变与目标行为相比较,既定的护理目标是否达到,衡量其中差异,找出未达到的原因,根据评价结果再调整,并进一步计划和采取措施。

（于　泳）

第二章

护 理 程 序

第一节 概 述

护理程序是一种系统而科学地安排护理活动的工作方法,目的是确认和解决护理对象对现存或潜在健康问题的反应。它是指在护理服务活动中,通过一系列有目的、有计划、有步骤的行动,为护理对象提供生理、心理、社会、文化及发展的整体护理。

一、护理程序的特征

护理程序作为护理人员照顾护理对象的独特工作方法,具有以下几个方面的特征。

(一)个体性

根据患者的具体情况和需求设计护理活动,满足不同的需求。

(二)目标性

以识别及解决护理对象的健康问题,以及对健康问题的反应为特定目标,全面计划及组织护理活动。

(三)系统性

以系统论为理论框架,指导护理工作的各个步骤系统而有序地进行,每一项护理活动都是系统中的一个环节,保证了护理活动的连续性。

(四)连续性

不限于某特定时间,而是随着护理对象反应的变化随时进行。

(五)科学性

综合了现代护理学的理论观点和其他学科的相关理论,如控制论、需要论等学说为理论基础。

(六)互动性

在整个过程中,护理人员与护理对象、同事、医师及其他人员密切合作,以全面满足服务对象的需要。

(七)普遍性

护理程序适合在任何场所、为任何护理服务对象安排护理活动。

二、护理程序的理论基础

护理程序在现代护理理论基础上产生,通过一系列目标明确的护理活动为服务对象的健康服务,可作为框架运用到面向个体、家庭和社区的护理工作中。相关的理论基础主要包括系统论、需要层次论、生长发展理论、应激适应理论、沟通理论等。具体见表 2-1。

表 2-1　护理程序的理论基础与应用

理论	应用
一般系统理论	理论框架、思维方法、工作方法
需要层次论	指导分析资料、提出护理问题
生长发展理论	制订计划
应激适应理论	确定护理目标、评估实施效果
沟通理论	手收集资料、实施计划、解决问题过程

三、护理程序的步骤

护理程序由评估、诊断、计划、实施、评价五个步骤组成。这五个步骤之间相互联系、互为影响(图 2-1)。

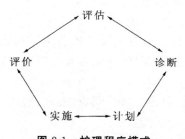

图 2-1　护理程序模式

(1)评估:是护理程序的第一步,收集护理对象的生理、心理、社会方面的健康资料并进行整理,以发现和确认服务对象的健康问题。

(2)诊断:在评估基础上确定护理诊断,以描述护理对象的健康问题。

(3)计划:对如何解决护理诊断涉及的健康问题做出决策,包括排列护理诊断顺序、确定预期目标、制订护理措施和书写护理计划。

(4)实施:按照护理计划执行护理措施的活动。

(5)评价:将护理对象对护理的反应与预期目标进行比较,根据预期目标达到与否,评定护理计划实施后的效果。必要时,应重新评估服务对象的健康状况,引入护理程序的下一个循环(见图 2-1)。

(于　泳)

第二节 护理评估

护理评估是有目的、有计划、有步骤地收集有关护理对象的生理、心理、社会文化和经济等方面的资料,对此进行整理与分析,以判断服务对象的健康问题,为护理活动提供可靠的依据。具体包括收集资料、整理资料和分析资料三部分。

一、收集资料

(一)资料的来源

1.直接来源

护理对象本人,是第一资料来源也是主要来源。

2.间接来源

(1)护理对象的重要关系人,也就是社会支持性群体,包括亲属、关系亲密的朋友、同事等。

(2)医疗活动资料,如既往实验室报告、出院小结等健康记录。

(3)其他医护人员、放射医师、化验师、药剂师、营养师、康复师等。

(4)护理学及其他相关学科的文献等。

(二)资料的内容

在收集资料的过程中,各个医院均有自己设计的收集资料表,无论依据何种框架,基本内容主要包括一般资料、生活状况及自理程度、健康检查及心理社会状况等。

1.一般资料

包括患者的姓名、性别、出生日期、出生地、职业、民族、婚姻、文化程度、住址等。

2.现在的健康状况

包括主诉、现病史、入院方式、医疗诊断及目前用药情况。目前的饮食、睡眠、排泄、活动、健康管理等日常生活形态。

3.既往健康状况

包括既往史、创伤史、手术史、家族史、有无过敏史、有无传染病。既往的日常生活形态、烟酒嗜好、女性还包括月经史和婚育史。

4.护理体检

包括体温、脉搏、呼吸、血压、身高、体质量、生命体征、各系统的生理功能及有无疼痛、眩晕、麻木、瘙痒等,有无感觉(视觉、听觉、嗅觉、味觉、触觉)异常,有无思维活动、记忆能力等障碍等认知感受形态。

5.实验室及其他辅助检查结果

包括最近进行的辅助检查的客观资料,如实验室检查、X线检查、病理检查等。

6.心理方面的资料

包括对疾病的认知和态度、康复的信心,病后情绪、心理感受、应对能力等变化。

7.社会方面的资料

包括就业状态、角色问题和社交状况;有无重大生活事件,支持系统状况等;有无宗教信仰;

享受的医疗保健待遇等。

（三）资料的分类

1.按照资料的来源划分

包括主观资料和客观资料：主观资料是指患者对自己健康问题的体验和认识。包括患者的知觉、情感、价值、信念、态度及患者对个人健康状态和生活状况的感知。主观资料的来源可以是患者本人，也可以是患者家属或对患者健康有重要影响的人。客观资料指检查者通过观察、会谈、体格检查和实验等方法得到或被检测出的有关患者健康状态的资料。客观资料获取是否全面和准确主要取决于检查者是否具有敏锐的观察能力及丰富的临床经验。

当护士收集到主观资料和客观资料后，应将两方面的资料加以比较和分析，可互相证实资料的准确性。

2.按照资料的时间划分

包括既往资料和现时资料：既往资料是指与服务对象过去健康状况有关的资料，包括既往病史、治疗史、过敏史等。现时资料是指与服务对象现在发生疾病有关的状况，如现在的体温、脉搏、呼吸、血压、睡眠状况等。

护士在收集资料时，需要将既往资料和现时资料结合起来分析。

（四）收集资料的方法

1.观察

观察是指护理人员运用视、触、叩、听、嗅等感官获得患者、家属及患者所处环境的信息并进行分析判断，是收集有关服务对象护理资料的重要方法之一。观察贯穿在整个评估过程中，可以与交谈同时进行。护士应及时、敏锐、连续地对服务对象进行观察，如患者出现面容痛苦、呈强迫体位，就提示患者是否有疼痛，由此进一步询问持续时间、部位、性质等。观察作为一种技能，护理人员在实践中需要不断培养和锻炼，以期得到发展和提高。

2.交谈

护患之间的交谈是一种有目的的医疗活动，使护理人员获得有关患者的资料和信息。一般可分为两种。①正式交谈：是指事先通知患者，有目的、有计划的交谈，如入院后的采集病史；②非正式交谈：是指护士在日常护理工作中与患者随意自然的交谈，不明确目的，不规定主题、时间，是一种"开放式交流"，以便及时了解到服务对象的真实想法和心理反应。交谈时护士应注意沟通技巧的运用，对一些敏感性话题应注意保护患者的隐私。

3.护理体检

护理人员运用体检技能，为护理对象进行系统的身体评估，获取与护理有关的生命体征、身高、体质量等，以便收集与护理诊断、护理计划有关的患者方面的资料，及时了解病情变化和发现护理对象的健康问题。

4.阅读

包括查阅护理对象的医疗病历（门诊和住院）、各种护理记录及实验室和辅助检查结果，以及有关文献等。也可以用心理测量及评定量表对服务对象进行心理社会评估。

二、整理资料

为了避免遗漏和疏忽相关和有价值的资料，得到完整全面的资料，常依据某个护理理论模式设计评估表格，护理人员依据表格全面评估，整理资料。

(一)按戈登的功能性健康形态整理分类

1.健康感知-健康管理形态

指服务对象对自己健康状态的认识和维持健康的方法。

2.营养代谢形态

包括食物的利用和摄入情况,如营养、液体、组织完整性、体温调节及生长发育等的需求。

3.排泄形态

主要指肠道、膀胱的排泄状况。

4.活动-运动形态

包括运动、活动、休闲与娱乐状况。

5.睡眠-休息形态

指睡眠、休息以及精神放松的状况。

6.认知-感受形态

包括与认知有关的记忆、思维、解决问题和决策,以及与感知有关的视、听、触、嗅等功能。

7.角色-关系形态

家庭关系、社会中角色任务及人际关系的互动情况。

8.自我感受-自我概念形态

指服务对象对于自我价值与情绪状态的信念与评价。

9.性-生殖形态

主要指性发育、生殖器官功能及对性的认识。

10.应对-压力耐受形态

指服务对象的压力程度、应对与调节压力的状况。

11.价值-信念形态

指服务对象的思考与行为的价值取向和信念。

(二)按马斯洛需要层次进行整理分类

1.生理需要

体温 39 ℃,心率为每分钟 120 次,呼吸为每分钟 32 次,腹痛等。

2.安全的需要

对医院环境不熟悉,夜间睡眠需开灯,手术前精神紧张,走路易摔倒等。

3.爱与归属的需要

患者害怕孤独,希望有亲友来探望等。

4.尊重与被尊重的需要

如患者说:"我现在什么事都不能干了""你们应该征求我的意见"等。

5.自我实现的需要

担心住院会影响工作、学习,有病不能实现自己的理想等。

(三)按北美护理诊断协会的人类反应形态分类

1.交换

包括营养、排泄、呼吸、循环、体温、组织的完整性等。

2.沟通

主要指与人沟通交往的能力。

3.关系

指社交活动、角色作用和性生活形态。

4.价值

包括个人的价值观、信念、宗教信仰、人生观及精神状况。

5.选择

包括应对能力、判断能力及寻求健康所表现的行为。

6.移动

包括活动能力、休息、睡眠、娱乐及休闲状况及日常生活自理能力等。

7.知识

包括自我概念,感知和意念;包括对健康的认知能力、学习状况及思考过程。

8.感觉

包括个人的舒适、情感和情绪状况。

三、分析资料

(一)检查有无遗漏

将资料进行整理分类之后,应仔细检查有无遗漏并及时补充,以保证资料的完整性及准确性。

(二)与正常值比较

收集资料的目的在于发现护理对象的健康问题。因此,护士应掌握常用的正常值,将所收集到的资料与正常值进行比较,并在此基础上进行综合分析,以发现异常情况。

(三)评估危险因素

有些资料虽然目前还在正常范围,但是由于存在危险因素,若不及时采取预防措施,以后很可能会出现异常,损害服务对象的健康。因此,护士应及时收集资料评估这些危险因素。

护理评估通过收集服务对象的健康资料,对资料进行组织、核实和分析,确认服务对象对现存的或潜在的健康问题或生命过程的反应,为做出护理诊断和进一步制订护理计划奠定了基础。

四、资料的记录

(一)原则

书写全面、整洁、简练、流畅,客观资料运用医学术语,避免使用笼统、模糊的词,主观资料尽量引用护理对象的原话。

(二)记录格式

根据资料的分类方法,根据各医院甚至各病区的特点自行设计,多采用表格式记录。与患者第一次见面收集到的资料记录称入院评估,要求详细、全面,是制订护理计划的依据,一般要求入院后 24 h 内完成。住院期间根据患者病情天数,每天或每班记录,反映了患者的动态变化,用以指导护理计划的制订、实施、评价和修订。

（于　泳）

第三节　护　理　诊　断

护理诊断是护理程序的第二个步骤,是在评估的基础上对所收集的健康资料进行分析,从而确定服务对象的健康问题及引起健康问题的原因。护理诊断是一个人生命过程中的生理、心理、社会文化发展及精神方面健康状况或问题的一个简洁、明确的说明。这些问题都是属于护理职责范围之内,能够用护理的方法解决的问题。

一、护理诊断的概念

1990 年,北美护理诊断协会(NANDA)提出并通过了护理诊断的定义:护理诊断是关于个人、家庭、社区对现存或潜在的健康问题及生命过程反应的一种临床判断,是护士为达到预期的结果选择护理措施的基础,这些预期结果应能通过护理职能达到。

二、护理诊断的组成部分

护理诊断有四个组成部分:名称、定义、诊断依据和相关因素。

(一)名称

名称是对服务对象健康状况的概括性的描述。应尽量使用 NANDA 认可的护理诊断名称,以有利于护士之间的交流和护理教学的规范。常用改变、受损、缺陷、无效或低效等特定描述语。例如:排便异常:便秘;有皮肤完整性受损的危险。

(二)定义

定义是对名称的一种清晰的、正确的表达,并以此与其他诊断相鉴别。一个诊断的成立必须符合其定义特征。虽然有些护理诊断的名称十分相似,但仍可从定义中发现彼此的差异。例如,"压力性尿失禁"的定义是"个人在腹内压增加时立即无意识地排尿的一种状态";"反射性尿失禁"的定义是"个体在没有要排泄或膀胱满胀的感觉下可以预见的不自觉地排尿的一种状态"。虽然两者都是尿失禁,但前者的原因是腹内压增高,后者的原因是无法抑制的膀胱收缩。因此,确定诊断时必须认真区别。

(三)诊断依据

诊断依据是做出护理诊断的临床判断标准。诊断依据常常是患者所具有的一组症状和体征,以及有关病史,也可以是危险因素。对于潜在的护理诊断,其诊断依据则是原因本身(危险因素)。

诊断依据依其在特定诊断中的重要程度分为主要依据和次要依据。

1.主要依据

主要依据是指形成某一特定诊断所应具有的一组症状和体征及有关病史,是诊断成立的必要条件。

2.次要依据

次要依据是指在形成诊断时,多数情况下会出现的症状、体征及病史,对诊断的形成起支持作用,是诊断成立的辅助条件。

例如,便秘的主要依据是"粪便干硬,每周排大便不到三次",次要依据是"肠鸣音减少,自述肛门部有压力和胀满感,排大便时极度费力并感到疼痛,可触到肠内嵌塞粪块,并感觉不能排空"。

(四)相关因素

相关因素是指造成服务对象健康状况改变或引起问题产生的情况。常见的相关因素包括以下几个方面。

1.病理生理方面的因素

指与病理生理改变有关的因素。例如,"体液过多"的相关因素可能是右心衰竭。

2.心理方面的因素

指与服务对象的心理状况有关的因素。例如,"活动无耐力"可能是由疾病后服务对象处于较严重的抑郁状态引起。

3.治疗方面的因素

指与治疗措施有关的因素(用药、手术创伤等)。例如,"语言沟通障碍"的相关因素可能是使用呼吸机时行气管插管。

4.情景方面的因素

指环境、情景等方面的因素(陌生环境、压力刺激等)。例如,"睡眠形态紊乱"可能与住院后环境改变有关。

5.年龄因素

指在生长发育或成熟过程中与年龄有关的因素。例如,婴儿、青少年、中年、老年各有不同的生理、心理特征。

三、护理诊断与合作性问题及医疗诊断的区别

(一)合作性问题—潜在并发症

在临床护理实践中,护士常遇到一些无法完全包含在 NANDA 制订的护理诊断中的问题,而这些问题也确实需要护士提供护理措施。因此,1983 年就有学者提出了合作性问题的概念,并把护士需要解决的问题分为两类:一类经护士直接采取措施可以解决,属于护理诊断;另一类需要护士与其他健康保健人员尤其是医师共同合作解决,属于合作性问题。

合作性问题需要护士承担监测职责,以及时发现服务对象身体并发症的发生和情况的变化,但并非所有并发症都是合作性问题。有些可通过护理措施预防和处理,属于护理诊断;只有护士不能预防和独立处理的并发症才是合作性问题。合作性问题的陈述方式是"潜在并发症:××××"。例如,"潜在并发症:脑出血"。

(二)护理诊断与合作性问题及医疗诊断的区别

1.护理诊断与合作性问题的区别

护理诊断是护士独立采取措施能够解决的问题;合作性问题需要医师、护士共同干预处理,处理决定来自医护双方。对合作性问题,护理措施的重点是监测。

2.护理诊断与医疗诊断的区别

明确护理诊断和医疗诊断的区别对区分护理和医疗两个专业、确定各自的工作范畴和应负的法律责任非常重要。两者的主要区别见表2-2。

表 2-2　护理诊断与医疗诊断的区别

项目	护理诊断	医疗诊断
临床判断的对象	对个体、家庭、社会的健康问题/生命过程反应的一种临床判断	对个体病理生理变化的一种临床判断
描述的内容	描述的是个体对健康问题的反应	描述的是一种疾病
决策者	护士	医疗人员
职责范围	在护理职责范围内进行	在医疗职责范围内进行
适应范围	适用于个体、家庭、社会的健康问题	适用于个体的疾病
数量	往往有多个	一般情况下只有一个
是否变化	随病情的变化	一旦确诊不会改变

（于　泳）

第四节　护 理 计 划

制订护理计划是如何解决护理问题的一个决策过程,计划是对患者进行护理活动的指南,是针对护理诊断制订具体护理措施来预防、减轻或解决有关问题。其目的是为了确认护理对象的护理目标以及护士将要实施的护理措施,使患者得到合适的护理,保持护理工作的连续性,促进医护人员的交流和利于评价。制订计划包括四个步骤。

一、排列护理诊断的优先顺序

一般情况下,患者可以存在多个护理诊断,为了确定解决问题的优先顺序,根据问题的轻重缓急合理安排护理工作,需要对这些护理诊断包括合作性问题进行排序。

(一)排列护理诊断

一个患者可同时有多个护理问题,制订计划时应按其重要性和紧迫性排出主次,一般把威胁最大的问题放在首位,其他的依次排列,这样护士就可根据轻、重、缓、急有计划地进行工作,通常可按如下顺序排列。

1.首优问题

首优问题是指会威胁患者生命,需立即行动去解决的问题。如清理呼吸道无效、气体交换受阻等。

2.中优问题

中优问题是指虽不会威胁患者生命,但能导致身体上的不健康或情绪上变化的问题,如活动无耐力、皮肤完整性受损、便秘等。

3.次优问题

次优问题是指人们在应对发展和生活中变化时所产生的问题。这些问题往往不是很紧急,如营养失调、知识缺乏等。

（二）排序时应该遵循的原则

（1）按马斯洛的人类基本需要层次论进行排列,优先解决生理需要。这是最常用的一种方法。生理需要是最低层次的需要,也是人类最重要的需要。一般来说,影响了生理需要满足的护理问题,对生理功能的平衡状态威胁最大的护理问题是需要优先解决的护理诊断。例如,与空气有关的"气体交换障碍""清理呼吸道无效",与水有关的"体液不足",与排泄有关的"尿失禁""潴留",等等。

具体的实施步骤可以按以下方法进行:首先列出患者的所有护理诊断,将每一诊断归入五个需要层次,然后由低到高排列出护理诊断的先后顺序。

（2）考虑患者的需求。马斯洛的理论为护理诊断的排列提供了一个普遍的原则,但由于护理对象的复杂性、个体性,相同的需求对不同的人,其重要性可能不同。因此,在无原则冲突的情况下,可与患者协商,尊重患者的意愿,考虑患者认为最重要的问题予以优先解决。

（3）现存的问题优先处理,但不要忽视潜在的和有危险的问题。有时它们常常也被列为首优问题而需立即采取措施或严密监测。

二、制订预期目标

预期目标是指通过护理干预,护士期望患者达到的健康状态或在行为上的改变。其目的是指导护理措施的制订。预期目标不是护理行为,但能指导护理行为,并作为对护理效果进行评价的标准。每一个护理诊断都要有相应的目标。

（一）预期目标的制订

1.目标的陈述公式

时间状语＋主语＋（条件状语）＋谓语＋行为标准。

（1）主语:是指患者或患者身体的任何一部分,如体温、体质量、皮肤等,有时在句子中省略了主语,但句子的逻辑主语一定是患者。

（2）谓语:指患者将要完成的行动,必须用行为动词来说明。

（3）行为标准:主语进行该行动所达到的程度。

（4）条件状语:指患者完成该行为时所处的特定条件。如"拄着拐杖"行走 50 m。

（5）时间状语:是指主语应在何时达到目标中陈述的结果,即何时对目标进行评价,这一部分的重要性在于限定了评价时间,可以督促护士尽心尽力地帮助患者尽快达到目标,评价时间的确定,往往需要根据临床经验和患者的情况来确定。

2.预期目标的种类

根据实现目标所需时间的长短可将护理目标分为短期目标和长期目标两大类。

（1）短期目标:是指在相对较短的时间内要达到的目标（一般指一周内）,适合于病情变化快、住院时间短的患者。

（2）长期目标:是指需要相对较长时间才能实现的目标（一般指一周以上甚至数月）。

长期目标是需要较长时间才能实现的,范围广泛;短期目标则是具体达到长期目标的台阶或需要解决的主要矛盾。如下肢骨折患者,其长期目标是"三个月内恢复行走功能",短期目标分别为:"第一个月借助双拐行走""第二个月借助手杖行走""第三个月逐渐独立行走"。短期目标与长期目标互相配合、呼应。

(二)制订预期目标的注意事项

(1)目标的主语一定是患者或患者的一部分,而不能是护士。目标是期望患者接受护理后发生的改变,达到的结果,而不是护理行动本身或护理措施。

(2)一个目标中只能有一个行为动词。否则在评价时,如果患者只完成了一个行为动词的行为标准就无法判断目标是否实现。另外,行为动词应可观察和测量,避免使用含糊的不明确的词语;可运用下列动词:描述、解释、执行、能、会、增加、减少等,不可使用含糊不清、不明确的词,如了解、掌握、好、坏、尚可等。

(3)目标陈述的行为标准应具体,以便于评价。有具体的检测标准、有时间限度、由护患双方共同制订。

(4)目标必须具有现实性和可行性,要在患者的能力范围之内,要考虑其身体心理状况、智力水平、既往经历及经济条件。目标完成期限的可行性,目标结果设定的可行性。患者认可,乐意接受。

(5)目标应在护理工作所能解决范围之内,并要注意医护协作,即与医嘱一致。

(6)目标陈述要针对护理诊断,一个护理诊断可有多个目标,但一个目标不能针对多个护理诊断。

(7)应让患者参与目标的制订,这样可使患者认识到对自己的健康负责不仅是医护人员的责任,也是自己的责任,护、患双方应共同努力以保证目标的实现。

(8)关于潜在并发症的目标。潜在并发症是合作性问题,护理措施往往无法阻止其发生,护士的主要任务在于监测并发症的发生或发展。潜在并发症的目标陈述:护士能及时发现并发症的发生并积极配合处理,如"潜在并发症:心律失常"的目标是"护士能及时发现心律失常的发生并积极配合抢救"。

三、制订护理措施

护理措施是护士为帮助患者达到预定目标而制订的具体方法和内容。它规定了解决健康问题的护理活动方式与步骤,是一份书面形式的护理计划,也可称为"护嘱"。

(一)护理措施的类型

护理措施可分为依赖性护理措施、协作性护理措施和独立性护理措施三类。

1.依赖性护理措施

即来自医嘱的护理措施,它描述了贯彻医疗措施的行为。如医嘱"每晨测血压1次"每"小时巡视患者1次"。

2.协作性护理措施

协作性护理措施是指护士与他健康保健人员相互合作采取的行动。例如,患者出现"营养失调:高于机体的需要量"的问题时,为帮助患者达到理想体质量的目标,需要和营养师一起协商、讨论,制订护理措施。

3.独立性护理措施

独立性护理措施是护士根据所收集的资料,凭借自己的知识、经验、能力,独立思考、判断后做出的决策,是在护理职责范围内。这类护理措施完全由护士设计并实施,不需要医嘱。例如,长期卧床患者存在的"有皮肤破损的危险",护士每天定时给患者翻身、按摩受压部位皮肤,用温水擦拭等措施等,都是独立性护理措施。

(二)护理措施的构成

完整的护理措施计划应包括护理观察措施、行动措施、教育措施三部分。例如：

护理诊断：胸痛：与心肌缺血、缺氧致心肌坏死有关。

护理目标：24 h 内患者主诉胸痛程度减轻。

制订护理措施如下。

1.观察措施

(1)观察疼痛的程度和缓解情况。

(2)观察患者的心律、心率、血压的变化。

2.行动措施

(1)给予持续吸氧，2～4 L/min。（依赖性护理措施）

(2)遵医嘱持续静脉点滴硝酸甘油每分钟 15 滴。（依赖性护理措施）

(3)协助床上进食、洗漱、大小便。（独立性护理措施）

3.教育措施

(1)教育患者绝对卧床休息。

(2)保持情绪稳定。

(三)制订护理措施应注意的注意事项

1.针对性

护理措施针对护理目标制订，一般一个护理目标可通过几项措施来实现，措施应针对目标制订，否则即使护理措施没有错误，也无法促使目标实现。

2.可行性

护理措施要切实可行，措施制订时要考虑：①患者的身心问题：这也是整体护理中所强调的要为患者制订个体化的方案。措施要符合患者的年龄、体力、病情、认知情况及患者自己对改变目前状况的愿望等。如对老年患者进行知识缺乏的健康教育时，让患者在短时间内记忆很多教育内容是困难的。护理措施必须是患者乐于接受的。②护理人员的情况：护理人员的配备及专业技术、理论知识水平和应用能力等是否能胜任所制订的护理措施。③适当的医院设施、设备。

3.科学性

护理措施应基于科学的基础上，每项护理措施都应有措施依据，措施依据来自护理科学及相关学科的理论知识。禁止将没有科学依据的措施用于患者。护理措施的前提是一定要保证患者的安全。

4.一致性

护理措施不应与其他医务人员的措施相矛盾，否则容易使患者不知所措并造成不信任感，甚至可能威胁患者安全。制订护理措施时应参阅其他医务人员的病历记录、医嘱，意见不一致时应共同协商，达成一致。

5.指导性

护理措施应具体，有指导性，不仅使护理同一患者的其他护士很容易地执行措施，也有利于患者。如对于体液过多需进食低盐饮食的患者，正确的护理措施：①观察患者的饮食是否符合低盐要求。②告诉患者和家属每天摄盐<5 g。含钠多的食物除咸味食品外，还包括发面食品、碳酸饮料、罐头食品等。③教育患者及其家属理解低盐饮食的重要性等等。

不具有指导性的护理措施：①嘱患者每天摄盐量＜5 g；②嘱患者不要进食含钠多的食物。

四、护理计划成文

护理计划成文是将护理诊断、目标、护理措施以一定的格式记录下来而形成的护理文件。它不仅为护理程序的下一步实施提供了指导，也有利于护士之间及护士与其他医务人员之间的交流。护理计划的书写格式，因不同的医院有各自具体的条件和要求，所以书写格式也是多种多样的。大致包括日期、护理诊断、目标、措施、效果评价等内容，见表2-3。

表 2-3　护理计划

日　期	护理诊断	护理目标	护理措施	评　价	停止日期	签　名
2022-02-19	气体交换受阻	1.	1.			
		2.	2.			
			3.			
2022-02-22	焦虑	1.	1.			
		2.	2.			
			3.			

护理计划应体现个体差异性，一份护理计划只对一个患者的护理活动起作用。护理计划还应具有动态发展性，随着患者病情的变化，护理的效果而调整。

（于　泳）

第五节　护　理　实　施

实施是为达到护理目标而将计划中各项措施付诸行动的过程。实施的质量如何与护士的专业知识、操作技能和人际沟通能力三方面的水平有关。实施过程中的情况应随时用文字记录下来。

实施过程包括实施前准备、实施和实施后记录三个部分。一般来讲，实施应发生于护理计划完成之后，但在某些特殊情况下，如遇到急诊患者或病情突变的住院患者，护士只能先在头脑中迅速形成一个初步的护理计划并立即采取紧急救护措施，事后再补上完整的护理计划。

一、实施前的准备

护士在执行护理计划之前，为了保证护理效果，应思考安排以下几个问题，即五个"W"。

（一）"谁去做"

对需要执行的护理措施进行分类和分工，确定护理措施是由护士做，还是辅助护士做；哪一级别或水平的护士做；是一个护士做，还是多个护士做。

（二）"做什么"

进一步熟悉和理解计划，执行者对计划中每一项措施的目的、要求、方法和时间安排应了如指掌，以确保措施的落实，并使护理行为与计划一致。此外，护士还应理解各项措施的理论基础，保证科学施护。

（三）"怎样做"

（1）三分析所需要的护理知识和技术：护士必须分析实施这些措施所需要的护理知识和技术，如操作程序或仪器设备使用的方法。若有不足，则应复习有关书籍或资料，或向其他有关人员求教。

（2）明确可能会发生的并发症及其预防：某些护理措施的实施有可能对患者产生一定程度的损伤。护士必须充分预想可能发生的并发症，避免或减少对患者的损伤，保证患者的安全。

（3）如患者情绪不佳，合作性差，那么需要考虑如何使措施得以顺利进行。

（四）"何时做"

实施护理措施的时间选择和安排要恰当，护士应该根据患者的具体情况、要求等多方面因素来选择执行护理措施的时机。例如，健康教育的时间，应该选择在患者身体状况良好、情绪稳定的情况下进行，以达到预期的效果。

（五）"何地做"

确定实施护理措施的场所，以保证措施的顺利实施。在健康教育时应选择相对安静的场所；对涉及患者隐私的操作，更应该注意选择环境。

二、实施

实施是护士运用操作技术、沟通技巧、观察能力、合作能力和应变能力去执行护理措施的过程。在实施阶段，护理的重点是落实已制订的措施，执行医嘱、护嘱，帮助患者达到护理目标，解决问题。在实施中必须注意既要按护理操作常规规范化地实施每一项措施，又要注意根据每个患者的生理、心理特征个性化地实施护理。

实施是评估、诊断和计划阶段的延续，需随时注意评估患者的病情及患者对护理措施的反应及效果，努力使护理措施满足患者的生理、心理需要、促进疾病的康复。

三、实施后的记录

实施后，护士要对其所执行的各种护理措施及患者的反应进行完整、准确的文字记录，即护理病历中的护理病程记录，以反映护理效果，为评价做好准备。

记录可采用文字描述或填表，在相应项目上打"√"的方式。常见的记录格式有 PIO 记录方式，PIO 即由问题（problem，P）、措施（intervention，I）、结果（outcome，O）组成。"P"的序号要与护理诊断的序号一致并写明相关因素，可分别采用 PES、PE、SE 三种记录方式。"I"是指与 P 相对应的已实施的护理措施。即做了什么，但记录并非护理计划中所提出的全部护理措施的罗列。"O"是指实施护理措施后的结果。可出现两种情况：一种结果是当班问题已解决；另一种结果是当班问题部分解决或未解决。若措施适当，由下一班负责护士继续观察并记录；若措施不适宜，则由下一班负责护士重新修订并制订新的护理措施。

记录是一项很重要的工作，其意义在于：①可以记录患者住院期间接受护理照顾的全部经过；②有利于其他医护人员了解情况；③可作为护理质量评价的一项内容；④可为以后的护理工作提供资料；⑤是护士辛勤工作的最好证明。

（于　泳）

第六节 护理评价

评价是有计划的、系统地将患者的健康现状与确定的预期目标进行比较的过程。评价是护理程序的第五步,但实际上它贯穿于整个护理程序的各个步骤。例如:评估阶段,需评估资料收集是否完全,收集方法是否正确;诊断阶段,需评价诊断是否正确,有无遗漏,是否是以收集到的资料为依据;计划阶段,需评价护理诊断的顺序是否合适,目标是否可行,措施是否得当;实施阶段,需评价措施是否得到准确执行,执行效果如何等。虽然评价位于程序的最后一步,但并不意味着护理程序的结束,相反,通过评价发现新问题,重新修订计划,而使护理程序循环往复地进行下去。

评价包括以下几个步骤。

一、收集资料

收集有关患者目前健康状态的资料,资料涉及的内容与方法同第二节评估部分的相应内容。

二、评价目标是否实现

评价的方法是将患者目前健康状态的资料与计划阶段的预期目标相比较,以判断目标是否实现。经分析可得出三种结果:①目标已达到;②部分达到目标;③未能达到目标。

例如,预定的目标为"一个月后患者拄着拐杖行走 50 m",一个月后评价结果如下。

患者能行走 50 m——目标达到;患者能行走 30 m——目标部分达到;患者不能行走——目标未达到。

三、重审护理计划

对护理计划的调整包括以下几种方式。

(一)停止

重审护理计划时,对目标已经达到、问题已经解决的,停止采取措施,但应进一步评估患者可能存在的其他问题。

(二)继续

问题依然存在,计划的措施适宜,则继续执行原计划。

(三)修订

对目标部分实现或目标未实现的原因要进行探讨和分析,并重审护理计划,对诊断、目标和措施中不适当的内容加以修改,应考虑下述问题:收集的资料是否准确和全面;护理问题是否确切;所定目标是否现实;护理措施设计是否得当以及执行是否有效,患者是否配合等。

护理程序作为一个开放系统,患者的健康状况是一个输入信息,通过评估、计划和实施,输出患者健康状况的信息,经过护理评价结果来证实计划是否正确。如果患者尚未达到健康目标,则需要重新收集资料、修改计划,直到患者达到预期的目标,护理程序才告停止。因此,护理程序是一个周而复始、无限循环的系统工程(图 2-2)。

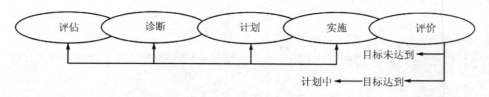

1.护理观的确立　　1.分析、解释资料　　1.排列护理诊断顺序　　1.执行护理计划　　1.收集资料
2.决定资料收集　　　2.找出存在的问题及　　2.制订护理目标　　　2.完成护理记录　　　2.与护理目标比较
　框架　　　　　　　　原因　　　　　　　　3.选择护理措施　　　　　　　　　　　　　　3.分析原因
3.收集资料　　　　　3.确定护理诊断　　　　4.计划成文　　　　　　　　　　　　　　　　　4.修订计划
4.核实资料

图 2-2　护理程序的循环过程

护理程序是一种系统的解决问题的程序,是护士为患者提供护理照顾的方法,应用护理程序可以保证护士给患者提供有计划、有目的、高质量、以患者为中心的整体护理。因此,它不仅适用于医院临床护理、护理管理,还适用于其他护理实践,如社区护理、家庭护理、大众健康教育等,是护理专业化的标志之一。

（于　泳）

第三章

临床护理操作

第一节 皮 内 注 射

一、目的

(1)进行药物过敏试验,以观察有无变态反应。

(2)预防接种。

(3)局部麻醉的起始步骤。

二、评估

(一)评估患者

(1)双人核对医嘱。

(2)核对患者的床号、姓名、住院号和腕带(请患者自己说出床号和姓名)。

(3)评估患者的病情、意识状态、配合能力、用药史、药物过敏史、不良反应史。

(4)向患者解释操作目的和过程,取得患者配合。

(5)查看注射部位皮肤情况(皮肤颜色,有无皮疹、感染和皮肤划痕阳性)。

(6)协助患者取舒适坐位或卧位。

(二)评估环境

安静整洁,宽敞明亮,必要时遮挡。

三、操作前准备

(一)人员准备

仪表整洁,符合要求。洗手,戴口罩。

(二)按医嘱配制药液

(1)操作台(治疗室):注射盘、无菌治疗巾、无菌镊子、1 mL注射器、药液、安尔碘、75%乙醇、无菌棉签等。

(2)双人核对药液标签,药名、浓度、剂量、有效期、给药途径。

（3）检查瓶口有无松动、瓶身有无破裂、药液有无浑浊、沉淀、絮状物和变质。

（4）检查注射器、安尔碘、75％乙醇、无菌棉签、包装无破裂、是否在有效期内。

（5）按正规操作抽吸药液，并贴好标识，置于无菌盘内。

（6）再次核对皮试液，并签名。

（三）物品准备

治疗车上层放置无菌盘（内置已抽吸好的药液）、治疗盘（75％乙醇、无菌棉签）、备用（1 mL注射器1支、0.1％盐酸肾上腺素1支，变态反应时用）、快速手消毒剂、注射单。以上物品符合要求，均在有效期内。治疗车下层放置生活垃圾桶、医疗废物桶、锐器盒。

四、操作程序

（1）携用物推车至患者床旁，核对床号、姓名、住院号、腕带和药物过敏史（请患者自己说出床号和姓名）。

（2）选择注射部位（过敏试验选择前臂掌侧下 1/3，预防接种选择上臂三角肌下缘，局部麻醉则选择麻醉处）。

（3）75％乙醇常规消毒皮肤。

（4）二次核对患者的床号、姓名和药名。

（5）排尽空气，药液至所需刻度且药液不能外溢。

（6）一手绷紧局部皮肤，一手持注射器，针头斜面向上，与皮肤呈 5°刺入皮内。

（7）待针头斜面完全进入皮内后，放平注射器，固定针栓并注入 0.1 mL 药液，使局部形成一个圆形隆起的皮丘（皮丘直径为 5 mm，皮肤变白，毛孔变大）。

（8）迅速拔出针头，勿按揉和压迫注射部位。

（9）20 min 后观察患者局部反应，做出判断。

（10）协助患者取舒适体位，整理床单位。

（11）快速手消毒剂消毒双手，签名。

（12）推车回治疗室，按医疗废物处理原则处理用物。

五、20 min 后判断结果

（1）核对患者的床号、姓名、住院号和腕带（请患者自己说出床号和姓名）。

（2）须经两人判断皮试结果，并将结果告知患者和家属。

（3）洗手，皮试结果记录在病历、护理记录单和病员一览表等处。阳性用红笔标记"＋"，阴性用蓝色或黑笔标记"－"。

（4）如对结果有怀疑，应在另一侧前臂皮内注入 0.1 mL 生理盐水行对照试验。

六、皮内试验结果判断

（一）阴性

皮丘无改变，周围无红肿，并无自觉症状。

（二）阳性

局部皮丘隆起，局部出现红晕、硬块，直径大于 1 cm 或周围有伪足；或局部出现红晕，伴有小水疱者；或局部发痒者为阳性。严重时可出现过敏性休克。观察反应的同时，应询问有无头晕、心慌、恶心、胸闷、气短、发麻等不适症状,如出现上述症状时不可使用青霉素。

七、注意事项

(1)皮试药液要现用现配,剂量准确。

(2)备好相应抢救设备与药物,及时处理变态反应。

(3)行皮试前,尤其行青霉素过敏试验前必须询问患者家族史、用药史和药物过敏史,如有药物过敏史者不可做试验。

(4)药物过敏试验时,患者体位要舒适,不可采取直立位。

(5)选择注射部位时应注意避开瘢痕和皮肤红晕处。

(6)皮肤试验时禁用碘剂消毒,对乙醇过敏者可用生理盐水消毒,避免反复用力涂擦局部皮肤。

(7)拔出针头后,注射部位不可用棉球按压揉擦,以免影响结果观察。

(8)进针角度以针尖斜面全部刺入皮内为宜,进针角度过大易将药液注入皮下,影响结果的观察和判断。

(9)如需对照实验,应用另一注射器和针头,抽吸无菌生理盐水,在另一前臂相同部位皮内注射 0.1 mL,观察 20 min 进行对照。告知患者皮试后 20 min 内不要离开病房。

(10)正确判断试验结果,对皮试结果阳性者,应在病历、床头或腕带、门诊病历和病员一览表上醒目标记,并将结果告知医师、患者和家属。

(11)特殊药物皮试,按要求观察结果。

(于　泳)

第二节　皮 下 注 射

一、目的

(1)注入小剂量药物,用于不宜口服给药而需在一定时间内发生药效时。

(2)预防接种。

(3)局部供药,如局部麻醉用药。

二、评估

(一)评估患者

(1)双人核对医嘱。

(2)核对患者的床号、姓名、住院号和腕带(请患者自己说出床号和姓名)。

(3)评估患者病情、意识状态、配合能力、用药史、药物过敏史、不良反应史等。

(4)向患者解释操作目的和过程,取得患者配合。

(5)查看注射部位皮肤情况(皮肤颜色,有无皮疹、感染)。

(6)协助患者取舒适坐位或卧位。

(二)评估环境

安静整洁,宽敞明亮,必要时遮挡。

三、操作前准备

(一)人员准备

仪表整洁,符合要求。洗手,戴口罩。

(二)按医嘱配制药液

(1)操作台上放置注射盘、纸巾、无菌治疗巾、无菌镊子、2 mL 注射器、医嘱用药液、安尔碘、75%乙醇、无菌棉签。

(2)双人核对药液标签、药名、浓度、剂量、有效期、给药途径。

(3)检查瓶口有无松动、瓶身有无破裂、药液有无浑浊、沉淀、絮状物和变质。

(4)检查注射器、安尔碘、75%乙醇、无菌棉签等,包装无破裂,在有效期内。

(5)按正规操作抽吸药液,并贴好标识,置于无菌盘内。

(6)再次核对药液,记录时间并签名。

(三)物品准备

治疗车上层放置无菌盘(内置抽吸好的药液)、治疗盘(安尔碘、75%乙醇)、注射单、快速手消毒剂。以上物品符合要求,均在有效期内。治疗车下层放置生活垃圾桶、医疗废物桶、锐器盒。

四、操作程序

(1)携用物推车至患者床旁,核对床号、姓名、住院号和腕带(请患者自己说出床号和姓名)。

(2)根据注射目的选择注射部位(上臂三角肌下缘、两侧腹壁、后背、股前侧和外侧等)。

(3)常规消毒皮肤,待干。

(4)二次核对患者床号、姓名和药名。

(5)排尽空气;取干棉签夹于左手示指与中指之间。

(6)一手绷紧皮肤,另一手持注射器,示指固定针栓,针头斜面向上,与皮肤呈 $30°\sim40°$(过瘦患者可捏起注射部位皮肤,并减少穿刺角度)快速刺入皮下,深度为针梗的 $1/2\sim2/3$;松开紧绷皮肤的手,抽动活塞,如无回血,缓慢推注药液。

(7)注射毕用无菌干棉签轻压针刺处,快速拔针后按压片刻。

(8)再次核对患者床号、姓名和药名,注射器按要求放置。

(9)协助患者取舒适体位,整理床单位,并告知患者注意事项。

(10)快速手消毒剂消毒双手,记录时间并签名。

(11)推车回治疗室,按医疗废物处理原则处理用物。

(12)洗手,根据病情书写护理记录单。

五、注意事项

(1)遵医嘱和药品说明书使用药品。

(2)长期注射者应注意更换注射部位。

(3)注射中、注射后观察患者不良反应和用药效果。

(4)注射<1 mL 药液时须使用 1 mL 注射器,以保证注入药液剂量准确无误。

（5）持针时，右手示指固定针栓，但不可接触针梗，以免污染。

（6）针头刺入角度不宜超过 45°，以免刺入肌层。

（7）尽量避免应用对皮肤有刺激作用的药物做皮下注射。

（8）若注射胰岛素时，需告知患者进食时间。

（陈冬梅）

第三节　肌内注射

一、目的

注入药物，用于不宜或不能口服或静脉注射，且要求比皮下注射更快发生疗效时。

二、评估

（一）评估患者

（1）双人核对医嘱。

（2）核对患者的床号、姓名、住院号和腕带（请患者自己说出床号和姓名）。

（3）评估患者的病情、治疗情况、意识状态、用药史、药物过敏史、不良反应史、肢体活动能力和合作程度。

（4）向患者解释操作目的和过程，取得患者配合。

（5）查看注射部位皮肤情况（皮肤颜色，有无皮疹、感染和皮肤划痕阳性）。

（6）协助患者取舒适坐位或卧位。

（二）评估环境

安静整洁，宽敞明亮，必要时遮挡。

三、操作前准备

（一）人员准备

仪表整洁，符合要求。洗手，戴口罩。

（二）按医嘱配制药液

（1）操作台：注射盘、无菌盘、2 mL 注射器、5 mL 注射器、医嘱所用药液、安尔碘、无菌棉签。如注射用药为油剂或混悬液，需备较粗针头。

（2）双人核对药物标签、药名、浓度、剂量、有效期、给药途径。

（3）检查瓶口有无松动、瓶身有无破裂、药液有无浑浊、变质。

（4）检查无菌注射器、安尔碘、无菌棉签等，包装无破裂，在有效期内。

（5）按正规操作抽吸药液，并贴好标识，置于无菌盘内。

（6）再次核对药液，记录时间并签名。

（三）物品准备

治疗车上层放置无菌盘（内置抽吸好药液）、安尔碘、注射单、无菌棉签、快速手消毒剂，以上物品符合要求,均在有效期内。治疗车下层放置生活垃圾桶、医疗废物桶、锐器盒。

四、操作程序

(1)携用物推车至患者床旁,核对患者的床号、姓名、住院号和腕带(请患者自己说出床号和姓名)。

(2)协助患者取舒适体位,暴露注射部位,注意保暖,保护患者隐私,必要时可遮挡。

(3)选择注射部位(臀大肌、臀中肌、臀小肌、股外侧和上臂三角肌)。

(4)常规消毒皮肤,待干。

(5)再次核对患者的床号、姓名和药名。

(6)拿取药液并排尽空气,取干棉签,夹于左手示指与中指之间,以一手拇指和示指绷紧局部皮肤,另一手持注射器,中指固定针栓,将针头迅速垂直刺入,深度约为针梗的 2/3。

(7)松开紧绷皮肤的手,抽动活塞。如无回血,缓慢注入药液,同时观察反应。

(8)注射毕,用无菌干棉签轻按进针处,快速拔针,按压片刻。

(9)再次核对患者床号、姓名和药名。

(10)协助患者取舒适体位,整理床单位,注射后观察用药反应。

(11)快速手消毒剂消毒双手,记录时间并签名。

(12)推车回治疗室,按医疗废物处理原则处理用物。

(13)洗手,根据病情书写护理记录单。

五、常用肌内注射定位方法

(一)臀大肌肌内注射定位法

注射时应避免损伤坐骨神经。

1.十字法

从臀裂顶点向左或右侧画一水平线,然后从髂嵴最高点作一垂线,将一侧臀部被划分为 4 个象限,其外上象限并避开内角为注射区。

2.联线法

从髂前上棘至尾骨作一连线,其外 1/3 处为注射部位。

(二)臀中肌、臀小肌肌内注射定位法

(1)以示指尖和中指尖分别置于髂前上棘和髂嵴下缘处,在髂嵴、示指、中指之间构成一个三角形区域,示指与中指构成的内角为注射部位。

(2)髂前上棘外侧三横指处(以患者手指的宽度为标准)。

(三)股外侧肌肌内注射定位法

在股中段外侧,一般成人可取髋关节下 10 cm 至膝关节的范围。此处大血管、神经干很少通过且注射范围广,可供多次注射,尤适用于 2 岁以下的幼儿。

(四)上臂三角肌肌内注射定位法

取上臂外侧,肩峰下 2~3 横指处。此处肌肉较薄,只可作小剂量注射。

(五)体位准备

1.卧位

臀部肌内注射时,为使局部肌肉放松,减轻疼痛与不适,可采用以下姿势。

（1）侧卧位：上腿伸直，放松，下腿稍弯曲。

（2）俯卧位：足尖相对，足跟分开，头偏向一侧。

（3）仰卧位：常用于危重和不能翻身的患者，采用臀中肌、臀小肌肌内注射法较为方便。

2.坐位

为门诊患者接受注射时常用体位。可供上臂三角肌或臀部肌内注射时采用。

六、注意事项

（1）遵医嘱和药品说明书使用药品。

（2）药液要现用现配，在有效期内，剂量要准确。选择两种药物同时注射时，应注意配伍禁忌。

（3）注射时应做到"两快一慢"（进针、拔针快，推注药液慢）。

（4）选择合适的注射部位，避免刺伤神经和血管，无回血时方可注射。

（5）注射时切勿将针梗全部刺入，以防针梗从根部衔接处折断。若针头折断，应先稳定患者情绪并嘱患者保持原位不动，固定局部组织，以防断针移位，同时尽快用无菌血管钳夹住断端取出；如断端全部埋入肌肉，应速请外科医师处理。

（6）对需长期注射者，应交替更换注射部位，并选择细长针头，以避免减少硬结的发生。如因长期多次注射出现局部硬结时，可采用热敷、理疗等方法予以处理。

（7）2岁以下婴幼儿不宜选用臀大肌肌内注射，因其臀大肌尚未发育好，注射时有损伤坐骨神经的危险，最好选择臀中肌和臀小肌肌内注射。

（陈冬梅）

第四节　静　脉　注　射

一、目的

（1）所选用药物不宜口服、皮下、肌内注射，又需迅速发挥药效时。

（2）注入药物进行某些诊断性检查，如对肝、肾、胆囊等造影时需静脉注入造影剂。

二、评估

（一）评估患者

（1）双人核对医嘱。

（2）核对患者的床号、姓名、住院号和腕带（请患者自己说出床号和姓名）。

（3）了解患者的病情、意识状态、配合能力、药物过敏史、用药史。

（4）评估患者穿刺部位的皮肤状况、肢体活动能力、静脉充盈度和管壁弹性。选择合适静脉注射的部位，评估药物对血管的影响程度。

（5）向患者解释静脉注射的目的和方法，告知所注射药物的名称，取得患者配合。

（二）评估环境

安静整洁,宽敞明亮。

三、操作前准备

（一）人员准备

仪表整洁,符合要求。洗手,戴口罩。

（二）物品准备

1.操作台

治疗单、静脉注射所用药物、注射器。

2.按要求检查所需用物,符合要求方可使用

（1）双人核对药物名称、浓度、剂量、有效期、给药途径。

（2）检查药物的质量、标签,液体有无沉淀和变色,有无渗漏、浑浊和破损。

（3）检查注射器和无菌棉签的有效期、包装是否紧密无漏气,安尔碘的使用日期是否在有效期内。

3.配制药液

（1）安尔碘棉签消毒药物瓶口,掰开安瓿,瓶帽弃于锐器盒内。

（2）打开注射器,将外包装袋置于生活垃圾桶内,固定针头,回抽针栓,检查注射器,取下针帽置于生活垃圾桶内,抽取安瓿内药液,排气,置于无菌盘内。在注射器上贴上患者的床号、姓名、药物名称、用药方法的标签。

（3）再次核对空安瓿和药物的名称、浓度、剂量、用药方法和时间。

4.备用物品

治疗车上层治疗盘内放置备用注射器一支、安尔碘、无菌棉签,无菌盘内放置配好的药液、垫巾。以上物品符合要求,均在有效期内。治疗车下层放置生活垃圾桶、医疗废物桶、锐器盒,含有效氯250 mg/L消毒液桶。

四、操作程序

（1）携用物推车至患者床旁,核对床号、姓名、住院号和腕带（请患者自己说出床号和姓名）。

（2）向患者说明静脉注射的方法、配合要点、注射药物的作用和不良反应。

（3）协助患者取舒适体位,充分暴露穿刺部位,放垫巾于穿刺部位下方。

（4）在穿刺部位上方5~6 cm处扎压脉带,末端向上,以防污染无菌区。

（5）安尔碘棉签消毒穿刺部位皮肤,以穿刺点为中心向外螺旋式旋转擦拭,直径>5 cm。

（6）再次核对患者床号、姓名和药名。

（7）嘱患者握拳,使静脉充盈,左手拇指固定静脉下端皮肤,右手持注射器与皮肤呈15°~30°自静脉上方或侧方刺入,见回血可再沿静脉进针少许。

（8）保留静脉通路者安尔碘棉签消毒静脉注射部位三通接口,以接口处为中心向外螺旋式旋转擦拭。

（9）静脉注射过程中,观察局部组织有无肿胀,严防药液渗漏,如出现渗漏立即拔出针头,按压局部,另行穿刺。

（10）拔针后,指导患者按压穿刺点3 min,勿揉,凝血功能差的患者适当延长按压时间。

(11)再次核对患者的床号、姓名和药名。

(12)将压脉带与输液垫巾对折取出,输液垫巾置于生活垃圾桶内,压脉带放于含有效氯250 mg/L消毒液桶中。整理患者衣物和床单位,观察有无不良反应,并向患者讲明注射后注意事项。快速手消毒剂消毒双手,推车回治疗室,按医疗废物处理原则整理用物。

(13)洗手,在治疗单上签名并记录时间。按护理级别书写护理记录单。

五、注意事项

(1)严格执行查对制度,需双人核对医嘱。

(2)严格遵守无菌操作原则。

(3)了解注射目的、药物对血管的影响程度、给药途径、给药时间和药物过敏史。

(4)选择粗直、弹性好、易固定的静脉,避开关节和静脉瓣。常用的穿刺静脉为肘部浅静脉:贵要静脉、肘正中静脉、头静脉。小儿多采用头皮静脉。

(5)根据患者年龄、病情和药物性质掌握注入药物的速度,并随时听取患者主诉,观察病情变化。必要时使用微量注射泵。

(6)对需要长期注射者,应有计划地由小到大、由远心端到近心端选择静脉。

(7)根据药物特性和患者的肝肾或心脏功能,采用合适的注射速度。随时听取患者主诉,观察体征和其病情变化。

(邓　方)

第五节　氧　疗　法

一、目的

提高动脉血氧分压和动脉血氧饱和度,增加动脉血氧含量,纠正各种因素导致的缺氧状态,促进组织的新陈代谢,维持机体正常生命活动。

根据呼吸衰竭的类型及缺氧的严重程度,选择给氧方法和吸入氧分数。Ⅰ型呼吸衰竭:PaO_2在6.7~8.0 kPa(50~60 mmHg),$PaCO_2<6.7$ kPa(50 mmHg),应给予中流量(2~4 L/min)吸氧,吸入氧浓度(>35%)。Ⅱ型呼吸衰竭:PaO_2在5.3~6.7 kPa(40~50 mmHg),$PaCO_2$正常,间断给予高流量(4~6 L/min)高浓度(>50%),若$PaO_2>9.3$ kPa(70 mmHg),应逐渐降低吸氧浓度,防止长期吸入高浓度氧引起中毒。

供氧装置分氧气筒和管道氧气装置两种。

给氧方法分鼻导管给氧、氧气面罩给氧及高压给氧。氧气面罩给氧适于长期使用氧气,患者严重缺氧、神志不清,病情较重者,氧气面罩吸入氧分数最高可达90%,但由于气流及无法及时喝水,常会造成口腔干燥、沟通及谈话受限。而双侧鼻导管给氧则没有这些问题。鼻导管给氧方法又分单侧鼻导管给氧法和双侧鼻导管给氧法。

吸氧方式的选择:严重缺氧但无二氧化碳潴留者,宜采用面罩吸氧(吸入氧分数最高可达90%);缺氧伴有二氧化碳潴留者可用双侧鼻导管吸氧方法。

二、准备

(一)用物准备

1.治疗盘外

氧气装置一套包括氧气筒(管道氧气装置)、氧气流量表装置、扳手、用氧记录单、笔、安全别针。

2.治疗盘内

橡胶管、湿化瓶、无菌容器内盛一次性双侧鼻导管或一次性吸氧面罩、消毒玻璃接管、无菌持物镊、无菌纱布缸、治疗碗内盛蒸馏水、弯盘、棉签、胶布、松节油。

3.氧气筒

氧气筒顶部有一总开关,控制氧气的进出。氧气筒颈部的侧面,有一气门与氧气表相连,是氧气自氧气瓶中输出的途径。

4.氧气流量表装置

由压力表、减压阀、安全阀、流量表和湿化瓶组成。压力表测量氧气筒内的压力。减压阀是一种自动弹簧装置,将氧气筒流出的氧压力减至 $2\sim3$ kg/cm^2($0.2\sim0.3$ MPa),使流量平稳安全。当氧流量过大、压力过高时,安全阀内部活塞自行上推,过多的氧气由四周小孔流出,确保安全。流量表是测量每分钟氧气的流量,流量表内有浮标上端平面所指的刻度,可知氧气每分钟的流出量。湿化瓶内盛 $1/3\sim1/2$ 蒸馏水、凉开水、20%$\sim$30%乙醇(急性肺水肿患者吸氧时用,可降低肺泡内泡沫的表面张力,使泡沫破裂,扩大气体和肺泡壁接触面积使气体易于弥散,改善气体交换功能),通气管浸入水中,湿化瓶出口与鼻导管或面罩相连,湿化氧气。

5.装表

把氧气放在氧气架上,打开总开关放出少量氧气,快速关上总开关,此为吹尘(为防止氧气瓶上灰尘吹入氧气表内)。然后将氧气表向后稍微倾斜置于气阀上,用手初步旋紧固定然后再用扳手旋紧螺帽,使氧气表立于氧气筒旁,按湿化瓶,打开氧气检查氧气装置是否漏气,氧气输出是否通畅后,关闭流量表开关,推至病床旁备用。

(二)患者、护理人员及环境准备

患者了解吸氧目的、方法、注意事项及配合要点。取舒适体位,调整情绪。护理人员应衣帽整齐,修剪指甲,洗手,戴口罩。环境安静、整洁、光线、温湿度适宜,远离火源。

三、操作步骤

(1)携用物至病床旁,再次核对患者。

(2)用湿棉签清洁患者双侧鼻腔,清除鼻腔分泌物。

(3)连接鼻导管及湿化瓶的出口。调节氧流量,轻度缺氧 $1\sim2$ L/min,中度缺氧 $2\sim4$ L/min,重度缺氧 $4\sim6$ L/min,氧气筒内的氧气流量=氧气筒容积(L)×压力表指示的压力(kg/cm)/1 kg/cm^2。

(4)鼻导管插入患者双侧鼻腔约 1 cm,鼻导管环绕患者耳部向下放置,动作要轻柔,避免损伤黏膜、根据情况调整长度。

(5)停止用氧时,首先取下鼻导管(避免误操作引起肺组织损伤),安置患者于舒适体位。

(6)关流量表开关,关氧气筒总阀,再开流量表开关,放出余气,再关流量表开关,最后卸表(中心供氧装置,取下鼻导管后,直接关闭流量表开关)。

(7)处理用物,预防交叉感染。

(8)记录停止用氧时间及效果。

四、注意事项

(1)用氧时认真做好四防:防火、防震、防热、防油。

(2)禁用带油的手进行操作,氧气和螺旋口禁止上油。

(3)氧气筒内氧气不能用完,压力表指针应>0.5 MPa。

(4)防止灰尘进入氧气瓶,避免充氧时引起爆炸。

(5)长期、高浓度吸氧者观察患者有无胸骨后烧热感、干咳、恶心呕吐、烦躁及进行性呼吸困难加重等氧中毒现象。

(6)长期吸氧,吸氧浓度应<40%。氧气浓度与氧流量的关系:吸氧浓度(%)=21+4×氧气流量(L/min)。

(康　岩)

第六节　雾化吸入法

一、操作目的

(1)用于止咳平喘,帮助患者解除支气管痉挛。

(2)改善肺通气功能。

(3)湿化气道。

(4)预防和控制呼吸道感染。

二、操作流程

(一)评估

(1)患者的心理状态,合作程度。

(2)对氧气雾化吸入法的认识。

(3)环境整齐、安静,用氧安全的认识。

(二)准备

(1)按需备齐用物,根据医嘱备药。

(2)环境:四防(火、油、热、震)。

(3)查对、解释。

(三)雾化实施

(1)取坐位、半坐卧位。

(2)将氧气雾化吸入器与氧气连接,调节氧气流量(8~10 L/min),检查出雾情况。

(3)协助患者将喷气管含入口中并嘱其紧闭双唇做深慢呼吸。

(四)处理

(1)吸毕,取下雾化器,关闭氧气开关,擦净面部,询问感觉,采取舒适卧位。

(2)观察记录:雾化吸入的情况。

(3)用物:妥善清理,归原位。

三、操作关键环节提示

(1)每次雾化吸入时间不应超过 20 min,如用液体过多应计入液体总入量内。若盲目用量过大有引起肺水肿或水中毒的可能。

(2)有增加呼吸道阻力的可能。当雾化吸入完几小时后,呼吸困难反而加重,除警惕肺水肿外,还可能是由于气道分泌物液化膨胀阻塞加重的原因。

(3)预防呼吸道再感染。由于雾滴可带细菌入肺泡,故有可能继发革兰阴性杆菌感染,不但要加强口、鼻、咽部的卫生护理,还要注意雾化器、室内空气和各种医疗器械的消毒。

(4)长期雾化吸入治疗的患者,所用雾化量必须适中。如果湿化过度,可致痰液增多,对危重患者神志不清或咳嗽反射减弱时,常可因痰不能及时咳出而使病情恶化甚至死亡。如果湿化不够,则很难达到治疗目的。

(5)注意防止药物吸收后引起的不良反应或毒性作用。

(6)过多长期使用生理盐水雾化吸入,会因过多的钠吸收而诱发或加重心力衰竭。

(7)雾化器应垂直拿,用面罩罩住口鼻或用口含嘴,在吸入的同时应做深吸气,使药液充分到达支气管和肺内。

(8)氧流量调至 4~5 L/min,请不要擅自调节氧流量,禁止在有氧环境附近吸烟或燃明火。

(9)雾化前半小时尽量不进食,避免雾化吸入过程中气雾刺激,引起呕吐。

(10)每次雾化完后要及时洗脸或用湿毛巾抹干净口鼻部留下的雾珠,防止残留雾滴刺激口鼻皮肤,以免引起皮肤过敏或受损。

(11)每次雾化完后要协助患者饮水或漱口,防止口腔黏膜二重感染。

(康 岩)

第七节 机械吸痰法

一、目的

清除呼吸道分泌物,保持呼吸道通畅,预防并发症发生。适用于排痰无力、痰液黏稠、意识不清、危重、老年体弱及身体各脏器衰竭者。可通过患者口腔、鼻腔、气管插管或气管切开处进行负压吸引。

二、准备

(一)用物准备

治疗盘外:电动吸引器或中心吸引器,包括马达、偏心轮、气体过滤器、压力表、安全瓶、贮液瓶。开口器、舌钳、压舌板、电源插座等。

治疗盘内:带盖缸2只(1只盛消毒一次性吸痰管若干根、1只盛有消毒液的盐水瓶)、消毒玻璃接管、治疗碗2个(1只内盛无菌生理盐水、1只内盛消毒液用于消毒玻璃接管)、弯盘、消毒纱布、无菌弯血管钳一把、消毒镊子一把、棉签一包、液状石蜡、冰硼散等,急救箱1个备用。

(二)患者、护理人员及环境准备

患者取舒适体位,稳定情绪,了解吸痰的目的、方法、注意事项及配合要点。护理人员应衣帽整齐,修剪指甲,洗手,戴口罩。环境安静、整洁、光线、温湿度适宜。

三、操作步骤

(1)携用物至病床旁,接通电源,打开开关,调节负压,检查吸引器性能。

(2)检查患者口腔(昏迷患者可借助压舌板及开口器)、鼻腔,有无义齿,如有,应先取下活动义齿,患者头部转向一侧,面向操作者。

(3)连接吸痰管,先吸少量生理盐水。用于检查吸痰管是否通畅,并润滑吸痰管前端。

(4)一手反折吸痰管末端,另一手持无菌弯血管钳或无菌镊子夹取吸痰管前端,插入口咽部10～15 cm(过深可触及支气管处,易堵塞呼吸道)后,放松吸痰管末端,先吸口咽部分泌物,再吸气管内分泌物。吸痰时采取上下左右旋转向上提吸痰管的方法,有利于呼吸道分泌物吸出,避免损伤呼吸道黏膜。每次吸引时间少于15 s,防止缺氧。

(5)吸痰管拔出后,用生理盐水抽吸。防止分泌物堵塞吸痰管。

(6)观察患者呼吸道是否畅通及面部、呼吸、心率、血压等情况,以及吸出液的色、质、量。

(7)协助患者擦净面部分泌物,整理床单位,取舒适体位。

(8)处理用物,吸痰管玻璃接头清洁后,放入盛有消毒液的治疗碗中浸泡,或清洁后,置低温消毒箱内消毒备。

(9)洗手,观察并记录治疗效果与反应。

四、注意事项

(1)严格无菌操作,吸痰管应即吸即弃。

(2)吸痰动作应轻柔,以防呼吸道黏膜损伤。

(3)痰液黏稠者可配合叩击、雾化吸入,提高治疗效果。

(4)储液瓶内的液体不得超过2/3。

(5)每次吸痰时间不超过15 s,以免缺氧。

(6)两次吸痰间隔不少于30 min。

(7)气管隆嵴处不宜反复刺激,避免引起咳嗽反射。

(王莹莹)

第八节　气管插管护理

一、概述

气管插管是指将特制的气管导管,通过口腔或鼻腔插入患者气管内,能迅速解除上呼吸道梗阻,进行有效的机械通气,为气道通畅、通气供氧、呼吸道吸引和防止误吸等提供最佳条件,是一种气管内麻醉和抢救患者的技术。

二、病情观察与评估

(1)监测生命体征,观察呼吸频率、动度及血氧饱和度变化。

(2)观察患者的意识、面色、口唇及甲床有无发绀。

(3)评估有无喉头水肿,气道急性炎症等插管禁忌证。

(4)评估年龄、体质量,选择与患者匹配的气管导管型号。

(5)评估患者有无因躁动导致意外拔管的危险。

三、护理措施

(一)插管前准备

1.抢救药品

盐酸肾上腺素、阿托品、镇静剂(常用丙泊酚)等。

2.用物准备

合适型号的导管、喉镜、牙垫、连接好管道的呼吸机、氧气设备、吸痰器、简易呼吸器等。

3.抢救人员

符合资质的医师至少1名、护士2名。

(二)插管时的护理配合

(1)评估患者的意识、耐受程度;约束四肢,避免抓扯;遵医嘱使用镇静剂。

(2)判断插管成功的指标:呼气时导管口有气流,人工辅助通气时胸廓对称起伏,能闻及双肺呼吸音。

(3)妥善固定导管:选择适当牙垫或气管导管固定器固定导管。

(4)监测气囊压力:维持压力 $2.5\sim3.0$ kPa($25\sim30$ cmH$_2$O)为宜,避免误吸或气管黏膜的损伤。

(三)插管后护理

(1)体位:床头抬高 $15°\sim30°$,保持患者头后仰,减轻气管插管对咽、喉的压迫。

(2)每班观察、记录插管长度并交接,成人经口(22 ± 2)cm,儿童为($12+$年龄$\div2$)cm,经鼻插管时增加 2 cm。

(3)保持呼吸道通畅,按需吸痰,观察痰液颜色、量及黏稠度。痰液黏稠者持续气道湿化或遵医嘱雾化吸入。

(4)口腔护理:经口气管插管口腔护理由 2 人配合进行,1 人固定气管插管,1 人做口腔护理。口腔护理前吸净插管内及口鼻腔分泌物。

(5)防止非计划拔管:遵医嘱适当约束和镇静。使用呼吸机的患者更换体位时,专人负责管路固定,避免气管插管过度牵拉移位发生脱管。

(四)拔管护理

拔管前吸净口腔及气道内分泌物,气囊放气后拔管。密切观察患者呼吸频率、动度及氧饱和度。

四、健康指导

(1)告知患者及其家属气管插管的目的及配合要点。

(2)告知家属行保护性约束的目的及意义。

(3)指导并鼓励患者进行有效咳嗽,做深呼吸,以及早拔管。

(4)指导患者在插管期间通过写字板、图片、宣教卡等方式进行有效沟通。

（王莹莹）

第九节　气管切开套管护理

一、概述

气管切开术是临床常用的急救手术之一,方法是在颈部切开皮肤及气管,将套管插入气管,以迅速解除呼吸道梗阻或下呼吸道分泌物潴留所致的呼吸困难。可经套管吸痰、给氧、进行人工通气,从而改善患者呼吸及氧合。

二、病情观察与评估

(1)监测生命体征,观察呼吸频率、呼吸动度及血氧饱和度情况。

(2)观察患者的意识、面色、口唇及甲床有无发绀。

(3)评估气管套管位置、颈带松紧度、气囊压力。

(4)评估患者有无因躁动导致意外拔管的危险。

三、护理措施

(一)术前准备

(1)药品准备:利多卡因、盐酸肾上腺素、阿托品。

(2)用物准备:合适型号的导管、氧气设备、吸痰器、简易呼吸器等。

(3)抢救人员:符合资质的医师至少1名、护士2名。

(二)术中护理配合

(1)体位:去枕平卧,肩部垫软枕,使头部正中后仰,保持颈部过伸。

(2)气管前壁暴露后,协助医师拔除经口或鼻的气管插管。

(3)密切观察患者的面色、口唇及肢端颜色、血氧饱和度。

(三)术后护理

(1)体位:床头抬高 $30°\sim45°$。

(2)妥善固定:系带牢固固定气管切开套管,松紧度以能伸进系带一小指为宜,防止套管脱出。

(3)保持气道通畅:按需吸痰,观察痰液颜色、量、黏稠度,导管口覆盖双层湿润无菌纱布。痰液黏稠时给予雾化吸入或持续气道湿化。

（4）切口护理：观察切口有无渗血、发红，切口及周围皮肤用 0.5％碘伏或 2％氯己定消毒，每天 2 次，无菌开口纱或高吸收性敷料保护切口，保持敷料清洁干燥。

（5）内套管护理：金属气管内套管每天清洁消毒 2 次，清洁消毒顺序为清水洗净→碘伏浸泡 30 min 或煮沸消毒→0.9％氯化钠注射液冲洗。

（6）口腔护理：2～6 h1 次，保持口腔清洁无异味。

（7）并发症观察：观察气管切口周围有无肿胀，出现皮下捻发音，可用头皮针穿刺皮下排气，嘱患者勿用力咳嗽，以免加重皮下气肿。

（8）心理护理：患者经气管切开后不能发音，指导患者采用手势、写字板、图片、文字宣教卡等方式进行沟通，满足其需求。

（四）拔管

首先试堵管，第一天封住 1/3，第二天封住 1/2，第三天全堵。堵管期间，严密观察呼吸变化，如堵管经 24～48 h 呼吸平稳、发音好、咳嗽排痰功能佳可考虑拔管。拔管后密切观察患者呼吸及氧饱和度变化。

四、健康指导

（1）告知患者及其家属气管切开的目的及配合要点。

（2）指导并鼓励患者进行深呼吸及有效咳嗽排痰。

（3）教会患者有效的沟通方法。

（王莹莹）

第十节 导 尿 术

一、目的

（1）为尿潴留患者解除痛苦；使尿失禁患者保持会阴清洁干燥。

（2）收集无菌尿标本，做细菌培养。

（3）避免盆腔手术时误伤膀胱，为危重、休克患者正确记录尿量，测尿比重提供依据。

（4）检查膀胱功能，测膀胱容量、压力及残余尿量。

（5）鉴别尿闭和尿潴留，以明确肾功能不全或排尿功能障碍。

（6）诊断及治疗膀胱和尿道的疾病，如进行膀胱造影或对膀胱肿瘤患者进行化学治疗（以下简称化疗）等。

二、准备

（一）物品准备

治疗盘内：橡皮圈 1 个，别针 1 枚，备皮用物 1 套，一次性无菌导尿包一套（治疗碗两个、弯盘、双腔气囊导尿管根据年龄选不同型号尿管，弯血管钳一把、镊子一把、小药杯内置棉球若干个，液状石蜡棉球瓶一个，洞巾一块）。弯盘一个，一次性手套一双，治疗碗一个（内盛棉球若干个),弯血管钳一把、镊子两把、无菌手套一双,常用消毒溶液:0.1%苯扎溴铵(新洁尔灭)、0.1%洗必泰等,无菌持物钳及容器一套,男患者导尿另备无菌纱布 2 块。

治疗盘外:小橡胶单和治疗巾一套(或一次性治疗巾),便盆及便盆巾。

(二)患者、护理人员及环境准备

患者了解导尿的目的、方法、注意事项及配合要点。取仰卧屈膝位,调整情绪,指导或协助患者清洗外阴,备便盆。护理人员应衣帽整齐,修剪指甲,洗手,戴口罩。环境安静、整洁、光线、温湿度适宜,关闭门窗,备屏风或隔帘。

三、评估

(1)评估患者的病情、治疗情况、意识、心理状态及合作度。

(2)患者排尿功能异常的程度,膀胱充盈度及会阴部皮肤、黏膜的完整性。

(3)向患者解释导尿的目的、方法、注意事项及配合要点。

四、操作步骤

将用物推至患者处,核对患者的床号、姓名,向患者解释导尿的目的、方法、注意事项及配合要点。消除患者紧张和窘迫的心理,以取得合作。

(1)用屏风或隔帘遮挡患者,保护患者的隐私,使患者精神放松。

(2)帮助患者清洗外阴部,减少逆行尿路感染的机会。

(3)检查导尿包的日期,是否严密干燥,确保物品无菌性,防止尿路感染。

(4)根据男女性尿道解剖特点执行不同的导尿术。

(一)男性患者导尿术操作步骤

(1)操作者位于患者右侧,帮助患者取仰卧屈膝位,脱去对侧裤腿,盖在近侧腿上,对侧下肢和上身用盖被盖好,两腿略外展,暴露外阴部。

(2)将一次性橡胶单和治疗巾垫于患者臀下,弯盘放于患者臀部,治疗碗内盛棉球若干个。

(3)左手戴手套,用纱布裹住阴茎前 1/3,将阴茎提起,另一手持镊子夹消毒棉球按顺序消毒,阴茎后 2/3 部-阴阜-阴囊暴露面。

(4)用无菌纱布包裹消毒过的阴茎后 2/3 部-阴阜-阴囊暴露面,消毒阴茎前 1/3,并将包皮向后推,换另一把镊子夹消毒棉球消毒尿道口,向外螺旋式擦拭龟头-冠状沟-尿道口数次,包皮和冠状沟易藏污,应彻底消毒,预防感染。污棉球置于弯盘内移至床尾。

(5)在患者两腿间打开无菌导尿包,用持物钳夹浸消毒液的棉球于药杯内。

(6)戴无菌手套,铺洞巾,使洞巾与包布内面形成无菌区域。嘱患者勿移动肢体保持体位,以免污染无菌区。

(7)按操作顺序排列好用物,用镊子取液状石蜡棉球,润滑导尿管前端。

(8)左手用纱布裹住阴茎并提起,使之与腹壁呈 60°,使耻骨前弯消失,便于插管。将包皮向后推,右手用镊子夹取浸消毒液的棉球,按顺序消毒尿道口、螺旋消毒龟头、冠状沟、尿道口数遍,每个棉球只可用一次,禁止重复使用,确保消毒部位不受污染,污棉球置于弯盘内,右手将弯盘移至靠近床尾无菌区域边沿,便于操作。

(9)左手固定阴茎,右手将治疗碗置于洞巾口旁,男性尿道长而且又有三个狭窄处,当插管受阻时,应稍停片刻嘱患者深呼吸,减轻尿道括约肌紧张,再徐徐插入导尿管,切忌用力过猛而损伤尿道。

(10)用另一只血管钳夹持导尿管前端,对准尿道口轻轻插入 20～22 cm,见尿液流出后,再插入约 2 cm,将尿液引流入治疗碗(第一次放尿不超过 1 000 mL,防止大量放尿,腹腔内压力急剧下降,血液大量滞留腹腔血管内,血压下降虚脱及膀胱内压突然降低,导致膀胱黏膜急剧充血,发生血尿)。

(11)治疗碗内尿液盛 2/3 满后,可用血管钳夹住导尿管末端,将尿液导入便器内,再打开导尿管继续放尿。注意询问患者的感觉,观察患者的反应。

(12)导尿毕,夹住导尿管末端,轻轻拔出导尿管,避免损伤尿道黏膜。撤下洞巾,擦净外阴,脱去手套置弯盘内,撤出臀部一次性橡胶单和治疗巾置治疗车下层。协助患者穿好裤子,整理床单位。

(13)整理用物。

(14)洗手,记录。

(二)女性患者导尿术操作步骤

(1)操作者位于患者右侧,帮助患者取仰卧屈膝位,脱去对侧裤腿,盖在近侧腿上,对侧下肢和上身用盖被盖好,两腿略外展,暴露外阴部。

(2)将一次性橡胶单和治疗巾垫于患者臀下,弯盘放于患者臀部,治疗碗内盛棉球若干个。

(3)左手戴手套,右手持血管钳夹取消毒棉球做外阴初步消毒,按由外向内,自上而下,依次消毒阴阜、两侧大阴唇。

(4)左手分开大阴唇,换另一把镊子按顺序消毒大、小阴唇之间-小阴唇-尿道口-自尿道口至肛门,减少逆行感染的机会。污棉球置于弯盘内,消毒完毕,脱下手套置于治疗碗内,污物放置治疗车下层。

(5)在患者两腿间打开无菌导尿包,用持物钳夹浸消毒液的棉球于药杯内。

(6)戴无菌手套,铺洞巾,使洞巾与包布内面形成无菌区域。嘱患者勿移动肢体保持体位,以免污染无菌区。

(7)按操作顺序排列好用物,用镊子取液状石蜡棉球,润滑导尿管前端。

(8)左手拇指、食指分开并固定小阴唇,右手持弯持物钳夹取消毒棉球,按由内向外、自上而下顺序消毒尿道口、两侧小阴唇、尿道口,尿道口处要重复消毒一次,污棉球及弯血管钳置于弯盘内,右手将弯盘移至靠近床尾无菌区域边沿,便于操作。

(9)右手将无菌治疗碗移至洞巾旁,嘱患者张口呼吸,用另一只弯血管钳夹持导尿管对准导尿口轻轻插入尿道 4～6 cm,见尿液后再插入 1～2 cm。

(10)左手松开小阴唇,下移固定导尿管,将尿液引入治疗碗。注意询问患者的感觉,观察患者的反应。

(11)导尿毕,夹住导管末端,轻轻拔出导尿管,避免损伤尿道黏膜。撤下洞巾,擦净外阴,脱去手套置弯盘内,撤出臀部一次性橡胶单和治疗巾置治疗车下层。协助患者穿好裤子,整理床单位。

(12)整理用物。

(13)洗手,记录。

五、注意事项

(1)向患者及其家属解释留置导尿管的目的和护理方法,使其认识到预防泌尿系统感染的重要性,并主动参与护理。

(2)保持引流通畅,避免导尿管扭曲堵塞,造成引流不畅。

(3)防止泌尿系统逆行感染。

(4)患者每天摄入足够的液体,每天尿量维持在 2 000 mL 以上,达到自然冲洗尿路的目的,以减少尿路感染和结石的发生。

(5)保持尿道口清洁,女患者用消毒棉球擦拭外阴及尿道口,如分泌物过多,可用 0.02% 高锰酸钾溶液冲洗,再用消毒棉球擦拭外阴及尿道口。男患者用消毒棉球擦拭尿道口、阴茎头及包皮,1~2 次/天。

(6)每周定时更换集尿袋 1 次,定时排空集尿袋,并记录尿量。

(7)每月定时更换导尿管 1 次。

(8)采用间歇性夹管方式,训练膀胱反射功能。关闭导尿管,每 4 h 开放 1 次,使膀胱定时充盈和排空,促进膀胱功能的回复。

(9)离床活动时,应用胶布将导尿管远端固定在大腿上,集尿袋不得超过膀胱高度,防止尿液逆流。

(10)协助患者更换体位,倾听患者主诉,并观察尿液性状、颜色和量,尿常规每周检查一次,若发现尿液浑浊、沉淀、有结晶,应做膀胱冲洗。

(曲珊珊)

第十一节　患者安全送检与转运

一、适应证

需要外出完成各种检查、治疗的患者。

二、禁忌证

(1)心跳呼吸停止。

(2)有紧急插管指征,但未插管的。

(3)血液流动学极其不稳定,但未使用药物。

三、操作方法

(一)操作前护理

(1)观察病情变化:危重患者送检或转运过程中护士全程陪同,尽量站在患者的头侧,随时严密观察患者的生命体征变化,重视患者的主诉,及时发现问题,及时处理。

(2)保持呼吸道通畅。

(3)保持各种管道通畅,固定良好防止脱出。

(4)保暖和安全:注意全身保暖,特别是冬天防止受凉。搬运患者时,注意动作轻稳,协调一致,防止平车、轮椅撞门、墙等物品,确保患者安全、舒适。

（5）护送人员将患者运送到相关检查科室后，与检查科室的医护人员进行交接，告知患者的病情、生命体征、用药情况、特殊治疗措施、患者的心理状态等，按检查要求协助共同安置患者，摆放检查体位，固定各种管道。

（二）评估准备

1.评估患者

（1）评估患者的病情、生命体征等是否适合外出检查或转运。危重患者外出应与医师一同护送。

（2）环境评估。选择无雨天外出；紧急情况下做好防雨措施。

2.医师护士准备

确认检查项目、时间，迁入病区的护士做好迎接患者的准备。

3.用物准备

平车（轮椅）必要时备简易呼吸器、急救药品等。

（三）操作过程

（1）轮椅或平车置患者床前，再次三查八对并解释。

（2）协助患者穿衣，戴好口罩、帽子。

（3）安置患者至轮椅或平车，有导管者妥善固定，冬天需做好保暖工作。

（4）安排一名护工推车，与一名医师一起护送患者，途中密切观察患者病情变化。

（5）外出检查过程中观察患者病情变化，出现异常及时处理。检查结束护送患者返回病房，安置舒适体位。

（6）转运与新迁入病区护士交接患者的病情、生命体征、用药情况、特殊治疗等。交接结束携用物返回病房。

四、注意事项

（1）向患者及其家属解释检查的目的、注意事项，取得患者及其家属的同意。

（2）对于外出检查的患者，护士与医师必须一起评估患者的病情，有无潜在危险因素，途中可能出现的潜在性安全隐患，医师是否必须一起同行等。

（3）如果患者生命体征不稳定，而又必须进行诊断性检查及治疗时，医师必须向患者及其家属告知外出检查过程中可能出现的病情变化及所存在的风险，待患者及其家属签字同意后，医师、护士才能共同陪同患者外出检查。

（曲珊珊）

第四章

医院感染护理

第一节　医院感染管理概述

医院感染是指住院患者在医院内获得的感染，包括在住院期间发生的感染和在医院内获得出院后发生的感染；但不包括入院前已开始或入院时已存在的感染。医院工作人员在医院内获得的感染也属医院感染。自有医院以来就存在着医院感染问题。医院感染不可能消灭，但通过有效的预防和控制，可以降低医院内感染的发生。

一、分类

（一）按感染部位分类

全身各器官、各部位都可能发生医院感染，可分为呼吸系统医院感染、手术部位医院感染、泌尿系统医院感染、血液系统医院感染、皮肤软组织医院感染等。

（二）按病原体分类

可将医院感染分为细菌感染、病毒感染、真菌感染、支原体感染、衣原体感染及原虫感染等，其中细菌感染最常见。每一类感染又可根据病原体的具体名称分类，如柯萨奇病毒感染、铜绿假单胞菌感染、金黄色葡萄球菌感染等。

（三）按病原体来源分类

1. 内源性感染

又称自身感染，是指各种原因引起的患者在医院内遭受自身固有病原体侵袭而发生的医院感染。病原体为寄居在患者体内的正常菌群，通常是不致病的，但当个体的免疫功能受损、健康状况不佳或抵抗力下降时则会成为条件致病菌发生感染。

2. 外源性感染

又称交叉感染，是指各种原因引起的患者在医院内遭受非自身固有的病原体侵袭而发生的感染。病原体来自患者身体以外的个体、环境等，包括从个体到个体的直接传播和通过物品、环境而引起的间接感染。

二、发病原因

任何感染都是致病微生物与宿主在一定条件下相互作用而发生的一种病理过程。医院感染也不例外,一方面,病原体寻找一切机会和途径侵入人体,并在其生长、繁殖过程中排出代谢产物,损害宿主的细胞和组织;另一方面,人体启动其各种免疫防御机制,力图将侵入的病原体杀灭,将其连同毒性产物排出体外。两者力量的强弱和增减,决定着整个感染过程的发展和结局。

医院内有各种疾病的患者,其免疫防御功能都存在不同程度的损害和缺陷。同时,患者在住院期间,又由于接受各种诊断和治疗措施,如气管插管、泌尿道插管、内镜、大手术及放射放疗(以下简称放疗)、化疗等,又不同程度地损伤并降低了患者的免疫功能。加之医院中人员密集,有各种感染疾病的患者随时可能将病原体排入医院环境中。于是医院内的空气受到严重污染,成为微生物聚集的场所。细菌、病毒、真菌等微生物在医院的空气、物体表面、用具、器械等处皆可存在。这样,处于抵抗力低下的各种患者,又活动在微生物集中的环境里,时刻都有遭受医院感染的危险。

三、传播特点

医院感染的传播过程包括三个环节,即感染源、传播途径和易感人群,缺一不可。

(一)感染源

(1)已感染的患者。

(2)带菌者或自身感染者。

(3)环境中的病原体。

(4)动物感染源。

(二)传播途径

包括:①接触传播;②空气传播;③水和食物传播;④医源性传播,如消毒不够、各种内镜检查、插管、呼吸治疗装置、输液器、血液透析等医疗器械操作;⑤生物媒介传播。

(三)易感人群

(1)机体免疫功能受损者。

(2)婴幼儿及老年人。

(3)营养不良者。

(4)接受免疫抑制剂治疗者。

(5)长期使用广谱抗菌药物者。

(6)住院时间长者。

(7)手术时间长者。

(8)接受各种介入性操作的患者。

四、预防与控制

(1)健全医疗机构医院感染管理体系,实行主要负责人负责制,配备医院感染管理专(兼)职人员,承担医院感染管理和业务技术咨询、指导工作。

(2)制定符合本单位实际的医院感染管理规章制度,内容包括清洁消毒与灭菌、隔离、手卫生、医源性感染预防与控制措施、医源性感染监测、医源性感染暴发报告制度、一次性使用无菌医疗器械管理、医务人员职业卫生安全防护、医疗废物管理等。

(3)医院感染管理专(兼)职人员负责对全体职员开展医院感染管理知识培训。

(4)布局流程应遵循洁污分开的原则,诊疗区、污物处理区、生活区等区域相对独立,布局合理,标识清楚,通风良好。

(5)环境与物体表面一般情况下先清洁再消毒。当其受到患者的血液、体液等污染时,先去除污染物,再清洁与消毒。清洁用具应分区使用,标志清楚,定位放置。

(6)医疗器械、器具、物品的消毒灭菌应达到以下要求:①进入人体组织、无菌器官的医疗器械、器具和物品必须灭菌;耐热、耐湿的手术器械,应首选压力蒸汽灭菌,不应采用化学消毒剂浸泡灭菌。②接触皮肤、黏膜的医疗器械、器具和物品必须消毒。③各种用于注射、穿刺、采血等有创操作的医疗器具必须一用一灭菌。④医疗机构使用的消毒药械、一次性医疗器械和器具应当符合国家有关规定。一次性使用的医疗器械、器具不得重复使用。⑤被朊病毒、气性坏疽及突发不明原因的传染病病原体污染的诊疗器械、器具和物品,应按照《医疗机构消毒技术规范》有关规定执行。

(7)基层医疗机构设消毒供应室的,应当严格按照"医院消毒供应中心第二部分:清洗消毒及灭菌技术操作规范"规定对可重复使用的医疗器械进行清洗,并使用压力蒸汽灭菌法灭菌。没有设置消毒供应室的基层医疗机构,可以委托经地级市以上卫生计生行政部门认定的医院消毒供应中心,对可重复使用的医疗器械进行清洗、消毒和灭菌。

(8)无菌物品、清洁物品、污染物品应当分区放置。无菌物品必须保持包装完整,注明物品的名称、灭菌日期、失效日期,以及检查打包者姓名或编号、灭菌器编号、灭菌批次号等标识,按灭菌日期顺序置于无菌物品存放柜内,并保持存放柜清洁干燥。

(9)从无菌容器中取用无菌物品时应使用无菌持物钳(镊)。从无菌容器(包装)中取出的无菌物品,虽未使用也不可放入无菌容器(包装)内,应重新灭菌处理后方可使用。

(10)一次性使用无菌医疗用品应由医疗机构统一采购,购入时索要医疗器械生产企业许可证、医疗器械产品注册证及附件、医疗器械经营企业许可证等证明文件,并进行质量验收,建立出入库登记账册。用前应检查小包装的密封性、灭菌日期及失效日期,进口产品应有相应的中文标识等,发现不合格产品或质量可疑产品时不得使用。使用中发生热原反应、感染或其他异常情况时,应当立即停止使用,并及时上报医疗机构主管部门。使用后的一次性使用医疗用品按医疗废物进行处置。

(11)应根据消毒对象选择消毒剂的种类,所用的消毒剂必须由医疗机构统一采购,购入时索要《消毒产品生产企业卫生许可证》《消毒产品卫生安全评价报告》等证明文件,建立进货验收和出入库登记账册。严格按照消毒剂使用说明书中的使用范围、方法、注意事项正确使用。医务人员应掌握消毒剂的使用浓度、配制方法、消毒对象、更换时间、影响因素等,保证消毒效果的可靠。具体选择原则和适用方法参照《医疗机构消毒技术规范(2012年版)》。

(12)严格掌握抗菌药物临床应用的基本原则,合理使用抗菌药物。规范抗菌药物的种类、剂量、给药时间和途径,严格遵循"能口服的不注射,能肌内注射的不静脉注射"的用药原则。

(13)提高医务人员手卫生依从性和正确率,特别是在诊断、治疗、护理等操作前后严格实施手卫生。有关要求参照《医务人员手卫生规范》。

(14)医护人员诊疗操作时严格遵守无菌操作原则。

(15)诊疗工作应当遵循《医院隔离技术规范》按照标准预防的原则做好防护工作。

(16)使用后的锐器应当立即弃置于符合规定的利器盒内。严禁用手直接接触使用后的针头、刀片等锐器,落实防止锐器伤的各项措施。

(17)医务人员应当参照《医院感染诊断标准(试行)》(卫医发〔2001〕2号),掌握医院感染诊断标准。发生 3 例以上医院感染暴发或 5 例以上疑似医院感染暴发时,应当于 12 h 内向所在地县级卫生行政部门报告,并同时向所在地疾病预防控制机构报告。

五、发生后工作流程

(一)医院感染散发的报告与控制

(1)当出现医院感染散发病例时,经治医师应及时向本科室医院感染监控小组负责人报告,并于 24 h 内填表报告医院感染管理科。

(2)科室监控小组负责人应在医院感染控制科的指导下,及时组织经治医师、护士查找感染原因,采取有效控制措施。

(3)确诊为传染病的医院感染,按《传染病防治法》的有关规定报告和控制。

(二)医院感染流行、暴发的报告与控制

1.医院感染流行、暴发的报告

(1)出现医院感染流行趋势时,医院感染控制科应于 24 h 内报告主管院长和医务科,并通报相关部门。

(2)经调查证实出现医院感染流行时,医院应于 24 h 内报告当地卫生行政部门。

(3)当地卫生行政部门确定为医院感染流行或暴发时,应于 24 h 内逐级上报至省卫生行政部门;省卫生行政部门接到医院感染流行或暴发的报告后,应于 24 h 内上报国务院卫生行政部门。

(4)确诊为传染病的医院感染,按《传染病防治法》的有关规定进行报告。

2.出现医院感染流行或暴发趋势时,应采取下列控制措施

(1)临床科室及时查找原因,协助调查和执行控制措施。

(2)医院感染控制科及时进行流行病学调查处理。

(3)当其他医院发生医院感染流行或暴发时,应对本地区或本院同类潜在危险因素进行调查并采取相应控制措施。

(4)确诊为传染病的医院感染,按《传染病防治法》的相关防治指南的有关规定进行管理。

(张 伟)

第二节 常见医院感染的防控

一、血流感染

败血症是由各种病原微生物(细菌或真菌)和毒素侵入血流所引起的血液感染。菌血症只是细菌一过性侵入血液循环,不久即被机体防御功能抑制或清除,虽可获阳性血培养结果却并没有相应的临床症状。目前把败血症和菌血症统称为血流感染。近年来,随着广谱抗菌药物、激素的广泛应用及创伤性诊疗技术的广泛开展,血流感染的发病率有逐年增高趋势。随着静脉导管技术的广泛应用,导管相关性血流感染(CRBSI)的发病率也随之上升。由于 CRBSI 的发生,延长了患者住院时间,增加了住院费用,同时也增加了病死率。

(一)病因

1.引起血流感染的危险因素

(1)机体屏障功能的完整性受到破坏,如手术、创伤、动静脉置管、气管插管等。

(2)引起机体免疫力下降的因素,如激素、化疗、免疫抑制剂等的使用,人类免疫缺陷病毒(HIV)感染。

(3)昏迷、营养不良、高龄等也是血流感染的危险因素。

2.血流感染的病原学

引起血流感染的病原菌随着各种操作技术的开展及抗感染药物的应用而不断变化,近20年来,革兰阳性菌如凝固酶阴性葡萄球菌(CNS),金黄色葡萄球菌(金葡菌),肠球菌和真菌引起的血流感染发病率增加,而革兰阴性菌引起的血流感染相应减少。我国文献报道,革兰阳性菌57.19%,革兰阴性菌35.96%。革兰阳性菌中以 CNS 分离率最高(40.75%),已成为医院血流感染的第1~3位病原菌,并认为 CNS 是 CRBSI 的重要病原菌。引起血流感染病原菌的耐药性亦逐渐增加,甲氧西林耐药的金黄色葡萄球菌(MRSA),万古霉素耐药的肠球菌(VRE),产 ESBLs 的革兰阴性菌及其他耐药菌株不断出现。据报道,在血流感染中 MRSA 约占30%,产 ESBLs 的革兰阴性菌约占2%,耐碳青霉烯类的铜绿假单胞菌约占12%。

CRBSI 主要来源于皮肤污染的病原菌有表皮葡萄球菌、金葡菌、杆菌属及棒状杆菌属;来源于医务人员污染的病原菌有铜绿假单胞菌、不动杆菌、嗜麦芽窄食单胞菌、白念珠菌及近平滑念珠菌。

(二)临床表现

血流感染并无特征性临床表现,主要有发热、寒战、皮疹、肝脾大、呼吸急促或过度通气、意识障碍,外周血白细胞总数增加、核左移、血小板减少等。病情严重者可有脏器灌注不足的表现,如低氧血症、高乳酸血症、少尿、低血压、甚至休克、DIC、MODS。不同病原菌的血流感染临床表现各有特点;而不同群体,如老年人、婴幼儿、孕妇,以及烧伤、AIDS 患者等的血流感染也各有临床差异。

1.金黄色葡萄球菌血流感染

社区获得性金黄色葡萄球菌(简称金葡菌)血流感染多为青壮年和体力劳动者,原发病灶常为疖、痈、伤口感染;医院获得性金葡菌血流感染多为机体防御功能低下者,常通过口腔黏膜及呼吸道入侵所致。临床表现常较典型,急性发病,寒战高热,皮疹可有瘀点、荨麻疹、猩红热样皮疹及脓疱疹等。关节症状较明显,大关节疼痛,有时红肿。金葡菌血流感染的另一特点有迁徙性损害,常见多发性肺部浸润,甚至形成脓肿;其次有肝脓肿、骨髓炎、关节炎、皮下脓肿等。

2.中枢神经系统血流感染

中枢神经系统(CNS)血流感染常为异物如人工瓣膜、人工关节、各种导管及起搏器等留置体内所致。中性粒细胞减少者尤易发生表皮葡萄球菌血流感染,常由静脉输液导管带入感染。通常 CNS 由于毒力较低,症状可能相对较轻,预后也较好。有时除发热外没有其他症状,诊断只能依赖血培养结果。但 CNS 又是血培养最可能污染的病原菌,故 CNS 血流感染的诊断应包括:①血培养至少有多次不同部位的阳性结果;②数次分离到的 CNS 的耐药菌应相同;③临床排除其他原因所致发热或病情恶化。

3.革兰阴性菌血流感染

以大肠埃希菌最为多见,其次是肺炎克雷伯菌和铜绿假单胞菌。革兰阴性菌血流感染以医院感染为多,起病多有发热且发热可能是唯一症状,即缺乏感染定位症状。临床过程凶险,40%左右的患者可发生脓毒性休克,有低蛋白血症者更易发生休克,严重者出现 MODS、DIC 等。大肠埃希菌血流感染占医院血流感染的 10%左右,常见的原发病灶为静脉导管、气管插管、泌尿生殖道、胃肠道、胆道或呼吸道感染,以尿路感染尤其是有尿路梗阻者最为常见。肺炎克雷伯菌血流感染占医院血流感染的 8%左右,常见的原发病灶为静脉导管、尿道、下呼吸道、胆道、手术创面和气管插管。铜绿假单胞菌血流感染占医院血流感染的 13.6%,常见于免疫功能低下人群。危险因素有血液系统恶性肿瘤、粒细胞减少、糖尿病、器官移植、严重烧伤、大面积皮肤破损、应用肾上腺皮质激素、AIDS、化疗、泌尿系统溃疡、静脉导管、尿道装置或导尿管、手术及早产儿等。

4.念珠菌属血流感染

真菌血流感染病原菌以念珠菌属占绝大多数,念珠菌属血流感染中以白念珠菌最多,占50%左右,非白念珠菌主要有光滑念珠菌、克柔念珠菌、近平滑念珠菌和热带念珠菌。近年来念珠菌属血流感染发病率明显增多,已占血流感染的第 4 位,而且非白念珠菌血流感染逐渐多于白念珠菌血流感染。近年来,光滑念珠菌已成为引发成年人念珠菌感染的第二大病原体,仅次于白念珠菌。虽然光滑念珠菌的致病性与毒性均不及白念珠菌,但由于它对唑类抗真菌药物存在先天性或获得性耐药,因此其危害性不亚于白念珠菌感染。念珠菌属血流感染大多数病例都是免疫功能低下的患者(肿瘤、白血病、慢性肝或肾病、AIDS 等)且多数发生在医院内,如长期接受皮质激素和/或广谱抗菌药物治疗,静脉置管、透析疗法、肿瘤化疗、高能营养等。亦可伴有细菌性血流感染。一般发生在严重原发病的病程后期,病情进展缓慢,毒血症状可较轻,临床并无特征性表现,易被原发病和同时存在的细菌感染所掩盖。

(三)诊断

1.血流感染诊断标准

2001 年中华人民共和国卫生部(现国家卫健委)发布的医院感染诊断标准(试行)中血流感染临床诊断:发热>38 ℃或低体温<36 ℃,可伴有寒战,并合并下列情况之一。①有入侵门户或迁徙病灶;②有全身中毒症状而无明显感染灶;③有皮疹或出血点、肝脾大、外周血中性粒细胞增多伴核左移且无其他原因可解释;④收缩压<12.0 kPa(90 mmHg),或较原收缩压下降>5.3 kPa(40 mmHg)。

血流感染的病原学诊断:在临床诊断的基础上,符合下述两条之一即可诊断。①血培养分离出病原微生物。若为常见皮肤菌,如类白喉棒状杆菌、肠杆菌、CNS 等,需在不同时间采血 2 次或多次培养阳性。②血液中检测到病原体的抗原物质。

2.CRBSI 确诊标准

(1)有中心静脉置管史,插管>24 h 出现发热,体温>38.5 ℃,除外其他部位的感染,导管细菌培养阳性,拔管后,体温恢复正常。

(2)分别从导管和其他外周血管采血均培养出同种细菌。

血流感染中血培养最为重要,宜在抗菌药物应用前及寒战、高热时采血,应在不同部位采血2 次以上送检,每次间隔约 1 h。每次抽血量 5~10 mL,总血量需要 20~30 mL。两次血培养获同一菌株,或一次血培养结果的菌株与原发或继发感染灶脓液或胸腔积液、腹水培养结果一致时则更有诊断价值。

（四）治疗

1.抗菌药物应用

（1）选择敏感的抗菌药物：必须让病原菌接触到超过 MIC 的敏感抗菌药物，力求感染部位抗菌药物浓度数倍于 MIC 值。一般而言，血清药物浓度应超过 MIC 值的 3～10 倍，所以给药途径宜分次静脉推注或滴注。

金葡菌血流感染：研究表明，社区获得性金葡菌血流感染中 MRSA 占 25％，而医院获得性金葡菌血流感染中 MRSA 占 40％。金葡菌血流感染的治疗首选苯唑西林或氯唑西林，青霉素过敏的患者可选用头孢拉定，头孢唑林等第一代头孢菌素。若怀疑病原菌为 MRSA，则首选万古霉素、去甲万古霉素，亦可选用替考拉宁、利奈唑胺。

CNS 血流感染：若血培养 CNS 阳性或怀疑为 CRBSI 时，应立即拔除静脉导管，并使用有效的抗感染药物。CNS 感染常为医院感染，因而甲氧西林耐药 CNS（MRCNS）约占 80％。治疗MRCNS 所致血流感染，首选万古霉素或去甲万古霉素，并常需联合磷霉素或利福平，也可选用奎奴普丁-达福普汀等新抗菌药物。

革兰阴性菌血流感染：产 ESBLs 的革兰阴性菌主要是大肠埃希菌和肺炎克雷伯菌，约占42.53％。第一、二、三代头孢菌素、庆大霉素、环丙沙星对大肠埃希菌均有良好的抗菌作用，但中国大肠埃希菌对喹诺酮类药物的耐药率高达 50％以上。耐药的大肠埃希菌引起的血流感染应选用 β-内酰胺/β-内酰胺酶抑制剂和头孢吡肟，若产 ESBLs 的菌株所致感染应选用碳青霉烯类如亚胺培南、美罗培南等。肺炎克雷伯菌血流感染的治疗应根据药敏结果选用第三代头孢菌素、氟喹诺酮类、氨基糖苷类或 β-内酰胺/β-内酰胺酶抑制剂。若产 ESBLs 的肺炎克雷伯菌引起的血流感染可选用碳青霉烯类药物。铜绿假单胞菌引起的血流感染可选用头孢他啶或头孢哌酮/舒巴坦、氨曲南联合阿米卡星，也可选用碳青霉烯类。

念珠菌属血流感染：白念珠菌血流感染首选氟康唑，若无效或非白念珠菌血流感染可选伊曲康唑、伏立康唑、两性霉素 B 或两性霉素 B 脂质体。Brost 等进行的一项体外抗真菌药物敏感性试验中发现，光滑念珠菌在暴露于氟康唑 4 d 以后，对氟康唑、伊曲康唑、伏立康唑均产生稳定的耐药性。因此，根据目前的临床用药指南推荐，对于病情不稳定、先前接受过唑类抗真菌药治疗，尤其是对氟康唑耐药的念珠菌血流感染（如光滑念珠菌）的患者，最好选用除氟康唑、伏立康唑之外其他的药物进行治疗。

（2）抗菌药物的药代动力学（PK）及临床药效学（PD）：浓度依赖性抗菌药物（如氨基糖苷类和氟喹诺酮类）要保证每次药量达到足够高的血药浓度。氨基糖苷类药物的血药浓度，峰值/MIC值为 8～10，则有效率＞90％；氟喹诺酮类药物的 AUC/MIC＞100 时疗效好。时间依赖性抗菌药物（如 β-内酰胺类）要注意药量与给药间隔时间，能让病原菌接触到超过 MIC 浓度的药物即可，但此药物必须维持足够长的时间才能取得临床疗效。应用 β-内酰胺类药物务必使其给药间隔时间的百分数（T＞MIC％）达到 40％以上，即使使用了敏感的 β-内酰胺类药物，如果 T＞MIC％不足40％，临床就不会有效。

（3）联合用药：联合用药的理由如下。①扩大抗菌谱，覆盖各种可能的病原菌；②复数菌血流感染逐渐增多，联合用药可能获得最适当的抗菌范围；③单一抗菌药物较易诱导细菌产生耐药性，联合用药可获得"低诱导"和"低选择"的效果。

（4）何时停用抗菌药物：治疗后无迁徙性病灶，可在退热后经 4～5 d 考虑停药，若病原菌是难以清除的病灶（心瓣膜、骨关节），抗菌药物使用期必需适当延长，至少 3 周；或在体温下降正常,临床症状基本消失后继续用药 7～10 d。

2.CRBSI 的处理

在决定 CRBSI 的治疗时,是否需要拔除导管是最重要的决策,先要根据病原菌的毒力(CNS属低度毒力,而金葡菌及念珠菌属中、高度毒力)及并发症(如低血压、静脉脓毒性血栓及栓塞性疾病、心内膜炎、放置导管局部感染等)将 CRBSI 的危险性分为低、中、高三类,再来决定是否需要拔管。由低度毒力病原菌引起的无并发症的 CRBSI 常不引起深部感染,属低危险性,对抗菌药物治疗有效者暂可不拔除导管;由中、高度毒力病原菌引起的 CRBSI 及有严重基础疾病或免疫障碍患者伴有导管相关并发症者都属高危患者,均应拔除导管,并且及时使用适宜的抗菌药物治疗。

3.肾上腺皮质激素应用

血流感染伴有明显的毒血症状,如重要器官心、脑、肺、肝、肾出现中毒性病变及脓毒性休克时,在有效抗菌药物治疗下,可静脉滴注地塞米松 5～10 mg/d 或氢化可的松 200～400 mg/d,治疗 2～3 d,毒血症状缓解或休克纠正后即可停用。

(五)预防

积极治疗原发病、控制感染扩散是预防血流感染的主要措施。注意补充营养,提高患者机体免疫力。医护人员加强无菌概念,严格按照操作常规,尤其应注重手卫生。疖疔痈肿切忌挤弄或以针挑刺等,头面部尤为禁忌。

有报道先用 10%碘伏准备皮肤,继之使用 10%碘伏软膏保护穿刺部位皮肤,并盖以无菌纱布及透明胶膜固定,可以降低导管相关感染的发生,局部使用抗葡萄球菌软膏(如莫匹罗星软膏)亦可降低导管相关感染的发生。采用米诺环素联合依地酸(EDTA)封锁导管可以防治高危患者反复发作的导管感染。

(六)护理

1.置管前

(1)严格掌握使用血管导管的适应证,评估患者置管的必要性。

(2)选择合适的静脉置管穿刺点,应当充分考虑置管的安全性和适用性,最大限度地避免置管感染、损伤等相关并发症的发生。

2.置管时

(1)严格执行无菌技术操作规程。置管时应当遵守最大限度的无菌屏障要求。置管部位应当铺大无菌单(巾);置管人员应当戴帽子、口罩、无菌手套,穿无菌手术衣。

(2)严格按照《医务人员手卫生规范》,认真洗手并戴无菌手套,尽量避免接触穿刺点皮肤。置管过程中手套污染或破损应当立即更换。

(3)置管使用的医疗器械、器具等医疗用品和各种敷料必须达到灭菌水平。

(4)选择合适的静脉置管穿刺点。中心静脉置管时,应当首选锁骨下静脉,尽量避免使用颈静脉和股静脉。

(5)采用皮肤消毒剂消毒穿刺部位皮肤,宜选用浓度超过 0.5%的氯己定醇类皮肤消毒液,也可选用 2%碘酊或 75%乙醇进行消毒。氯己定以其抗菌谱广、对皮肤刺激小而被推荐,但不宜用于<2 个月的婴儿。自穿刺点由内向外以同心圆方式消毒,消毒范围应当符合置管要求。消毒后皮肤穿刺点应当避免再次接触。皮肤消毒待干后,再进行置管操作。

(6)患疖肿、湿疹等皮肤病或患感冒、流感等呼吸道疾病,以及携带或感染多重耐药菌的医务人员,在未治愈前不应当进行置管操作。

3.置管后

(1)应当尽量使用无菌透明、透气性好的敷料覆盖穿刺点,对于高热、出汗、穿刺点出血、渗出的患者应当使用无菌纱布覆盖。

(2)应当定期更换置管穿刺点覆盖的敷料。更换间隔时间为:无菌纱布为1次/2 d,无菌透明敷料为1～2次/周,如果纱布或敷料出现潮湿、松动、可见污染时应当立即更换。

(3)医务人员接触置管穿刺点或更换敷料时,应当严格执行手卫生规范。

(4)保持导管连接端口的清洁,注射药物前,应当用75%乙醇或含碘消毒剂进行消毒,待干后方可注射药物。如有血迹等污染时,应当立即更换。

(5)患者在沐浴或擦身时,应当注意保护导管,不要把导管淋湿或浸入水中。

(6)在输血、输入血制品、脂肪乳剂后的24 h内或者停止输液后,应当及时更换输液管路。外周及中心静脉置管后,应当用生理盐水或肝素盐水进行常规冲管,预防导管内血栓形成。

(7)严格保证输注液体的无菌。

(8)紧急状态下的置管,若不能保证有效的无菌原则,应当在48 h内尽快拔除导管,更换穿刺部位后重新进行置管,并作相应处理。

(9)患者出现高热、寒战,怀疑患者发生导管相关血流感染,或者出现静脉炎、导管堵塞时,应当及时拔除导管。并留取导管尖端进行微生物培养。

(10)医务人员应当每天对保留导管的必要性进行评估,不需要时应当尽早拔除导管。导管不宜常规更换,特别是不应当为预防感染而定期更换中心静脉导管和动脉导管。

二、医院获得性肺炎/呼吸机相关肺炎

呼吸机相关肺炎(ventilator-associated pneumonia,VAP)是指患者在建立人工气道(气管插管或切开)及机械通气(MV)48 h以后或撤机拔管后48 h以内所发生的医院获得性肺炎(hospital acquired pneumonia,HAP),是一种严重的医院感染和并发症,尤其是ICU内常见感染之一,是导致医院感染患者病死率增加、住院时间延长及治疗费用增加的主要原因之一。国外报告的VAP发病率为9.0%～69%,病死率为24%～76%。国内报告的VAP发病率约为60%,病死率为32%～39.1%。

(一)病因

VAP的病原学根据不同的地区、医院、病房及患者群体、诊断取材技术及抗菌药物使用等因素而有所差异。但细菌仍占优势,占70%～87%,其中革兰阴性菌占60%～70%,耐甲氧西林金黄色葡萄球菌(MRSA)在机械通气患者呼吸道分泌物中阳性率为9.1%。影响VAP病原学变迁的两个最主要因素是MV时间和先前抗菌药物应用情况,约96.1%的潜在多重耐药菌VAP有先前抗菌药物应用史。早发性VAP(MV≤4 d)且先前未用抗菌药物的VAP病原类似于社区获得性肺炎,通常以肺炎链球菌、流感嗜血杆菌、甲氧西林敏感金黄色葡萄球菌(MSSA)和莫拉菌属等为核心致病菌,迟发性VAP(MV>4 d),尤其是有先前抗菌药物应用史者,则以铜绿假单胞菌、不动杆菌属、肠杆菌科及MRSA等为核心致病菌,其中多数致病菌表现出对抗菌药物的多重耐药,VAP的暴发流行也主要由这些耐药病原菌引起。

(二)临床表现

(1)发热多为不规则热型,可伴有畏寒、寒战,免疫低下和老年患者可无发热或体温降低。

（2）气道分泌物明显增多，多呈黄绿色黏痰，有时为仅有的表现及怀疑VAP的线索。

（3）肺部广泛的湿啰音。

（4）X线胸片显示肺部斑片状或片状阴影，双下肺或下垂部位多见。

（5）周围血白细胞增高或降低，中性粒细胞核左移。

（6）并发症多见，主要为呼吸衰竭和上消化道出血。

（7）临床反复发作，难治，致病原为多重耐药细菌疗效差，疗程长。

（三）诊断

MV48 h以上或撤机拔管后48 h以内的患者，放射学胸片示肺部出现新的或进展性浸润病灶，同时具备以下两项或以上表现：①发热体温≥38 ℃或较基础体温升高1 ℃；②外周血 WBC>$10×10^9$/L或<$4.0×10^9$/L；③脓性呼吸道分泌物涂片见 WBC>25/LP，鳞状上皮细胞<10/LP，培养出潜在的呼吸道病原菌。以组织病理学或保护性标本刷（PSB）取材培养为参照，该标准的准确率为30%～69%。目前临床尚无完全准确的诊断标准。

（四）预防

1.呼吸机管道管理

呼吸机回路管道是细菌定植的一个重要部位，通过连续同步多部位细菌培养证实，回路管道的污染源主要来自 MV 患者呼吸道定植菌的逆行扩散，频繁地更换（24～48 h）增加了污染的机会，目前认为每7天更换一次为宜。消毒不严格的病房空气、呼吸机及气路管道、湿化器、串联雾化器和吸痰管等均为致病菌的来源，可通过气溶胶吸入或直接进入并定植于下呼吸道。呼吸机气路管道的冷凝液是高污染物质，收集瓶中的冷凝液反流进入湿化器储水罐或直接流入下呼吸道，也是重要的致病菌侵袭途径。

2.增强无菌操作概念

收集下呼吸道标本及吸痰，注意规范洗手、戴口罩、手套。每天严格做口腔护理。

（五）护理

人工气道的建立，机械通气治疗，气道内介入吸痰，加之病情危重，患者的正常呼吸道防御机能被破坏，均可导致 VAP 的发生。因此，监护人员必须严格遵守消毒隔离制度，加强气道湿化，及时清除呼吸道分泌物，定时更换和消毒呼吸机管道，以减少和避免肺部感染。

三、脓毒性休克

脓毒性休克是指脓毒症患者经足量液体复苏仍然持续低血压（收缩压<12.0 kPa（90 mmHg）或平均动脉压<8.7 kPa（65 mmHg）或较基础水平下降幅度超过5.3 kPa（40 mmHg）），伴有低灌注状态（乳酸性酸中毒、少尿或急性意识改变）或器官功能障碍。当应用血管活性药物后收缩压不低，但还存在低灌流和器官功能障碍，也应视为脓毒性休克。

（一）发病机制

脓毒性休克的常见致病菌主要是革兰阴性菌，它由革兰阴性菌释放内毒素引起，血中内毒素水平与病死率成正比。内毒素不能直接引起休克而需通过一系列炎症介质，包括白细胞介素类（IL-1、IL-2、IL-4、IL-6）、干扰素、TNF-α和粒细胞/巨噬细胞集落刺激因子（GM-CSF）等。其中 TNF-α在 IL-1 协同下，可使循环中的粒细胞和内皮细胞黏附性增加，还使内皮细胞前血凝素活性及血小板激活因子增加，这些效应可诱发粒细胞黏附、毛细血管渗漏、血管内血栓形成及局部出血性坏死，TNF-α还可激活血管舒缓素-激肽系统，导致血管扩张及低血压。

内毒素除引起 TNF-α 释放外,还可以引起促肾上腺皮质激素(ACTH)和内啡肽的释放,导致血管扩张,内毒素可激活凝血系统和补体系统,导致 DIC,内毒素通过激活补体系统而激活多形核粒细胞,促使花生四烯酸、分子氧衍生物及溶酶体酶的释放,从而引起血管渗漏。其病理生理状态可随时间而发生变化,呈现一种序贯反应,最初表现为明显的炎症反应,产生大量的初始炎症因子如 TNF-α 和 IL-1,继之 IL-6、IL-8、IL-10 和转化生长因子-α(TGF-α),随着抗炎因子的增高而出现免疫抑制反应致免疫功能紊乱,其血液中可发现 T 细胞、B 细胞、巨噬细胞等免疫细胞数量及功能明显下降。

(二)病理改变

1.心功能与血压

脓毒性休克患者由于摄入减少、血管内的液体转移进入组织间隙、血管扩张剂对毛细血管床扩张,可导致有效循环血容量减少。而过量一氧化氮(NO)产生促使血管平滑肌松弛,加上对缩血管物质反应低下,使全身血管阻力(尤其是在皮肤和骨骼肌)下降,虽然经过了充分液体复苏后还经常表现为低血压。细胞因子、酸中毒对心肌的抑制作用使心脏收缩力减退,双心室扩大、射血分数降低在脓毒性休克患者中十分常见,但心肌血流灌注却并不减少。

2.微循环

临床上脓毒性休克患者虽然充分增加全身氧供来纠正缺氧,但是胃黏膜 pH、血乳酸水平和酸碱失衡状况并没有恢复正常,上述指标更应该是反映细胞线粒体利用氧的情况,即所谓的细胞性缺氧。脓毒性休克患者由于凝血异常、血管功能异常、细胞因子及氧自由基产生、线粒体功能异常等共同作用下导致微循环自我调节功能减弱,它有不同的血液流变学特性,可通过小动静脉直接短路使氧气在相邻近的小动静脉直接弥散、微循环"窃血"及氧合血红蛋白解离氧气能力减弱等因素造成功能性分流,血液进入无功能静脉床和塌陷的微循环单位中(分流学说)。分流的结果使局部微循环中的氧浓度反而比静脉血氧浓度低,血液中充分的氧并未使组织中的氧浓度明显增加,进而表现为组织缺氧。

3.内脏血流

由于低血压,机体通过减少内脏血供的代偿机制来保证重要脏器的血供,由此将导致内脏血供减少引起的系列问题。肠缺血造成肠黏膜屏障功能减弱,肠内细菌移位进入血液循环致肠源性感染。

(三)护理

1.即刻护理

(1)监测生命体征:连接心电监护,监测患者心率、心律、血压、呼吸和血氧饱和度。

(2)氧疗:保持呼吸道通畅,根据需要给予吸氧。

(3)静脉通路:建立 2 条以上静脉通路,保证及时给药,遵医嘱进行液体复苏及血管活性药物使用。

(4)体温:监测体温,高热患者行物理降温,体温不升者加强保暖。

(5)急救:备好急救药品及用物,如患者呼吸困难严重,随时做好建立人工气道、机械通气的准备与配合。

2.基础护理

执行 ICU 危重患者护理常规

3.专科护理

(1)器官功能监测:①中枢神经系统:严密观察意识并进行 GCS 评分,合理镇痛镇静,评估镇静水平,严密观察瞳孔变化,及时发现颅内病变征象。②呼吸系统:密切观察患者呼吸频率、节律、脉氧饱和度,听诊呼吸音,监测血气分析、X线胸片等,及早发现呼吸衰竭或 ARDS。正确提供氧疗,呼吸机辅助通气患者做好呼吸机管理和气道管理;ARDS 患者执行肺保护性通气策略。③循环系统:监测患者心率、血压及外周循环状况,根据需要监测 ABP、CVP 及 PICCO 等血流动力学指标变化,及时评价患者对液体复苏和血管活性药物的反应。④泌尿系统:留置尿管监测每小时尿量和尿液性状,遵医嘱留取化验标本监测血清肌酐及尿素氮变化,及时发现少尿及肾功能不全的表现,必要时行 CRRT 治疗,CRRT 治疗期间做好相应监测与护理。⑤消化系统:严密观察患者有无恶心、呕吐、腹胀等,留置胃管监测胃液的性质、量,早期发现有无应激性溃疡的发生。合理提供肠内营养并做好营养运行情况监测,遵医嘱留取化验标本监测肝功能及营养状况。⑥血液系统功能:严密观察患者有无出血倾向。观察患者皮肤黏膜有无瘀点、瘀斑等,穿刺点及伤口有无渗血,监测凝血功能。

(2)血管活性药物使用护理:熟悉所用血管活性药物的种类、药理作用、用法和注意事项,及时评估药物使用后循环功能改善情况、休克纠正情况。

(3)感染防治与护理:各项治疗与护理操作严格遵循无菌技术原则和手卫生原则。做好人工气道、各种动静脉置管及尿管的护理,预防相关并发症的发生。如疑有感染要正确留取标本及时送检并遵医嘱给予敏感抗生素输入。

(谢 静)

第三节 医务人员职业暴露与防护

职业暴露是指由于职业关系而暴露在危险因素中,从而有可能损害健康或危及生命的一种情况。医务人员职业暴露是指医务人员在从事诊疗、护理活动过程中接触有毒、有害物质,或传染病病原体,从而损害健康或危及生命的一类职业暴露。

一、现状

医院作为一个公共场所,面对的人群社会性质复杂,接触的疾病种类繁多、病症轻重不一,使在其从事服务工作的医务人员极易遭受伤害的侵袭。来自美国劳工部 2010 年的调查研究显示,发生于医疗工作场所的非致命性工作相关性损伤的发病率已达到 282.5/10 000 人,远超过其他行业。我国医疗机构的职业伤害发生率更不容乐观。研究显示,医务人员的职业损伤发病率为 9.86%~74.06%,明显高于国外报道。美国职业安全与卫生研究所(NIOSH)数据显示,卫生保健工作者中每年发生锐器伤超过 80 万人次;国内毛秀英等学者的调查结果显示针刺伤的发生率为 80.6%。多项研究证实 HIV、HBV、HCV 等 20 多种病原体可通过职业暴露传播。此外,在一些突发公共卫生事件当中,由于标准预防意识不强,缺乏必要的职业防护,使得大量的医务人员成为院内感染的受害者。

医院发生的职业暴露是一种特殊环境下的职业伤害,和其他职业暴露不同的是,发生于医务人员中的职业暴露不至于导致严重或是急性的伤亡,但慢性的损伤或长期的疾病影响可能导致医务人员身心健康受到严重影响,而医务人员的健康问题直接会导致医院医疗工作的质量和水平下降,也会使患者的就医环境下降,因此,应对医务人员发生的职业暴露给予积极的关注。

二、医务人员职业暴露的相关因素

针对医务人员的职业暴露伤害,各个国家都给予了积极的关注,大量的调查研究显示,处于医疗特殊环境下的职业暴露包括职业危害因素导致的损伤和与工作有关疾病,包括物理性、化学性、生物性、心理性因素。

(一)物理性因素

1.噪音

主要来源于各类仪器设备在工作时发出的声音。噪音不仅对人体听觉有明显损伤,对心血管也同样有损害,可导致高血压,同时使人烦躁、疲劳、注意力不集中等。

2.辐射及电击伤

随着医学的飞速发展,各种射线、光波、磁波等进入疾病的诊断与治疗,医务人员接触各类射线的概率大大增多,长期接触这些射线及光波可致癌,而且还会影响女性的生育能力,导致不孕、流产、死胎等;由于大量的电器、仪器、设备投入临床,稍有不慎,可因短路、漏电、触电等发生意外事故。

3.紫外线

医用 250 μm 的紫外线能使空气中的氧分子分解成臭氧,起到杀菌作用。而臭氧是强氧化剂,对眼和肺是最具危害的刺激剂之一。能破坏呼吸道黏膜和组织,长期接触可致肺气肿和肺组织纤维化;眼睛接触可引起急性角膜炎、结膜炎。

4.负重伤

由于医务人员职业的特殊性,部分工作需要医务人员长久站立,低头操作,来回奔走、穿梭,推拉、搬运车辆或重物,常导致颈椎病、腰肌劳损、椎间盘突出、下肢静脉曲张等。

5.其他

使用压力蒸汽灭菌过程中不按操作流程操作导致的高温蒸汽烫伤等。

(二)化学性因素

1.细胞毒性药物

医务人员在配制细胞毒性药物及给药过程中,注射器插入药瓶或针管排气时药物形成肉眼看不见的含有毒性微粒的气溶胶和气雾,通过皮肤黏膜或呼吸道进入。回收肿瘤患者用后的注射器、输液管等废弃物和排泄物时,也可能通过皮肤、呼吸道、口腔、黏膜等途径而受到低浓度药物的影响,日常频繁小剂量接触会因蓄积作用而产生远期影响,不但引起白细胞下降、自然流产率增高,而且有致癌、致畸、致突变的危险。

2.化学消毒剂

医务人员经常接触的各种化学消毒剂,如过氧乙酸、含氯消毒剂、甲醛、戊二醛等,均具有较大的挥发性,对人体皮肤黏膜、呼吸道、神经系统均有一定损害,长期吸入可引起皮炎、过敏、哮喘等;醛类可使细胞突变、致畸、致癌。

3.吸入麻醉药

麻醉药主要有乙醚、安氟醚、异氟醚等,长期吸入微量的麻醉气体可影响肝、肾功能,可引起胎儿畸形、自然流产等,同时对工作人员的听力、记忆力及操作能力也产生影响。

4.其他

体温计、血压计等都含有汞,当不慎损坏时,汞在常温下能持续挥发,可以通过呼吸道、消化道、破损的皮肤黏膜进入人体。汞具有一定的神经毒性和肾毒性,会对医务人员的健康造成影响。

(三)生物性因素

1.锐器伤

在诊疗、护理操作过程中,医务人员直接接触患者飞血液、体液、分泌物、排泄物等,受感染的机会很多,而且日常工作经常接触刀、剪、各种针头等锐器,由于传递、安装和拆卸,医务人员极易受到锐器伤害。各种血源性传播疾病都可经污染锐器伤传播给医务人员,特别是 HIV、HBV、HCV,感染的概率分别达到 0.3%、6%~30%和 0.8%~1.8%。

2.皮肤黏膜暴露

由于在工作中要面对各种不同的患者,医务人员接触各种病原体的概率远比普通人群高。医务人员的皮肤黏膜经常暴露于患者的血液或体液(包括精液、阴道分泌物、滑液、脑脊液、胸膜液、心包液、腹膜液、羊水、唾液等)中,存在着医务人员与患者双向传播的危险。

3.其他

患者呼吸道分泌物、伤口脓液、排泄物、皮肤碎屑等,干燥后形成菌尘,可通过咳嗽、喷嚏、清扫整理、人员走动、物品传递等扬起而污染空气及周围环境。一些医疗器械如呼吸机、雾化器、吸引器等在操作过程中也会把病原体播散到空气中。污染的空气可直接引起呼吸道感染、传播呼吸道疾病,医务人员长期处于这种污染的环境中,也有被感染的危险。

(四)心理性因素

在医院这个特定的环境中,要求医务人员在上班时间必须注意力高度集中,保持精神高度紧张,工作节奏快,所面临的工作性质具有高风险、高强度、高应激、无规律性,长期处于此环境中易造成严重的心理压力;加之上班时交往的人群是心理和生理双重受损的患者,常年目睹的是脓、血、粪、尿,耳闻的是呻吟、哭诉,身处这种特殊的职业环境,容易引起焦虑、烦躁、心理疲劳等不良情绪,甚至引起原发性高血压、血管紧张性头痛、消化道溃疡等疾病。

三、医务人员职业暴露的控制原则

医务人员职业暴露的控制应遵循职业病防治的优先等级原则,事先应根据职业危害的类别进行风险评估,以确定医护人员接触职业风险的水平与性质。

(一)对职业暴露的风险评估

风险评估的目的是评价工作活动和工作环境导致工作人员暴露于血液、体液或污染物品、环境的危险性。考虑的因素包括以下几种。

(1)暴露于血液、体液或污染物品、环境的类型和频率。

(2)接触废弃针头和注射器的数量和频率。

(3)暴露和重复暴露的因素。

(4)综合考虑工作场所规划、设计和工作流程,估计暴露于血液、体液/身体物质或污染材料的危险,包括灯光及工作台面等。

(5)得到相关医疗和急救服务的可能性。

(6)员工的安全工作流程知识和培训水平。

(7)个人防护用品的提供和使用。

(8)设备的适宜性。

（9）个体的危险因素,如皮肤损伤、皮炎和湿疹。

（10）处在暴露危险中的员工和其他人员数量。

（11）疫苗和暴露后防治措施。

（12）目前的危险控制方法和新危险控制方法的潜在需求。

（二）对职业暴露的风险控制

1.消除风险

在工作场所中彻底消除危害因素是控制职业暴露危害的最有效途径。例如,减少不必要的注射,优先考虑那些同样能达到有效治疗的其他方法(如口服或纳肛),从而减少血液或其他感染源的潜在暴露。

2.风险替代

如果无法消除风险,可考虑实施较低风险的操作,如尽可能减少锐器的使用,使用毒性较低的化学物质代替原有毒性较高的消毒剂等。

3.工程控制

使用合适的机械、设备和方法来隔离危害物或将其移出工作场所,预防员工暴露。例如,使用锐器盒或选用带有锐器伤防护装置的安全器械,尽可能隔绝医务人员与锐器的接触,从而减少锐器伤害。

4.管理控制

通过制定政策限制危害的暴露。例如,接种疫苗,组建职业安全预防委员会,制订职业暴露预防计划,去除所有不安全的设备,使用安全装置并持续培训等。

5.行为控制

通过员工的行为管理控制职业危害的暴露。例如,不必给用过的针头重新戴上帽套,将锐器盒放在与眼睛水平的高度并且在手臂所能及的范围,在锐器盒盛满之前倒空,在锐器处理处置之前制定操作程序等。

6.个人防护装置

在医护人员和危害因素之间设置屏障和过滤。例如,使用护目镜、面罩和防护服等。它们可以防止血液溅出引起的暴露,但不能防止针刺伤害。

四、医务人员职业防护的主要措施

（一）加强职业安全管理

1.建立职业安全防护制度

建立完善的职业安全防护制度,制定工作流程、操作规范、职业暴露应急预案及职业损害的干预措施,并进行督导与考核;建立登记和报告制度及医务人员健康体检档案,定期体检,预防接种。严格执行制度和操作规程是杜绝职业暴露的有效措施之一。

2.注重职业安全防护培训

将职业安全防护知识纳入培训计划、岗前培训和专业考核内容之一,使医务人员充分认识所从事工作职业感染的危险性和危害性,增强自我防护意识,自觉执行防护措施,正确使用防护用品,降低职业损伤的发生率。

3.完善职业安全防护设施

易发生职业暴露的科室,必须配备各种防护用品,如乳胶手套、防水围裙、一次性隔离衣、胶鞋、口罩、帽子、护目镜、面罩及发生职业暴露后的处理用品(如冲洗器)等。定期检查防护用品的性能和存放数量,使用或损坏后及时更换或补充;存放处应随手可取,使用方便。

(二)物理性职业暴露的防护

1.防止或减少噪音

尽量做到操作准确、轻柔;做到说话轻、走路轻、操作轻、开关门轻;使用噪音小、功能好的新仪器、新设备;定期检查、维修、保养各种仪器、设备,保持其性能良好,吸引器应做到即开即用,各种监护仪器音量大小适宜,加强巡视,减少报警发生率,保持室内安静。

2.减少辐射和避免电击伤

接触各类电离辐射的人员,一定要做好个人防护,使用时注意距离防护和时间防护,无法回避的人员应穿好铅衣,并在安全的范围内设置铅屏风,人员的安排要合理适当,次数均摊,避免短期内大量接受射线的照射;经常对医务人员进行安全用电知识讲座,严格按操作说明执行,用毕应先切断电源,地面保持干燥,防止漏电,定期检查与维修,确保机器性能良好。

3.注意紫外线的使用

紫外线照射消毒时,应避免紫外线直射到皮肤和眼睛;进行强度监测时应戴防护面罩及眼镜。开关应安装在室外,消毒后 30 min 方可入内,消毒后注意开窗通风。

4.防止身体疲劳

工作中应重视姿势自我调节,尽量避免被动操作,保持良好工作姿势,做到省时省力。重视使用搬运患者的机械设备,如翻身床、对接床、车等,运用力学原理工作。平时加强锻炼,减少静脉曲张,预防颈椎病及腰肌劳损。

(三)化学性职业暴露的防护

1.接触化学药物时

制定统一的化疗药物配制操作规程、防护措施及管理制度,操作时要穿防护服,戴口罩、手套、护目镜等,护士打开安瓿时应垫纱布,溶药时溶媒应沿瓶壁缓慢注入瓶底,以防粉末逸出,溶解后的药瓶要回抽气体以防瓶内压力过高,在抽药时针栓不能超过针筒的 2/3,若有外露即刻用碘伏擦拭或用清水冲净,加强化疗废弃物的管理,废弃物应当用坚固的防渗漏带盖的容器收集,并注明细胞毒性废弃物,由专人专通道运送至废物暂存间。

2.使用化学消毒剂时

减少空气污染,加强室内空气流通,定时开窗通风换气,添置通风装置,完善排污系统,加强医务人员的个人防护措施,在使用有刺激性消毒剂时,首先要做到妥善储存,放于阴凉处,避光保存;在配制时应戴防护手套、口罩、护目镜,防止消毒液喷溅到皮肤、眼内或呼吸道,一旦溅入,应及时用清水冲洗,盛装消毒液的容器应严密加盖。

3.其他

使用麻醉剂时应选用密闭性能好的麻醉机,减少麻醉气体溢出,将排气管安装到室外排出废气。对漏出的汞可采用硫磺粉、碘伏溶液等与之反应,用水、甘油等覆盖或容器加盖密封,以防止汞的蒸发,并注意开窗通风。

(四)生物性职业暴露的防护

生物性职业暴露是医院内常见的一种职业伤害,污染的锐器伤是导致医务人员发生血源性传播疾病的最主要职业因素。因此要加强职业安全教育,提高医务人员的防护意识,严格执行标准预防措施,将所有患者的血液、体液、分泌物、排泄物等均视为传染源,都要进行隔离,都要执行标准预防。对手术室护士、外科医师等高危人群,应建立健康档案,定期查体,并进行有效的预防接种。手术术前均做乙肝、丙肝、艾滋病及梅毒的抗体检测,凡是阳性者均要严格执行消毒隔离制度。认真落实医务人员手卫生规范,规范收集、运送、暂存、处置医疗废物,切断感染性疾病传播途径。

(五)心理性职业暴露的防护

丰富业余生活是消除身心疲劳的上策,积极参加健康的娱乐和文化活动,减轻压力;合理饮食,适当锻炼,增强自身免疫能力。同时加强心理训练,调节情绪,保持良好的心态,改善客观工作环境及工作待遇,提高自身素质,建立良好的人际关系,创造和谐的工作氛围,减轻心理紧张,放松情绪,加大正面宣传力度,增强职业自豪感,以更高的热情投入到工作中。

总之,医务人员是高危的职业群体,尽管职业暴露不可能完全避免,但大部分是可以预防的。只有加强职业安全防护意识、严格执行各项操作规程及消毒隔离制度、调节心理压力、提高自我防护意识,这样才能有效地降低职业暴露感染风险,确保医务人员身心健康。

五、医务人员职业暴露的特点

(一)接触的病原体未知

医务人员常常接触的是各类患者,病情各异,病种复杂,各类急慢性感染性疾病,甚至烈性传染病病原携带者如果混在一般患者中间,常常不易确诊,患者和医务人员之间的交叉感染机会始终存在。

(二)暴露的途径多

医护人员在工作中,既可通过直接接触患者污染的血液、体液(包括精液、阴道分泌物、脑脊液、滑膜液、胸膜液、心包液和羊膜液等),或间接接触病原微生物污染的环境、物品、食物、水等导致感染,也可通过飞沫或空气途径(如咳嗽、咳痰、喷嚏、谈话或支气管镜检查等)导致疾病传播。

六、预防策略

研究发现至少30多种病原体或疾病可通过经皮肤损伤传播,包括新出现的病原体,如出血热病毒、猴疱疹病毒和猴免疫缺陷病毒,甚至肿瘤。其中HBV、HCV、HIV及结核分枝杆菌职业暴露风险较高,对医务人员的健康和安全造成了严重危害。特别是近年来艾滋病的流行在我国已进入快速增长期,乙型及丙型肝炎患者和病原携带者人数众多,医务人员因锐器伤或其他暴露感染血源性传播疾病的问题日益突出。

目前,全球广泛采用标准预防来降低与卫生保健相关的不必要发生的风险。其概念是20世纪90年代美国CDC将普遍预防和体内物质隔离的许多特点进行综合形成,旨在降低经血液传播的病原体的传播风险及其他病原体通过明确或尚未明确的途径传播的风险。标准预防是感染防控的基本措施,是为任何患者提供医疗服务时都必须执行的基本措施。同时要求在传染病存在时在标准预防的基础上按照疾病的传播途径实施空气、飞沫、接触隔离(额外预防)。经过国际社会数十年的验证,实施标准预防及额外预防是成功、有效、经济的职业暴露防护的主要策略。

(一)标准预防

1.概念

认定患者的血液、体液、分泌物、排泄物均具有传染性,必须进行隔离,不论是否有明显的血迹污染或是否接触不完整的皮肤与黏膜,接触上述物质者,必须采取防护措施。

2.基本特点

(1)既要防止血源性疾病的传播,也要防止非血源性疾病的传播。

（2）强调双向防护,既防止疾病从患者传至医务人员,又防止疾病从医务人员传至患者。

（3）根据疾病的主要传播途径,采取相应的隔离措施,包括接触隔离、空气隔离和飞沫隔离。

3.主要措施

（1）手卫生:接触血液、体液、排泄物、分泌物后可能污染时,脱手套后,要洗手或使用快速手消毒剂。

（2）手套:当接触血液、体液、排泄物、分泌物及破损的皮肤黏膜时应戴手套;手套可以防止医务人员把自身手上的菌群转移给患者的可能性;手套可以预防医务人员变成传染微生物时的媒介,即防止医务人员将从患者或环境中污染的病原体在人群中传播。在两个患者之间一定要更换手套;手套不能代替洗手。

（3）面罩、护目镜和口罩:戴口罩及护目镜可以减少患者的体液、血液、分泌物等液体的传染性物质飞溅到医护人员的眼睛、口腔及鼻腔黏膜。

（4）隔离衣:隔离衣是为了防止被传染性的血液、分泌物、渗出物、飞溅的水和大量的传染性材料污染时才使用。脱去隔离衣后应立即洗手,以避免污染其他患者和环境。

（5）可重复使用的设备:用过的可重复使用的设备已被血液、体液、分泌物、排泄物污染,为防止皮肤黏膜暴露危险和污染衣服或将微生物在患者和环境中传播,应确保在下一个患者使用之前清洁干净和适当地消毒灭菌。

（6）环境控制:保证医院有适当的日常清洁标准和卫生处理程序。在彻底清洁的基础上,适当地消毒床单、设备和环境的表面(床栏杆、床单位设备、轮椅、储物柜、洗脸池、门把手)等,并保证该程序的落实。

（7）被服:触摸、传送被血液、体液、分泌物、排泄物污染的被服时,为防止皮肤黏膜暴露和污染衣服,应避免搅动,以防微生物污染其他患者和环境。

（8）安全操作:①若要人为去除针头时,应借助其他器械设备,避免双手直接接触针头,并有准备、有计划地保护针套或去除针头;②用后的针头及尖锐物品应弃于耐刺之硬壳防水容器内,且该容器应放在方便使用的地方;③在需要使用口对口呼吸的区域内应备有可代替口对口复苏的设备(简易呼吸器),并应将复苏的设备清洁消毒,装袋备用。

（二）额外预防

1.概念

由于标准预防不能预防经由空气、飞沫途径传播的疾病,因此,对一些临床具有传染性的疾病在待诊或确诊后根据其传播途径采取相应的空气、飞沫、接触隔离与预防措施。

2.隔离原则

（1）在标准预防的基础上,医院应根据疾病的传播途径(接触传播、飞沫传播、空气传播和其他途径的传播),结合本院的实际情况,制定相应的隔离与预防措施。

（2）一种疾病可能有多重传播途径时,应在标准预防的基础上,采取相应传播途径的隔离与预防。

（3）隔离病室应有隔离标志,并限制人员的出入,黄色为空气传播的隔离,粉色为飞沫传播的隔离,蓝色为接触传播的隔离。

（4）传染病患者或可疑传染病患者应安置在单人隔离房间。

（5）受条件限制的医院,同种病原体感染的患者可安置于一室。

（6）建筑布局应符合《医院隔离技术规范》中相应的规定。

3.不同传播途径疾病的隔离与预防

(1)接触传播的隔离与预防:接触传播是指病原体通过手、媒介物直接或间接接触导致的传播。经接触传播的疾病如肠道感染、多重耐药菌感染、皮肤感染等患者,在标准预防的基础上,还应采取接触传播的隔离与预防。

患者的隔离:患者最好安置在单人隔离房间。如果单人房间有限,优先把容易引起传播的患者(如持续引流、排泄不方便等)安置在单间;同种病原体感染的患者可安置于一室;如果与非感染患者或非同种病原体患者安置在一个房间时,避免与有高危感染因素或容易引起传播的患者安置在一起(如免疫功能低下或预期长时间住院的患者)。另外,要保证床间距大于1 m,病床之间最好有帘子作为物理屏障,以减少患者间接触。限制患者活动范围,减少转运;如需要转运时,应把患者感染或定植的部位遮盖起来,以减少对其他患者、医务人员和环境表面的污染。负责转运的人员应做好个人防护。

医务人员的防护:接触隔离患者的血液、体液、分泌物、排泄物等物质时,应戴手套;离开隔离病室前,接触污染物品后应摘除手套,洗手和/或手消毒。手上有伤口时应戴双层手套。进入隔离病室,从事可能污染工作服的操作时,应穿隔离衣;离开病室前,脱下隔离衣,按要求悬挂,每天更换清洗与消毒;或使用一次性隔离衣,用后按医疗废物管理要求进行处置。接触甲类传染病应按要求穿脱防护服,离开病室前,脱去防护服,防护服按医疗废物管理要求进行处置。

(2)空气传播的隔离与预防:空气传播是指带有病原微生物的微粒(≤5 μm)通过空气流动导致的疾病传播。经空气传播的疾病,如肺结核、水痘等,在标准预防的基础上,还应采取空气传播的隔离与预防。

患者的隔离:患者应安置在负压病房内,若没有负压病房最好转运到有负压病房的医疗机构。在流行暴发期间,负压病房不能满足需求时,可把确诊为同一病原体的患者安置在同一区域并远离高危患者,事先要向感染控制专家进行咨询,评估安全性,应用机械通风的方式以达到一定的负压水平。限制患者活动范围,减少转运;如需要转运时,建议患者戴外科口罩,并遵循呼吸道卫生/咳嗽礼节。如果水痘或结核患者身体有皮肤破溃,转运时应遮盖这些部位。如果患者戴着口罩,破溃部位已被遮盖,负责转运的人员无需戴口罩。应严格空气消毒。

医务人员的防护:应严格按照区域流程,在不同的区域,穿戴不同的防护用品,离开时按要求摘脱,并正确处理使用后物品。进入确诊或可疑传染病患者房间时,应戴帽子、医用防护口罩;进行可能产生喷溅的诊疗操作时,应戴护目镜或防护面罩,穿防护服,当接触患者及其血液、体液、分泌物、排泄物等物质时应戴手套。限制易感的医务人员进入隔离房间(如没有接种过水痘、麻疹疫苗)。进入肺结核、水痘患者房间时要戴N95口罩或医用防护口罩,注意密合性试验。而对于接触麻疹患者时,没有建议具有免疫力的医务人员穿戴防护用品,也没有建议没有免疫力的医务人员穿戴什么型号的防护用品,没有强调一定要戴N95口罩。因为没有任何证据说明戴N95口罩可保护易感人群感染麻疹。

(3)飞沫传播的隔离与预防:飞沫传播是指带有病原微生物的飞沫核(>5 μm),在空气中短距离移动到易感人群的口、鼻黏膜或眼结膜等导致的疾病传播。经飞沫传播的疾病如:百日咳、白喉、流行性感冒、病毒性腮腺炎、流行性脑脊髓膜炎等,在标准预防的基础上还应采取飞沫传播的隔离预防。

患者的隔离:患者最好安置在单人隔离房间。如果单人房间有限,优先把有严重咳嗽症状、痰多的患者安置在单间。应减少转运,如需要转运时,建议患者戴外科口罩,并遵循呼吸道卫生/咳嗽礼节。患者病情允许时,应戴外科口罩,并定期更换。如果患者戴着口罩,负责转运人员无需戴口罩。应限制患者的活动范围;患者之间、患者与探视者之间相隔距离在 1 米以上,探视者应戴外科口罩;加强通风,或进行空气的消毒。

医务人员的防护:应严格按照区域流程,在不同的区域,穿戴不同的防护用品,离开时按要求摘脱,并正确处理使用后物品;与患者近距离(1 米以内)接触,应戴帽子、医用防护口罩(不建议常规佩戴护目镜或防护面罩);进行可能产生喷溅的诊疗操作时,应戴护目镜或防护面罩,穿防护服;当接触患者及其血液、体液、分泌物、排泄物等物质时应戴手套。

(于 泳)

第四节 手术室感染控制

一、外科手术部位感染

外科手术必然会带来手术部位皮肤和组织的损伤,当手术切口的微生物污染达到一定程度时,会发生手术部位的感染。手术部位的感染包括切口感染和手术涉及的器官或腔隙的感染,手术部位感染的危险因素包括患者方面和手术方面。患者方面的主要因素是年龄、营养状况、免疫功能、健康状况等。手术方面的主要因素是术前住院时间、备皮方式及时间、手术部位皮肤消毒、手术室环境、手术器械的灭菌、手术过程的无菌操作、手术技术、手术持续的时间、预防性抗菌药物使用情况等。

(一)外科手术切口的分类

根据外科手术切口微生物污染情况,外科手术切口分为Ⅰ类切口、Ⅱ类切口、Ⅲ类切口、Ⅳ类切口。

1.Ⅰ类(清洁)切口

手术未进入感染炎症区,未进入呼吸道、消化道、泌尿生殖系统及口咽部位。

2.Ⅱ类(清洁-污染)切口

手术进入呼吸道、消化道、泌尿生殖道及口咽部位,但不伴有明显污染。

3.Ⅲ类(污染)切口

手术进入急性炎症但未化脓区域,开放性创伤手术,胃肠道、尿路、胆道内容物及体液有大量溢出污染,术中有明显污染(如开胸心脏按压)。

4.Ⅳ类(污秽-感染)切口

有失活组织的陈旧创伤手术。已有临床感染或脏器穿孔的手术。

(二)外科手术部位感染相关定义

按卫健委颁布的《医院感染诊断标准(试行)》中将手术部位感染分为三类,即切口浅部感染、切口深部组织感染、器官或腔隙感染。

1.表浅切口感染

仅限于切口涉及的皮肤和皮下组织,感染发生于术后 30 天内,并具有下述 2 条之一者即可做出临床诊断。

(1)表浅切口有红、肿、热、痛,或有脓性分泌物。

(2)临床医师诊断的表浅切口感染。病原学诊断在临床诊断基础上细菌培养阳性。

2.深部手术切口感染

无植入物手术后 30 天内、有植入物(如人工关节等)术后 1 年内发生的与手术有关并涉及切口深部软组织(深筋膜和肌肉)的感染,并具有下述四条之一即可做出临床诊断。

(1)从深部切口引流出或穿刺抽到脓液,感染性手术后引流液除外。

(2)自然裂开或由外科医师打开的切口,有脓性分泌物或有发热≥38 ℃,局部有疼痛或压痛。

(3)再次手术探查、经组织病理学或影像学检查发现涉及深部切口脓肿或其他感染证据。

(4)临床医师诊断的深部切口感染。病原学诊断在临床诊断基础上,分泌物细菌培养阳性。

3.器官(或腔隙)感染

无植入物手术后 30 天、有植入物手术后 1 年内发生的与手术有关(除皮肤、皮下、深筋膜和肌肉以外)的器官或腔隙感染,并具有下述 3 条之一即可做出临床诊断。

(1)引流或穿刺有脓液。

(2)再次手术探查、经组织病理学或影像学检查发现涉及器官(或腔隙)感染的证据。

(3)由临床医师诊断的器官(或腔隙)感染。病原学诊断在临床诊断基础上,细菌培养阳性。

(三)手术部位感染说明

(1)创口包括外科手术切口和意外伤害所致伤口,为避免混乱,不用"创口感染"一词,与伤口有关感染见皮肤软组织感染诊断标准。

(2)临床和/或有关检查显示典型的手术部位感染,即使细菌培养阴性,亦可以诊断。

(3)手术切口浅部和深部均有感染时,仅需报告深部感染。

(4)经切口引流所致器官或腔隙感染,无须再次手术者,应视为深部切口感染。

(5)切口缝合针眼处有轻微炎症和少许分泌物不属于切口感染。

(6)切口脂肪液化,液体清亮,不属于切口感染。

(7)局限性的刺伤切口感染不算外科切口感染,应根据其深度纳入皮肤软组织感染。

(8)外阴切开术切口感染应计在皮肤软组织感染中。

(四)外科手术部位感染因素

有资料研究表明:手术切口感染病原菌分布依次为大肠埃希菌、金黄色葡萄球菌、肺炎克雷伯菌和铜绿假单胞菌。

1.病原体来源

(1)工作人员:手术组人员污染的手是手术部位感染的潜在储菌源。手术组人员的皮肤是重要的储菌源。手术人员的头皮是造成手术部位感染的另一储菌源。上呼吸道是细菌次要的储菌源。

(2)患者:患者的皮肤、口腔、呼吸道、消化道、泌尿生殖道的正常菌群,亦可造成术后感染。

(3)手术室环境:洁净手术间始终保持正压状态,减少手术间人员流动,是手术室环境控制的重要措施。

(4)手术器材和敷料:是与手术切口直接接触的物品,清洁是前提,无菌是关键。

2.主要传播途径

(1)直接传播:手术人员的细菌可经手套破口直接进入手术野。手术人员皮肤上的细菌可通过潮湿的手术衣直接进入手术野。患者切口附近皮肤鳞屑内的细菌可通过潮湿的无菌巾直接进入手术野。空腔脏器切开后,细菌可经过手术人员的手、器械等进入手术野。被污染的器械、敷料等可将细菌直接带入切口。

(2)间接传播:皮屑、飞沫、头皮上的细菌可通过流动空气和污染的媒介进入切口,引起感染。相关危险因素有患者的年龄、本身体质的因素,如肥胖、患有慢性疾病、营养不良等及类固醇或其他免疫抑制剂的应用。

(3)其他:手术前住院时间、手术区皮肤准备的方式、手术时间会影响传播发生的可能性,术后引流、切口类型及身体部位存在感染病灶者易发生传播。

(五)手术部位感染预防措施

1.手术前

(1)尽量缩短患者术前住院时间。择期患者应当尽可能待手术部位以外感染治愈后再行手术。

(2)有效控制糖尿病患者的血糖水平。

(3)正确准备手术部位皮肤,彻底清除手术切口部位和周围皮肤的污染。术前备皮应当在手术当日进行,确需去除手术部位毛发时,应当使用不损伤皮肤的方法,避免使用刀片刮除毛发。

(4)消毒前要彻底清除手术切口和周围皮肤的污染,采用卫生行政部门批准的合适的消毒剂以适当的方式消毒手术部位皮肤,皮肤消毒范围应当符合手术要求,如需延长切口、做新切口或放置引流时,应当扩大消毒范围。

(5)如需预防用抗菌药物时,患者皮肤切开前 30～120 min 内或麻醉诱导期给予合理种类和合理剂量的抗菌药物。需要做肠道准备的患者,还需术前一天分次、足剂量给予非吸收性口服抗菌药物。

(6)有明显皮肤感染或者患感冒、流感等呼吸道疾病,以及携带或感染多重耐药菌的医务人员,在未治愈前不应当参加手术。

(7)手术人员要严格按照《医务人员手卫生规范》进行外科手消毒。

(8)重视术前患者的抵抗力,纠正水电解质的不平衡、贫血、低蛋白血症等。

2.手术中

(1)保证手术室门关闭,尽量保持手术室正压通气,环境表面清洁,最大限度减少人员的数量和流动。

(2)保证使用的手术器械、器具及物品等达到灭菌水平。

(3)手术中医务人员要严格遵循无菌技术原则和手卫生规范。

(4)若手术时间超过 3 h,或者手术时间长于所用抗菌药物半衰期的,或者失血量＞1 500 mL的,手术中应当对患者追加合理剂量的抗菌药物。

(5)手术人员尽量轻柔地接触组织,保持有效地止血,最大限度地减少组织损伤,彻底去除手术部位的坏死组织,避免形成无效腔。

(6)术中保持患者体温正常,防止低体温。需要局部降温的特殊手术执行具体专业要求。

(7)冲洗手术部位时,应当使用温度为 37 ℃的无菌生理盐水等液体。

(8)对于需要引流的手术切口,术中应当首选密闭负压引流,并尽量选择远离手术切口、位置合适的部位进行置管引流,确保引流充分。

3.手术后

(1)医务人员接触患者手术部位或者更换手术切口敷料前后应当进行手卫生。

（2）为患者更换切口敷料时，要严格遵守无菌技术操作原则及换药流程。

（3）术后保持引流通畅，根据病情尽早为患者拔除引流管。

（4）外科医师、护士要定时观察患者手术部位切口情况，出现分泌物时应当进行微生物培养，结合微生物报告及患者手术情况，对外科手术部位感染及时诊断、治疗和监测。

(六)手术部位感染监测

根据中华人民共和国卫生行业标准 WS/T312－2009 手术部位感染监测规定。

1.监测对象

被选定监测手术的所有择期和急诊患者。

2.监测内容

（1）基本资料：监测月份、住院号、科室、床号、姓名、性别、年龄、调查日期、疾病诊断、切口类型（清洁切口、清洁-污染切口、污染切口）。

（2）手术资料：手术日期、手术名称、手术腔镜使用情况、危险因素评分标准（表 4-1），包括手术持续时间、手术切口清洁度分类、美国麻醉协会（ASA）评分（表 4-2）、围术期抗菌药物使用情况、手术医师。

表 4-1　危险因素评分标准

危险因素	评分标准	分值
手术时间（h）	≤75%	0
	>75%	1
切口清洁度	清洁、清洁-污染	0
	污染	1
ASA 评分	Ⅰ、Ⅱ	0
	Ⅲ、Ⅳ、Ⅴ	1

表 4-2　ASA 评分表

分级	分值	标准
Ⅰ级	1	健康。除局部病变外，无全身性疾病，如全身情况良好的腹股沟疝
Ⅱ级	2	有轻度或中度的全身疾病，如轻度糖尿病和贫血，新生儿和 80 岁以上的老年人
Ⅲ级	3	有严重的全身性疾病，日常活动受限，但未丧失工作能力，如重症糖尿病
Ⅳ级	4	有生命危险的严重全身性疾病，已经丧失工作能力
Ⅴ级	5	病情危急，属紧急抢救手术，如动脉瘤破裂等

（3）手术部位感染资料，包括感染日期与诊断、病原体。

3.监测方法

（1）宜采用主动的监测方法。也可专职人员监测与临床医务人员报告相结合，宜住院监测与出院监测相结合。

（2）每例监测对象应填写手术部位感染监测登记表。

4.总结和反馈

结合历史同期资料进行总结分析，提出监测中发现问题，报告医院感染管理委员会，并向临床科室反馈监测结果和建议。

二、手术室常见的物理消毒灭菌方法

19世纪以前,创伤后发生化脓性感染认为是不可避免的,外科手术感染率达到70%。经过许多科学家的努力,在实践中不断累积经验,才逐渐发展演变成现代的科学灭菌法。特别是近年来由于微生物学、流行病学、生物化学等科学的迅速发展,为消毒灭菌工作提供了理论基础,促进了消毒灭菌学的发展。手术室常见的消毒灭菌方法有物理消毒法和化学消毒法两种。物理消毒法包括热力(主要是高压蒸汽灭菌)、紫外线、辐射、等离子、超声波和滤过除菌等。

(一)高压蒸汽灭菌

根据排放冷空气的方式和程度不同,分为下排式压力蒸汽灭菌器和预真空压力蒸汽灭菌器两大类:①下排气式压力蒸汽灭菌器是普遍应用的灭菌设备,压力升至102.9 kPa(1.05 kg/cm^2),温度达121 ℃~126 ℃,维持20~30 min,可达到灭菌目的;②预真空压力蒸汽灭菌器已成为目前最先进的灭菌设备。灭菌条件要求蒸汽压力205.8 kPa(2.1 kg/cm^2),温度在132 ℃以上并维持4 min,即可杀死包括具有顽强抵抗力的细菌芽孢在内的一切微生物。

1.灭菌原理

预真空压力蒸汽灭菌器是利用机械抽真空的方法,使灭菌柜室内形成负压,蒸汽得以迅速穿透到物品内部进行灭菌。适用于耐高温、耐湿的医用器械和物品的灭菌,如手术器械、布类等。

2.操作注意事项

(1)包装材料应允许物品内部空气的排出和蒸汽的透入,包布包装层数不少于4层,物品包体积不得超过30 cm×30 cm×50 cm,器械包重量不超过7 kg。

(2)物品捆扎不宜过紧,包内化学指示卡应放置在难消毒的部位,物品的外包装应贴化学指示胶带。

(3)布类物品应放在金属类物品上,否则蒸汽遇冷凝聚成水珠,使包布受潮。阻碍蒸汽进入包裹中央,严重影响灭菌效果。

(4)物品的装载量不得超过柜室内容量的90%,同时不得小于柜室内容量的10%,以防止"小装量效应",以免残留空气影响灭菌效果。尽量将同类物品放在一起灭菌,物品装放时,上下左右相互均应间隔一定的距离以利蒸汽置换空气。

(5)灭菌过程中使用的蒸汽的饱和度必须合格,灭菌操作程序应按压力蒸汽灭菌器生产厂家的操作使用说明书的规定进行。

(6)检查包装的完整性,湿包和有明显水渍的包,不作为无菌包使用,开包使用前应检查包内指示卡是否达到已灭菌的状态,灭菌合格的包应按其灭菌时间、种类分类放置于无菌室内。

(二)过氧化氢和低温等离子消毒

同时将过氧化氢和低温等离子技术相结合使用,可快速安全地对大多数医疗器材进行灭菌,且不留有任何毒性残余物。

1.灭菌作用

在灭菌循环过程中所产生的带电粒子与细菌的酵素、核酸、蛋白质结合,破坏其新陈代谢,达到灭菌的效果。

2.低温等离子灭菌器禁用材质

布、纸、粉、油、木、水等,他们可以吸收灭菌剂从而影响灭菌效果,油类由于分子密度大气体不易穿透,水分可以干扰压力,也不适用。上述材质多使用于高压蒸汽灭菌器进行灭菌。

3.循环灭菌过程

(1)第一阶段(准备期):真空阶段。

(2)第二阶段(第一灭菌期):注射阶段、扩散阶段、等离子阶段。

(3)第三阶段(第二灭菌期):注射阶段、扩散阶段、等离子阶段。

(4)第四阶段(最后通风期):通风阶段。

4.装载要求

(1)器械盒应平置于灭菌架上,灭菌架只放置一层,物品不能堆积放置。

(2)需灭菌物品不能碰触舱门及舱底部。

(3)放置灭菌袋宜侧放,面朝同侧。

(4)金属和塑料类物品混合置于灭菌舱内,灭菌袋和器械宜混合置于灭菌舱内。

5.有效的灭菌循环和灭菌循环取消

(1)有效的灭菌循环:长鸣叫音,屏幕显示,打印纸显示黑色的各参数值。化学显示纸片和指示胶带由红色变为黄色,灭菌舱门闭合。

(2)灭菌循环取消:持续短促的呼叫音,屏幕显示"Cycle Cancelled",打印纸显示红色"Cycle Cancelled"。灭菌设备自动执行 10 min 取消过程,以去除舱内残余的过氧化氢,取消循环结束后舱门自动开启。

(3)灭菌循环取消的原因及处理有以下几个阶段。①真空阶段。一般如果灭菌舱内水汽太重、超载、纤维类物品或塑胶类制品过多会导致循环问题出现。处理潮湿的问题的话,应取出过多的器械物品、去除异物。②注入阶段。由于舱内有吸收过氧化氢的材质(布、纸类),内容物太多或太挤;喷射孔的蒸发头被白色的过氧化氢稳定剂塞住;电钻、电池等电力物品或含铜器械置入过多会导致循环问题。一般取出过多的器械物品、去除异物或戴手套用清水擦拭蒸发头表面。③扩散阶段。由于塑胶类材质在低压下放气,使压力增高而导致循环取消,则拿出少许塑胶制品,重新启动机器。④等离子阶段。由于金属碰壁(金属架顶住了舱底)而导致循环取消。则需调整金属架。

6.注意事项

(1)请勿任意关机超过 24 h,这会导致机器真空泵损坏。

(2)专用卡匣内含高浓度的过氧化氢,是一种强氧化剂且具刺激性,如与之接触,应即刻以大量清水冲洗。

(3)使用与该系统相符的器械盒、外包布、灭菌袋等耗品,请勿尝试与该设备不兼容的材质及物品。

(4)对之前一直使用化学方法消毒灭菌的器械,使用前后应注意器械的性能及外观是否良好,如有破损不可继续灭菌。

(三)生物洁净技术

洁净手术室是采用空气洁净技术对微生物污染采取程度不同的控制,以达到控制空间环境中空气洁净度适于各类手术之要求。同时提供适宜的温度、湿度,创造一个清新、洁净、舒适、细菌数低的手术空间环境,使患者在手术时组织受到尽可能少的损伤,并大大降低感染率。

1.洁净手术室空气净化原理

采用层流空气净化方式,通过科学设计的多级空气过滤系统,最大限度地清除空气中悬浮微粒和微生物,全过程控制感染。即空气通过多级空气过滤器,呈流线状流入室内,以等速流过房间后流出。室内产生的尘粒或微生物不会向四周扩散,随气流方向被排出房间。

2.控制空气污染有效途径

洁净手术室污染途径通常有如下几种:①空气污染,空气中细菌沉降,这一点已有空气净化系统控制;②自身污染,患者及工作人员自身带菌;③接触污染,人及带菌的器械敷料的接触。

由污染途径可见,人员本身是一个重要污染源,物品是影响空气洁净的媒介之一(洁净手术室中尘粒来源于人的占80%以上)。所以,进入洁净手术室的人员和物品应采取有效的净化程序,以及严格的科学管理制度来保证。

3.洁净手术室压力梯度分布

开门状态下,室内气流能以一定速度外流,以抵制外部空气入侵。设Ⅰ级手术室保持向外气流速度为 0.1 m/s,门开后面积为 1.4 m×1.9 m=2.66 m²,则需 956 m³/h 的新风。Ⅱ、Ⅲ级手术室保持 0.08 m/s 流速,则需 766 m³/h。因此洁净手术室在手术中应保持正压状态,整个手术室始终通过压力梯度处于受控状态,保障了正压气流的定向流动,避免空气倒灌引起交叉感染。洁净区对非洁净区的静压差为 10 Pa(见表4-3)。

表4-3 洁净手术室压力梯度分布

程度	目的	乱流清洁室与任何相通的相差一级的邻居(Pa)	乱流清洁室与任何相通的相差一级以上的邻居(Pa)	单向清洁室与任何想通的邻居(Pa)	清洁室外(或与室外相通的房间)(Pa)
一般	防止缝隙渗透	5	5~10	5~10	15
严格	防止开门进入的污染	5	40 或对缓冲室 5	10 或对缓冲室 5	对缓冲室 10
	无菌清洁室	5	对缓冲室 5	对缓冲室 5	对缓冲室 10

4.空调系统自净

自净时间越短越好,但必须加大换气次数。根据不同级别手术室气流速度和气流流向原理,Ⅰ级特别洁净手术室采用单向流气流方式,是挤排的原理。Ⅱ、Ⅲ级洁净手术室由于出风速度较低,不能有足够的动量以保持单向流,是一种低紊流度的置换气流。Ⅳ级准洁净手术室是混合送风气流,是稀释的原理。洁净手术间自净时间如下:①特别洁净手术室(100级、Ⅰ级)应≥15分钟;②标准洁净手术室(10 000级、Ⅱ级)应≥25 min;③一般洁净手术室(100 000级、Ⅲ级)应≥30 min;④准洁净手术室(300 000级、Ⅳ级)应≥40 min。

因此,卫健委规定洁净手术部的净化空调系统应当连续运行,直至清洁、消毒工作完成。Ⅰ级、Ⅱ级用房的运转时间为清洁、消毒工作完成后 20 min,Ⅲ级、Ⅳ级用房的运转时间为清洁、消毒工作完成后 30 min。

5.洁净手术室温湿度控制

尽管净化空调可以有效地过滤掉送风中的细菌,但仍须强调整个洁净手术部内的湿度控制,因为只要有适当的水分,细菌就有了营养源,就可以在系统中随时随地繁殖,最后会造成整个控制失败,因此要对湿度的危害引起高度重视。相对湿度50%时,细菌浮游 10 min 后即死亡。相对湿度更高或更低时,即使经过 2 h 大部分细菌也还活着。在常温下,湿度≥60%可发霉。湿度≥80%则不论温度高低都要发霉。相对湿度为 50%最理想。但考虑到国内的技术条件,把Ⅰ、Ⅱ级手术室相对湿度定在40%~60%,而Ⅲ、Ⅳ级的放宽到35%~60%。《手术部医院感染预防与控制技术规范》要求:洁净手术室温度应在 20℃~25℃。相对湿度为 40%~60%。噪声为

40～50 dB。手术室照明的平均照度为 500 lx 左右。洁净手术室在手术中应保持正压状态,洁净区对非洁净区的静压差为 10 Pa。

(四)环氧乙烷灭菌

环氧乙烷是一种光谱灭菌剂,又称氧化烯,属烷基化气体消毒剂,是穿透力强、灭菌可靠、不损伤物品的一种优良高效的气体消毒剂。环氧乙烷气体具有良好的扩散和穿透力,可穿透玻璃纸、聚乙烯薄膜及薄层的油和水,环氧乙烷液体与气体能溶于水和乙醇。

1.灭菌作用

通过微生物蛋白质烷化基作用,干扰酶的正常代谢,从而使微生物死亡。环氧乙烷是一种气体灭菌剂,在室温为 25 ℃下能有效地杀死一切微生物。适用于某些不能高压蒸汽灭菌或低温等离子灭菌的医疗物品,如人工血管、一次性缝线等。

2.使用方法

(1)开电源,接通机器电源开关。

(2)将待灭菌的物品装入灭菌袋,放入环氧乙烷气体瓶,缓慢打开钢瓶阀门,防止药液喷出,钢瓶的出气口不得朝向人面部。

(3)放入生物监测试验包,灭菌 4 h。

(4)解析可以在环氧乙烷灭菌柜内继续进行,行解析时间 12 h。

(5)灭菌完毕,取出物品送入无菌区存放。

(6)取出生物指示剂作培养,待结果阴性方可使用。

3.注意事项

(1)环氧乙烷是一种易燃易爆并具有毒性的危险物品,为保证使用时安全进行,工作人员应熟悉环氧乙烷的性能和使用方法。

(2)大规模环氧乙烷灭菌器必须安放在通风良好和防爆建筑中,不可接近火源,安装专门的排气管道,与大楼其他管道完全隔离。

(3)投药及开瓶不能用力过猛,防止药液喷出,如不小心皮肤、黏膜或眼睛沾上环氧乙烷液体,应立即用水冲洗,防止烧伤。

(4)每年对工作环境进行空气浓度监测。

(5)应对工作人员进行专业和紧急事故处理的培训,工作人员如有头晕、恶心、呕吐等中毒症状,应立即离开现场至通风良好处休息,重者须及时进行治疗。

(6)对灭菌设备定期进行维修和调试,并有详细的记录。

(7)每袋应做生物监测,包内放置化学指示卡,可分别作为灭菌过程和灭菌效果的参考。物品的外包装贴化学指示胶带,灭菌物必须等生物监测结果为阴性时方可使用。

三、化学消毒

(一)相关术语

1.消毒

杀灭或清除传播媒介上病原微生物,使其达到无害化的处理。

2.灭菌

杀灭或去除外环境中媒介物携带的一切微生物的过程。包括致病微生物和非致病微生物,也包括细菌芽孢和真菌孢子。

3.消毒作用水平

(1)高水平消毒:可以杀灭各种微生物,对细菌芽孢杀灭达到消毒效果的方法。这类消毒方法应能杀灭一切细菌繁殖体(包括结核分枝杆菌)、病毒、真菌及其孢子和绝大多数细菌芽孢。可用热力、电力辐射、微波、紫外线等;以及用含氯、二氧化氯、过氧醋酸、过氧化氢、含溴消毒剂、臭氧、二溴海因等;以及甲基乙内酰脲类化合物和一些复配的消毒剂等消毒因子进行消毒的方法。

(2)中水平消毒:可以杀灭和去除细菌芽孢以外的各种病原微生物的消毒方法,包括超声波、碘类消毒剂(碘伏、碘酊等)、醇类和氯己定的复方制剂,醇类和季铵盐(包括双链季铵盐)类化合物的复方、酚类等消毒剂进行消毒的方法。

(3)低水平消毒:只能杀灭细菌繁殖体(分枝杆菌除外)和亲脂性病毒的化学消毒剂和通风换气、冲洗等机械除菌法。如单链季铵盐类消毒剂(苯扎溴铵等)、双胍类消毒剂如氯己定、植物类消毒剂和汞、银、铜等金属离子消毒剂等进行消毒的方法。

4.医用物品危险性

(1)高度危险性物品:这类物品是穿过皮肤或黏膜而进入无菌的组织或器官内部的器材,或与破损的组织、皮肤、黏膜密切接触的器材和用品,如手术器械和用品、穿刺针、输血器材、输液器材、注射的药物和液体、透析器、血液和血液制品、导尿管、膀胱镜、腹腔镜、脏器移植物和活体组织检查钳等。凡属于高度危险性物品必须选用灭菌法灭菌,灭菌指数达到 10^6。

(2)中度危险物品:这类物品仅和破损皮肤、黏膜相接触,不进入无菌的组织内,如呼吸机管道、胃肠道内镜、气管镜、麻醉机管道、子宫帽、避孕环、压舌板、喉镜、体温表等。凡属于中度危险性物品可选用高水平消毒方法或中水平消毒方法,要求消毒指数在 10^3 以上,即试验中微生物杀灭率≥99.90%,自然污染微生物杀灭率≥90%。

(3)低度危险物品:虽有微生物污染,但在一般情况下无害,只有当受到一定量的病原微生物污染时才造成危害的物品。这类物品和器材仅直接或间接地和健康无损的皮肤相接触,包括生活卫生用品和患者、医护人员生活和工作环境中的物品,如毛巾、面盆、痰盂(杯)、地面、便器、餐具、茶具、墙面、桌面、床面、被褥、一般诊断用品(听诊器、听筒、血压计袖带等)等。

(二)手术室常见的化学消毒方法

1.浸泡法

选用杀菌谱广、腐蚀性弱、水溶性消毒剂,将物品浸没于消毒剂内,在标准的浓度和时间内,达到消毒灭菌目的。

2.擦拭法

选用易溶于水、穿透性强的消毒剂,擦拭物品表面,在标准的浓度和时间里达到消毒灭菌目的。

3.熏蒸法

加热或加入氧化剂,使消毒剂呈气体状态,在标准的浓度和时间里达到消毒灭菌目的。

(三)手术室常见的化学消毒剂

1.碘伏

碘伏又名聚维酮碘,有效浓度为1%和0.5%,作用时间为3～5 min,为棕色无定形粉末,微臭,水溶液呈酸性。溶于水、乙醇。本品水溶液无碘酊缺点,着色浅,易洗脱,对黏膜刺激性小,不需用乙醇脱碘,无腐蚀作用且毒性低。

(1)药理作用:为碘伏消毒剂,是聚乙烯吡咯烷酮与碘的配合物。在水中析出碘,当接触到皮肤或黏膜时,能逐渐分解缓缓释放出碘而起到消毒及杀灭微生物的作用。有高效和广谱杀菌作用,对细菌、真菌和病毒都有很强的杀灭能力和消毒效果。

(2)应用范围:临床上用于手术部位的皮肤消毒和黏膜、创口及体腔等局部消毒。也可治疗烫伤、滴虫性阴道炎、真菌性阴道炎、化脓性皮肤炎及皮肤真菌感染。

(3)注意事项:碘伏应避光密封保存;对碘过敏者禁用。

2.碘酊

碘酊又名碘酒,有效浓度为 10%、2.5%、1.5%,作用时间 3~5 min,是碘和碘化钾的乙醇溶液。

(1)药理作用:本品能氧化病原体胞浆蛋白的活性基因,并能与蛋白质结合,使其变性沉淀,对细菌、芽孢、病毒和阿米巴原虫都有强大的杀灭作用。

(2)应用范围:主要用于皮肤感染及消毒。

(3)注意事项:应贮存在密闭、遮光的容器中。对碘过敏者禁用。高浓度的碘酊能引起皮肤灼伤;禁用于会阴、肛门、眼、口腔等部位消毒;禁用于供皮区及新生儿皮肤消毒;不可与红汞同用。

3.乙醇

又名酒精,有效浓度为 95% 和 75%,作用时间:5 min、10 min,为无色澄明液体,有酒香气,味灼烈,易挥发、易燃烧。

(1)药理作用:为最常用的皮肤消毒剂,作用迅速,能杀灭细菌增殖体,但不能杀灭芽孢。能使菌体蛋白质脱水、凝固而致细菌死亡。

(2)应用范围:主要用于皮肤及器械的消毒。50% 乙醇用于高热患者擦浴降温。

(3)注意事项:对乙醇过敏者禁用。因有刺激性,一般不用于黏膜和创面消毒。

4.过氧化氢

又名双氧水溶液。有效浓度为 3% 和 1%~1.5%,作用时间 30 min,其水溶液为无色液体,无臭或有类似臭氧的臭气,味微酸,呈弱酸性反应。性质不稳定,遇多数氧化物或还原物,即迅速分解。

(1)药理作用:本品为强氧化剂,具有消毒、防腐、除臭作用。过氧化氢通过产生具有破坏作用的羟基自由基发挥作用。对厌氧菌(如破伤风、气性坏疽杆菌)均有较强杀灭作用。

(2)应用范围:本品 3% 溶液用于清洗创面、溃疡、化脓性中耳炎等,可使创伤中的脓块、血块及坏死组织剥脱而出。1% 溶液用于咽喉炎、扁桃体炎、口腔炎的含漱;3% 溶液可用于空气消毒。

(3)注意事项:应避光保存,不宜与碱、碘化物、高锰酸钾和过氧醋酸混合使用。

5.戊二醛

有效浓度为 2%,作用时间为消毒 20~45 min、灭菌 10 h。戊二醛纯品为无色或淡黄色油状液体,有水果样香味,挥发度低,易溶于水、乙醇及其他有机溶剂,溶液微酸性。

(1)药理作用:戊二醛依靠醛基作用于微生物氢硫基、羟基和氨基使其烷基化,改变了微生物蛋白合成而致死亡。

(2)应用范围:用于金属器械、内镜、橡胶和塑料制品的浸泡消毒。

(3)注意事项:用戊二醛消毒过的物品使用前应用无菌生理盐水反复冲洗。

6.过氧乙酸

(1)药理作用:过氧乙酸兼具酸和氧化剂特性,是一种高效灭菌剂,其气体和溶液均具较强的杀菌作用,作用快,能杀死细菌、真菌、病毒和芽孢,在低温下仍有杀菌和抗芽孢能力。

（2）应用范围:0.1％的过氧乙酸1～10 min可杀灭细菌繁殖体。0.5％的过氧乙酸5 min可杀灭结核分枝杆菌和真菌,30 min可杀灭枯草杆菌芽孢。溶液可用于浸泡消毒餐（饮）具、便器、体温计及医务人员手等。过氧乙酸气雾浓度达到1 g/m^3 时,可杀灭物体表面的芽孢,可用于墙壁、地板、家具消毒。

（3）注意事项:①过氧乙酸性质不稳定,其稀溶液极易分解。因此,应于用前配制。配制的稀溶液应盛于塑料容器中,避免接触金属离子。②对多种金属和织物有强烈的腐蚀和漂白作用,使用时应注意。③接触高浓度过氧乙酸时,工作人员应采取防护措施。物品用过氧乙酸消毒后,应放置1～2 h,待残留在物体表面上的过氧乙酸挥发、分解后使用。

7.环氧乙烷

（1）药理作用:环氧乙烷杀灭微生物是由于它能与微生物的蛋白质,DNA和RNA发生非特异性烷基化作用。

（2）应用范围:几乎各种微生物对环氧乙烷敏感,而且细菌繁殖体和芽孢之间对环氧乙烷的敏感性差异很小,这是环氧乙烷作为灭菌剂的一个特点。

（3）注意事项有:①环氧乙烷消毒过程中应注意防火防爆;②要防止灭菌消毒袋、柜泄漏,以保证消毒过程中环氧乙烷的浓度并避免污染环境,要控制温湿度;③不适用于饮水和食品消毒。

8.含氯制剂（优氯净）

（1）药理作用:使菌体蛋白质变性,改变膜通透性,干扰酶系统生理生化及影响DNA合成等过程,使病原菌迅速死亡。

（2）应用范围:二氯异氰尿酸钠杀菌谱广,对细菌繁殖体、病毒、真菌孢子及细菌芽孢都有较强杀灭作用。

（3）注意事项:使用时应注意其腐蚀和漂白作用,操作时应做好个人防护。应保存在密闭容器内,放在阴凉、干燥、通风处。

四、医院手术室感染监测

医院感染监测主要是通过细菌培养的方法,来观察医院内各种环境、医务人员手、灭菌物品、消毒灭菌溶液等的细菌总数、细菌种类及其动态变化,以便采取针对性措施,控制和降低医院感染的发病率。

（一）相关定义

1.CFU

在琼脂板上经过一定温度和时间培养后形成的每一个菌落,所得菌簇形成单位的英文缩写。

2.消毒卫生标准

不同对象经消毒与灭菌处理后,允许残留微生物的最高数量。

（二）细菌菌落总数允许检出值

不得检出乙型溶血性链球菌、金黄色葡萄球菌及其他致病性微生物。物体表面和医护人员手不得检出沙门菌,在可疑污染情况下进行效益指标的检测。

1.各类环境空气、物体表面、医护人员手细菌菌落总数卫生标准

总数卫生标准见表4-4。

表 4-4 各类环境空气、物体表面、医护人员手细菌菌落总数卫生标准

环境类别	范围	标准		
		空气(cfu/m³)	物体表面(cfu/cm²)	医护人员手(cfu/cm²)
Ⅰ类	层流洁净手术室、层流洁净病房	≤5	≤5	≤5
Ⅱ类	普通手术室、产房、婴儿室、早产儿室、普通保护性隔离室、供应室无菌区、烧伤病房、重症监护病房	≤200	≤5	≤5
Ⅲ类	儿科病房、妇产科检查室、注射室、换药室、治疗室、供应室清洁区、急诊室、化验室、各类普通病房和房间	≤500	≤10	≤10
Ⅳ类	传染病科和病房		≤15	≤15

2.医疗用品卫生标准

(1)进入人体无菌组织、器官或接触破损皮肤、黏膜的医疗用品必须无菌。

(2)接触黏膜的医疗用品细菌菌落总数应≤20 cfu/g 或 100 cm²;不得检出致病性微生物。

(3)接触皮肤的医疗用品细菌菌落总数应≤200 cfu/g 或 100 cm²;不得检出致病性微生物。

3.使用中消毒剂与无菌器械保存液卫生标准

(1)使用中消毒剂细菌菌落总数应≤100 cfu/mL;不得检出致病性微生物。

(2)无菌器械保存液必须无菌。

(三)医院内空气微生物的特点

世界卫生组织研究表明空气中的含菌量与切口感染的发生率成正比关系。

(1)医院空气中的微生物大部分与大气中的自然微生物相似,随着不断接收患者,空气中致病菌会逐渐增加。

(2)医院内空气中的带菌粒子平均为 13 μm,其中大约 1/3 大于 18 μm。

(3)空气微生物大多附着在尘埃粒子上,来自人体的微生物附着在 12～15 μm 的尘埃粒子上,与疾病有关的带菌粒子一般直径为 4～20 μm。

(四)医院感染的常规微生物学监测及方法

采样及检查原则:采样后必须尽快对样品进行相应指标的检测,送检时间不得超过 4 h,若样品保存于 0℃～4 ℃条件时,送检时间不得超过 24 h。

1.空气微生物学监测

(1)采样时间:Ⅰ类环境在洁净系统自净后与从事医疗活动前采样。Ⅱ、Ⅲ、Ⅳ类环境在消毒或规定的通风换气后从事医疗活动前采样。

(2)采样高度:测点布置在距地面 0.8 m,测试截面应平行于气流方向,测点应选在无涡流无回风口的位置。检测仪器应为读值分辨率可达到 1 Pa 的微压计。

(3)采样方法:①Ⅰ类环境可选择平板暴露法和空气采样器法进行检测。空气采样器法可选择六级撞击式空气采样器或其他经验证的空气采样器。检测时将采样器置于室内中央 0.8～1.5 m高度,按采样器使用说明书操作,每次采样时间不应超过 30 min。房间大于 10 m²者,每增加 10 m²增设一个采样点。②Ⅱ、Ⅲ、Ⅳ类环境采用平板暴露法。室内面积≤30 m²,设内、中、外对角线 3 点,内、外点应距墙壁 1 m 处。室内面积>30 m²,设四角及中央 5 点,四角的布点部位应距墙壁 1 m 处。将普通营养琼脂平皿(Φ90 mm)放置各采样点,采样高度为距地面 0.8～1.5 m。采样时将平皿盖打开,扣放于平皿旁,暴露规定时间(Ⅱ类环境暴露 15 min、Ⅲ、Ⅳ类环

境暴露 5 min)后盖上平皿盖及时送检。③将送检平皿置 36 ℃(±1 ℃)恒温箱培养 48 h,计数菌落数,必要时分离致病性微生物。

(4)当送风口集中布置时,应对手术区和周边区分别检测,测点数不少于 3 点。当附近有显著障碍物时,可适当避开。应避开送风口正下方:当送风口分散布置时,应按全室统一布点检测,测点可均布,但不应布置在送风口正下方。

2.物体表面采样方法

(1)采样时间:选择消毒处理 4 h 内进行采样。

(2)采样面积:被采表面<100 cm²,取全部表面。被采表面≥100 cm²,取 100 cm²。

(3)采样方法:用 5 cm×5 cm 标准灭菌规格板,放在被检物体表面,用浸有无菌 0.03 mol/L 磷酸盐缓冲液或生理盐水采样液的棉拭子 1 支,在规格板内横竖往返各涂抹 5 次,并随之转动棉拭子,连续采样1~4 个规格板面积,剪去手接触部分,将棉拭子放入装有 10 mL 采样液的试管中送检。门把手等小型物体则采用棉拭子直接涂抹物体采样。

(4)物体表面采样注意事项:①采集标本应有代表性,为了提高监测的准确性,可分污染区、半清洁区和清洁区三类采样;因为各种物体受污染的机会是不同的,所以它们的表面被检测出微生物的可能性也是不同的。②要有足够的样本数量,因为物体表面污染是不均匀的,因此一件物体需采集数份标本才能真实地反映污染情况。

3.医护人员手采样方法

(1)采样时间:采取手卫生后,在接触患者或从事医疗活动前采样。

(2)采样面积及方法:将浸有无菌 0.03 mol/L 磷酸盐缓冲液或生理盐水采样液的棉拭子一支在双手指曲面从指根到指端来回涂擦各两次(一只手涂擦面积约 30 cm²),并随之转动采样棉拭子,剪去手接触部分,将棉拭子放入装有 10 mL 采样液的试管内送检。采样面积按平方厘米(cm²)计算。若采样时手上有消毒剂残留,采样液应含相应中和剂。

4.医疗用品采样方法

(1)采样时间:在消毒或灭菌处理后,存放有效期内抽样采样。

(2)采样量及采样方法:①可用破坏性方法取样的医疗用品,如输液(血)器、注射器、棉和纸等可剪小块直接投入装有 10 mL 采样液的试管内送检;②对不能用破坏性方法取样的特殊医疗用品,可用浸有无菌生理盐水采样液的棉拭子在被检物体表面涂抹采样,被采表面<100 cm²,取全部表面,被采表面≥100 cm²,取 100 cm²;③对注射针头、缝针、牙签等小件物品可直接投入装有 10 mL 采样液的试管内送检。

5.使用中消毒剂与无菌器械保存液采样方法

(1)采样时间:采取更换前使用中的消毒剂与无菌器械保存液。

(2)采样量及方法:用无菌吸管按无菌操作方法吸取 1.0 mL 被检消毒液,加入 9 mL 中和剂混匀。

6.高压灭菌器灭菌效果的监测

(1)化学测试法:利用某些化学物质在高温、高压的作用下发生颜色的改变而判断其灭菌效果。常用的有指示胶带和指示卡,胶带贴于需灭菌物品外包装表面,指示卡随灭菌物品一起放置,灭菌后观察指示剂的颜色变化。使用方便,但准确性较差。

(2)微生物学测试法:是最可靠的检查方法,一般定期每月测试 1 次。常采用国际通用的嗜热脂肪杆菌芽孢指示菌株监测。它抗湿热能力是所有微生物(包括芽孢)最强,高压蒸汽 121 ℃

死亡时间是 12 min,132 ℃ 为 2 min。干热 160 ℃ 为 30 min,180 ℃ 为 5 min。在 56 ℃ 以下生长良好,对人不致病。

(3)新灭菌器:包括拟采用的新包装容器、摆放方式、排气方式及特殊灭菌工艺。使用前必须先进行生物监测,合格后才能使用。

7.等离子灭菌器灭菌效果的监测

(1)化学测试法:利用某些化学物质在等离子、强氧化的作用下发生颜色的改变而判断其灭菌效果。常用的有指示胶带和指示卡,胶带贴于需灭菌物品外包装表面或使用带测试剂的专用包装袋,指示卡随灭菌物品一起放置,灭菌后观察指示剂的颜色变化。必须使用专用包装袋或专用无纺布。

(2)微生物学测试法:每天测试一次。常采用嗜热脂肪杆菌芽孢指示菌株快速检测,3 h 出结果。

8.紫外线使用的监测

紫外线消毒的效果监测有物理监测法、化学监测法和生物学监测法。常用化学监测法:使用根据紫外线光敏涂料可随紫外线照射强度相应变色的原理结合实际要求剂量制成的指示卡,即可判断紫外线照射剂量是否达到消毒要求。

(1)监测方法:将指示卡正面放于离灯管 1 m 的中心处,照射 1 min。

(2)消毒效果判断:光敏涂料由白色变为紫红色,与周围相应标准色相比,可知灯管照射强度。新灯管≥100 μW/cm^2 为合格。旧灯管<70 μW/cm^2,>40 μW/cm^2,暂时可使用,但应延长照射时间。不足40 μW/cm^2,不得继续使用。

(3)紫外线消毒效果影响因素:①细菌芽孢对紫外线的抗力较细菌繁殖体大,病毒的抗力比芽孢低,但常比非芽孢的抗性大。②微生物污染越严重,消毒所需的紫外线照射的剂量就越大。③有机物质的存在可明显影响紫外线消毒功效。④湿度超过 70%,紫外线对微生物杀灭率就会急剧下降,超过 80% 反而会产生激活作用。

(4)紫外线消毒方法:灯管离地面 2.0~2.5 m,灯的功率平均每立方米不少于 1 W/m^3,每10 m^2 面积安装 30 W 灯管 1 支。

(5)使用紫外线注意事项:①紫外线消毒辐射的 253.7 mm 紫外线强度不得低于 70 μW/cm^2。②紫外线消毒的适宜温度为 20℃~40 ℃,相对湿度为 50% 左右,过高、过低或空气中有水雾和灰尘,均可影响其消毒效果。③紫外线穿透力很弱,灯管外壁附有油渍、污垢、灰尘等均妨碍紫外线的功能;灯管表面每 2 周用无水乙醇棉球擦拭 1 次。④紫外线对人的眼睛和皮肤有刺激作用,照射中产生的臭氧对人亦有危害。

9.内镜消毒灭菌效果的监测

(1)检测合格标准:①消毒后的标准细菌总数每件<20 cfu,不能检出致病菌;②灭菌后的标准为无菌。

(2)采样方法:监测采样部位为内镜的内腔面。用无菌注射器抽取 10 mL 含相应中和剂的缓冲剂,从待检内镜活检口注入,用 15 mL 无菌试管从活检出口收集,及时送检,2 h 内检测。

(于　泳)

第五章

伤口造口护理

第一节　慢性创面概述

一、慢性创面的定义与分类

(一)定义

皮肤和皮下组织的正常结构和功能受到破坏,即产生伤口。组织损伤后,机体的正常反应是恢复组织解剖与功能完整性,这是一个及时、有序的修复过程。

伤口愈合,作为一个动态、有序而且复杂的过程,大致可分为4个渐次发生而又相互重叠的过程,即止血期、炎症期、增殖期和重塑期。在各种系统或局部因素作用下,这种有序的过程受到干扰,愈合过程延长,最终导致解剖和功能上的缺陷,从而产生慢性伤口。

临床上根据愈合时间,将伤口分为急性伤口与慢性伤口,但确切的时间分界尚无定论。根据伤口部位、病因及患者的年龄和生理条件的不同,伤口愈合的时间也随之变化。

经典的急性伤口——外科术后伤口,通常在2~4周完全愈合。根据这一规律,不同的学者和学会给予慢性伤口不同的时间定义。杨宗城将这个时间点定义为1个月,即临床上由于各种原因形成的伤口,接受超过1个月的治疗未能愈合,也无愈合倾向者。欧洲标准中,慢性伤口是指经过正确诊断和规范治疗8周后,伤口面积缩小不足50%的创面疾病。另外,还有学者将超过2周,或者超过3个月未愈合的伤口定义为慢性。因此慢性伤口的定义目前尚未达成统一共识。

美国伤口愈合学会关于慢性伤口的定义:一个无法通过正常、有序、及时的修复过程达到解剖和功能上的完整状态的伤口。关于时间分界,一般认为6~8周未愈合的伤口被称为慢性伤口。但定义中是否应加入"经过正确诊断和规范治疗"限定,由于尚缺乏国家层面的指南和规范,仍值得商榷。

(二)分类

慢性伤口是在各种因素作用下,正常伤口愈合机制受损,微环境失衡、细胞生长和细胞外基质代谢等方面调控紊乱导致。因此,形成溃疡的病因多种多样,影响伤口愈合的因素纷繁复杂,对于慢性伤口的形成机制、发病机制仍在不断探讨之中,尚未形成统一认识,而对于慢性伤口的分类及分期也很难达成一致。

1.根据病因分类

根据病因将慢性伤口分为 8 类:压力性损伤、血液病、血管供血不足、恶性疾病、代谢性疾病、感染、炎性反应紊乱及其他(放射、烧伤、冻伤等)。

这一分类的优点是按照慢性伤口的原发病、基础病进行分类,分类后可以有针对性地进行系统性治疗。缺点是即使明确分类,由于分类大多数是按照组织系统进行的,分类中的疾病临床表现各异、治疗方案迥然,仍需要根据具体情况进行个性化治疗;同时该分类是针对病因学进行的分类,针对伤口局部治疗并无指导意义,因此在临床中并未得到广泛应用。

2.根据伤口愈合延迟的原因分类

按照伤口的正常愈合过程,慢性伤口以较长的异常炎症反应过程和伤口愈合受阻为特征。因此,究其原因可以分为两大类:一类是伤口感染后,免疫细胞异常激活,大量炎性因子、蛋白水解酶和活性氧簇被释放出来,伤口处于一种过度炎症反应状态,而使表皮及肉芽组织长期无法形成;另一类是伤口因缺血缺氧,使胶原蛋白合成减少,同时大量细胞生长因子被异常激活的基质金属蛋白酶降解,使得成纤维细胞、表皮细胞等的增殖和迁移受限,导致伤口不愈。

另外皮肤溃疡的愈合主要包括 3 个机制:上皮形成、伤口收缩和细胞外基质沉积。慢性伤口患者中机体全身状况、局部血供、细胞迁移及增殖、各种生长因子的水平和功能活性等改变,对上述 3 个机制产生影响,从而延缓伤口愈合的进程。

目前常见的慢性伤口类型有静脉性溃疡、动脉性溃疡、糖尿病足溃疡、创伤性溃疡、压力性损伤及其他(肿瘤和结缔组织疾病、麻风等)。由于慢性伤口的复杂性和多样性,很难针对慢性伤口整体进行全面、有效的分类和分期。但针对慢性伤口中常见的类型,如糖尿病足溃疡、下肢静脉性溃疡、压力性损伤等,相关组织和学会进行了相应的分级和分期,制定了指南,规范了临床治疗。因此,在慢性伤口治疗过程中,首先应明确原发病、基础病,进行对因治疗,然后根据伤口的具体情况,进行对症治疗。

二、慢性伤口的病理生理变化

伤口如果按照正常的顺序愈合,就可以达到完全愈合。Rubin 和 Farber 研究发现,这些独立而又相关的过程包括完整的止血和炎性反应,间质细胞向创伤部位的迁移、增殖,新生血管形成,上皮化,胶原形成及适宜的交联(提供创面张力)等(图 5-1)。一般认为慢性伤口与正常伤口的愈合过程类似,在止血期、炎症期、增殖期出现问题后都可能造成伤口愈合缓慢,甚至停滞,从而形成慢性伤口。

伤口最初由血液填充,继而形成凝血块,维持伤口的初步稳定。血浆纤连蛋白相互交联形成早期的细胞外基质,连接血块和组织。

伤口边缘的上皮细胞无法接触到其他上皮细胞时(尤其是基底层),机体将释放信号,诱导细胞迁移。通过基底层的细胞分裂和迁移,逐渐覆盖缺损,修复伤口。受损细胞释放的分解产物、白细胞释放的纤连蛋白和溶菌酶作为诱导物,吸引巨噬细胞、肌成纤维细胞和成纤维细胞迁移至伤口。同时内皮细胞增生,新生血管形成。吞噬细胞移除血痂,成纤维细胞和肌成纤维细胞开始构建新的细胞外基质。

表皮细胞向心性迁移,覆盖伤口。当表皮细胞接触伤口后,形成新的基底层。同时协调成纤维细胞、肌成纤维细胞、巨噬细胞和内皮细胞填充缺损。伤口愈合后巨噬细胞、肌成纤维细胞数量下降,毛细血管逐渐消退,开始构建最终的细胞外基质。

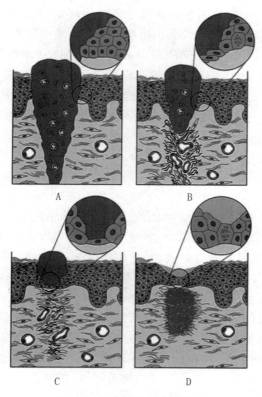

图 5-1 皮肤溃疡的愈合过程

表皮细胞的分裂恢复表皮厚度。真皮层缺损由致密、几乎无血管的细胞外基质填充,主要成分为Ⅰ型胶原蛋白,缺损最终被修复。

(一)止血期

皮肤损伤后,伤口边缘回缩及组织收缩,导致小动脉和小静脉受压,小血管经历 5～10 min 反应性持续收缩,血小板在血管断端及伤口表面凝聚,组织因子数分钟内激活凝血过程,凝血块开始填充伤口,同时激活生长因子、细胞因子等,启动愈合过程。较大血管的止血需要依靠压力、止血剂或电凝器等辅助完成。

血肿本身即可引起伤口无法愈合。若处理不当,出现活动性出血,形成皮下积血、血肿,尤其是闭合的伤口内压力进行性增加,可能造成周围正常组织坏死;同时如果血肿无法顺利机化,细菌通过伤口向血块移行、定植、感染,最终可能形成脓肿,造成伤口迁延不愈,形成慢性伤口。

出血性疾病是因先天性或获得性原因导致血管壁、血小板、凝血及纤维蛋白溶解等机制的缺陷或异常而引起的一组以自发性出血或轻度外伤后过度出血为特征的疾病。出血性疾病的患者都属于慢性伤口的高危人群。在处理这部分患者伤口时,尽可能在凝血功能障碍时避免不必要的有创操作。如果需要进行有创操作,之前应采取适当的预防措施,操作后应充分止血。

(二)炎症期

止血期后,炎症反应紧随而来,补体系统被激活,释放的趋化因子诱导粒细胞进入伤口,之后粒细胞很快被淋巴细胞取代。粒细胞的峰值出现在伤后 12～24 h。粒细胞和淋巴细胞的主要作用是抑制细菌生长、控制感染。对于绝大多数简单伤口,3 d 后粒细胞数显著下降,经 24～

48 小时巨噬细胞逐渐增加，5 d 时成为伤口区域主要的炎症细胞。这些白细胞可产生多种炎症介质，包括补体和激肽释放酶。伤口处聚集的巨噬细胞可吞噬少量细菌。但是，如果存在大量细菌，特别是多形核白细胞（polymorphonuclear leukocyte，PMNs）减少的患者，则会出现临床感染。单核细胞在 PMNs 之后进入伤口，其数量在伤后 24 h 内达到峰值。单核细胞转变为巨噬细胞，并成为伤口清创的主要细胞。巨噬细胞能识别并清除坏死组织、细胞碎片和病原体，清理伤口，为修复进行准备。而另一方面，通过清除病原体和坏死组织，巨噬细胞可以限制炎症反应的强度。病原体和异物刺激的持续存在，将导致巨噬细胞过度激活，合成分泌促炎细胞因子增加，从而加重组织损伤。因此，早期有效的清创，可以加速伤口愈合，避免炎症反应过度对伤口愈合的损害。

PMNs 和巨噬细胞数量的减少和功能的下降，可能是各种因素造成的，如骨髓抑制、微量元素缺乏或肿瘤导致的合成障碍，以及感染、脾功能亢进导致的消耗增加，机体免疫功能的下降等。无论何种原因，PMNs 和巨噬细胞数量减少，功能下降，都将导致炎症反应迟滞，同时无法有效清除细菌和异物，造成细菌定植并形成生物膜，延迟伤口愈合，形成慢性伤口。

开放性伤口，周围皮肤中的细菌可以在 48 h 内污染伤口。几乎所有慢性伤口中都能测到细菌，细菌毒性和宿主的免疫力决定是否出现临床感染症状。一般认为，当伤口细菌量 $<10^5$ CFU/mm^3 时，细菌仅仅定植在伤口表面而对伤口愈合无明显延缓作用。Robson 的经典研究表明伤口床的细菌量 $>10^5$ CFU/mm^3 时，植皮必将失败。减少细菌负荷的局部操作，如定期冲洗、灌洗、移除病变区域毛发、局部应用抗菌药物，慢性伤口可能快速愈合。从另一个角度说，严重定植本身足以形成慢性伤口。伤口内的细菌定植、感染往往与生物膜息息相关，而细菌生物膜对伤口愈合的影响可能是多方面的。

在自然界中，99％的细菌以生物膜的形式存在，人类 65％的细菌感染与生物膜的形成有关。慢性伤口细菌生物膜实际上就是细菌附着于伤口床，与其自身分泌的细胞外聚合物（extracellular polymeric substance，EPS）成分相互融合形成的一种膜状组织。它由细菌及其产物、EPS、坏死组织等共同组成。生物膜结构中包含了细菌生长繁殖所需要的营养物质，可以不受外界干扰进行自我复制和繁殖；同时生物膜的立体结构植根于伤口床，除了为细菌生长繁殖提供庇护环境外，还能抵御外力，所以临床上使用棉球擦拭、冲洗，甚至搔刮可能都难以清除细菌生物膜。在急性伤口中，细菌生物膜的形成和作用并不明显，仅有 6％的伤口可以检测到这种生物膜的存在，因此细菌不是延缓急性伤口愈合的主要因素。但是当伤口由急性转变为慢性时，这种生物膜则可以在 60％以上的伤口中检测到，当细菌数量达到一定程度的时候，细菌生物膜就可能起到决定性作用。当细菌量 $>10^5$ CFU/mm^3 时，特别是有多种细菌同时存在时，细菌便附着于伤口，在 EPS 中繁殖、包埋，进而形成生物膜，延缓伤口愈合。细菌生物膜通过黏附-繁殖-成熟-脱落，循环往复，反复感染，影响伤口愈合。生物膜能够限制 PMNs 的趋化和分泌，诱导成纤维细胞出现衰老表型、角质细胞凋亡，影响成纤维细胞的重建、上皮化，导致伤口难以愈合。生物膜产生的 EPS 中含有强抗原物质，刺激宿主免疫系统产生大量抗体，但这些抗体无法突破 EPS 对膜内细菌起到杀伤效应，而免疫复合物的沉积，诱导炎症反应，反而引起周围组织的损伤。生物膜长期存在于慢性伤口表面，容易造成伤口组织缺血、缺氧和微环境的改变。

另一种参与清创的生化过程是组织基质金属蛋白酶（matrix metalloproteinases，MMPs）的活化。在无组织损伤和炎症反应时，由于组织中 MMP 抑制剂（tissue inhibitor of metalloproteinases，TIMPs）的存在，这些蛋白水解酶通常处于静止状态。创伤后 TIMPs 的活性急剧下降，

MMPs 被激活。活化的 MMPs 与白细胞酶联合作用,分解周围基质蛋白(例如,胶原蛋白和坏死细胞的大分子)。这些酶将无活力的组织结构分解,为下一步伤口愈合提供条件。

慢性伤口中细胞外基质(extracellular matrix,ECM)的合成-降解平衡方面出现了偏移,可能由于基质成分合成不足,也可能由于过度降解或降解酶抑制剂的减少。有试验证实,慢性伤口中基质降解酶增加而抑制剂减少,纤连蛋白降解增加,说明在 ECM 中含有较高的蛋白溶解活性。在慢性伤口分泌液中有许多蛋白酶(如明胶酶 MMP-2、MMP-9、血浆酶原激活剂等)的数量与活性增加。血浆酶原激活剂——尿激酶在压力性损伤中含量也很丰富。与急性伤口相比,压力性损伤和静脉性溃疡中含有较高的 MMP-1、MMP-8,更重要的是含有较高的胶原溶解活性。免疫学与底物特异性测定证明慢性伤口中主要表达的是 MMP-8,主要由 PMNs 分泌。对许多内源性蛋白酶抑制剂在慢性伤口中的含量也进行了测定,TIMP-1 在慢性伤口中的表达比正常愈合的伤口明显减少,MMP-1:TIMP-1 在慢性伤口中是升高的。

上皮化过程并不局限在伤口愈合的最后阶段。实际上随着炎症反应,上皮细胞经历着形态改变和功能改变。12 h 内,伤口边缘的完整细胞形成伪足,促进细胞迁移。细胞复制,并在伤口表面移动,在凝血块下方跨越受损真皮。当这些细胞到达伤口内面,开始与其他扩增的上皮细胞接触,直至最终重建正常的表皮。伤口缝合初的 24~48 h 就可以发生最初的上皮化,但表皮结构及厚度会随着伤口成熟进程而持续改变。早期伤口的假性闭合,导致深部坏死组织、异物等无法及时排出,引流不畅,造成不必要的愈合延迟。

肥大细胞释放血管活性物质,增加小血管通透性,促进炎症介质通过,导致局部水肿。慢性伤口周围组织硬化、水肿可能影响组织灌注。水肿增加局部组织毛细血管间距,从而增加营养、氧气弥散的距离,加重局部组织营养不良和缺氧。压力治疗能有效消除下肢水肿,从而成为静脉性溃疡的首选治疗。负压创面治疗(negative pressure wound therapy,NPWT)可以有效降低局部水肿,促进伤口愈合。

(三)增殖期

增殖期一般认为发生在损伤后的第 4~21 d。临时的伤口基质逐渐被肉芽组织所替代,肉芽组织主要由成纤维细胞、巨噬细胞和内皮细胞组成,它们在肉芽组织形成过程中发挥着关键性和独立性作用,这些细胞形成细胞外基质和新的血管。

随着时间的推移,临时的伤口基质首先被Ⅲ型胶原替代,而Ⅲ型胶原将在重塑期逐渐被Ⅰ型胶原所替代。新生胶原处于无序、无定形状态。最初胶原只有很低的抗张强度。数月后,胶原持续重塑,通过胶原纤维交联,产生有组织的方平组织模式。伤后 7~10 d,伤口进入易损期,很容易出现伤口裂开。2 周时伤口抗张强度只有原来的 5%,1 个月时为 35%。数月后伤口的抗张强度最终也无法恢复原水平。

MMPs 的过度激活导致 MMPs 与 TIMPs 的失衡,严重影响了胶原合成,使伤口难以愈合。研究发现在慢性伤口中,MMPs 浓度增高,TIMPs 的水平却发生下降。降低静脉性溃疡中的 MMPs 后,伤口愈合速度加快,可见 MMPs 与其抑制剂 TIMPs 的失衡也是慢性伤口的形成机制之一。

伤口愈合并不是由一种细胞或细胞因子独自完成的过程,而是多种细胞及细胞因子参与的复杂的生物学过程,是炎症细胞、角质形成细胞、成纤维细胞和内皮细胞等及其所合成的各种生长因子协同作用完成的。慢性伤口渗出液与急性术后伤口相比,蛋白酶水平增加,促炎症的细胞因子水平升高,生长因子水平降低。Cooper 等证实慢性伤口中 PDGF、bFGF、EGF 和 TGF-β 含量均比急性伤口低。付小兵等研究发现,bFGF 在慢性溃疡创面并未减少,反而增多,故认为愈合延迟可能与 bFGF 活性改变或 bFGF 与其受体间信号传导障碍有关。Howdiswshell 等利用抗体中和试验证明 VEGF 的缺失严重阻碍了难愈性溃疡创面处的血管新生。曹卫红等研究发现,在急性放射性小鼠皮肤溃疡内 PDGF-A 及 PDGFR-α 表达明显减弱,可能是伤口难愈的机制之一。Scimid 等用原位杂交的方法证明慢性伤口中缺乏 TGF-β_1,但 TGF-β_2、TGF-β_3 并不少于正常皮肤和急性伤口组织。Brown 等将小鼠 TGF-β_1 基因敲除后,小鼠的血管新生、胶原沉积和表皮再生能力减弱,最终导致伤口迁延不愈。付小兵等研究发现 EGF 可诱导表皮干细胞快速定向分化,促进损伤皮肤的再生,加速伤口上皮化。相关细胞因子的研究仍在不断探索中,伤口内细胞因子的表达异常、功能减退可能与伤口愈合延迟存在一定关联。局部应用细胞因子在临床中也取得一定疗效,某种程度上证实了因子与慢性伤口间的关联。

慢性伤口中上皮化程度显著降低,可能与伤口边缘的上皮细胞老化、分裂活性下降、无法复制 DNA 有关,造成伤口边缘上皮堆积,虽然分裂活跃,但无法向心性迁移。细胞外基质的缺乏,同样影响上皮化的进程,延缓伤口闭合。另外,对于大面积伤口,上皮细胞迁移速度有限,需要借助手术的方法加速愈合。

三、慢性伤口延迟愈合的原因

(一)局部因素

1.坏死组织

伤口渗液和坏死组织不仅充当细菌良好的培养基,构成细菌逃避宿主免疫反应的屏障,增加感染机会,同时释放蛋白酶类和毒素降解生长因子,侵害相邻正常组织,形成阻止参与创面修复的细胞移动和再上皮化的物理屏障。伤口内遗留的坏死物质(主要包括纤维蛋白、变性的胶原和弹性蛋白),也可以通过形成纤维蛋白网对生长因子产生滞留作用,使伤口愈合延缓。细菌定植和感染都能增加伤口内细菌毒素和蛋白水解酶,延长炎症反应,增加坏死组织。

2.异物

木屑、玻璃、金属等异物残留在体内,造成组织的炎症排异反应。通过 X 线检查明确部位和深度,清除异物及周围坏死组织,伤口才能愈合。

3.感染

感染是影响慢性伤口愈合最常见的原因,由于多种细菌混合感染、耐药性产生、生物膜的形成使其成为治疗难题。对于大多数细菌来说,能够引起感染的细菌量是 10^5 CFU/mm^3,如大于该值,伤口的闭合率为 19%,小于此值闭合率则为 94%。有研究证明,仅仅出现大量的多种菌种未必能影响创伤愈合。这是因为细菌的浓度、毒力、生长特性固然重要,但宿主的抵抗力也不可忽视。Cooper 等提出慢性伤口定植的细菌在 4 种及以上时更难治愈。

对于长期慢性不愈合的伤口,应考虑特殊细菌的感染,如快速生长的分枝杆菌、结核菌、放线菌等。这些细菌的检出对于培养技术有较高的要求,但简单的分泌物或组织涂片、抗酸染色能够在早期对致病菌进行分类,指导进一步治疗。深部组织的感染,应警惕厌氧菌感染。

慢性伤口内如能探及骨质,应考虑骨髓炎的诊断。骨外露和溃疡面积超过 2 cm^2,骨髓炎的可能性增高。X 线诊断骨髓炎敏感性的主要限制是皮层外观变化延迟,影像学检查异常落后于临床疾病高达 1 个月。磁共振成像(MRI)检查和核素显像的敏感度和特异性更高。骨髓炎诊断的标准是获取可靠的骨样本(采用尽量避免污染的措施),培养发现菌株,同时病理检查发现炎症细胞和坏死。

4.局部组织缺氧

氧在创伤修复中起着重要的作用。生理范围内的氧张力有利于组织内成纤维细胞的增殖，组织缺氧严重影响愈合。下肢经皮氧分压<4.0 kPa(30 mmHg)时，伤口将无法愈合。动物试验中，将兔耳组织局部氧分压从5.3~6.0 kPa(40~45 mmHg)降到3.7~4.0 kPa(28~30 mmHg)，可导致伤口愈合率下降，7 d愈合率只有80%。但缺血和组织缺氧并不一定完全同步。很多慢性伤口并未出现可测量的缺血，但组织内已出现缺氧情况，如贫血、水肿等。

5.组织灌注不良

组织灌注不良在慢性伤口形成中的作用已得到广泛认同，包括其引发的缺血缺氧、代谢产物堆积及缺氧诱发的中性粒细胞功能低下，这些都能造成伤口愈合延迟。

(1)外周动脉疾病(peripheral artery disease,PAD)：严重的PAD，导致动脉多节段阻塞，动脉血流减少，组织氧气和营养供给减少，代谢产物无法移除。严重肢体缺血，最终发展为无法满足静息状态下的代谢需要，伴有极度疼痛、伤口无法愈合和组织丧失。

(2)镰状细胞疾病：是另一种形式的局部组织缺血。镰状细胞变形性差，不易通过毛细血管而使毛细血管内血流减慢，引起组织缺氧。血流缓慢又引起微血栓，导致不同部位的剧烈疼痛。镰状细胞性伤口类似缺血性、静脉性溃疡，外周血涂片有助于诊断。但镰状细胞性伤口愈合缓慢，极易复发。

(3)其他引起血管炎、微血管的血栓或栓塞的疾病：包括胆固醇栓塞、血管炎、坏疽性脓皮病、结节性多动脉炎、硬皮病、冷球蛋白血症、韦格纳肉芽肿、血栓闭塞性脉管炎、华法林相关坏死、肝素诱导性血小板减少症、蛋白C缺乏、蛋白S缺乏、抗磷脂抗体综合征等。

6.缺血-再灌注损伤、氧化应激反应

缺血-再灌注损伤是一系列复杂的分子、细胞学事件，在慢性伤口中有独特的作用。在组织缺血基础上反复发生的缺血-再灌注损伤也是影响慢性伤口形成的重要因素之一。缺血-再损伤的生物化学和细胞学特性是激活白细胞和补体、氧化应激和微血管功能异常引起广泛的细胞损伤。缺血在细胞水平造成线粒体氧化磷酸化能力受损，ATP生成下降。ATP的减少导致跨膜电位和离子流出下降，细胞膨胀。细胞质内钙离子浓度增加，激活信号传导通路，刺激产生细胞膜降解酶。另外缺血减少内皮黏附分子和细胞因子的表达。再灌注发生后，白细胞被激活，与内皮细胞相互作用，加剧炎症反应，引起细胞和组织受损。再氧化后，活性氧簇过量，进一步损伤血管和细胞，产生氧化应激反应，超过机体内源性防御机制，对周围组织造成损伤。再灌注损伤对微血管功能的影响体现在N_2O表达下降，血管无法舒张，伴随白细胞捕获，导致组织无灌流。出现"尽管存在再灌注，缺血组织内血流依然无法恢复"现象。这一过程反复发生，白细胞和补体的激活、氧化性损伤和微血管功能的紊乱导致组织反复受损，最终造成组织坏死。

下肢静脉性溃疡患者，小腿位置不断在静息和行走状态之间变化。下垂时局部组织缺血，抬高时再灌注，往复损伤，最终造成组织不可逆坏死。压力性损伤患者存在类似的缺血-再灌注损伤，重症患者或偏瘫患者定期翻身，皮肤组织受压时缺血，变换体位后血供恢复，反复的缺血-再灌注损伤比单独长时间缺血的损伤可能更大，这一假说已在动物试验中获得证实。

氧化应激是机体促氧化剂和抗氧化剂的稳态失衡，自由基产生增多，和/或机体或组织抗氧化能力下降的一种状态。过度的氧化应激可导致组织损害。慢性伤口有过多或持续的活性氧的产生，长期暴露于活性氧中，受活性氧毒性作用时间过长，对于伤口的愈合是不利的，这可能是慢性伤口难愈的原因之一。

7.pH

大多数人体相关的致病菌在 pH>6.0 时生长良好，低 pH 下生长受到抑制。保持皮肤正常的酸性环境可以有效地减少身体表面的生物负荷。急性炎症期时脓液为酸性，可以有效抑制细菌生长，清除无生机组织。但在慢性伤口中，伤口床 pH 持续呈弱碱性，而弹性蛋白酶、纤溶酶和MMP-2 最佳 pH 是 8.0，导致分解代谢占主导地位，不利于伤口愈合。当伤口的 pH 降至 6.0，这些酶的活性下降 40%～90%。如何打破慢性伤口中的这种相对"稳定"状态，对于促进伤口愈合非常重要。

8.压力

长时间无法移动，特别是脊髓疾病、重症患者，慢性伤口的风险增加。这些压迫性溃疡，类似神经病变伤口，常发生于骨突部位，骶尾部、膝部踝部和足跟。在无压力存在的情况下，可能促进这种类型伤口的愈合，如全接触石膏（total contact casting，TCC）治疗糖尿病足溃疡。

9.瘘管

感染、自身免疫性疾病、创伤、医源性损伤等原因导致的空腔脏器与皮肤之间形成的瘘管，包括肠瘘、肛瘘、尿瘘、胆瘘、胰瘘等。空腔脏器内液体持续分泌，造成瘘管周围组织及瘘口周围正常皮肤损伤甚至坏死，形成慢性伤口。治疗原则包括抑制分泌、充分引流、局部保护等，很多需要急性期后的手术修复，部分成为永久性瘘，处理方法参见皮肤造口。

（二）全身因素

1.高龄

老龄患者的皮肤、神经及血管的养分供应减少，皮肤变薄，胶原分泌减少，降解增加。这些生理改变必然导致老龄患者容易出现皮肤破损，溃疡愈合缓慢。细胞衰老不仅包括机体正常老化的细胞，还包括持续暴露于慢性伤口渗液中的衰老细胞。在几种慢性伤口（包括压力性损伤、静脉曲张性溃疡等）中，成纤维细胞均表现出衰老的特征，在低氧环境中活性较差。衰老的细胞不但对正常的愈合刺激反应低下，并且占据了有限的创面空间。在正常的伤口愈合过程中，这些有限的空间是由对愈合刺激反应良好的正常细胞占据。

2.营养不良

创伤后机体对于营养和能量的需求增加，若同时伴有血管疾病、低血容量或组织水肿引起的组织灌注不良，则出现蛋白质、能量和各种微量营养元素的绝对或相对缺乏，导致伤口延迟愈合或经久不愈。营养不良，蛋白质合成速率减慢和分解加快、蛋白缺乏等导致免疫功能低下，感染机会的增加。营养不良不仅使患者体质下降，而且可能导致急性伤口变为慢性。没有充足的证据表明单纯补充营养补充剂能促进伤口愈合，但充足的营养对于预防感染、伤口愈合十分必要。

3.糖尿病

神经病变、血管病变和免疫功能低下导致糖尿病患者的伤口难以愈合。糖尿病患者的神经病变，造成皮肤干裂、感觉异常和足部畸形，易产生伤口。动脉粥样硬化引起下肢血管狭窄、闭塞，导致下肢缺血性病变。糖基化对于血细胞的影响十分显著，血红蛋白的变形能力下降，造成毛细血管阻塞，同时降低了白细胞的趋化性和吞噬功能，免疫反应能力下降，容易发生感染。糖尿病患者晚期糖基化终末产物（advanced glycation end products，AGEs）使炎症反应持续，成纤维细胞胶原沉积减少，生长因子活性降低等，导致伤口经久不愈。

4.慢性静脉功能不全

静脉性溃疡的发病机制与静脉瓣膜功能不全、静脉淤滞导致缺血有关。虽然静脉高压、水肿、纤维蛋白堆积、微血管改变导致缺血已经被证实,但这些并不能完全解释慢性静脉溃疡的病因。反复的缺血-再灌注循环,炎症反应中白细胞激活、活性氧簇损伤已缺血的组织,造成伤口不愈合。静脉性溃疡患者的中性粒细胞过多,但抗感染能力反而变差,可能与静脉高压时白细胞捕获、炎症介质释放、诱发局部炎症反应和全身炎症反应有关。

5.免疫功能低下

可能由于原发疾病或药物治疗所致,在长期免疫抑制的过程中,伤口愈合的炎症反应同样被抑制,如移植患者、艾滋病患者和服用糖皮质激素的患者(如风湿性关节炎、狼疮和克罗恩病等),造成伤口愈合停滞于炎症期,形成慢性伤口。系统性使用免疫抑制剂,可抑制外周伤口愈合。但局部应用糖皮质激素,可以在一定程度上抑制炎症反应,促进伤口愈合。

6.肿瘤治疗

(1)化学药物治疗:化疗(以下简称化疗)药物对伤口愈合有明显的影响,尤其影响VEGF。愈合早期VEGF促使新生血管生成,但恶性肿瘤治疗过程中,新型靶向药物将VEGF作为靶点,予以抑制,造成伤口无法愈合。

常规化疗药物的作用,与免疫抑制剂对患者的作用类似,增加形成慢性伤口和伤口感染的风险。但在伤口治疗过程中一定要把握主次关系,伤口治疗作为肿瘤治疗的一部分,应服从于肿瘤的整体治疗,除了新型靶向治疗药物外,应根据化疗方案制订相应的伤口治疗方案,不能因为伤口治疗影响患者的肿瘤治疗。

(2)放疗(以下简称放疗):作为主要治疗或围术期辅助治疗,有超过50%的肿瘤患者接受不同程度的放疗。虽然放疗技术不断进步,放疗相关损伤依然影响伤口愈合。放射性损伤造成组织形态和功能的改变。对于正常组织,电离辐射的直接后果包括低剂量所致的细胞凋亡,高剂量所致的组织完全坏死。慢性期,照射区皮肤表现为菲薄、缺乏血管、剧烈疼痛、极易损伤或感染。放射性皮肤溃疡通常表现为愈合延迟,组织缺血性改变。放疗迟发性损伤表现为毛细血管扩张,小动脉、微动脉的偏心性肌内膜增生。增生性改变可能引起血管阻塞或腔内形成血栓。这些溃疡愈合缓慢,可能持续数年,必要时行手术修复。

7.吸烟

烟草的成分主要影响血管活性。烟草的主要成分包括尼古丁、一氧化碳、焦油、氰化氢、氮氧化物、亚硝胺、甲醛、苯等。过去一直认为尼古丁是"罪魁祸首",但其他成分的危害可能更大。吸烟对伤口愈合的影响是多方面的,包括血管收缩引起手术区组织相对缺血,炎症反应减少,损害杀菌能力,胶原代谢改变。这些被认为可能影响伤口愈合,引起伤口裂开和切口疝。主动吸烟者术后伤口并发症发生率明显高于非吸烟者,既往吸烟者高于从不吸烟者。术前戒烟者手术区域的感染发生率显著减少,但并不影响术后其他并发症的发生率。尼古丁介导的血管收缩,可减少40%以上的血流,组织血流和血氧水平一过性下降,持续时间长达45 min。大多数血供丰富的组织能够耐受短暂的缺血缺氧,但组织瓣和缺血组织(如中到重度周围血管病变)可能受到血流下降的损害。

8.疼痛

疼痛会导致一系列神经内分泌反应,并且疼痛患者的日常生活通常会受到限制。慢性伤口疼痛可能触发下丘脑-垂体-肾上腺素轴,提高加压素和氢化可的松的浓度,推测伤口疼痛所触发释放的这些物质可能抑制内皮细胞再生,延缓胶原合成。伤口疼痛还会引发患者的焦虑,焦虑和抑郁也会伴发患者的疼痛水平升高,甚至可以加重糖尿病患者的神经性疼痛,同时降低患者的依从性,因为畏惧伤口处理而不来就诊,使伤口迁延不愈。

9.自身免疫性疾病

自身免疫性疾病是指机体免疫系统对自身抗原发生免疫应答,产生自身抗体和/或自身致敏淋巴细胞,造成组织器官病理损伤和功能障碍的一组疾病。当机体免疫系统对自身组织细胞发生应答产生细胞的破坏或组织的损伤时,可能形成伤口。在这种免疫应答无法抑制的情况下,必然造成伤口无法愈合,转变为慢性伤口。自身免疫性疾病患者的伤口治疗以全身治疗为主,局部处理遵循 TIME 原则,强调伤口床的保护。在免疫应答受控的前提下,伤口本身有一定的自愈倾向,但常常与病情变化同步,出现反复。在适当的情况下,手术可能加速伤口愈合。

(毛　旭)

第二节　伤　口　评　估

在处理任何伤口前,必须对患者进行全面且客观地评估,以判断伤口的严重程度及预后,并为实施有效的干预提供依据。伤口评估是一个动态的过程,便于不断调整处理方案。

伤口评估的目的:①提供伤口现状资料,作为伤口治疗和评估伤口进展的资料;②以相同的方法及工具去评估伤口,便于临床工作人员沟通和统计;③预知可能需要的治疗时间及费用。

一、全身评估

对患者进行全身评估有助于判断影响伤口愈合的全身因素,进而有针对性地采取有效的治疗措施。全身评估的内容如下。

(一)患者营养状况

营养是影响伤口愈合的重要因素之一,伤口愈合过程中必要的营养素有蛋白质,足够的热量、维生素 C、维生素 A、维生素 B_6、维生素 B_{12}、叶酸、锌及铁等。胶原代谢是机体代谢的一部分,营养不良所致的负氮平衡必然影响胶原合成而影响伤口愈合。常用营养评定的方法如下。

1.人体测量

人体测量是简便易行的营养评定方法,内容包括身高、体质量、皮褶厚度、上臂围、上臂肌围等,可综合反映人体的营养储备情况。

2.实验室检查

血浆蛋白(包括清蛋白、转铁蛋白、前清蛋白、视黄醇结合蛋白)是反映蛋白质能量营养不良的敏感指标。

3.营养缺乏体征的检查

例如,维生素 D、钙缺乏表现为佝偻病,锌缺乏表现为发育停滞、味觉嗅觉异常或异食癖,硒缺乏导致的克山病和大骨节病,碘缺乏可表现为单纯性甲状腺肿等。

4.营养筛查及评定工具

常用的营养风险筛查工具有 NRS2002,营养评定工具有主观全面评定法、微型营养评定、营养不良通用筛查工具等。

(二)年龄

老年人的伤口愈合较为缓慢,由于老年人细胞活性广泛降低、组织再生能力衰退而致伤口愈合延迟,愈合质量下降。

(三)代谢性疾病

1.糖尿病

其伤口难以愈合的原因有动脉硬化导致血液循环受阻使组织坏死;周围神经病变导致足部感觉不灵敏或麻痹;血糖水平过高导致伤口愈合初期的炎症受损,白细胞作用失常,胶原蛋白合成受阻及血液循环不良,增加伤口感染的机会。

2.肾衰竭

影响了全身废物和毒素的排泄、血压的调节、水及电解质的平衡及凝血的功能,导致伤口感染机会增加,伤口愈合减慢。

(四)免疫状态

免疫应答在伤口愈合中起着重要作用。免疫力降低时,由于白细胞数目的减少,蛋白质的摄取受损,延迟了伤口的愈合。如艾滋病、癌症、化疗、放疗患者,由于药物作用,造成机体细胞分裂受阻,无法合成蛋白质,使白细胞数减少,阻碍巨噬细胞的功能,无法引导正常的炎症反应。

(五)药物

类固醇的抗炎作用,使伤口愈合的炎症期被抑制且使血中的锌量减少,致使伤口愈合的过程受阻。化疗药物可减少骨髓中的细胞成分,使炎症细胞和血小板数量降低,相关生长因子不足,延迟伤口的正常愈合。

(六)血管功能

血管功能不全包括动脉功能不全和静脉功能不全。

1.动脉功能不全

由于局部动脉功能不全,造成局部组织没有血流供应,缺血而致缺氧,使局部组织溃疡。可通过触摸局部动脉搏动、踝肱指数检查、超声血管检查、经皮氧分压、数字减影血管造影、计算机体层扫描血管造影及磁共振血管造影等方法进行动脉血管功能的评估和判断。

2.静脉功能不全

由于静脉瓣关闭不全使下肢血液回流受阻,下肢静脉压力升高,导致脚踝部分的表层静脉血管受压而产生水肿;同时因为静脉压力上升,使纤维蛋白原由血管内渗出至局部组织,形成纤维蛋白环层,阻挡了组织中氧的输送、营养的交换及废物的排泄。静脉功能不全可以通过病史和症状评估,多普勒超声血流检查、光电容积描计检查、下肢静脉顺行或逆行造影等方法进行评估。此外,体格检查,如深静脉通畅试验(Perthes 试验)、大隐静脉瓣膜功能检查、交通静脉瓣膜功能试验(Pratt 试验)也能够反映下肢静脉功能。

(七)神经系统障碍

由于神经系统障碍,造成患者知觉、感觉和运动的受损,包括昏迷、半身麻痹、长期卧床、神志不清、卒中、脊髓损伤、大小便失禁及肢体活动受损的患者。感觉系统受损的患者对刺激没有反应,无法自卫性地保护伤口;活动受损的患者血流速度减慢,甚至出现肢体肿胀,导致伤口愈合速度减慢;大小便失禁患者易造成尿路感染或皮肤溃烂而影响伤口愈合。

(八)凝血功能

常见于血友病、营养不良、血小板减少,或接受抗凝剂治疗的患者。由于这些患者凝血功能障碍,伤口出血时间过长而影响伤口的愈合。

(九)心理状态

伤口是局部的,但影响是身心整体的。心理学家认为:适度的心理应激反应有助于调节机体免疫系统的功能,但若心理反应过于强烈或担忧、焦虑、恐惧、悲观等负性心理明显时,则会抑制机体免疫功能。伤口愈合,特别是糖尿病等原发性代谢性疾病等慢性伤口的愈合,很大程度上需要患者的配合。

二、局部评估

对伤口进行局部评估,以便确定伤口的分期和特点,有助于选择合适的伤口处理措施和相应的敷料。局部评估内容如下。

(一)伤口的类型

1.伤口愈合的时间

按伤口愈合的时间将伤口分类为急性伤口、慢性伤口。急性伤口是指突然发生和持续时间较短的伤口,对治疗迅速发生反应,没有感染愈合,愈合过程有规律、及时,并能维持解剖上的完整性,如手术切口、擦伤、供皮区等。慢性伤口是指无法通过正常有序而及时的修复过程达到解剖和功能上的完整状态的伤口,包括长期存在或反复复发的伤口,如压力性损伤、下肢血管性溃疡等。

2.伤口造成的原因

按致伤因素分为受物理因素伤害的伤口,如枪伤、刀伤、撕裂伤、摩擦伤、压力性损伤;化学物品引起的伤口,如灼伤;放射线引起的伤口,如癌症患者接受化疗引起的伤口;温度引起的伤口,如烫伤、冻伤、电击伤;血管病变导致的伤口,如糖尿病足、动静脉性溃疡。

3.组织破坏的深度

按组织受损程度分为部分皮层损伤和全皮层损伤的伤口。部分皮层损伤的伤口是指皮肤破损至表皮或部分真皮,但未涉及深层真皮层,伤口愈合是靠再上皮化的过程。全皮层损伤的伤口是指皮肤的表皮、真皮全部损伤,并深入到皮下脂肪、筋膜、肌肉或骨骼,伤口愈合必须靠肉芽组织的增生、伤口收缩及再上皮化。若有骨、肌腱暴露,伤口无法自行愈合时,需要外科皮瓣重建术来重建。

(二)伤口的颜色

使用黑、红、黄三种颜色来描述开放性伤口。形容伤口时可使用单一颜色或者同时合并右两种或三种颜色。即采用 RYB 方法将伤口分为红色、黄色、黑色及混合型。

1.红色伤口

表示伤口有健康血流的肉芽组织,干净或正在愈合当中的伤口(图 5-1)。

2.黄色伤口

表示伤口内有腐肉、渗液和感染(图 5-2)。

3.黑色伤口

伤口内缺乏血流供应的坏死组织、软或硬的结痂(图 5-3)。

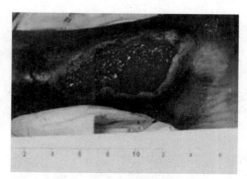

图 5-1 红色伤口

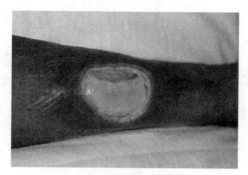

图 5-2 黄色伤口

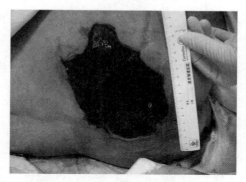

图 5-3 黑色伤口

4.混合伤口

伤口内有上述各颜色,表示伤口内混有部分健康和不健康的腐肉或结痂的组织,如红黄、红黄黑或黄黑等(图 5-4),可用"四分之几"或"八分之几"来说明某种伤口颜色大约占伤口表面积的百分之几。

（三）伤口位置

伤口位置是指伤口与身体解剖位置的关系,准确描述伤口位置能为确定伤口的病因提供线索。如压力性损伤常发生在骶尾部、静脉性溃疡常发生在"足靴区",缺血性溃疡好发于肢体末端,糖尿病足常发生在足底部。有些部位要考虑可能出现的护理问题,如骶尾、臀部的敷料容易被污染且不易固定,四肢伤口在包扎时要考虑到功能等。特殊部位清创要注意保护血管、肌腱、神经等,防止损伤。

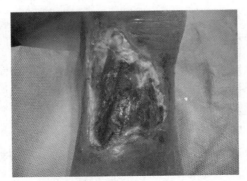

图 5-4　混合伤口

(四)伤口测量方法

1.伤口大小的测量

伤口大小的测量有 2 种方法:①用厘米制的尺测量,沿人体长轴测出伤口最长处为伤口的长,身体横轴测出伤口最宽处为伤口的宽;描述为长×宽,如伤口的面积为 3 cm×5 cm(图 5-5)。②以伤口本身最长处为伤口的长,以垂直该长轴方向最宽处为伤口的宽(图 5-6)。在测量时,要注意即使伤口外形有了明显的改变,测量的位置与方向也不可以改变。

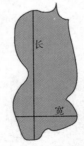

图 5-5　伤口长、宽的测量方法(一)

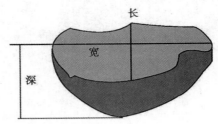

图 5-6　伤口长、宽、深的测量方法(二)

2.伤口深度的测量

用无菌棉棒或探针垂直放入伤口最深处,去掉皮肤外面的部分后放在厘米尺上测量。描述为长×宽×深度,如 3 cm×5 cm×3 cm(图 5-7)。

3.伤口容量的测量

伤口容量的测量是较实用的方法,用以测量深广的伤口。先用无菌薄膜把伤口黏紧,用注射器将生理盐水经透明薄膜注入伤口,记录注入的生理盐水量,就是伤口的容积。此项测量临床意义不大,故工作中较少操作。

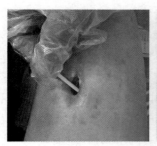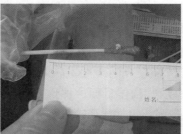

图 5-7　伤口深度的测量

4.潜行的测量

潜行是指伤口边缘下无法用肉眼看到的深部组织坏死。用棉棒或探针沿伤口四周逐一测量。测量时从伤口边缘直接放至伤口最深处,去掉皮肤外面的部分后放在厘米尺上测量。记录时以时针方向来描述。例如,4～5 点间潜行 3 cm(图 5-8)。

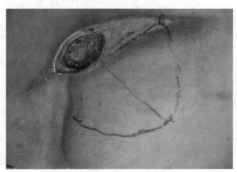

图 5-8　潜行的测量

5.瘘管、窦道的测量

瘘管是指由于先天原因或疾病导致体内空腔脏器等形成一端通向体表,另一端与空腔脏器相通的管道。窦道是指由体表通向深部组织的病理性盲管,仅有一个开口通向体表,测量时使用探针沿窦道方向伸入直到盲端,用镊子夹住露在皮肤表面的探针,再进行测量(图 5-9)。

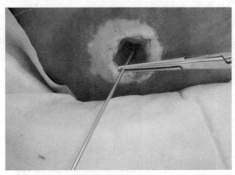

图 5-9　瘘管、窦道的测量

(五)伤口渗液

渗液是指由血管中渗透出来的液体及细胞留在组织或伤口床中。渗液的成分有水、电解质、营养、炎症介质、白细胞、蛋白水解酶、生长因子。渗液的评估包括渗液的量、性状及气味的评估。

1.渗液量

伤口的渗液量部分取决于表面面积,当较大时渗液的量也会增加。有些高渗出性伤口的渗液量也会增加,如烫伤、下肢静脉溃疡、炎症性溃疡等。渗液量的评估方法主要有纱布评估法、Falanga评估法,以及伤口愈合学会世界联盟(World Union of Wound Healing Society,WUWHS)制定了以"伤口潮湿程度"为描述目标的评价方法。其中在国外应用较为广泛的是WUWHS评估方法,2013年发布的《中国压力性损伤护理指导意见》已将其列入伤口评估表中(表5-1)。

表 5-1 WUWHS伤口潮湿程度评估法的描述及含义

状态	含义
干涸	伤口床干燥,无可见的水分,首层辅料未见痕迹,敷料可贴于伤口表面,如某些缺血性伤口
湿润	去除敷料后可见少量液体;首层敷料有明显痕迹;敷料更换频率适合于所用敷料类型。此状态往往是渗液管理的目标
潮湿	去除敷料后可见少量液体,首层敷料有明显痕迹,但尚未渗透;敷料更换频率适合于所用敷料类型
饱和	首层敷料潮湿并已渗透;如不更换敷料种类,换药间隔需缩短
渗漏	敷料饱和,渗液已从首层及二层敷料溢出,沾湿衣物;如不更换敷料种类,换药间隔需大幅度缩短

2.渗液的颜色及性状

渗出液有清澈的、血性的、绿黄脓或褐色,或有臭味等(表5-2、表5-3)。

表 5-2 渗液颜色的意义

特征	可能的原因
清澈	正常、纤维溶解酶的细菌感染、尿瘘、淋巴液漏
浑浊、黏稠	炎症反应或感染
粉红或红色	毛细血管损伤
绿色	细菌感染
黄色或褐色	伤口出现腐肉或肠瘘
灰色和蓝色	与使用含银敷料有关

表 5-3 渗液黏稠度的意义

特征	可能的原因
高黏稠度	感染或炎症含有大量蛋白质
	有坏死物质
	肠瘘
	辅料残留
低黏稠度	静脉疾病或心脏病导致蛋白质含量低
	泌尿系统、淋巴系统、关节腔漏

3.渗液的气味

伤口有细菌生长或坏死组织感染时会产生恶臭味,除去密闭性敷料时也会有气味。渗液气味的评估可按照以下评分,得分越低,说明气味异常越严重,提示存在感染或坏死组织(表5-4)。

表 5-4 渗液气味分级

渗液气味分级	得分
一进屋/病房/诊室就能闻到	0 分
进入屋内能闻到	1 分
与患者一个手臂距离能闻到	2 分
敷料存在时可闻到	3 分
移除敷料后可闻到	4 分
无气味	5 分

(六)伤口边缘及周围皮肤

观察伤口边缘的颜色、厚度、内卷、潜行情况。伤口边缘若出现内卷或与基底分离,则提示伤口停止生长或发生变化,应查找相关因素。

观察伤口周围皮肤的颜色、完整性,注意有无红斑、瘀斑、色素沉着、糜烂、浸渍、水肿等。伤口干燥时,伤口边缘的上皮化和再修复就会迟缓,伤口边缘就会出现坏死组织和结痂。渗液过多而导致伤口边缘浸渍、发白时,上皮化过程也会受阻。肉芽过度增生时、伤口菌群失调时伤口,伤口边缘会变钝、内卷,需要去除诱发因素。

(七)疼痛

患者对疼痛的反应,可抑制自体免疫系统的活动,间接阻碍伤口愈合。疼痛作为一种主观感觉,要客观判定疼痛的轻重程度比较困难。目前常用方法如下。

1.口述言词评分法

一般将疼痛分为四级:无痛、轻微疼痛、中度疼痛、剧烈疼痛,每级一分。

2.视觉模拟评分法

在纸上画一条直线,长度 10 cm,两端分别标有"0"和"10"字样,"0"端代表无痛,"10"端代表剧烈疼痛,让患者根据感觉疼痛的程度,在直线上标出相应的位置。

(八)伤口感染的评估

(一)局部评估

局部的伤口评估方法,可归纳为"一嗅二视三触四量五摄"。

1.一嗅

距离伤口 10 cm 处辨别伤口散发的气味,如恶臭味明显,考虑存在厌氧菌感染。

2.二视

观察伤口床的颜色、渗液量及性质、伤口周围组织皮肤情况。如金黄色葡萄球菌多表现为黄色无臭脓液,但有腥味。大肠埃希菌感染多表现为黄绿色黏滞、稠厚有臭味脓液。铜绿假单胞菌多表现为淡绿色脓液稍稀薄,带有特殊的甜臭味。厌氧菌多表现为暗红色脓液,伤口内有气泡冒出,有大量坏死组织,带有腐败或恶臭味。

3.三触

触摸伤口周围组织有无血肿、硬块、疼痛等。

4.四量

使用伤口尺测量伤口的面积或体积,探测伤口有无潜行、窦道或瘘管。

5.五摄

选择像素较高的数码相机,调节至微距,关闭闪光灯,在同一部位、同一角度、同一距离拍摄伤口图片,作为治疗前后效果比较的依据。

(二)全身评估

高龄、糖尿病、免疫系统疾病、血液系统疾病患者均会出现伤口愈合延迟,患肢血液循环障碍、服用激素及免疫制剂者等也会增加感染的风险。

(三)微生物测定

1.创面细菌培养

最常用伤口表面拭子法,采样后在定量液体培养基中振荡一定时间进行稀释,再接种到营养琼脂培养基表面,孵育后计数并鉴定菌落,用每平方厘米的细菌数表示。但此项技术只能显示表层定植的微生物,不能反映深部组织感染。

2.组织活检术

组织活检术是目前的金标准,可以定量细菌及观察细菌入侵情况,优于创面细菌培养。常用的方法有组织定量培养和快速切片法。

(1)组织定量培养:对切取的伤口组织进行称重,置于有已知体积稀释液的灭菌组织研磨器中,通过研磨释放微生物,再将匀浆稀释液定量接种到营养琼脂培养基表面,用每克组织的细菌数表示。

(2)快速切片法:用定量革兰染色技术来测定伤口细菌量。即取已知量的活组织,匀浆制成显微镜涂片,通过显微镜评价,估算每个视野平均菌落形成单位数,说明每克组织菌量$>10^5$个。

(毛　旭)

第三节　负压伤口治疗技术

一、适应证与禁忌证

负压伤口治疗技术自发明之日起,因其良好的疗效和广泛的适用性,被迅速推广至多种类型的伤口。从术后切口感染和糖尿病足的治疗开始,逐渐拓展应用到各临床科室和各式各样的伤口与创面的治疗中,均取得了良好的效果。可以说,NPWT适合于绝大部分伤口和创面。当然,任何治疗也都有其局限性和不良反应,需要我们在工作中扬长避短。下面针对常见的伤口种类进行分析和总结。

(一)适应证

1.各类慢性难愈性伤口

NPWT能够大幅度提高肉芽组织生长,伤口修复的速度,这对于慢性难愈性伤口有着重大的意义,很多不能愈合的伤口由于NPWT的治疗最终愈合。慢性难愈性伤口的定义仍有争议,一般指超过1个月无明显愈合倾向的伤口,通常存在局部或全身不利于伤口愈合的因素。常见的如下。

(1)糖尿病足:血管病变是糖尿病足的主要的病理改变之一,足部伤口血供不良是伤口难以愈合的重要原因。研究表明,糖尿病足部溃疡常常表现为经皮氧分压($TcPO_2$)不同程度地下降,当 $TcPO_2 < 3.3$ kPa(25 mmHg)时溃疡往往难以愈合。局部血供的改善对于糖尿病足部溃疡的愈合有着重要的意义。NPWT 对于改善伤口血供有着很好的作用,合适的负压能够增加创面血流数倍,因此糖尿病足是特别良好的适应证。由于糖尿病足患者 ABI 都有不同程度地下降,足部动脉灌注压降低,因此在设定治疗压力时要采用较低的负压,一般 $-10.7 \sim -8.0$ kPa($-80 \sim -60$ mmHg)为宜。而且采用间断负压的模式会更有助于伤口血供的提高。

糖尿病足神经病变早期会出现感觉过敏,进行 NPWT 特别是间断模式下会加重疼痛,这时需要适当降低负压,或采取其他镇痛措施以便患者能够坚持治疗。

(2)压力性损伤:压力性损伤是皮肤或皮下组织由于受到压力、剪切力、摩擦力而导致的局限性损伤,常发生在骨骼突出的部位。主要病理改变为组织受压变形后毛细血管血流被阻断导致局部缺血、灌注不足,使组织缺乏氧气和营养物质,最终导致组织的坏死和感染。

对于压力性损伤的治疗除解除局部压力、去除病因外,伤口的保湿是非常重要的,而 NPWT 所提供的干湿适宜的伤口条件正是压力性损伤伤口快速愈合的理想环境。

压力性损伤的治疗也是首先进行清创,清除无生机的坏死组织,清创后,通常保留下来的周围相对"健康"组织也都有不同程度的受伤,NPWT 促进血供的能力能够尽可能挽救这些受伤的组织,并在负压的作用下牵拉组织靠拢,加速伤口闭合。

(3)下肢静脉性溃疡:病因是由于各种原因影响下肢静脉回流,导致浅层静脉血管充血肿胀,静脉压增高,毛细血管壁及静脉血管壁薄弱,血清及液体渗漏到组织间,导致静脉血淤滞及小腿肿胀,阻碍氧气输送导致组织缺氧,细胞坏死形成溃疡。由于上述原因下肢静脉性溃疡愈合是非常困难的。

NPWT 能够以适度的压力间断作用到下肢静脉性溃疡创面,减轻下肢水肿,促进血液循环,并保持湿润的愈合环境,使下肢静脉性溃疡的伤口更加易于愈合。

(4)放射性溃疡:放射性溃疡常见于局部放疗后造成皮肤甚至深部的组织坏死,形成伤口难以愈合。主要病理改变是细胞受到射线的照射损伤后,分裂增殖的能力下降,NPWT 能够释放多种刺激细胞增殖的因子,结合其他前述的原因,促进伤口的愈合。

2.各类急性、亚急性伤口

虽然这类伤口血供没有明显异常,自我愈合的能力较强,采用常规伤口治疗的方法也可以愈合,但采用 NPWT 可以大大加速这种愈合过程。常见的这类伤口如下。

(1)手术切口感染、裂开:手术切口感染、裂开是各种外科手术常见的术后合并症,NPWT 有很好的治疗效果。如常见的老年、肥胖患者剖腹手术后,由于脂肪液化继发切口感染、切口裂开。常规换药治疗是将各种类型的敷料填塞至伤口中,导致切口裂开越来越大,延长伤口愈合时间,NPWT 能够吸引伤口四壁向中间聚拢,加快愈合速度。腹腔内的液体渗出、伤口内的液化脂肪、感染的脓液能够被及时地吸引走,有利于减轻感染。对于某些切口裂开皮下会形成潜行的腔隙,NPWT 能够使这些腔隙被负压吸引闭合。当然前提是对这些潜行的腔隙进行较为彻底的清创,清除感染与坏死的组织。

另一个严重的术后切口合并症的例子是正中开胸术后胸骨后感染。由于有缝合胸骨的钢丝作为异物存在,以及作为胸骨后引流困难,且病灶紧邻心脏、肺等重要的生命器官,这个部位的术后感染致死率很高,治疗困难。因为一方面为充分引流需拆除捆绑胸骨的钢丝,但另一方面拆除钢丝又会造成胸廓不完整,反常呼吸,心肺功能受到严重的影响,加上又常常是心脏手术后,心肺功能本身就很弱,因此很容易导致患者心肺衰竭而死,这是常规伤口治疗所常常面临的窘境。而NPWT对于这类患者非常适合,经过清创去除钢丝清除感染组织,负压能够将胸廓和纵隔持续的力度适中的进行固定,稳定呼吸循环,再加上良好的引流作用使死亡率大大降低。

(2)皮肤软组织感染切开引流后形成的伤口:如大的疖、痈、脓肿及更大范围的坏死性筋膜炎等,经过外科手术的清创引流及静脉、局部应用抗生素治疗后,急性感染得到控制,就可以应用NPWT。特别是有些伤口形成较大范围的潜行腔隙或较深的窦道,常规换药由于向伤口中进行填塞敷料,使潜行的腔隙和窦道长时间不能闭合,造成伤口愈合缓慢。而NPWT基于前面讲述的作用机制,可以逐步减少填塞敷料的范围,使周围潜行的腔隙在负压的作用下一步步变小,窦道一步步变浅,最终加速伤口的愈合。某些情况下伤口过大、皮肤缺损严重,NPWT能够尽快为植皮和皮瓣手术准备好伤口条件。

(3)创伤、烧伤:创伤、烧伤造成的伤口及创面常常多发、巨大而不规则,有时又伴有较多的组织损伤以及骨折等,经过外科清创止血后采用NPWT能够短时间内迅速封闭伤口、引流出血、固定伤口部位、减轻患者疼痛、方便护理转运。基于前述的NPWT的治疗作用能加速伤口的愈合或为手术修复创造条件。这一点对于如战争、地震、车祸、火灾、矿难等出现大规模群死群伤的情况下意义尤为重大,短时间内可以处理大量的患者,然后向各级医院转送转运。因此,NPWT负压套件是战地医疗和民用抢险机构必备设施。

(4)植皮区或供皮区、皮瓣术后:在整形科或烧伤科为修复皮肤软组织的缺损,常常进行植皮或皮瓣的手术,植皮区、供皮区、皮瓣手术区均是应用NPWT的良好适应证。

植皮区采用持续负压的NPWT能够替代常规"打包"定植皮的手术方式,而且固定得松紧适中并具有一定弹性,优于常规"打包"手术方式,特别适用于某些难以完全制动的特殊部位如颈部、肩关节、髋关节附近的植皮手术。

供皮区术后会有大面积渗血,常规包扎容易造成局部形成血块继发感染,延长供皮区的愈合时间。采用NPWT持续负压能够给创面造成一定的压迫而加快止血,并且及时吸走少量出血,不易形成血块及感染,再加上负压对创面愈合的刺激作用而加速供皮区的愈合。

皮瓣术后采用间断负压模式的NPWT能够对皮瓣进行"按摩",促进皮瓣静脉的回流,提高皮瓣的成活率和成活面积。

(5)筋膜减张切开伤口:由于挤压伤等原因造成肢体骨筋膜室内压力增高,易导致肌肉坏死(骨筋膜室综合征)需要进行肢体皮肤筋膜切开减张,对于这类伤口常规换药容易造成伤口越来越宽,不利于骨筋膜室的压力下降后再次手术缝合,而且伤口渗出较多,管理困难,容易受外界污染。采用NPWT可以在降低骨筋膜室压力的情况下维持切口不过度裂开,使再次手术缝合时切口张力较小,而且由于保持切口处于无菌状态,手术感染的可能性也较低。

(二)禁忌证

1.绝对禁忌证

(1)有肿瘤的伤口:NPWT能够促进伤口愈合的一个重要原因是促进局部的血液循环,因此如果将它应用于有肿瘤的伤口,基于上述原因会促进肿瘤的生长,甚至加快肿瘤的转移与播散,因此对含有肿瘤的伤口是不能够应用NPWT的。当然,如果先采用手术等方法将肿瘤全部切除后就可以进行NPWT了,如很多皮肤肿瘤进行外科手术、皮瓣或植皮修复的病例中,就经常采用NPWT作为术后辅助的治疗手段。

(2)大量坏死组织未去除的伤口:如湿性坏疽、干性焦痂、有死骨的骨髓炎等,伤口表面如果有较多没有生机的组织,未进行彻底的清创,负压无法传导到伤口有生机的组织中,会阻碍负压对伤口的治疗作用,而且通常我们进行 NPWT 的时候,更换敷料的间隔会比较长。这些没有生机的坏死组织会在贴膜的封闭环境下腐败,造成创面的严重感染。进行 NPWT 之前一个重要的步骤就是要对伤口进行较为彻底的清创。

(3)伤口基底有脆弱的大血管或脏器:虽然 NPWT 所采用的负压是低负压,但如果作用到脆弱的大血管和脏器上仍有可能对它们造成损伤,发生大出血或器官破裂。脆弱的大血管和脏器通常出现在严重的创伤后,外科手术后,放疗后等情况下,这些因素已经对伤口下方的血管和脏器造成了潜在的损伤,使它们变得脆弱易破,这种情况下就不宜使用 NPWT 了。

2.相对禁忌证

(1)有活动性出血的伤口:尽管负压伤口治疗通过压迫组织有一定的止血作用,但它并不是出血的确切治疗方法,也不能单独用于出血的治疗。对于一个持续出血而不能自止的伤口,持续的引流有造成患者大量失血的风险。因此,在对于创伤、感染或外科手术造成的伤口进行清创后,如果伤口有较多的出血,医师进行 NPWT 时要慎重,要严密的观察或者等待更合适的时机,例如伤口出血已经控制,患者整体情况比较稳定时,再开始负压伤口治疗。对于正在进行抗凝治疗的患者,NPWT 前要确定抗凝水平不是太高,以免渗血不止。

(2)暴露的血管和脏器:在暴露血管或器官上的伤口进行 NPWT(如胃肠、脾,肝或其他内脏)需要非常慎重,以免对其造成损害。在此种情况下,比通常低的压力[像 $6.7\sim8.0$ kPa($50\sim60$ mmHg),而不是 $10.7\sim13.3$ kPa($80\sim100$ mmHg)]才是合适的,并且要严密地观察。而且,在应用负压之前,外科医师应该尽可能采取一些措施保护暴露的血管和脏器,如用邻近的组织去覆盖,或覆盖油纱类的伤口接触层。

(3)较深和形状复杂的窦道:对这类伤口进行清创时,深部的坏死组织不易清除干净,并且由于伤口形状的复杂性使泡沫敷料不易与所有创面完全接触,形成死腔。较细的窦道在进行负压治疗时,细长的泡沫敷料塌陷在窦道颈部形成阻塞,影响负压向窦道深部的传递和分泌物向外引流排出的效果,因此,对于这类伤口进行 NPWT 时要比较慎重,在每次更换敷料时评价治疗效果,如果效果不佳则及时换用其他治疗方法。另外,采用较为致密、结实、压缩比小的白色泡沫敷料,比疏松、压缩比大的黑色泡沫敷料更加安全有效。

(4)严重感染的伤口:感染并非是 NPWT 的禁忌,但仍需慎重。虽然 NPWT 对控制伤口的感染有一定治疗作用,但不能将其作为单独的抗感染措施应用。考虑到更换 NPWT 敷料的间隔一般都在 3 d 以上,过于频繁更换敷料会大大增加治疗的费用,因此,对于严重感染的伤口可以先采用其他抗感染外用敷料,并进行有效的抗生素治疗,待急性感染控制后再应用 NPWT,同时继续应用其他抗感染措施,及时评价治疗效果,调整治疗方案。

二、负压伤口治疗技术的优点

(一)NPWT 的主要优点

(1)使伤口靠拢、缩小,促使窦道,潜行腔隙闭合。特别是对于外科伤口裂开、软组织感染等。

(2)促进肉芽组织生长,为手术修复创造条件。特别是对于难愈性伤口,如糖尿病足、放射性溃疡等。

(3)增加皮瓣、植皮成活率。特别是对于植皮、皮瓣术后固定。

(4)快速保护创面,隔绝外界,不易感染,易于护理,降低患者疼痛。特别是对于创伤、战伤大宗伤员的快速处理。

(二)NPWT 给予患者与医疗机构双赢的结果

对于患者,可以获得更快的愈合,更少感染,更少截肢的危险;减轻疼痛,减少镇痛药物的依赖和成瘾;更好的外观和功能恢复;总体上降低费用。

对于医院,可以获得更快的出院,增加病床的周转率,增加医院的收入;更少的院内感染;更少的医疗纠纷。

三、局限性和不良反应

(一)局限性

各种不同的伤口和一个伤口在不同的阶段均有不同的特点,经 NPWT 充分治疗后(通常为2~3周),仍无愈合倾向,就要重新评估,是不是有全身及局部的原因影响了伤口的愈合、是否应该更换治疗方法。重新评估并不是一定要放弃负压伤口治疗。相反,它可能使我们发现一些问题,这些问题实际上干扰了我们包括负压伤口治疗在内的所有治疗。例如,是否有未得到充分治疗的感染存在,包括细菌、真菌及其他微生物;是否血管堵塞造成局部严重缺血需要先进行血管介入性治疗或旁路移植手术;是否有未被纠正的全身情况,如营养缺乏、高分解代谢、严重全身疾病等;一旦这些问题被发现和纠正,机体可能最终对负压伤口治疗产生效应。因此对患者和伤口制定个体化的治疗方案,治疗中随时评估、修正治疗方案才能最终取得最佳的治疗效果。

(二)不良反应

1.创面持续出血造成患者失血过多

在前面讲述相对禁忌证的时候已经提到,NPWT 首先要注意的一个严重的不良反应就是持续出血。尽管 NPWT 的所采用的负压是低负压,而且通过压迫组织有一定的止血作用,但如果有较大血管的持续出血或患者的凝血功能异常而不能自行止血,在负压的引流下会造成患者大量失血的风险。因此进行 NPWT 时要注意治疗时机的选择和治疗中的严密观察,这个问题就可以有效预防和及时处理了。

2.周围皮肤浸渍、湿疹

NPWT 所采用的贴膜并非绝对密闭,气体分子和水分子可以缓慢地通过贴膜,因此贴膜所覆盖伤口周围的皮肤分泌的汗液可以透过贴膜挥发到空气中,因此不会造成汗液堆积。个别患者出汗很多或贴膜质量不佳时会产生周围皮肤的湿疹。NPWT 所采用的泡沫敷料、吸盘管路已经尽可能考虑到了防止阻塞,但即便如此仍有少许情况下出现血块、黏稠的分泌物、坏死组织会阻塞系统,造成创面的渗液、分泌物无法及时地被吸走,这些液体在创面堆积会浸渍周围的皮肤,造成湿疹,因此治疗过程中仔细地观察及护理是非常重要的,发现问题及时处理,好在现在的负压泵多数具备阻塞漏气报警功能。NPWT 所用的贴膜致敏性很低,极少数患者会造成皮肤过敏,只需对症处理即可。

3.感染加重

对于感染较重、分泌物较多的伤口由于更换敷料频率不够、封闭环境、不利于观察等原因,可能会造成伤口感染的加重。需要在治疗过程中勤于观察,伤口周围的皮肤有无红肿热痛的加重,全身有无感染的征象(发热、白细胞计数上升等),如果确认感染加重,更换敷料的间隔时间要进一步缩短,甚至 2d 一次更换敷料,并配合使用其他抗感染措施,如静脉抗生素的使用、局部抗菌接触层、伤口灌洗技术等。考虑到目前负压套件的价格仍较高,如果再进一步增加敷料更换的频率则会明显增加治疗的费用,对于患者未必是一个最理想的选择。必要时需要重新评估有无其他可替代的更为经济有效的治疗方案。

4.伤口疼痛

NPWT 所采用的是低负压,通常对伤口的刺激较小,不会引起严重的疼痛,但对于某些病例,由于种种原因疼痛会比较剧烈。由于 NPWT 治疗是 24 h 持续作用,疼痛会影响患者的睡眠、休息、工作。这就需要我们采取措施减轻疼痛,如减低负压值,由间断模式改为持续模式(间断模式每次启动都容易引起患者的疼痛),适当应用镇痛药等。泡沫敷料直接接触伤口表面的情况下,肉芽组织长入到泡沫敷料的微孔中,更换敷料时会造成创面出血并伴疼痛。这种情况下,可在伤口表面与泡沫敷料间垫一层油纱类的伤口接触层,以缓解泡沫敷料对创面直接的刺激,换药间隔也不宜过长。

最后,医护人员必须根据患者的伤口情况,明确伤口治疗和护理的目标,选择最合适的伤口治疗和护理方案,如果认为适合采用 NPWT 并且没有禁忌证,治疗前还要和患者进行充分的讨论,使其更好地理解 NPWT 的作用,更好地配合治疗。

四、使用方法与护理

(一)负压伤口治疗系统的构成

NPWT 系统由专用负压泵、专用伤口敷料和专用连接管路构成(图 5-10)。

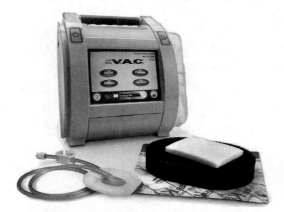

图 5-10　负压泵、内置引流罐、吸盘管路、海绵敷料(黑、白)、贴膜

1.专用的电动负压泵

虽然负压泵的大小、形状、重量各不相同,但必须具备以下几个性能:

(1)持续负压吸引:患者有时会连续使用负压泵数周甚至数月,这对于负压泵的连续工作能力是一个考验。低噪声不会影响患者的休息和生活,能提高患者的依从性,也是至关重要的。负压泵内附电池,方便患者外出而不间断治疗。

(2)压力控制系统:能够产生−26.7～0 kPa(−200～0 mmHg)的压力[因为通常的治疗区间是−20.0～−6.7 kPa(−150～−50 mmHg)],并能够进行精确地调节,来适应不同的伤口类型和伤口愈合过程中的不同时段。

(3)时间控制系统:能够设定持续治疗的时间及设定成按照一定循环周期自动地启动和停止(间歇模式),甚至可以更加智能的波浪式连续周期性改变负压大小。这一循环周期由医师根据伤口的情况而设定。常用的循环周期是启动 5 min 停止 2 min。

（4）便于携带：因为 NPWT 的治疗通常要数周甚至更长，为减少对患者生活工作的影响，不同大小的负压泵被设计出来，有些甚至可以轻松地安置在腰间。

（5）其他：漏气报警、堵塞报警、创面成像分析系统可提高治疗的安全性和方便评价治疗效果。

值得一提的是，医院提供的墙壁中心负压吸引不能代替专用负压泵。墙壁负压是由负压中心设定的，通常比较高 [-40.0～-20.0 kPa（-300～-200 mmHg）]，并且服务于很多房间，简易的调压装置也无法精确地将负压控制到一个理想稳定的水平。过高的负压对创面有害，过低则达不到治疗效果，无法提供间断模式，因此不能达到最佳的治疗效果。

2.专用的伤口敷料

（1）泡沫敷料：NPWT 专用泡沫敷料具有以下特点。①遍布泡沫敷料的网眼和孔隙，能够均衡地将负压传递到伤口的每一部分，从表浅的部分到伤口基底的组织，传导负压均匀高效而且不易被创面愈合过程中会产生多种的引流物堵塞，包括渗出的体液、血液和血块、脱落的组织、细菌等。②泡沫敷料具有较大的弹性、良好的顺应性和可压缩性，能够适合不同形状的伤口，并能随着负压的改变和伤口大小的变化而改变形状。③敷料需要具有良好的组织相容性和低致敏性，不会引起额外的伤口炎症反应和过敏。

常用的泡沫敷料有两种。①黑色敷料：其成分为具有疏水性的聚氨酯泡沫。密度低，结构疏松，内部孔径大，弹性好，柔软，压缩比大，利于渗液排出，适合于大多数伤口，是使用最广泛的敷料。尤其适合重度渗液和感染的伤口，对创面造成的微形变较大，促进肉芽组织生长的作用显著。敷料有不同大小和形状，以适应各种大小和形状的伤口，如适合骶尾部形状或手套状等。黑色敷料也有缺点：个别情况下由于肉芽组织生长快，长入敷料网眼中，造成与创面的粘连，更换敷料时会撕下一薄层肉芽组织，影响治疗效果，并引起患者的疼痛。这时，可以在泡沫敷料与创面之间垫一层伤口接触层，或者采用另一种的白色泡沫敷料以减少这种不良反应。②白色敷料：其成分为具有亲水性的聚乙烯醇泡沫。密度高，结构较为致密，内部孔径小，质地坚韧，不易断裂，肉芽组织不易向敷料内生长，不会造成与创面粘连，适用于细长的窦道或不需要肉芽增生太快的伤口。白色敷料的缺点是当伤口分泌物较多时，有时会造成堵塞，影响负压的传导和分泌物的引流，另外，刺激肉芽组织生长的作用和适应负压闭合伤口的顺应性也弱于黑色敷料。

负压是治疗手段，泡沫敷料是将负压均匀传递到创面的最好的载体。其优点：更大的宏形变有利于缩小伤口，更明显的微形变有利于肉芽组织生长，弹性良好，微孔四通八达，不易堵塞（图 5-11）。而纱布传导压力不均匀，易堵塞，弹性不佳，不易达到最佳的治疗效果。因此在有条件的情况下，建议尽可能使用泡沫敷料而非普通纱布。

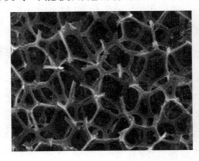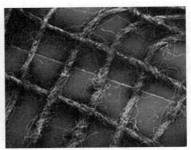

图 5-11 泡沫敷料与纱布显微镜下的差异

（2）伤口接触层：在泡沫敷料与伤口之间还可以加入薄层敷料，称为伤口接触层，这不是必须的，只在必要时采用。常用的是一层浸有医用矿物油（如凡士林）的油纱。伤口接触层能降低泡沫敷料对伤口表面的刺激，减轻肉芽组织长入泡沫微孔，减少更换敷料时的疼痛和出血，保护脆弱的创面，如大血管、肠管等，还可根据某些伤口接触层的特有性质达到特殊的治疗效果。如各种抗菌敷料（如含银敷料等）作为伤口接触层来对抗感染，应用时将抗菌敷料直接覆盖创面，来替代油纱布。但该抗菌敷料应能够允许液体透过（非防水敷料），不要影响负压的传导和液体的引流。伤口接触层的缺点是减低微形变对创面的刺激，减慢肉芽组织生长。

（3）透明密封贴膜：看似简单，却是不可替代的关键组件。正是密封贴膜的出现，才使我们将开放的伤口变成闭合，才能使用负压。常用的是丙烯酸材质，这种膜一面有胶，能够粘贴在创面周围适当范围的皮肤上。具有以下特点：①薄而结实，弹性好，才能长时间不破损漏气；顺应性良好，适合不同形状的部位，如会阴部、腋窝等。②具有适当的密闭性：一方面是"封闭"，将开放的伤口封闭起来，维持伤口的负压，而且伤口的渗液不会渗出来，帮助保持创面湿润；另一方面又有轻微的"透水、透气"，即允许水和气体以分子形式缓慢通透，这样一来皮肤表面的细胞依然能够正常的呼吸，汗液可以透过贴膜蒸发，有效地防止汗液堆积引起的贴膜失效。另外由于氧气分子的通透，防止伤口由于封闭形成厌氧的环境，导致厌氧菌的感染。③贴膜使用方便，有尺寸较大的无菌包装，以便能够剪成适合创面的大小，透明贴膜应该覆盖整个创面的区域还要超出到创面边缘正常皮肤 3～5 cm。④低皮肤致敏性，长时间粘贴很少引起皮肤过敏。另外，所含的材料不能检测到内毒素。

3.引流管路

（1）外接吸盘或内置引流管：连接泡沫敷料与引流管的方式有两种，一种是外接吸盘，另一种是内置引流管。外接吸盘是一个四周有一圈贴膜的圆盘形接口，可以很方便地与覆盖泡沫敷料的贴膜进行连接，有些吸盘中还置入测压传感器，在漏气或管路堵塞时报警。内置引流管可以在放置泡沫敷料时戳孔插入到泡沫敷料中，也有些厂家的产品已经将引流管与泡沫敷料制作成一体，直接使用即可，粘贴密封膜时需要小心操作，以免漏气。吸盘的发明使更换敷料的操作变得可靠并快捷，因此现在大多数时候均采用吸盘与泡沫敷料连接。只有在伤口形状特殊时（例如较深的窦道或细长的伤口）才采用内置引流管插入到海绵敷料内（图 5-12）。

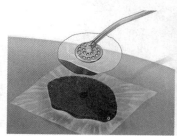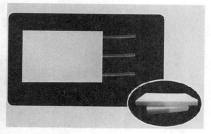

图 5-12 外接吸盘与内置引流管

（2）连接管、塑料夹、直连接头或 Y 形连接头：连接吸盘和引流瓶的连接管长度要适当，以保证活动自如。连接管上应配备塑料夹，当患者要临时脱离负压泵时，可使用塑料夹，临时夹闭管路，保证在断离负压泵时不会使敷料丧失负压。直的接头，用来连接引流管。如果患者有不止一处伤口，或者伤口比较大，医师可使用 Y 形接头连接多个伤口的引流管并将它们连接到同一个负压泵,方便护理和患者的活动。

(3)引流罐:用来收集负压泵从创面吸引过来的液体和脱落组织,可根据伤口渗液量选择引流罐的容积,或根据上述两者调整倾倒引流罐的间隔。引流罐应有防倒流和避免倾斜倒置时液体被吸入泵体的设计。一次性设计引流罐能够更好地预防交叉感染。某些厂家的引流罐内有吸水的凝胶,能够吸收渗液后固定渗液,防止渗液反流,便于携带和更换。

(二)操作步骤

1.清创

如果伤口表面有较多的失活组织或感染组织,贸然采用 NPWT 不但起不到治疗作用,还有可能加重创面感染(图 5-13)。因此 NPWT 禁忌证包括表面有大量坏死组织的伤口。有时伤口的组织坏死界限不确切,进行 NPWT 时并不要求清创极其彻底,清除所有失活组织(图 5-14)。因为这样可能会误伤一些受伤的组织,而它们本有可能从受伤的状态恢复过来。因此应在每次换药时逐步清创。伤口各潜行腔隙要充分开放,特别是窦道等较深的或形状复杂的伤口更需要适当的外科清创,防止死腔或大量失活组织的残留。对于感染严重及感染不断向外扩展的伤口,可暂缓 NPWT,待感染控制后再进行。周围的皮肤表面要清洁干净,以利于贴膜的粘合,防止漏气。

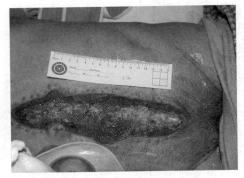

图 5-13　清创前坏死组织较多

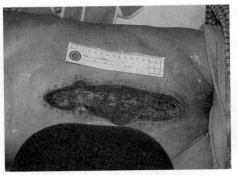

图 5-14　清除感染坏死组织

2.泡沫敷料填充伤口

根据伤口的大小、深度,将敷料修剪成与伤口类似形状。负压作用后泡沫敷料会缩小,因此泡沫修剪后的体积需比伤口稍大。直接填充伤口或先在伤口表面垫一层伤口接触层。敷料可以进行任意拼接,甚至用一长条的泡沫敷料作为连接两处伤口泡沫敷料的桥梁(图 5-15、5-16)。

3.透明贴膜封闭伤口

擦干伤口周围皮肤,将一块大小适当的透明贴膜将泡沫敷料连同伤口一起封闭起来。一般要超过伤口边缘3～5 cm。消毒周围皮肤时避免使用碘伏,以免影响透明贴膜粘贴。对于某些形状特殊的伤口,如头面部、腋窝、手足、腹股沟、会阴部等部位,伤口旁会有褶皱,容易造成贴膜不严、漏气,可采用医用橡皮泥封堵(图 5-17、5-18)。

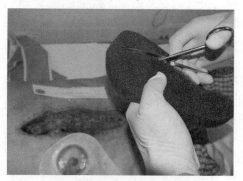

图 5-15 修剪泡沫敷料成伤口形状

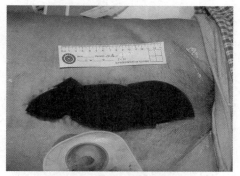

图 5-16 泡沫敷料填塞伤口

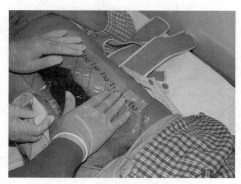

图 5-17 贴膜覆盖伤口和敷料

4.连接管路引流瓶

如为吸盘系统,在敷料中部贴膜上剪一个直径为 2～3 cm 的小孔,用来覆盖吸盘,然后连接管路、引流瓶(图 5-19)。如无吸盘,将引流管全部包裹在泡沫敷料内部,避免引流管直接接触伤口床。将引流管由透明膜边缘引出,并将引流管和透明膜结合部位严密封闭(图 5-20)。避免引流管引出部位直接接触皮肤,以防负压形成后造成皮肤压迫性损伤。吸盘或引流管的放置方向还应该考虑患者的体位方便和防止受压,如骶尾部压疮,吸盘或引流管不能成为压迫患者伤口的因素。

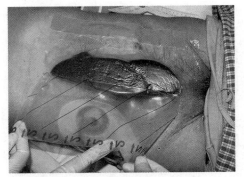

图 5-18　贴膜覆盖伤口和敷料

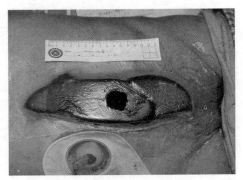

图 5-19　在贴膜中央剪孔

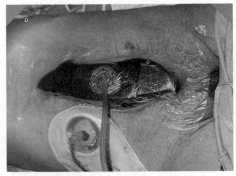

图 5-20　覆盖吸盘

5.启动负压泵,测试密封性

调整好负压泵参数就可以启动负压泵了。这时,泡沫敷料和伤口中的空气被吸出,泡沫敷料塌陷(图 5-21)。如果泡沫敷料未塌陷,提示存在漏气点,应找出漏气点加以封闭。可在可疑漏气点部位另贴一块透明膜。先进的负压泵都具有漏气、堵塞报警功能,能提醒医护人员找出问题。在确认了整个系统密封性能良好后,就可以正常工作了(图 5-22)。

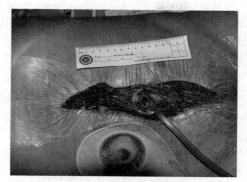

图 5-21　开始治疗后泡沫收缩塌陷

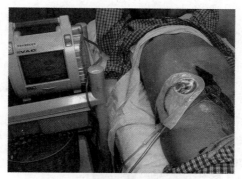

图 5-22　患者整体治疗情况

(三)参数设置及调整

负压泵的参数设定对于负压伤口治疗的成败起着非常重要的作用,如压力的大小、治疗时间的长短、间歇性治疗或持续性治疗等,应该予以充分的注意。而且治疗的方案和参数需要根据伤口对治疗的反应进行评估和调整。参数设定和调整的目标是用最佳的方式促进伤口尽快愈合,而且尽可能提高患者的依从性。对于上述每一个问题重视的不足,都会降低治疗的效果,甚至会导致治疗的失败。

1.负压的大小

与常用作术后负压引流的墙壁中心负压[−40.0～−20.0 kPa(−300～−200 mmHg)]相比,NPWT 所采用的负压是较低的负压[−20.0～−6.7 kPa(−150～−50 mmHg)]。

负压过低起不到治疗效果,但是为什么负压不是越大越好呢。因为过大的负压会造成对创面的压迫过大,超过了创面组织的灌注压,创面的血供不但不能增加,反而会减少。NPWT 压力范围恰好与人的血压范围相当,这不是巧合。也有文献报道,采用较大的负压[−53.3～−20.0 kPa(−300～−200 mmHg)]治疗伤口取得好的疗效,这些大多针对急性血运好的伤口,也没有随机对照。疗效只是由于引流渗液和向中间聚拢的作用,并不能提高伤口的血供,达不到最佳的疗效。由于这类伤口血供充分,抗压迫能力强,高负压对创面血供的不利影响在临床中难以显现。但如果是对于血供脆弱的慢性难愈性伤口应用高负压,将会对创面造成严重伤害,使本已脆弱的血供完全枯竭,造成伤口更加难以愈合。

在这一范围内如何根据伤口情况选择合适的负压,要考虑的因素包括伤口种类、创面组织、治疗目的。

（1）伤口种类：急性创面渗出多，如创伤、感染，应采用较大负压；慢性难愈性创面渗出少，如糖尿病足、静脉性溃疡等，则应采用较小负压。

（2）创面组织：肌肉等血供好的组织，可采用较大负压；脂肪等血供差的组织，应采用较小负压。

（3）治疗目的：为了使伤口向中央聚拢，应采用较大负压；如需刺激肉芽组织增生，则需采用较小负压。另外，还要根据患者的耐受程度和治疗过程中的反应对负压大小进行调整。

2.选择负压模式

专用的负压泵提供持续和间歇两种工作模式。间歇负压模式是指电脑控制下，负压泵吸引一段时间，再停止一段时间，交替运行。这样能够一张一弛按摩创面，对增加创面血供更有利，因此能更加显著的增加肉芽组织的生长速度（100%：60%）（图5-23）。

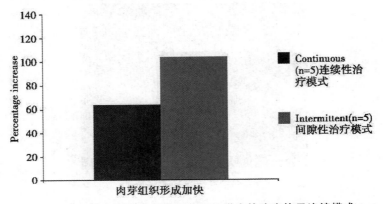

图5-23　间歇负压模式刺激肉芽组织增生的速度快于连续模式

间歇模式特别适用于创面渗出少、血供差的创面，如糖尿病足、下肢静脉性溃疡、放射性溃疡等。常用周期设定为启动5 min停止2 min。

对于渗出多，血供好的伤口多采用持续负压，这样对吸走渗液、组织靠拢更加有利。

3.每天负压治疗时长

如果一个创面有持续的渗出，24 h不间断地进行负压治疗无疑是最有效的。不但可提高疗效，而且不容易出现创面液体堆积、贴膜失效。

虽然目前负压泵已经充分考虑到便携性，但持续24 h不间断地治疗依然会降低患者的依从性，所以在某些类型的负压治疗中允许患者在每天一段时间内脱离负压泵，患者的依从性就会明显提高。根据文献，每天的治疗时间不小于6 h，才能取得较好的治疗效果，而且只是适用于某些渗出少的慢性伤口，如糖尿病足伤口。对于门诊患者，这样的治疗方案是患者乐于接受的。对于渗出很多的伤口，则必须采取24 h持续治疗。

如果患者需要与负压泵短暂地分离，则需要夹闭引流管，避免漏气。一旦看到在透明贴膜下面有引流物的堆积，就需要将引流管尽快重新连接到负压泵上，将负压泵的参数设定到原来的数值，开始采用持续吸引模式，尽快吸走液体，然后再恢复间断模式。

4.敷料更换间隔

慢性无感染创面5~7 d为宜，感染明显渗出多者3~5 d为宜。换药间隔过短，会扰乱组织修复愈合，增加患者换药时的疼痛，也增加患者的治疗费用。换药间隔过长，不利于伤口的持续清创，无法达到刺激创面启动新的修复进程的目的。间隔时间过长还会让肉芽组织长入到泡沫敷料的微孔中,更换敷料时出血和疼痛较重。另外,换药可查看、评价创面,以便判断是否出现问题(如感染),并予以相应的治疗。

5.整个治疗周期

需要根据患者具体情况来定,有的伤口经过 NPWT 后可以直接闭合,有的可以为手术准备良好的伤口条件,适时的手术能够大大缩短患者伤口的愈合时间。

如果治疗 2～3 周未见良好的效果,需要考虑调整治疗方案。并且考虑患者的全身状况,清创是否彻底,NPWT 的各参数是否合适、感染的控制等。必要时考虑换用其他的治疗方案。

6.伤口灌洗

对于伤口感染较重、分泌物黏稠、坏死脱落组织多、容易堵塞的伤口,可以采用伤口灌洗的方法。在伤口和泡沫敷料间放置一根或多根滴水管,持续不断地滴入生理盐水或抗生素盐水,对伤口和泡沫敷料进行冲洗,有助于降低伤口的生物负荷,防止堵塞。伤口灌洗滴入速度是可以控制的。

(四)常见问题的观察和处理

在 NPWT 过程中,医护人员要经常地巡视患者,发现问题及时处理,除了常规需要处理的问题以外,与 NPWT 相关的常见问题如下。

1.漏气

使用具有漏气报警功能的负压泵能够在第一时间发现漏气。如果负压泵没有漏气报警功能,常可听闻嘶嘶的漏气声音,特别微小的漏气不易发觉,经过一段时间后,通过贴膜可以看到,漏气附近泡沫敷料干结。漏气好发于皮肤褶皱处,如腋窝、腹股沟、会阴部、手、足等形状不规则处。可用一小片透明贴膜"打补丁"堵漏气处,皮肤褶皱处可采用医用橡皮泥进行封堵,仍然难以处理者可以考虑全部更换贴膜或敷料,重新进行封闭。平时要注意保护患处防止贴膜被碰破。

2.堵塞

使用具有阻塞报警功能的负压泵能够在第一时间发现阻塞。如果负压泵没有阻塞报警功能,常表现为伤口处本应塌陷的泡沫敷料出现膨起,时间长了就会出现积液,甚至浸渍周围贴膜,渗液流出。处理原则:如果阻塞部位位于吸盘、引流管或引流罐只需将相应的部件更换,如果阻塞部位是泡沫敷料本身,则需部分或全部更换泡沫敷料。

3.感染

如果在治疗过程中发现伤口周围红肿热痛,泡沫敷料内脱落组织多、引流出的液体黏稠并有其他感染的全身表现(发热、白细胞增多),应考虑到创面感染加重的可能,需要进行创面局部、口服或静脉应用抗生素以及增加更换敷料的频率,甚至暂停 NPWT 的治疗,改用其他抗感染效果更好的伤口处理方案,待感染减轻后可继续 NPWT 的治疗。

4.停止生长

伤口经过 NPWT 一段时间后肉芽组织生长有停滞的迹象,需要分析找出原因,有针对性地治疗。有时需要再次进行清创,给创面造成新的刺激以启动新的修复过程。

NPWT 实施过程中,需根据患者的全身情况的变化(如是否存在发热等情况、营养状况等),伤口对治疗过程中的反应(如大小、颜色、分泌物等)等因素综合决定治疗进程,发挥 NPWT 的最大潜能。

(毛　旭)

第四节 失禁性皮炎

一、概述

失禁性皮炎(incontinence-associated dermatitis,IAD)是指皮肤长期暴露在尿液和/或粪便当中,导致的皮肤炎症性损害,皮肤表面有红疹或者水疱,或伴浆液性渗出、糜烂、皮肤的二重感染。其发生部位不仅仅在会阴部,也发生在腹股沟、臀部、大腿内侧等处。

二、病因与病理生理

失禁性皮炎的主要原因是大、小便失禁。尿失禁时,患者皮肤长期处于潮湿环境,尿液的pH为碱性,而皮肤的pH为弱酸性,皮肤长时间处于碱性环境中,表皮的角质层容易受损。大便失禁时,粪便中的蛋白酶和脂酶,特别是排便次数频繁,呈水样便的患者,粪便还含较多的胆盐和胰脂酶,这些消化酶都会对皮肤造成一定的损伤,使皮肤角质层的防护作用下降,加上潮湿的作用,皮肤极易受损。大、小便失禁时在尿液导致的碱性环境中使粪便中的酶活性增强而刺激性则更大。Brown等认为导致失禁性皮炎的三大危险因素有组织耐受力、会阴部环境和患者的移动力。Gray等则把失禁性皮炎的危险因素分为六类:长期暴露于湿性环境,大、小便失禁,限制装置的使用,碱性pH,病原体的感染及摩擦。也有研究认为,皮肤状况不良如老龄、疼痛、皮肤缺氧、发热及活动减少等,也是失禁性皮炎的危险因素。

三、诊断与评估

根据患者大、小便失禁病史及皮肤损害的表现,对于由于单纯失禁引起的,发生在会阴部的皮炎诊断较容易。但是,对于既有失禁因素,又有压力等因素同时存在,发生在臀部等压力性损伤易发生部位的2期压力性损伤与失禁性皮炎则很难区别。从病理生理上来说,失禁性皮炎的皮肤损伤是从外到内的炎症性损伤,从完整皮肤上红疹可进展为水疱形成或者表皮缺失。而压力性损伤是由于组织血管变形引起的缺血性损害。

四、预防与护理

(一)评估

会阴部评估工具(PAT)是评估IAD发生危险性的工具,主要通过刺激物的种类和强度(固、液粪便和/或尿)、作用持续时间、会阴部皮肤状态、危险因素(如营养不良、鼻饲、低清蛋白等)4个方面评估。每条项目1~3分,总分3~12分,分数越高,发生IAD的风险越高。

SAT是用于评估IAD严重程度的工具,主要是从受损皮肤范围,皮肤的发红程度及侵蚀3个方面进行评估。前2项目0~3分,后1项0~4分,总分0~10分,得分越高则IAD越严重。

(二)预防及护理

预防失禁性皮炎是失禁患者护理的重要工作,目前国际上对于IAD的防治,主要是清洗、润肤和使用皮肤保护剂三大原则,并可辅以一些支持性干预措施。

预防的重要措施就是减少皮肤长期接触刺激物,从根本上减少皮炎的发生。

1.对失禁患者进行风险评估

应用会阴评估量表对失禁患者进行评估,尽早发现有发生失禁性皮炎风险的患者。对高危患者加强巡视,及时发现和清除排泄物,使用正确的失禁护理方法,减少排泄物对皮肤的刺激。

2.皮肤保护方案

(1)清洗要点:轻柔,免冲洗,合适的 pH。清洗皮肤时动作要轻柔,不要用力去摩擦。清洗液最好无香味、无刺激性,且接近皮肤的 pH。目前国际上常使用免冲洗的清洗液,其 pH 接近皮肤且含有清洁剂和表面活性剂,可清除刺激物或脏污,若含有润肤剂也可修复受损皮肤。

(2)润肤:润肤剂(如凡士林、赛肤润、菜籽油等含脂高的物质)的作用是填补角质层细胞间的脂质,使皮肤表面更光滑并能填补皮肤屏障间的小裂缝。

(3)保护剂的使用是为了保护皮肤角质层不受大小便的刺激及粪便中细菌的侵蚀。皮肤保护剂既要有水合作用也要透气,以保证长时间的使用不会引起皮肤的浸渍。常见的皮肤保护剂有两类:一类是油膏类如氧化锌、凡士林、二甲硅油等;另一类是液体状的丙烯酸酯。其次,中药如烧伤润湿膏、京万红烫伤膏加龙血竭等也有一定的效果。另外,现在比较新型的产品,如3M伤口保护膜、康惠尔皮肤保护膜等也可用于皮肤保护。

3.其他

避免摩擦等其他易导致皮肤受损的问题,对合并有皮肤感染的问题,应及时使用抗细菌或抗真菌药膏外涂。

五、压力性损伤与失禁性皮炎的鉴别

对于存在失禁的患者,发生在臀部的压力性损伤与失禁性皮炎鉴别有一定难度,欧美等国家有学者设计了压力性损伤和失禁性皮炎视觉观察鉴别表,使用后提高了护士对于两者的鉴别。目前国内还没有规范应用二者的鉴别表。在位置上,压力性损伤常存在于骨隆突处,如骶尾部,而失禁性皮炎常存在于会阴、肛周、皮肤皱褶处、使用可吸收的垫子等处;在颜色上,压力性损伤表现为压之不褪色的红色、淡红色、深红色、紫褐色(深部组织损伤)等,而失禁性皮炎表现为鲜红或浅红色;在深度上,前者可为部分至全层皮肤的受损,甚至累及皮下组织、肌肉、骨骼,而后者多为浅表性,只侵蚀表皮和真皮;在边界上,前者相对较清楚,后者多为弥散、不规则状;在伤口周围皮肤上,前者一般为正常,可触及肿胀,后者多有红色炎性水肿;其他方面,前者可有分泌物和坏死组织,后者一般无分泌物或坏死组织。1 期压力性损伤和轻、中度失禁性皮炎都表现为皮肤红斑,但 1 期压力性损伤的皮肤红斑是以压之不褪色为特点,评估者可轻轻按压发红的部位,如受压后不能变白则提示为压力性损伤,反则为失禁性皮炎。二者的鉴别还需要关注病史,也有一些新的工具帮助进行鉴别。

(毛　旭)

第六章

门诊护理

第一节 门诊护理概述

一、门诊护士服务规范

(一)护士仪表

(1)护士仪表端庄文雅,淡妆上岗,给人以亲切、纯洁、文明的形象。

(2)工作衣帽干净、整洁,勤换洗,正确佩戴胸牌(左上方)。

(3)头发保持清洁、整齐,短发前不遮眉,后不过领,长发者需盘起。

(4)保持手部清洁,不留长指甲,不涂指甲油。

(5)穿护理部、门诊部统一发放的白色鞋子和肤色袜子,并保持鞋子、袜子清洁无破损,不穿高跟鞋、响声鞋。

(6)饰物:上班期间除项链、耳钉外,不佩戴其他首饰。

(7)外出期间着便装,不穿工作服进食堂就餐或出入其他公共场所。

(二)文明服务规范

(1)仪表端庄、整洁,符合医院职业要求,挂胸牌上岗。准时到岗,不擅离工作岗位,不聚堆聊天,专心工作。

(2)接待患者态度亲切,服务热心。有问必答,首句普通话,首问负责制,主动服务,语言规范。

(3)预检护士熟悉普通、专科、专家门诊出诊时间,为患者提供正确的预检服务。

(4)巡回护士站立服务,根据就诊患者人数,及时进行引导和疏导服务,并保持两次候诊秩序良好。

(5)对政策照顾对象,按政策要求予以照顾就诊。

(6)对老、弱、残、孕等行动不便患者提供迎诊服务及搀扶服务和陪诊服务。

(7)各楼层免费提供饮用水和一次性水杯,并实行其他便民服务措施。

(8)发现问题主动联系相关部门,尽可能为患者提供方便,帮助解决问题,不推卸责任,不推诿患者,构建和谐医患关系。

（9）尊重患者的人格与权利,尊重其隐私,保守医密。

（10）注重自我修养,树立为患者服务意识,展现良好的医德、医风和精益求精的职业风范。

（11）开展健康教育,以不同形式:讲座、咨询等。

（12）接待患者和服务对象时,使用礼貌用语,语言坦诚亲切,带有安慰性的讨论,电话热线等,为患者提供健康教育服务。

（三）护士礼貌用语

（1）护士与人交谈时要保持稳定情绪和平和心态,做到自然大方。

（2）牢记和熟练运用服务用语"十声九字",不对患者使用"四语"。①"十声":问候声、欢迎声、致谢声、征询声、应答声、称赞声、祝贺声、道歉声、送别声。②"九字":您好、欢迎、谢谢、对不起。③"四语":蔑视语、烦躁语、否定语、斗气语。

二、门诊护理工作质量标准

（1）护士岗位要求:仪表端庄,挂胸牌上岗,准时到岗,不擅离岗位。

（2）对患者态度亲切,服务热情,不生硬、不推诿。

（3）主动服务,语言规范,有问必答,首句普通话,首问负责制,无患者投诉。

（4）患者就诊服务流程为预检、挂号、候诊、就诊。

（5）预检护士挂号前 10 min 开始预检。护士熟悉普通、专科、专家门诊时间。正确分诊,做到"一问、二看、三检查、四分诊、五请示、六登记"。对传染病患者及时分诊隔离。

（6）巡回护士站立服务,根据就诊人数,及时进行疏导,并根据工作安排,进行健康教育。

（7）候诊区环境整洁,就诊秩序良好,有两次候诊流程。

（8）各诊室内环境整洁,秩序良好,单人诊室内一医一患;多人诊室内诊台、诊察床有遮隔设施、诊察床单位整洁,患者使用后及时更换。

（9）治疗室清洁、整洁,物品放置有序,标识清楚,严格按《医院消毒隔离质量标准》工作。医用垃圾分类正确。

（10）各楼层有"便民服务措施",对政策照顾对象按政策照顾就诊。对病重、老、弱、残、孕和行动不便者提供迎诊服务、陪诊服务和搀扶服务。免费提供饮用水和一次性水杯。

三、门诊预检分诊管理

（1）预检护士由资深护士担任,同时具有高度的责任心。严格遵守卫生管理法律、法规和有关规定,认真执行临床技术操作规范以及有关工作制度。

（2）患者来院就诊,预检护士严格按照"一看、二问、三检查、四分诊、五请示、六登记"原则,正确分诊。

（3）根据《中华人民共和国传染病防治法》有关规定,预检护士对来就诊患者预先进行有关传染病方面的甄别、检查与分流。发现传染病或疑似传染病患者,通知专科医师到场鉴别,排除者到相应普通科就诊;疑似者发放口罩、隔离衣等保护用具,专人护送到特定门诊,并对接诊区进行消毒处理。由特定门诊预检护士按要求通知医务处、防保科、门诊办公室,并做好传染病登记工作。

（4）如遇患者病情突变急需抢救时,预检护士立即联系医师就地抢救;同时联系急诊,待病情许可,由专人护送至急诊。

(5)遇突发事件,预检护士立即通知医务处、护理部、门诊办公室,按相关流程启动应急预案。

四、发热门诊管理

(1)在门诊部和急诊室设立预检分诊处,在醒目处悬挂清晰的发热预检标识。急诊室预检工作实行 24 h 值班制,做好患者信息登记。经预检查出的发热患者,由预检处的工作人员陪送到发热门诊。

(2)发热门诊相对独立,并有明显标识,配有专用诊室、留观室、抢救设施、治疗室、放射线摄片机、检验室、厕所。

(3)发热门诊设有双通道,工作人员和患者从不同路径出入发热门诊。有明确的清洁、半污染和污染区划分,设置有效屏障,安装非接触式洗手装置。

(4)医师和护士须经过专业培训,合格后方可上岗。

(5)医务人员须准时上岗,24 h 均按排班表落实。不擅自离岗,不以任何理由延误开诊。如确有特殊情况,必须提前一天向医务部及门诊部请假,由医务部安排其他人员。

(6)坚持首诊负责制,对每个发热患者必须首先进行详细的流行病学资料收集及认真检查,根据流行病学资料、症状和体征、实验室检查和肺部影像学检查综合判断进行临床诊断,避免漏诊。

(7)严格执行疫情报告制度,一旦出现可疑患者,在第一时间内进行隔离观察、治疗(一人一室一消毒),并立即向医务科报告。遇有疑难病症,及时会诊,以免延误病情。

(8)确诊或疑似病例,必须立即按程序上报,6 h 内报当地疾病控制中心,并同时填写传染病疫情报告卡,不得延误或漏报。

(9)严格执行交接班制度,并做好患者信息登记及转运交接记录。

(10)医务人员在岗时做好个人防护,接触患者(含疑似患者)后,及时更换全套防护物品。

(11)进入发热门诊就诊患者应在医务人员指导下做好相应防护。

(12)诊室保证通风良好和独立的空调系统,每天常规进行空气消毒、定时消毒地面、物品表面。患者离去后立即进行终末消毒处理。

(13)医务人员防护、设备消毒、污染物品处理等,按卫健委统一文件执行。

五、肠道门诊管理

(1)认真学习《中华人民共和国传染病防治法》及有关肠道传染病业务知识,按要求完成培训。

(2)认真填写门诊日志。对前来就诊的腹泻患者建立肠道门诊卡,并逐例按腹泻患者专册登记项目要求登记,每天核对。专卡、专册、登记册保存 3 年。

(3)做好肠道传染病的登记工作。按规定时间向防保科报出传染病报告卡,并做好交接记录。疑似或确诊甲类传染病立即电话报告防保科。

(4)每月填写"肠道门诊月报表"交防保科、卫生防疫站,并留存一份。

(5)肠道门诊对就诊患者认真询问腹泻病史、流行病史及进行必须体征、粪常规检查,做到泻必采,有样必检"。对 6 种可疑对象进行霍乱弧菌培养。对确诊或疑似细菌性痢疾病者及重点职业(幼托儿童保育员、饮食从业人员、水上作业人员、与粪便接触从业人员)腹泻患者需进行细菌性痢疾培养。

(6)发现食物中毒、集体性腹泻(3例以上,含3例)病例立即电话报告卫生防疫站和卫生监督所。

(7)加强肠道门诊日常消毒隔离工作,严格按"消毒隔离规范""肠道门诊医院感染管理制度"执行,防止医院内感染发生。对患者呕吐物、粪便和"检后标本",以及被污染物品、场所及废弃物应立即进行相应消毒隔离处理。对重症腹泻患者立即隔离,防止疾病蔓延、扩散。

六、门诊换药室、治疗室管理

(1)换药室、治疗室的布局合理,清洁区、污染区分区明确,标志清楚。

(2)环境清洁、干燥,有专用清洁工具,每天2次清洁地面。如有脓、血、体液污染,及时用2 000 mg/L含氯消毒液擦拭消毒。

(3)护士按各自岗位职责工作,无关人员不得入内。

(4)严格执行无菌技术操作规程,每次操作前后洗手。各种治疗、护理及换药操作按清洁伤口、感染伤口分区域进行,无菌物品必须一人一用,换药时要戴手套。

(5)无菌物品按消毒日期前后顺序使用,摆放整齐,有效期为2周,梅雨季节为1周。使用后的器械、换药用具等物品,统一送供应室处理。置于无菌罐中的消毒物品(棉球、纱布等)一经打开,使用时间最长不超过24 h,提倡使用小包装。疑似过期或污染的无菌物品需重新消毒,不得使用。

(6)治疗车上物品应摆放有序,上层为清洁区、下层为污染区。车上应备有快速手消毒液或消毒手套。

(7)破伤风、气性坏疽、铜绿假单胞菌、传染性等特殊伤口应在特殊感染换药室进行。使用一次性换药器具。换药后敷料及换药器具放入带有警示标识的双层黄色垃圾袋,换药室进行紫外线空气消毒,地面用2 000 mg/L含氯消毒液擦拭。

(8)污染敷料和使用过的一次性医疗废弃物丢入黄色垃圾袋,由专人收取、处理并交接登记。

(9)换药室、治疗室每天紫外线进行空气消毒,做好记录。

(10)每天开窗通风,保持空气流通。

七、入院处管理

入院处是医院的一个特殊窗口,是住院患者必经的中间环节,与医院其他部门有着纵横交错的联系。为确保患者的合法权利,提高入院处的服务质量,制订下列管理规范。

(一)常规工作规范

(1)每天上班即与各病区办公室护士或护士长联系当日出院情况,了解床位调整,确定收治床位。按流程为已有确定床位的患者办理全套入院手续。

(2)接受患者入院登记,填写入院须知(兼入院通知单)并交给患者。对于要办理特殊手续患者作重点指导。

(3)普通患者住院采取预约制,按照时间先后顺序处理;在入院通知单上告知住院需等待以及办理入院时所需要携带的相关证件和日常生活必需品;对急诊或有紧急需求患者,优先安排入院。

(4)按照当天床位情况,尽早安排。及时通知患者入院,使患者有较充裕的准备时间。

(5)热情接待登记患者,如无床位,做好解释工作,帮助患者了解入院手续。

(6)热情接待患者的查询(来电、来人),耐心听取患者倾诉。对患者及其家属提出的疑问耐心解释,做到有问必答。

(7)加强与各科医师及病区护士联系,根据登记患者的男女比例及时调整床位。

(8)每天整理各科入院登记卡,对于登记时间较长的入院登记卡要定期处理、清理。

(二)办理登记流程

(1)患者首先在门诊或急诊挂号、就诊。

(2)医师评估患者疾病后,对于符合收治标准的患者开具入院登记卡,入院处按相关规定安排入院。

(3)核对医师在入院登记卡上填写的基本信息、科别、疾病诊断、医师签名、入院前相关内容告知等。项目无遗漏,由患者或其家属签名确认,并在入院卡上填写联系电话。

(4)入院处工作人员收下住院卡,认真填写入院须知(兼入院通知单),交给患者,并告知患者相关内容;等候入院电话通知,办理入院手续时带好相关证件、预付款、物品。

(三)办理入院流程

(1)患者接到电话通知后,持入院通知单到入院处办理入院手续,同时出示门诊就医磁卡(医保卡)、门诊病历本,患者本人必须到院。

(2)入院处收回入院通知单,电脑登录患者信息(姓名、性别、诊断及病区等),复印患者本次入院的门诊病历,并置于住院病历中。

(3)患者到财务窗口交住院预付款,并正确填写入院凭证上的基本信息(姓名、现住址、联系电话、联系人姓名等)。

(4)患者须出示身份证(医保卡)、入院登记卡、入院凭证,由工作人员电脑输入上述详细信息并打印病案首页、床头卡及腕带。

(5)完成入院登记手续,按照相关规定使患者安全进入病区。如行动不便、病情较重或沟通困难,由入院处工作人员护送至病区,并与病区护士做好交接手续。

八、特需门诊管理

特需门诊是医院为满足患者特殊需求而开设的门诊。除了具备普通门诊的功能之外,更着重于为患者提供优质的一条龙服务,减少就诊中间环节,缩短候诊时间。挂号、就诊、交费、取药等环节均有专人指引、陪伴,过程相对快捷、方便,为患者提供更温馨、舒适的就诊服务。

(一)严格的专家准入条件

特需门诊专家应是副高级以上卫生技术职称并经医院聘任的有长期临床工作经验的医师。医院建立专家准入制,由门诊办公室和所属科室双重审核,根据专业特长、学术成就、科研成果及同行认可,确认专家资格,方可准入。

(二)特需门诊的规范管理

1.环境管理

特需门诊要有较好的环境,候诊时应有较大的空间。环境布置要人性化,候诊室有鲜花、盆景、软硬候诊椅、饮水机、一次性水杯、中央空调,并设有健康教育栏和多媒体健康宣教;专家介绍栏展出专家照片、简历,公开专家技术职称、专业特长及诊治范围,有利于患者择医,为患者创造一个温馨的就医环境。

2.诊室管理

开设独立的、符合有关规定的诊室,严格一医一患,制订具体的接诊时间,由专人负责各诊室的管理。

3.挂号管理

特需门诊的挂号由计算机统一进行,登记姓名、性别、年龄、地址、就诊时间、科别等,防止专家号被倒卖,损害患者利益。同时,开展实名制预约挂号服务,可以定人、定时,使患者有计划就诊。

4.专家管理

(1)要求专家保证出诊时间,请假需提前3个工作日。严格执行工作制度及医疗质量控制标准,做到首诊负责制,合理检查与用药,杜绝人情方、大处方。对就诊人数实行定额管理,以保证特需门诊的诊疗质量。

(2)对违反相应规定的医务人员严肃处理,以保证患者权利。

5.护理人员管理

仪表端庄、举止优美;资深护士业务能力强,具有全科知识,准确分诊;及时解决各类问题,发现和化解矛盾,合理安排就诊,保证就诊的有序进行。

九、门诊患者及家属健康教育规划

门诊健康教育是通过有计划、有组织、有系统的信息传播和行为干预,促使患者及家属自觉地采纳有益于健康的行为和生活方式,消除或减轻影响健康的危险因素,预防疾病、促进健康、提高生活质量。

(一)门诊健康教育的目的

通过健康教育稳定患者情绪,维持良好医疗程序。同时让患者获得卫生保健知识,树立健康观念,自愿采纳有利于健康的行为和生活方式。

(二)门诊健康教育的服务对象

门诊患者及家属。

(三)门诊健康教育的策略

(1)因人、因病实施健康教育,并将健康教育伴随医疗活动的全过程。在就诊过程中,护士随时与患者进行交谈,针对不同需求,进行必要而简短的解释、说明、指导、安慰。

(2)健康教育内容精炼、形式多样,具有针对性和普遍性。

(四)门诊健康教育的形式

1.语言教育方法

健康咨询、专题讲座、小组座谈。

2.文字教育方法

卫生标语、卫生传单、卫生小册子、卫生报刊、卫生墙报、卫生专栏、卫生宣传画。

3.形象化教育方法

图片、照片、标本、模型、示范、演示等。

4.电化教育方法

广播、投影、多媒体等。

(五)门诊健康教育的方法

1.接诊教育

在分诊过程中通过与患者交流,了解心理、识别病情的轻重缓急,安排患者就诊科室。

2.候诊教育

护士对候诊患者进行健康知识宣教,设置固定的健康教育课程,内容以常见病、多发病、流行病的防治知识为主,形式多样、内容精炼、语言通俗易懂。通过健康教育安定患者情绪,向患者及其家属传播卫生科学常识及自我保健措施。

(田翠英)

第二节 消化内科门诊护理

一、消化性溃疡的检查

(一)胃液分析

胃溃疡患者胃酸分泌正常或稍低,十二指肠溃疡患者则多增高。高峰排量明显减低者,尤其是胃液 pH>7.0 应考虑癌变,十二指肠溃疡高峰排量多大于 40 mmol/L。

(二)粪便隐血实验

素食 3 d 后,粪便隐血实验阳性者可提示有活动性消化溃疡。治疗后一般经 1~2 周转阴。

(三)X 线钡剂检查

患者吞服钡剂后,钡剂充盈在溃疡的隐窝处,X 线检查可显示阴影。这是诊断消化性溃疡的直接手段。

(四)纤维内镜检查

具有最直接的优点,通过内镜,不仅能明确溃疡是否存在,而且可以估计溃疡面的大小,周围炎症轻重,溃疡面有无血管显露以及准确评价药物治疗效果。

二、常用药物

(一)西咪替丁

(1)作用:抑制胃酸分泌,但不影响胃排空作用。本药对化学刺激引起的腐蚀性胃炎有预防及保护作用,同时对应激性溃疡和上消化道出血都有较好疗效。

(2)不良反应:消化系统反应,如腹胀、腹泻、口干等;心血管系统反应可表现为面色潮红、心率减慢等。对骨髓有一定抑制作用,还有一定的神经毒性,可有头痛、头晕、疲乏及嗜睡等。

(3)注意事项:不可突然停药,疗程结束后仍需要服用维持量 3 个月或严格遵医嘱服药,因为突然停药会引起酸度回跳性升高;用药期间注意查肝、肾功能和血常规;不可与抗酸剂(氢氧化铝、乐得胃等)同时服用,应在餐中或餐后立即服用;不宜与地高辛、奎尼丁及含咖啡因的饮料合用。

(二)雷尼替丁

(1)作用:组胺 H_2 受体阻滞剂,比西咪替丁作用强 5~8 倍,作用迅速、长效、不良反应小。

（2）不良反应：静脉输入后可有头晕、恶心、面部烧灼感及胃肠刺激；可有焦虑、健忘等。对肝有一定毒性，孕妇、婴儿及严重肾功能不全者慎用。

（3）注意事项：静脉用药后可出现头晕等不适，约持续 10 min 消失。不能与利多卡因合用。

（三）奥美拉唑

（1）作用：可特异性的作用于胃黏膜细胞，抑制胃酸分泌，对 H_2 受体拮抗药效果不好的患者可产生强而持久的抑酸作用，对十二指肠溃疡有很好的治愈作用，并且复发率低，可减弱胃酸对食管黏膜的损伤，可治疗顽固性溃疡。

（2）不良反应：不良反应同雷尼替丁，偶见转氨酶升高、皮疹、嗜睡、失眠等，停药后消失。

（3）注意事项：胶囊应于每天晨起吞服，尽量不要嚼，不可擅自停药。一般十二指肠溃疡服用 2～4 周为 1 个疗程，胃溃疡服用 4～8 周为 1 个疗程。

三、消化性溃疡的预防及自我护理

消化性溃疡是发生在胃和十二指肠的慢性溃疡，亦可发生于食管下段，胃空肠吻合术后。溃疡的形成与胃酸和胃蛋白酶的消化作用有关，故称消化性溃疡。

（一）病因和发病机制

尚不十分明确，学说甚多，一般认为与多种因素有关。

（1）胃酸和胃蛋白酶：具有强大的消化作用，在本病的发病机制中占有重要位置，尤以胃酸的作用更大。

（2）胃黏膜屏障学说：在正常情况下，胃黏膜不受胃内容物的损伤，或在损伤后可迅速地修复。当胃黏膜屏障遭受破坏时，胃液中的氢离子可回流入黏膜层，引起组胺释放，使胃蛋白酶增加而造成胃黏膜腐烂，长期可形成溃疡。

（3）胃泌素在胃窦部潴留。

（4）神经系统和内分泌功能紊乱。

（5）其他因素：物理性及化学性刺激；各种药物可通过各种机制引起消化性溃疡；O 型血人群的十二指肠溃疡发病率高于其他血型者；消化性溃疡常与肝硬化、肺气肿、类风湿关节炎、慢性胰腺炎、高钙血症等并存。

（二）临床表现

（1）疼痛：溃疡病患者的临床表现主要是上腹部疼痛，这种疼痛与饮食有较明显的关系。胃溃疡的疼痛多于饭后 0.5～2 h，至下餐前消失。十二指肠溃疡的疼痛多出现于午夜或饥饿之时，进食后疼痛可减轻或缓解。疼痛可因饮食不当、情绪波动、气候突变等因素而加重。常服抑酸剂、休息、热敷疼痛部位可使疼痛减轻，穿透性溃疡可放射至胸部和背后。少数溃疡病患者可无疼痛或仅有轻微不适。

（2）其他胃肠症状：反酸、嗳气、恶心、呕吐等，可单独出现或伴有疼痛同时出现。

（3）全身性症状：患者可有失眠等神经官能症的表现，并伴有自主神经功能不平衡的症状，如脉缓、多汗等。

（三）并发症

（1）上消化道出血：是本病常见并发症之一。一部分患者以大量出血为本病的初发症状，临床表现为呕血和黑便，原来的溃疡病症状在出血前可加重，出血后可减轻。

（2）穿孔：急性穿孔是消化性溃疡最严重的并发症。当溃疡深达浆膜层时，可发生急性穿孔。胃及十二指肠内容物溢入腹腔，导致急性弥漫性腹膜炎。临床表现为突然发生上腹剧疼，继而出现腹膜炎的症状和体征，部分患者呈现休克状态。

（3）幽门梗阻：是十二指肠球部溃疡常见的并发症，其原因是溃疡活动期周围组织炎性水肿引起痉挛，妨碍幽门通畅，造成暂时性的幽门梗阻。随着炎症的好转，症状即消失。在溃疡愈合时，有少数患者可因瘢痕形成与周围组织粘连而引起持久性的器质性幽门狭窄，临床体征常见上腹部胃蠕动波、振水音，往往有大量呕吐、含酸性发酵宿食，呕吐后上述症状可缓解。

（4）癌变：少数溃疡可发生癌变。

（四）治疗与护理

（1）生活起居的规律性和饮食的合理性：①精神因素对本病的发生发展有重要影响，过分的紧张、情绪的改变或疲劳过度，均会扰乱生活规律，诱发溃疡的发生或加重。②养成定时进食的良好习惯，忌暴饮暴食，限制酸、辣、生、冷、油炸、浓茶、咖啡等刺激性食物。急性期可服流食，逐步过渡到少渣半流饮食及少渣软饭。适当限制粗纤维，需注意少食多餐。急性期不宜用的食物有粗粮、杂豆、坚果、粗纤维、蔬菜水果及刺激性食物。稳定期选用营养充足的平衡饮食，注意饮食的多样化，按时进餐，细嚼慢咽，不要过饥过饱。

（2）应用制酸、解痉和保护黏膜、促进溃疡愈合的药物：①降低胃内酸度即抑酸治疗。目前常用的抑酸剂有 H_2 受体阻滞剂和质子泵抑制剂。前者常用的是西咪替丁，后者为奥美拉唑，其他常用的药物还有雷尼替丁、法莫替丁等。②增加胃黏膜抵抗力。常用的药物有硫糖铝、铋剂。③抗生素类药物。应用抗生素的目的是为了杀灭幽门螺杆菌。单独应用一种药物疗效较差，常用的有阿莫西林、甲硝唑、铋剂等三联治疗。与抗酸药同时应用疗效较好，复发率低，有效率可达 $80\% \sim 90\%$。

（3）注意观察患者的病情变化：如腹痛、出血征兆及程度。

（五）预防

（1）保持心情愉快：持续或过度精神紧张、情绪波动，可使大脑皮质功能紊乱，自主神经兴奋性增加，最后导致胃酸分泌增多。减少和防止精神紧张、忧虑、情绪波动、过度劳累等，保持乐观情绪，心情愉快地工作与生活，以使大脑皮质功能稳定。

（2）注意休息：不要过度疲劳，生活规律化。有规律地生活，注意劳逸结合，病情轻者可边工作边治疗，较重的活动性溃疡患者应卧床休息，一般应休息4～6周（溃疡愈合一般需4～6周）。

（3）每天保证充足的睡眠及休息，防止复发。可适当给予镇静药或采用气功疗法。

（4）饮食合理，注意饮食方式，要定时定量，细嚼慢咽，避免急食，忌生、冷、热、粗糙、油炸及其他刺激性食物和饮料，以清淡饮食为主。溃疡病活动期宜少量多餐（每天5～6次），症状控制后改为每天3次。

（5）戒除烟酒。吸烟可引起血管收缩，抑制胰液、胆汁分泌，使十二指肠中和胃酸的能力减弱；乙醇能使胃黏膜屏障受损加重，延迟愈合。

（6）遵医嘱服药。

（7）注意观察溃疡病复发症状：疼痛、吐酸水、恶心、呕吐、便血或体质量减轻等。

（田翠英）

第三节 内分泌科门诊护理

一、内分泌科常用检查方法

(一)口服葡萄糖耐量试验(OGTT)

1.目的

通过增加机体的葡萄糖负荷,观察血糖上升、恢复的速度和水平,以了解机体对葡萄糖的利用情况,推测胰岛 β 细胞的储备功能,从而协助诊断早期糖尿病及某些与糖代谢有关的疾病。

2.方法

试验前一天晚餐后禁食,直至试验完毕。医务人员将口服葡萄糖 75 g 溶解于 300 mL 水中,要求患者在 5 min 内喝完,分别在空腹、口服葡萄糖 0.5 h、1 h、2 h、3 h 抽取静脉血测血糖。

3.注意事项

近期体质量明显减轻或严格控制热量者,需实验前每天进食糖类 300 g 连续 7 d 才可试验。因为各种疾病均可使糖耐量减低,患感冒、肺炎者需病愈 2 周后才可试验;试验前 3 d 停止使用口服避孕药、氢氯噻嗪、降糖药等;试验前最少 8 h 内及试验中不可饮咖啡、吸烟及剧烈活动;若有午饭前或晚饭前低血糖反应的病史,则延长试验时间,于口服糖后 4 h、5 h 各取 1 次静脉血测定血糖。

(二)甲状腺摄^{131}I试验

1.目的

给受检者一定的放射性^{131}I,通过测定甲状腺吸碘率的高低,来判断甲状腺的功能状态,以协助诊断。

2.方法

试验前应禁食含碘丰富的食品 2~4 周,试验前 10 h 开始禁食。试验当天去同位素室首先口服^{131}I碘剂,分别在服后 3 h 及 24 h,用 γ 射线盖革计数管在甲状腺部位测定其放射性。

3.注意事项

妊娠期、哺乳期妇女应避免做此项检查。若服用甲状腺制剂,抗甲状腺药物应停药 2 周以上;若食用含碘较多的中药,则应停药 1 个月以上才可做此项检查。

二、内分泌科常用药物

(一)口服降糖药磺脲类

包括甲苯磺丁脲、格列本脲(优降糖)、格列齐特(达美康)等,临床上主要用于治疗非胰岛素依赖型糖尿病。

(1)药理作用:刺激胰岛素分泌和增强胰岛素的作用。

(2)不良反应:低血糖、胃肠道反应(食欲减退、恶心、呕吐),皮肤反应(瘙痒、红斑、荨麻疹等),血液系统反应(白细胞、血小板减少,粒细胞缺乏、溶血性贫血等)。

(3)服药方法:严格遵医嘱。

(4)注意事项:服药期间,一旦发生心慌、手抖、饥饿、头晕等低血糖症状时,应吃含糖的食品或喝糖水。

(二)硫脲类抗甲状腺药物

包括甲硫氧嘧啶、甲巯咪唑(他巴唑)、卡比马唑(甲亢平)等,临床上主要用于治疗甲状腺功能亢进。

(1)药理作用:通过抑制甲状腺组织合成甲状腺激素,以及外周丙硫氧嘧啶抑制 T_4 转变为 T_3 来达到治疗甲状腺功能亢进的目的。

(2)不良反应:出现过敏性药物皮疹及药物性粒细胞缺乏症,白细胞减少症状及关节疼痛,肌肉疼痛等。

(3)服药方法:严格遵医嘱。

(4)注意事项:服药期间,避免服其他类药物,一旦发生怕冷、乏力、黏液性水肿、动作迟缓、嗜睡等甲状腺功能减退症状需及时通知医师。食物和饮料不会影响抗甲状腺药物的疗效。

三、糖尿病的治疗及自我护理

糖尿病是一组病因和发病机制尚未完全清楚的内分泌代谢性疾病,它是由于胰岛 β 细胞分泌胰岛素的功能异常,导致胰岛素分泌绝对或相对不足及靶细胞对胰岛素的敏感性降低,引起糖、蛋白质和脂肪代谢紊乱,进而出现血中葡萄糖升高及尿糖阳性。本病典型症状是"三多一少",即多饮、多尿、多食及体质量减轻。此外,还有糖尿病并发症的症状。有些患者平时并无任何症状,只在体检时被发现。

(一)病因及发病机制

糖尿病的病因和发病机制尚未完全明确,可能为多因素所致。目前,已确认遗传因素在本病发生上具有决定性作用。下面列举可能的诱发因素。

(1)感染:1 型糖尿病与病毒感染有关,柯萨奇病毒、流行性腮腺炎病毒等感染可引起胰岛组织损害而发病。

(2)肥胖:肥胖是 2 型糖尿病最主要的诱发因素之一。肥胖者的外周组织靶细胞的胰岛素受体数量减少,对胰岛素的亲和力减低或存在受体缺陷,故对胰岛素不敏感,导致糖尿病。

(3)创伤、手术、精神刺激、多次妊娠等,可诱发或加重糖尿病。

(4)药物可诱发或加重糖尿病,如肾上腺糖皮质激素、雌激素等。

(二)临床表现

(1)多尿:由于血糖浓度高,大量葡萄糖从肾脏排出,由于渗透压增高,阻碍水分子在肾小管的重吸收,大量水分子伴随糖排出,形成多尿。

(2)烦渴多饮:由于多尿失去大量水分而烦渴多饮。

(3)易饥多食:葡萄糖是体内能量及热量的主要来源,由于胰岛素不足,使葡萄糖不能利用而随尿液丢失,机体常处于半饥饿状态。为补充失去的糖分,多数患者有饥饿感,从而导致食欲亢进,易饥多食。

(4)消瘦乏力:由于机体不能充分利用葡萄糖,故需要蛋白质和脂肪来补充能量与热量,使体内蛋白质和脂肪消耗增多,加之水分的丢失,因此,患者体质量减轻而导致消瘦乏力。

(5)其他患者常有皮肤疖肿及皮肤瘙痒,由于尿糖浓度较高和尿糖的局部刺激,外阴部瘙痒较常见。

（三）诊断标准

（1）可诊断糖尿病的血糖数值：①空腹血糖＞7 mmol/L。②餐后 2 h 血糖＞11.1 mmol/L。

（2）葡萄糖耐量异常：①空腹血糖≥6.9 mmol/L。②0.5 h 血糖≥10.6 mmol/L。③1 h 血糖≥10 mmol/L。④2 h 血糖≥7.8 mmol/L。⑤3 h 血糖≥6.9 mmol/L。0.5 h 及 1 h 数值仅取 1 点计算，有 3 点达到或超过上述数值者，可确诊为糖尿病。年纪超过 50 岁者，每增加 10 岁将 0.5 h 数值增加 0.6 mmol/L。

（四）并发症

1.酮症酸中毒及昏迷

糖尿病加重时，脂肪分解加速，大量脂肪酸在肝脏经 β 氧化产生酮体（包括乙酰乙酸、β-羟丁酸和丙酮），血酮升高时称酮血症，尿酮排出增多时称酮尿，临床上统称酮症。乙酰乙酸和 β-羟丁酸的酸性较强，故易产生酸中毒，即糖尿病酮症酸中毒，病情进展还可出现糖尿病昏迷。

（1）诱因：一是感染，急性感染或慢性感染急性发作，以呼吸道、尿路和胃肠道感染最常见；二是胰岛素治疗突然中断或减量过多；三是饮食失调，过多摄入高糖和高脂肪的食物或过度限制糖类，如每天进食量＜100 g；四是应激，外伤、手术麻醉、精神创伤、妊娠分娩等。

（2）症状和体征。①糖尿病症状加重：如显著软弱无力、极度口渴、尿量增多、多食并不明显；常食欲缺乏、恶心、呕吐，以致不能进水和食物，表明病情恶化，有严重酸中毒。②呼吸：酮症时呼吸可无改变，当 pH＜7.2 或血浆二氧化碳结合力＜15 mmol/L 时，呼吸深大而快，称为酮中毒呼吸，患者呼吸有烂苹果味。③脱水和休克：失水加重致脱水表现，如尿量减少、皮肤干燥无弹性、眼球下陷，严重者出现休克，表现为心率增快、脉细速、血压下降、四肢厥冷等。④神志改变：早期仅有头晕、头痛、精神萎靡继而嗜睡、烦躁不安，病情恶化时反应迟钝，最后陷入昏迷。⑤腹痛：少数病例可有腹痛，常为广泛性，有时较剧烈易被误认为急腹症。

2.糖尿病慢性并发症

（1）心血管病变：糖尿病对心脏的影响包括大血管病变、微血管病变及自主神经病变。

（2）糖尿病肾脏病变：包括肾小球硬化症、肾小动脉硬化症及慢性肾盂肾炎。典型临床表现是蛋白尿、水肿和高血压，最初蛋白尿为间歇性，以后渐呈持续性，晚期为氮质血症，最终出现肾衰竭。

（3）神经病变：可累及神经系统任何一部分，以对称性、反复性、周围性神经病变最为常见。

（4）眼病变：以眼底视网膜病变、动脉硬化及白内障多见。

（5）感染：糖尿病患者易感染，疖、痈等皮肤化脓性感染较常见，有时可引起败血症和脓毒血症。

（五）治疗与自我护理

1.一般治疗与自我护理

患者的长期配合是取得良好治疗效果的基础，故应对患者及其家属进行糖尿病基本知识的教育，使之学会做尿糖测定，掌握饮食治疗的具体措施、使用降糖药的注意事项、学会胰岛素注射技术等，从而在医务人员指导下长期坚持合理治疗。糖尿病患者应保持规律的生活，积极参加力所能及的体力劳动，每天体力活动要保持恒定，不宜过度疲劳，避免精神紧张及精神刺激，保持皮肤清洁，预防各种感染。

2.饮食治疗与自我护理

（1）根据患者的年龄、性别、劳动强度、体质量、有无并发症等方面因素，计算每天所需总热量。总热量＝每天每千克体质量所需热量×标准体质量。不同状态下每天每千克体质量所需热量如下。休息状态:83.68～104.60 kJ(20～25 kcal);轻体力劳动:104.60～125.52 kJ(25～30 kcal);中等体力劳动:125.52～146.44 kJ(30～35 kcal)。标准体质量:男性为(身高－100)×0.9;女性为(身高－100)×0.85。

(2)根据每天所需总热量计算各种营养物质的摄入量,糖类占55％～60％,蛋白质占15％～20％,脂肪占20％～25％。1 g 糖类可产热 17.15 kJ(4.1 kcal),1 g 蛋白质可产热 17.15 kJ(4 kcal),1 g 脂肪可产热 37.66 kJ(9 kcal)。③根据每天糖类需要量安排三餐主食量,可各 1/3 或为 1/5、2/5、2/5。

3.药物治疗与护理

(1)口服降糖药治疗。磺脲类:常用的有格列吡嗪,格列喹酮,格列奇特;双胍类:常用的有苯乙双胍,二甲双胍;α 糖酶抑制药:阿卡波糖。

(2)胰岛素治疗:糖尿病患者因胰岛素绝对或相对不足而致血糖升高,部分患者需注射胰岛素控制血糖。注射胰岛素时应注意以下事项:①胰岛素最好保存在 2 ℃～8 ℃的冰箱中,因温度过高会影响效价,温度过低会使胰岛素变性;②注射前 15 min 将胰岛素从冰箱中取出,室温放置 15 min 后再注射,注意检查有效期;③注射剂量要准确,如两种胰岛素合用时,先抽吸普通胰岛素,再抽吸混匀的含锌胰岛素,充分混匀后再注射;④注射部位用乙醇消毒,因碘酒会致蛋白变性;⑤长期注射胰岛素者,注意定期更换注射部位,防止发生硬结。

4.运动疗法

糖尿病患者开始体育锻炼时,应先从短时间的轻微活动开始,随着体质增强逐渐增加活动量,延长活动时间,每天锻炼 1～3 次,每次以 15～30 min 为佳,不要过度劳累,可采取散步、做广播体操、打太极拳等方式。运动时间宜在早、午饭后 1 h 左右开始,锻炼要持之以恒。随身携带糖果,若感觉低血糖时及时进食。不可单独进行活动,尤其是爬山、远行等,运动鞋袜要舒适,防止足部受伤。

5.病情监测

最好每天监测一次尿糖,每周至少查一次血糖,还要定期检查肝功能、肾功能、血脂、糖化血红蛋白、尿蛋白和尿酮体等,定期检查眼底以监测病情变化。只要空腹血糖维持在 8.3 mmol/L(150 mg/dL),饭后 2 h 血糖在 10 mmol/L(180 mg/dL)以下,而又没有低血糖发生,血压也基本正常,就能保证不发生并发症。

四、甲状腺功能亢进的预防及自我护理

甲状腺功能亢进(简称甲亢)是由多种原因导致甲状腺功能增高,分泌甲状腺素过多的一组常见内分泌疾病,临床表现为高代谢症候群、神经兴奋性增高、不同程度的甲状腺肿大及突眼等,多见于 20～40 岁人群,女性多于男性,男女比例为 1：(4～6)。

(一)常见分类

(1)甲状腺性甲亢(甲状腺自身功能亢进):毒性弥漫性甲状腺肿,毒性结节性甲状腺肿,毒性甲状腺腺瘤,新生儿甲亢,碘甲亢,甲状腺癌伴甲亢。

(2)垂体性甲亢:垂体促甲状腺激素腺瘤。

(3)异位促甲状腺激素综合征。

(4)卵巢性甲状腺肿。

(5)仅有甲亢表现而甲状腺功能不高。

（二）临床表现

1.典型症状

(1)神经系统:易激动、两手平举向前伸出时有细微震颤,失眠,紧张,有时多言、易动、躁狂,亦可寡言、抑郁。

(2)高代谢综合征:怕热多汗、心动过速、心悸、胃纳明显亢进,但体质量下降,疲乏无力。

(3)甲状腺肿:甲状腺弥漫对称性肿大伴血管杂音和震颤为本病特征。

(4)肌肉骨骼系统:多数患者肌无力及肌肉萎缩。影响骨骼脱钙而致骨质疏松、尿钙增多,血钙一般正常,还可发生指(趾)端粗厚,又称肢端病。

(5)生殖系统:女性常有月经减少或闭经,男性阳痿,偶有男子乳腺发育,催乳素及雌激素水平增高。

(6)造血系统:血中淋巴细胞多于单核细胞,但白细胞总数低,血容量大,可致轻度贫血。

(7)眼征:眼球突出,突眼度一般都超过 18 mm(正常不超过 16 mm),突眼严重者眼睑多有水肿或不闭合,结膜及角膜外露,易引起充血、水肿,可形成角膜溃疡或全眼球炎以致失明。

2.特殊表现

(1)甲亢危象:高热(39 ℃以上),脉率快(每分钟 140～200 次),常伴房颤或房扑,神志焦虑、烦躁不安,厌食、恶心呕吐、腹泻,大量失水以致虚脱、休克,继而嗜睡、谵妄,终至昏迷,可伴心力衰竭或肺水肿。

(2)甲亢性心脏病:占 10%～20%,男性结节性甲状腺肿伴甲亢严重者可有心脏增大,心律失常或心力衰竭,甲亢控制后可恢复正常。

(3)淡漠型甲亢:多见于老年,起病隐匿,症状不典型,表现为神志淡漠、乏力、嗜睡、反应迟钝、明显消瘦,有时腹泻、厌食,老年者可合并心绞痛、心肌梗死,易与冠心病混淆。未及时诊断、治疗易发生危象。

(4)胫前黏液性水肿:多见于胫骨前 1/3 部位,也可见于足背、踝关节,偶见于面部。皮损大多为对称性,有广泛大小不等的棕红色或红褐色或暗红色突起不平的斑块状结节,边界清楚,直径为 5～30 mm,连成片时可达数厘米,可有感觉过敏、减退或伴有痒感,后期皮肤如桂皮或树皮样,有的还呈象皮腿样。

(5)甲状腺功能正常的 Graves 眼病:少见,约占 5%,只以单侧或双侧突眼为主,无甲亢的临床表现也不伴胫前黏液性水肿,可在突眼发生数月或数年后出现甲亢表现。

3.实验室检查

(1)T_3、T_4 明显增高,正常值分别为 0.78～2.2 $\mu g/L$ 和 42～135 $\mu g/L$。

(2)甲状腺刺激性抗体测定:Graves 患者血中 TsAb 阳性检出率可达 80%～95%,对本病不但有早期诊断意义,而且对判断病情活动、是否复发也有价值,还可作为治疗停药的重要指标。

(3)甲状腺摄^{131}I:如摄碘率增高,3 h>25%或 24 h>45%,峰值前移符合本病。

（三）治疗

1.一般治疗

消除精神紧张等对本病不利的因素,初期予以适当休息和支持疗法,补充足够热量和营养物质以供消耗。

2.抗甲亢药物治疗

抗甲亢药物有丙硫氧嘧啶、甲巯咪唑、卡比马唑等。①抗甲状腺药物的适应证：症状较轻，甲状腺轻至中度肿大病；20岁以下青少年及儿童、老年患者；妊娠妇女；甲状腺次全切除术后复发、又不适于放射性^{131}I治疗者；手术治疗前准备；辅助放射性^{131}I治疗。②用药分为三个阶段。初始阶段：需1～3个月，服药剂量较大，丙硫氧嘧啶300～400 mg或甲巯咪唑30～40 mg/d；减药阶段：当症状显著减轻，体质量增加，心率80～90次/分钟，T_3、T_4接近正常，可根据病情每2～3周递减药量1次，同时注意临床表现，递减剂量不宜过快，一般2～3个月为宜；维持阶段：每天5～10 mg，停药前可减至2.5～5 mg，为期1～1.5年，不稳定而又不愿采用其他方案者，维持阶段可延长为2～3年。

3.辅助药物治疗

(1)普萘洛尔：10～20 mg，每天3次，可改善心悸、心动过速、精神紧张、震颤等，可阻止T_4转化为T_3。普萘洛尔还可适用于甲亢危象和紧急甲状腺手术或放射性碘治疗前的快速准备，对急性甲亢性肌病也有一定效果，但在有支气管哮喘、房室传导阻滞、心力衰竭患者和分娩时禁用，对胰岛素依赖型糖尿病也应慎用。

(2)甲状腺干制剂片或甲状腺素：以稳定"下丘脑-垂体-甲状腺"轴的关系，避免甲状腺和突眼加重，还可降低甲状腺自身抗体和减少甲亢复发率。

(3)碘化物：对甲状腺激素合成可有抑制作用，目前主用于抢救甲亢危象或甲亢手术治疗前的准备，也用于放射性^{131}I治疗以减少不良反应。

4.放射性治疗

其效果如同外科手术，但要考虑适应证和禁忌证，特别是远期效应问题。

(1)适应证：年龄在25岁以上，对抗甲状腺药物过敏而不可持续用药者，或长期治疗无效或停药后复发者，甲状腺次全切除术后复发者，合并有心脏病、糖尿病、严重肝肾疾病以及有手术切除禁忌证者，甲亢伴有突眼者，甲状腺内^{131}I转换的有效半衰期不少于3 d者。

(2)放射性^{131}I治疗不适用于下列情况：妊娠或哺乳妇女；年龄＜25岁者(首选抗甲状腺药物治疗)；有严重或活动性肝、肾疾病者；周围血液白细胞总数少于$3×10^9$/L；严重甲亢患者，结节性甲状腺肿伴功能亢进，结节扫描显示"冷区"者。

(3)远期并发症：甲状腺功能减退、致癌问题、遗传效应、突眼加重。

(四)预防及自我护理

(1)减轻精神紧张，给予有利的精神支持，避免盛怒、急躁、悲哀等不良情绪刺激。

(2)初期要适当地休息，避免从事消耗大、紧张的工作，心悸、心动过速时应多卧床休息，减轻症状。

(3)指导患者掌握合理的饮食，多食高蛋白、高脂肪、高维生素饮食，以保证摄入足够的热量，保证基础代谢，但应减少食物中纤维素的含量，避免生、冷、硬食物，以防增加腹泻机会。

(4)药物治疗时，需注意下列事项：①要指导患者规律服药，避免间断服药。勿用碘剂，少吃或不吃海鲜产品，因为碘对甲状腺激素的合成与释放的抑制是暂时的，如长期食用高碘食物，则甲状腺激素对碘的抑制作用可产生适应性，使甲状腺激素的合成从碘的抑制下逸脱，逸脱后的甲状腺激素的合成重新增加，可引起甲亢的复发。②减药阶段：定时观察临床表现，不少于每天4次(基础心率、体质量、白细胞、T_3、T_4)，遵医嘱逐渐减药量，尽量保持甲状腺功能正常和稳定性，逐渐过渡到维持阶段。③药物反应：白细胞减少，最常见于甲巯氧嘧啶，丙硫氧嘧啶最少见；

开始服药2～3个月内最常见。治疗初期应每1～2周检查一次白细胞总数和分类,减药和维持阶段可每2～4周测1次,白细胞低于$4×10^9$/L应注意观察,个别患者可出现药疹及血清谷丙转氨酶升高,可用抗组胺药物及护肝药物。

(5)预防甲亢危象,避免精神刺激,预防和尽快控制感染,不随意停药,手术或放射性治疗前要做好准备工作。

(6)内分泌浸润性突眼症的自我护理:注意眼睛休息,戴黑色或茶色墨镜,避免强光及各种外来刺激。睡眠时应用抗菌药膏并戴眼罩,以免角膜暴露部分受刺激而发生炎症。用单侧眼罩减轻复视,高枕卧位,控制食盐摄入,抗菌眼药和可的松眼药交替使用。

(7)甲亢患者出现突眼、甲状腺肿大而致颈部增粗,初期对自我形象的变化难以适应,要鼓励患者进行修饰,听慢节奏、轻松愉快的音乐,保持平和心境,穿衣时避免领口过紧,以免使甲状腺分泌过快,加重症状。

(8)患者代谢快、出汗多,应注意添加合适的衣服,预防感冒,避免加重病情,及时更换衣服,保持皮肤清洁。

(9)甲亢患者失眠、紧张,可遵医嘱口服安眠药,提供安静的休息环境。保证睡眠,有利于疾病的好转。

(田翠英)

第四节　眼科门诊护理

一、眼科患者的护理评估

眼科患者的护理评估是有计划、系统地收集资料,并对资料的价值进行判断,以了解患者健康状况的过程,是确定护理问题和制订护理计划的依据,并为护理科研积累资料。在评估时,护士不但要了解患者的身体状况,还要关心患者的心理、社会、文化、经济等状况,不但要评估眼部状况,还要了解全身状况,才能做出全面的评估。

(一)健康史

1.既往病史

许多全身性疾病都可能在眼部表现出症状和体征,因此要认真询问患者的既往病史。高血压可引起高血压性视网膜病变;糖尿病可引起糖尿病性白内障、糖尿病性视网膜病变等;颅内占位性病变可引起视神经盘水肿和视神经萎缩;甲状腺功能亢进可引起眼球向前突出;重症肌无力可引起上睑下垂、复视、眼外肌运动障碍等症状。另外,某些眼部疾病可引起或加重另一种相关性眼病,如虹膜睫状体炎可继发青光眼,也可引起并发性白内障和眼球萎缩;高度近视眼可并发视网膜脱离;眼球穿通伤或内眼手术后,健眼有发生交感性眼炎的可能。

2.药物史

许多药物可引起眼部疾病,如长期应用糖皮质激素可引起慢性开角型青光眼和白内障,诱发或加重单纯疱疹病毒性角膜炎;长期服用氯丙嗪可发生晶状体和角膜的改变;少数患者服用洋地黄后可引起视物模糊及视物变色。

3.家族遗传史

与遗传有关的眼病在临床上也较常见,如先天性色觉异常是一种性连锁隐性遗传病;视网膜色素变性是较常见的遗传性致盲眼病之一。

4.职业与工作环境

了解患者的工作环境对诊断某些眼病有重要帮助。接触紫外线可发生电光性眼炎;长期接触三硝基甲苯、X射线、γ射线等可导致白内障。

5.诱因

许多因素可引起眼病的发作,如情绪激动、过度疲劳、暗室停留时间过长、局部或全身应用抗胆碱药物等可诱发急性闭角型青光眼的发作;剧烈咳嗽、便秘可诱发球结膜下出血。

(二)身体状况

1.常见症状

(1)视力障碍:是眼科患者最敏感和最重视的症状,包括视力下降、视物模糊、眼前黑影飘动、视物变形、视野缩小、复视等。可见于眼部多种疾病如视网膜脱离、白内障、青光眼、视神经炎、视网膜中央动脉或静脉阻塞、玻璃体积血、眼外伤、角膜炎、虹膜睫状体炎等。视力障碍易引起患者恐惧、紧张等心理问题;视力下降到一定程度会严重影响患者的自理能力,从而影响患者的自尊和价值感,易引起悲观、抑郁等严重心理问题。

(2)眼部感觉异常:包括眼干、眼痒、眼痛、异物感、畏光流泪等。多见于急性结膜炎或角膜炎,结膜、角膜异物,青光眼,急性虹膜睫状体炎等。

(3)眼外观异常:包括眼红、眼部分泌物增多,眼睑肿胀、水肿、肿块、突眼、瞳孔发白或发黄等。可见于各种炎症或变态反应、先天性白内障、视网膜母细胞瘤等,也可为全身性疾病的眼部表现。

2.常见体征

(1)眼部充血:可分为结膜充血、睫状体充血和混合充血三种类型(表6-1)。

表 6-1　结膜充血与睫状体充血的鉴别

项目	结膜充血	睫状体充血
血管来源	结膜后动静脉	睫状前动静脉
位置	浅	深
充血部位	近穹隆部充血显著	近角膜缘充血显著
颜色	鲜红色	紫红色
形态	血管呈网状,树枝状	血管呈放射状或轮廓不清
移动性	推动球结膜时,血管随之移动	血管不移动
充血原因	结膜疾病	角膜炎、虹膜睫状体炎及青光眼

(2)视力下降:一般指中心视力而言。借助视力表可检查患者的视力情况,正常视力一般在1.0以上。一过性视力下降视力可在1 h内(通常不超过24 h)恢复正常。常见原因有视盘水肿、直立性低血压、视网膜中央动脉痉挛等。视力突然下降,不伴有眼痛见于视网膜动脉或静脉阻塞、缺血性视神经病变、玻璃体积血、视网膜脱离等疾病。视力突然下降伴有眼痛见于急性闭角型青光眼、虹膜睫状体炎、角膜炎等;视力逐渐下降不伴有眼痛见于白内障、屈光不正、原发性开角型青光眼等;视力下降而眼底正常见于球后视神经炎、弱视等疾病。

（3）眼压升高：可通过指压或眼压计测量来确定，眼压升高常见于青光眼患者。

（4）眼球突出：是指眼球突出度超出正常范围，可用眼球突出计测量。可因眶内肿瘤、鼻窦炎症或肿瘤、眶内血管异常、甲状腺功能亢进等因素引起。

（5）其他常见的体征还包括角膜上皮脱落、角膜浑浊、前房变浅、晶状体浑浊、玻璃体积血、视网膜脱离、杯/盘比异常等。

（三）辅助检查

视功能检查包括视力、对比敏感度、暗适应、色觉、立体视觉、视野和视觉电生理检查等。影像学检查包括眼超声检查、CT 检查、磁共振检查和眼科计算机图像分析等。辅助检查可进一步明确患者的疾病和阳性体征。

（四）心理-社会状况

视觉的敏锐与否对工作、学习和生活有很大的影响，因此眼病患者的恐惧、焦虑、紧张等心理问题较明显，相同疾病的不同患者，以及同一患者在疾病的不同发展阶段心理问题都会有所不同，因此护士应及时、准确评估患者的心理状态，给予相应的护理。

二、眼科常见的护理诊断

护理诊断是关于个人、家庭或社区对现存的或潜在的健康问题或生命过程所产生的反应的一种临床判断，护理诊断提供了选择护理干预的基础，以达到护士职责范围的预期结果。眼科患者常见的护理诊断有以下几点。

（1）感知：紊乱视力障碍与眼部病变有关。

（2）焦虑：与视功能障碍及担心预后不良等因素有关。

（3）自理缺陷：与视功能障碍或术后双眼遮盖等因素有关。

（4）有受伤的危险：与视功能障碍有关。

（5）知识缺乏：缺乏眼病的相关知识。

（6）急性疼痛：与眼压升高、急性炎症反应等因素有关。

（7）慢性疼痛：与眼压升高、炎症反应或缝线刺激等因素有关。

（8）组织完整性受损：由眼外伤所致。

（9）有感染的危险：与机体抵抗力低下或局部创口预防感染措施不当等因素有关。

（10）便秘：与长期卧床、活动减少、精神紧张或生活习惯改变等因素有关。

三、眼科手术的常规护理

（一）眼部手术前常规护理

（1）根据病情及拟行的手术向患者或家属讲明手术前后应注意的问题，积极做好患者的心理护理，使患者消除恐惧，密切合作。

（2）了解患者的全身情况，高血压、糖尿病患者应采取必要的治疗及护理措施；如有发热、咳嗽、月经来潮、颜面部疖肿及全身感染等情况要及时通知医师，以便进行必要的治疗和考虑延期手术。

（3）术前 3 d 开始滴抗生素眼药水，以清洁结膜囊。角膜、巩膜、虹膜、晶状体、玻璃体和视网膜等内眼手术需在术前日（急症手术例外）剪去术眼睫毛，并用生理盐水冲洗结膜囊。

（4）训练患者能按要求向各方向转动眼球，以利于术中或术后观察和治疗。指导患者如何抑制咳嗽和打喷嚏,即用舌尖顶压上腭或用手指压人中穴,以免术中及术后因突然震动,引起前房出血或切口裂开。

(5)给予易消化的饮食,保持大便通畅,防止术后并发症。术前一餐,不要过饱,以免术中呕吐。全麻患者术前 6 h 禁食禁水。

(6)协助患者做好个人清洁卫生,如洗头、洗澡、换好干净内衣、内裤,长发要梳成辫子。取下角膜接触镜和所有首饰。

(7)术晨测量生命体征,按医嘱用术前药。

(8)去手术室前嘱患者排空大、小便。

(9)患者去手术室后,护士整理床铺,准备好术后护理用品,等待患者回病房。

(二)眼部手术后常规护理

(1)嘱患者安静卧床休息,头部放松,全麻患者未醒期间去枕平卧,头偏向一侧,防止呕吐物误吸入气管引起窒息。

(2)术眼加盖保护眼罩,防止碰撞。注意观察局部伤口的渗血情况,眼垫、绷带有无松脱。嘱患者在术后 2 周内不要做摇头、挤眼等动作。

(3)遵医嘱局部或全身用药。术后数小时内患者如有疼痛、呕吐等,可按医嘱给予镇痛、止吐药。

(4)为避免感染,术后换药时所用的抗生素眼药水、散瞳剂等应为新开封的。敷料每天更换,注意观察敷料有无松脱、移位及渗血,绷带的松紧情况;眼部包扎期间,嘱患者勿随意解开眼带,以免感染。

(5)继续给予易消化饮食,多进食蔬菜和水果,保持大便通畅,有便秘者常规给缓泻剂。

(6)门诊手术患者和住院患者出院前嘱其按医嘱用药、换药和复查。

四、眼科常用护理技术操作

(一)滴眼药法

1.目的

用于预防、治疗眼部疾病、散瞳、缩瞳及表面麻醉等。

2.用物准备

治疗盘内放置滴眼液、消毒棉签。

3.操作步骤

操作前洗手,并核对患者的姓名、性别,药物的名称、浓度,水制剂应观察有无变色和沉淀。患者取坐位或仰卧位,头稍向后仰并向患侧倾斜,用棉签擦去患眼分泌物,用左手示指或棉签拉开患者下睑,右手持滴管或眼药水瓶将药液滴入下穹隆的结膜囊内。用手指将上睑轻轻提起,使药液在结膜囊内弥散。用棉签擦去流出的药液,嘱患者闭眼 1～2 min。

4.注意事项

滴药时,滴管口或瓶口距离眼部 2～3 cm,勿触及睑缘、睫毛和手指,以免污染;滴药时勿压迫眼球,尤其是有角膜溃疡和角膜有伤口的患者;滴入阿托品类药品时,应压迫泪囊部 2～3 min,以免鼻腔黏膜吸收引起中毒。特别注意散瞳剂与缩瞳剂、腐蚀性药物,切忌滴错,以免造成严重后果。同时滴数种药液时,先滴刺激性弱的药物,再滴刺激性强的药物。眼药水与眼药膏同时用时先滴眼药水后涂眼膏。重复滴药的最短间隔时间应为 5 min。

(二)涂眼药膏法

1.目的

用于治疗眼睑闭合不全、绷带加压包扎前需保护角膜者及需做睑球分离的患者。

2.用物准备

眼药膏、消毒圆头玻璃棒、消毒棉签。

3.操作步骤

涂眼药膏前洗手,并核对患者的姓名、眼别、药物的名称和浓度。患者取仰卧位或坐位,头稍向后仰,用左手示指或棉签拉开患者下睑,嘱患者向上方注视,右手将眼药膏先挤去一小段,将眼膏挤入下穹隆,或用玻璃棒蘸眼膏少许,将玻璃棒连同眼膏平放于穹隆部,嘱患者闭眼,同时转动玻璃棒,依水平方向抽出,按摩眼睑使眼膏均匀分布于结膜囊内,不要将睫毛连同玻璃棒一同卷入结膜囊内。必要时给患者加戴眼带。

4.注意事项

涂眼膏前检查玻璃棒有无破损,如有破损应弃去;玻璃棒用后及时消毒以备用。

(三)剪眼睫毛法

1.目的

内眼手术前一天剪去术眼睫毛,使术野清洁,便于手术操作,并可防止手术中睫毛落入眼内。

2.用物准备

剪刀、眼药膏或凡士林、无菌棉签、消毒棉球和眼垫。

3.操作步骤

操作前洗手,并核对患者的姓名和眼别。患者取坐位,先在剪刀的两叶涂上眼药膏或凡士林,以便黏住剪下的睫毛。嘱患者向下看,用手指压住上睑皮肤,使睑缘稍外翻,剪去上睑睫毛;嘱患者向上看,手指压下睑皮肤,使下睑轻度外翻,剪去下睑睫毛,将剪下的睫毛不断用眼垫擦拭干净,以防落入结膜囊内。剪刀用后消毒备用。

4.注意事项

剪睫毛时,嘱患者安静,头部固定不动;动作要轻柔,防止伤及角膜和睑缘皮肤;如有睫毛落入结膜囊内,应立即用湿棉签拭出或用生理盐水冲洗干净。

(四)结膜囊冲洗法

1.目的

清除结膜囊内的异物、酸碱化学物质和脓性分泌物及手术前清洁结膜囊。

2.用物准备

玻璃洗眼壶或冲洗用吊瓶、受水器、消毒棉球、洗眼液。

3.操作步骤

患者取坐位或仰卧位,头偏向一侧。受水器紧贴患眼侧颊部或颞侧。擦净眼分泌物及眼膏。分开上下睑,冲洗液先冲洗眼睑皮肤,然后再冲洗结膜囊。冲洗上穹隆部时翻转眼睑,嘱患者向下看,冲洗下穹隆部时嘱患者向上看,同时眼球向各个方向转动,轻轻推动眼睑,充分冲洗结膜各部,用棉球拭净眼睑及颊部水滴。将受水器内的污水倒出,消毒后备用。

4.注意事项

冲洗时,洗眼壶距眼 3~5 cm,不可接触眼睑及眼球;冲洗液不可直接冲在角膜上,也不可进入健眼;冬天冲洗液适当加温,冷热适中。化学伤冲洗应充分暴露上下穹隆部,反复多次冲洗,防化学物质残留。如有大块异物不易冲去,可用消毒棉签擦去,冲洗液要足够,冲洗时间不少于15 min。有眼球穿通伤及较深的角膜溃疡者禁忌冲洗。

(五)泪道冲洗法

1.目的

用于泪道疾病的诊断、治疗及内眼手术前清洁泪道。

2.用物准备

注射器、泪道冲洗针头、泪点扩张器、地卡因、消毒棉签和冲洗用液体,必要时准备泪道探针。

3.操作步骤

操作前洗手,并核对患者的姓名和眼别。患者取坐位或仰卧位。压迫泪囊将其中的分泌物挤出,然后将地卡因棉签置于上下泪点之间,闭眼 3 min。用泪点扩张器扩张泪小点,左手轻轻牵拉下睑,嘱患者向上方注视,右手持注射器将针头垂直插入泪小点 1~1.5 min,再水平方向向鼻侧插入泪囊至骨壁。坐位,嘱患者低头;仰卧位,嘱患者头偏向患侧,将针稍向后退,注入药液。通畅者,注入液体自鼻孔流出或患者自诉有水流入口中。如注入液体通而不畅,有液体从鼻腔滴出,提示有鼻泪管狭窄。如进针时阻力大,冲洗液体由原泪点或上泪点溢出,说明泪总管阻塞;如针头可触及骨壁,但冲洗液体逆流,鼻腔内无水,提示鼻泪管阻塞;冲洗后,泪小点有脓性分泌物溢出,为慢性泪囊炎;冲洗时如发现下睑肿胀,说明发生假道,必须停止注水。滴抗生素眼药水并记录冲洗情况,包括从何处进针,有无阻力,冲洗液的流通情况及是否有分泌物等。

4.注意事项

如进针遇有阻力,不可强行推进;若下泪点闭锁,可由上泪点冲洗;勿反复冲洗,避免黏膜损伤或粘连引起泪小管阻塞;急性炎症和泪囊有大量分泌物时不宜进行泪道冲洗。

(六)球旁注射法

1.目的

提高局部组织内的药物浓度,起到消炎、抗感染的作用。

2.用物准备

注射器、5%针头、注射药物、消毒液、消毒棉签。

3.操作步骤

操作前洗手,并核对患者的姓名、眼别、药物的名称及剂量。患者取坐位或仰卧位,坐位头略后仰。常规消毒眼睑周围皮肤。嘱患者向内上方注视,左手持棉签在眶下缘中、外 1/3 交界处定位进针点,右手持注射器经皮肤刺入眶内,紧靠眶下壁垂直刺入 1 cm 左右,固定好针头,轻轻抽吸见无回血后,将药液缓慢推入。左手固定好针旁皮肤,缓慢拔针,用消毒棉签压住针眼至无出血为止。也可在颞上方或颞下方经球结膜进针。

4.注意事项

如遇到阻力,不可强行进针,可稍稍拔出针头,略改变方向再进针;不宜用一次性注射针头。针头的斜面应向上,防止损伤眼球,切忌针头在眶内上下左右捣动,以免损伤血管和神经;注射过程中要观察眼部情况,如有眼睑肿胀、眼球突出,提示有出血症状,应立即拔针,给予加压包扎或用数块大纱布或眼垫用手按压至止血为止,必要时全身应用止血药。

(七)球后注射法

1.目的

通过眼睑皮肤或下穹隆,经眼球下方进入眼眶的给药方式,用于眼底部给药及内眼手术前麻醉。

2.用物准备

注射器、球后针头、注射药物、2%碘酊、75%乙醇、消毒棉签、纱布眼垫、胶布和绷带。

3.操作步骤

注射前洗手,并核对患者的姓名、眼别、药物的名称及剂量。患者取坐位或仰卧位,常规消毒眼睑周围皮肤。嘱患者向鼻上方注视,在眶下缘中、外 1/3 交界处将注射器针头垂直刺入皮肤 1~2 cm,沿眶壁走行,向内上方倾斜 30°针头在外直肌与视神经之间向眶尖方向推进,进针 3~3.5 cm,抽吸无回血,缓慢注入药液。拔针后,嘱患者闭眼并压迫针眼 1 min。轻轻按摩眼球,涂抗生素眼膏,包扎。如出现暂时的复视现象,是药物麻痹眼外肌或运动神经所致,一般 2 h 后症状即可缓解。

4.注意事项

进针时如有阻力或碰及骨壁不可强行进针;注射后如出现眼球突出、运动受限为球后出血,应加压包扎;眼前部有化脓性感染的患者禁忌球后注射。

(八)球结膜下注射法

1.目的

将抗生素、皮质类固醇、散瞳剂等药物注射到结膜下,提高药物在眼局部的浓度,延长药物的作用时间,同时刺激局部血管扩张,渗透性增加,有利于新陈代谢和炎症吸收。常用于治疗眼前部疾病。

2.用物准备

注射器、针头、注射的药物、0.5%~1%地卡因溶液、消毒棉签、纱布眼垫、胶布、抗生素眼膏。

3.操作步骤

注射前洗手,并核对患者的姓名、眼别、药物的名称及剂量。患者取坐位或仰卧位。用 0.5%~1%地卡因表面麻醉 2 次,间隔 3~5 min。左手分开眼睑,不合作者可用开睑器开睑,右手持注射器,颞下方注射时嘱患者向上方注视,颞上方注射嘱患者向下方注视,针头与角膜切线方向平行避开血管刺入结膜下,缓慢注入药液,注射后涂抗生素眼膏,戴眼带。

4.注意事项

注射时针头勿指向角膜;多次注射应更换注射部位;为角膜溃疡患者注射时勿加压于眼球;如注射散瞳类药物应注意观察患者的全身状况,并在注射后 20 min 观察瞳孔是否散大。

(九)眼部加压包扎法

1.目的

(1)使包扎敷料固定牢固。

(2)局部加压,起到止血作用。

(3)对于术后浅前房者,局部加压包扎,促进前房形成。

(4)预防角膜溃疡穿孔。

(5)部分眼部手术以后,减少术眼活动,减轻局部反应。

2.用物准备

20 cm 纱条 1 根(双眼加压包扎不必)、眼垫、眼膏、胶布、绷带。

3.操作步骤

操作前洗手,并核对患者的姓名和眼别。患者取坐位,患眼涂眼膏,盖眼垫。单眼包扎者,在健眼眉中心位置一条长约 20 cm 绷带纱条。绷带头端向健眼,经耳上方由枕骨粗隆下方绕向前额,绕头 2 周后再经患眼由上而下斜向患侧耳下,绕过枕骨至额部。再如上述绕眼数圈,最后将绷带绕头经 1～2 周用胶布固定,结扎眉中心部的绷带纱条。

如为双眼包扎,则绷带按"8"字形包扎双眼。起端如以右侧为起点(左侧也可),耳上部绕 1～2 周后,经前额向下包左眼,由左耳下方向后经枕骨粗隆绕至右耳上方,经前额至左耳上方,向后经枕骨粗隆下方至右耳下方,向上包右眼,呈"8"字形状。如此连续缠绕数周后再绕头 2 圈,用两根胶布上下平行固定。

4.注意事项

包扎时不可过紧或过松,切勿压迫耳郭及鼻孔;固定点必须在前额部,避免患者仰卧或侧卧时引起头部不适或摩擦造成绷带松脱。

(十)结膜囊细菌培养法

1.目的

查出结膜囊内的细菌,便于诊断和治疗。

2.用物准备

无菌棉签的培养管、酒精灯、无菌棉签。

3.操作步骤

操作前洗手,并核对患者的姓名和眼别。患者取卧位或坐位,左手持棉签牵拉患者下睑皮肤,右手用无菌试管内的无菌棉签在患者的下穹隆部擦拭,然后将试管口在酒精灯火焰上消毒,将棉签放回试管内,送检。

4.注意事项

严格执行无菌操作技术;采集的标本及时送检。

五、睑板腺囊肿(霰粒肿)切除手术的护理配合

睑板腺囊肿(霰粒肿)是因睑板腺出口阻塞,腺体分泌物潴留在睑板内,并对其周围组织慢性刺激所产生的炎性肉芽组织。如经 3～4 周适当治疗后睑板腺囊肿仍未消失,并且患者要求去除睑板腺囊肿,可行睑板腺囊肿切除术,目的在于去除炎性肉芽组织。对于中老年患者,若出现复发性睑板腺囊肿,应高度怀疑睑板腺癌的可能,在切除后送病理检查以进一步明确诊断。

(一)手术流程及配合要点

1.术前准备

(1)医护人员仪表要求:①着手术室专用刷手衣,手术室专用拖鞋。②头戴一次性帽子(头发全部遮挡),面部戴一次性口罩(口、鼻全部遮挡)。③双手不能佩戴任何首饰及手表,指甲不能过长,不能涂指甲油。

(2)患者准备:①进手术室脱掉外衣,穿一次性鞋套和一次性手术衣。②对于意识清楚的患者,洗眼护士可以询问的方式,核对患者的资料(姓名、性别、眼别、手术名称),根据其叙述的情况与手术条核对是否相符。对于智力不足、意识不清的患者,应查看病历手册,并与手术医师及家属进行核对,为患者佩戴具有身份识别功能的腕带标记。③查看术前各项常规检查结果是否正常,患者或家属是否已签字同意手术。④询问患者有无药物过敏史,如有在病历手册首页注明。询问患者有无不适及前三日是否滴用抗生素眼药水,女性患者询问是否月经期。⑤查看患者术眼有无炎症,滴爱尔卡因表面麻醉剂 1～2 滴,清洁术眼后,用棉签蘸甲紫溶液标记术眼。⑥评估

患者心理状态,对手术的了解及耐受情况、配合程度,对患者进行心理疏导,做好宣教工作,指导患者放松的方法。

（3）器械、敷料与物品准备:①外眼无菌手术台、弯剪、尖刀、有齿镊、睑板腺囊肿夹、刮匙、弯止血钳、2 mL注射器、适量棉球、棉签、纱布,如需缝合给予持针器、5-0丝线。②表面麻醉剂、0.9％生理盐水、2％利多卡因、盐酸肾上腺素、红霉素眼膏。③全麻手术同小儿全麻手术的护理配合。

（4）手术间及设备的准备:①做好手术间的清洁卫生,空气消毒后待用。②检查手术灯是否处于正常运转状态,备好灯光照明。③全麻手术同小儿全麻手术的护理配合。

2.手术过程及配合要点

（1）巡回护士根据手术条与患者或腕带标记核对姓名、性别、眼别和手术名称,协助患者摆好手术体位,用治疗巾包好头部,术眼滴表面麻醉剂1～2滴,调节手术床头部,以患者感到舒适为宜。

（2）协助手术医师穿手术衣、戴手套,给生理盐水,抽取麻醉药,调节手术灯光。手术开始前,巡回护士再次与手术医师一起核对患者的姓名、性别、眼别和手术名称。

（3）手术进行时,密切注意手术程序和所需用物,及时供给术中需要的物品。

（4）注意观察患者呼吸、脉搏等全身情况。

（5）手术完毕,协助手术医师涂红霉素眼膏,术眼覆盖双层无菌敷料,指导患者立即用手掌根部按压手术部位,防止术眼出血。协助患者到观察室。

（6）对于需要进行病理检查的标本,巡回护士协助手术医师,将标本放入装有10％甲醛溶液的标本袋内固定保存,核对医师填写的病理单、登记本。

（7）全麻手术同小儿全麻手术的护理配合。

3.术后观察与护理

（1）患者到观察室进行观察,无出血或其他不适,更换无菌敷料后方可离院。

（2）术眼无缝线患者无须换药及再检查,次日将敷料去除,自用抗生素滴眼液3～5天,每天4次,护士要指导点眼药方法及注意事项。以预防感染和促进创口愈合。术眼有缝线患者隔天到医院进行外眼换药处理,皮肤缝线于手术后7 d拆除,在此期间滴用抗生素眼药水,每天4次。

（3）嘱患者生活要规律,禁偏食、饮食单调,多吃蔬菜、水果及蛋白质丰富的饮食,多饮水,少吃辛辣刺激性食物。

（4）注意保持眼周清洁,前两日每天用干净、潮湿的毛巾擦拭面部,洗脸、洗澡时勿使洗发剂、洗面奶及污水进入眼内。

（5）告知患者如再次出现局部红、肿、胀、疼痛或术眼仍有渗血,应尽早就医进行治疗,使疾病在早期得到根治。

（6）全麻手术同小儿全麻手术的护理配合。

（二）护士配合关键环节提示

（1）睑板腺囊肿属外眼手术,不可与内眼手术同时进行,以避免交叉感染。

（2）在手术的各个环节,严格执行三方安全核查制度。除特殊情况外,巡回护士不得擅离手术间,必须离开时应另有护士代替,并做好交接工作。

（3）严格执行无菌操作原则,并监督手术人员无菌操作,如有违反者,及时指出并改正。

（4）巡回护士告知协助患者摆好手术体位后,指导患者思想放松,尽量不要紧张,如有不适或任何要求及时告知医护人员但不得用手触摸眼部和手术台。

（5）器械护士应备齐不同型号的睑板腺囊肿夹和刮匙，以适应手术的需要。

（6）需要送病理检查时，严格按照标本留取、送检制度进行。

（7）全麻手术同小儿全麻手术的护理配合。

六、睑内翻矫正手术的护理配合

睑内翻指眼睑、特别是睑缘向眼球方向卷曲的位置异常。当睑内翻达一定程度时，睫毛倒向眼球。需行睑内翻矫正术，目的在于矫正内翻眼睑避免睫毛长期刺激眼球。

（一）手术流程及配合要点

1.术前准备

（1）医护人员仪表要求：①着手术室专用刷手衣，手术室专用拖鞋。②头戴一次性帽子（头发全部遮挡），面部戴一次性口罩（口、鼻全部遮挡）。③双手不能佩戴任何首饰及手表，指甲不能过长，不能涂指甲油。

（2）患者准备：①进手术室脱掉外衣，穿一次性鞋套和一次性手术衣。②洗眼护士与病历医嘱核对患者的姓名、性别、眼别、手术名称。③检查术前各项常规检查是否正常；术眼结膜、角膜有无炎症；家属或患者是否已签字同意手术。④询问患者有无不适及前三日是否滴用抗生素眼药水。⑤为患者进行眼部准备工作即清洗术眼。⑥评估患者的心理状态，对手术的了解及耐受情况、配合程度，为患者做好心理疏导，做好宣教工作，指导患者放松的方法。

（3）器械准备：外眼无菌手术台、2 mL 注射器和 TB 针头、棉球、棉签、眼垫、眼用弯剪、尖刀、有齿直镊、针持、Hoz 板、成型夹、弯止血钳、5-0 丝线。

（4）手术间的准备：做好手术间的清洁卫生及消毒，备好手术照明灯。

2.手术过程

（1）巡回护士协助患者摆好手术体位，由手术医师主持核对三方核对单，术前及麻醉前内容并记录，以治疗巾包好头部，术眼滴表面麻醉剂 1～2 滴。

（2）协助手术医师穿手术衣、戴手套；给生理盐水，抽取麻醉药；调节手术灯光。手术开始前，巡回护士再次与手术医师一起核对患者姓名、性别、眼别和手术名称。

（3）手术进行时，密切注意手术程序和所需用物，及时供给术中需要的物品。

（4）随时巡视患者精神及全身情况。

（5）手术完毕前由手术医师主持核对三方核对单术后内容并记录，协助手术医师涂红霉素眼膏，术眼用无菌敷料覆盖，协助患者到准备间。

3.术后护理

（1）已有缝线患者，嘱其隔天到医院进行外眼换药处理，7 d 拆除缝线，在此期间患者或家属自己滴用抗生素眼药水，每天 4 次，护士要指导点眼药方法及注意事项。

（2）嘱患者生活要规律，禁偏食、饮食单调，多吃蔬菜、水果及蛋白质丰富的饮食，多饮水，少吃辛辣刺激性食物。

（3）注意保持眼周清洁，前两日每天用干净、潮湿的毛巾擦拭面部，洗脸、洗澡时勿使洗发剂、洗面奶及污水进入眼内。

（4）如再次出现局部红、肿、胀、疼痛，应尽早就医进行治疗，使疾病在早期得到根治。

(二)护士配合关键环节提示

(1)睑内翻属于外眼手术,不可与内眼手术同时进行,避免交叉感染。

(2)巡回护士协助患者摆好手术体位后,告知患者思想放松,尽量不要紧张,双手放于身体两侧有任何不适及时告知医护人员但不得用手触摸眼部和手术台。

(3)器械护士准备手术台时应多备眼垫,以应手术需要。

七、翼状胬肉切除手术的护理配合

它是一种很常见的结膜变性疾病。为睑裂部球结膜与角膜上一种赘生组织,侵犯角膜后日渐增大,甚至可覆盖至瞳孔区而严重影响视力,需行翼状胬肉切除术。

(一)手术流程及配合要点

1.术前准备

(1)医护人员仪表要求:①着手术室专用刷手衣,手术室专用拖鞋。②头戴一次性帽子(头发全部遮挡),面部戴一次性口罩(口、鼻全部遮挡)。③双手不能佩戴任何首饰及手表,指甲不能过长,不能涂指甲油。

(2)患者准备:①进手术室脱掉外衣,穿一次性鞋套和一次性手术衣。②洗眼护士与病历医嘱核对患者的姓名、性别、眼别、手术名称。③检查术前各项常规检查是否正常;术眼结膜、角膜有无炎症;家属或患者是否已签字同意手术。④询问患者有无不适及前三日是否滴用抗生素眼药水。⑤为患者进行眼部准备工作即清洗术眼。⑥评估患者的心理状态,对手术的了解及耐受情况、配合程度,为患者做好心理疏导,做好宣教工作,指导患者放松的方法。

(3)器械准备:外眼无菌手术台、2 mL注射器和TB针头、棉球、棉签、眼垫、尖刀、针持、显微牙镊、显微虹膜复位器、显微弯剪、开睑器、烧灼器、备圆刀、显微针持、10-0线和酒精灯。

(4)手术间的准备:做好手术间的清洁卫生及消毒,备好显微镜。

2.手术过程

(1)巡回护士协助患者摆好手术体位,由手术医师主持核对三方核对单术前及麻醉前内容并记录,以治疗巾包好头部,术眼滴爱尔卡因表面麻醉剂1~2滴。

(2)协助手术医师穿手术衣、戴手套;给生理盐水,抽取麻醉药;调试显微镜。手术开始前,巡回护士再次与手术医师一起核对患者姓名、性别、眼别和手术名称。

(3)手术进行时,密切注意手术程序和所需用物,及时供给术中需要的物品。

(4)随时巡视患者精神及全身情况。

(5)手术完毕前由手术医师主持核对三方核对单术后内容并记录,协助手术医师涂红霉素眼膏,术眼用无菌敷料覆盖,协助患者到准备间。

3.术后护理

(1)观察有无出血10 min,如无出血方可离院。

(2)如患者术眼无缝线则次日换药后将敷料去除,继续滴抗生素眼药水3~5天,每天4次,护士要指导点眼药方法及注意事项,以预防感染和促进创口愈合。有缝线患者次日到医院进行内眼换药处理,10 d拆除缝线,在此期间滴用抗生素眼药水,每天4次。

(3)嘱患者生活要规律,禁偏食、饮食单调,多吃蔬菜、水果及蛋白质丰富的饮食,多饮水,少吃辛辣刺激性食物。

(4)注意保持眼周清洁,前两日每天用干净、潮湿的毛巾擦拭面部,洗脸、洗澡时勿使洗发剂、洗面奶及污水进入眼内。

(5)如再次出现局部红、肿、胀、疼痛及出血渗血等不适,应尽早就医进行治疗,使疾病在早期得到根治。

(二)护士配合关键环节提示

(1)翼状胬肉切除属于外眼手术,不可与内眼手术同时进行,避免交叉感染。

(2)巡回护士协助患者摆好手术体位后,告知患者思想放松,尽量不要紧张,双手放于身体两侧有任何不适及时告知医护人员,但不得用手触摸眼部和手术台。

(3)器械护士准备好转位所用的器械以备术中使用。

八、泪囊摘除手术的护理配合

泪囊摘除术的指征为患慢性泪囊炎后已发生角膜感染,或患者年老体弱、泪囊萎缩,或鼻腔疾病不适合用泪囊鼻腔吻合的患者。

(一)手术流程及配合要点

1.术前准备

(1)医护人员仪表要求:①着手术室专用刷手衣,手术室专用拖鞋;②头戴一次性帽子(头发全部遮挡),面部戴一次性口罩(口、鼻全部遮挡);③双手不能佩戴任何首饰及手表,指甲不能过长,不能涂指甲油。

(2)患者准备:①进手术室脱掉外衣,穿一次性鞋套和一次性手术衣;②洗眼护士与病历医嘱核对患者的姓名、性别、眼别、手术名称;③检查术前各项常规检查是否正常,术眼结膜、角膜有无炎症,家属或患者是否已签字同意手术;④询问患者有无不适及前三日是否滴用抗生素眼药水;⑤为患者进行眼部准备工作即清洗术眼,冲洗泪道;⑥评估患者的心理状态,对手术的了解及耐受情况、配合程度,为患者做好心理疏导,做好宣教工作,指导患者放松的方法。

(3)器械准备:内眼包、尖刀、圆刀、弯剪、直剪、泪囊扩张器、泪小点扩张器、靶子、剥离子、牙镊、针持、弯针头、小碗、探针、烧灼球、直血管钳、弯血管钳、2 mL、5 mL、5-0线、酒精灯。

(4)手术间的准备:做好手术间的清洁卫生及消毒,备好手术照明灯。

2.手术过程

(1)巡回护士协助患者摆好手术体位,由手术医师主持核对三方核对单术前及麻醉前内容并记录,以治疗巾包好头部,术眼滴爱尔卡因表面麻醉剂1~2滴。鼻内喷麻药。

(2)协助手术医师穿手术衣、戴手套;给生理盐水,抽取麻醉药;调节手术灯光。手术开始前,巡回护士再次与手术医师一起核对患者姓名、性别、眼别和手术名称。

(3)手术进行时,密切注意手术程序和所需用物,及时供给术中需要的物品。

(4)随时巡视患者精神及全身情况。

(5)手术完毕前由手术医师主持核对三方核对单术后内容并记录,协助手术医师涂红霉素眼膏,术眼用无菌敷料覆盖,协助患者到准备间。

3.术后护理

(1)术眼已有缝线嘱患者隔天到医院进行外眼换药处理,7 d拆除缝线。

(2)嘱患者生活要规律,禁偏食、饮食单调,多吃蔬菜、水果及蛋白质丰富的饮食,多饮水,少吃辛辣刺激性食物。

(3)注意保持伤口清洁。

(4)如再次出现局部红、肿、胀、疼痛以及出血渗血等情况,应尽早就医进行治疗,使疾病在早期得到根治。

(二)护士配合关键环节提示

(1)泪囊摘除属于外眼手术,不可与内眼手术同时进行,避免交叉感染。

(2)巡回护士协助患者摆好手术体位后,告知患者思想放松,尽量不要紧张,双手放于身体两侧有任何不适及时告知医护人员但不得用手触摸眼部和手术台。

(3)巡回护士随时调节光线的方向,以便术者操作。

九、睫状体光凝手术的护理配合

晚期青光眼丧失视功能,有严重疼痛,大泡性角膜病变时,可选择睫状体光凝术。

(一)手术流程及配合要点

1.术前准备

(1)医护人员仪表要求:①着手术室专用刷手衣,手术室专用拖鞋。②头戴一次性帽子(头发全部遮挡),面部戴一次性口罩(口、鼻全部遮挡)。③双手不能佩戴任何首饰及手表,指甲不能过长,不能涂指甲油。

(2)患者准备:①进手术室脱掉外衣,穿一次性鞋套和一次性手术衣。②洗眼护士与病历医嘱核对患者的姓名、性别、眼别、手术名称。③检查术前各项常规检查是否正常;术眼结膜、角膜有无炎症;家属或患者是否已签字同意手术。④询问患者有无不适及前三日是否滴用抗生素眼药水。⑤为患者进行眼部准备工作即清洗术眼。⑥评估患者的心理状态,对手术的了解及耐受情况、配合程度,为患者做好心理疏导,做好宣教工作,指导患者放松的方法。

(3)器械准备:外眼包、固定镊、开睑器、弯血管钳、5 mL 球后针、G 探头。

(4)手术间的准备:做好手术间的清洁卫生及消毒,备好手术照明灯及半导体激光治疗仪。

2.手术过程

(1)巡回护士协助患者摆好手术体位,由手术医师主持核对三方核对单术前及麻醉前内容并记录,以治疗巾包好头部,术眼滴爱尔卡因表面麻醉剂 1~2 滴。

(2)协助手术医师穿手术衣、戴手套;抽取麻醉药;调节手术灯光。手术开始前,巡回护士再次与手术医师一起核对患者姓名、性别、眼别和手术名称。

(3)手术进行时,密切注意手术程序和所需用物,及时供给术中需要的物品。随时根据医嘱调试半导体激光治疗仪能量。

(4)随时巡视患者精神及全身情况。

(5)手术完毕前由手术医师主持核对三方核对单术后内容并记录,协助手术医师涂红霉素眼膏,术眼用无菌敷料覆盖,协助患者到准备间。

3.术后护理

(1)滴用抗生素眼药水,每天 4 次并指导用药的方法及注意事项。

(2)嘱患者生活要规律,禁偏食,饮食单调,多吃蔬菜、水果及蛋白质丰富的饮食,多饮水,少吃辛辣刺激性食物。

(3)注意保持眼周清洁,前两日每天用干净、潮湿的毛巾擦拭面部,洗脸、洗澡时勿使洗发剂、洗面奶及污水进入眼内。

(4)如出现局部红、疼痛等不适,应尽早就医进行治疗,使疾病在早期得到根治。

(二)护士配合关键环节提示

(1)睫状体光凝术属于外眼手术,不可与内眼手术同时进行,避免交叉感染。

(2)巡回护士协助患者摆好手术体位,告知患者思想放松,尽量不要紧张,双手放于身体两侧有任何不适及时与医护人员沟通但不得用手触摸眼部和手术台。必要时给予患者氧气吸入。

(3)巡回护士聚精会神根据医嘱迅速调试能量。

十、白内障超声乳化摘除联合人工晶状体植入手术的护理配合

白内障是发生在眼球里面晶状体上的一种疾病,任何晶状体的浑浊都可称为白内障。需行白内障超声乳化摘除人工晶状体植入手术。

(一)手术流程及配合要点

1.术前准备

(1)医护人员仪表要求:①着手术室专用刷手衣,手术室专用拖鞋;②头戴一次性帽子(头发全部遮挡),面部戴一次性口罩(口、鼻全部遮挡);③双手不能佩戴任何首饰及手表,指甲不能过长,不能涂指甲油。

(2)患者准备:①进手术室脱掉外衣,穿一次性鞋套和一次性手术衣;②洗眼护士与病历医嘱核对患者的姓名、性别、眼别、手术名称;③检查术前各项常规检查是否正常,术眼结膜、角膜有无炎症,家属或患者是否已签字同意手术;④询问患者有无不适及前三日是否滴用抗生素眼药水;⑤为患者进行眼部准备工作:清洗术眼并点散瞳药三遍;⑥评估患者的心理状态,对手术的了解及耐受情况、配合程度,为患者做好心理疏导,做好宣教工作,指导患者放松的方法。

(3)器械准备:内眼包、白内障盒(穿刺刀15°、裂隙刀3.2、晶状体调位钩、劈核钩、显微牙镊、撕囊镊、晶状体植入镊、显微开睑器备显微针持、显微剪、囊膜剪、水助吸针、弯针头)白内障器械(大剪刀、直弯止血钳、超声乳化手柄、超声乳化手柄配套头、扳子、IA、推助器)、10 mL注射器。

(4)手术间的准备:做好手术间的清洁卫生及消毒,备好显微镜、白内障超声乳化机及一次性集液盒和平衡盐灌注液,连接好仪器电源,备氧气及心电监护仪,有全麻则做好全麻配合及准备。

2.手术过程

(1)巡回护士协助患者摆好手术体位,由手术医师主持核对三方核对单术前及麻醉前内容并记录,以治疗巾包好头部,术眼滴表面麻醉剂1~2滴共点三遍。

(2)协助手术医师穿手术衣、戴手套;给生理盐水;调试显微镜及白内障机。手术开始前,巡回护士再次与手术医师一起核对患者姓名、性别、眼别、晶状体度数和手术名称。

(3)手术进行时,密切注意手术程序和所需用物,及时供给术中需要的物品,注意医嘱调节白内障机程序及参数。

(4)随时巡视患者精神及全身情况。

(5)手术完毕前由手术医师主持核对三方核对单术后内容并记录,术眼用无菌敷料覆盖,及屈光专用塑料眼罩;协助患者到准备间。

3.术后护理

(1)观察患者10 min,如无异常后方可离院。

(2)术眼次日换药后将敷料去除,继续滴抗生素眼药水3~5天,每天4次,以预防感染和促进创口愈合。

(3)嘱患者生活要规律,禁偏食、饮食单调,多吃蔬菜、水果及蛋白质丰富的饮食,多饮水,少

吃辛辣刺激性食物。不吃坚硬的食物,保持大便通畅。

(4)注意保持眼周清洁,前两日每天用干净、潮湿的毛巾擦拭面部,洗脸、洗澡时勿使洗发剂、洗面奶及污水进入眼内。避免剧烈活动。

(5)如出现眼胀痛伴头痛、局部红、肿及严重畏光、流泪,应尽早就医进行治疗。

(二)护士配合关键环节提示

(1)白内障手术属于内眼手术,不可与外眼手术同时进行,避免交叉感染。

(2)巡回护士告知患者上手术床后,思想放松,尽量不要紧张,双手放于身体两侧有任何不适可以说话,不得用手触摸眼部和手术台。张开嘴呼吸勿憋气。

(3)术前散瞳、点表面麻醉药很关键,要点够次数,表面麻醉药要求术前 5 min 开始点药,不可过早,以免损伤角膜上皮。如瞳孔散大不够理想及时查找原因并告知手术医师。

(4)护士应熟知常用晶状体 A 常数,与患者 A 超结果及医嘱认真核对无误后方可将人工晶状体打开在手术台上。

(5)手术进行中巡回护士负责灌注液的及时供给,灌注液不可走空,以确保手术连续顺利完成。

十一、小梁切除手术的护理配合

药物和激光治疗不能阻止进行性视神经损伤和视野缺损的各类青光眼。由于手术技术的改进和抗代谢药物的应用,小梁切除术后的眼压水平可与全层巩膜穿通滤过术后的眼压水平相近,因此现在小梁切除术几乎可以适用于所有需要做眼外滤过术的青光眼。

(一)手术流程及配合要点

1.术前准备

(1)医护人员仪表要求:①着手术室专用刷手衣,手术室专用拖鞋;②头戴一次性帽子(头发全部遮挡),面部戴一次性口罩(口、鼻全部遮挡);③双手不能佩戴任何首饰及手表,指甲不能过长,不能涂指甲油。

(2)患者准备:①进手术室脱掉外衣,穿一次性鞋套和一次性手术衣;②洗眼护士与病历医嘱核对患者的姓名、性别、眼别、手术名称;③检查术前各项常规检查是否正常,术眼结膜、角膜有无炎症,家属或患者是否已签字同意手术;④询问患者有无不适及前三日是否滴用抗生素眼药水;⑤为患者进行眼部准备工作:清洗术眼;⑥评估患者的心理状态,对手术的了解及耐受情况、配合程度,为患者做好心理疏导,做好宣教工作,指导患者放松的方法。

(3)器械准备:青光眼包(内眼包、直弯血管钳、巾钳、剪刀、尖刀、针持、开睑器)、穿刺刀、显微弯剪、显微针持、显微牙镊、显微平镊、显微线镊、小梁剪、小碗(1 mL、2 mL、5 mL、10 mL)、10-0线5-0线,双极电凝。

(4)手术间的准备:做好手术间的清洁卫生及消毒,备好显微镜,连接好仪器各电源,备氧气及心电监护仪,有全麻则做好全麻配合及准备。

2.手术过程

(1)巡回护士协助患者摆好手术体位,由手术医师主持核对三方核对单术前及麻醉前内容并记录,以治疗巾包好头部,术眼滴表面麻醉剂1～2滴,共点三遍。

(2)协助手术医师穿手术衣、戴手套;给生理盐水;调试显微镜及电凝机。手术开始前,巡回护士再次与手术医师一起核对患者姓名、性别、眼别和手术名称。

（3）手术进行时，密切注意手术程序和所需用物，及时供给术中需要的物品。

（4）随时巡视患者精神及全身情况。

（5）手术完毕前由手术医师主持核对三方核对单术后内容并记录，术眼点妥布霉素地塞米松药膏，用无菌敷料覆盖并单眼包扎绷带；协助患者到准备间。

3.术后护理

（1）观察患者 10 min，如无异常后方可离院。

（2）术眼次日换药后将敷料去除，继续滴抗生素眼药水 3～5 天，每天 4 次，以预防感染和促进创口愈合。

（3）嘱患者生活要规律，禁偏食、饮食单调，多吃蔬菜、水果及蛋白质丰富的饮食，多饮水，少吃辛辣刺激性食物。不吃坚硬的食物保持大便通畅。

（4）注意保持眼周清洁，前两日每天用干净、潮湿的毛巾擦拭面部，洗脸、洗澡时勿使洗发剂、洗面奶及污水进入眼内。不做剧烈活动。让眼睛尽量休息。

（5）如再次出现局部红、肿、胀、疼痛，应尽早就医进行治疗。

（二）护士配合关键环节提示

（1）青光眼手术属于内眼手术，不可与外眼手术同时进行，避免交叉感染。

（2）巡回护士告知患者上手术床后，思想放松，尽量不要紧张，双手放于身体两侧有任何不适可以说话，不得用手触摸眼部和手术台。张开嘴呼吸勿憋气。

（3）术前切勿点散瞳药。

十二、上睑下垂矫正手术的护理配合

上睑下垂是由于提上睑肌功能不全或丧失，以致上睑部分或全部下垂，遮挡部分或全部瞳孔，有单侧也有双侧。手术的根本目的：提高下垂的上睑，恢复正常的睑裂高度，暴露出瞳孔，扩大视野，防止弱视，矫正异常形态，改善面容。总之，既要达到功能上的恢复，又要达到美容目的。

（一）手术流程及配合要点

1.术前准备

（1）医护人员仪表要求：①着手术室专用刷手衣，手术室专用拖鞋。②头戴一次性帽子（头发全部遮挡），面部戴一次性口罩（口、鼻全部遮挡）；③双手不能佩戴任何首饰及手表，指甲不能过长，不能涂指甲油。

（2）患者准备：①进手术室脱掉外衣，穿一次性鞋套和一次性手术衣。②对于意识清楚的患者，洗眼护士可以询问的方式，核对患者的资料（姓名、性别、眼别、手术名称），根据其叙述的情况与手术条核对是否相符。对于智力不足、意识不清的患者，应查看病历手册，并与手术医师及家属进行核对，为患者佩戴具有身份识别功能的腕带标记。③查看术前各项常规检查结果是否正常，患者或家属是否已签字同意手术。④询问患者有无药物过敏史，如有在病历手册首页注明；询问患者有无不适及前三日是否滴用抗生素眼药水；女性患者询问是否月经来潮期。⑤查看患者术眼有无炎症，滴表面麻醉剂 1～2 滴，清洁术眼，用棉签蘸甲紫溶液标记术眼。⑥患者由于容貌缺陷，常产生自卑感、孤独感，应多与之沟通，进行心理疏导，告诉患者通过手术可改变外观，鼓励患者积极面对。向患者讲解手术目的、方法，消除患者对手术的恐惧和顾虑，取得患者积极配合与理解，提高手术成功率。

（3）器械、敷料与物品准备：①内眼无菌手术台、尖刀、弯剪、直剪、巾钳、弯止血钳、直止血钳、持针器、有齿镊、无齿镊、固定镊、眼睑拉钩、斜视钩、HOZE 板、直尺、5 mL 注射器、5-0 丝线（6-0 丝线）、适量棉球、棉签、大量纱布、治疗巾两块。②表面麻醉剂、0.9％生理盐水、2％利多卡因、盐酸肾上腺素、红霉素眼膏、甲紫溶液。

（4）手术间及设备的准备：①做好手术间的清洁卫生，空气消毒后待用。②检查手术灯是否处于正常运转状态，备好灯光照明。

2.手术过程及配合要点

（1）巡回护士根据手术条与患者或腕带标记核对姓名、性别、眼别和手术名称，协助患者摆好手术体位，用治疗巾包好头部，术眼滴表面麻醉剂 1～2 滴，调节手术床头部，以患者感到舒适为宜。

（2）协助手术医师穿手术衣、戴手套，给生理盐水、亚甲蓝溶液，抽取麻醉药，调节手术灯光。手术开始前，巡回护士再次与手术医师一起核对患者姓名、性别、眼别和手术名称。

（3）手术进行时，密切注意手术程序和所需用物，及时供给术中需要的物品。

（4）注意观察患者呼吸、脉搏等全身情况。

（5）手术完毕，协助手术医师涂红霉素眼膏，术眼覆盖无菌敷料，加压包扎 24 h。

3.术后观察与护理

（1）患者到观察室进行观察，无剧烈疼痛、敷料渗血等情况方可离院。

（2）指导患者进食高蛋白、高维生素、富含粗纤维、营养丰富的食物，注意饮食结构合理，保证充分的营养供给，提高机体抵抗力和组织修复能力，同时也能保持大便通畅，预防便秘。

（3）教会家属观察患者睡眠时眼睑闭合情况，如发现眼睑闭合不全需要涂抹大量抗生素眼膏，防止出现暴露性角膜炎。

（4）注意保持伤口清洁，伤口上有血痂或分泌物，可用无菌生理盐水或 75％乙醇棉签擦拭。嘱患者勿用脏手用力揉术眼，同时局部给予抗生素眼药水和保护角膜的眼药水、眼药膏。

（5）遵医嘱正确、按时使用滴眼液及口服药，按规定时间换药、门诊复查，皮肤缝线于手术后7 d 拆除，一旦切口部位出现红、肿、痛症状应尽快到医院就诊。

（二）护士配合关键环节提示

（1）在手术的各个环节，严格执行三方安全核查制度。除特殊情况外，巡回护士不得擅离手术间，必须离开时应另有护士代替，并做好交接工作。

（2）严格执行无菌操作原则，并监督手术人员无菌操作，如有违反者及时指出并改正。

（3）上睑下垂手术前只需要清洁术眼，不用备皮（剪睫毛），目的是便于术中观察睫毛方向，避免术后出现睑内翻。

（4）术前做好患者的心理护理，嘱患者术中尽量放松，深呼吸，以减轻肌肉牵拉引起的不适。

（5）巡回护士告知患者上手术床后，思想放松，尽量不要紧张，如有不适或任何要求说话，不得用手触摸眼部和手术台。

（田翠英）

第七章

危重症护理

第一节 危重患者的基础护理

一、危重患者基础护理要求

凡入 ICU 病室的患者至少为一级护理。为危重患者做好基础护理是防止各种并发症,决定总体治疗成功与否的基本条件。ICU 护士一律在患者床头交接班,因仪器使用条件及治疗用药繁杂多变,交班必须详细、完整。

二、各种危重症监护患者的基础护理技术

(一)重症卧床患者床单位的清洁整理

1.目的

使病床平整无皱折,患者睡卧舒适,保持病室整齐划一。

2.操作准备

(1)患者准备:病情稳定,允许整理或更换床单且能主动配合。

(2)用物准备。①卧床患者床整理用物:床刷、扫床巾,必要时备便器。②卧床患者床更换床单用物:清洁的大单、中单、被套、枕套、床刷、扫床巾、污物袋,需要时备衣裤。

3.操作要点

(1)卧床患者床整理法。①核对解释:携用物至床旁,向患者解释,以取得合作。②移开桌椅:病情许可,放平床头及床尾支架,移开床旁桌椅。③清扫床单:松开床尾盖被,协助患者翻身背向护士,松开近侧各单,用床刷套上湿的扫床巾分别扫净中单、橡胶单,依次搭在患者身上,再自床头至床尾扫净大单,注意枕下及患者身下部分彻底扫净,将各单逐层拉平铺好。协助患者翻身至近侧并躺稳,护士转至对侧,同法逐层扫净并拉平铺好。④整理盖被:患者仰卧,将被套与棉胎同时拉平,叠成被筒,为患者盖好。取出枕头,揉松后放回患者头下。⑤整理用物:还原床旁桌、椅。扫床巾集中消毒清洗。

(2)卧床患者床更换床单法。①安置用物:将清洁被服按更换顺序放于床尾椅上。②更换床单:铺床单,松开床尾盖被,协助患者侧卧背向护士,枕头随患者翻身移向对侧;松开近侧各层床

单,将中单卷入患者身下,扫净橡胶中单,搭于患者身上,再将污大单卷入身下,扫净褥垫上的渣屑;将清洁大单的中线与床的中线对齐,一半塞于患者身下,靠近侧的半幅大单自床头、床尾、中间按序铺好;放平橡胶中单,铺上清洁中单,一半塞于患者身下,近侧中单连同橡胶中单一起塞于床垫下。铺对侧,协助患者侧卧于铺好的清洁大单上,面向护士;护士转至对侧,将污中单卷起撤出,扫净橡胶中单,搭于患者身上,将污大单卷起,连污中单一同放于污物袋中;扫净褥垫上的渣屑,依次将清洁大单、橡胶中单、中单逐层拉平,一起塞于床垫下,协助患者取仰卧位。③更换被套:取出棉胎,解开盖被尾端带子,被套的尾端打开约 1/3,将棉胎在污被套内竖叠三折后按"S"形折叠拉出放在床尾的椅子上。套被套,以清洁被套正面向外铺于患者身上;将棉胎套入清洁被套内,拉平已套的棉胎与被套,并系上被套尾端带子,卷出污被套放入污物袋内。将盖被叠成被筒,尾端向内折叠与床尾齐,并塞于床尾的床垫下。④更换枕套:一手托起患者头部,另一手迅速取出枕头,更换枕套后,再放回患者头下。⑤整理用物:协助患者取舒适卧位,必要时拉起床挡,还原床旁桌椅,清理用物,整理床单位。

4.注意事项

(1)若监护室中有治疗操作,或有患者进餐,不宜整理床铺。

(2)操作时,动作应轻稳、节力,不宜过多翻动和暴露患者,避免受凉,防止患者翻身时坠床。

(3)病床应用湿式清扫,一床一巾用后均需消毒。

(二)口腔护理技术

1.目的

(1)保持口腔清洁、湿润,预防口腔感染及其他并发症,使患者感到舒适。

(2)防止口臭、牙垢,促进食欲。

(3)观察口腔黏膜和舌苔的变化、口腔气味,提供病情变化的动态信息。

2.操作准备

(1)患者准备:了解口腔护理的目的,愿意合作,有安全感。

(2)用物准备。①治疗盘内置:治疗碗(内盛含有漱口溶液的棉球约 16 个,弯血管钳、镊子)治疗巾、弯盘、压舌板、纱布、棉签、吸水管、漱口杯、手电筒,需要时可备张口器。②外用药:如液状石蜡、冰硼散、锡类散、西瓜霜、金霉素甘油、制霉菌素甘油等。③常用漱口溶液及作用:见表 7-1。

表 7-1　常用漱口溶液及作用

名称	作用
生理盐水	清洁口腔,预防感染
多贝尔溶液(复方硼酸溶液)	轻微抑菌,除臭
1%～3%过氧化氢溶液	遇到有机物时,放出新生氧,抗菌除臭
2%～3%硼酸溶液	为酸性防腐剂,抑菌
1%～4%碳酸氢钠溶液	为碱性防腐剂,抑菌
0.02%呋喃西林溶液	清洁口腔,广谱抗菌
0.1%醋酸溶液	用于铜绿假单胞菌感染
0.08%甲硝唑溶液	适用于厌氧菌感染

3.操作要点

(1)核对解释:携用物至床旁,核对并向患者及其家属解释。

(2)安置体位:协助患者侧卧或头偏向护士,铺治疗巾于患者颌下及胸前,置弯盘于口角旁。

(3)观察口腔:湿润口唇、口角,观察口腔黏膜有无出血、溃疡等,对长期使用激素、抗生素的患者,应观察有无真菌感染。昏迷、牙关紧闭及无法自行开口的患者,可用张口器。若光线不足,可使用手电筒辅助,再以压舌板由患者口腔侧面轻轻置入。

(4)取下义齿:取下活动义齿,先取上面义齿,后取下面义齿,并放置容器内用冷水冲洗刷净,待口腔护理后戴上或浸入冷水中保存。

(5)擦洗口腔:协助患者用温水漱口(昏迷患者除外)。嘱患者咬合上下齿,用压舌板轻轻撑开一侧颊部,用弯血管钳夹含有漱口液的棉球由内向外(磨牙至切牙)纵向擦洗;同法擦洗对侧。每擦一个部位,更换一个棉球。嘱患者张口,依次擦洗一侧牙齿的上内侧面、上咬合面、下内侧面、下咬合面,再弧形擦洗颊部。同法擦洗另一侧。再依次擦洗舌面及硬腭部。勿触及咽部,以免引起患者恶心。

(6)漱口涂药:意识清醒者用吸水管吸漱口水漱口,用治疗巾拭去患者口角处水渍。口腔黏膜如有溃疡、真菌感染,酌情涂药于患处,口唇干裂者可涂液状石蜡。

(7)整理用物:协助患者取舒适卧位,清理用物,整理床单。

4.注意事项

(1)操作时动作要轻,以免损伤口腔黏膜及牙龈。

(2)需用张口器时,应从臼齿处放入,不可用暴力助其张口。

(3)为昏迷患者清洁口腔时,棉球需夹紧每次一个,棉球不可过湿,防止将漱口液吸入呼吸道,并不予漱口。

(4)每天进行口腔护理 2～3 次。

(5)患者若有活动义齿要取下,浸于冷水中,并于每晨更换清水 1 次。

(6)操作完毕记录口腔护理日期、时间、口腔局部用药的名称,护士签名。

(三)床上擦浴

1.目的

(1)使患者清洁、舒适,预防皮肤感染。

(2)促进皮肤血液循环,预防压疮。

(3)观察和了解患者的一般情况,满足其身心需要。

2.操作准备

(1)患者准备:让患者及家属了解擦浴的目的及步骤,并能主动配合。

(2)用物准备。①治疗盘内置:毛巾 2 条、肥皂、浴巾、梳子、小剪刀、50%酒精、清洁衣裤和被服、爽身粉。②治疗车下置:脸盆、热水桶(水温 47 ℃～50 ℃并根据年龄、季节、生活习惯增减水温)、污水桶、便盆等。③女患者备会阴冲洗物:弯盘、长镊子、大棉球数个。

3.操作要点

以女患者为例。

(1)备齐用物携至床旁,做好解释,询问需要。

(2)热水桶、污水桶放于床旁,移开桌椅,备好脸盆、水,毛巾、肥皂。调整患者为舒适体位并易于擦洗。将毛巾叠成手套状,包在手上。

(3)为患者擦洗脸部及颈部。浴巾铺于颈前,松开领口,依次擦洗眼(由内向外擦拭)、额、鼻翼、面颊部、嘴部、耳后直至颌及颈部。

（4）为患者脱下上衣，在擦洗部位下面铺上浴巾，按顺序擦洗两上肢、胸腹部。先用涂肥皂的湿毛巾擦洗，再用湿毛巾擦净肥皂，清洗拧干毛巾后再擦洗，最后用浴巾擦干。协助患者侧卧，背向护士，依次擦洗颈、背、臀部。擦洗毕，可在骨突处用50%酒精做按摩。为患者换上清洁上衣。

（5）清洗会阴部。脱下裤子，腿用盖被包裹，便盆放于臀下，倾倒温开水自阴部流过，同时用长镊子夹大棉球自上而下分别擦洗两侧阴唇，最后用棉球自阴阜擦向肛门，边擦边冲洗，洗毕用纱布将流水擦干，将镊子置于弯盘，撤去便盆。

（6）更换温水及毛巾后，擦洗双下肢，用温水泡洗双脚擦干，再为患者换上清洁的裤子。

（7）梳头，需要时修剪指甲，更换床单，整理好床单位，清理用物，放回原处。

4.注意事项

（1）床上擦浴时间不超过30 min。

（2）每擦洗一处，均在下面垫浴巾，避免弄湿床铺，注意擦净腋窝、脐部、腹股沟等皱褶处。

（3）擦洗动作要敏捷，减少翻身和暴露，以免患者受凉。按摩时可适当用力，不宜过重。

（4）擦洗过程中注意观察病情，若患者出现寒战、面色苍白等情况时，应立即停止擦浴，给予适当处理。

（5）操作前后测量记录生命体征，记录任何异常的皮肤发现。

（谢　静）

第二节　危重患者的心理护理

心理护理是指护理人员运用心理知识，以科学的态度、恰当的方法、美好的语言对患者的精神痛苦、心理顾虑、思想负担、疑难问题等进行疏导，帮其解决心身症结、克服心理障碍、提高战胜疾病的信心和勇气，促进康复。

一、环境对 ICU 患者心理的影响

（一）物理环境的影响

（1）设施：ICU 病房摆放了各种各样的仪器设备，如氧气管道、吸引器、呼吸机、监护仪、除颤器等高新技术设备，会让患者产生思想上的压力。

（2）噪声：床位之间距离较近，无隔音装置，各种各样的仪器运作声、报警声、吸痰声甚至夜间谈话及走路声等都可成为噪声来源。有调查发现，ICU 噪声通常为 63～92 dB。噪声超过 60 dB 会使患者感到烦躁不安，降低其对疼痛的耐受阈值。使其产生较强的压力感和焦虑感，导致心理紧张，影响正常生活节奏、休息及睡眠。因此，WHO 建议白天监护室内环境的噪声强度不可超过 48 dB，晚上不超过 35 dB。

（3）光线：ICU 白天室内光线较暗，夜间室内光线较亮，易改变患者的睡眠型态，给患者造成不适感。因此保持室内光线柔和，以安抚神经系统，改善患者的睡眠，稳定情绪。

（4）温度、湿度、清洁度：监护室内温度、湿度、清洁度的不适当均会使患者产生不良心理反应。过热会使患者烦躁，影响食欲和睡眠；过冷会使肌肉紧张，影响其睡眠。科学测定表明，当空气湿度高于65%或低于38%，病菌繁殖滋生最快；空气湿度过小，容易造成痰液黏稠或结成干痂

不排出,从而进一步加重感染,导致患者产生焦虑。不洁的病室环境会使患者感到压抑。

(二)ICU 社会环境的影响

1.工作人员的影响

个别医护人员对各种监护抢救仪器的使用和调整不熟练,对监护仪器显示的数据不能够正确分析,在抢救危重患者时表情紧张,回答不确定,惊呼随口而出或者进行护理操作时工作程序不流畅,"三查七对"不严格,无菌操作观念不强等,都会给患者心理上造成不信任感、紧张感。医护人员的注意力往往被监护仪所引导,关注的常常是患者的疾病和损伤,较少同患者沟通交流,会使患者感到医护人员更关心的是他们身旁的仪器而不是患者本身。

2.特殊环境的影响

患者对各种监护仪器、抢救仪器和环境的陌生,对各种侵入性操作的不理解,及限制探视无陪护、限制活动或进行强制约束等易使患者感到不安和恐惧。尤其是夜幕降临,ICU 内仍然警报声、呻吟声不断,此时患者恐惧感骤然上升。

3.同病室患者的影响

当患者看到同病室的其他患者病情变化或死亡,看到医护人员紧张而严肃的表情时不禁会为自己的疾病担忧,而造成负性心理影响。同病室患者存在性别差异,在接受某些治疗或检查时,如果医护人员不能充分重视对患者个人隐私的保护,未能满足患者的需求会引起患者的尴尬、窘迫和心理紧张。

二、ICU 患者的心理需求

(一)安静环境的需求

ICU 病房的患者,大多处于被动状态。ICU 病房环境嘈杂,各种仪器的运作声、报警声、监护仪光信号、昼夜不息的灯光及医务人员忙碌的工作,这些都使 ICU 的氛围变得紧张,造成了患者视觉、听觉超负荷。因此患者需要一个安静的环境

(二)安全的需求

安全感是所有患者最普遍、最重要的心理需求。由于受到疾病的威胁,随时会发生病情变化,患者极易产生不安全感,他们希望生命不再受到威胁,迫切希望得到准确、可靠、安全的治疗。因而进行任何技术操作和治疗前,医护人员均应事先耐心细致的解释,以增强患者的安全感。

(三)尊重的需求

ICU 患者病情危重,自我评价往往较低,但却对别人如何看待自己极为敏感,自尊心格外易受伤害,因此希望得到医务人员的尊重、关心和重视。医务人员应当尊重患者,避免伤害自尊心的表情、语言及行为。

(四)被关心和接纳的需求

由于突然改变了原来的生活习惯和规律,进入陌生的 ICU 病房环境,患者需要尽快地熟悉环境,需要被新的群体接受;患者有时不能通过语言表达自己的感受和意愿,需要有效的交流沟通,在情感上被接纳。

(五)信息的需求

和普通病房患者一样,ICU 患者也需要了解自己生的是什么病、为什么要住进 ICU、疾病会发生什么变化、疾病的预后如何以及采用什么治疗手段等。总之,患者需要来自医院、社会和家庭的信息刺激及情感交流。

三、ICU 患者心理护理原则

(一)尊重和爱护

入住 ICU 的患者,活动受限,自我感受性增强,易敏感、恐惧和情绪不稳定等使他们更易把注意力集中在自身与疾病。关心、体谅、爱护、尊重患者,建立良好的护患关系,使其增强战胜疾病的信心,是做好心理护理的前提。

(二)理解与沟通

护士通过语言交流如谈心、说话等和非语言交流如观察患者的面部表情、眼神、肢体动作等方法来了解 ICU 患者的感受和需求,从而采取相应措施开导患者和帮助其解决问题。护士应理解和同情患者的烦恼、顾虑与痛苦,尽力帮助和支持患者,改善其心境,提高其信心,促进其心身健康。

(三)满足需要

ICU 患者对尽早诊断、准确治疗的心理需要大多比较直接、迫切;对疼痛的耐受性降低,希望得到及时的止痛处理;他们的需要在得不到满足时容易产生抑郁、愤怒等消极情绪,加重病情,从而产生恶性循环。故心理需要满足与否是做好心理护理的关键。

(四)个体化

ICU 患者的心理护理不能千篇一律,患者的文化层次、心理特征、生理及年龄状况等不同以及疾病种类、病史长短、病程进展、疗效状况不同,其心理需求不同,心理护理的重点也不同。因此要强调心理护理的个体化,即不同的患者采取不同的护理方法。

(五)共同参与

ICU 患者是社会的一员,因此心理护理不仅仅是医护人员的专职,家庭所有成员,包括邻居、同事和朋友,都要积极参与和配合,才能收到更好的效果。

(谢　静)

第三节　危重患者的营养支持

一、概述

营养支持正确的实施可以发挥良好的效果,能促进患者早日康复,也能使并发症发生率降到最低程度。当机体处于在疾病应激状态时,会出现营养素或热量的消耗增加,及某些特定营养素的额外损失,及时、合理地调整营养素摄入量可增加机体的抗病能力,促进创伤组织修复和疾病痊愈。但相反,不恰当的营养支持则不仅疗效不明显,而且并发症很多。在重症医学的综合治疗中,关键是保护和改善全身与各器官的氧输送并使之与氧消耗相适应,而代谢的底物及部分代谢过程的调理,营养支持是重要的手段。而营养不良的严重程度又直接关系到危重症综合治疗的效果,影响到疾病的转归。临床营养经过 30 多年的研究与实践,在理论认识及临床应用方面均得到长足发展,在能量的合理补充、营养供给的方式与途径、应用营养素的药理作用来影响疾病的进程及营养支持相关并发症的处理等方面均有深入的了解,当今营养支持已成为重症患者整体救治过程中不可缺少的一个组成部分,人们发现各种营养底物在不同疾病的不同阶段通过不同的代谢途径与给予方式,对疾病预后有着显著不同的影响。

(一)基本概念

1.营养

营养指人体吸收和利用食物或营养要素的过程,是人类通过摄取食物以满足机体生理需要的生物化学过程。

2.营养素

营养素是食物中能被人体消化、吸收和利用的成分。

(二)营养支持途径与选择原则

临床根据营养素补充途径,营养支持分为肠外营养支持(parenteral nutrition,PN)即通过外周或中心静脉途径,与肠道营养(enteral nutrition,EN)即通过胃肠管经胃肠道途径。尽早开始营养支持已是众所周知的原则,随着临床营养支持的发展,已由 PN 为主的营养供给方式,转变为通过鼻胃、鼻空肠导管或胃肠造口途径为主的肠道营养(EN)支持。

临床研究显示关于营养支持的时机:及时、合理的营养支持有助于降低重症营养不良的发生,维持组织器官的结构与功能,维护肠屏障与免疫机制,并支持骨骼肌与呼吸肌功能,从而更好地改善重症患者的预后。重症患者在经过早期而有效复苏(特别是容量复苏)、生命体征与内稳态失衡得到一定的控制后,应该及早开始任意形式的营养支持,这一原则已基本达到国际上的共识。对于胃肠道仍具有一定功能的重症患者,EN 应是首先考虑选择的营养供给途径。重症患者由于疾病及某些治疗的影响,常合并有胃肠动力障碍,EN 不耐受是常常面临的问题,并由此可导致喂养不足及加重营养不良。后者常与感染性并发症和病死率的增加相关。因此,在 EN 实施过程中,判断患者的胃肠功能、制订合理的目标喂养量、评估肠道喂养的耐受性、调整治疗方案等,均是确保 EN 有效实施的必要措施。应该指出的是,如果肠道喂养不能满足患者需要时,应及时采用 PN 或 PN 联合 EN 的营养供给方式,来完成重症患者的营养治疗计划。

二、重症患者的营养评估与需求

对住院患者进行正确、合理的营养评估是极关键的。因为营养支持尤其是全肠外营养(total parenteral nutrition,TPN),不但价格昂贵而且会由于应用不当而造成损害。不加选择地进行营养支持是禁忌的,而营养状态评价的目的就是筛选出那些可能从营养支持中获益的患者。这种评估提供了患者营养不良的严重程度及持续发展的危险性。在临床上确定患者是否需要营养支持的 3 个常用的指标是机体成分的组成、半饥饿状态的持续时间和系统性炎症反应的程度。它反映了机体的营养状态、食物摄入不足的间期和疾病造成损害的程度。

(一)营养评估

1.病史

患者的病史和体检可提示对营养支持的需要。病史可提供体质量减少的速度和程度及营养摄取的数量和质量,患者的病史还可提供饮食特点的信息,以及味觉、咀嚼方式、吞咽改变、食物变态反应史、药物和乙醇摄入及厌食等情况。体检可能发现皮肤状态(干燥、鳞屑及萎缩)、肌肉消耗、肌肉强度丧失、凹陷性水肿等。由有经验的临床医师获得一份完整的病史和体检,也许是最简单、最好的营养评估方法。

2.人体学测量

(1)身高与体质量:①身高＞165 cm 者,标准体质量(kg)＝(身高－100)×0.9。②身高＜165 cm者,男性标准体质量(kg)＝(身高－105)×0.9。③女性标准体质量(kg)＝(身高－100)×0.9。

如果不存在水、电解质代谢紊乱的影响,体质量的变化情况基本上能够客观反映患者的营养状态,尤其是实际体质量与平时体质量之比更有意义。可计算下列指标。

占标准体质量的％＝(实际体质量/标准体质量)×100。

占平时体质量的％＝(实际体质量/平时体质量)×100。

体质量变化的％＝(平时体质量－实际体质量)除以平时体质量×100。

测的体质量占标准体质量的 80％～90％,为轻度营养不良;占标准体质量的 60％～80％,为中度营养不良;重度营养不良者的体质量仅为标准体质量的 60％以下。急性(2 周之内)体质量丢失 10％,相比较逐渐减少 10％危害性大得多。当体质减少 25％以上,体内的多数功能性器官(心、肺、肝)可发生功能障碍。

(2)上臂周径、上臂肌肉周径和皮皱厚度。人体测量标准:①上臂中部周径(cm)。男性,29.3;女性,28.5。②上臂肌肉周径(cm)。男性,25.3;女性,23.2。③三头肌皮皱厚度(mm)。男性,12.5;女性,16.5。

(3)内脏蛋白测定。①清蛋白:浓度低于 35 g/L 提示营养不良。②转铁蛋白:正常值为2.4～2.8 g/L;1.5～1.75 g/L 为轻度营养不良;1.0～1.5 g/L 为中度营养不良;＜1.0 g/L 为重度营养不良。③维生素 A 结合蛋白:正常值为 157～296 mg/L。

3.免疫状态测定

营养不良者常兼有体液和细胞免疫功能得降低。

(1)淋巴细胞总数:是评定细胞免疫功能的简易方法。经计算公式为总淋巴细胞计数＝淋巴细胞百分比×白细胞计数。总淋巴细胞计数＞2.0×10⁹/L 者为正常;(1.2～2.0)×10⁹/L 者为轻度营养不良;(0.8～1.2)×10⁹/L 者为中度营养不良;＜0.8×10⁹/L 者为重度营养不良。若淋巴细胞总数低于 1.5×10⁹/L,则提示免疫功能不良。

(2)迟发型超敏皮肤反应:该实验室将不同的抗原于前臂屈侧表面不同部位注射 0.1 mL,待48 h 后测量接种处硬结直径,若＞5 mm 为正常。

(3)氮平衡:是评价机体蛋白质营养状况看最可靠和最常用的指标。摄入氮量可按 6.25 g 蛋白质＝1 g氮来进行计算:氮平衡＝蛋白质摄入量/6.25－[24 h 尿中尿素氮(g)＋3 g]。

(二)营养需求

在正常人,热量和氮需求可根据年龄、性别、身高和体质量计算。理想地说,热量需求应根据每个患者进行计算,通过计算和测定的静息能量消耗,并用身体活动系数和应激程度加以调整。对个体患者来说,间接测热法是 REE 较准确的测量方法。热量需求用 Harris-Benedict 公式方便地计算。

女性:REE(kcal/d)＝65＋9.6W＋1.7H－4.7A。

男性:REE(kcal/d)＝66＋13.7W＋5.0H－6.8A。

W＝体质量(kg);H＝身高(cm);A＝年龄(岁)。

(三)重症患者营养支持原则

营养摄入不足与蛋白质能量负平衡、发生营养不良及血源性的感染相关,并直接影响 ICU

患者的预后。对重症患者,维持机体水、电解质平衡为第一需要。在复苏的早期、血流动力学还尚未稳定或存在严重的代谢性酸中毒阶段,均不是开始营养支持的安全时机。此外还应考虑不同原发疾病、不同阶段的代谢改变与器官功能的特点。当存在严重肝功能障碍,严重氮质血症,肝性脑病,严重高血糖未得到有效控制等情况下,营养支持很难有效实施。

有关外科重症患者营养支持方式的循证医学研究表明,80%的患者可以完全耐受肠道营养(EN),另外10%可接受 EN 和 PN 混合形式营养支持,其余的 10%胃肠道不可使用,是选择 TPN 的绝对适应证。应该指出,重症患者肠道营养不耐受的发生率高于普通患者,有回顾性调查资料显示仅有50%左右接受 EN 的重症患者可达到目标喂养量[104.5 kJ/(k g·d)]。对于合并肠功能障碍的重症患者,肠外营养支持是其综合治疗的重要组成部分。

三、肠道营养的应用与护理

(一)定义

肠道营养(enteral nutrition,EN)是经胃肠道提供代谢需要的营养物质及其他各种营养素的营养支持方式。EN 决定于时间长短、精神状态与胃肠道功能。肠道营养有口服和经导管输入 2 种途径,其中经导管输入方式以包括鼻胃管、鼻十二指肠管、鼻空肠管和胃空肠造瘘管。

(二)适应证

(1)胃肠功能正常,但营养物摄入不足或不能摄入者(昏迷、烧伤、大手术后重危患者)。

(2)胃肠道部分功能不良者,如消化道瘘、短肠综合征(大量小肠切除术后)等。

(3)胃肠功能基本正常但合并其他脏器功能不良者如糖尿病或肝、肾衰竭者。

肠道营养应用指征:胃肠道功能存在(或部分存在),但不能经口正常摄食的重症患者,应优先考虑给予肠道营养,只有肠道营养不可实施时才考虑肠外营养。

(三)禁忌证

(1)上消化道出血。

(2)严重吸收不良综合征。

(3)3 个月以内婴幼儿和肠梗阻。

(4)腹腔内感染。

(5)短肠综合征等肠道完全休息的患者。

(四)肠道营养制剂的种类与选择

1.要素饮食

肠内营养混悬液、短肽型肠内营养剂。

2.整蛋白型配方饮食

肠内营养粉剂、整蛋白型肠内营养剂,要求患者肠道功能较好,否则不宜使用。

3.匀浆膳与混合奶匀浆膳

接近正常饮食,营养全面,对胃肠道消化吸收功能要求较高,基本上接近于正常功能。混合奶与匀浆膳类似,但消化道负担小。

(五)肠道营养输注途径及方法

1.给予途径

(1)经鼻胃管途径:常用于非昏迷且胃肠功能正常以及短时间应用管饲可过渡到口服饮食的患者。

（2）经鼻空肠置管喂养：与上述应用特点基本相同，优点是导管通过幽门进入十二指肠或空肠，降低反流与误吸的发生率。

（3）经胃或空肠造口喂养：是通过手术经胃或空肠造口置入营养管，适用于较长时间需要肠道营养的患者。

2.喂养方法

（1）一次性注入：用注射器一次性将配好的肠道营养食品注入，并发症较多。

（2）间歇性注入：分次给予肠道营养食品，通常是重力滴注 30～40 min，间隔 3～4 h 一次。

（3）连续滴注：通常借助肠道营养泵 20～24 h 连续性滴注，大多数患者对这种方式能够耐受较好。

（4）循环滴注：通常也需要在输液泵的控制下，在规定的时间内持续泵入。

3.输注原则

输注速度的决定要根据渗透压决定，当渗透压高，输注速度应减慢；若渗透压低，输注速度应适当加快，起步速度每小时为 20～40 mL，之后每小时增加 5～20 mL，最终每小时速度可达到 80～100 mL，最大速度每小时不超过 120 mL。总量：可第一天试用 500 mL，逐日增量 500 mL，3～4 d 达到 1 500～2 000 mL。

（六）肠道营养治疗的护理

1.护理诊断

（1）营养失调：低于机体需要量。与营养计划未完成，摄入量不足有关。

（2）有误吸的危险：与患者的意识、体位、喂养管移除及胃排空障碍有关。

（3）舒适改变：与接受过快的营养液输注产生呕吐、腹胀有关。

（4）排便异常：与输入营养液温度低、速度快产生腹泻有关。

（5）知识缺乏：缺乏肠道营养的有关知识。

2.护理措施

（1）鼻饲管的护理。①鼻饲管选择：临床一般采用鼻胃管或鼻肠胃管。②采用无创性方法固定：取一长形丝绸胶布，上端粘贴于鼻翼下端，下端撕开，交叉螺旋粘于鼻饲管。每天应更换胶布，避免黏膜和皮肤的损伤，应每天用甘油涂拭鼻腔黏膜，起润滑作用；对应用胃、空肠造瘘管者，应保持造瘘口周围皮肤干燥、清洁。③放置导管后对躁动不配合患者应适当约束，防止自行拔管。④每次鼻饲前应抽吸胃液并检查鼻饲管位置，以保证肠道营养能顺利进行。⑤每次输注营养液前应用 20～30 mL 温开水冲洗喂养管，持续输注高浓度的营养液时，应当每 2～4 h 用温开水 10～20 mL 冲洗导管 1 次，输注管应每 24 h 更换。⑥经鼻饲给药时，不同药物尽量分开，不能混合注入，并注意避免与营养液混合注入。

（2）营养液的使用与护理。①营养液的使用：检查营养液的出厂日期及外包装，并摇匀营养液，操作前应洗手，营养液开启后，放置时间不宜超过 24 h（冰箱存放，2 ℃～8 ℃）。②控制营养液的浓度：应从低浓度开始滴注营养液，根据患者胃肠道适应程度逐步递增，如能量密度从 2.09 kJ/mL 起，渐增至 4.18 kJ/mL 或更高，以避免营养液浓度和渗透压过高引起的胃肠道不适、肠痉挛、腹胀和腹泻。③营养液温度的控制：营养液的滴注温度以接近正常体温为宜，温度一般为 35 ℃～37 ℃，过高可能灼伤胃肠道黏膜，过低则刺激胃肠道，引起肠痉挛、腹痛或腹泻。寒冷季节应加温输注，可用输液加温器，夹在输注管道上，通过调节加温器与输入口的距离来调节温度，并且应不断更换位置，以避免局部温度过高，造成管道破损，同时应防止烫伤患者。④控制输注量和速度:营养液宜从少量开始,每天 250～500 mL,在 5～7 d 间逐渐达到全量。输注速度以每小时 20 mL 起,根据适应程度逐渐加速并维持滴速每小时 100～120 mL。交错递增量和浓度将更有利于患者对肠道营养液的耐受。⑤避免营养液污染、变质:营养液应现配现用;保持调配容器的清洁、无菌;每天应更换输液器、袋或瓶;开启的营养液在室温下放置时间应小于 6 h,若营养液含有牛奶及易腐败成分时,放置时间应更短。

(3)估计胃内残留量:每次输注营养液前及期间(每间隔 4 h)抽吸并估计胃内残留量,若残留量大于 150 mL,应延迟或暂停输注,必要时给予用胃动力药物,防止因胃潴留引起反流所致误吸。

(4)卧位选择:输注时取半卧位,头部抬高 30°～45°,此卧位应保留输注后 30 min。

(5)各种营养代谢的监测:在输注肠道营养液时应监测血糖及电解质,同时应定期监测血红蛋白、转铁蛋白、前清蛋白,每天测量体质量、上臂脂肪度等,了解患者的生化指标及营养情况,准确记录 24 h 出入液量。

(6)口腔护理:置鼻肠管的清醒患者应定时帮助其用水或漱口液漱口,昏迷患者应用 0.9％氯化钠溶液擦拭口腔每天 2～3 次,防止口腔炎及口腔溃疡的发生。

(7)心理护理:实施肠道营养之前,应向患者及其家属详细解释肠道营养的意义、重要性及实施方法,告知患者配合要点。经常与患者沟通,了解肠道营养、心理生理反应,给予心理支持。重症患者应用肠道营养时,易产生腹胀、腹泻等不适。使患者产生厌倦的心理,导致不配合,护理人员应耐心解释,介绍肠道营养的优点,对可能出现的并发症提前讲明,在应用过程中应及时处理出现的问题,提高患者的安全感。

(8)积极做好各种并发症防治及处理。①吸入性肺炎:保持喂养管在正常位置,妥善固定喂养管。在喂养管进入鼻腔处做标记,每 4 h 检查 1 次,观察喂养管有无移位。告知患者卧床、翻身时应避免压迫、折叠或拉脱喂养管。预防误吸,应抬高头部 30°～45°,开始肠道营养前检查导管位置,并采用喂养泵输入,减少每次喂养量。②急性腹膜炎:多见于经空肠造瘘输注营养液者。加强观察患者有无腹部症状。如患者突然出现胃或空肠造瘘管周围有类似营养液渗出或腹腔引流管引流出类似营养液的液体,应怀疑喂养管移位,营养液进入游离腹腔。应立即停止输注营养液并报告医师,尽可能协助清除或引流出渗漏的营养液。按医嘱应用抗生素避免继发性感染或腹腔脓肿。③肠道感染:胃肠道并发症主要有腹胀、腹泻、恶心、呕吐、肠蠕动亢进、胃潴留及便秘。处理措施包括应用不含乳糖,低脂配方,营养液室温下不超过 8 h,输注管 24 h 更换,从小剂量、低浓度开始实施肠道营养,也可以稀释营养液,便秘患者增加配方的纤维素量,腹泻时进行常规检查和培养,同时服用蒙脱石散。同时应避免营养液污染、变质。在配制营养液时,注意无菌操作;配制的营养液暂时不用时应放冰箱保存,以免变质而引起肠道感染。④导管阻塞:EN 过程中最常见,主要与喂养管的材料、导管内径细、胃管放置时间长、营养液浓度高、滴注速慢及未按要求冲洗管道有关,同时由于喂药时碾磨不细及注水不够也可引起喂养管阻塞。如出现堵塞,应用温开水加压冲洗及负压抽吸并反复捏挤体外管道部分,可用碳酸钙及酶溶液冲洗管道 6～8 h 再用灭菌水或温开水冲洗,调整患者体位,若上述方法无效,应重新置管。⑤高血糖:及时调整营养物质的比例和输注速度,合理应用胰岛素等降糖药物,对于急性呼吸窘迫综合征(acute respiratory distress syndrome,ARDS)及急性胰腺炎患者给予含糖极少要素膳。⑥低血糖:应用床旁血糖测定,快速补充高糖。

3.健康教育

(1)饮食摄入不足和营养不良对机体可能造成危害。

(2)经口饮食和肠道营养有助于维护肠道功能。

(3)术后患者恢复经口饮食是逐步递增的过程;在康复过程中,应该保持均衡饮食,保证足够的能量、蛋白质和维生素等摄入。

(4)指导需携带胃或空肠喂养管出院的患者和其家属进行居家喂养和自我护理。叮嘱输注营养液前、后,应用温开水冲洗喂养管,以避免喂养管阻塞。

四、肠外营养的应用与护理

(一)定义

肠外营养(parenteral nutrition,PN)是从静脉内供给营养作为手术前后及重症患者的营养支持,全部营养从肠外供给称全肠外营养(total parenteral nutrition,TPN)。肠外营养(PN)是经静脉途径供应患者所需要的营养要素,其中包括热量(碳水化合物、脂肪乳剂)、氨基酸、维生素、电解质及微量元素。PN的主要途径有周围静脉和中心静脉。PN可分为完全肠外营养和部分补充肠外营养。其目的是在患者无法正常进食的情况下仍可以维持营养状况、体质量增加及创伤愈合,幼儿可以继续生长、发育。

(二)适应证

(1)胃肠道梗阻。

(2)短肠综合征:小肠切除>80%。

(3)小肠疾病:肠缺血、多发肠瘘。

(4)放射性肠炎。

(5)严重腹泻、顽固性呕吐>7 d。

(6)重症胰腺炎:先输液抢救休克或多器官功能障碍综合征(multiple organ dysfunction syndrome,MODS),待生命体征平稳后,若肠麻痹未消除、无法完全耐受肠道营养,则属肠外营养适应证。

(7)高分解代谢状态:大面积烧伤、严重复合伤、感染等。

(8)严重营养不良:伴胃肠功能障碍,无法耐受肠道营养。

(三)禁忌证

以下情况时,不宜使用肠外营养支持:①复苏早期阶段、血流动力学未稳定或严重水电介质与酸碱失衡;②肝功能严重衰竭,肝性脑病;③急性肾衰竭并存在严重氮质血症;④严重高血糖尚未控制。

(四)肠外营养的主要营养素及应用原则

1.碳水化合物

碳水化合物(葡萄糖)是非蛋白热量(non-protein calorie,NPC)的主要部分,临床常用的是葡萄糖。葡萄糖每天需要量>100 g。为了提高足够的热量,在配方中常应用高浓度的葡萄糖,所需热量根据患者体质量、消耗量、创伤及感染的程度而定。一般每天需 8 386~16 736 kJ,但对高热或严重创伤患者,热量需要量可达每天 20 920 kJ。

2.氨基酸和/或蛋白质

一般肠外营养蛋白质的补充以氨基酸液作为主要来源,静脉输注的氨基酸液,含有必需氨基酸(essential amino acid,EAA)及非必需氨基酸(non-essential amino acid,NEAA)。EAA 与 NEAA 的比例为(1:1)~(1:3)。存在全身严重感染患者的研究显示:尽管充分的给予营养支持,仍不能阻止蛋白质的丢失。瘦体组织(无脂组织群,lean body mass,LBM)丢失速度从每天 0.5%~1.0%。不同组织器官蛋白质合成与降解的反应是不同的,并在疾病时发生变化。稳定持续的蛋白质补充是营养支持的重要策略。ICU 患者人体测量结果提示蛋白质(氨基酸)的需要量供给至少应达到每天 1.2~1.5 g/kg。

3.水、电解质

营养液的容量应该根据每个患者病情及具体需要,综合考虑每天液体平衡和前负荷的状态确定,根据需要予以调整。连续性肾脏代替疗法(continuous renal replacement therapy,CRRT)治疗时水、电解质丢失量较大,应加强监测血电解质。一般情况每天补充钠离子 40~120 mmol,钾离子 60~100 mmol,钙离子 4~5 mmol,镁离子 2~4 mmol,磷离子 10~23 mmol。

4.脂肪

肠外营养支持治疗中所应用的为 10% 与 20% 脂肪乳剂。应用脂肪乳剂可在供热量同时避免必需脂肪酸缺乏。10% 脂肪乳剂每 500 mL,可产生 1 881 kJ 热量,一般输入量不超过每天 3 g/kg。

5.维生素

维生素参与着人体的生长发育及伤口修复,是体内必需的物质,同时参与糖类、蛋白质、脂肪代谢。需要注意的是国内一部分维生素制剂目前是不能由静脉供给,只能由肌内注射补充。

6.微营养素(维生素与微量元素)

重症患者血清抗氧化剂含量降低,肠外营养和肠道营养时可适当添加维生素 C、维生素 E 和 β-胡萝卜素等抗氧化物质。连续 9 d 硒的补充,使合并 SIRS 和感染的重症患者肾衰发生率较对照组明显降低,死亡率有下降趋势。ARDS 患者血清维生素 E、维生素 C 和硒含量低于正常对照组,脂质过氧化物浓度升高。由此可提示应增加 ARDS 患者抗氧化物的补充量,以满足恢复机体抗氧化能力的需要。一项涉及 595 例创伤患者的 RCT 研究显示:补充维生素 E、维生素 C,使肺部并发症有下降趋势,MODS 发生率降低。

(五)肠外营养支持途径与选择原则

一般肠外营养支持途径主要为中心静脉和经外周静脉营养支持 2 种,如需要提供完整充分营养供给,临床多选择经中心静脉途径。若营养液容量和浓度不高,或需要接受部分肠外营养支持的患者,可采取经外周静脉途径。

选择经中心静脉途径给予营养支持包括经颈内静脉、锁骨下静脉、股静脉和外周插入的中央导管(peripherally inserted central catheter,PICC)途径。通过锁骨下静脉途径发生感染和血栓性并发症的概率均低于股静脉和颈内静脉途径,并且随着新型管材的使用和穿刺技术的提高,发生机械性损伤的的概率并不比经股静脉高。PICC 并不能减少导管相关性血液感染(catheter related blood infection,CRBI)的发生。对于全身脏器功能状态相对稳定,但由于疾病原因难以脱离或完全脱离肠外营养的患者,可选择此途径给予 PN 支持。

(六)护理诊断

(1)不舒适:与长时间输注肠外营养液有关。

(2)躯体移动障碍:与穿刺过程损伤神经有关。

(3)有体液失衡的危险:与营养制剂配制有关。

(4)潜在并发症:气胸、血管或胸导管损伤、导管移位、感染、空气栓塞、糖或脂肪代谢紊乱、血栓性浅静脉炎。

(七)护理措施

1.常规护理

(1)体位:妥善固定静脉留置针或深静脉导管的前提下,协助患者选择舒适体位。

(2)控制输液速度:根据提供的葡萄糖、脂肪和氨基酸用量,合理控制输液速度,以免快速输注时导致患者因脸部潮红、高热、出汗和心率加快等反应而感觉不舒适。营养液的输注可选择间断或连续,通常是选择连续 24 h 输注,但长期使用的患者有很多不足,间断的输注管理困难。但液体滴速的调节是很重要的,可以采用重力输注法和输液泵控制,目前临床上多采用重力输注法,但影响因素较多,滴速难以控制,最好使用输液泵,能够对滴速控制更加精确。输液泵与重力输注法输注最好间断使用,同时观察导管是否通畅,是否有打折、扭曲或堵塞现象。

(3)高热患者的护理:输注营养液过程中出现的发热,大多因输液过快引起;在输液结束后 1 h、不经特殊处置可自行消退。对于部分高热患者可根据医嘱给予物理降温或服用退热。

(4)合理输液,维持患者体液平衡。①合理安排输液种类和顺序:应选择慢速输注,可适应人体代谢能力,同时使所输入的营养物质可以被充分利用。但已有电解质紊乱者,先予以纠正,再输注 TPN 液;对于已有缺水者,为避免慢速输注营养液导致的体液不足,应先补充部分平衡盐溶液后再输注 TPN 液。②加强观察和记录:观察患者有无水肿发生或皮肤弹性消失,尿量是否过多或过少,并予以记录。根据患者的出入液量,合理补充液体和控制输液速度。③尽早经口饮食或肠道营养:TPN 患者因长期禁食,导致胃肠道黏膜缺乏食物刺激和代谢的能量而致肠黏膜结构和屏障功能受损、通透性增加,导致肠内细菌和脂多糖易位,并发肠源性的全身感染。当患者胃肠功能恢复或允许进食的情况下,鼓励患者经口饮食。

2.营养液护理

(1)营养液的配制和管理:营养液的配制应在层流环境下,严格执行按无菌操作技术;在配制前应将所有药品、器械准备齐全,避免增加污染机会。TPN 液输注系统和输注过程应保持连续性,保证配制的营养液在 24 h 内输完;期间不宜中断,以防污染;避免营养液长时间暴露于阳光和高温下而导致变质。

(2)注意 TPN 液的输注温度和保存时间:①TPN 液配制后若暂时不输注,应以 4 ℃保存于冰箱内;为避免输注液体过冷而致患者不舒适,须在输注前 0.5～1 h 取出,置室温下复温后再输。②TPN 液应在配制后 24 h 内输完,由于 TPN 液中所含成分达几十种,长时间在常温下搁置后可使营养液内某些成分降解、失稳定或产生颗粒沉淀,输入体内后易引起患者不舒适。

3.导管护理

导管穿刺点周围要注意消毒和保护,一般每天消毒穿刺点 1 次,为便于观察建议使用透明敷贴。若伤口没有渗出、积液或污染时,敷料可以 3 d 更换 1 次;使用消毒的纱布应 2 d 更换 1 次,揭下纱布时要轻柔,注意不要让导管滑出,如发现导管有滑出的可能,应妥善固定,再作处理,滑出的部分不应再送入,应该记录导管插入时的刻度,每天记录。外周静脉为预防静脉炎的发生,一般 24 h 更换输液穿刺的部位,若使用留置针,并能够留置时,应 72 h 更换输注部位。导管的肝素帽应每周更换 1 次,更换时注意不要让空气进入,严格无菌操作。观察穿刺部位有无红、肿、热、痛等现象,如果患者发生不明原因的寒战、发热、反应淡漠或烦躁不安,应疑为导管性感染。

一旦发生上述现象,应及时通知医师,协助拔除导管,作细菌培养试验。当输液结束时,可用肝素稀释液封管,以防导管内血栓形成和保持导管通畅。

4.观察和预防并发症

(1)气胸:当患者于静脉穿刺时或置管后出现胸闷、胸痛、呼吸困难、同侧呼吸音减弱时,应考虑气胸的发生;应立即通知医师并协助处理。对依靠机械通气的患者,须加强观察,因此类患者即使胸膜损伤很小,也可能引起张力性气胸的发生。

(2)血管损伤:反复穿刺在同一部位易损伤血管,表现为局部出血或血肿形成等,应立即退针并压迫局部。

(3)胸导管损伤:多发生于左侧锁骨下静脉穿刺时,多数患者可自愈,少数需作引流或手术处理。

(4)空气栓塞:大量空气进入患者可立即致死。锁骨下静脉穿刺时,患者应置于平卧位、屏气;置管成功后及时连接输液管道;输液结束应旋紧导管塞。一旦怀疑空气进入,立即置患者于左侧卧位,以防空气栓塞。

(5)导管移位:锁骨下或其他深静脉穿刺置管后可因导管固定不妥而移位。临床表现为输液不畅或患者感觉颈、胸部酸胀不适,X线透视可明确导管位置。静脉穿刺置管成功后必须妥善固定导管。一旦出现导管移位,应立即停止输液、拔管和做局部处理。

(6)静脉炎的护理:控制 TPN 的 pH,可以大大降低外周静脉炎的发生率。在液体中加入可的松或肝素对静脉炎有预防作用。最好 24 h 更换外周静脉输注部位,注意观察穿刺部位的情况,当出现静脉炎时,应立即停止输注,局部采用热敷,如果出现了外渗可用透明质酸局部封闭。

(7)感染:长期深静脉置管 TPN 和禁食,容易引起导管性和肠源性感染,应加强观察和预防。中心静脉导管的感染易继发于全身其他部位的感染,如泌尿道、肺部的感染,如果患者存在其他的感染,应警惕导管继发感染的可能,最好以预防为主,防止其他部位的感染。

(8)代谢紊乱。①糖代谢紊乱:在单位时间内患者输入的葡萄糖量超过人体代谢能力,或胰岛素相对不足时,患者可出现高血糖,其表现为血糖异常升高,亦可出现渗透性利尿、电解质紊乱、脱水、神志改变,甚至昏迷。护士应立即报告医师并协助处理,停止输葡萄糖溶液或含有大量糖的营养液;输入低渗或等渗氯化钠溶液,内加胰岛素,使血糖逐渐下降;应避免因血浆渗透压下降过快导致的急性脑水肿。糖代谢紊乱也可表现为可因突然停输高渗葡萄糖溶液而出现反应性低血糖。主要症状为面色苍白、四肢湿冷、脉搏加速和低血糖性休克;应立即报告医师并协助处理,推注或输注葡萄糖溶液。故肠外营养支持时,应加强临床观察和输液护理,输入速度应小于每分钟 5 mg/kg,当发现患者出现糖代谢紊乱征象时,应检测血糖值再根据结果予以相应处理。②脂肪代谢紊乱:脂肪代谢紊乱患者可发生高脂血症或脂肪超载综合征;后者表现为发热、血小板减少、溶血、急性消化道溃疡、肝大、脾大、骨骼肌肉疼痛等。发现类似症状,应立即停输注脂肪乳剂。对长期应用脂肪乳剂的患者,应定期作脂肪廓清试验以了解患者对脂肪的代谢、利用能力。通常,20%的脂肪乳剂 250 mL 需输注 4~5 h。

(八)健康教育

因长期摄入营养不足或慢性消耗性疾病所致营养不良患者应及时到医院检查和治疗,防止严重营养不良和免疫防御能力下降。当患者出院时,若营养不良仍未完全纠正,应嘱患者继续增加饮食摄入,并定期到医院复诊。

(谢　静)

第四节 休 克

休克是一个由多种病因引起的、以循环障碍为主要特征的急性循环衰竭。在休克时，由于组织的灌注不良，而引起组织血、氧及营养物质供应不充足，并产生代谢方面的异常。细胞代谢异常将导致细胞的功能异常、炎性递质释放和细胞损伤。如果组织的灌注能得以迅速恢复，细胞的损伤将可得到控制；如果细胞的损伤和代谢功能方面的异常严重或广泛，则休克就不可逆转。因此，对于休克的现代解释为持续的、血液灌注不足的多器官功能障碍综合征（multiple organ dysfunction syndrome，MODS）的亚临床病变。休克典型的临床表现是意识障碍、皮肤苍白、湿冷、血压下降、脉压减小、脉搏细速、发绀及尿少等。

一、病因

（一）血容量不足
由于大量出血（内出血或外出血）、失水（呕吐、腹泻、大量排尿等）、失血浆（烧伤、腹膜炎、创伤、炎症）等原因，血容量突然减少。

（二）创伤
多因撕裂伤、挤压伤、爆炸伤、冲击波伤引起内脏、肌肉和中枢神经系统损伤。此外，骨折和手术亦可引起创伤性休克，属神经源性休克。

（三）感染
细菌、真菌、病毒、立克次体、衣原体、原虫等感染，亦称中毒性休克。

（四）变态反应
某些药物或生物制品使机体发生变态反应，尤其是青霉素过敏，常引起血压下降、喉头水肿、支气管痉挛、呼吸极度困难甚至死亡。

（五）心源性因素
常继发于急性心肌梗死、心脏压塞、心瓣膜口堵塞、心肌炎、心肌病变和严重心律失常等。

（六）神经源性因素
剧痛、麻醉意外、脑脊髓损伤等刺激，致使反射性周围血管扩张，有效血容量相对减少。

二、分类

休克分类方法很多，目前尚无一致的意见。传统的休克分类法主要按病因及病理生理学分类。

（一）按病因分类
（1）失血性休克（低血容量性休克）。
（2）感染性休克。
（3）心源性休克。
（4）过敏性休克。
（5）神经源性休克。

(6)内分泌性休克(黏液性水肿、嗜铬细胞瘤和肾上腺皮质功能不全等)。

(7)伴血流阻塞的休克(肺栓塞、夹层动脉瘤)。

(二)按病理生理学分类

根据血流动力学机制、血容量分布的改变,Weil 提出了一种新的休克早期分类的方法(表 7-2)。

表 7-2　休克分类

休克类型	特征
Ⅰ.低血容量性	
A.外源性	出血引起的全血丢失,烧伤、炎症引起的血浆丧失,腹泻、脱水引起的电解质丧失
B.内源性	炎症、创伤、过敏、嗜铬细胞瘤、蚕刺毒素作用引起的血浆外渗
Ⅱ.心源性	心肌梗死、急性二尖瓣关闭不全、室间隔破裂、心力衰竭、心律失常
Ⅲ.阻塞性(按解剖部位)	
A.腔静脉	压迫
B.心包	压塞
C.心腔	环状瓣膜血栓形成、心房黏液瘤
D.肺动脉	栓塞
E.主动脉	夹层动脉瘤
Ⅳ.血流分布性(机制不十分清楚)	
A.高或正常阻力(静脉容量增加,心排血量正常或降低)	杆菌性休克(革兰阴性肠道杆菌)、巴比妥类药物中毒、神经节阻滞(容量负荷后)、颈脊髓横断
B.低阻力(血管扩张、体循环动静脉短路伴正常高心排血量)	炎症(革兰阳性菌肺炎)、腹膜炎、反应性充血

传统的分类方法过于繁杂,完全可以将这些种类的休克浓缩集中,以便于临床分类与治疗。美国克氏外科学(第 15 版)中将休克按病原分类的方法,克服了传统分类法的不利面,有明显的优越性。但在实际临床应用时,仍会有一定的限制,因为常有休克患者的病因包括多种致病因素,如创伤休克者可能同时伴有败血症,或同时存在神经方面的因素,判断这种患者的休克分类是比较困难的,故在临床诊断和治疗各种休克时,一定要综合分析判断其病因病原,以便使患者得到最有效的治疗。以下将参考新的休克分类法进行叙述。

(1)低血容量性休克:出血和血浆容量丢失。

(2)心源性休克:本身因素和外来因素。

(3)神经源性休克。

(4)血管源性休克:①全身性炎症反应综合征、感染(脓毒血症)、非感染;②过敏;③肾上腺皮质功能不全;④创伤。

三、休克的分期

不同原因造成的休克过程是十分复杂的,不论什么原因造成的心功能不全及外周组织器官的灌注差,均可产生一系列组织低灌注的临床症状。休克的发生是有一定阶段性的,了解其各个阶段的特点和临床表现对于指导抢救治疗是非常有益的。一般情况下,休克时微循环的变化分为 3 个阶段。

（一）缺血缺氧期

由于组织的低灌注,使氧供明显减少。此期心排血量明显下降,临床表现为血压下降、脉压小、脉搏频速、尿量减少、心烦气躁、皮肤苍白、出冷汗、四肢发凉、四肢末梢出现轻度缺氧性发绀等。参与此期机体代偿的病理生理机制有如下几个方面。

1.交感-肾上腺髓质系统兴奋

由于该系统的激活,使内源性儿茶酚胺类物质的释放增加,以利增加心肌收缩力、增快心率、收缩外周血管使血压回升。

2.肾素-血管紧张素系统的作用

该系统兴奋后肾素的释放增多,在血管紧张素转化酶的作用下,肾素转化为血管紧张素Ⅱ和血管紧张素Ⅲ,在精氨酸加压素（arginine vasopressin,AVP）和肾上腺释放的醛固酮协同作用下,使腹腔脏器和外周大血管的阻力增加,使血压回升。

3.血管活性脂的作用

细胞膜磷脂在磷脂酶 A_2 作用下生成的几种具有广泛生物活性的物质：血小板激活因子（PAF）、花生四烯酸环氧合代谢产物中的血栓素（TXA_2）、白三烯（LTC_4,LTD_4,LTE_4,LTB_4）,可使全身的微血管收缩,但同时也有抑制心肌的作用。

4.溶酶体水解酶-心肌抑制因子系统

在该系统的作用下,溶酶体膜不稳定以致肠、肝、胰释放溶酶体酶类。胰腺则产生心肌抑制因子（MDF）并可使腹腔脏器小血管收缩。该系统的激活也可以代偿性地使回心血量增加以达到回升血压的目的。

此阶段系休克的早期代偿阶段,如果病变不十分严重,或其他因素干扰较小及原有的病因解除得好,那么患者的情况经紧急处理与对症对因治疗后可较快好转。例如,患者是因为外伤后所造成的大失血等原因而致休克,在此休克的代偿期给予补充血容量和有效的伤部处理止痛等,患者的休克状态可以很快恢复到正常循环功能。但如果是严重感染后的细菌内外毒素所造成的休克,由于病因不可能马上解除,因此有可能休克的治疗效果就不那么明显或迅速。此期的正确判定与治疗是十分重要的,如果不能很好地控制病情,而使之进入淤血缺氧期（即失代偿期）,则治疗的难度更大。

（二）淤血缺氧期

此期是指休克进入失代偿期,由于缺氧情况的进一步加重,组织的灌注状态更加不好,由于明显的缺氧代谢,致组织器官产生酸中毒现象,各器官的功能进一步减退,机体的代偿功能也明显转向失代偿,其临床表现为血压下降、脉搏细速、四肢末梢表现为严重的发绀及皮肤花斑、全身湿冷,尿量减少等。参与此期的病理生理机制有如下几个方面。

1.氢离子的作用

由于组织的供氧不足,造成严重的酸性代谢产物增加,同时也由于血供不足而造成酸性代谢产物不能及时排出,血液中缓冲物质减少、肾功能不全和肺功能不全等,氢离子大量蓄积,致使体内的各种酶类的功能下降、器官功能不全,此时机体的心血管系统对于各种药物的敏感性明显下降而疗效不佳,休克的程度逐渐加重。

2.血管活性物质的作用

由于各种致病因子的作用,血压降低和炎性物质的进一步刺激,前列腺素的释放增加,组胺、缓激肽、腺苷、PAF 等逐渐增多,而且代偿期的几个加压系统功能不全,升血压物质,心血管系统对于血管活性物质的反应减弱致使全身的血管扩张、血小板趋于聚集而使微循环状态更差甚至造成微循环衰竭。

3.自由基的作用

由于组织的严重缺氧和酸中毒，使之产生大量的氧自由基和羟自由基，促使脂质过氧化加剧，对于组织细胞造成严重的损伤而加重器官的功能不全或衰竭。

4.其他

由于血管内皮细胞的损伤，使白细胞易于附壁黏着，大量的细胞因造成血管功能的改变，使毛细血管后阻力增加，加重微循环的障碍。

淤血缺氧期是休克的严重病变期，此期内如果不能除去病因和进行有效的对症治疗，将不可避免地使休克进入终末期，即DIC期。因此，在此期的救治过程中，要确实地除去病因，纠正缺氧与酸中毒，使病情向好的方面转化，而不使之进入下一期。

(三)微循环凝血期(DIC期)

微循环凝血期是休克的终末期，由于微血管内广泛血栓形成，使组织已经无法得到充分的血供氧供，也不能排出体内或组织器官的酸性代谢产物，各器官的功能已基本走向衰竭。临床表现为患者严重的烦躁不安，有的患者表现为意识不清或出现昏迷等，血压显著下降甚至测不到、肺出血或消化道出血、皮肤出现出血点或者瘀斑、无尿。患者于此期已处于濒死状态。化验室检查示凝血因子减少、血小板减少、3P试验阳性等。

四、临床表现

按照休克的发病过程可分为休克代偿期、休克抑制期和休克失代偿期，或称休克早期、休克期和休克晚期。

(一)休克代偿期

当血容量丧失未超过总血容量的20%时，机体处于代偿阶段，患者的中枢神经系统兴奋性提高，交感神经的活动增强，患者表现为精神紧张、兴奋、烦躁不安，面色苍白、四肢湿冷、脉搏细速、呼吸增快血压正常或稍高，但脉压缩小，肾血管收缩，尿量减少，每小时尿量少于30 mL，在此期间如能及时正确处理，补足血容量，休克可迅速纠正，反之，如处理不当导致病情发展，进入休克抑制期。

(二)休克抑制期

当血容量丧失达到总血容量的20%~40%时，患者由兴奋转为抑制，表现为神志淡漠、反应迟钝，口唇和肢端发绀。皮肤出现花斑纹，四肢厥冷，出冷汗，脉搏细速，血压下降，收缩压下降至10.7 kPa(80 mmHg)以下病情严重时，全身皮肤黏膜明显发绀，脉搏摸不清，无创血压测不到，体内组织严缺氧，大量乳酸及有机酸增加。出现代谢性酸中毒。若抢救及时仍可好转，若处理不当，病情迅速恶化，出现进行性呼吸困难。脉速或咳出粉红色痰，动脉血氧分压降至8.0 kPa(60 mmHg)以下虽大量给氧也不能改善呼吸困难症状，提示已发生呼吸窘迫综合征，如皮肤、黏膜出现瘀斑或发生消化道出血，则表示病情已发展至弥散性血管内凝血阶段，常继发有心、脑、肾等器官的功能衰竭而死亡。

(三)休克失代偿期

当血容量丧失超过总血容量的40%，由于组织缺少血液灌注，细胞因严重缺氧而发生变性坏死;加之严重的酸中毒又可使细胞内的溶酶体膜破裂，释出的溶酶体酶(如蛋白水解酶等)和某些休克动因(如脂多糖等)都可使细胞发生严重的乃至不可逆的损害,从而使包括脑、心在内的各重要器官的功能代谢障碍也更加严重,这样就给治疗造成极大的困难,故本期又称休克难治期(表7-3)。

表7-3 休克的临床表现

| 分期 | 意识 | 口渴 | 皮肤黏膜 | | 脉搏 | 血压 | 体表血管 | 尿量 | 估计血量 |
			色泽	温度					
休克代偿期	神志清楚,伴有痛苦表情,精神紧张	口渴	开始苍白	正常发凉	100次/分钟以下,尚有力	收缩压正常或稍升高,舒张压升高,脉压缩小	正常	正常	20%以下(800 mL以下)
休克抑制期	神志尚清楚,表情淡漠	很口渴	苍白	发冷	100~200次/分钟	收缩压为12.0~9.3 kPa(90~70 mmHg),脉压小	表浅静脉塌陷,毛细血管充盈迟缓	尿少	20%~40%(800~1 600 mL)
休克失代偿期	意识模糊	非常口渴可能无主诉	显著苍白,肢端发紫	厥冷(肢端更明显)	速而细弱,或模糊不清	收缩压在9.3 kPa(70 mmHg)以下或测不到	毛细血管充盈非常迟缓,表浅静脉塌陷	尿少或无尿	40%以上(1 600 mL以上)

五、治疗

尽管引起休克的原因不同,但都有共同的病理生理变化,即存在有效循环血量不足,微循环障碍和程度不同的体液代谢变化,故治疗的原则是针对引起休克的原因和休克不同发展阶段的生理紊乱,争取相应的治疗。

(一)一般措施

一般措施包括积极处理引起休克的原发伤、病。适当应用镇痛剂。采取头和躯干抬高20°~30°,下肢抬高15°~20°体位,以增加回心血量,减轻呼吸负荷。及早建立静脉通路,并注意保温。病情危重者,可考虑作气管内插管或气管切开。休克患者气管内插管和机械通气的指征如下。

(1)每分通气量<9 L/min 或>18 L/min。

(2)潮气量<4 mL/kg。

(3)肺活量<10 mL/kg。

(4)$PaCO_2$>6.0 kPa(45 mmHg),合并代谢性酸中毒;或 $PaCO_2$>7.3 kPa(55 mmHg),碳酸氢盐正常。

(5)吸入氧浓度为40%时,PaO_2<8.0 kPa(60 mmHg);或吸入氧浓度为100%时,PaO_2<26.7 kPa(200 mmHg)。

(6)呼吸频率>35次/分钟。

(7)呼吸困难。

（二）补充血容量

纠正休克引起的组织低灌注及缺氧的关键，应在连续监测动脉血压、尿量和CVP的基础上，结合患者皮肤温、外周循环、脉搏幅度及毛细血管充盈时间等微循环情况，观察补充血容量的效果。通常首先采用晶体液，但由于其维持扩容作用的时间仅1 h左右，故还应准备全血、血浆、压缩红细胞、清蛋白或血浆增量剂等胶体液输注。也有用3%～7.5%高渗溶液进行休克复苏治疗。通过高渗液的渗透压作用，吸出组织间隙和肿胀细胞内的水分，从而起到扩容的效果；高钠还可增加碱储备及纠正酸中毒。

（三）积极处理原发病

外科疾病引起的休克，如内脏大出血的控制、坏死肠襻切除、消化道穿孔修补和脓液引流等，多存在需手术处理的原发病变。应在尽快恢复有效循环血量后，及时施行手术处理原发病变，才能有效地治疗休克。紧急情况下，应在积极抗休克的同时施行手术，以保障抢救时机。

（四）纠正酸碱平衡失调

由于休克患者组织灌注不足和细胞缺氧，常伴有不同程度的酸中毒，而酸性内环境均抑制心肌、血管平滑肌和肾功能。在休克早期，又可能因过度通气，引起低碳酸血症、呼吸性碱中毒。根据血红蛋白氧解离曲线的规律，碱中毒使血红蛋白氧解离曲线左移，氧不易从血红蛋白中释出，可使组织缺氧加重。故不主张早期使用碱性药物。而酸性环境有利于氧与血红蛋白解离，从而增加组织供氧。机体在获得充足血容量和微循环改善后，轻度酸中毒得到缓解而不需再用碱性药。但重度休克合并酸中毒经扩容治疗不满意时，仍需使用碱性药物。用药前需保证呼吸功能正常，以免引起二氧化碳潴留和继发呼吸性酸中毒。给药后应按血气分析的结果调整剂量。

（五）血管活性药物的应用

严重休克时，单靠扩容治疗不易迅速改善循环和升高血压。若血容量已基本补足，但循环状态仍未好转表现为发绀、皮肤湿冷时，则应选用下列血管活性药物。

1.血管收缩剂

血管收缩剂包括去甲肾上腺素、间羟胺和多巴胺等。

去甲肾上腺素是以兴奋α受体为主、轻度兴奋β受体的血管收缩剂，能兴奋心肌，收缩血管，升高血压及增加冠状动脉血流量，作用时间短。常用量为0.5～2 mg，加入5%葡萄糖溶液100 mL静脉滴注。

间羟胺间接兴奋α、β受体，对心脏和血管的作用同去甲肾上腺素，但作用弱，维持时间约30 min。常用量2～10 mg肌内注射或2～5 mg静脉注射；也可10～20 mg加入5%葡萄糖溶液100 mL静脉滴注。

多巴胺是最常用的血管收缩剂，具有兴奋α、$β_1$和多巴胺受体作用，其药理作用与剂量有关。当剂量每分钟<10 $μg/kg$ 时，主要作用$β_1$受体，可增强心肌收缩力和增加CO，并扩张肾和胃肠道等内脏器官血管；剂量每分钟>15 $μg/kg$ 时则为α受体作用，增加外周血管阻力；抗休克时主要用其强心和扩张内脏血管的作用，宜采取小剂量。为提升血压，可将小剂量多巴胺与其他缩血管药物合用，从而不增加多巴胺的剂量。

多巴酚丁胺对心肌的正性肌力作用较多巴胺强，能增加CO，降低PCWP，改善心泵功能。常用量为每分钟2.5～10 $μg$。小剂量有轻度缩血管作用。

异丙肾上腺素是能增强心肌收缩和提高心率的β受体兴奋剂，剂量0.1～0.2 mg溶于100 mL输液中。但对心肌有强大收缩作用和容易发生心律失常，不能用于心源性休克。

2.血管扩张剂

血管扩张剂分α受体阻滞剂和抗胆碱能药两类。α受体阻滞剂包括酚妥拉明、酚苄明等,能解除去甲肾上腺素所引起的小血管收缩和微循环淤滞并增强左心室收缩力。

抗胆碱能药物包括阿托品、山莨菪碱和东莨菪碱。临床上较多用于休克治疗的是山莨菪碱,可对抗乙酰胆碱所致平滑肌痉挛使血管舒张,起到改善微循环的作用。用法是每次 10 mg,每15 min 一次,静脉注射,或者每小时 40~80 mg 持续泵入,直到临床症状改善。

硝普钠也是一种血管扩张剂,作用于血管平滑肌,能同时扩张小动脉和小静脉,但对心脏无直接作用。剂量为 100 mL 液体中加入 5~10 mg 静脉滴注。滴速应控制在每分钟 20~100 μg,以防其中的高铁离子转变为亚铁离子。用药超过 3 d 者应每天检测血硫氰酸盐浓度,血硫氰酸盐浓度超过 12.8% 时即应停药。

3.强心药

强心药包括兴奋 α 和 β 肾上腺素能受体兼有强心功能的药物,如多巴胺和多巴酚丁胺等,其他还有可增强心肌收缩力、减慢心率作用的强心苷,如毛花苷 C。当在中心静脉压监测下,输液量已充分,当动脉压仍低而其中心静脉压显示已达 1.5 kPa(11 mmHg)以上时,可经静脉注射毛花苷 C 行快速洋地黄化(每天 0.8 mg),首次剂量 0.4 mg 缓慢静脉注射,有效时可再给维持量。

休克时应结合当时的主要病情选择血管活性药物,如休克早期主要病情与毛细血管前微血管痉挛有关;后期则与微静脉和小静脉痉挛有关。固应采用血管扩张剂配合扩容治疗。在扩容尚未完成时,如有必要,可适量使用血管收缩剂,应抓紧时间扩容,所用血管收缩剂的剂量不宜太大,时间不能太长。

为了兼顾各重要脏器的灌注水平,常将血管收缩剂与扩张剂联合应用。例如,去甲肾上腺素每分钟0.1~0.5 μg/kg 和硝普钠每分钟 1.0~10 μg/kg 联合静脉滴注,可增加心脏指数 30%,减少外周阻力 45%,使血压提高到 10.7 kPa(80 mmHg)以上,尿量维持在每天 40 mL 以上。

(六)皮质类固醇和其他药物的应用

皮质类固醇可用于感染性休克及其他较严重的休克。其主要作用如下。

(1)阻断 α 受体兴奋作用,使血管扩张,降低外周血管阻力,改善微循环。

(2)保护细胞内溶酶体,防止溶酶体破裂。

(3)增强心肌收缩力,增加心排血量。

(4)增进线粒体功能和防止白细胞凝集。

(5)促进糖异生,使乳酸转化为葡萄糖,减轻酸中毒。一般主张应用大剂量,静脉滴注,一次滴完。为了防止多用皮质类固醇后可能产生的不良反应,一般只用 1~2 次。

(七)治疗 DIC 改善微循环

对诊断明确的DIC,可用肝素抗凝,成人首次可用 10 000 U(1 mg 相当于 125 U 左右),一般1.0 mg/kg,6 h 一次;有时还使用抗纤溶药如氨甲苯酸、氨基己酸,抗血小板黏附和聚集的阿司匹林、双嘧达莫和小分子右旋糖酐。

(八)营养支持

休克患者行合理的营养支持有助于保护胃肠黏膜完整性、提高免疫功能、促进伤口愈合和减少脓毒血症的发生。严重创伤或感染时,机体呈高分解状态,每天所供热量应在(125~146 kJ/kg)。发生呼吸衰竭时,碳水化合物供给过多会加重二氧化碳潴留,可用长链脂肪酸来提供部分热量。增加蛋白质供应以维持正氮平衡。补充各种维生素和微量元素。维生素 C 和维生素 E 是氧自由基清除剂,可适当增加用量。

肠道淋巴组织控制病原菌的局部免疫反应。休克时,缺血、应激和应用抗生素、H₂受体阻断药、抗酸药和糖皮质激素治疗常破坏肠道免疫防御功能,易发生细菌易位。长期肠外营养可导致胃肠黏膜萎缩。肠道营养能刺激 IgA 和黏液分泌,保护胃肠黏膜免遭损伤,防止细菌易位和脂多糖吸收进入血液循环。只要胃肠功能存在,可开始肠道营养。

其他类药物包括:①钙通道阻滞剂如维拉帕米、硝苯地平和地尔硫草等,具有防止钙离子内流、保护细胞结构与功能的作用;②吗啡类拮抗剂纳洛酮,可改善组织血液灌流和防止细胞功能异常;③氧自由基清除剂如超氧化物歧化酶(SOD),能减轻缺血再灌注损伤中氧自由基对组织的破坏作用;④调节体内前列腺素(PGS),如输注依前列醇(PGI₂)以改善微循环。

六、病情监测和护理

根据病因,结合临床表现,通过监测,不但可了解患者病情变化和治疗反应,为休克的早期诊治争取有利时机,为调整治疗方案提供客观依据。

(一)病情监测

1.一般监测

(1)精神状态:是脑组织有效血液灌流和全身循环状况的反映。例如患者意识清楚,对外界的刺激能正常反应,说明患者循环血量已基本恢复;相反,若患者表情淡漠、不安、谵妄或嗜睡、昏迷,反映大脑因循环不良而发生障碍。

(2)皮肤温度、色泽:是体现灌流情况的标志。如患者的四肢暖,皮肤干,轻压甲床或口唇时,局部暂时缺血呈苍白,松压后色泽迅速转为正常,可判断外周循环已恢复、休克好转;反之,说明休克情况仍存在。

(3)血压:维持血压稳定在休克治疗中十分重要。但是,血压并不是反映休克程度最敏感的指标。例如,心排血量已有明显下降时,血压的下降常滞后约 40 min;当心排血量尚未完全恢复时,血压可已趋正常。因此,在判断病情时,还应兼顾其他的参数进行综合分析。在观察血压情况时,还要强调定时测量、比较血压情况。通常认为,收缩压<12.0 kPa(90 mmHg)、脉压<2.7 kPa(20 mmHg)是休克的表现;血压回升、脉压增大,则是休克好转的征象。

(4)脉率:脉率的变化多出现在血压变化之前。脉率已恢复且肢体温暖者,虽血压还较低,但常表示休克趋向好转。常用脉率/收缩压(mmHg)计算休克指数,帮助判定休克的有无及轻重。指数为 0.5 多表示无休克;>1.5 有休克;>2.0 为严重休克。

(5)尿量:是反映肾血液灌注情况的有用指标。早期休克和休克复苏不完全的表现通常是少尿。对疑有休克或已确诊者,应观察每小时尿量,必要时留置导尿管。尿量<25 mL/h、比重增加者表明仍存在肾血管收缩和供血量不足;血压正常但尿量仍少且比重偏低者,提示有急性肾衰竭可能。当尿量维持在30 mL/h以上时,则休克已得到纠正。此外,创伤危重患者复苏时使用高渗溶液者可能有明显的利尿作用;涉及垂体后叶的颅脑损伤可出现尿崩现象;尿路损伤可导致少尿与无尿。判断病情时应予注意。

2.特殊监测

(1)中心静脉压(CVP):中心静脉压代表右心房或者胸腔段腔静脉内压力的变化,一般比动脉压要早,反映全身血容量及心功能状况。CVP 的正常值为 0.5~1.0 kPa(3~8 mmHg)。当 CVP<0.5 kPa(3 mmHg)时,表示血容量不足;高于 1.5 kPa(11 mmHg)时,则提示心功能不

全、肺循环阻力增高或静脉血管床过度收缩;若 CVP 超过 2.0 kPa(14 mmHg),则表示存在充血性心力衰竭。临床实践中,通常进行连续测定,动态观察其变化趋势以准确反映右心前负荷的情况(表 7-4)。

表 7-4　休克时中心静脉压与血压变化的关系及处理原则

CVP	血压	原因	处理原则
低	低	血容量相对不足	充分补液
低	正常	心收缩力良好,血容量相对不足	适当补液,注意改善心功能
高	低	心功能不全或血容量相对过多	强心剂、纠正酸中毒、扩张血管
高	正常	容量血管过度收缩,肺循环阻力增高	扩张血管
正常	低	心功能不全或血容量不足	补液试验

(2)肺毛细血管楔压(PCWP):应用 Swan-Ganz 漂浮导管可测得肺动脉(PAP)和肺毛细血管楔压(PCWP),可反映左心房、左心室压和肺静脉。PCWP 的正常值为 0.8～2.0 kPa(6～15 mmHg),与左心房内压接近;PAP 的正常值为 1.3～2.9 kPa(10～22 mmHg)。PCWP 增高常见于肺循环阻力增高例如肺水肿时,PCWP 低于正常值反映血容量不足(较 CVP 敏感)。因此,临床上当发现 PCWP 增高时,即使 CVP 尚属正常,也应限制输液量以免发生或加重肺水肿。此外,还可在作 PCWP 时获得血标本进行混合静脉血气分析,了解肺内通气/灌流比或肺内动静脉分流的变化情况。但必须指出,肺动脉导管技术是一项有创性检查,有发生严重并发症的可能(发生率为 3%～5%),故应当严格掌握适应证。

(3)心排血量(CO)和心脏指数(CI):CO 是心率和每搏排出量的乘积,可经 Swan-Ganz 倒灌应用热稀释法测出。成人 CO 的正常值为每分钟 4～6 L;单位体表面积上的 CO 便称作心脏指数(CI),正常值为每分钟 2.5～3.5 L/m²。此外,还可按下列公式计算出总外周血管阻力(SVR):SVR=(平均动脉压－中心静脉压)/心排血量×80。

SVR 正常值为 100～130 kPa(750～975 mmHg)。S/L 了解和监测上述各参数对于抢救休克时及时发现和调整异常的血流动力学有重要意义。CO 值通常在休克时均较正常值有所降低;有的感染性休克时却可能高于正常值。因此在临床实践中,测定患者的 CO 值并结合正常值。

(二)休克护理

1.一般护理

(1)将患者安置在单间病房,室温 22 ℃～28 ℃,湿度 70% 左右,保持通风良好,空气新鲜。

(2)设专人护理,护理人员不离开患者身边,保持病室安静,避免过多搬动患者,建立护理记录,详细记录病情变化及用药。

(3)体位:休克患者体位很重要,最有利的体位是头和腿均适当抬高 30°,松解患者紧身的领口、衣服,使患者平卧,立即测量患者的血压、脉搏、呼吸,并在以后每 5～10 min 重复 1 次,直至平稳。

(4)保温:大多数患者有体温下降、怕冷等表现,需要适当保暖,但不需在体表加温,不用热水袋。因体表加温可使皮肤血管扩张,减少了生命器官的血液供应,破坏了机体调节作用,对抗休克不利。但在感染性休克持续高热时,可采用降温措施,因低温能降低机体对氧的消耗。

(5)吸氧与保持呼吸道通畅:休克患者都有不同程度缺氧症状,应给予氧气吸入。吸入氧浓度 40% 左右,并保持气道通畅。必要时可以建立人工气道。用鼻导管或面罩吸氧时,尤应注意某些影响气道通畅的因素,如舌后坠,有颌面、颅底骨折,咽部血肿,鼻腔出血的患者,吸入异物及呕吐物后的患者;气道灼伤,变态反应引起的喉头水肿的患者;颈部血肿压迫气管及严重的胸部创伤的患者,为防止出现气道梗阻,应给予必要的急救护理措施。如用舌钳将舌头拉出;清除患者口中异物、分泌物;使患者侧卧头偏向一侧;尽可能建立人工气道,确保呼吸道通畅。

(6)输液:开放两条及以上静脉通路,尽快进行静脉输液。必要时可采用中心静脉置管输液。深静脉适宜快速输液,浅表静脉适宜均匀而缓慢地滴入血管活性药物或其他需要控制滴速的药物。输液前要采集血标本进行有关化验,并根据病情变化随时调整药物。低血容量性休克且无心脏疾病的患者,速度可适当加快,老年人或有心肺疾病的患者速度不宜过快,避免发生急性肺水肿。抗休克时,输液药物繁多,要注意药物间的配伍禁忌、药物浓度及滴速。此外,抢救过程中常有大量的临时口头医嘱,用药后及时记录且执行前后应及时查对,避免差错。意识不清、烦躁不安患者输液时,肢体应以夹板固定。输液装置上应写出床号、姓名、药名及剂量等。

(7)记出入液量:密切观察病情变化,准确记录 24 h 出入液量,以供补液计划作为参考。放置导尿管,以观察和记录单位时间尿量,扩容的有效指标是每小时尿量维持在 30 mL 以上。

2.临床护理

(1)判断休克的前期、加重期、好转期护理人员通过密切观察病情,及早发现与判断休克的症状,与医师密切联系,做到及早给予治疗。①休克前期:护理人员要及早判断患者病情,在休克症状未充分表现之前,就给予治疗,往往可以使病情向有利方面转化,避免因治疗不及时而导致病情恶化。患者意识清醒,烦躁不安,恶心、呕吐,略有发绀或面色苍白,肢体湿冷,出冷汗,心搏加快,但脉搏尚有力,收缩压可接近正常,但不稳定,遇到这些情况,应考虑到休克有早期表现,及时采取措施,使患者病情向好的方面发展。②休克加重期:表现为烦躁不安,表情淡漠,意识模糊甚至昏迷,皮肤发紫,冷汗,或出现出血点,瞳孔反射迟钝,脉搏细弱,血压下降,脉压变小,尿少或无尿。此时医护人员必须密切合作,采取各种措施,想方设法挽救患者生命。③休克好转期:表现为神志逐渐转清、表情安静、皮肤转为红润、出冷汗停止,脉搏有力且变慢,呼吸平稳而规则,脉压增大,血压回升,尿量增多且每小时多于 30 mL,皮肤及肢体变暖。

(2)迅速除去病因,积极采取相应措施:临床上多种多样的原因可导致休克,积极而又迅速除去病因占重要地位。如立即对开放伤口进行包扎、止血、固定伤肢,抗过敏、抗感染治疗,给予镇静、镇痛药物,使患者能安静接受治疗等。如过敏性休克患者,在医师未到之前,应立即给予皮下或肌内注射 0.1% 肾上腺素 1 mL,并且给予氧气吸入及建立输液通道。如外科疾病,内脏出血、肠坏死、急性化脓性胆管炎等及妇产科前置胎盘、宫外孕大出血等。应一方面及时地恢复有效循环血量;另一方面要积极地除去休克的病因,即施行手术才能挽救患者生命。护理人员在抗休克治疗的同时,必须迅速做好术前准备,立即将患者送至手术室进行手术。

(3)输液的合理安排:护理人员在执行医嘱时,要注意输液速度及量与质的合理安排,开始输液时决定量和速度比决定补什么溶液更为重要。在紧急情况下,血源困难抢救休克时,可立即大量迅速输入 0.9% 氯化钠溶液。输入单纯的晶体液虽然能补充血容量,但由于晶体液很快转移到血管外,不能有效地维持血管内的血容量。应将该晶体液与胶体液交替输入,以便保持血管胶体渗透压来维持血容量。在输入血管收缩剂或血管扩张剂时,如去甲肾上腺素、多巴胺等,因这些药物刺激性强,对注射局部容易产生坏死,而休克患者反应迟钝,故护理患者要特别谨慎,经常观察输液局部变化,发现异常要及时处理和更换部位。

(4)仔细观察病情变化:休克是一个严重的变化多端的动态过程,要取得最好的治疗效果,必须注意加强临床护理中的动态观察。护理人员在精心护理的过程中,从病床边可以随时获得可靠的病情进展的重要指标。关键是对任何细微的变化都不能放过,同时,要作出科学的判断。其观察与判断的内容如下。

1)意识表情:患者的意识表情的变化能反映中枢神经系统血液灌流情况。脑组织灌注不足、缺氧,表现为烦躁、神志淡漠、意识模糊或昏迷等。严重休克时细胞反应降低,患者由兴奋转为抑制,表示脑缺氧加重病情恶化。患者经治疗后意识转清楚,反应良好,提示循环改善。早期休克患者有时需要心理护理,耐心劝慰患者,使之配合治疗与护理。另外,对谵妄、烦躁、意识障碍者,应给予适当约束加用床挡,以防坠床发生意外。

2)外周循环:患者皮肤色泽、温度、湿度能反映体表的血液灌注情况。正常人轻压指甲或唇部时,局部因暂时缺血而呈苍白色,松压后迅速转为红润。轻压口唇、甲床苍白色区消失时间超过 1 s,为微循环灌注不足或有瘀滞现象。休克时患者面色苍白、皮肤湿冷表明病情较重,患者皮色从苍白转为发绀,则提示进入严重休克,由发绀又出现皮下瘀点、瘀斑,注射部位渗血,则提示有 DIC 的可能,应立即与医师联系。如果患者四肢温暖,皮肤干燥,压口唇或指甲后苍白消失快(<1 s),迅速转为红润,表明血液灌注良好,休克好转。

3)颈静脉和周围静脉:颈静脉和周围静脉充盈常提示高血容量的情况。休克时,由于血容量锐减,静脉瘪陷,当休克得到纠正时,颈静脉和周围静脉充盈,若静脉怒张,则提示补液量过多或心功能不全。

4)体温:休克患者体温常低于正常,但感染性休克有高热。护理时应注意保暖,如盖被、低温电热毯或空气调温等,但不宜用热水袋加温,以免烫伤和使皮肤血管扩张,加重休克。高热患者可以采用冰袋、冰帽或低温等渗盐水灌肠等方法进行物理降温,也可配合室内通风或药物降温法。

5)脉搏:休克时脉率增快,常出现于血压下降之前。随着病情恶化,脉率加速,脉搏变细弱甚至摸不到。若脉搏逐渐增强,脉率转为正常,脉压由小变大,提示病情好转。为准确起见,有时需结合心脏听诊和心电图监测。若心率超过每分钟 150 次或高度房室传导阻滞等可降低心排血量,值得注意。

6)呼吸:注意呼吸次数,有无节律变化,呼吸增速、变浅、不规则,说明病情恶化;反之,呼吸频率、节律及深浅度逐渐恢复正常,提示病情好转。呼吸增至每分钟 30 次以上或降至每分钟 8 次以下,表示病情危重。应保持呼吸道通畅,有分泌物及时吸出,鼻导管给氧时用每分钟 6~8 L 的高流量(氧浓度 40%~50%),输入氧气应通过湿化器或在患者口罩处盖上湿纱布,以保持呼吸道湿润,防止黏膜干燥。每 2~4 h 检查鼻导管是否通畅。行气管插管或切开、人工辅助通气的患者,更应注意全面观察机器工作状态和患者反应两方面的变化。每 4~6 h 测量全套血流动力学指标、呼吸功能及血气分析 1 次。高流量用氧者停用前应先降低流量,逐渐停用,使呼吸中枢逐渐兴奋,不能骤停吸氧。

7)瞳孔:正常瞳孔两侧等大、圆形。双侧瞳孔不等大应警惕脑疝的发生。如双侧瞳孔散大,对光反射减弱或消失,说明脑组织缺氧,病情危重。

8)血压与脉压:观察血压的动态变化对判断休克有重要作用。脉压越低,说明血管痉挛程度越重。而脉压增大,则说明血管痉挛开始解除,微循环趋向好转。此外,在补充血容量后,血流改善,血压也必然上升。通常认为上肢收缩压<12.0 kPa(90 mmHg)、脉压<2.7 kPa (20 mmHg),且

伴有毛细血管灌流量减少症状，如肢端厥冷、皮肤苍白等是休克存在的证据。休克过程中，血流和血压是成正比的。因此，对休克患者的血压观察不能忽视。但治疗休克原则的目的在于改善全身组织血液灌注，恢复机体的正常代谢。不能单纯以血压高低来判断休克的治疗效果。在休克早期或代偿期，由于交感神经兴奋，儿茶酚胺释放，舒张压升高，而收缩压则无明显改变，故应注意脉压下降和交感兴奋的征象。相反，如使用血管扩张剂或硬膜外麻醉时，收缩压 12.0 kPa（90 mmHg）左右而脉压正常 4.0～5.3 kPa（30～40 mmHg），且无其他循环障碍表现，则为非休克状态。此外，平时患高血压的患者，发生休克后收缩压仍可能＞16.0 kPa（120 mmHg），但组织灌注已不足。因此，应了解患者基础血压。致休克因素使收缩压降低 20%以上时考虑休克。重度休克患者，袖带测压往往不准确，可用桡动脉穿刺直接测压。休克治疗过程，定时测压，对判断病情、指导治疗很有价值。若血压逐渐下降甚至不能测知且脉压减小，则说明病情加重。血压回升到正常值，或血压虽低，但脉搏有力，手足转暖，则休克趋于好转。

9）尿量：观察尿量就是观察肾功能的变化，也是护理人员对休克患者重点观察的内容之一。尿量和尿比重是反映肾脏毛细血管的灌流量，也是内脏血液流量的一个重要指标。在休克过程，长时间的低血容量和低血压，或使用了大量血管收缩剂后，可使肾脏灌流量不足，肾缺血而影响肾功能。此时，患者肾小球滤过率严重下降，临床出现少尿或无尿。如经扩容治疗后，尿量仍每小时少于 25 mL，应与医师联系，协助医师进行利尿试验。用 20%甘露醇溶液 100～200 mL于 15～30 min 内静脉滴注，或用呋塞米 20～40 mg于 1～2 min 内静脉注入。若不能使尿量改善，则表示已发生肾衰竭。此时应立即控制入量，补液应十分慎重。急性肾衰竭时，肾小管分泌钾的功能下降，同时大量组织破坏，蛋白质分解代谢亢进，钾从细胞内大量溢出进入细胞外液，故急性肾衰竭少尿期，血钾必然升高。当血钾升高超过 7 mmol/L 时，如不积极治疗，可发生各种心室颤动和心搏停止，因此要限制钾的摄入。反复测定血钾、钠、氯，根据化验报告和尿量的情况来考虑钾的应用。可给予碳酸氢钠纠正酸中毒，使钾离子再进入细胞内，或给予葡萄糖加胰岛素静脉滴入，可使血清钾离子暂时降低。如果经过治疗尿量稳定在每小时 30 mL 以上时，提示休克好转。因此，严格、认真记录尿量极为重要。

除此之外，还应注意并发症的观察，休克肺、心力衰竭、肾衰竭及 DIC 是休克死亡的常见并发症。①成人呼吸窘迫综合征（ARDS，又称休克肺）：应注意观察有无进行性呼吸困难、呼吸频率加快（每分钟＞35 次）；有无进行性严重缺氧，经一般氧疗不能纠正，PaO_2＜9.3 kPa（70 mmHg）并有进行性下降的趋势。特别常见于原有心、肾功能不全的患者，过度输入非胶体溶液更易发生。如有上述表现立即报告医师，及时处理。②急性肾衰竭：如血容量已基本补足，血压已回升接近正常或已达正常，而尿量仍＜20 mL/h，并对利尿剂无反应者，应考虑急性肾衰竭的可能。③心功能不全：如血容量已补足，中心静脉压达 1.2 kPa（8 mmHg），又无酸中毒存在，而患者血压仍未回升，则提示心功能不全，尤其老年人或原有慢性心脏病的患者有发生急性肺水肿的可能，应立即减慢输液速度或暂停输液。④DIC：如休克时间较长的患者，应注意观察皮肤有无瘀点、瘀斑或血尿、便血等，如有以上出血表现，则需考虑并发 DIC，应立即取血作血小板、凝血酶原时间、纤维蛋白原等检查，并协助医师进行抗凝治疗。

（5）应用血管活性药物的护理：①开始用升压药或更换升压药时血压常不稳定，应每 5～10 min测量血压 1 次，有条件的连续监测动脉压。随血压的高低调节药物浓度。对升压药较敏感的患者，收缩压可由测不到而突然升高甚至可达 26.7 kPa（200 mmHg）。在患者感到头痛、头晕、烦躁不安时应立即停药，并报告医师。用升压药必须从最低浓度且慢速开始，每 5 分钟测血压1次,待血压平稳及全身情况改善后,改为30分/次,并按药物浓度及剂量计算输入量。②静脉滴注升压药时,切忌使药物外渗,以免导致局部组织坏死。③长期输液的患者,应每24小时更换一次输液管,并注意保护血管及穿刺点。选择血管时先难后易,先下后上。输液肢体应适当制动,但必须松紧合适,以免回流不畅。

(6)预防肺部感染:病房内定期空气消毒并控制探视,定期湿化消毒。避免交叉感染,进行治疗操作时,注意遮挡,适当暴露以免受凉。如有人工气道,注意口腔护理,鼓励患者有效咳痰。痰不易咳出时,行雾化吸入。不能咳痰者及时吸痰,保证呼吸道通畅,以防止肺部并发症。

(7)心理护理:经历休克繁多而紧急的抢救后,患者受强烈刺激,易使患者倍感自己病情危重与面临死亡而产生恐惧、焦虑、紧张、烦躁不安。这时亲属的承受能力、应变能力也随之下降,则将严重影响与医护人员的配合。因此,护士应积极主动配合医疗,认真、准确无误地执行医嘱;紧急情况下医护人员也要保持镇静,快而有序、忙而不乱地进行抢救工作,以稳定患者及家属的情绪,并取得他们的信赖感和主动配合;待患者病情稳定后,及时做好安慰和解释工作,使患者积极配合治疗及护理,树立战胜疾病的信心;保持安静、整洁舒适的环境,减少噪声,让患者充分休息;应将患者病情的危险性和治疗、护理方案及期望治疗前途告诉患者家属,在让他们心中有数的同时,协助医护人员做好患者的心理支持,以利于早日康复。

(谢 静)

第五节 重 症 肺 炎

肺炎是指终末气道、肺泡和肺间质的炎症,可由病原微生物、理化因素、免疫损伤、过敏及药物所致。细菌性肺炎是最常见的肺炎,也是最常见的感染性疾病之一。

目前肺炎按患病环境分成社区获得性肺炎(community-acquired pneumonia,CAP)和医院获得性肺炎(hospital-acquired pneumonia,HAP),CAP是指在医院外罹患的感染性肺实质炎症,包括具有明确潜伏期的病原体感染而在入院后平均潜伏期内发病的肺炎。HAP亦称医院内肺炎(nosocomial pneumonia,NP),是指患者入院时不存在,也不处于潜伏期,而于入院48 h后在医院(包括老年护理院、康复院等)内发生的肺炎。HAP还包括呼吸机相关性肺炎(ventilator associated pneumonia,VAP)和卫生保健相关性肺炎(healthcare associated pneumonia,HCAP)。CAP和HAP年发病率分别约为12/1 000人口和5/1 000~10/1 000住院患者,近年发病率有增加的趋势。肺炎病死率门诊肺炎患者<5%,住院患者平均为12%,入住重症监护病房(ICU)者约40%。发病率和病死率高的原因与社会人口老龄化、吸烟、伴有基础疾病和免疫功能低下有关,如慢性阻塞性肺病、心力衰竭、肿瘤、糖尿病、尿毒症、神经疾病、药瘾、嗜酒、艾滋病、久病体衰、大型手术、应用免疫抑制剂和器官移植等。此外,亦与病原体变迁、耐药菌增加、HAP发病率增加、病原学诊断困难、不合理使用抗生素和部分人群贫困化加剧等有关。

重症肺炎至今仍无普遍认同的定义,需入住ICU者可认为是重症肺炎。目前一般认为,如果肺炎患者的病情严重到需要通气支持(急性呼吸衰竭、严重气体交换障碍伴高碳酸血症或持续低氧血症)、循环支持(血流动力学障碍、外周低灌注)及加强监护治疗(肺炎引起的脓毒症或基础疾病所致的其他器官功能障碍)时可称为重症肺炎。

一、病因和发病机制

正常的呼吸道免疫防御机制(支气管内黏液-纤毛运载系统、肺泡巨噬细胞等细胞防御的完整性等)使气管隆凸以下的呼吸道保持无菌。是否发生肺炎决定于两个因素:病原体和宿主因素。如果病原体数量多,毒力强和/或宿主呼吸道局部和全身免疫防御系统损害,即可发生肺炎。病原体可通过下列途径引起社区获得性肺炎:①空气吸入;②血行播散;③邻近感染部位蔓延;④上呼吸道定植菌的误吸。医院获得性肺炎还可通过误吸胃肠道的定植菌(胃食管反流)和通过人工气道吸入环境中的致病菌引起。病原体直接抵达下呼吸道后,滋生繁殖,引起肺泡毛细血管充血、水肿,肺泡内纤维蛋白渗出及细胞浸润。

二、诊断

(一)临床表现特点

1.社区获得性肺炎

(1)新近出现的咳嗽、咳痰或原有呼吸道疾病症状加重,并出现脓性痰,伴或不伴胸痛。

(2)发热。

(3)肺实变体征和/或闻及湿啰音。

(4)白细胞$>10\times10^9/L$ 或$<4\times10^9/L$,伴或不伴细胞核左移。

(5)胸部 X 线检查显示片状、斑片状浸润性阴影或间质性改变,伴或不伴胸腔积液。

以上 1~4 项中任何 1 项加第 5 项,除外非感染性疾病可作出诊断。CAP 常见病原体为肺炎链球菌、支原体、衣原体、流感嗜血杆菌和呼吸病毒(甲、乙型流感病毒、腺病毒、呼吸合胞病毒和副流感病毒)等。

2.医院获得性肺炎

住院患者 X 线检查出现新的或进展的肺部浸润影加上下列 3 个临床症候中的 2 个及以上可以诊断为肺炎。

(1)发热超过 38 ℃。

(2)血白细胞增多或减少。

(3)脓性气道分泌物。

HAP 的临床表现、实验室和影像学检查特异性低,应注意与肺不张、心力衰竭和肺水肿、基础疾病肺侵犯、药物性肺损伤、肺栓塞和急性呼吸窘迫综合征等相鉴别。无感染高危因素患者的常见病原体依次为肺炎链球菌、流感嗜血杆菌、金黄色葡萄球菌、大肠埃希菌、肺炎克雷伯杆菌等;有感染高危因素患者为金黄色葡萄球菌、铜绿假单胞菌、肠杆菌属、肺炎克雷伯杆菌等。

(二)重症肺炎的诊断标准

不同国家制定的重症肺炎的诊断标准有所不同,各有优缺点,但一般均注重对客观生命体征、肺部病变范围、器官灌注和氧合状态的评估,临床医师可根据具体情况选用。以下列出目前常用的几项诊断标准。

1.中华医学会呼吸病学分会 2006 年颁布的《重症肺炎诊断标准》

(1)意识障碍。

(2)呼吸频率≥30 次/分钟。

(3)$PaO_2<8.0$ kPa(60 mmHg)、氧合指数(PaO_2/FiO_2)<39.90 kPa(300 mmHg),需行机

械通气治疗。

(4)动脉收缩压<12.0 kPa(90 mmHg)。

(5)并发脓毒性休克。

(6)X线胸片显示双侧或多肺叶受累,或入院48 h内病变扩大≥50%。

(7)少尿:尿量<20 mL/h,或<80 mL/4 h,或急性肾衰竭需要透析治疗。

符合1项或以上者可诊断为重症肺炎。

2.美国感染病学会(IDSA)和美国胸科学会(ATS)2007年新修订的诊断标准

具有1项主要标准或3项或以上次要标准可认为是重症肺炎,需要入住ICU。

(1)主要标准:①需要有创通气治疗;②脓毒性休克需要血管收缩剂。

(2)次要标准:①呼吸频率≥30次/分钟;②PaO_2/FiO_2≤250;③多叶肺浸润;④意识障碍/定向障碍;⑤尿毒症(BUN≥7.14 mmol/L);⑥白细胞减少(白细胞<$4×10^9$/L);⑦血小板减少(血小板<10万×10^9/L);⑧低体温(<36 ℃);⑨低血压需要紧急的液体复苏。

说明:①其他指标也可认为是次要标准,包括低血糖(非糖尿病患者)、急性酒精中毒/酒精戒断、低钠血症、不能解释的代谢性酸中毒或乳酸升高、肝硬化或无脾。②需要无创通气也可等同于次要标准的①和②。③白细胞减少仅系感染引起。

3.英国胸科学会(BTS)2001年制定的CURB(confusion,urea,respiratory rate and blood pressure,CURB)标准

标准一:

存在以下4项核心标准的2项及以上即可诊断为重症肺炎:①新出现的意识障碍;②尿素氮(BUN)>7 mmol/L;③呼吸频率≥30次/分钟;④收缩压<12.0 kPa(90 mmHg)或舒张压≤8.0 kPa(60 mmHg)。

CURB标准比较简单、实用,应用起来较为方便。

标准二:

(1)存在以上4项核心标准中的1项且存在以下2项附加标准时须考虑有重症倾向。附加标准包括:①PaO_2<8.0 kPa(60 mmHg)/SaO_2<92%(任何FiO_2);②胸片提示双侧或多叶肺炎。

(2)不存在核心标准但存在2项附加标准并同时存在以下2项基础情况时也须考虑有重症倾向。基础情况:①年龄≥50岁;②存在慢性基础疾病。

如存在标准二中(1)(2)两种有重症倾向的情况时需结合临床进行进一步评判。在(1)情况下需至少12 h后进行一次再评估。

CURB-65即改良的CURB标准,标准在符合下列5项诊断标准中的3项及以上时即考虑为重症肺炎,需考虑收入ICU治疗:①新出现的意识障碍;②BUN>7 mmol/L;③呼吸频率≥30次/分钟;④收缩压<12.0 kPa(90 mmHg)或舒张压≤8.0 kPa(60 mmHg);⑤年龄≥65岁。

(三)严重度评价

评价肺炎病情的严重程度对于决定在门诊或入院治疗甚或ICU治疗至关重要。肺炎临床的严重性决定于三个主要因素:局部炎症程度、肺部炎症的播散、全身炎症反应。除此之外,患者如有下列其他危险因素,会增加肺炎的严重度和死亡危险。

1.病史

年龄>65岁;存在基础疾病或相关因素,如慢性阻塞性肺疾病(COPD)、糖尿病、充血性心力

衰竭、慢性肾功能不全、慢性肝病、一年内住过院、疑有误吸、神志异常、脾切除术后状态、长期嗜酒或营养不良。

2.体征

呼吸频率＞30 次/分钟；脉搏≥120 次/分钟；血压＜12.0/8.0 kPa（90/60 mmHg）；体温≥40 ℃或≤35 ℃；意识障碍；存在肺外感染病灶如败血症、脑膜炎。

3.实验室和影像学异常

白细胞＞$20×10^9$/L 或＜$4×10^9$/L，或中性粒细胞计数＜$1×10^9$/L；呼吸空气时 PaO_2＜8.0 kPa（60 mmHg）、PaO_2/FiO_2＜39.9 kPa（300 mmHg），或 $PaCO_2$＞6.7 kPa（50 mmHg）；血肌酐＞106 μmol/L或 BUN＞7.1 mmol/L；血红蛋白＜90 g/L 或血细胞比容＜30％；血浆清蛋白＜25 g/L；败血症或弥漫性血管内凝血（DIC）的证据，如血培养阳性、代谢性酸中毒、凝血酶原时间和部分凝血活酶时间延长、血小板减少；X 线胸片病变累及一个肺叶以上、出现空洞、病灶迅速扩散或出现胸腔积液。

为使临床医师更精确地做出入院或门诊治疗的决策，近年用评分方法作为定量的方法在临床上得到了广泛的应用。PORT（肺炎患者预后研究小组，pneumonia outcomes research team）评分系统（表 7-5）是目前常用的评价社区获得性肺炎（community acquired pneumonia，CAP）严重度及判断是否必须住院的评价方法，其也可用于预测 CAP 患者的病死率。其预测死亡风险分级：1～2 级≤70 分，病死率 0.1％～0.6％；3 级 71～90 分，病死率 0.9％；4 级 91～130 分，病死率 9.3％；5 级＞130 分，病死率27.0％。PORT 评分系统因可以避免过度评价肺炎的严重度而被推荐使用，即其可保证一些没必要住院的患者在院外治疗。

表 7-5　PORT 评分系统

患者特征	分值	患者特征	分值	患者特征
年龄		脑血管疾病	10	实验室和放射学检查
男性	−10	肾脏疾病	10	pH＜7.35
女性	＋10	体格检查		BUN＞11 mmol/L（＞30 mg/dL）
住护理院		神志改变	20	Na＋＜130 mmol/L
并存疾病		每分钟呼吸＞30 次	20	葡萄糖＞14 mmol/L（＞250 mg/dL）
肿瘤性疾病	30	收缩血压＜12.0 kPa（90 mmHg）	20	血细胞比容＜30％
肝脏疾病	20	体温＜35 ℃或＞40 ℃	15	PaO_2＜8.0 kPa（60 mmHg）
充血性心力衰竭	10	脉率＞12 次/分钟	10	胸腔积液

为避免评价 CAP 肺炎患者的严重度不足，可使用改良的 BTS 重症肺炎标准：每分钟呼吸频率≥30 次，舒张压≤8.0 kPa（60 mmHg），BUN＞6.8 mmol/L，意识障碍。四个因素中存在两个可确定患者的死亡风险更高。因该标准简单易用且能较准确地确定 CAP 的预后而被广泛应用。

临床肺部感染积分（clinical pulmonary infection score，CPIS）（表 7-6）则主要用于医院获得性肺炎（hospital acquired pneumonia，HAP），包括呼吸机相关性肺炎（ventilator-associated pneumonia，VAP）的诊断和严重度判断，也可用于监测治疗效果。此积分从 0～12 分，积分 6 分时一般认为有肺炎。

表 7-6 临床肺部感染积分评分

参数	标准	分值
体温	$\geqslant36.5\ ℃,\leqslant38.4\ ℃$	0
	$\geqslant38.5\sim38.9\ ℃$	1
	$\geqslant39\ ℃$,或$\leqslant36\ ℃$	2
白细胞计数($\times10^9$)	$\geqslant4.0,\leqslant11.0$	0
	$<4.0,>11.0$	1
	杆状核白细胞	2
气管分泌物	$<14+$吸引	0
	$\geqslant14+$吸引	1
	脓性分泌物	2
氧合指数(PaO_2/FiO_2)	>240 或急性呼吸窘迫综合征	0
	$\leqslant240$	2
胸部 X 线	无渗出	0
	弥漫性渗出	1
	局部渗出	2
半定量气管吸出物培养	病原菌$\leqslant1+$或无生长	0
($0,1+,2+,3+$)	病原菌$\geqslant1+$	1
	革兰染色发现与培养相同的病原菌	2

三、治疗

(一)临床监测

1.体征监测

监测重症肺炎的体征是一项简单、易行和有效的方法,患者往往有呼吸频率和心率加快、发绀、肺部病变部位湿啰音等。目前多数指南都把呼吸频率加快($\geqslant30$ 次/分钟)作为重症肺炎诊断的主要或次要标准。意识状态也是监测的重点,神志模糊、意识不清或昏迷提示重症肺炎可能性。

2.氧合状态和代谢监测

PaO_2、PaO_2/FiO_2、pH、混合静脉血氧分压(PvO_2)、胃张力测定、血乳酸测定等都可对患者的氧合状态进行评估。单次的动脉血气分析一般仅反映患者瞬间的氧合情况;重症患者或有病情明显变化者应进行系列血气分析或持续动脉血气监测。

3.胸部影像学监测

重症肺炎患者应进行系列 X 线胸片监测,主要目的是及时了解患者的肺部病变是进展还是好转,是否合并有胸腔积液、气胸,是否发展为肺脓肿、急性呼吸窘迫综合征(acute respiratory distress syndrome,ARDS)等。检查的频度应根据患者的病情而定,如要了解病变短期内是否增大,一般每 48 h 进行一次检查评价;如患者临床情况突然恶化(呼吸窘迫、严重低氧血症等),在不能除外合并气胸或进展至 ARDS 时,应短期内复查;而当患者病情明显好转及稳定时,一般可 10~14 d 后复查。

4.血流动力学监测

重症肺炎患者常伴有脓毒症,可引起血流动力学的改变,故应密切监测患者的血压和尿量。这2项指标比较简单、易行且非常可靠,应作为常规监测的指标。中心静脉压的监测可用于指导临床补液量和补液速度。部分重症肺炎患者可并发中毒性心肌炎或ARDS,如临床上难于区分时应考虑行漂浮导管检查。

5.器官功能监测

包括脑功能、心功能、肾功能、胃肠功能、血液系统功能等,进行相应的血液生化和功能检查。一旦发现异常,要积极处理,注意防止多器官功能障碍综合征(multiple organ dysfunction syndrome,MODS)的发生。

6.血液监测

包括外周血白细胞计数、C反应蛋白、降钙素原、血培养等。

(二)抗生素治疗

经验性联合应用抗生素治疗重症肺炎的理论依据是:联合应用能够覆盖可能的微生物并预防耐药的发生。对于铜绿假单胞菌肺炎,联用β-内酰胺类和氨基糖苷类具有潜在的协同作用,优于单药治疗;然而氨基糖苷类抗生素的抗菌谱窄,毒性大,特别是对于老年患者,其肾损害的发生率比较高。临床应用氨基糖苷类时要注意其为浓度依赖性抗生素,一般要用足够剂量、提高峰药浓度以提高疗效,同时也应避免与毒性相关的谷浓度的升高。在监测药物的峰浓度时,庆大霉素和妥布霉素>7 μg/mL,或阿米卡星>28 μg/mL的效果较好。氨基糖苷类的另一个不足是对支气管分泌物的渗透性较差,仅能达到血药浓度的40%。此外,肺炎患者的支气管分泌物pH较低,在这种环境下许多抗生素活性都降低。因此,有时联合应用氨基糖苷类抗生素并不能增加疗效,反而增加了肾毒性。

目前对于重症肺炎,抗生素的单药治疗也已得到临床医师的重视。新的头孢菌素、碳青霉烯类、其他β-内酰胺类和氟喹诺酮类抗生素由于抗菌效力强、广谱,并且耐细菌β-内酰胺酶,故可用于单药治疗。即使对于重症HAP,只要不是耐多药的病原体,如铜绿假单胞菌、不动杆菌和耐甲氧西林金黄色葡萄球菌(MRSA)等,仍可考虑抗生素的单药治疗。对重症VAP有效的抗生素一般包括亚胺培南、美罗培南、头孢吡肟和哌拉西林/他唑巴坦。对于重症肺炎患者来说,临床上的初始治疗常联用多种抗生素,在获得细菌培养结果后,如果没有高度耐药的病原体,就可以考虑转为针对性的单药治疗。

临床上一般认为不适合单药治疗的情况包括:①可能感染革兰阳性、革兰阴性菌和非典型病原体的重症CAP。②怀疑铜绿假单胞菌或肺炎克雷伯杆菌的菌血症。③可能是金黄色葡萄球菌和铜绿假单胞菌感染的HAP。三代头孢菌素不应用于单药治疗,因其在治疗中易诱导肠杆菌属细菌产生β-内酰胺酶而导致耐药发生。

对于重症VAP患者,如果为高度耐药病原体所致的感染则联合治疗是必要的。目前有三种联合用药方案。①β-内酰胺类联合氨基糖苷类:在抗铜绿假单胞菌上有协同作用,但也应注意前面提到的氨基糖苷类的毒性作用。②2个β-内酰胺类联合使用:因这种用法会诱导出对两种药同时耐药的细菌,故虽然有过成功治疗的报道,仍不推荐使用。③β-内酰胺类联合氟喹诺酮类:虽然没有抗菌协同作用,但也没有潜在的拮抗作用;氟喹诺酮类对呼吸道分泌物穿透性很好,对其疗效有潜在的正面影响。

对于铜绿假单胞菌所致的重症肺炎,联合治疗往往是必要的。抗假单胞菌的β-内酰胺类抗生素包括青霉素类的哌拉西林、阿洛西林、氨苄西林、替卡西林、阿莫西林；第三代头孢菌素类的头孢他啶、头孢哌酮；第四代头孢菌素类的头孢吡肟；碳青霉烯类的亚胺培南、美罗培南；单酰胺类的氨曲南(可用于青霉素类过敏的患者)；β-内酰胺类/β-内酰胺酶抑制剂复合剂的替卡西林/克拉维酸钾、哌拉西林/他唑巴坦。其他的抗假单胞菌抗生素还有氟喹诺酮类和氨基糖苷类。

1.重症 CAP 的抗生素治疗

重症 CAP 患者的初始治疗应针对肺炎链球菌(包括耐药肺炎链球菌)、流感嗜血杆菌、军团菌和其他非典型病原体,在某些有危险因素的患者还有可能为肠道革兰阴性菌属包括铜绿假单胞菌的感染。无铜绿假单胞菌感染危险因素的 CAP 患者可使用 β-内酰胺类联合大环内酯类或氟喹诺酮类(如左氧氟沙星、加替沙星、莫西沙星等)。因目前为止还没有确立单药治疗重症 CAP 的方法,所以很难确定其安全性、有效性(特别是并发脑膜炎的肺炎)或用药剂量。可用于重症 CAP 并经验性覆盖耐药肺炎链球菌的 β-内酰胺类抗生素有头孢曲松、头孢噻肟、亚胺培南、美罗培南、头孢吡肟、氨苄西林/舒巴坦或哌拉西林/他唑巴坦。目前高达 40% 的肺炎链球菌对青霉素或其他抗生素耐药,其机制不是 β-内酰胺酶介导而是青霉素结合蛋白的改变。虽然不少β-内酰胺类和氟喹诺酮类抗生素对这些病原体有效,但对耐药肺炎链球菌肺炎并发脑膜炎的患者应使用万古霉素治疗。如果患者有假单胞菌感染的危险因素(如支气管扩张、长期使用抗生素、长期使用糖皮质激素)应联合使用抗假单胞菌抗生素并应覆盖非典型病原体,如环丙沙星加抗假单胞菌 β-内酰胺类,或抗假胞菌 β-内酰胺类加氨基糖苷类加大环内酯类或氟喹诺酮类。

临床上选取任何治疗方案都应根据当地抗生素耐药的情况、流行病学和细菌培养及实验室结果进行调整。关于抗生素的治疗疗程目前也很少有资料可供参考,应考虑感染的严重程度,菌血症、多器官功能衰竭、持续性全身炎症反应和损伤等。一般来说,根据疾病的严重程度和宿主免疫抑制的状态,肺炎链球菌肺炎疗程为 7～10 d,军团菌肺炎的疗程需要 14～21 d。ICU 的大多数治疗都是通过静脉途径的,但近期的研究表明只要病情稳定、没有发热,即使是在危重患者,3 d静脉给药后亦可转为口服治疗,即序贯或转换治疗。转换为口服治疗的药物可选择氟喹诺酮类,因其生物利用度高,口服治疗也可达到同静脉给药一样的血药浓度。

由于嗜肺军团菌在重症 CAP 的相对重要性,应特别注意其的治疗方案。虽然目前有很多体外有抗军团菌活性的药物,但在治疗效果上仍缺少前瞻性、随机对照研究的资料。回顾性的资料和长期临床经验支持使用红霉素 4 g/d 治疗住院的军团菌肺炎患者。在多肺叶病变、器官功能衰竭或严重免疫抑制的患者,在治疗的前 3～5 d 应加用利福平。其他大环内酯类(克拉霉素和阿奇霉素)也有效。除上述之外可供选择的药物有氟喹诺酮类(环丙沙星、左氧氟沙星、加替沙星、莫西沙星)或多西环素。氟喹诺酮类在治疗军团菌肺炎的动物模型中特别有效。

2.重症 HAP 的抗生素治疗

HAP 应根据患者的情况和最可能的病原体而采取个体化治疗。对于早发的(住院 4 d 内起病者)重症肺炎患者而没有特殊病原体感染危险因素者,应针对"常见病原体"治疗。这些病原体包括肺炎链球菌、流感嗜血杆菌、甲氧西林敏感的金黄色葡萄球菌和非耐药的革兰阴性细菌。抗生素可选择第二代、第三代、第四代头孢菌素,β-内酰胺类/β-内酰胺酶抑制剂复合剂,氟喹诺酮类或联用克林霉素和氨曲南。

对于任何时间起病、有特殊病原体感染危险因素的轻中症肺炎患者,有感染"常见病原体"和其他病原体危险者,应评估危险因素来指导治疗。如果有近期腹部手术或明确的误吸史,应注意厌氧菌,可在主要抗生素基础上加用克林霉素或单用 β-内酰胺类/β-内酰胺酶抑制剂复合剂;如果患者有昏迷或有头部创伤、肾衰竭或糖尿病史,应注意金黄色葡萄球菌感染,需针对性选择有效的抗生素;如果患者起病前使用过大剂量的糖皮质激素、或近期有抗生素使用史、或长期 ICU 住院史,即使患者的 HAP 并不严重,也应经验性治疗耐药病原体。治疗方法是联用两种抗假单胞菌抗生素,如果气管抽吸物革兰染色见阳性球菌还需加用万古霉素(或可使用利奈唑胺或奎奴普丁/达福普汀)。所有的患者,特别是气管插管的 ICU 患者,经验性用药必须持续到痰培养结果出来之后。如果无铜绿假单胞菌或其他耐药革兰阴性细菌感染,则可根据药敏情况使用单一药物治疗。非耐药病原体的重症 HAP 患者可用任何以下单一药物治疗:亚胺培南、美罗培南、哌拉西林/他唑巴坦或头孢吡肟。

ICU 中 HAP 的治疗也应根据当地抗生素敏感情况,以及当地经验和对某些抗生素的偏爱而调整。每个 ICU 都有它自己的微生物药敏情况,而且这种情况随时间而变化,因而有必要经常更新经验用药的策略。经验用药中另一个需要考虑的是"抗生素轮换"策略,它是指标准经验治疗过程中有意更改抗生素使细菌暴露于不同的抗生素从而减少抗生素耐药的选择性压力,达到减少耐药病原体感染发生率的目的。"抗生素轮换"策略目前仍在研究之中,还有不少问题未能明确,包括每个用药循环应该持续多久? 应用什么药物进行循环? 这种方法在内科和外科患者的有效性分别有多高? 循环药物是否应该针对革兰阳性细菌同时也针对革兰阴性细菌等。

在某些患者中,雾化吸入这种局部治疗可用以弥补全身用药的不足。氨基糖苷类雾化吸入可能有一定的益处,但只用于革兰阴性细菌肺炎全身治疗无效者。多黏菌素雾化吸入也可用于耐药铜绿假单胞菌的感染。

对于初始经验治疗失败的患者,应该考虑其他感染性或非感染性的诊断,包括肺曲霉感染。对持续发热并有持续或进展性肺部浸润的患者可经验性使用两性霉素 B。虽然传统上应使用开放肺活检来确定其最终诊断,但临床上是否活检仍应个体化。临床上还应注意其他的非感染性肺部浸润的可能性。

(三)支持治疗

支持治疗主要包括液体补充、血流动力学、通气和营养支持,起到稳定患者状态的作用,而更直接的治疗仍需要针对患者的基础病因。流行病学证据显示,营养不良影响肺炎的发病和危重患者的预后。同样,临床资料也支持肠内营养可以预防肺炎的发生,特别是对于创伤的患者。对于严重脓毒症和多器官功能衰竭的分解代谢旺盛的重症肺炎患者,在起病 48 h 后应开始经肠内途径进行营养支持,一般把导管插入到空肠进行喂养以避免误吸;如果使用胃内喂养,最好是维持患者半卧体位以减少误吸的风险。

(四)胸部理疗

拍背、体位引流和振动可以促进黏痰排出的效果尚未被证实。胸部理疗广泛应用的局限在于:①其有效性未被证实,特别是不能减少患者的住院时间;②费用高,需要专人使用;③有时引起 PaO_2 的下降。目前的经验是胸部理疗对于脓痰过多(>30 mL/d)或严重呼吸肌疲劳不能有效咳嗽的患者是最为有用的,如对囊性纤维化、COPD 和支气管扩张的患者。

使用自动化病床的侧翻疗法,有时加以振动叩击,是一种有效地预防外科创伤及内科患者肺炎的方法,但其地位仍不确切。

(五)促进痰液排出

雾化和湿化可降低痰的黏度,因而可改善不能有效咳嗽患者的排痰,然而,雾化产生的大多水蒸气都沉积在上呼吸道并引起咳嗽,一般并不影响痰的流体特性。目前很少有数据支持湿化能特异性地促进细菌清除或肺炎吸收的观点。乙酰半胱氨酸能破坏痰液的二硫键,有时也用于肺炎患者的治疗,但由于其刺激性,因而在临床应用上受到一定限制。痰中的 DNA 增加了痰液黏度,重组的 DNA 酶能裂解 DNA,已证实在囊性纤维化患者中有助于改善症状和肺功能,但对肺炎患者其价值尚未被证实。支气管舒张药也能促进黏液排出和纤毛运动频率,对 COPD 合并肺炎的患者有效。

四、急救护理

(一)护理目标

(1)维持生命体征稳定,降低病死率。

(2)维持呼吸道通畅,促进有效咳嗽、排痰。

(3)维持正常体温,减轻高热伴随症状,增加患者舒适感。

(4)供给足够营养和液体。

(5)预防传染和继发感染。

(二)护理措施

1.病情监护

重症肺炎患者病情危重、变化快,特别是高龄及合并严重基础疾病患者,需要严密监护病情变化,包括持续监护心电、血压、呼吸、血氧饱和度,监测意识、尿量、血气分析结果、肾功能、电解质、血糖变化。任何异常变化均应及时报告医师,早期处理。同时床边备好吸引装置、吸氧装置、气管插管和气管切开等抢救用品及抢救药物等。

2.维持呼吸功能的护理

(1)密切观察患者的呼吸情况,监护呼吸频率、节律、呼吸音、血氧饱和度。出现呼吸急促、呼吸困难,口唇、指(趾)末梢发绀,低氧血症(血氧饱和度＜80％),双肺呼吸音减弱,必须及时给予鼻导管或面罩有效吸氧,根据病情变化调节氧浓度和流量。面罩呼吸机加压吸氧时,注意保持密闭,对于面颊部极度消瘦的患者,在颊部与面罩之间用脱脂棉垫衬托,避免漏气影响氧疗效果和皮肤压迫。意识清楚的患者嘱其用鼻呼吸,脱面罩间歇时间不宜过长。鼓励患者多饮水,减少张口呼吸和说话。

(2)常规及无创呼吸机加压吸氧不能改善缺氧时,采取气管插管呼吸机辅助通气。机械通气需要患者较好的配合,事先向患者简明讲解呼吸机原理、保持自主呼吸与呼吸机同步的配合方法、注意事项等。指导患者使用简单的身体语言表达需要,如用动腿、眨眼、动手指表示口渴、翻身、不适等或写字表达。机械通气期间严格做好护理,每天更换呼吸管道,浸泡消毒后再用环氧乙烷灭菌;严格按无菌技术操作规程吸痰。护理操作特别是给患者翻身时,注意呼吸机管道水平面保持一定倾斜度,使其低于患者呼吸道,集水瓶应在呼吸环路的最低位,并及时检查倾倒管道内、集水瓶内冷凝水,避免其反流入气道。根据症状、血气分析、血氧饱和度调整吸入氧浓度,力求在最低氧浓度下达到最佳的氧疗效果,争取尽快撤除呼吸机。

(3)保持呼吸道通畅,及时清除呼吸道分泌物。

遵医嘱给予雾化吸入每天 2 次,有效湿化呼吸道。正确使用雾化吸入,雾化液用生理盐水配制,温度在 35 ℃左右。使喷雾器保持竖直向上,并根据患者的姿势调整角度和位置,吸入过程护士必须在场严密观察病情,如出现呼吸困难、口周发绀,应停止吸入,立即吸痰、吸氧,不能缓解时通知医师。症状缓解后继续吸入。每次雾化后,协助患者翻身、拍背。拍背时五指并拢成空心掌,由上而下,由外向内,有节律地轻拍背部。通过振动,使小气道分泌物松动易于进入较大气道,有利于排痰及改善肺通、换气功能。每次治疗结束后,雾化器内余液应全部倾倒,重新更换灭菌蒸馏水;雾化器连接管及面罩用 0.5% 三氯异氰尿酸(健之素)消毒液浸泡 30 min,用清水冲净后晾干备用。

指导患者定时有效咳嗽,病情允许时使患者取坐位,先深呼吸,轻咳数次将痰液集中后,用力咳出,也可促使肺膨胀。协助患者勤翻身,改变体位,每 2 小时拍背体疗 1 次。对呼吸无力、衰竭的患者,用手指压在胸骨切迹上方刺激气管,促使患者咳嗽排痰。

老年人、衰弱的患者,咳嗽反射受抑制者,呼吸防御机制受损,不能有效地将呼吸道分泌物排出时,应按需要吸痰。用一次性吸痰管,检查导管通畅后,在无负压情况下将吸痰管轻轻插入 10~15 cm,退出 1~2 cm,以便游离导管尖端,然后打开负压,边旋转边退出。有黏液或分泌物处稍停。每次吸痰时间应少于 15 s。吸痰时,同一根吸痰管应先吸气道内分泌物,再吸鼻腔内分泌物,不能重复进入气道。

(4)研究表明,患者俯卧位发生吸入性肺炎的概率比左侧卧位和仰卧位患者低,定时帮助患者取该体位。进食时抬高床头 30°~45°,以减少胃液反流误吸机会。

3.合并感染性休克的护理

发生休克时,患者取去枕平卧位,下肢抬高 20°~30°,增加回心血量和脑部血流量。保持静脉通道畅通,积极补充血容量,根据心功能、皮肤弹性、血压、脉搏、尿量及中心静脉压情况调节输液速度,防止肺水肿。加强抗感染,使用血管活性药物时,用药浓度、单位时间用量,严格遵医嘱,动态观察病情,及时反馈,为治疗方案的调整提供依据。体温不升者给予棉被保暖,避免使用热水袋、电热毯等加温措施。

4.合并急性肾衰竭的护理

少尿期准确记录出入量,留置导尿管,记录每小时尿量,严密观察肾功能及电解质变化,根据医嘱严格控制补液量及补液速度。高血钾是急性肾衰竭患者常见死亡原因之一,此期避免摄入含钾高的食物;多尿期应注意补充水分,保持水、电解质平衡。尿量小于 20 mL/h 或小于 80 mL/24 h 的急性肾衰竭者需要血液透析治疗。

5.发热的护理

高热时帮助降低体温,减轻高热伴随症状,增加患者舒适感。每 2 小时监测体温 1 次。密切观察发热规律、特点及伴随症状,及时报告医师对症处理;寒战时注意保暖,高热给予物理降温,冷毛巾敷前额,冰袋置于腋下、腹股沟等处,或温水、乙醇擦浴。物理降温效果差时,遵医嘱给予退热剂。降温期间要注意随时更换汗湿的衣被,防止受凉,鼓励患者多饮水,保证机体需要,防止肾血流灌注不足,诱发急性肾功能不全。加强口腔护理。

6.预防传染及继发感染

(1)采取呼吸道隔离措施,切断传播途径。单人单室,避免交叉感染。严格遵守各种消毒、隔离制度及无菌技术操作规程,医护人员操作前后应洗手,特别是接触呼吸道分泌物和护理气管切开、插管患者前后要彻底流水洗手,并采取戴口罩、手套等隔离手段。开窗通风保持病房空气流通,每天定时紫外线空气消毒 30~60 min,加强病房内物品的消毒,所有医疗器械和物品特别是呼吸治疗器械定时严格消毒、灭菌。控制陪护及探视人员流动,实行无陪人管理。对特殊感染、耐药菌株感染及易感人群应严格隔离,及时通报。

(2)加强呼吸道管理。气管切开患者更换内套管前,必须充分吸引气囊周围分泌物,以免含菌的渗出液漏入呼吸道诱发肺炎。患者取半坐位以减少误吸危险。尽可能缩短人工气道留置和机械通气时间。

（3）患者分泌物、痰液存放于黄色医疗垃圾袋中焚烧处理,定期将呼吸机集水瓶内液体倒入装有0.5%健之素消毒液的容器中集中消毒处理。

7.营养支持治疗的护理

营养支持是重要的辅助治疗。重症肺炎患者防御功能减退,体温升高使代谢率增加,机体需要增加免疫球蛋白、补体、内脏蛋白的合成,支持巨噬细胞、淋巴细胞活力及酶活性。提供重症肺炎患者高蛋白、高热量、富含维生素、易消化的流质或半流质饮食,尽量符合患者口味,少食多餐。有时需要鼻饲营养液,必要时胃肠外应用免疫调节剂,如免疫球蛋白、血浆、清蛋白和氨基酸等营养物质以提高抵抗力,增强抗感染效果。

8.舒适护理

为保证患者舒适,重视做好基础护理。重症肺炎急性期患者要卧床休息,安排好治疗、护理时间,尽量减少打扰,保证休息。帮助患者维持舒服的治疗体位。保持病室清洁、安静,空气新鲜。室温保持在22 ℃～24 ℃,使用空气湿化器保持空气相对湿度为60%～70%。保持床铺干燥、平整。保持口腔清洁。

9.采集痰标本的护理干预

痰标本是最常用的下呼吸道病原学标本,其检验结果是选择抗生素治疗的确切依据,正确采集痰标本非常重要。准确的采样是经气管采集法,但患者有一定痛苦,不易被接受。临床一般采用自然咳痰法。采集痰标本应注意必须在抗生素治疗前采集新鲜、深咳后的痰,迅速送检,避免标本受到口咽处正常细菌群的污染,以保证细菌培养结果准确性。具体方法:嘱患者先将唾液吐出、漱口,并指导或辅助患者深吸气后咳嗽,咳出肺部深处痰液,留取标本。收集痰液后应在30 min内送检。经气管插管收集痰标本时,可使用一次性痰液收集器。用无菌镊夹持吸痰管插入气管深部,注意勿污染吸痰管。留痰过程注意无菌操作。

10.心理护理

评估患者的心理状态,采取有针对性的护理。患者病情重,呼吸困难、发热、咳嗽等明显不适,导致患者烦躁和恐惧,加压通气、气管插管、机械通气患者尤其明显,上述情绪加重呼吸困难。护士要鼓励患者倾诉,多与其交流,语言交流困难时,用文字或体态语言主动沟通,尽量消除其紧张恐惧心理。了解患者的经济状况及家庭成员情况,帮助患者寻求更多支持和帮助。及时向患者及家属解释,介绍病情和治疗方案,使其信任和理解治疗、护理的作用,增加安全感,保持情绪稳定。

11.健康教育

出院前指导患者坚持呼吸功能锻炼,做深呼吸运动,增强体质。减少去公共场所的次数,预防感冒。上呼吸道感染急性期外出戴口罩。居室保持良好的通风,保持空气清新。均衡膳食,增加机体抵抗力,戒烟,避免劳累。

（王莹莹）

第六节 重症哮喘

支气管哮喘(简称哮喘)是常见的慢性呼吸道疾病之一,近年来,其患病率在全球范围内有逐年增加的趋势,参照全球哮喘防治创议(GINA)和我国 2008 年版支气管哮喘防治指南,将定义重新修订为哮喘是由多种细胞包括气道的炎性细胞和结构细胞(如嗜酸性粒细胞、肥大细胞、T 淋巴细胞、中性粒细胞、平滑肌细胞、气道上皮细胞等)和细胞组分参与的气道慢性炎症性疾病。这种慢性炎症导致气道高反应性,通常出现广泛多变的可逆性气流受限,并引起反复发作性的喘息、气急、胸闷或咳嗽等症状,常在夜间和/或清晨发作、加剧,多数患者可自行缓解或经治疗缓解。如果哮喘急性发作,虽经积极吸入糖皮质激素($\leqslant 1\,000\ \mu g/d$)和应用长效 β_2 受体激动药或茶碱类药物治疗数小时,病情不缓解或继续恶化;或哮喘呈暴发性发作,哮喘发作后短时间内即进入危重状态,则称为重症哮喘。如病情不能得到有效控制,可迅速发展为呼吸衰竭而危及生命,故需住院治疗。

一、病因和发病机制

(一)病因

哮喘的病因还不十分清楚,目前认为同时受遗传因素和环境因素的双重影响。

(二)发病机制

哮喘的发病机制不完全清楚,可能是免疫-炎症反应、神经机制和气道高反应性及其之间的相互作用。重症哮喘目前已经基本明确的发病因素主要有以下几种。

1.诱发因素的持续存在

诱发因素的持续存在使机体持续地产生抗原-抗体反应,发生气道炎症、气道高反应性和支气管痉挛,在此基础上,支气管黏膜充血水肿、大量黏液分泌并形成黏液栓,阻塞气道。

2.呼吸道感染

细菌、病毒及支原体等的感染可引起支气管黏膜充血肿胀及分泌物增加,加重气道阻塞;某些微生物及其代谢产物还可以作为抗原引起免疫-炎症反应,使气道高反应性加重。

3.糖皮质激素使用不当

长期使用糖皮质激素常常伴有下丘脑-垂体-肾上腺皮质轴功能抑制,突然减量或停用,可造成体内糖皮质激素水平的突然降低,造成哮喘的恶化。

4.脱水、痰液黏稠、电解质紊乱

哮喘急性发作时,呼吸道丢失水分增加、多汗造成机体脱水,痰液黏稠不易咳出而阻塞大小气道,加重呼吸困难,同时由于低氧血症可使无氧酵解增加,酸性代谢产物增加,合并代谢性酸中毒,使病情进一步加重。

5.精神心理因素

许多学者提出心理社会因素通过对中枢神经、内分泌和免疫系统的作用而导致哮喘发作,是使支气管哮喘发病率和死亡率升高的一个重要因素。

二、病理生理

重症哮喘的支气管黏膜充血水肿、分泌物增多甚至形成黏液栓以及气道平滑肌的痉挛导致呼吸道阻力在吸气和呼气时均明显升高,小气道阻塞,肺泡过度充气,肺内残气量增加,加重吸气肌肉的负荷,降低肺的顺应性,内源性呼气末正压(PEEPi)增大,导致吸气功耗增大。小气道阻塞,肺泡过度充气,相应区域毛细血管的灌注减低,引起肺泡通气/血流(V/Q)比例的失调,患者常出现低氧血症,多数患者表现为过度通气,通常 $PaCO_2$ 降低,若 $PaCO_2$ 正常或升高,应警惕呼吸衰竭的可能性或是否已经发生了呼吸衰竭。重症哮喘患者,若气道阻塞不迅速解除,潮气量将进行性下降,最终将会发生呼吸衰竭。哮喘发作持续不缓解,也可能出现血液循环的紊乱。

三、临床表现

(一)症状

重症哮喘患者常出现极度严重的呼气性呼吸困难、被迫采取坐位或端坐呼吸,干咳或咳大量白色泡沫痰,不能讲话、紧张、焦虑、恐惧、大汗淋漓。

(二)体征

患者常出现呼吸浅快,呼吸频率增快(>30/分钟),可有三凹征,呼气期两肺满布哮鸣音,也可哮鸣音不出现,即所谓的"寂静胸",心率增快(>120/分钟),可有血压下降,部分患者出现奇脉、胸腹反常运动、意识障碍,甚至昏迷。

四、实验室检查和其他检查

(一)痰液检查

哮喘患者痰涂片显微镜下可见到较多嗜酸性粒细胞、脱落的上皮细胞。

(二)呼吸功能检查

哮喘发作时,呼气流速指标均显著下降,第一秒用力呼气容积(FEV_1)、第一秒用力呼气容积占用力肺活量比值($FEV_1/FVC\%$,即 1 s 率)及呼气峰值流速(PEF)均减少。肺容量指标可见用力肺活量减少、残气量增加、功能残气量和肺总量增加,残气占肺总量百分比增高。大多数成人哮喘患者呼气峰值流速<50%预计值则提示重症发作,呼气峰值流速<33%预计值提示危重或致命性发作,需做血气分析检查以监测病情。

(三)血气分析

由于气道阻塞且通气分布不均,通气/血流比例失衡,大多数重症哮喘患者有低氧血症,PaO_2<8.0 kPa(60 mmHg),少数患者 PaO_2<6.0 kPa(45 mmHg),过度通气可使 $PaCO_2$ 降低,pH 上升,表现为呼吸性碱中毒;若病情进一步发展,气道阻塞严重,可有缺氧及二氧化碳潴留,$PaCO_2$ 上升,血 pH 下降,出现呼吸性酸中毒;若缺氧明显,可合并代谢性酸中毒。$PaCO_2$ 正常往往是哮喘恶化的指标,高碳酸血症是哮喘危重的表现,需给予足够的重视。

(四)胸部 X 线检查

早期哮喘发作时可见两肺透亮度增强,呈过度充气状态,并发呼吸道感染时可见肺纹理增加及炎性浸润阴影。重症哮喘要注意气胸、纵隔气肿及肺不张等并发症的存在。

(五)心电图检查

重症哮喘患者心电图常表现为窦性心动过速、电轴右偏、偶见肺性 P 波。

五、诊断

(一)哮喘的诊断标准

(1)反复发作喘息、气急、胸闷或咳嗽,多与接触变应原、冷空气、物理、化学性刺激及病毒性上呼吸道感染、运动等有关。

(2)发作时双肺可闻及散在或弥漫性、以呼气相为主的哮鸣音,呼气相延长。

(3)上述症状和体征可经治疗缓解或自行缓解。

(4)除去其他疾病所引起的喘息、气急、胸闷和咳嗽。

(5)临床表现不典型者(如无明显喘息或体征),应至少具备以下1项试验阳性:①支气管激发试验或运动激发试验阳性。②支气管舒张试验阳性,第1 s用呼气容积增加≥12%,且第一秒用力呼气容积增加绝对值≥200 mL。③呼气峰值流速日内(或2周)变异率≥20%。

符合(1)~(4)条或(4)~(5)条者,可以诊断为哮喘。

(二)哮喘的分期及分级

根据临床表现,哮喘可分为急性发作期、慢性持续期和临床缓解期。急性发作是指喘息、气促、咳嗽、胸闷等症状突然发生,或原有症状急剧加重,常有呼吸困难,以呼气流量降低为其特征,常因接触变应原、刺激物或呼吸道感染诱发。哮喘急性发作时病情严重程度可分为轻度、中度、重度、危重四级(表7-7)。

表7-7 哮喘急性发作时病情严重程度的分级

临床特点	轻度	中度	重度	危重
气短	步行、上楼时	稍事活动	休息时	
体位	可平卧	喜坐位	端坐呼吸	
谈话方式	连续成句	常有中断	仅能说出字和词	不能说话
精神状态	可有焦虑或尚安静	时有焦虑或烦躁	常有焦虑、烦躁	嗜睡、意识模糊
出汗	无	有	大汗淋漓	
每分钟呼吸(次)	轻度增加	增加	>30	
辅助呼吸肌活动及三凹征	常无	可有	常有	胸腹矛盾运动减弱、甚至消失
哮鸣音	散在,呼气末期	响亮、弥漫	响亮、弥漫	脉率变慢或不规则
脉率(次每分钟)	<100	100~120	>120	
奇脉(深吸气时收缩压下降,mmHg)	无,<10	可有,10~25	常有,>25	无
使用β_2受体激动药后呼气峰值流速占预计值或个人最佳值%	>80%	60%~80%	<60%或<100 L/min或作用时间<2 h	
PaO_2(吸空气,mmHg)	正常	≥60	<60	<60
$PaCO_2$(mmHg)	<45	≤45	>45	>45
SaO_2(吸空气,%)	>95	91~95	≤90	≤90
pH				降低

注:1 mmHg≈0.133 kPa。

六、鉴别诊断

(一)左侧心力衰竭引起的喘息样呼吸困难

(1)患者多有高血压、冠状动脉粥样硬化性心脏病、风湿性心脏病和二尖瓣狭窄等病史和体征。

(2)阵发性咳嗽,咳大量粉红色泡沫痰,两肺可闻及广泛的湿啰音和哮鸣音,左心界扩大,心率增快,心尖部可闻及奔马律。

(3)胸部 X 线及心电图检查符合左心病变。

(4)鉴别困难时,可雾化吸入 β_2 受体激动药或静脉注射氨茶碱缓解症状后,进一步检查,忌用肾上腺素或吗啡,以免造成危险。

六、鉴别诊断

(一)左侧心力衰竭引起的喘息样呼吸困难

(1)患者多有高血压、冠状动脉粥样硬化性心脏病、风湿性心脏病和二尖瓣狭窄等病史和体征。

(2)阵发性咳嗽,咳大量粉红色泡沫痰,两肺可闻及广泛的湿啰音和哮鸣音,左心界扩大,心率增快,心尖部可闻及奔马律。

(3)胸部 X 线及心电图检查符合左心病变。

(4)鉴别困难时,可雾化吸入 β_2 受体激动药或静脉注射氨茶碱缓解症状后,进一步检查,忌用肾上腺素或吗啡,以免造成危险。

(二)慢性阻塞性肺疾病

(1)中老年人多见,起病缓慢、病程较长,多有长期吸烟或接触有害气体的病史。

(2)慢性咳嗽、咳痰,晨间咳嗽明显,气短或呼吸困难逐渐加重。有肺气肿体征,两肺可闻及湿啰音。

(3)慢性阻塞性肺疾病急性加重期和哮喘区分有时十分困难,用支气管扩张药和口服或吸入激素做治疗性试验可能有所帮助。慢性阻塞性肺疾病也可与哮喘合并同时存在。

(三)上气道阻塞

(1)呼吸道异物者有异物吸入史。

(2)中央型支气管肺癌、气管支气管结核、复发性多软骨炎等气道疾病,多有相应的临床病史。

(3)上气道阻塞一般出现吸气性呼吸困难。

(4)胸部 X 线摄片、CT、痰液细胞学或支气管镜检查有助于诊断。

(5)平喘药物治疗效果不佳。

此外,应和变态反应性肺浸润、自发性气胸等相鉴别。

七、急诊处理

哮喘急性发作的治疗取决于发作的严重程度以及对治疗的反应。对于具有哮喘相关死亡高危因素的患者,应给予高度重视。高危患者包括:①曾经有过气管插管和机械通气的濒于致死性哮喘的病史。②在过去 1 年中因为哮喘而住院或看急诊。③正在使用或最近刚刚停用口服糖皮质激素。④目前未使用吸入糖皮质激素。⑤过分依赖速效 β_2 受体激动药,特别是每月使用沙丁胺醇(或等效药物)超过 1 支的患者。⑥有心理疾病或社会心理问题,包括使用镇静药。⑦有对哮喘治疗不依从的历史。

(一)轻度和部分中度急性发作哮喘患者可在家庭中或社区中治疗

治疗措施主要为重复吸入速效 β_2 受体激动药,在第 1 h 每次吸入沙丁胺醇 $100\sim200\ \mu g$ 或特布他林 $250\sim500\ \mu g$,必要时每 20 分钟重复 1 次,随后根据治疗反应,轻度调整为 $3\sim4\ h$ 再用

2～4喷,中度1～2 h用6～10喷。如果对吸入性β₂受体激动药反应良好(呼吸困难显著缓解,呼气峰值流速占预计值>80%或个人最佳值且疗效维持3～4 h),通常不需要使用其他药物。如果治疗反应不完全,尤其是在控制性治疗的基础上发生的急性发作,应尽早口服糖皮质激素(泼尼松龙0.5～1 mg/kg或等效剂量的其他激素),必要时到医院就诊。

(二)部分中度和所有重度急性发作均应到急诊室或医院治疗

1.联合雾化吸入β₂受体激动药和抗胆碱能药物

β₂受体激动药通过对气道平滑肌和肥大细胞等细胞膜表面的β₂受体的作用,舒张气道平滑肌、减少肥大细胞脱颗粒和介质的释放等,缓解哮喘症状。重症哮喘时应重复使用速效β₂受体激动药,推荐初始治疗时连续雾化给药,随后根据需要间断给药(每天6次)。雾化吸入抗胆碱药物,如溴化异丙托品(常用剂量为50～125 μg,每天3～4次)、溴化氧托品等可阻断节后迷走神经传出支,通过降低迷走神经张力而舒张支气管,与β₂受体激动药联合使用具有协同、互补作用,能够取得更好的支气管舒张作用。

2.静脉使用糖皮质激素

糖皮质激素是最有效的控制气道炎症的药物,重度哮喘发作时应尽早静脉使用糖皮质激素,特别是对吸入速效β₂受体激动药初始治疗反应不完全或疗效不能维持者。如静脉及时给予琥珀酸氢化可的松(400～1 000 mg/d)或甲泼尼龙(80～160 mg/d),分次给药,待病情得到控制和缓解后,改为口服给药(如静脉使用激素2～3 d,继之以口服激素3～5 d),静脉给药和口服给药的序贯疗法有可能减少激素用量和不良反应。

3.静脉使用茶碱类药物

茶碱具有舒张支气管平滑肌作用,并具有强心、利尿、扩张冠状动脉、兴奋呼吸中枢和呼吸肌等作用。临床上在治疗重症哮喘时静脉使用茶碱作为症状缓解药,静脉注射氨茶碱[首次剂量为4～6 mg/kg,注射速度不宜超过0.25 mg/(kg·min),静脉滴注维持剂量为0.6～0.8 mg/(kg·h)],茶碱可引起心律失常、血压下降,甚至死亡,其有效、安全的血药浓度范围应在6～15 μg/mL,在有条件的情况下应监测其血药浓度,及时调整浓度和滴速。发热、妊娠、抗结核治疗可以降低茶碱的血药浓度;而肝疾病、充血性心力衰竭,以及合用西咪替丁(甲氰咪胍)、喹诺酮类、大环内酯类药物等可影响茶碱代谢而使其排泄减慢,增加茶碱的毒性作用,应引起重视,并酌情调整剂量。

4.静脉使用β₂受体激动药

平喘作用较为迅速,但因全身不良反应的发生率较高,国内较少使用。

5.氧疗

使SaO₂≥90%,吸氧浓度一般为30%左右,必要时增加至50%,如有严重的呼吸性酸中毒和肺性脑病,吸氧浓度应控制在30%以下。

6.气管插管机械通气

重度和危重哮喘急性发作经过氧疗、全身应用糖皮质激素、β₂受体激动药等治疗,临床症状和肺功能无改善,甚至继续恶化,应及时给予机械通气治疗,其指征主要包括意识改变、呼吸肌疲劳、PaCO₂≥6.0 kPa(45 mmHg)等。可先采用经鼻(面)罩无创机械通气,若无效应及早行气管插管机械通气。哮喘急性发作机械通气需要较高的吸气压,可使用适当水平的呼气末正压治疗。如果需要过高的气道峰压和平台压才能维持正常通气容积,可试用允许性高碳酸血症通气策略以减少呼吸机相关肺损伤。

八、急救护理

(一)护理目标

(1)及早发现哮喘先兆,保障最佳治疗时机,终止发作。

(2)尽快解除呼吸道阻塞,纠正缺氧,挽救患者生命。

(3)减轻患者身体、心理的不适及痛苦。

(4)提高患者的活动能力,提高生活质量。

(5)健康指导,提高自护能力,减少复发,维护肺功能。

(二)护理措施

(1)院前急救时的护理:①首先做好出诊前的评估。接到出诊联系电话时询问患者的基本情况,做出预测评估及相应的准备。除备常规急救药外,需备短效的糖皮质激素及 $β_2$ 受体激动剂(气雾剂)、氨茶碱等。做好机械通气的准备,救护车上的呼吸机调好参数,准备吸氧面罩。②到达现场后,迅速评估病情及周围环境,判断是否有诱发因素。简单询问相关病史,评估病情。立即监测生命体征、意识状态的情况,发生呼吸、心搏骤停时立即配合医师进行心肺复苏,建立人工气道进行机械辅助通气。尽快解除呼吸道阻塞,及时纠正缺氧是抢救患者的关键。给予氧气吸入,面罩或者用高频呼吸机通气吸氧。遵医嘱立即帮助患者吸入糖皮质激素和 $β_2$ 受体激动剂定量气雾剂,氨茶碱缓慢静脉滴注,肾上腺素 0.25~0.5 mg 皮下注射,30 min 后可重复 1 次。迅速建立静脉通道。固定好吸氧、输液管,保持通畅。重症哮喘病情危急,严重缺氧导致极其恐惧、烦躁,护士要鼓励患者,端坐体位做好固定,扣紧安全带,锁定担架平车与救护车定位把手,并在旁扶持。运送途中,密切监护患者的呼吸频率及节律、血氧饱和度、血压、心率、意识的变化,观察用药反应。

(2)到达医院后,帮助患者取坐位或半卧位,放移动托板,使其身体伏于其上,利于通气和减少疲劳。立即连接吸氧装置,调好氧流量。检查静脉通道是否通畅。备吸痰器、气管插管、呼吸机、抢救药物、除颤器。连接监护仪,监测呼吸、心电、血压等生命体征。观察患者的意识、呼吸频率、哮鸣音高低变化。一般哮喘发作时,两肺布满高调哮鸣音,但重危哮喘患者,因呼吸肌疲劳和小气道广泛痉挛,使肺内气体流速减慢,哮鸣音微弱,出现"沉默胸",提示病情危重。护士对病情变化要有预见性,发现异常及时报告医师处理。

(3)迅速收集病史、以往药物服用情况,评估哮喘程度。如果哮喘发作经数小时积极治疗后病情仍不能控制,或急剧进展,即为重症哮喘,此时病情不稳定,可危及生命,需要加强监护、治疗。

(4)确保气道通畅维护有效排痰、保持呼吸道通畅是急重症哮喘的护理重点。①哮喘发作时,支气管黏膜充血水肿,腺体分泌亢进,合并感染更重,产生大量痰液。而此时患者因呼吸急促、喘息,呼吸道水分丢失,致使痰液黏稠不易咳出,大量黏痰形成痰栓阻塞气管、支气管,导致严重气道阻塞,加上气道痉挛,气道内压力明显增加,加重喘息及感染。因此必须注意补充水分、湿化气道,积极排痰,保持呼吸道通畅。②按时协助患者翻身、叩背,加强体位引流;雾化吸入,湿化气道,稀释痰液,防止痰栓形成。采用小雾量、短时间、间歇雾化方式,湿化时密切观察患者呼吸状态,若发现喘息加重、血氧饱和度下降等异常,立即停止雾化。床边备吸痰器,防止痰液松解后大量涌出导致窒息。吸痰时动作轻柔、准确,吸力和深度适当,尽量减少刺激并达到有效吸引。每次吸痰时间不超过 15 s,该过程中注意观察患者的面色、呼吸、血氧饱和度、血压及心率的变化。严格无菌操作,避免交叉感染。

(5)吸氧治疗的护理:①给氧方式、浓度和流量根据病情及血气分析结果予以调节。一般给予鼻导管吸氧,氧流量 4~6 L/min;有二氧化碳潴留时,氧流量 2~4 L/min;出现低氧血症时改用面罩吸氧,氧流量6~10 L/min。经过吸氧和药物治疗病情不缓解,低氧血症和二氧化碳潴留加剧时进行气管插管呼吸机辅助通气。此时应做好呼吸机和气道管理,防止医源性感染,及时有效地吸痰和湿化气道。气管插管患者吸痰前后均应吸入纯氧 3~5 min。②吸氧治疗时,观察呼吸窘迫有无缓解,意识状况,末梢皮肤黏膜颜色、湿度等,定时监测血气分析。高浓度吸氧(>60%)持续 6 h 以上时应注意有无烦躁、情绪激动、呼吸困难加重等中毒症状。

(6)药物治疗的护理:终止哮喘持续发作的药物根据其作用机制可分为:具有抗炎作用和缓解症状作用两大类。给药途径包括吸入、静脉和口服。①吸入给药的护理吸入的药物局部抗炎作用强,直接作用于呼吸道,所需剂量较小,全身性不良反应较少。剂型有气雾剂、干粉和溶液。护士指导患者正确吸入药物。先嘱患者将气呼尽,然后开始深吸气,同时喷出药液,吸气后屏气数秒,再慢慢呼出。吸入给药有口咽部局部的不良反应,包括声音嘶哑、咽部不适和念珠菌感染,吸药后让患者及时用清水含漱口咽部。密切观察与用药效果和不良反应,严格掌握吸入剂量。②静脉给药的护理经静脉用药有糖皮质激素、茶碱类及 β 受体激动剂。护士要熟练掌握常用静脉注射平喘药物的药理学、药代动力学、药物的不良反应、使用方法及注意事项,严格执行医嘱的用药剂量、浓度和给药速度,合理安排输液顺序。保持静脉通路畅通,药液无外渗,确保药液在规定时间内输入。观察治疗反应,监测呼吸频率、节律、血氧饱和度、心率、心律和哮喘症状的变化等。应用拟肾上腺素和茶碱类药物时应注意观察有无心律失常、心动过速、血压升高、肌肉震颤、抽搐、恶心、呕吐等不良反应,严格控制输入速度,及时反馈病情变化,供医师及时调整医嘱,保持药物剂量适当;应用大剂量糖皮质激素类药物应观察是否有消化道出血或水钠潴留、低钾性碱中毒等表现,发现后及时通知医师处理。③口服给药重度哮喘吸入大剂量激素治疗无效的患者应早期口服糖皮质激素,一般使用半衰期较短的糖皮质激素,如泼尼松、泼尼松龙或甲基泼尼松龙等。每次服药护士应协助,看患者服下,防止漏服或服用时间不恰当。正确的服用方法是每天或隔天清晨顿服,以减少外源性激素对脑垂体-肾上腺轴的抑制作用。

(7)并发症的观察和护理:重危哮喘患者主要并发症是气胸、皮下气肿、纵隔气肿、心律失常、心功能不全等,发生时间主要是在发病 48 h 内,尤其是前 24 h。在入院早期要特别注意观察,尤应注意应用呼吸机治疗者及入院前有肺气肿和/或肺心病的重症哮喘患者。①气胸是发生率最高的并发症。气胸发生的征象是清醒患者突感呼吸困难加重、胸痛、烦躁不安,血氧饱和度降低。由于胸内压增加,使用呼吸机时机器报警。护士此时要注意观察有无气管移位,血流动力学是否稳定等,并立即报告医师处理。②皮下气肿一般发生在颈胸部,重者可累及到腹部。表现为颈胸部肿胀,触诊有握雪感或捻发感。单纯皮下气肿一般对患者影响较轻,但是皮下气肿多来自气胸或纵隔气肿,如处理不及时可危及生命。③纵隔气肿纵隔气肿是最严重的并发症,可直接影响到循环系统,导致血压下降、心律失常,甚至心搏骤停,短时间内导致患者死亡。发现皮下气肿,同时有血压、心律的明显改变,应考虑到纵隔气肿的可能,立即报告医师急救处理。④心律失常患者存在的低氧及高碳酸血症、氨茶碱过量、电解质紊乱、胸部并发症等,均可导致各种期前收缩、快速心房颤动、室上速等心律失常。发现新出现的心律失常或原有心律失常加重,要针对性地观察是否存在上述原因,做出相应的护理并报告医师处理。

(8)出入量管理:急重症哮喘发作时因张口呼吸、大量出汗等原因容易导致脱水、痰液黏稠不易咳出,必须严格出入量管理,为治疗提供准确依据。监测尿量,必要时留置导尿管,准确记录24 h出入量及每小时尿量,观察出汗情况、皮肤弹性,若尿量少于30 mL/h,应通知医师处理。神志清醒者,鼓励饮水。对口服不足及神志不清者,经静脉补充水分,一般每天补液2 500～3 000 mL,根据患者的心功能状态调整滴速,避免诱发心力衰竭、急性肺水肿。在补充水分的同时应严密监测血清电解质,及时补充纠正,保持酸碱平衡。

(9)基础护理:哮喘发作时,患者生活不能自理,护士要做好各项基础护理。尽量维护患者的舒适感。①保持病室空气新鲜流通,温度(18 ℃～22 ℃)、湿度(50%～60%)适宜,避免寒冷、潮湿、异味。注意保暖,避免受凉感冒。室内不摆放花草,整理床铺时防止尘埃飞扬。护理操作尽量集中进行,保障患者休息。②帮助患者取舒适的半卧位和坐位,适当用靠垫等维持,减轻患者体力。每天3次进行常规口腔、鼻腔清洁护理,有利于呼吸道通畅,预防感染并发症。口唇干燥时涂石蜡油。③保持床铺清洁、干燥、平整。对意识障碍加强皮肤护理,保持皮肤清洁、干燥,及时擦干汗液,更换衣服,每2 h翻身1次,避免局部皮肤长期受压。协助床上排泄,提供安全空间,尊重患者,及时清理污物并清洗会阴。

(10)安全护理:为意识不清、烦躁的患者提供保护性措施,使用床围栏,防止坠床摔伤。哮喘发作时,患者常采取强迫坐位,给予舒适的支撑物,如移动餐桌、升降架等。哮喘缓解后,协助患者侧卧位休息。

(11)饮食护理:给予高热量、高维生素、易消化的流质食物,病情好转后改半流质、普通饮食。避免产气、辛辣、刺激性食物及容易引起过敏的食物,如鱼、虾等。

(12)心理护理:严重缺氧时患者异常痛苦,有窒息和濒死感,患者均存在不同程度的焦虑、烦躁或恐惧,后者诱发或加重哮喘,形成恶性循环。护士应主动与患者沟通,提供细致护理,给患者精神安慰及心理支持,说明良好的情绪能促进缓解哮喘,帮助患者控制情绪。

(13)健康教育:为了有效控制哮喘发作、防止病情恶化,必须提高患者的自我护理能力,并且鼓励亲属参与教育计划,使其准确了解患者的需求,能提供更合适的帮助。患者经历自我处理成功的体验后会增加控制哮喘的信心,改善生活质量,提高治疗依从性。具体内容主要有:哮喘相关知识,包括支气管哮喘的诱因、前驱症状、发作时的简单处理、用药等;自我护理技能的培养,包括气雾剂的使用、正确使用峰流速仪监测、合理安排日常生活和定期复查等。

指导环境控制:识别致敏源和刺激物,如宠物、花粉、油漆、皮毛、灰尘、吸烟、刺激性气体等,尽量减少与之接触。居室或工作学习的场所要保持清洁,常通风。

呼吸训练:指导患者正确的腹式呼吸法、轻咳排痰法及缩唇式呼吸等,保证哮喘发作时能有效地呼吸。

病情监护指导:指导患者自我检测病情,每天用袖珍式峰流速仪监测最大呼出气流速,并进行评定和记录。急性发作前的征兆有:使用短效β受体激动剂次数增加、早晨呼气峰流速下降、夜间苏醒次数增加或不能入睡、夜间症状严重等。一旦有上述征象,及时复诊。嘱患者随身携带止喘气雾剂,一出现哮喘先兆时立即吸入,同时保持平静。通过指导患者及照护者掌握哮喘急性发作的先兆和处理常识,把握好急性加重前的治疗时间窗,一旦发生时能采取正确的方式进行自救和就医,避免病情恶化或争取抢救时间。

指导患者严格遵医嘱服药:患者应在医师指导下坚持长期、规则、按时服药,向患者及照护者讲明各种药物的不良反应及服用时注意事项,指导其加强病情观察。如疗效不佳或出现严重不良反应时立即与医师联系,不能随意更改药物种类、增减剂量或擅自停药。

指导患者适当锻炼,保持情绪稳定:在缓解期可做医疗体操、呼吸训练、太极拳等,戒烟,减少对气道的刺激;避免情绪激动、精神紧张和过度疲劳,保持愉快情绪。

指导个人卫生和营养:细菌和病毒感染是哮喘发作的常见诱因。哮喘患者应注意与流感者隔离,定期注射流感疫苗,预防呼吸道感染。保持良好的营养状态,增强抗感染的能力。胃肠道反流可诱发哮喘发作,睡前 3 h 禁饮食、抬高枕头可预防。

(王莹莹)

第七节　急性呼吸窘迫综合征

急性呼吸窘迫综合征(acute respiratory distress syndrome,ARDS)是指严重感染、创伤、休克等非心源性疾病过程中,肺毛细血管内皮细胞和肺泡上皮细胞损伤造成弥漫性肺间质及肺泡水肿,导致的急性低氧性呼吸功能不全或衰竭,属于急性肺损伤(acute lung injury,ALI)的严重阶段。以肺容积减少、肺顺应性降低、严重的通气/血流比例失调为病理生理特征。临床上表现为进行性低氧血症和呼吸窘迫,肺部影像学表现为非均一性的渗出性病变。本病起病急、进展快、死亡率高。

ALI 和 ARDS 是同一疾病过程中的两个不同阶段,ALI 代表早期和病情相对较轻的阶段,而 ARDS 代表后期病情较为严重的阶段。发生 ARDS 时患者必然经历过 ALI,但并非所有的 ALI 都要发展为 ARDS。引起 ALI 和 ARDS 的原因和危险因素很多,根据肺部直接和间接损伤对危险因素进行分类,可分为肺内因素和肺外因素。肺内因素是指致病因素对肺的直接损伤,包括:①化学性因素,如吸入毒气、烟尘、胃内容物及氧中毒等;②物理性因素,如肺挫伤、放射性损伤等;③生物性因素,如重症肺炎。肺外因素是指致病因素通过神经体液因素间接引起肺损伤,包括严重休克、感染中毒症、严重非胸部创伤、大面积烧伤、大量输血、急性胰腺炎、药物或麻醉品中毒等。ALI 和 ARDS 的发生机制非常复杂,目前尚不完全清楚。多数学者认为,ALI 和 ARDS 是由多种炎性细胞、细胞因子和炎性介质共同参与引起的广泛肺毛细血管急性炎症性损伤过程。

一、临床特点

ARDS 的临床表现可以有很大差别,取决于潜在疾病和受累器官的数目和类型。

(一)症状体征

(1)发病迅速:ARDS 多发病迅速,通常在发病因素攻击(如严重创伤、休克、败血症、误吸)后 12~48 h 发病,偶尔有长达 5 d 者。

(2)呼吸窘迫:是 ARDS 最常见的症状,主要表现为气急和呼吸频率增快,呼吸频率大多在 25~50 次/分钟。其严重程度与基础呼吸频率和肺损伤的严重程度有关。

(3)咳嗽、咳痰、烦躁和神志变化:ARDS 可有不同程度的咳嗽、咳痰,可咳出典型的血水样痰,可出现烦躁、神志恍惚。

(4)发绀:是未经治疗 ARDS 的常见体征。

(5)ARDS 患者也常出现呼吸类型的改变,主要为呼吸浅快或潮气量的变化。病变越严重,这一改变越明显,甚至伴有吸气时鼻翼翕动及三凹征。在早期自主呼吸能力强时,常表现为深快呼吸,当呼吸肌疲劳后,则表现为浅快呼吸。

(6)早期可无异常体征,或仅有少许湿啰音;后期多有水泡音,亦可出现管状呼吸音。

(二)影像学表现

1.X线胸片

早期病变以间质性为主,胸部X线片常无明显异常或仅见血管纹理增多,边缘模糊,双肺散在分布的小斑片状阴影。随着病情进展,上述的斑片状阴影进一步扩展,融合成大片状,或两肺均匀一致增加的毛玻璃样改变,伴有支气管充气征,心脏边缘不清或消失,称为"白肺"。

2.胸部CT

与X线胸片相比,胸部CT尤其是高分辨CT(HRCT)可更为清晰地显示出肺部病变分布、范围和形态,为早期诊断提供帮助。由于肺毛细血管膜通透性一致性增高,引起血管内液体渗出,两肺斑片状阴影呈现重力依赖性现象,还可出现变换体位后的重力依赖性变化。在CT上表现为病变分布不均匀:①非重力依赖区(仰卧时主要在前胸部)正常或接近正常。②前部和中间区域呈毛玻璃样阴影。③重力依赖区呈现实变影。这些提示肺实质的实变出现在受重力影响最明显的区域。无肺泡毛细血管膜损伤时,两肺斑片状阴影均匀分布,既不出现重力依赖现象,也无变换体位后的重力依赖性变化。这一特点有助于与感染性疾病鉴别。

(三)实验室检查

1.动脉血气分析

$PaO_2 < 8.0$ kPa(60 mmHg),有进行性下降趋势,在早期$PaCO_2$多不升高,甚至可因过度通气而低于正常;早期多为单纯呼吸性碱中毒;随病情进展可合并代谢性酸中毒,晚期可出现呼吸性酸中毒。氧合指数较动脉氧分压更能反映吸氧时呼吸功能的障碍,而且与肺内分流量有良好的相关性,计算简便。氧合指数参照范围为53.3~66.7 kPa(400~500 mmHg),在ALI时≤40.0 kPa(300 mmHg),ARDS时≤26.7 kPa(200 mmHg)。

2.血流动力学监测

通过漂浮导管,可同时测定并计算肺动脉压(PAP)、肺动脉楔压(PAWP)等,不仅对诊断、鉴别诊断有价值,而且对机械通气治疗亦为重要的监测指标。肺动脉楔压一般<1.6 kPa(12 mmHg),若>2.4 kPa(18 mmHg),则支持左侧心力衰竭的诊断。

3.肺功能检查

ARDS发生后呼吸力学发生明显改变,包括肺顺应性降低和气道阻力增高,肺无效腔/潮气量是不断增加的,肺无效腔/潮气量增加是早期ARDS的一种特征。

二、诊断及鉴别诊断

中华医学会呼吸病学分会制定的诊断标准如下。

(1)有ALI和/或ARDS的高危因素。

(2)急性起病、呼吸频数和/或呼吸窘迫。

(3)低氧血症:ALI时氧合指数≤40.0 kPa(300 mmHg);ARDS时氧合指数≤26.7 kPa(200 mmHg)。

(4)胸部X线检查显示两肺浸润阴影。

(5)肺动脉楔压≤2.4 kPa(18 mmHg)或临床上能除外心源性肺水肿。

符合以上 5 项条件者,可以诊断 ALI 或 ARDS。必须指出,ARDS 的诊断标准并不具有特异性,诊断时必须排除大片肺不张、自发性气胸、重症肺炎、急性肺栓塞和心源性肺水肿(表 7-8)。

表 7-8　ARDS 与心源性肺水肿的鉴别

类别	ARDS	心源性肺水肿
特点	高渗透性	高静水压
病史	创伤、感染等	心脏疾病
双肺浸润阴影	+	+
重力依赖性分布现象	+	+
发热	+	可能
白细胞增多	+	可能
胸腔积液	−	+
吸纯氧后分流	较高	可较高
肺动脉楔压	正常	高
肺泡液体蛋白	高	低

三、治疗

ARDS 是呼吸系统的一个急症,必须在严密监护下进行合理治疗。治疗目标:改善肺的氧合功能,纠正缺氧,维护脏器功能和防治并发症。治疗措施如下。

(一)氧疗

应采取一切有效措施尽快提高 PaO_2,纠正缺氧。可给高浓度吸氧,使 $PaO_2 \geqslant 8.0$ kPa(60 mmHg)或 $SaO_2 \geqslant 90\%$。轻症患者可使用面罩给氧,但多数患者需采用机械通气。

(二)祛除病因

病因治疗在 ARDS 的防治中占有重要地位,主要是针对涉及的基础疾病。感染是 ALI 和 ARDS 常见原因也是首位高危因素,而 ALI 和 ARDS 又易并发感染。如果 ARDS 的基础疾病是脓毒症,除了清除感染灶外,还应选择敏感抗生素,同时收集痰液或血液标本分离培养病原菌和进行药敏试验,指导下一步抗生素的选择。一旦建立人工气道并进行机械通气,即应给予广谱抗生素,以预防呼吸道感染。

(三)机械通气

机械通气是最重要的支持手段。如果没有机械通气,许多 ARDS 患者会因呼吸衰竭在数小时至数天内死亡。机械通气的指征目前尚无统一标准,多数学者认为一旦诊断为 ARDS,就应进行机械通气。在 ALI 阶段可试用无创正压通气,使用无创机械通气治疗时应严密监测患者的生命体征及治疗反应。神志不清、休克、气道自洁能力障碍的 ALI 和 ARDS 患者不宜应用无创机械通气。如无创机械通气治疗无效或病情继续加重,应尽快建立人工气道,行有创机械通气。

为了防止肺泡萎陷,保持肺泡开放,改善氧合功能,避免机械通气所致的肺损伤,目前常采用肺保护性通气策略,主要措施包括以下两方面。

1.呼气末正压

适当加用呼气末正压可使呼气末肺泡内压增大,肺泡保持开放状态,从而达到防止肺泡萎陷,减轻肺泡水肿,改善氧合功能和提高肺顺应性的目的。应用呼气末正压应首先保证有效循环血容量足够,以免因胸内正压增加而降低心排血量,而减少实际的组织氧运输;呼气末正压先从低水平 $0.29\sim0.49$ kPa($3\sim5$ cmH$_2$O)开始,逐渐增加,直到 PaO$_2$>8.0 kPa(60 mmHg)、SaO$_2$>90%时的呼气末正压水平,一般呼气末正压水平为 $0.49\sim1.76$ kPa($5\sim18$ cmH$_2$O)。

2.小潮气量通气和允许性高碳酸血症

ARDS 患者采用小潮气量($6\sim8$ mL/kg)通气,使吸气平台压控制在 34.3 kPa(35 cmH$_2$O)以下,可有效防止因肺泡过度充气而引起的肺损伤。为保证小潮气量通气的进行,可允许一定程度的二氧化碳潴留[PaCO$_2$ 一般不宜高于 13.3 kPa(100 mmHg)]和呼吸性酸中毒(pH $7.25\sim7.30$)。

(四)控制液体入量

在维持血压稳定的前提下,适当限制液体入量,配合利尿药,使出入量保持轻度负平衡(每天 500 mL 左右),使肺脏处于相对"干燥"状态,有利于肺水肿的消除。液体管理的目标是在最低 $0.7\sim1.1$ kPa($5\sim8$ mmHg)的肺动脉楔压下维持足够的心排血量及氧运输量。在早期可给予高渗晶体液,一般不推荐使用胶体液。存在低蛋白血症的 ARDS 患者,可通过补充清蛋白等胶体溶液和应用利尿药,有助于实现液体负平衡并改善氧合。若限液后血压偏低,可使用多巴胺和多巴酚丁胺等血管活性药物。

(五)加强营养支持

营养支持的目的在于不但纠正现有的患者的营养不良,还应预防患者营养不良的恶化。营养支持可经胃肠道或胃肠外途径实施。如有可能应尽早经胃肠补充部分营养,不但可以减少补液量,而且可获得经胃肠营养的有益效果。

(六)加强护理、防治并发症

有条件时应在 ICU 中动态监测患者的呼吸、心律、血压、尿量及动脉血气分析等,及时纠正酸碱失衡和电解质紊乱。注意预防呼吸机相关性肺炎的发生,尽量缩短病程和机械通气时间,加强物理治疗,包括体位、翻身、拍背、排痰和气道湿化等。积极防治应激性溃疡和多器官功能障碍综合征。

(七)其他治疗

糖皮质激素、肺泡表面活性物质替代治疗、吸入一氧化氮在 ALI 和 ARDS 的治疗中可能有一定价值,但疗效尚不肯定。不推荐常规应用糖皮质激素预防和治疗 ARDS。糖皮质激素既不能预防 ARDS 的发生,对早期 ARDS 也没有治疗作用。ARDS 发病>14 d 应用糖皮质激素会明显增加病死率。感染性休克并发 ARDS 的患者,如合并肾上腺皮质功能不全,可考虑应用替代剂量的糖皮质激素。肺表面活性物质,有助于改善氧合,但是还不能将其作为 ARDS 的常规治疗手段。

四、护理

在救治 ARDS 过程中,精心护理是抢救成功的重要环节。护士应做到及早发现病情,迅速协助医师采取有力的抢救措施。密切观察患者生命体征,做好各项记录,准确完成各种治疗,备齐抢救器械和药品,防止机械通气和气管切开的并发症。

(一)护理目标

(1)及早发现 ARDS 的迹象,及早有效地协助抢救。维持生命体征稳定,挽救患者生命。

(2)做好人工气道的管理,维持患者最佳气体交换,改善低氧血症,减少机械通气并发症。

（3）采取俯卧位通气护理，缓解肺部压迫，改善心脏的灌注。

（4）积极预防感染等各种并发症，提高救治成功率。

（5）加强基础护理，增加患者舒适感。

（6）减轻患者心理不适，使其合作、平静。

（二）护理措施

1.病情观察

及早发现病情变化：ARDS 通常在疾病或严重损伤的最初 24～48 h 发生。首先出现呼吸困难，通常呼吸浅快。吸气时可存在肋间隙和胸骨上窝凹陷。皮肤可出现发绀和斑纹，吸氧不能使之改善。

护士发现上述情况要高度警惕，及时报告医师，进行动脉血气和胸部 X 线等相关检查。一旦诊断考虑 ARDS，立即积极治疗。若没有机械通气的相应措施，应尽早转至有条件的医院。患者转运过程中应有专职医师和护士陪同，并准备必要的抢救设备，氧气必不可少。若有指征行机械通气治疗，可以先行气管插管后转运。

2.严密监测生命体征

迅速连接监测仪，密切监护心率、心律、血压等生命体征，尤其是呼吸的频率、节律、深度及血氧饱和度等。观察患者意识、发绀情况、外周温度等。注意有无呕血、黑便等消化道出血的表现。

3.氧疗和机械通气的护理

治疗 ARDS 最紧迫问题在于纠正顽固性低氧，改善呼吸困难，为治疗基础疾病赢得时间。需要对患者实施氧疗甚至机械通气。

严密监测患者呼吸情况及缺氧症状。若单纯面罩吸氧不能维持满意的血氧饱和度，应予辅助通气。首先可尝试采用经面罩持续气道正压吸氧等无创通气，但大多需要机械通气吸入氧气。遵医嘱给予高浓度氧气吸入或使用呼气末正压呼吸（positive end expiratory pressure，PEEP）并根据动脉血气分析值的变化调节氧浓度。

使用 PEEP 时应严密观察，防止患者出现气压伤。PEEP 是在呼气终末时给予气道以一恒定正压使之不能恢复到大气压的水平。可以增加肺泡内压和功能残气量改善氧合，防止呼气使肺泡萎陷，增加气体分布和交换，减少肺内分流，从而提高 PaO_2。由于 PEEP 使胸腔内压升高，静脉回流受阻，致心搏减少、血压下降，严重时可引起循环衰竭，另外正压过高，肺泡过度膨胀、破裂有导致气胸的危险。所以在监护过程中，注意 PEEP 观察有无心率增快、突然胸痛、呼吸困难加重等相关症状，发现异常立即调节 PEEP 压力并报告医师处理。

帮助患者采取有利于呼吸的体位，如端坐位或高枕卧位。

人工气道的管理有以下几方面。

（1）妥善固定气管插管，观察气道是否通畅，定时对比听诊双肺呼吸音。经口插管者要固定好牙垫，防止阻塞气道。每班检查并记录导管刻度，观察有无脱出或误入一侧主支气管。套管固定松紧适宜，以能放入一指为准。

（2）气囊充气适量。充气过少易产生漏气，充气过多可压迫气管黏膜导致气管食管瘘，可以采用最小漏气技术，用来减少并发症发生。方法：用 10 mL 注射器将气体缓慢注入，直至在喉及气管部位听不到漏气声，每次向外抽出气体 0.25～0.50 mL，至吸气压力到达峰值时出现少量漏气为止，再注入 0.25～0.50 mL 气体，此时气囊容积为最小封闭容积，气囊压力为最小封闭压力，记录注气量。观察呼吸机上气道峰压是否下降及患者能否发音说话，长期机械通气患者要观察气囊有无破损、漏气现象。

（3）保持气道通畅。严格无菌操作，按需适时吸痰。过多反复抽吸会刺激黏膜，使分泌物增加。先吸气道再吸口、鼻腔，吸痰前给予充分气道湿化、翻身叩背、吸纯氧 3 min，吸痰管最大外径不超过气管导管内径的 1/2，迅速插吸痰管至气管插管，感到阻力后撤回吸痰管 1～2 cm，打开负压边后退边旋转吸痰管，吸痰时间不应超过 15 s。吸痰后密切观察痰液的颜色、性状、量及患者心率、心律、血压和血氧饱和度的变化，一旦出现心律失常和呼吸窘迫，立即停止吸痰，给予吸氧。

（4）用加温湿化器对吸入气体进行湿化，根据病情需要加入盐酸氨溴索、异丙托溴铵等，每天 3 次雾化吸入。湿化满意标准为痰液稀薄、无泡沫、不附壁能顺利吸出。

（5）呼吸机使用过程中注意电源插头要牢固，不要与其他仪器共用一个插座；机器外部要保持清洁，上端不可放置液体；开机使用期间定时倒掉管道及集水瓶内的积水，集水瓶安装要牢固；定时检查管道是否漏气、有无打折、压缩机工作是否正常。

4.维持有效循环，维持出入液量轻度负平衡

循环支持治疗的目的是恢复和提供充分的全身灌注，保证组织的灌流和氧供，促进受损组织的恢复。在能保持酸碱平衡和肾功能前提下达到最低水平的血管内容量。①护士应迅速帮助完成该治疗目标。选择大血管，建立 2 个以上的静脉通道，正确补液，改善循环血容量不足。②严格记录出入量、每小时尿量。出入量管理的目标是在保证血容量、血压稳定前提下，24 h 出量大于入量 500 mL，利于肺内水肿液的消退。充分补充血容量后，护士遵医嘱给予利尿剂，消除肺水肿。观察患者对治疗的反应。

5.俯卧位通气护理

由仰卧位改变为俯卧位，可使 75% ARDS 患者的氧合改善。可能与血流重新分布，改善背侧肺泡的通气，使部分萎陷肺泡再膨胀达到"开放肺"的效果有关。随着通气/血流比例的改善进而改善了氧合。但血流动力学不稳定、颅内压增高、脊柱外伤、急性出血、骨科手术、近期腹部手术、妊娠等禁忌实施俯卧位。①患者发病经 24～36 h 取俯卧位，翻身前给予纯氧吸入 3 min。预留足够的管路长度，注意防止气管插管过度牵拉致脱出。②为减少特殊体位给患者带来的不适，用软枕垫高头部 15°～30°，嘱患者双手放在枕上，并在髋、膝、踝部放软枕，每 1～2 小时更换 1 次软枕的位置，每 4 小时更换 1 次体位，同时考虑患者的耐受程度。③注意血压变化，因俯卧位时支撑物放置不当，可使腹压增加，下腔静脉回流受阻而引起低血压，必要时在翻身前提高吸氧浓度。④注意安全、防坠床。

6.预防感染的护理

注意严格无菌操作，每天更换气管插管切口敷料，保持局部清洁干燥，预防或消除继发感染。加强口腔及皮肤护理，以防护理不当而加重呼吸道感染及发生压疮。密切观察体温变化，注意呼吸道分泌物的情况。

7.心理护理

减轻恐惧，增加心理舒适度：①评估患者的焦虑程度，指导患者学会自我调整心理状态，调控不良情绪。主动向患者介绍环境，解释治疗原则，解释机械通气、监测及呼吸机的报警系统，尽量消除患者的紧张感。②耐心向患者解释病情，对患者提出的问题要给予明确、有效和积极的信息，消除心理紧张和顾虑。③护理患者时保持冷静和耐心，表现出自信和镇静。④如果患者由于呼吸困难或人工通气不能讲话，可提供纸笔或以手势与患者交流。⑤加强巡视，了解患者的需

要,帮助患者解决问题。⑥帮助并指导患者及家属应用松弛疗法、按摩等。

8.营养护理

ARDS患者处于高代谢状态,应及时补充热量和高蛋白、高脂肪营养物质。能量的摄取既应满足代谢的需要,又应避免糖类的摄取过多,蛋白摄取量一般为每天1.2~1.5 g/kg。

尽早采用肠内营养,协助患者取半卧位,充盈气囊,证实胃管在胃内后,用加温器和输液泵匀速泵入营养液。若有肠鸣音消失或胃潴留,暂停鼻饲,给予胃肠减压。一般留置5~7 d后拔除,更换到对侧鼻孔,以减少鼻窦炎的发生。

(三)健康指导

在疾病的不同阶段,根据患者的文化程度做好有关知识的宣传和教育,让患者了解病情的变化过程。

(1)提供舒适安静的环境以利于患者休息,指导患者正确卧位休息,讲解由仰卧位改变为俯卧位的意义,尽可能减少特殊体位给患者带来的不适。

(2)向患者解释咳嗽、咳痰的重要性,指导患者掌握有效咳痰的方法,鼓励并协助患者咳嗽、排痰。

(3)指导患者自己观察病情变化,如有不适及时通知医护人员。

(4)嘱患者严格按医嘱用药,按时服药,不要随意增减药物剂量及种类。服药过程中,需密切观察患者用药后反应,以指导用药剂量。

(5)出院指导指导患者出院后仍以休息为主,活动量要循序渐进,注意劳逸结合。此外,患者病后生活方式的改变需要家人的积极配合和支持,应指导患者家属给患者创造一个良好的身心休养环境。出院后1个月内来院复查1~2次,出现情况随时来院复查。

(王莹莹)

第八节 呼 吸 衰 竭

呼吸衰竭是各种原因引起的肺通气和/或换气功能严重障碍,以致在静息条件下亦不能维持有效的气体交换,导致缺氧伴或不伴二氧化碳潴留,引起一系列生理功能和代谢紊乱的临床综合征。即在海平面大气压、静息状态下,呼吸室内空气,排除心内解剖分流和原发心排血量降低等情况后,动脉血氧分压（PaO_2）＜8.0 kPa(60 mmHg),伴或不伴有二氧化碳分压（$PaCO_2$）＞6.7 kPa(50 mmHg),即为呼吸衰竭。

一、病因及发病机制

(一)病因

导致呼吸衰竭的原因很多,参与呼吸运动的任何环节,包括呼吸中枢、运动神经、肌肉、胸廓、胸膜、肺和气道的病变都会导致呼衰的发生。临床常见的病因如下。

1.呼吸系统疾病

(1)上呼吸道梗阻、气管-支气管炎、支气管哮喘、呼吸道肿瘤等引起气道阻塞,导致通气不足或伴有气体分布不匀,引起通气/血流比例失调。

（2）肺组织病变,如肺部感染、重症肺结核、肺气肿、弥漫性肺纤维化、肺水肿、急性呼吸窘迫综合征（ARDS）、硅肺等导致有效呼吸面积减少,肺顺应性下降。

（3）胸廓病变,如胸廓畸形、外伤、手术创伤、气胸和大量胸腔积液等影响换气功能;肺血管疾病,如肺血管栓塞、肺毛细血管瘤等引起通气/血流比例失调。

2.神经系统及呼吸肌病变

如脑血管病变、脑炎、脑外伤、药物中毒、电击等直接或间接抑制呼吸中枢;脊髓灰质炎、多发性神经炎、重症肌无力等导致呼吸肌无力和麻痹,因呼吸动力下降引起通气不足。

慢性呼吸衰竭是指原有慢性疾病,包括呼吸和神经-肌肉系统疾病等,导致呼吸功能损害逐渐加重,经过较长时间才发展为呼吸衰竭。在引起慢性呼吸衰竭的病因中,以支气管-肺疾病为最多见,如 COPD、重症肺结核、肺间质纤维化、尘肺等。胸廓及神经肌肉病变亦可导致慢性呼吸衰竭的发生。

（二）发病机制

缺氧和二氧化碳潴留发生的主要机制为肺泡通气量不足,通气/血流比例失调,以及气体弥散障碍。

1.肺泡通气不足

COPD 可引起气道阻力增加,呼吸动力减弱,生理无效腔增加,最终导致肺泡通气不足。肺泡通气不足引起缺氧和二氧化碳潴留。

2.通气/血流比例失调

通气/血流比例失调是造成低氧血症最常见的原因。正常每分钟肺泡通气量（V）为 4 L,肺毛细血管血流量（Q）为 5 L,两者之比（V/Q）在正常情况下应保持在 0.8,才能保证有效的气体交换。若 V/Q<0.8,则静脉血不能充分氧合,形成肺动-静脉分流;若 V/Q>0.8,吸入气体则不能与血液进行有效的气体交换,即生理无效腔增多。V/Q 失调通常只引起缺氧而无二氧化碳潴留。

3.弥散障碍

肺内气体交换是通过弥散过程来实现的。弥散过程受多种因素影响,如弥散面积、肺泡膜的厚度、气体的弥散能力、气体分压差等。氧的弥散能力仅为二氧化碳的 1/20,故弥散障碍主要影响氧的交换,产生单纯缺氧。

二、分类

（一）按动脉血气分析分类

1.1 型呼吸衰竭

1 型呼吸衰竭有缺氧但无二氧化碳潴留,即 PaO_2<8.0 kPa（60 mmHg）、$PaCO_2$ 降低或正常,见于存在换气功能障碍（通气/血流比例失调、弥散功能损害和肺动-静脉分流）的患者,如 ARDS 等。

2.2 型呼吸衰竭

2 型呼吸衰竭有缺氧同时伴二氧化碳潴留,即 PaO_2<8.0 kPa（60 mmHg）、$PaCO_2$>6.7 kPa（50 mmHg）,由肺泡通气不足所致,单纯通气不足,缺氧和二氧化碳潴留的程度是平行的,若伴换气功能损害,则缺氧更为严重,如 COPD。

（二）按发病急缓分类

1.急性呼吸衰竭

急性呼吸衰竭是指呼吸功能原来正常,由于多种突发致病因素使通气或换气功能迅速出现严重损害,在短时间内发展为呼吸衰竭。

2.慢性呼吸衰竭

慢性呼吸衰竭多发生在一些慢性疾病(主要是呼吸和神经-肌肉系统疾病)的基础上,导致呼吸功能损害逐渐加重,经过较长时间才发展为呼吸衰竭。

(三)按发病机制分类

1.泵衰竭

泵衰竭由呼吸泵(驱动或制约呼吸运动的神经、肌肉和胸廓)功能障碍引起。

2.肺衰竭

肺衰竭是由肺组织及肺血管病变或气道阻塞引起。

三、临床表现

(一)症状

除原发病症状外,主要是缺氧和二氧化碳潴留引起的呼吸困难和多脏器功能紊乱的表现。

1.呼吸困难

呼吸困难是最早、最突出的症状,患者可出现呼吸频率、节律和深度的改变。表现为呼吸浅促、点头、提肩呼吸,或出现"三凹征"。严重者,有呼吸节律的改变,如中枢性呼吸衰竭呈潮式、间歇或抽泣样呼吸;严重肺心病并发呼吸衰竭二氧化碳麻醉时,可出现浅慢呼吸。

2.发绀

发绀是缺氧的典型症状,当动脉血氧饱和度(SaO_2)<90%时,可在口唇、甲床等处出现发绀。因发绀的程度与还原血红蛋白含量相关,故伴有严重贫血或出血者,发绀可不显露,而COPD的患者,由于红细胞数量增多,发绀则更明显。

3.精神神经症状

慢性呼吸衰竭的精神症状不如急性呼吸衰竭明显,多表现为智力或定向功能障碍。缺氧早期由于脑血管扩张、血流量增加,出现搏动性头痛,继而注意力分散,智力或定向力减退;随着缺氧程度的加重,患者可逐渐出现烦躁不安、神志恍惚,进而嗜睡、昏迷。二氧化碳潴留常表现出先兴奋后抑制的症状,兴奋症状包括多汗、烦躁不安、白天嗜睡、夜间失眠等;二氧化碳潴留加重时,中枢神经系统则表现出抑制作用,患者出现神志淡漠、肌肉震颤或扑翼样震颤、间歇抽搐、昏睡、昏迷等称"肺性脑病"。

4.心血管系统症状

二氧化碳潴留使外周浅表静脉充盈、皮肤充血、温暖多汗。早期,由于心排血量增多,患者可有心率增快、血压升高;后期出现周围循环衰竭、血压下降、心率减慢和心律失常,同时,由于长期的慢性缺氧和二氧化碳潴留引起肺动脉高压,患者可出现右心衰竭的症状。

(二)体征

主要为缺氧和二氧化碳潴留的表现。除与症状共有的表现外,可见外周浅表静脉充盈,皮肤温暖、面色潮红、多汗,球结膜充血水肿。部分患者可见视盘水肿,瞳孔缩小,腱反射减弱或消失,锥体束征阳性等。

四、护理

(一)护理目标

患者呼吸困难缓解,发绀减轻或消失;气道通畅,痰能排出,痰鸣音明显减少或消失;精神状态好转,神志逐渐清醒;体质量增加,营养状态好转;能够与医护人员有效沟通,并积极配合治疗护理;各种紊乱得以纠正,并发症能被及时发现并采取相应措施。

（二）护理措施

本病为临床急症,一旦发现,应立即采取有效措施。处理原则是在保持呼吸道通畅的条件下,改善缺氧,纠正二氧化碳潴留及代谢功能紊乱,防止多器官功能损害,从而为基础疾病和诱发因素的治疗争取时间和创造条件。慢性呼吸衰竭死亡率的高低,与能否早期诊断、合理治疗与护理有密切关系。

1.改善呼吸,保持气道通畅

（1）休息与体位:协助患者取半卧位,以利于增加通气量。注意室内空气清新、温暖,定时消毒,防止交叉感染。

（2）清除呼吸道分泌物:注意清除口咽部分泌物或胃内反流物,预防呕吐物反流入气管。要鼓励患者多饮水和用力咳嗽排痰;对咳嗽无力者应定时帮助翻身、拍背,边拍边鼓励排痰。可遵医嘱给予口服祛痰剂,无效时采用雾化吸入的方法以湿化气道。对昏迷患者则定时使用无菌多孔导管吸痰,以保持呼吸道通畅。

（3）缓解支气管痉挛:遵医嘱应用支气管扩张剂,以松弛支气管平滑肌,减少气道阻力,改善通气功能。

（4）控制感染:呼吸衰竭时,呼吸道分泌物积滞常易导致继发感染而加重呼吸困难。因此,在保持呼吸道引流通畅的前提下,根据痰菌培养和药敏试验结果,选择有效的抗生素控制呼吸道感染十分重要。在实施氧疗、气管插管、气管切开、建立人工气道进行机械通气的过程中,必须注意无菌操作,并注意保暖和口腔清洁,以防呼吸道感染。

（5）建立人工气道:对于病情严重又不能配合,昏迷或呼吸道大量痰液潴留伴有窒息危险,全身状态较差,明显无力,或动脉血二氧化碳分压进行性增高的患者,应及时建立人工气道和机械通气支持。

（6）鼻插管护理:为避免气管插管及气管切开,近年来多采用经鼻插管。经鼻插管的患者耐受性好,可停留较长时间,并减少了并发症的发生。①插管前将塑料导管经 30 ℃加温使之变软,使之易于经鼻腔从鼻孔插入气道,减少插管对气道的机械损伤。②因管腔长,吸痰管必须超过导管顶端,吸痰时边抽边旋转吸痰,将深部分泌物吸出。③充分湿化气道使痰液稀释,以利清除,防止管腔阻塞。④塑料导管气囊压力较好,每天仅需放气 1～2 次,气囊可减少口咽分泌物进入下呼吸道。

2.合理给氧

通过增加吸氧浓度,提高肺泡内氧分压（PaO_2）,进而提高 PaO_2 和 SaO_2,可纠正缺氧和改善呼吸功能。目前多采用鼻导管、鼻塞或面罩给氧,配合机械通气可气管内给氧。

（1）对于低氧血症伴高碳酸血症者,应低流量（1～2 L/min）、低浓度（25％～29％）持续给氧,主要原因:在缺氧伴高碳酸血症的慢性呼衰患者,其呼吸中枢化学感受器对二氧化碳的反应性差,此时呼吸的维持主要依靠缺氧对颈动脉窦和主动脉体化学感受器的兴奋作用;若吸入高浓度氧,PaO_2 迅速上升,使外周化学感受器失去了缺氧的刺激,其结果是患者的呼吸变慢变浅,肺泡通气量下降,$PaCO_2$ 随即迅速上升,严重时可陷入二氧化碳麻醉状态,病情加重。在使用呼吸兴奋剂刺激通气或使用辅助呼吸机改善通气时,吸入氧浓度可稍高。

（2）对低氧血症不伴高碳酸血症者,应予以高浓度吸氧（>35％）,使 PaO_2 提高到 8.0 kPa

(60 mmHg)或 SaO_2 在90％以上。此类患者的主要病变是氧合障碍,由于通气量足够,高浓度吸氧后,不会引起二氧化碳潴留。

(3)给氧过程中,若呼吸频率正常、心率减慢、发绀减轻、尿量增多、神志清醒、皮肤转暖,提示组织缺氧改善,氧疗有效。当患者发绀消失、神志清楚、精神好转、$PaO_2 > 8.0$ kPa(60 mmHg),$PaCO_2 < 6.7$ kPa(50 mmHg)时,可考虑终止氧疗。停止吸氧前必须间断吸氧,以后逐渐停止氧疗。

3.加强病情观察

(1)注意生命体征和意识改变,随时发现病情变化,及时报告医师。

(2)加强安全防范措施。因患者常有烦躁、抽搐、神志恍惚等现象,故应加强安全防范措施,如加床栏等,以防受伤。

4.理解关心患者,促进身心休息

护士在解除患者疾苦的同时,要多了解和关心患者,特别是建立人工气道和使用呼吸机治疗的患者,应经常作床旁巡视、照料,通过语言或非语言交流抚慰患者,在采用各项医疗护理措施前,应向患者作简要说明,并以同情、关切的态度和有条不紊的工作作风给患者以安全感,取得患者信任和合作。

5.观察及预防并发症

(1)体液失衡:定期采血进行血气分析和血生化检查,根据血气分析结果判断酸碱失衡情况。呼吸衰竭中常见的酸碱失衡包括:呼吸性酸中毒、呼吸性酸中毒合并代谢性酸中毒、呼吸性酸中毒合并代谢性碱中毒。针对这些酸碱失衡,临床上除做到充分供氧和改善通气以纠正呼吸性酸中毒外,护士可遵医嘱静脉滴注少量5％碳酸氢钠以治疗代谢性酸中毒,或通过采取避免二氧化碳排出过快、适当补氯、补钾等措施缓解代谢性碱中毒。

(2)上消化道出血:严重缺氧和二氧化碳潴留患者,应根据医嘱服用硫糖铝以保护胃黏膜,预防上消化道出血,同时予以充足热量及高蛋白、易消化、少刺激、富维生素饮食。注意观察呕吐物和粪便情况,出现黑便时,予以温凉流质饮食;出现呕血时,应暂禁食,并静脉输入西咪替丁、奥美拉唑等。

6.用药护理

(1)抗生素:呼吸道感染是呼吸衰竭最常见的诱因,建立人工气道进行机械通气和免疫功能低下的患者可因反复感染而加重病情。在保持气道通畅的条件下,根据痰细菌培养和药敏试验结果,选择有效的抗生素积极控制感染。

(2)呼吸兴奋剂:为改善肺泡通气,促进二氧化碳的排出,可遵医嘱使用呼吸兴奋剂,以刺激呼吸中枢,增加呼吸频率和潮气量,从而改善通气。尼可刹米是目前常用的呼吸中枢兴奋剂,可兴奋呼吸中枢,增加通气量并有一定的苏醒作用。使用中应密切观察药物的不良反应。阿米三嗪是口服的呼吸兴奋剂,主要通过刺激颈动脉窦和主动脉体化学感受器来兴奋呼吸中枢,适用于较轻的呼衰患者。

7.健康指导

(1)向患者及家属讲解疾病的发病机制、发展和转归。语言力求通俗易懂,尤其是对一些文化程度不高的老年患者应反复讲解。

(2)教会患者缩唇、腹式呼吸等呼吸功能锻炼的方法,以促进康复、延缓肺功能的恶化。指导患者如何进行体位引流以及有效地咳嗽、咳痰,以保持气道通畅。

（3）嘱患者坚持正确用药，掌握药物剂量、用法和注意事项。对出院后仍需吸氧的患者，应指导患者和家属学会合理的家庭氧疗方法，并了解氧疗时应注意的问题，保证用氧安全。

（4）增强体质，积极避免各种引起呼吸衰竭的诱因。具体措施：教会患者预防上呼吸道感染的方法，如用冷水洗脸等耐寒锻炼；鼓励患者改进膳食结构，加强营养；避免吸入刺激性气体，劝告吸烟者戒烟；避免日常生活中不良因素的刺激，如情绪激动等，以免加重气急而诱发呼吸衰竭；尽量少去客流较大公共场所，减少与感冒者的接触，减少呼吸道感染的机会。

（5）若有咳嗽、咳痰加重，痰量增多、出现脓性痰，气急加重或伴发热，应及时就医，以控制呼吸道感染。

（三）护理评价

患者呼吸频率、幅度和节律正常，动脉血氧分压和二氧化碳分压在正常范围；掌握有效咳嗽、咳痰技术，呼吸道通畅；焦虑缓解，无明显体质量减轻；无与低氧血症和高碳酸血症相关的损害发生。

（王莹莹）

第八章

呼吸内科护理

第一节 急性呼吸道感染

急性呼吸道感染通常包括急性上呼吸道感染和急性气管-支气管炎。急性上呼吸道感染是鼻腔、咽或喉部急性炎症的总称,常见病原体为病毒,仅有少数由细菌引起。本病全年皆可发病,但冬、春季节多发,具有一定的传染性,有时引起严重的并发症,应积极防治。急性气管-支气管炎是指感染、物理、化学、过敏等因素引起的气管-支气管黏膜的急性炎症,可由急性上呼吸道感染蔓延而来。多见于寒冷季节或气候多变时。

一、病因及发病机制

(一)急性上呼吸道感染

急性上呼吸道感染有 $70\%\sim80\%$ 是由病毒引起,其中主要包括流感病毒、副流感病毒、呼吸道合胞病毒、腺病毒、鼻病毒等。由于感染病毒类型较多,又无交叉免疫,人体产生的免疫力较弱且短暂,同时在健康人群中有病毒携带者,故一个人可有多次发病。细菌感染占 $20\%\sim30\%$,可直接或继病毒感染之后发生,以溶血性链球菌最为多见,其次为流感嗜血杆菌、肺炎球菌和葡萄球菌等,偶见革兰阴性杆菌。当全身或呼吸道局部防御功能降低时,尤其是年老体弱或有慢性呼吸道疾病者更易患病,原先存在于上呼吸道或外界侵入的病毒和细菌迅速繁殖,引起本病。通过含有病毒的飞沫或被污染的用具传播,引起发病。

(二)急性气管-支气管炎

急性气管-支气管炎由病毒、细菌直接感染,或急性上呼吸道病毒(如腺病毒、流感病毒)、细菌(如流感嗜血杆菌、肺炎链球菌)感染迁延而来,也可在病毒感染后继发细菌感染,亦可为衣原体和支原体感染。过冷空气、粉尘、刺激性气体或烟雾的吸入使气管-支气管黏膜受到急性刺激和损伤,引起本病。花粉、有机粉尘、真菌孢子等的吸入及对细菌蛋白质过敏等,均可引起气管-支气管的变态反应。寄生虫(如钩虫、蛔虫的幼虫)移行至肺,也可致病。

二、临床表现

(一)急性上呼吸道感染

主要症状和体征个体差异大,根据病因不同可有不同类型,各型症状、体征之间无明显界定,也可互相转化。

1.普通感冒

普通感冒又称急性鼻炎或上呼吸道卡他,以鼻咽部卡他症状为主要表现,俗称"伤风"。成人多为鼻病毒所致,起病较急,初期有咽干、咽痒或咽痛,同时或数小时后有打喷嚏、鼻塞、流清水样鼻涕,经 2～3 d 分泌物变稠,伴咽鼓管炎可引起听力减退,伴流泪、味觉迟钝、声嘶、少量咳嗽、低热不适、轻度畏寒和头痛。检查可见鼻腔黏膜充血、水肿、有分泌物,咽部轻度充血。如无并发症,一般经 5～7 d 痊愈。

2.流行性感冒

流行性感冒(简称流感)则由流感病毒引起,起病急,鼻咽部症状较轻,但全身症状较重,伴高热、全身酸痛和眼结膜炎症状。而且常有较大或大范围的流行。

3.病毒性咽炎和喉炎

临床特征为咽部发痒、不适和灼热感、声嘶、讲话困难、咳嗽、咳嗽时咽喉疼痛,无痰或痰呈黏液性,有发热和乏力,伴有咽下疼痛时,常提示有链球菌感染,体检发现咽部明显充血和水肿、局部淋巴结肿大且触痛,提示流感病毒和腺病毒感染,腺病毒咽炎可伴有眼结膜炎。

4.疱疹性咽峡炎

主要由柯萨奇病毒 A 引起,夏季好发。有明显咽痛、常伴有发热,病程约 1 周。体检可见咽充血,软腭、腭垂、咽和扁桃体表面有灰白色疱疹及浅表溃疡,周围有红晕。多见儿童,偶见于成人。

5.咽结膜热

常为柯萨奇病毒、腺病毒等引起。夏季好发,游泳传播为主,儿童多见。表现为发热、咽痛、畏光、流泪、咽及结膜明显充血。病程为 4～6 d。

6.细菌性咽-扁桃体炎

多由溶血性链球菌感染所致,其次为流感嗜血杆菌、肺炎球菌、葡萄球菌等引起。起病急,咽痛明显、伴畏寒、发热,体温超过 39 ℃。检查可见咽部明显充血,扁桃体充血肿大,其表面有黄色点状渗出物,颌下淋巴结肿大伴压痛,肺部无异常体征。

(二)急性气管-支气管炎

起病较急,常先有急性上呼吸道感染的症状,继之出现干咳或少量黏液性痰,随后可转为黏液脓性或脓性痰液,痰量增多,咳嗽加剧,偶可痰中带血。全身症状一般较轻,可有发热,38 ℃左右,多经 3～5 d 消退。咳嗽、咳痰为最常见的症状,常为阵发性咳嗽,咳嗽、咳痰可延续 2～3 周才消失,如迁延不愈,则可演变为慢性支气管炎。呼吸音常正常或增粗,两肺可听到散在干、湿啰音。

三、护理

(一)护理目标

患者躯体不适缓解,日常生活不受影响;体温恢复正常;呼吸道通畅;睡眠改善;无并发症发生或并发症被及时控制。

(二)护理措施

1.一般护理

注意隔离患者,减少探视,避免交叉感染。患者咳嗽或打喷嚏时应避免对着他人。患者使用的餐具、痰盂等用具应按规定消毒，或用一次性器具，回收后焚烧弃去。多饮水，补充足够的热量，给予清淡易消化、高热量、丰富维生素、富含营养的食物。避免刺激性食物，戒烟、酒。患者以休息为主，特别是在发热期间。部分患者往往因剧烈咳嗽而影响正常的睡眠，可给患者提供容易入睡的休息环境，保持病室适宜温度、湿度和空气流通。保证周围环境安静，关闭门窗。指导患者运用促进睡眠的方式，如睡前泡脚、听音乐等。必要时可遵医嘱给予镇咳、祛痰或镇静药物。

2.病情观察

关注疾病流行情况、鼻咽部发生的症状、体征及血常规和 X 线胸片改变。注意并发症，如耳痛、耳鸣、听力减退、外耳道流脓等提示中耳炎；如头痛剧烈、发热、伴脓涕、鼻窦有压痛等提示鼻窦炎；如在恢复期出现胸闷、心悸、眼睑水肿、腰酸和关节痛等提示心肌炎、肾炎或风湿性关节炎，应及时就诊。

3.对症护理

(1)高热护理：体温超过 37.5 ℃，应每 4 小时测体温 1 次，观察体温过高的早期症状和体征，体温突然升高或骤降时，应随时测量和记录，并及时报告医师。体温＞39 ℃时，要采取物理降温。降温效果不好可遵照医嘱选用适当的解热剂进行降温。患者出汗后应及时处理，保持皮肤的清洁和干燥，并注意保暖。鼓励多饮水。

(2)保持呼吸道通畅：清除气管、支气管内分泌物，减少痰液在气管、支气管内的聚积。指导患者采取舒适的体位进行有效咳嗽。观察咳痰情况，如痰液较多且黏稠，可嘱患者多饮水，或遵照医嘱给予雾化吸入治疗，以湿润气道、利于痰液排出。

4.用药护理

(1)对症治疗：选用抗感冒复合剂或中成药减轻发热、头痛，减少鼻、咽充血和分泌物，如对乙酰氨基酚(扑热息痛)、银翘解毒片等。干咳者可选用右美沙芬、喷托维林(咳必清)等；咳嗽有痰可选用复方氯化铵合剂、溴己新(必嗽平)或雾化祛痰。咽痛者可含服喉片或草珊瑚片等。气喘者可用平喘药，如特布他林、氨茶碱等。

(2)抗病毒药物：早期应用抗病毒药有一定疗效，可选用利巴韦林、奥司他韦、金刚烷胺、吗啉胍和抗病毒中成药等。

(3)抗菌药物：如有细菌感染，最好根据药物敏感试验选择有效抗菌药物治疗，常可选用大环内酯类、青霉素类、氟喹诺酮类及头孢菌素类。

根据医嘱选用药物，告知患者药物的作用、可能发生的不良反应和服药的注意事项，如按时服药；应用抗生素者，注意观察有无迟发变态反应发生；对于应用解热镇痛药者注意避免大量出汗引起虚脱等。发现异常及时就诊等。

5.心理护理

急性呼吸道感染预后良好，多数患者于一周内康复，仅少数患者可因咳嗽迁延不愈而发展为慢性支气管炎，患者一般无明显心理负担。但如果咳嗽较剧烈，加之伴有发热，可能会影响患者的休息、睡眠，进而影响工作和学习，个别患者产生急于缓解咳嗽等症状的焦虑情绪。护理人员应与患者进行耐心、细致的沟通，通过对病情的客观评价，解除患者的心理顾虑，建立治疗疾病的信心。

6.健康指导

(1)疾病知识指导：帮助患者和家属掌握急性呼吸道感染的诱发因素及本病的相关知识，避免受凉、过度疲劳，注意保暖；外出时可戴口罩，避免寒冷空气对气管、支气管的刺激。积极预防和治疗上呼吸道感染,症状改变或加重时应及时就诊。

（2）生活指导：平时应加强耐寒锻炼,增强体质,提高机体免疫力。有规律生活,避免过度劳累。室内空气保持新鲜、阳光充足。少去人群密集的公共场所。戒烟、酒。

（三）护理评价

患者舒适度改善;睡眠质量提高;未发生并发症或发生后被及时控制。

（高春英）

第二节　慢性支气管炎

慢性支气管炎是由于感染或非感染因素引起气管、支气管黏膜及其周围组织的慢性非特异性炎症。临床以咳嗽、咳痰或伴有喘息反复发作为特征,每年持续 3 个月以上且连续 2 年以上。

一、病因和发病机制

慢性支气管炎的病因极为复杂,迄今尚有许多因素还不够明确,往往是多种因素长期相互作用的综合结果。

（一）感染

病毒、支原体和细菌感染是本病急性发作的主要原因。病毒感染以流感病毒、鼻病毒、腺病毒和呼吸道合胞病毒常见;细菌感染以肺炎链球菌、流感嗜血杆菌和卡他莫拉菌及葡萄球菌常见。

（二）大气污染

化学气体如氯气、二氧化氮、二氧化硫等刺激性烟雾,空气中的粉尘等均可刺激支气管黏膜,使呼吸道清除功能受损,为细菌入侵创造条件。

（三）吸烟

吸烟为本病发病的主要因素。吸烟时间的长短与吸烟量决定发病率的高低,吸烟者的患病率较不吸烟者高 2～8 倍。

（四）过敏因素

喘息型支气管患者,多有过敏史。患者痰中嗜酸性粒细胞和组胺的含量及血中 IgE 明显高于正常。此类患者实际上应属慢性支气管炎合并哮喘。

（五）其他因素

气候变化,特别是寒冷空气对慢支的病情加重有密切关系。自主神经功能失调,副交感神经功能亢进,老年人肾上腺皮质功能减退,慢性支气管炎的发病率增加。维生素 C 缺乏,维生素 A 缺乏,易患慢性支气管炎。

二、临床表现

（一）症状

患者常在寒冷季节发病,出现咳嗽、咳痰,尤以晨起显著,白天多于夜间。病毒感染痰液为白色黏液泡沫状,继发细菌感染,痰液转为黄色或黄绿色黏液脓性,偶可带血。慢性支气管炎反复发作

205

后,支气管黏膜的迷走神经感受器反应性增高,副交感神经功能亢进,可出现过敏现象而发生喘息。

(二)体征

早期多无体征。急性发作期可有肺底部闻及干、湿啰音。喘息型支气管炎在咳嗽或深吸气后可闻及哮鸣音,发作时,有广泛哮鸣音。

(三)并发症

(1)阻塞性肺气肿:为慢性支气管炎最常见的并发症。

(2)支气管肺炎:慢性支气管炎蔓延至支气管周围肺组织中,患者表现寒战、发热、咳嗽加剧、痰量增多且呈脓性;白细胞总数及中性粒细胞增多;X线胸片显示双下肺野有斑点状或小片阴影。

(3)支气管扩张症。

三、诊断

(一)辅助检查

1.血常规

白细胞总数及中性粒细胞数可升高。

2.胸部 X 线检查

单纯型慢性支气管炎,X线检查阴性或仅见双下肺纹理增多、增粗、模糊、呈条索状或网状。继发感染时为支气管周围炎症改变,表现为不规则斑点状阴影,重叠于肺纹理之上。

3.肺功能检查

早期病变多在小气道,常规肺功能检查多无异常。

(二)诊断要点

凡咳嗽、咳痰或伴有喘息,每年发作持续 3 个月,连续 2 年或 2 年以上者,并排除其他心、肺疾病(如肺结核、肺尘埃沉着病、支气管哮喘、支气管扩张症、肺癌、肺脓肿、心脏病、心功能不全等)、慢性鼻咽疾病后,即可诊断。如每年发病不足 3 个月,但有明确的客观检查依据(如胸部 X 线片、肺功能等)亦可诊断。

(三)鉴别诊断

1.支气管扩张

多于儿童或青年期发病,常继发于麻疹、肺炎或百日咳后,并有咳嗽、咳痰反复发作的病史,合并感染时痰量增多,并呈脓性或伴有发热,病程中常反复咯血。在肺下部周围可闻及不易消散的湿性啰音。晚期重症患者可出现杵状指(趾)。胸部 X 线上可见双肺下野纹理粗乱或呈卷发状。薄层高分辨 CT(HRCT)检查有助于确诊。

2.肺结核

活动性肺结核患者多有午后低热、消瘦、乏力、盗汗等中毒症状。咳嗽痰量不多,常有咯血。老年肺结核的中毒症状多不明显,常被慢性支气管炎的症状所掩盖而误诊。胸部 X 线检查可发现结核病灶,部分患者痰结核菌检查可获阳性。

3.支气管哮喘

支气管哮喘常为特质性患者或有过敏性疾病家族史,多于幼年发病。一般无慢性咳嗽、咳痰史。哮喘多突然发作,且有季节性,血和痰中嗜酸性粒细胞常增多,治疗后可迅速缓解。发作时双肺布满哮鸣音,呼气延长,缓解后可消失,且无症状,但气道反应性仍增高。慢性支气管炎合并哮喘的患者,病史中咳嗽、咳痰多发生在喘息之前,迁延不愈较长时间后伴有喘息,且咳嗽、咳痰的症状多较喘息更为突出,平喘药物疗效不如哮喘等可资鉴别。

4.肺癌

肺癌多发生于 40 岁以上男性,并有多年吸烟史的患者,刺激性咳嗽常伴痰中带血和胸痛。X 线检查肺部常有块影或反复发作的阻塞性肺炎。痰脱落细胞及支气管镜等检查,可明确诊断。

5.慢性肺间质纤维化

慢性咳嗽,咳少量黏液性非脓性痰,进行性呼吸困难,双肺底可闻及爆裂音(Velcro 啰音),严重者发绀并有杵状指。X 线检查见中下肺野及肺周边部纹理增多紊乱呈网状结构,其间见弥漫性细小斑点阴影。肺功能检查呈限制性通气功能障碍,弥散功能减低,PaO_2 下降。肺活检是确诊的手段。

四、治疗

(一)急性发作期及慢性迁延期的治疗

以控制感染、祛痰、镇咳为主,同时解痉平喘。

1.抗感染药物

及时、有效、足量,感染控制后及时停用,以免产生细菌耐药或二重感染。一般患者可按常见致病菌用药。可选用青霉素 G 80 万单位肌内注射;复方磺胺甲噁唑(SMZ),每次 2 片,每天 2 次;阿莫西林 2~4 g/d,3~4 次口服;氨苄西林 2~4 g/d,分 4 次口服;头孢氨苄 2~4 g/d 或头孢拉定 1~2 g/d,分 4 次口服;头孢呋辛 2 g/d 或头孢克洛 0.5~1 g/d,分 2~3 次口服。亦可选择新一代大环内酯类抗生素,如罗红霉素,0.3 g/d,2 次口服。抗菌治疗疗程一般为 7~10 d,反复感染病例可适当延长。严重感染时,可选用氨苄西林、环丙沙星、氧氟沙星、阿米卡星、奈替米星或头孢菌素类联合静脉滴注给药。

2.祛痰镇咳药

刺激性干咳者不宜单用镇咳药物,否则痰液不易咳出。可给盐酸溴环己胺醇 30 mg 或羧甲基半胱氨酸 500 mg,3 次/天口服。乙酰半胱氨酸(富露施)及氯化铵甘草合剂均有一定的疗效。α-糜蛋白酶雾化吸入亦有消炎祛痰的作用。

3.解痉平喘

解痉平喘主要为解除支气管痉挛,利于痰液排出。常用药物为氨茶碱 0.1~0.2 g,每小时 8 次,口服;丙卡特罗 50 mg,每天 2 次;特布他林 2.5 mg,每天 2~3 次。慢性支气管炎有可逆性气道阻塞者应常规应用支气管舒张剂,如异丙托溴铵(异丙阿托品)气雾剂、特布他林等吸入治疗。阵发性咳嗽常伴不同程度的支气管痉挛,应用支气管扩张药后可改善症状,并有利于痰液的排出。

(二)缓解期的治疗

应以增强体质,提高机体抗病能力和预防发作为主。

(三)中药治疗

采取扶正固本原则,按肺、脾、肾的虚实辨证施治。

五、护理措施

(一)常规护理

1.环境

保持室内空气新鲜,流通,安静,舒适,温湿度适宜。

2.休息

急性发作期应卧床休息,取半卧位。

3.给氧

持续低流量吸氧。

4.饮食

给予高热量、高蛋白、高维生素易消化饮食。

(二)专科护理

(1)解除气道阻塞,改善肺泡通气。及时清除痰液,神志清醒患者应鼓励咳嗽,痰稠不易咯出时,给予雾化吸入或雾化泵药物喷入,减少局部淤血水肿,以利痰液排出。危重体弱患者,定时更换体位,叩击背部,使痰易于咯出,餐前应给予胸部叩击或胸壁震荡。方法:患者取侧卧位,护士两手手指并拢,手背隆起,指关节微屈,自肺底由下向上,由外向内叩拍胸壁,震动气管,边拍边鼓励患者咳嗽,以促进痰液的排出,每侧肺叶叩击 3～5 min。对神志不清者,可进行机械吸痰,需注意无菌操作,抽吸压力要适当,动作轻柔,每次抽吸时间不超过 15 s,以免加重缺氧。

(2)合理用氧减轻呼吸困难。根据缺氧和二氧化碳潴留的程度不同,合理用氧,一般给予低流量、低浓度、持续吸氧,如病情需要提高氧浓度,应辅以呼吸兴奋剂刺激通气或使用呼吸机改善通气,吸氧后如呼吸困难缓解、呼吸频率减慢、节律正常、血压上升、心率减慢、心律正常、发绀减轻、皮肤转暖、神志转清、尿量增加等,表示氧疗有效。若呼吸过缓,意识障碍加深,需考虑二氧化碳潴留加重,必要时采取增加通气量措施。

（高春英）

第三节　支气管扩张

支气管扩张是指直径大于 2 mm 的支气管由于管壁的肌肉和弹性组织破坏引起的慢性异常扩张。临床表现为慢性咳嗽,咳大量脓性痰和/或反复咯血。患者多有童年麻疹、百日咳或支气管肺炎等病史。由于生活条件的改善,麻疹和百日咳疫苗的预防接种及抗生素的应用等,本病的发病率已明显减少。

一、病因及发病机制

(一)支气管-肺组织感染和阻塞

婴幼儿期支气管-肺组织感染是支气管扩张最常见的原因。由于儿童支气管管腔细和管壁薄,易阻塞,反复感染导致支气管壁各层组织,尤其是平滑肌和弹性纤维的破坏,削弱了对管壁的支撑作用。支气管炎症使支气管黏膜充血、水肿,分泌物阻塞管腔,致使引流不畅而加重感染。另外,支气管内膜结核引起管腔狭窄和阻塞、肺结核纤维组织增生和收缩牵拉、吸入腐蚀性气体、支气管曲真菌感染等均可损伤支气管壁,反复继发感染也可引起支气管扩张。肿瘤、异物、感染、支气管周围肿大的淋巴结或肺癌的压迫可使支气管阻塞导致肺不张,胸腔负压直接牵拉支气管管壁,导致支气管扩张。感染引起支气管阻塞,阻塞又加重感染,两者互为因果,促使支气管扩张的发生与发展。

（二）支气管先天性发育障碍和遗传因素

支气管先天发育障碍，如巨大气管-支气管症、Kartagener 综合征（支气管扩张、鼻窦炎及内脏转位）、先天性软骨缺失症、支气管肺隔离症、肺囊性纤维化、遗传性 α1-抗胰蛋白酶缺乏症、先天性免疫缺乏症等与发育和遗传因素有关的疾病也可伴有支气管扩张。

（三）全身性疾病

全身性疾病如类风湿关节炎、克罗恩病、溃疡性结肠炎、系统性红斑狼疮、人免疫缺陷病毒（HIV）感染等疾病可同时伴有支气管扩张。心肺移植术后也可因移植物慢性排斥发生支气管扩张。有些不明原因的支气管扩张患者体液免疫和/或细胞免疫功能有不同程度的改变，提示支气管扩张可能与机体免疫功能失调有关。

二、临床表现

（一）症状

1.慢性咳嗽、大量脓痰

痰量与体位改变有关，这是由于分泌物积储于支气管的扩张部位，改变体位时分泌物刺激支气管黏膜引起咳嗽和排痰。严重度可用痰量估计：＜10 mL/d 为轻度；10～50 mL/d 为中度；＞150 mL/d 为重度。感染急性发作时，黄绿色脓痰量明显增加，每天可达数百毫升。感染时痰液静置后出现分层的特征：上层为泡沫，下悬脓性成分，中层为浑浊黏液，下层为坏死组织沉淀物。厌氧菌感染时痰有臭味。

2.反复咯血

50％～70％的患者有不同程度的咯血，可为痰中带血或大量咯血，咯血量与病情严重程度、病变范围有时不一致。部分患者无咳嗽、咳痰，仅以反复咯血为唯一症状，临床上称为"干性支气管扩张"，其病变多位于引流良好的上叶支气管，常见于结核性支气管扩张。

3.反复肺部感染

其特点为同一肺段反复发生感染并迁延不愈。

4.慢性感染中毒症状

可出现发热、乏力、食欲缺乏、消瘦、贫血等全身中毒症状。

（二）体征

早期或干性支气管扩张肺部体征可无异常，病变重或继发感染时，在下胸部、背部可闻及固定而持久的局限性粗湿啰音，有时可闻及哮鸣音，部分慢性患者有杵状指（趾）。

三、护理

（一）护理目标

患者能掌握有效咳痰技巧，营养得到改善，未发生并发症。

（二）护理措施

1.一般护理

（1）休息与活动：休息能减少肺活动度，避免因活动诱发咯血。急性感染或病情严重者应卧床休息。保持室内空气流通，维持适宜的温湿度，注意保暖。

（2）饮食护理：提供高热量、高蛋白质、富含维生素饮食，避免冰冷食物诱发咳嗽，少食多餐。指导患者在咳痰后及进食前后漱口，祛除痰臭，保持口腔清洁，促进食欲。为了稀释痰液，利于排痰,应鼓励患者多饮水,每天不少于 1 500 mL。合并充血性心力衰竭或肾脏疾病者应指导患者低盐饮食。

2.病情观察

观察痰液的量、颜色、性质、气味及与体位的关系,痰液静置后是否有分层现象,记录24 h痰液排出量。观察咯血的颜色、性质及量。病情严重者需观察患者的缺氧情况,是否有呼吸困难、发绀、面色的改变。密切观察病情变化,警惕窒息的各种症状,并备好抢救药品和用品;注意患者有无发热、消瘦、贫血等全身症状。

3.体位引流

体位引流是利用重力作用促使呼吸道分泌物流入气管、支气管排出体外。应根据病变部位采取相应的体位进行引流。如体位引流排痰效果不理想,可经纤维支气管镜吸痰及用生理盐水冲洗痰液,也可局部注入抗生素。

(1)引流前准备:引流前向患者说明体位引流的目的、过程和注意事项,消除顾虑,取得合作。同时监测生命体征和肺部听诊,明确病变部位。对于痰液黏稠者,可先用生理盐水雾化吸入。

(2)引流体位:根据病变部位和患者耐受程度采取适当的体位。原则上应使病变部位处于高处,引流支气管开口在下,利于痰液流入大支气管和气管排出。

(3)引流时间:要视病变部位、患者身体状况而定,一般每天 1～3 次,每次 15～20 min;在空腹下进行。

(4)引流时的观察:引流时应有护士或家人协助,观察患者有无出汗、脉搏细弱、头晕、疲劳、面色苍白等症状,如出现咯血、头晕、发绀、心悸、呼吸困难等情况,应及时停止引流。评估患者对体位引流的耐受程度,在体位引流过程中,鼓励并指导患者作腹式深呼吸,辅以胸部叩击或震荡等措施。同时指导患者进行有效咳嗽,以提高引流效果。

(5)引流后的护理:引流后,协助患者休息,给予漱口,并记录痰量和性质,复查生命体征和肺部呼吸音及啰音变化。评价体位引流的效果。

4.咯血的护理

(1)饮食护理:大量咯血者暂时禁食,小量咯血者或大咯血停止后,宜进少量凉或温的流质饮食,多饮水、多食含纤维素食物,保持大便通畅,避免排便时增加腹压而引起再度咯血。

(2)休息与体位:小量咯血者应静卧休息,中量和大量咯血者需绝对卧床休息,保持病室安静,避免搬动患者。协助患者取平卧位,头偏向一侧,及时咯出或吸出呼吸道积血,防止血块阻塞呼吸道;或取患侧卧位(如肺结核),减少患侧活动度,防止病灶向健侧扩散,有利于健侧肺的通气功能。如若有窒息征象立即采取头低脚高体位,轻叩背部,排出血块,必要时做好气管插管或气管切开的准备。

(3)其他:告诉患者咯血时不能屏气,以免诱发喉头痉挛,血液引流不畅形成血块,导致窒息。保持呼吸道的通畅,嘱患者轻轻将气管内存留的积血咯出。及时为患者擦净血迹,漱口,保持口腔清洁、舒适,以防口腔异味刺激,再度引起咯血。

5.防止窒息的护理

(1)备好抢救物品,如吸引器、氧气、鼻导管、气管切开包、止血药、呼吸兴奋剂、升压药等抢救设备和药品。

(2)注意观察患者有无胸闷、气急、发绀、烦躁、面色苍白、大汗淋漓等异常表现,监测生命指征。

（3）痰液黏稠咳痰无力者，可经鼻腔吸痰，为防止吸痰引起低氧血症，重症患者应在吸痰前后加大吸氧浓度。

（4）咯血时劝告患者身心放松，不要屏气，防止声门痉挛，应将气管内痰液和积血轻轻咳出，保持气道通畅。

（5）大咯血出现窒息征象时，立即取头低脚高 45°俯卧位，面部偏向一边，轻拍背部以利血块排出，迅速清除口鼻腔血凝块，必要时行气管插管或气管切开。

6.用药护理

治疗原则：保持呼吸道引流通畅，控制感染，处理咯血，必要时手术治疗。

（1）保持呼吸道通畅：遵医嘱应用祛痰药及支气管舒张药稀释脓痰和促进排痰，再经体位引流清除痰液，痰液引流和抗生素治疗同等重要，以减少继发感染及减轻全身中毒症状。祛痰药可选用溴己新或盐酸氨溴索。支气管舒张药在支气管痉挛时，用 β_2 受体激动剂、异丙托溴铵喷雾吸入或口服氨茶碱及其缓释制剂。

（2）控制感染：是急性感染期的主要治疗措施。轻症者可口服阿莫西林或第一、二代头孢菌素，喹诺酮类药物、磺胺类药物。重症患者特别是假单胞菌属细菌感染者，常选用抗假单胞菌抗生素，常需静脉给药，如头孢他啶、头孢吡肟和亚胺培南等。如有厌氧菌混合感染，加用甲硝唑、替硝唑或克林霉素。雾化吸入庆大霉素或妥布霉素可改善气道分泌和炎症。

（3）抗生素、祛痰剂、支气管舒张药，掌握药物的疗效、剂量、用法和不良反应。

7.心理护理

该病迁延不愈，患者易产生悲观、焦虑心理；咯血时，又感到对生命造成严重威胁，会出现恐惧，甚至绝望的心理。医护人员态度应亲切，多与患者交谈，说明支气管扩张反复发作的原因及治疗进展，来帮助患者树立战胜疾病的信心，消除焦虑不安心理。咯血时，医护人员应陪伴及安慰患者，使患者情绪稳定，避免因情绪波动加重出血。

8.健康指导

（1）预防呼吸道感染：支气管扩张与感染密切相关。积极防治百日咳、麻疹、支气管肺炎、肺结核等呼吸道感染；及时治疗上呼吸道慢性病灶（如龋齿、扁桃体炎、鼻窦炎），避免受凉，预防感冒；减少刺激性气体吸入等措施。戒烟、避免烟雾和灰尘刺激有助于避免疾病的复发，防止病情恶化。

（2）疾病及保健知识的指导：帮助患者和家属了解疾病发生、发展与治疗、护理过程。与患者及家属共同制订长期防治的计划。指导患者自我监测病情，患者和家属应学会识别病情变化的征象，学会识别支气管扩张典型的临床表现；一旦发现症状加重，如痰量增多、血痰、呼吸困难加重、发热、寒战和胸痛等，应及时就诊。掌握有效咳嗽、雾化吸入、体位引流方法，以及抗生素的作用、用法、不良反应等。

（3）生活指导：讲明营养对机体康复的作用，使患者能主动摄取必需的营养素，以增加机体抗病能力。鼓励患者参加体育锻炼，建立良好的生活习惯，劳逸结合，消除紧张心理，防止病情进一步恶化。以维护心、肺功能状态。

（三）护理评价

患者能进行有效的咳嗽，将痰液咳出，保持呼吸道的通畅。能识别咯血的先兆，并采取有效的预防措施。症状消失或明显改善，未发生窒息。

（高春英）

第四节　支气管哮喘

支气管哮喘(简称哮喘)是由多种细胞(如嗜酸性粒细胞、肥大细胞、T淋巴细胞、中性粒细胞、气道上皮细胞等)和细胞组分参与的气道慢性炎症性疾病。这种慢性炎症导致气道高反应性和广泛多变的可逆性气流受限,并引起反复发作性的喘息、气急、胸闷或咳嗽等症状,常在夜间和/或清晨发作和加重,多数患者可自行缓解或治疗后缓解。支气管哮喘如贻误诊治,随病程的延长可产生气道不可逆性狭窄和气道重塑。因此,合理的防治至关重要。

一、病因及发病机制

(一)病因

本病的病因不十分清楚。目前认为哮喘是多基因遗传病,受遗传因素和环境因素双重影响。

1.遗传因素

哮喘发病具有明显的家族集聚现象,临床家系调查发现,哮喘患者亲属患病率高于群体患病率且亲缘关系越近患病率越高;病情越严重,其亲属患病率也越高。

2.环境因素

主要为哮喘的激发因素,如下。

(1)吸入性变应原:尘螨、花粉、真菌、动物毛屑、二氧化硫、氨气等各种特异和非特异性吸入物。

(2)感染:细菌、病毒、原虫、寄生虫等。

(3)食物:鱼、虾、蟹、蛋类、牛奶等。

(4)药物:普萘洛尔(心得安)、阿司匹林等。

(5)其他:气候改变、运动、妊娠等。

(二)发病机制

哮喘的发病机制非常复杂(图8-1),变态反应、气道炎症、气道反应性增高和神经等因素及其相互作用被认为与哮喘的发病关系密切。其中气道炎症是哮喘发病的本质,而气道高反应性是哮喘的重要特征。根据变应原吸入后哮喘发生的时间,可分为速发性哮喘反应(IAR)、迟发性哮喘反应(LAR)和双相型哮喘反应(DAR)。IAR在吸入变应原的同时立即发生反应,15~30 min达高峰,2 h逐渐恢复正常。LAR在吸入变应原6 h左右发作,持续时间长,症状重,常呈持续性哮喘表现,为气道慢性炎症反应的结果。

二、临床表现

(一)症状

典型表现为发作性呼气性呼吸困难或发作性胸闷和咳嗽,伴有哮鸣音。严重者呈强迫坐位或端坐呼吸,甚至出现发绀等;干咳或咳大量泡沫样痰。哮喘发作前常有干咳、呼吸紧迫感、连打喷嚏、流泪等先兆表现;有时仅以咳嗽为唯一的症状(咳嗽变异性哮喘)。哮喘症状可在数分钟内发作,经数小时至数天,用支气管舒张药可缓解或自行缓解。在夜间及凌晨发作和加重常是哮喘的特征之一。有些青少年,在运动时出现咳嗽、胸闷和呼吸困难(运动性哮喘)。

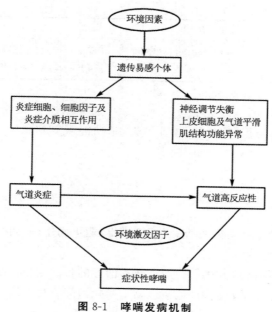

图 8-1　哮喘发病机制

(二)体征

发作时胸部呈过度充气征象,双肺可闻及广泛的哮鸣音,呼气音延长。严重者可有辅助呼吸肌收缩加强,心率加快、奇脉、胸腹反常运动和发绀。但在轻度哮喘或非常严重哮喘发作时,哮鸣音可不出现,称之为寂静胸。非发作期可无阳性体征。

三、分期

根据临床表现哮喘分为急性发作期、慢性持续期和缓解期。

(一)急性发作期

急性发作期是指气促、咳嗽、胸闷等症状突然发生,常有呼吸困难,以呼气流量降低为其特征,常因接触刺激物或治疗不当所致。

(二)慢性持续期

在哮喘非急性发作期,患者仍有不同程度的哮喘症状或 PEF 降低。根据临床表现和肺功能可将慢性持续期的病情程度分为 4 级,见表 8-1。

表 8-1　哮喘慢性持续期病情严重度的分级

分级	临床表现	肺功能改变
间歇发作(第一级)	症状<每周 1 次,短暂发作,夜间哮喘症状<每月 2 次	$FEV_1 \geq 80\%$ 预计值或 $PEF \geq 80\%$ 个人最佳值,PEF 或 FEV_1 变异率<20%
轻度持续(第二级)	症状≥每周 1 次,但<每天 1 次,可能影响活动及睡眠,夜间哮喘症状>每月 2 次,但<每周 1 次	$FEV_1 \geq 80\%$ 预计值或 $PEF \geq 80\%$ 个人最佳值,PEF 或 FEV_1 变异率 20%~30%
中度持续(第三级)	每天有症状,影响活动及睡眠,夜间哮喘症状≥每周 1 次	FEV_1 60%~79% 预计值或 PEF 60%~79% 个人最佳值,PEF 或 FEV_1 变异率>30%

分级	临床表现	肺功能改变
重度持续(第四级)	每天有症状,频繁发作,经常出现夜间哮喘症状,体力活动受限	$FEV_1 < 60\%$ 预计值或 $PEF < 60\%$ 个人最佳值,PEF 或 FEV_1 变异率 $> 30\%$

(三)缓解期

缓解期是指经过或未经过治疗症状、体征消失,肺功能恢复到急性发作前水平,并维持 4 周以上。

四、护理

(一)护理目标

患者呼吸困难缓解,能进行有效呼吸;痰液能排出;能正确使用雾化吸入器;未发生并发症。

(二)护理措施

支气管哮喘目前尚无根治的方法。护理措施和治疗的目的为控制症状,防止病情恶化,尽可能保持肺功能正常,维持正常活动能力(包括运动),避免治疗不良反应,防止不可逆气道阻塞,避免死亡。

1.一般护理

(1)环境与体位:提供安静、舒适、温湿度适宜的环境,保持室内清洁、空气流通。脱离变应原非常必要,找到引起哮喘发作的变应原或其他非特异刺激因素,并使患者迅速脱离,这是防治哮喘最有效的方法。病室不宜布置花草,避免使用羽绒或蚕丝织物。发作时,协助患者采取舒适的半卧位或坐位,或用过床桌使患者伏桌休息,以减轻体力消耗。

(2)饮食护理:大约 20% 的成年人和 50% 的哮喘患儿可因不适当饮食而诱发或加重哮喘。护理人员应帮助患者找出与哮喘发作的有关食物。哮喘患者的饮食以清淡、易消化、高蛋白,富含维生素 A、维生素 C、钙食物为主,如哮喘发作与进食某些异体蛋白如鱼、虾、蟹、蛋类、牛奶等有关,应忌食;某些食物添加剂如酒石黄、亚硝酸盐(制作糖果、糕点用于漂白、防腐)也可诱发哮喘发作,应当引起注意。慎用或忌用某些引起哮喘的药物,如阿司匹林或阿司匹林的复方制剂。戒酒、戒烟。哮喘发作时,患者呼吸增快、出汗,极易形成痰栓阻塞小支气管,若无心、肾功能不全时,应鼓励患者饮水 2 000～3 000 mL/d,必要时,遵医嘱静脉补液,注意输液速度。

(3)保持身体清洁舒适:哮喘患者常会大量出汗,应每天以温水擦浴,勤换衣服和床单,保持皮肤的清洁、干燥和舒适。协助并鼓励患者咳嗽后用温水漱口,保持口腔清洁。

(4)氧疗护理:重症哮喘患者常伴有不同程度的低氧血症存在,应遵医嘱给予吸氧,吸氧流量为每分钟 1～3 L,吸氧浓度一般不超过 40%。为避免气道干燥和寒冷气流的刺激而导致气道痉挛,吸入的氧气应尽量温暖湿润。

2.病情观察

观察哮喘发作的前驱症状,如鼻咽痒、喷嚏、流涕、眼痒等黏膜过敏症状;哮喘发作时,观察患者意识状态、呼吸频率、节律、深度及辅助呼吸肌是否参与呼吸运动等,监测呼吸音、哮鸣音变化,监测动脉血气分析和肺功能情况,了解病情和治疗效果。呼吸困难时遵医嘱给予吸氧,注意氧疗效果;哮喘发作严重时,如经治疗病情无缓解,做好机械通气准备工作;加强对急性期患者的监护,尤其是在夜间和凌晨易发生哮喘的时间段内,严密观察有无病情变化。

3.用药护理

(1)β_2 受体激动剂:是控制哮喘急性发作症状的首选药物,短效 β_2 受体激动剂起效较快,但药效持续时间较短,一般仅维持 4～6 h,常用药物有沙丁胺醇、特布他林等。长效 β_2 受体激动剂作用时间均在 10 h 以上,且有一定抗感染作用,如福莫特罗、沙美特罗及丙卡特罗等,用药方法可采用定量气雾剂(MDI)吸入、干粉吸入、持续雾化吸入等,也可用口服或静脉注射。首选吸入法,因药物直接作用于呼吸道,局部浓度高且作用迅速,所用剂量较小,全身性不良反应少。常用沙丁胺醇或特布他林,每天 3～4 次,每次 1～2 喷。干粉吸入方便较易掌握。持续雾化吸入多用于重症和儿童患者,方法简单易于配合。β_2 受体激动剂的缓(控)释型口服制剂,用于防治反复发作性哮喘和夜间哮喘。注射用药,用于严重哮喘,一般每次用量为沙丁胺醇 0.5 mg,只在其他疗法无效时使用。指导患者按医嘱用药,不宜长期规律、单一、大量使用,否则会引起气道 β_2 受体功能下调,药物减效;由于本类药物(特别是短效制剂)无明显抗炎作用,故宜与吸入激素等抗炎药配伍使用。口服沙丁胺醇或特布他林时,观察有无心悸、骨骼肌震颤等不良反应。静脉点滴沙丁胺醇注意滴速 2～4 $\mu g/min$,并注意有无心悸等不良反应。

(2)糖皮质激素:是当前控制哮喘发作最有效的药物。可分为吸入、口服和静脉用药。吸入治疗是目前推荐长期抗感染治疗哮喘的最常用的方法。常用吸入药物有倍氯米松、氟替卡松、莫米松等,起效慢,通常需规律用药一周以上方能起效。口服药物用于吸入糖皮质激素无效或需要短期加强的患者。有泼尼松、泼尼松龙,起始 30～60 mg/d,症状缓解后逐渐减量至≤10 mg/d。然后停用,或改用吸入剂。在重度或严重哮喘发作时,提倡及早静脉给药。吸入治疗药物全身性不良反应少,少数患者可出现口腔念珠菌感染、声音嘶哑或呼吸道不适,指导患者吸药后必须立即用清水充分漱口以减轻局部反应和胃肠吸收。全身用药应注意肥胖、糖尿病、高血压、骨质疏松、消化性溃疡等不良反应,口服用药宜在饭后服用,以减少对胃肠道黏膜的刺激。气雾吸入糖皮质激素可减少其口服量,当用吸入剂替代口服剂时,通常需同时使用两周后逐步减少口服量,指导患者不得自行减量或停药。

(3)茶碱类:是目前治疗哮喘的有效药物,通过抑制磷酸二酯酶,提高平滑肌细胞内的 cAMP 浓度,拮抗腺苷受体,刺激肾上腺分泌肾上腺素,增强呼吸肌的收缩;同时具有气道纤毛清除功能和抗炎作用。口服氨茶碱一般剂量每天 6～10 mg/kg,控(缓)释茶碱制剂,可用于夜间哮喘。静脉给药主要应用于危、重症哮喘,静脉注射首次剂量 4～6 mg/kg,注射速度不超过 0.25 mg/(kg·min),静脉滴注维持量为 0.6～0.8 mg/(kg·h)日注射量一般不超过 1.0 g。其主要不良反应为胃肠道、心脏和中枢神经系统的毒性反应。氨茶碱用量过大或静脉注射(滴注)速度过快可引起恶心、呕吐、头痛、失眠、心律失常,严重者引起室性心动过速、抽搐乃至死亡。静脉注射时浓度不宜过高,速度不宜过快,注射时间宜在 10 min 以上,以防中毒症状发生,观察用药后疗效和不良反应,最好在用药中监测血药浓度,其安全有效浓度为 6～15 $\mu g/mL$。发热、妊娠、小儿或老年有心、肝、肾功能障碍及甲状腺功能亢进者慎用。合用西咪替丁(甲氰米胍)、喹诺酮类、大环内酯类药物等可影响茶碱代谢而使其排泄减慢,应减少用量。茶碱缓释片或茶碱控释片由于药片有控释材料,不能嚼服,必须整片吞服。

(4)抗胆碱药:胆碱能受体(M 受体)拮抗剂,有舒张支气管及减少痰液的作用。常用异丙托溴铵吸入或雾化吸入,约 10 min 起效,维持 4～6 h;长效抗胆碱药噻托溴铵作用维持时间可达 24 h。

(5)其他:色苷酸钠是非糖皮质激素抗炎药物。对预防运动或变应原诱发的哮喘最为有效。色苷酸钠雾化吸入 3.5～7 mg 或干粉吸入 20 mg,每天 3～4 次。酮替酚和新一代组胺 H_1 受体拮抗剂阿司咪唑、曲尼斯特等对轻症哮喘和季节性哮喘有效,也可与 $β_2$ 受体激动剂联合用药。色苷酸钠及尼多酸钠,少数病例可有咽喉不适、胸闷、偶见皮疹,孕妇慎用。抗胆碱药吸入后,少数患者可有口苦或口干感。白三烯(LT)拮抗剂具有抗炎和舒张支气管平滑肌的作用。白三烯调节剂的主要不良反应是较轻微的胃肠道症状,少数有皮疹、血管性水肿、转氨酶升高,停药后可恢复正常。

4.吸入器的正确使用

(1)定量雾化吸入器(MDI):MDI 的使用需要患者协调呼吸动作,正确使用是保证吸入治疗成功的关键。根据患者文化层次、学习能力,提供雾化吸入器的学习资料。①MDI 使用方法:打开盖子,摇匀药液,深呼气至不能再呼时,张口,将 MDI 喷嘴置于口中,双唇包住咬口,以慢而深的方式经口吸气,同时以手指按压喷药,至吸气末屏气 10 s,使较小的雾粒沉降在气道远端,然后缓慢呼气,休息 3 min 后可再重复使用一次。指导患者反复练习,医护人员演示,直至患者完全掌握。②特殊 MDI 的使用:对不易掌握 MDI 吸入方法的儿童或重症患者,可在 MDI 上加储物罐,可以简化操作,增加吸入到下呼吸道和肺部的药物量,减少雾滴在口咽部沉积引起刺激,增加雾化吸入疗效。

(2)干粉吸入器:较常用的有蝶式吸入器、都宝装置和准纳器。①蝶式吸入器:指导患者正确将药物转盘装进吸入器中,打开上盖至垂直部位(刺破胶囊),用口唇含住吸嘴用力深吸气,屏气数秒钟。重复上述动作 3～5 次,直至药粉吸尽为止。完全拉出滑盘,再推回原位(此时旋转转盘至一个新囊泡备用)。②都宝装置:使用时移去瓶盖,一手垂直握住瓶体,另一手握住底盖,先右转再向左旋转至听到"喀"的一声。吸入前先呼气,然后含住吸嘴,仰头,用力深吸气,屏气 5～10 s。③准纳器:使用时一手握住外壳,另一手的大拇指放在拇指柄上向外推动至完全打开,推动滑杆直至听到"咔哒"声,将吸嘴放入口中,经口深吸气,屏气 10 s。

5.心理护理

研究证明,精神因素在哮喘的发生发展过程中起重要作用,培养良好的情绪和战胜疾病的信心是哮喘治疗和护理的重要内容。哮喘患者的心理表现类型多种多样,可有抑郁、焦虑、恐惧、性格的改变(如悲观、失望、孤独、脆弱、躁动、敌对、易于冲动、神经质、自卑等)、社会工作能力的下降(如自信心及适应能力下降、交际减少等)或自主神经紊乱的表现,如多汗、头晕、眼花、食欲减退、手颤、胸闷、气短、心悸等。针对哮喘患者心理障碍的情况,护理人员应体谅和同情患者的痛苦,尤其对于慢性哮喘治疗效果不佳的患者更应关心,给予心理疏导和教育,向患者解释避免不良情绪的重要性,多用鼓励性语言,减轻患者的心理压力,提高治疗的信心和依从性。

6.健康指导

(1)疾病知识指导:通过教育使患者能懂得哮喘虽不能彻底治愈,但只要坚持充分地正规治疗,完全可以有效地控制哮喘的发作,即患者可达到没有或仅有轻度症状,能坚持日常工作和学习。

(2)识别和避免触发因素:针对个体情况,指导患者有效控制可诱发哮喘发作的各种因素,如避免摄入引起过敏的食物;室内布局力求简洁,避免使用地毯、种植花草、不养宠物;经常打扫房间,清洗床上用品;避免接触刺激性气体及预防呼吸道感染;避免进食易引起哮喘的食物;避免强烈的精神刺激和剧烈的运动;避免大笑、大哭、大喊等过度换气动作;在缓解期应加强体育锻炼、耐寒锻炼及耐力训练,以增强体质。

(3)自我监测病情:识别哮喘加重的早期情况,学会哮喘发作时进行简单的紧急自我处理方法,学会利用峰流速仪来监测最大呼气峰流速(PEFR),做好哮喘日记,为疾病预防和治疗提供参考资料。峰流速仪是一种可随身携带,能测量 PEFR 的一种小型仪器。使用方法:取站立位,尽可能深吸一口气,然后用唇齿部分包住口含器后,以最快的速度,用一次最有力的呼气吹动游标滑动,游标最终停止的刻度,就是此次峰流速值。峰流速测定是发现早期哮喘发作最简便易行的方法,在没有出现症状之前,PEFR 下降,提示早期哮喘的发生。临床试验观察证实,每天测量的 PEFR 与标准的 PEFR 进行比较,不仅能早期发现哮喘发作,还能判断哮喘控制的程度和选择治疗措施。如果 PEFR 经常地、有规律地保持在80%～100%,为安全区,说明哮喘控制理想;如果 PEFR 在 50%～80%,为警告区,说明哮喘加重,需及时调整治疗方案;如果 PEFR <50%,为危险区,说明哮喘严重,需要立即到医院就诊。

(4)用药指导:哮喘患者应了解自己所用的每种药的药名、用法及使用时的注意事项,了解药物的主要不良反应及如何采取相应的措施来避免。指导患者或家属掌握正确的药物吸入技术。一般先用 β_2 受体激动剂,后用糖皮质激素吸入剂。与患者共同制订长期管理、防止复发的计划。坚持定期随访保健,指导正确用药,使药物不良反应减至最少,受体激动剂使用量减至最小,甚至不用也能控制症状。

(5)心理-社会指导:保持有规律的生活和乐观情绪,积极参加体育锻炼,最大程度恢复劳动能力,特别向患者说明发病与精神因素和生活压力的关系。动员与患者关系密切的力量,如家人或朋友参与对哮喘患者的管理;为其身心健康提供各方面的支持,并充分利用社会支持系统。

(三)护理评价

患者呼吸平稳,肺部听诊呼吸音正常,哮鸣音消失。动脉血气检测结果维持在正常范围;患者能摄入足够的液体,痰液稀薄,容易咳出;患者能描述使用吸入器的目的、注意事项、正确掌握使用方法。

(高春英)

第五节 肺 炎

肺炎是指终末气道、肺泡和肺间质的炎症,可由病原微生物、理化因素、免疫损伤、过敏及药物所致。细菌性肺炎是最常见的肺炎,也是最常见的感染性疾病之一。尽管新的强效抗生素不断投入应用,但其发病率和病死率仍很高。

一、概述

(一)分类
1.解剖分类

(1)大叶性(肺泡性)肺炎:为肺实质炎症,通常并不累及支气管。病原体先在肺泡引起炎症,经肺泡间孔向其他肺泡扩散,导致部分或整个肺段、肺叶发生炎症改变。致病菌多为肺炎链球菌。

(2)小叶性(支气管)肺炎:指病原体经支气管入侵,引起细支气管、终末细支气管和肺泡的炎症。病原体有肺炎链球菌、葡萄球菌、病毒、肺炎支原体及军团菌等。常继发于其他疾病,如支气管炎、支气管扩张、上呼吸道病毒感染及长期卧床的危重患者。

(3)间质性肺炎:以肺间质炎症为主,病变累及支气管壁及其周围组织,有肺泡壁增生及间质水肿。可由细菌、支原体、衣原体、病毒或肺孢子菌等引起。

2.病因分类

(1)细菌性肺炎:如肺炎链球菌、金黄色葡萄球菌、甲型溶血性链球菌、肺炎克雷伯杆菌、流感嗜血杆菌、铜绿假单胞菌、棒状杆菌、梭形杆菌等引起的肺炎。

(2)非典型病原体所致肺炎:如支原体、军团菌和衣原体等。

(3)病毒性肺炎:如冠状病毒、腺病毒、呼吸道合胞病毒、流感病毒、麻疹病毒、巨细胞病毒、单纯疱疹病毒等。

(4)真菌性肺炎:如白念珠菌、曲霉、放射菌等。

(5)其他病原体所致的肺炎:如立克次体、弓形虫、寄生虫等。

(6)理化因素所致的肺炎:如放射性损伤引起的放射性肺炎、胃酸吸入、药物等引起的化学性肺炎等。

3.患病环境分类

(1)社区获得性肺炎:是指在医院外罹患的感染性肺实质炎症,也称院外肺炎,包括具有明确潜伏期的病原体感染而在入院后平均潜伏期内发病的肺炎。常见致病菌为肺炎链球菌、流感嗜血杆菌、卡他莫拉菌和非典型病原体。

(2)医院获得性肺炎:简称医院内肺炎,是指患者入院时既不存在、也不处于潜伏期,而于入院 48 h 后在医院(包括老年护理院、康复院等)内发生的肺炎,也包括出院后 48 h 内发生的肺炎。无感染高危因素患者的常见病原体依次为肺炎链球菌、流感嗜血杆菌、金黄色葡萄球菌、铜绿假单胞菌、大肠埃希菌、肺炎克雷伯杆菌等;有感染高危因素患者的常见病原体依次为金黄色葡萄球菌、铜绿假单胞菌、肠杆菌属、肺炎克雷伯杆菌等。

(二)病因及发病机制

正常的呼吸道免疫防御机制(支气管内黏液-纤毛运载系统、肺泡巨噬细胞防御的完整性等)使气管隆凸以下的呼吸道保持无菌。肺炎的发生主要由病原体和宿主两个因素决定。如果病原体数量多、毒力强和/或宿主呼吸道局部和全身免疫防御系统损害,即可发生肺炎。病原体可通过空气吸入、血行播散、邻近感染部位蔓延、上呼吸道定植菌的误吸引起社区获得性肺炎。医院获得性肺炎还可通过误吸胃肠道的定植菌(胃食管反流)和通过人工气道吸入环境中的致病菌引起。

二、肺炎链球菌肺炎

肺炎链球菌肺炎或称肺炎球菌肺炎,是由肺炎链球菌或称肺炎球菌所引起的肺炎,占社区获得性肺炎的半数以上。通常急骤起病,以高热、寒战、咳嗽、血痰及胸痛为特征。X 线检查呈肺段或肺叶急性炎性实变,近年来因抗菌药物的广泛使用,致使本病的起病方式、症状及 X 线检查改变均不典型。

（一）临床表现

1.症状

起病多急骤,高热、寒战、全身肌肉酸痛,体温通常在数小时内升至 39 ℃～40 ℃,高峰在下午或傍晚,或呈稽留热,脉率随之增速。可有患侧胸部疼痛,放射到肩部或腹部,咳嗽或深呼吸时加剧。痰少,可带血或呈铁锈色,食欲锐减,偶有恶心、呕吐、腹痛或腹泻,易被误诊为急腹症。

2.体征

患者呈急性病容,面颊绯红,鼻翼翕动,皮肤灼热、干燥,口角及鼻周有单纯疱疹;病变广泛时可出现发绀。有败血症者,可出现皮肤、黏膜出血点,巩膜黄染。早期肺部体征无明显异常,仅有胸廓呼吸运动幅度减小,叩诊稍浊,听诊可有呼吸音减低及胸膜摩擦音。肺实变时叩诊浊音、触觉语颤增强并可闻及支气管呼吸音。消散期可闻及湿啰音。心率增快,有时心律不齐。重症患者有肠胀气,上腹部压痛多与炎症累及膈胸膜有关。重症感染时可伴休克、急性呼吸窘迫综合征及神经精神症状,表现为神志模糊、烦躁、呼吸困难、嗜睡、谵妄、昏迷等。累及脑膜时有颈抵抗及出现病理性反射。

本病自然病程大致为1～2周。发病5～10 d,体温可自行骤降或逐渐消退;使用有效的抗菌药物后可使体温在1～3 d恢复正常。患者的其他症状与体征亦随之逐渐消失。

（二）护理

1.护理目标

体温恢复正常范围;患者呼吸平稳,发绀消失;症状减轻呼吸道通畅;疼痛减轻,感染控制未发生休克。

2.护理措施

（1）一般护理。①休息与环境:保持室内空气清新,病室保持适宜的温、湿度,环境安静、清洁、舒适。限制患者活动,限制探视,避免因谈话过多影响体力。要集中安排治疗和护理活动,保证足够的休息,减少氧耗量,缓解头痛、肌肉酸痛、胸痛等症状。②体位:协助或指导患者采取合适的体位。对有意识障碍患者,如病情允许可取半卧位,增加肺通气量;或侧卧位,以预防或减少分泌物吸入肺内。为促进肺扩张,每2 h变换体位1次,减少分泌物淤积在肺部而引起并发症。③饮食与补充水分:给予高热量、高蛋白质、高维生素、易消化的流质或半流质饮食,以补充高热引起的营养物质消耗。宜少食多餐,避免压迫膈肌。若有明显麻痹性肠梗阻或胃扩张,应暂时禁食,遵医嘱给予胃肠减压,直至肠蠕动恢复。鼓励患者多饮水(1～2 L/d),来补充发热、出汗和呼吸急促所丢失的水分,并利于痰液排出。轻症者无须静脉补液,脱水严重者可遵医嘱补液,补液有利于加快毒素排泄和热量散发,尤其是食欲差或不能进食者。心脏病或老年人应注意补液速度,过快过多易导致急性肺水肿。

（2）病情观察:监测患者神志、体温、呼吸、脉搏、血压和尿量,并做好记录。尤其应注意密切观察体温的变化。观察有无呼吸困难及发绀,及时适宜给氧。重点观察儿童、老年人、久病体弱者的病情变化,注意是否伴有感染性休克的表现。观察痰液颜色、性状和量,如肺炎球菌肺炎呈铁锈色,葡萄球菌肺炎呈粉红色乳状,厌氧菌感染者痰液多有恶臭等。

（3）对症护理。①高热的护理:体温超过 37.5 ℃,应每4小时测体温1次,观察体温过高的早期症状和体征,体温突然升高或骤降时,应随时测量和记录,并及时报告医师。体温＞39 ℃时,要采取物理降温。降温效果不好可遵照医嘱选用适当的解热剂进行降温。患者出汗后应及时处理,保持皮肤的清洁和干燥,并注意保暖。鼓励多饮水。②咳嗽、咳痰的护理:协助和鼓励患者有效咳嗽、排痰,及时清除口腔和呼吸道内痰液、呕吐物。痰液黏稠不易咳出时,在病情允许情况下可扶患者坐起,给予拍背,协助咳痰,遵医嘱应用祛痰药及超声雾化吸入,稀释痰液,促进痰的排出。必要时吸痰,预防窒息。吸痰前,注意告知病情。③气急发绀的护理:监测动脉血气分析值,给予吸氧,提高血氧饱和度,改善发绀,增加患者的舒适度。氧流量一般为每分钟4～6 L,若为COPD患者,应给予低流量低浓度持续吸氧。注意观察患者呼吸频率、节律、深度等变化,皮肤色泽和意识状态有无改变,如果病情恶化,准备气管插管和呼吸机辅助通气。④胸痛的护理:维持患者舒适的体位。患者胸痛时,常随呼吸、咳嗽加重,可采取患侧卧位,在咳嗽时可用枕头等物夹紧胸部,必要时用宽胶布固定胸廓,以降低胸廓活动度,减轻疼痛。疼痛剧烈者,遵医嘱应用镇痛、止咳药,缓解疼痛和改善肺通气,如口服可待因。⑤其他:鼓励患者经常漱口,做好口腔护理。口唇疱疹者局部涂液体石蜡或抗病毒软膏,防止继发感染。烦躁不安、谵妄、失眠者酌情使用地西泮或水合氯醛,禁用抑制呼吸的镇静药。

(4)感染性休克的护理。①观察休克的征象:密切观察生命体征、实验室检查和病情的变化。发现患者神志模糊、烦躁、发绀、四肢湿冷、脉搏细数、脉压变小、呼吸浅快、面色苍白、尿量减少(<30 mL/h)等休克早期症状时,及时报告医师,采取救治措施。②环境与体位:应将感染性休克的患者安置在重症监护室,注意保暖和安全。取仰卧中凹位,抬高头胸部20°,抬高下肢约30°,有利于呼吸和静脉回流,增加心排血量。尽量减少搬动。③吸氧:应给高流量吸氧,维持动脉氧分压在8.0 kPa(60 mmHg)以上,改善缺氧状况。④补充血容量:快速建立两条静脉通路,遵医嘱给予右旋糖酐或平衡液以维持有效血容量,降低血液的黏稠度,防止弥散性血管内凝血。随时监测患者一般情况、血压、尿量、尿比重、血细胞比容等;监测中心静脉压,作为调整补液速度的指标,中心静脉压<5 cmH$_2$O可放心输液,达到10 cmH$_2$O应慎重。以中心静脉压不超过10 cmH$_2$O、尿量每小时在30 mL以上为宜。补液不宜过多过快,以免引起心力衰竭和肺水肿。若血容量已补足而24 h尿量仍<400 mL、尿比重<1.018时,应及时报告医师,注意是否合并急性肾衰竭。⑤纠正酸中毒:有明显酸中毒可静脉滴注5%的碳酸氢钠,因其配伍禁忌较多,宜单独输入。随时监测和纠正电解质和酸碱失衡等。⑥应用血管活性药物的护理:遵医嘱在应用血管活性药物,如多巴胺、间羟胺(阿拉明)时,滴注过程中应注意防止液体溢出血管外,引起局部组织坏死和影响疗效。可应用输液泵单独静脉输入血管活性药物,根据血压随时调整滴速,维持收缩压在12.0～13.3 kPa(90～100 mmHg),保证重要器官的血液供应,改善微循环。⑦对因治疗:应联合、足量应用强有力的广谱抗生素控制感染。⑧病情转归观察:随时监测和评估患者意识、血压、脉搏、呼吸、体温、皮肤、黏膜、尿量的变化,判断病情转归。如患者神志逐渐清醒、皮肤及肢体变暖、脉搏有力、呼吸平稳规则、血压回升、尿量增多,预示病情已好转。

(5)用药护理:遵医嘱及时使用有效抗感染药物,注意观察药物疗效及不良反应。

抗菌药物治疗:一经诊断即应给予抗菌药物治疗,不必等待细菌培养结果。首选青霉素G,用药途径及剂量视病情轻重及有无并发症而定。对于成年轻症患者,可用24×10^5 U/d,分3次肌内注射,或用普鲁卡因青霉素每12小时肌内注射6×10^5 U;病情稍重者,宜用青霉素G每天(24～48)×10^5 U,每6～8 h静脉滴注1次;重症及并发脑膜炎者,可增至每天(1～3)×10^7 U,分4次静脉滴注;对青霉素过敏者或耐青霉素或多重耐药菌株感染者,可用呼吸氟喹诺酮类、头孢噻肟或头孢曲松等药物,多重耐药菌株感染者可用万古霉素、替考拉宁等。药物治疗经48～72 h应对病情进行评价,治疗有效表现为体温下降、症状改善、白细胞数量逐渐降低或恢复正常等。如用药72 h后病情仍无改善,需及时报告医师并作相应处理。药物不良反应及护理措施可参见表 8-2。

表 8-2　治疗肺炎常用抗感染药物的剂量用法、主要不良反应及护理措施

药名	剂量及用法	主要不良反应	注意事项和/或护理措施
青霉素 G	40 万～80 万单位/次,肌内注射或静脉滴注,每天 1～2 次,重症患者每天剂量可增至 $(1～3)×10^7$ U	变态反应最常见,以荨麻疹、药疹和血清样反应多见。最严重的是过敏性休克,另外可出现局部红肿、疼痛和硬结	1.仔细询问病史,对青霉素过敏者禁用,使用前要进行皮试;避免滥用和局部用药,避免在饥饿时注射,注射液要现用现配,同时要准备好急救药物和抢救设备,用药后需观察 30 分钟。一旦发生过敏性休克,立即组织抢救 2.避免快速给药,注意皮疹及局部反应情况
苯唑西林	每次 0.5～1 g,空腹口服或肌内注射或静脉滴注,每 4～6 小时一次	不良反应少,除与青霉素 G 有交叉变态反应外,少数患者可出现口干、恶心、腹痛、腹胀、胃肠道反应	1.观察药物疗效及胃肠道反应,反应较重者可遵医嘱服用制酸剂等药物 2.注意变态反应的发生,变态反应的注意事项和/或护理措施同上
头孢呋辛	每次 0.75～1.5 g,肌内注射或静脉滴注,每天 3 次	不良反应较少,常见的是变态反应,多表现为皮疹,过敏性休克少见	注意观察用药疗效及皮疹出现情况
左氧氟沙星	每次 0.1 g,口服,每天 3 次	胃肠道反应	1.嘱患者餐后服药,注意观察用药效果,胃肠道反应较重者可遵医嘱加服制酸剂 2.儿童、孕妇、哺乳期妇女慎用或禁用
红霉素	每次 0.25～0.5 g,口服,每天 3～4 次	胃肠道反应较多见,少数患者可发生肝损害、药疹、耳鸣、耳聋等反应	1.嘱患者餐后服药以减轻胃肠道反应,反应较重者及时报告医师 2.注意有无黄疸及肝大等情况,同时要检测肝功能 3.注意有无过敏性药疹、耳鸣、耳聋等反应
利巴韦林	0.8～1.0 g/d,分 3～4 次口服;或肌内注射或静脉滴注每天 10～15 mg/kg,分 2 次缓慢静脉滴注	少数患者可出现口干、稀便、白细胞减少等症状,另动物试验有致畸作用	注意监测血常规及消化道反应,发现异常及时向医师汇报。妊娠初期 3 月内孕妇禁用

支持疗法:患者应卧床休息,注意补充足够蛋白质、热量及维生素。密切监测病情变化,注意防止休克。剧烈胸痛者,可酌情用少量镇痛药,如可待因 15 mg。不用阿司匹林或其他解热药,以免过度出汗、脱水及干扰真实热型,导致临床判断错误。鼓励饮水每天 1～2 L,轻症患者不需要常规静脉输液,确有失水者可输液,保持尿比重<1.020,血清钠<145 mmol/L。中等或重症患者[PaO_2<8.0 kPa(60 mmHg)或有发绀]应给氧。若有明显麻痹性肠梗阻或胃扩张,应暂时禁食、禁饮和胃肠减压,直至肠蠕动恢复。烦躁不安、谵妄、失眠者酌用地西泮 5 mg 或水合氯醛 1～1.5 g,禁用抑制呼吸的镇静药。

并发症的处理:经抗菌药物治疗后,高热常在 24 h 内消退,或数天内逐渐下降。若体温降而复升或 3 d 后仍不降者,应考虑肺炎链球菌的肺外感染,如脓胸、心包炎或关节炎等。持续发热的其他原因尚有耐青霉素的肺炎链球菌(PRSP)或混合细菌感染、药物热或并存其他疾病。肿瘤

或异物阻塞支气管时,经治疗后肺炎虽可消散,但阻塞因素未除,肺炎可再次出现。10%～20%肺炎链球菌肺炎伴发胸腔积液者,应酌情取胸液检查及培养以确定其性质。若治疗不当,约5%并发脓胸,应积极排脓引流。

(6)心理护理:患病前健康状态良好的患者会因突然患病而焦虑不安;病情严重或患有慢性基础疾病的患者则可能出现消极、悲观和恐慌的心理反应。要耐心给患者讲解疾病的有关知识,解释各种症状和不适的原因,讲解各项诊疗、护理操作目的、操作程序和配合要点,使患者清楚大部分肺炎治疗、预后良好。询问和关心患者的需要,鼓励患者说出内心感受,与患者进行有效的沟通。帮助患者祛除不良心理反应,树立治愈疾病的信心。

(7)健康指导。①疾病知识指导:让患者及其家属了解肺炎的病因和诱因,有皮肤疖、痈、伤口感染、毛囊炎、蜂窝织炎时应及时治疗。避免受凉、淋雨、酗酒和过度疲劳,特别是年老体弱和免疫功能低下者,如糖尿病、慢性肺病、慢性肝病、血液病、营养不良、艾滋病等。天气变化时随时增减衣服,预防上呼吸道感染。可注射流感或肺炎免疫疫苗,使之产生免疫力。②生活指导:劝导患者要注意休息,劳逸结合,生活有规律。保证摄取足够的营养物质,适当参加体育锻炼,增强机体抗病能力。对有意识障碍、慢性病、长期卧床者,应教会家属注意帮助患者经常改变体位、翻身、拍背,协助并鼓励患者咳出痰液,有感染征象时及时就诊。③出院指导:出院后需继续用药者,应指导患者遵医嘱按时服药,向患者介绍所服药物的疗效、用法、疗程、不良反应,不能自行停药或减量。教会患者观察疾病复发症状,如出现发热、咳嗽、呼吸困难等不适表现时,应及时就诊。告知患者随诊的时间及需要准备的有关资料,如X线胸片等。

3.护理评价

患者体温恢复正常;能进行有效咳嗽,痰容易咳出,显示咳嗽次数减少或消失,痰量减少;休克发生时及时发现并给予及时的处理。

三、其他类型肺炎

(一)葡萄球菌肺炎

葡萄球菌肺炎是由葡萄球菌引起的急性肺部化脓性炎症。葡萄球菌的致病物质主要是毒素与酶,具有溶血、坏死、杀白细胞和致血管痉挛等作用。其致病力可用血浆凝固酶来测定,阳性者致病力较强,是化脓性感染的主要原因。但其他凝固酶阴性的葡萄球菌亦可引起感染。随着医院内感染的增多,由凝固酶阴性葡萄球菌引起的肺炎也不断增多。医院获得性肺炎中,葡萄球菌感染占11%～25%。常发生于有糖尿病、血液病、艾滋病、肝病或慢性阻塞性肺疾病等原有基础疾病者。若治疗不及时或不当,病死率甚高。

1.临床表现

(1)症状:起病多急骤,寒战、高热,体温高达39℃～40℃,胸痛,咳大量脓性痰,带血丝或呈脓血状。全身肌肉和关节酸痛,精神萎靡,病情严重者可出现周围循环衰竭。院内感染者常起病隐袭,体温逐渐上升,咳少量脓痰。老年人症状可不明显。

(2)体征:早期可无体征,晚期可有双肺散在湿啰音。病变较大或融合时可出现肺实变体征。但体征与严重的中毒症状和呼吸道症状不平行。

2.治疗要点

早期清除原发病灶,积极抗感染治疗,加强支持疗法,预防并发症。通常首选耐青霉素酶的半合成青霉素或头孢菌素,如苯唑西林、头孢呋辛等。用法、剂量等可见上页表8-2。对甲氧西林耐药株可用万古霉素、替考拉宁等治疗。疗程为 2～3 周,有并发症者需 4～6 周。

(二)肺炎支原体肺炎

肺炎支原体肺炎是由肺炎支原体引起的呼吸道和肺部的急性炎症。常同时有咽炎、支气管炎和肺炎。肺炎支原体是介于细菌和病毒之间,兼性厌氧、能独立生活的最小微生物。健康人吸入患者咳嗽、打喷嚏时喷出的口鼻分泌物可感染,即通过呼吸道传播。病原体通常吸附宿主呼吸道纤毛上皮细胞表面,不侵入肺实质,抑制纤毛活动和破坏上皮细胞。其致病性可能与患者对病原体及其代谢产物的变态反应有关。支原体肺炎占非细菌性肺炎的 1/3 以上,或各种原因引起的肺炎的 10%。以秋、冬季发病较多,可散发或小流行,患者以儿童和青年人居多,婴儿间质性肺炎亦应考虑本病的可能。

1.临床表现

(1)症状:通常起病缓慢,潜伏期为 2～3 周,症状主要为乏力、咽痛、头痛、咳嗽、发热、食欲缺乏、肌肉酸痛等。多为刺激性咳嗽,咳少量黏液痰,发热可持续 2～3 周,体温恢复正常后可仍有咳嗽。偶伴有胸骨后疼痛。

(2)体征:可见咽部充血、颈部淋巴结肿大等体征。肺部可无明显体征,与肺部病变的严重程度不相称。

2.治疗要点

肺炎支原体肺炎首选大环内酯类抗生素,如红霉素,用法、剂量等可见表 8-2。疗程一般为 2～3 周。

(三)病毒性肺炎

病毒性肺炎是由上呼吸道病毒感染,向下蔓延所致的肺部炎症。常见病毒为甲、乙型流感病毒、腺病毒、副流感病毒、呼吸道合胞病毒和冠状病毒等。患者可同时受一种以上病毒感染,气道防御功能降低,常继发细菌感染。病毒性肺炎为吸入性感染,常有气管-支气管炎。呼吸道病毒通过飞沫与直接接触而迅速传播,可暴发或散发流行。病毒性肺炎约占需住院的社区获得性肺炎的 8%,大多发生于冬、春季节。密切接触的人群或有心肺疾病者、老年人等易受感染。

1.临床表现

(1)症状:一般临床症状较轻,与支原体肺炎症状相似。起病较急,发热、头痛、全身酸痛、乏力等较突出。有咳嗽、少痰或白色黏液痰、咽痛等症状。老年人或免疫功能受损的重症患者,可表现为呼吸困难、发绀、嗜睡、精神萎靡,甚至并发休克、心力衰竭和呼吸衰竭,严重者可发生急性呼吸窘迫综合征。

(2)体征:本病常无显著的胸部体征,病情严重者有呼吸浅速、心率增快、发绀、肺部干湿啰音。

2.治疗要点

病毒性肺炎以对症治疗为主,板蓝根、黄芪、金银花、连翘等中药有一定的抗病毒作用。对某些重症病毒性肺炎应采用抗病毒药物,如选用利巴韦林、阿昔洛韦等。

(四)真菌性肺炎

肺部真菌感染是最常见的深部真菌病。真菌感染的发生是机体与真菌相互作用的结果,最终取决于真菌的致病性、机体的免疫状态及环境条件对机体与真菌之间关系的影响。广谱抗生素、糖皮质激素、细胞毒药物及免疫抑制剂的广泛使用,人免疫缺陷病毒(HIV)感染和艾滋病增多使肺部真菌感染的机会增加。

1.临床表现

真菌性肺炎多继发于长期应用抗生素、糖皮质激素、免疫抑制剂、细胞毒药物或因长期留置导管、插管等诱发,其症状和体征无特征性变化。

2.治疗要点

真菌性肺炎目前尚无理想的药物,两性霉素 B 对多数肺部真菌仍为有效药物,但由于其不良反应较多,使其应用受到限制。其他药物尚有氟胞嘧啶、米康唑、酮康唑、制霉菌素等也可选用。

(五)重症肺炎

目前重症肺炎还没有普遍认同的标准,各国诊断标准不一,但都注重肺部病变的范围、器官灌注和氧合状态。我国制定的重症肺炎标准:①意识障碍;②呼吸频率＞30 次/分钟;③PaO_2＜8.0 kPa(60 mmHg),PO_2/FiO_2＜300,需行机械通气治疗;④血压＜12.0/8.0 kPa(90/60 mmHg);⑤胸片显示双侧或多肺叶受累,或入院48 h内病变扩大≥50%;⑥少尿:尿量＜20 mL/h,或每4 小时＜80 mL,或急性肾衰竭需要透析治疗。

（高春英）

第六节 肺 脓 肿

肺脓肿是由多种病原菌引起肺实质坏死的肺部化脓性感染。早期为肺组织的化脓性炎症,继而坏死、液化,由肉芽组织包绕形成脓肿。高热、咳嗽和咳大量脓臭痰为其临床特征。本病可见于任何年龄,青壮年男性及年老体弱有基础疾病者多见。自抗生素广泛应用以来,发病率有明显降低。

一、病因及发病机制

急性肺脓肿的主要病原体是细菌,常为上呼吸道、口腔的定植菌,包括需氧、厌氧和兼性厌氧菌。厌氧菌感染占主要地位,较重要的厌氧菌有核粒梭形杆菌、消化球菌等。常见的需氧和兼性厌氧菌为金黄色葡萄球菌、化脓链球菌(A 组溶血性链球菌)、肺炎克雷伯杆菌和铜绿假单胞菌等。免疫力低下者,如接受化疗、白血病或艾滋病患者其病原菌也可为真菌。根据不同病因和感染途径,肺脓肿可分为以下三种类型。

(一)吸入性肺脓肿

吸入性肺脓肿是临床上最多见的类型,病原体经口、鼻、咽吸入致病,误吸为最主要的发病原因。正常情况下,吸入物可由呼吸道迅速清除,但当由于受凉、劳累等诱因导致全身或局部免疫力下降时;在有意识障碍,如全身麻醉或气管插管、醉酒、脑血管意外时,吸入的病原菌即可致病。此外,也可由上呼吸道的慢性化脓性病灶,如扁桃体炎、鼻窦炎、牙槽脓肿等脓性分泌物经气管被吸入肺内致病。吸入性肺脓肿发病部位与解剖结构有关,常为单发性,由于右主支气管较陡直,且管径较粗大,因而右侧多发。病原体多为厌氧菌。

(二)继发性肺脓肿

继发性肺脓肿可继发于某些肺部疾病如细菌性肺炎、支气管扩张、空洞型肺结核、支气管肺癌、支气管囊肿等感染;支气管异物堵塞也是肺脓肿尤其是小儿肺脓肿发生的重要因素;邻近器官的化脓性病变蔓延至肺,如食管穿孔感染、膈下脓肿、肾周围脓肿及脊柱脓肿等波及肺组织引起肺脓肿。阿米巴肝脓肿可穿破膈肌至右肺下叶,形成阿米巴肺脓肿。

(三)血源性肺脓肿

血源性肺脓肿是因皮肤外伤感染、痈、疖、骨髓炎、静脉吸毒、感染性心内膜炎等肺外感染病灶的细菌或脓毒性栓子经血行播散至肺部引起小血管栓塞,产生化脓性炎症、组织坏死导致肺脓肿。金黄色葡萄球菌、表皮葡萄球菌及链球菌为常见致病菌。

二、临床表现

(一)症状

急性肺脓肿患者,起病急、寒战、高热,体温高达 39 ℃~40 ℃,伴有咳嗽、咳少量黏液痰或黏液脓性痰,典型痰液呈黄绿色、脓性,有时带血。炎症累及胸膜可引起胸痛。伴精神不振、全身乏力、食欲减退等全身毒性症状。如感染未能及时控制,于发病后 10~14 d 可突然咳出大量脓臭痰及坏死组织,痰量可达300~500 mL/d,痰静置后分三层。厌氧菌感染时痰带腥臭味。一般在咳出大量脓痰后,体温明显下降,全身毒性症状随之减轻。约 1/3 的患者有不同程度的咯血,偶有中、大量咯血而突然窒息死亡者。部分患者发病缓慢,仅有一般的呼吸道感染症状。血源性肺脓肿多先有原发病灶引起的畏寒、高热等全身脓毒血症的表现。经数天或数周后出现咳嗽、咳痰,痰量不多,极少咯血。慢性肺脓肿患者除咳嗽、咳脓痰、不规则发热、咯血外,还有贫血、消瘦等慢性消耗症状。

(二)体征

肺部体征与肺脓肿的大小、部位有关。早期病变较小或位于肺深部,多无阳性体征;病变发展较大时可出现肺实变体征,有时可闻及异常支气管呼吸音;病变累及胸膜时,可闻及胸膜摩擦音或胸腔积液体征。慢性肺脓肿常有杵状指(趾)、消瘦、贫血等。血源性肺脓肿多无阳性体征。

三、护理

(一)护理目标

体温降至正常,营养改善,呼吸系统症状减轻或消失,未发生并发症。

(二)护理措施

1.一般护理

保持室内空气流通、适宜温湿度、阳光充足。晨起、饭后、体位引流后及睡前协助患者漱口,做好口腔护理。鼓励患者多饮水,进食高热量、高蛋白、高维生素等营养丰富的食物。

2.病情观察

观察痰的颜色、性状、气味和静置后是否分层。准确记录 24 h 排痰量。当大量痰液排出时,要注意观察患者咳痰是否顺畅,咳嗽是否有力,避免脓痰引起窒息;当痰液减少时,要观察患者中毒症状是否好转。若中毒症状严重,提示痰液引流不畅,做好脓液引流的护理,以保持呼吸道通畅。若发现血痰,应及时报告医师,咯血量较多时,应严密观察体温、脉搏、呼吸、血压及神志的变化,准备好抢救药品和用品,嘱患者患侧卧位,头偏向一侧,警惕大咯血或窒息的突然发生。

3.用药及体位引流护理

(1)抗生素治疗:吸入性肺脓肿一般选用青霉素,对青霉素过敏或不敏感者可用林可霉素、克林霉素或甲硝唑等药物。开始给药采用静脉滴注,体温通常在治疗后3～10 d降至正常,然后改为肌内注射或口服。如抗生素有效,宜持续8～12周,直至胸片上空洞和炎症完全消失,或仅有少量稳定的残留纤维化。若疗效不佳,要注意根据细菌培养和药物敏感试验结果选用有效抗菌药物。遵医嘱使用抗生素、祛痰药、支气管扩张剂等药物,注意观察疗效及不良反应。

(2)痰液引流:可缩短病程,提高疗效。无大咯血、中毒症状轻者可进行体位引流排痰,每天2～3次,每次10～15 min。痰黏稠者可用祛痰药、支气管舒张药或生理盐水雾化吸入以利脓液引流。有条件应尽早应用纤维支气管镜冲洗及吸引治疗,脓腔内还可注入抗生素,加强局部治疗。

(3)手术治疗:内科积极治疗3个月以上效果不好,或有并发症可考虑手术治疗。

4.心理护理

向患者及其家属及时介绍病情,解释各种症状和不适的原因,说明各项诊疗、护理操作目的、操作程序和配合要点。由于疾病带来口腔脓臭气味使患者害怕与人接近,在帮助患者口腔护理的同时消除患者的紧张心理。主动关心并询问患者的需要,使患者增加治疗的依从性和信心,指导患者正确对待本病,使其勇于说出内心感受,并积极进行疏导。教育患者家属配合医护人员做好患者的心理指导,使患者树立治愈疾病的信心,以促进疾病早日康复。

5.健康指导

(1)疾病知识指导:指导患者及家属了解肺脓肿发生、发展、治疗和有效预防方面的知识。积极治疗肺炎、皮肤疖、痈或肺外化脓性等原发病灶。教会患者练习深呼吸,鼓励患者咳嗽并采取有效的咳嗽方式进行排痰,保持呼吸道的通畅,促进病变的愈合。对重症患者做好监护,教育家属及时发现病情变化,并及时向医师报告。

(2)生活指导:指导患者生活要有规律,注意休息,劳逸结合,应增加营养物质的摄入。提倡健康的生活方式,重视口腔护理,在晨起、饭后、体位引流后、晚睡前要漱口、刷牙,防止污染分泌物误吸入下呼吸道。鼓励平日多饮水,戒烟、酒。保持环境整洁、舒适,维持适宜的室温与湿度,注意保暖,避免受凉。

(3)用药指导:抗生素治疗非常重要,但需要时间较长,为防止病情反复,应遵从治疗计划。指导患者及家属根据医嘱服药,向患者讲解抗生素等药物的用药疗程、方法、不良反应,发现异常及时向医师报告。

(4)加强易感人群护理:对意识障碍、慢性病、长期卧床者,应注意指导家属协助患者经常变换体位、翻身、拍背促进痰液排出,疑有异物吸入时要及时清除。有感染征象时应及时就诊。

(三)护理评价

患者体温平稳,呼吸系统症状消失,营养改善,无并发症发生或发生后及时得到处理。

(康 岩)

第七节 肺 结 核

肺结核是由结核分枝杆菌感染引起的肺部慢性传染性疾病。排菌患者为重要传染源,病原菌通过呼吸道传播感染,当机体抵抗力降低时发病。可累及全身多个脏器,以肺部感染最为常见。发病以青壮年居多,男性多于女性。结核病为全球流行的传染病之一,为传染疾病的主要死因,在我国仍属于需要高度重视的公共卫生问题。

一、病因及发病机制

(一)结核菌

肺炎致病菌为结核分枝杆菌,又称抗酸杆菌。可分为人型、牛型、非洲型和鼠型 4 类,引起人类感染的为人型结核分枝杆菌,少数为牛型菌感染。结核菌抵抗力强,在阴湿处能生存 5 个月以上,但在烈日暴晒下 2 h,5%～12%甲酚(来苏水)接触 2～12 h,70%乙醇接触 2 min,或煮沸 1 min,即被杀死。该病原菌有较强的耐药性,最简单灭菌方法是将痰吐在纸上直接焚烧。

(二)感染途径

肺结核通过呼吸道传染,患者随地吐痰,痰液干燥后随尘埃飞扬;病原菌也可通过飞沫传播,免疫力低下者吸入传染源喷出的带菌飞沫可发病。少数患者可经饮用未消毒的带菌牛奶引起消化道传染。其他感染途径少见。

(三)人体反应性

机体对入侵结核菌的反应有两种。

1.免疫力

机体对结核菌的免疫力分非特异性和特异性免疫力两种。后者通过接种卡介苗或感染结核菌后获得免疫力。机体免疫力强可不发病或病情较轻,免疫力低下者易感染发病,或引发原病灶重新发病。

2.变态反应

结核菌入侵经 4～8 周,机体针对致病菌及其代谢产物所发生的变态反应,属Ⅳ型(迟发型)变态反应。

(四)结核感染及肺结核的发生发展

1.原发性结核

初次感染结核,病菌毒力强、机体抵抗力弱,病原菌在体内存活并大量繁殖引起局部炎性病变,称原发病灶。可经淋巴引起血行播散。

2.继发性结核

原发病灶遗留的结核分枝杆菌重新活动引起结核病,属内源性感染;由结核分枝杆菌再次感染而发病,由于机体具备特异性免疫力,一般不引起局部淋巴结肿大和全身播散,但可导致空洞形成和干酪性坏死。

(五)临床类型

1.Ⅰ型肺结核(原发性肺结核)

Ⅰ型肺结核多发生于儿童或边远山区、农村初次进入城市的成人。初次感染肺结核即发病,以上叶底部、中叶或下叶上部多见,X 线典型征象为哑铃型阴影。通常病灶逐渐自行吸收或钙化。

2.Ⅱ型肺结核(血行播散型肺结核)

Ⅱ型肺结核分急性、慢性或亚急性血行播散型肺结核。成人多见,结核病灶破溃,致病菌短时间内大量进入血液循环可引起肺内广泛播散引起急性病征,X 线显示肺内病灶细如粟米、均匀散布于两肺。若机体免疫力强,少量致病菌经血分批侵入肺部,形成亚急性或慢性血行性播散型肺结核。

3.Ⅲ型肺结核(浸润型肺结核)

Ⅲ型肺结核包括干酪性肺炎和结核球两种特殊类型。以成人多见,抵抗力降低时,原发病灶重新活动,引起渗出和细胞浸润,是最常见的继发性肺结核。病灶多位于上肺野,X线显示渗出和浸润征象,可有不同程度的干酪样病变和空洞形成。

4.Ⅳ型肺结核(慢性纤维空洞型肺结核)

Ⅳ型肺结核为各种原因使肺结核迁延不愈,症状起伏所致,属于肺结核晚期,痰中常有结核菌,为结核病的重要传染源。X线显示单或双侧肺有厚壁空洞,伴明显胸膜肥厚。由于肺组织纤维收缩,肺门向上牵拉,肺纹理呈垂柳状阴影,纵隔向患侧移位,健侧呈代偿性肺气肿。

5.Ⅴ型肺结核(结核性胸膜炎)

Ⅴ型肺结核多见于青少年,结核菌累及胸膜引起渗出性胸膜炎。X线显示病变部位均匀致密阴影,可随体位变换而改变。

二、临床表现

(一)症状与体征

1.全身症状

起病缓慢,病程长。常有午后低热、面颊潮红、乏力、食欲缺乏、体质量减轻、盗汗等结核毒性症状。当肺部病灶急剧进展播散时,可出现持续高热。妇女可有月经失调、结节性红斑。

2.呼吸系统症状

干咳或有少量黏液痰。继发感染时,痰呈黏液性或脓性。痰中偶有干酪样物,约1/3的患者有痰血或不同程度咯血。少数患者可出现大量咯血。胸痛、干酪样肺炎或大量胸腔积液者,可有发绀和渐进性呼吸困难。病灶范围大而表浅者可有实变体征,叩诊呈浊音。大量胸腔积液局部叩诊浊音或实音。锁骨上下及肩胛间区可闻及湿啰音。慢性纤维空洞型肺结核及胸膜增厚者可有胸廓内陷、肋间变窄、气管偏移等。

(二)并发症

可并发自发性气胸、脓气胸、支气管扩张、慢性肺源性心脏病等。

三、辅助检查

(一)血常规检查

活动性肺结核有轻度白细胞计数升高,红细胞沉降率增快,急性粟粒型肺结核时白细胞计数可减少,有时出现类白血病反应的血常规结果。

(二)结核菌检查

痰中查到结核菌是确诊肺结核的主要依据。涂片抗酸染色镜检快捷方便,痰菌量较少可用集菌法。痰培养、聚合酶链反应(PCR)检查更为敏感。痰菌检查阳性,提示病灶为开放性有传染性。

(三)影像学检查

胸部X线检查可早期发现肺结核。常见肺结核X线检查表现:有纤维钙化的硬结病灶者呈高密度、边缘清晰的斑点、条索或结节;浸润性病灶则呈现出低密度、边缘模糊的云雾状阴影;X线征象呈现出较高密度、浓淡不一,有环形边界的透光空洞者,提示干酪样病灶。胸部CT检查可发现微小、隐蔽性病变。

(四)结核菌素(简称结素)试验

用于测定人体是否感染过结核菌。常用 PPD 试验,方法:取 0.1 mL 纯结素(5 U)稀释液,常规消毒后于左前臂屈侧中、上 1/3 交界处行皮内注射,经 48～72 h 观察皮肤硬结的直径,＜5 mm 为阴性,5～9 mm 为弱阳性,10～19 mm 为阳性反应,超过 20 mm。以上或局部发生水疱与坏死者为强阳性反应。

我国城镇居民的结核感染率高,5 U 阳性表示已有结核感染,若 1 U 皮试强阳性提示体内有活动性结核病灶。成人结素试验阳性表示曾感染过结核菌或接种过卡介苗,并不一定患病。反之,则提示未感染过结核菌,或感染初期机体变态反应尚未建立。机体免疫功能低下或受抑制,可显示结素试验阴性。

(五)其他检查

纤维支气管镜检查对诊断有重要价值。

(六)诊治结果的描述和记录

描述内容包括肺结核类型、病变范围、痰菌检查、治疗史等。

1.肺结核类型的记录

血行播散型肺结核应注明"急性"或"慢性";继发性肺结核应注明"浸润型"或"纤维空洞"。

2.病变范围的描述

按左、右侧,以第 2 肋和第 4 肋下缘内侧端为分界线又分为上、中、下肺野。

3.痰菌检查结果的描记

分别用"(一)"或"(十)"描述;痰涂片、痰集菌和痰培养检查分别用"涂""集""培"表示,患者无痰或未查痰,应注明"无痰"或"未查"。

4.治疗史的描记

可分为"初治""复治":初治指未开始抗结核治疗,正进行标准化疗疗程未满,不规则化疗未满 1 个月者;复治则指初治失败,规则满疗程用药后痰菌复阳性,不规范化疗超过 1 个月,慢性排菌者。以上条件符合其中任何 1 条即为初治或复治。

5.并发症或手术情况描述

并发症如"自发性气胸、肺不张"等,并存病如"糖尿病"等及手术情况。

描述举例:右侧浸润型肺结核涂(十),初治,支气管扩张、糖尿病。

四、诊断要点

根据患者症状体征和病史,结合体格检查、痰结核菌检查及胸部 X 线检查结果可做出诊断。确诊后应进一步明确肺结核是否处于活动期,有无排菌等,以确定是否属于传染源。

(1)经确定为活动性病变必须给予治疗。活动性病变胸片可显示有中心溶解和空洞或播散病灶。无活动性肺结核胸片显示钙化、硬结或纤维化,痰检查不排菌,无肺结核症状。

(2)肺结核的转归的综合判断。①进展期:新发现的活动性病变;病变较前增多、恶化;新出现空洞或空洞增大;痰菌转阳性。凡有其中任何 1 条,即属进展期。②好转期:病变较前吸收好转;空洞缩小或闭合;痰菌减少或转阴。凡具备其中 1 条,即为好转期。③稳定期:病变无活动性,空洞关闭,痰菌连续 6 个月均为阴性者(每月至少查 1 次)。若有空洞存在者,则痰菌连续阴性 1 年以上。

五、治疗要点

治疗原则为监督患者全程化疗,加强支持疗法,根治病灶,达痊愈目的。

(一)抗结核化学药物治疗(简称化疗)

化疗对疾病控制起关键作用,凡为活动性肺结核患者均需化疗。

1.化疗原则

治疗强调早期、规律、全程、联合和适量用药,即肺结核一经确诊立即给予化疗,根据病情及药物特点,联合使用两种以上的药物,以增强疗效,减少耐药性的产生。严格遵医嘱按时按量用药,指导患者执行治疗方案,途中无遗漏或间断,坚持完成规定疗程,以达彻底杀菌和减少疾病复发的目的。

2.常规用药

常用药物见表8-3。

表 8-3 常用抗结核药物剂量、不良反应和注意事项

药名	每天剂量	间歇疗法	主要不良反应	注意事项
异烟肼 (H,INH)	0.3 g 空腹顿服	0.6~0.8 g/d 2~3 次/周	周围神经炎、偶有肝功能损害、精神异常、皮疹、发热	避免与抗酸药同服,注意消化道反应,肢体远端感觉及精神状态,定期查肝功能
利福平 (R,REP)	0.45~0.6 g 空腹顿服	0.6~0.9 g/d 2~3 次/周	肝、肾功能损害、胃肠不适、腹泻	体液及分泌物呈橘黄色,监测肝脏毒性及变态反应,会加速口服避孕药、茶碱等药物的排泄,降低药效
链霉素 (S,SM)	0.75~1.0 g 一次肌内注射	0.75~1.0 g/d 2 次/周	听神经损害、眩晕、听力减退、口唇麻木、发热、肝功能损害、痛风	进行听力检查,了解有无平衡失调及听力改变,了解尿常规及肾功能变化
吡嗪酰胺 (Z,PZA)	1.5~2.0 g 顿服	2~3 g/d 2~3 次/周	可引起发热、黄疸、肝功能损害、痛风	警惕肝脏毒性,注意关节疼痛、皮疹反应,定期监测 ALT 及血清尿酸,避免日光过度照射
乙胺丁醇 (E,EMB)	0.75~1.0 g 顿服	1.5~2.0 g/d 3 次/周	视神经炎	检查视觉灵敏度和颜色的鉴别力
对氨基水杨酸钠 (P,PAS)	8~12 g 分 3 次饭后服	10~12 g/d 3 次/周	胃肠道反应、变态反应、肝功能损害	定期查肝功能,监测不良反应的症状和体征

3.化疗方法

两阶段化疗法。开始 1~3 个月为强化阶段,联合应用 2 种或 2 种以上的抗生素,迅速控制病情,至痰菌检查阴性或病灶吸收好转后,维持治疗或称巩固期治疗,疗程为 9~15 个月。

(1)间歇疗法:有规律用药,每周 2~3 次,由于用药后结核菌生长受抑制,当致病菌重新生长繁殖时再度高剂量用药,使病菌最终被消灭。此法与每天给药效果相同,其优点在于可减少用药的次数,节约经费,减少药物毒性作用。一般主张在巩固期采用。

(2)顿服:一次性将全天药物剂量全部服用,使血药浓度维持相对高峰,效果优于分次口服。

4.化疗方案

应根据病情轻重、痰菌检查和细菌耐药情况,结合药源供应和个人经济条件等,选择化疗方案。分长程和短程化疗。

长程化疗为联合应用异烟肼、链霉素及对氨基水杨酸钠,疗程为 12～18 个月。常用方案为 $2HSP/10HP$、$2HSE/16H_3E_3$,即前 2 个月为强化阶段,后 10 个月为巩固阶段,H_3E_3 表示间歇用药,每周 3 次。其中英文字母为各种药物外文缩写,数字为用药疗程"月",下标数字代表每周用药的次数。

短程化疗总疗程为 6～9 个月,联合应用 2 个或 2 个以上的杀菌剂。常用方案有 $2SHR/4HR$、$2HRZ/4HR$、$2HRZ/4H_3R_3$ 等,短程化疗与标准化疗相比,患者容易接受和执行,因而已在全球推广。

(二)对症治疗

1.毒性症状

轻度结核毒性症状会在有效治疗 1～3 周消退,重症者可酌情加用肾上腺糖皮质激素对症治疗。

2.胸腔积液

胸腔积液过多引起呼吸困难者,可行胸腔穿刺抽液,每次抽液量不超过 1 L,抽液速度不宜过快,操作中患者出现头晕、心悸、四肢发凉等胸膜反应时,应立即停止操作,让患者平卧,密切观察血压变化,必要时皮下注射肾上腺素,防止休克。

(三)手术治疗

肺结核以内科治疗为主,手术适用于合理化疗无效,多重耐药的厚壁空洞、大块干酪灶、支气管胸膜瘘和大咯血非手术治疗无效者。

六、护理评估

(一)健康史

患者既往健康状况,有无结核病史,了解患病及治疗经过,有无接受正规治疗,有无传染源接触史,有无接受卡介苗注射,有无长期使用激素或免疫抑制药,居住环境如何,日常活动与休息、饮食情况等。

(二)身体状况

测量生命体征,了解全身有无盗汗、乏力、午后低热及消瘦等中毒症状,有无咳嗽、咳痰、呼吸困难及咯血,咯血量的大小等。

(三)心理及社会因素

了解患者及其家属对疾病的认知及态度,有无心理障碍,经济状况如何,家庭支持程度如何,需要何种干预。

(四)实验室及其他检查

痰培养结果,X 线胸片及血常规检查是否异常。

七、护理诊断及合作性问题

(一)知识缺乏

缺乏疾病预防及化疗方面的知识。

（二）营养失调

低于机体需要量与长期低热消耗增多及摄入不足有关。

（三）活动无耐力

活动无耐力与长期低热、咳嗽，体质量逐渐下降有关。

（四）社交孤立

社交孤立与呼吸道隔离沟通受限及健康状况改变有关。

八、护理目标

（1）加强相关知识宣教，提高患者及其家属对疾病的认知、治疗依从性增加。

（2）患者体质量增加，恢复基础水平，清蛋白、血红蛋白值在正常范围内。

（3）进行适当的户外活动，无气促疲乏感。

（4）能描述新的应对行为所带来的积极效果，能尽快恢复健康与人沟通和交流。

九、护理措施

（一）一般护理

室内保持良好的空气流通。肺结核活动期，有咯血、高热等重症者，应卧床休息，症状轻者适当增加户外活动，保证充足的睡眠，做到劳逸结合。盗汗者及时擦汗和更衣，避免受凉。

（二）饮食护理

供给高热量、高蛋白、高维生素、富含钙质饮食，促进机体康复。成人每天蛋白质为 $1.5\sim2.0$ g/kg，以优质蛋白为主。适量补充矿物质和水分，如铁、钾、钠和水分。注意饮食调配，患者不需忌口，食物应多样化，荤素搭配，色、香、味俱全，刺激患者食欲。患者在化疗期间尤其应注意营养的补充。每周测量体质量 1 次。

（三）用药护理

本病疗程长，短期化疗不少于 10 个月。应提供药物治疗知识，强调早期、联合、适量、规律、全程化疗的重要性，告知耐药产生与加重经济负担等不合理用药的后果，使患者理解规范治疗的重要意义，提高用药的依从性。督促患者按时按量用药，告知并密切观察药物疗效及药物不良反应，如有胃肠不适、眩晕、耳鸣、巩膜黄染等症状时，应及时与医师沟通，不可擅自停药。

（四）咯血的护理

患者大咯血出现窒息征象时，立即协助其取头低足高位，头偏一侧，快速清除气道和口咽部血块，及时解除呼吸道阻塞。必要时气管插管、气管切开或气管镜直视下吸出血凝块。

（五）消毒隔离

痰涂片阳性的肺结核患者住院治疗期间须进行呼吸道隔离，要求病室光线充足，通风良好，定时进行空气消毒。患者衣被要经常清洗，被褥、书籍在烈日下暴晒 6 h 以上。餐具要专用，经煮沸或消毒液浸泡消毒，剩下饭菜应煮沸后弃掉。注意个人卫生，打喷嚏时应用纸巾遮掩口鼻，纸巾焚烧处理；不要随地吐痰，痰液吐在有盖容器中，患者的排泄物、分泌物应消毒后排放。减少探视，避免患者与健康人频繁接触，探视者应戴口罩。患者外出应戴口罩，口罩要每天煮沸清洗。医护人员与患者接触可戴呼吸面罩，接触患者应穿隔离衣、戴手套。处置前、后应洗手。传染性消失应及时解除隔离措施。

（六）心理护理

结核病是慢性传染病，病程长，恢复慢，在工作、生活等方面对患者乃至整个家庭产生不良影响，患者情绪变化呈多样性，护士及其家属应主动了解患者的心理状态，应给予良好的心理支持，督促患者按要求用药，告知不规则用药的后果，使患者树立战胜疾病的信心，安心休息，积极配合治疗。一般情况下，痰涂片阴性和经有效抗结核治疗 4 周以上，无传染性或仅有极低传染性者，鼓励患者回归家庭和社会，以消除隔离感。

十、护理评价

（1）患者治疗的依从性是否提高，能否自觉按时按量服药。
（2）营养状况如何，饮食摄入量是否充足，体质量有无改变。
（3）日常活动耐受水平是否有改变。
（4）是否有孤独感，与周围环境的关系如何。

十一、健康教育

（1）加强疾病传播知识的宣教，普及新生儿接种卡介苗制度，疾病的高危人群应定期到医院体检或进行相应预防性处理。
（2）培养良好的卫生习惯，不随地吐痰和凌空打喷嚏，同桌共餐应使用公筷。
（3）注意营养，忌烟酒，避免疲劳，增强体质，预防呼吸道感染。
（4）处于传染活动期的患者，应进行隔离治疗。
（5）全程督导结核患者坚持化疗，避免复发，定期复查肝功能和胸片。

（康　岩）

第八节　肺　　癌

一、概述

肺癌大多数起源于支气管黏膜上皮，因此也称支气管肺癌，是肺部最常见的恶性肿瘤。肺癌的发生与环境的污染及吸烟密切相关，肺部慢性疾病、人体免疫功能低下、遗传因素等对肺癌的发生也有一定影响。根据肺癌的生物学行为及治疗特点，将肺癌分为小细胞肺癌、鳞癌、腺癌、大细胞癌。根据肿瘤的位置分为中心型肺癌及周边型肺癌。肺癌转移途径有直接蔓延、淋巴结转移、血行转移及种植性转移。

二、诊断

（一）症状

肺癌的临床症状根据病变的部位、肿瘤侵犯的范围、是否有转移及肺癌副癌综合征全身表现不同而异，最常见的症状是咳嗽、咯血、气短、胸痛和消瘦，其中以咳嗽和咯血最常见，咳嗽的特征往往为刺激性咳嗽、无痰；咯血以痰中夹血丝或混有粉红色的血性痰液为特征，少数患者咯血可出现整口的鲜血,肺癌在胸腔内扩散侵犯周围结构可引起声音嘶哑、Hornet 综合征、吞咽困难和肩部疼痛。当肺癌侵犯胸膜和心包时可能表现为胸腔积液和心包积液,肿瘤阻塞支气管可引起阻塞性肺炎而发热,上腔静脉综合征往往是肿瘤或转移的淋巴结压迫上腔静脉所致。小细胞肺癌常见的副癌综合征主要表现恶病质、高血钙和肺性骨关节病或非恶病质患者清/球蛋白倒置、高血糖和肌肉分解代谢增加等。

(二)体征

1.一般情况

以消瘦和低热为常见。

2.专科检查

如前所述,肺癌的体征根据其病变的部位、肿瘤侵犯的范围、是否有转移及副癌综合征全身表现不同而异。肿瘤阻塞支气管可致一侧或叶肺不张而使该侧肺呼吸音消失或减弱,肿瘤阻塞支气管可继发肺炎出现发热和肺部啰音,肿瘤侵犯胸膜或心包造成胸腔或心包积液出现相应的体征,肿瘤淋巴转移可出现锁骨上、腋下淋巴结增大。

(三)检查

1.实验室检查

痰涂片检查找癌细胞是肺癌诊断最简单、最经济、最安全的检查,由于肺癌细胞的检出阳性率较低,因此往往需要反复多次的检查,并且标本最好是清晨首次痰液立即检查。肺癌的其他实验室检查往往是非特异性的。

2.特殊检查

(1)X 线摄片:可见肺内球形灶,有分叶征、边缘毛刺状、密度不均匀,部分患者见胸膜凹陷征(兔耳征),厚壁偏心空洞,肺内感染、肺不张等。

(2)CT 检查:已成为常规诊断手段,特别是对位于肺尖部、心后区、脊柱旁、纵隔后等隐蔽部位的肿瘤的发现有益。

(3)MRI 检查:在于分辨纵隔及肺门血管,显示隐蔽部的淋巴结,但不作为首选。

(4)痰细胞学:痰细胞学检查阳性率可达 80%,一般早晨血性痰涂片阳性率高,至少需连查3 次以上。

(5)支气管镜检查:可直接观察气管、主支气管、各叶、段管壁及开口处病变,可活检或刷检取分泌物进行病理学诊断,对手术范围及术式的确定有帮助。

(6)其他:①经皮肺穿刺活检,适用于周围型肺内占位性病变的诊断,可引起血胸、气胸等并发症;②对于有胸腔积液者,可经胸穿刺抽液离心检查,寻找癌细胞;③PET 对于肺癌鉴别诊断及有无远处转移的判断准确率可达 90%,但目前价格昂贵。

其他诊断方法如放射性核素扫描、淋巴结活检、胸腔镜下活检术等,可根据病情及条件酌情采用。

(四)诊断要点

(1)有咳嗽、咯血、低热和消瘦的病史和长期吸烟史;晚期患者可出现声音嘶哑、胸腔积液及锁骨淋巴结肿大。

(2)影像学检查有肺部肿块并具有恶性肿瘤的影像学特征。

(3)病理学检查发现癌细胞。

（五）鉴别诊断

1.肺结核

（1）肺结核球：易与周围型肺癌混淆。肺结核球多见于青年,一般病程较长,发展缓慢。病变常位于上叶尖后段或下叶背段。在X线片上肿块影密度不均匀,可见到稀疏透光区和钙化点,肺内常另有散在性结核病灶。

（2）粟粒型肺结核：易与弥漫型细支气管肺泡癌混淆。粟粒型肺结核常见于青年,全身毒性症状明显,抗结核药物治疗可改善症状,病灶逐渐吸收。

（3）肺门淋巴结结核：在X线片上肺门肿块影可能误诊为中心型肺癌。肺门淋巴结结核多见于青少年,常有结核感染症状,很少有咯血。

2.肺部炎症

（1）支气管肺炎：早期肺癌产生的阻塞性肺炎,易被误诊为支气管肺炎。支气管肺炎发病较急,感染症状比较明显。X线片上表现为边界模糊的片状或斑点状阴影,密度不均匀,且不局限于一个肺段或肺叶。经抗菌药物治疗后,症状迅速消失。肺部病变吸收也较快。

（2）肺脓肿：肺癌中央部分坏死液化形成癌性空洞时,X线片上表现易与肺脓肿混淆。肺脓肿在急性期有明显感染症状,痰量多,呈脓性,X线片上空洞壁较薄,内壁光滑,常有液平面,脓肿周围的肺组织或胸膜常有炎性变。支气管造影空洞多可充盈,并常伴有支气管扩张。

3.肺部其他肿瘤

（1）肺部良性肿瘤：如错构瘤、纤维瘤、软骨瘤等有时需与周围型肺癌鉴别。一般良性肿瘤病程较长,生长缓慢,临床上大多没有症状。X线片上呈现接近圆形的块影,密度均匀,可以有钙化点,轮廓整齐,多无分叶状。

（2）支气管腺瘤：是一种低度恶性肿瘤。发病年龄比肺癌轻,女性发病率较高。临床表现与肺癌相似,常反复咯血。X线片表现有时也与肺癌相似。经支气管镜检查,诊断未能明确者宜尽早做剖胸探查术。

4.纵隔淋巴肉瘤

纵隔淋巴肉瘤可与中心型肺癌混淆。纵隔淋巴肉瘤生长迅速,临床上常有发热和其他部位浅表淋巴结肿大。在X线片上表现为两侧气管旁和肺门淋巴结肿大。对放射疗法高度敏感,小剂量照射后即可见到肿块影缩小。纵隔镜检查也有助于明确诊断。

三、治疗

治疗肺癌的方法主要有外科手术治疗、放疗、化学药物治疗、中医中药治疗及免疫治疗等。尽管有80%的肺癌患者在明确诊断时已失去手术机会,但手术治疗仍然是肺癌最重要和最有效的治疗手段。然而,目前所有的各种治疗肺癌的方法效果均不能令人满意,必须适当地联合应用,进行综合治疗以提高肺癌的治疗效果。具体的治疗方案应根据肺癌的分级和TNM分期、病理细胞学类型、患者的心肺功能和全身情况以及其他有关因素等,进行认真详细地综合分析后再做决定。

（一）手术治疗

手术治疗的目的是彻底切除肺部原发癌肿病灶和局部及纵隔淋巴结,并尽可能保留健康的肺组织。

肺切除术的范围决定于病变的部位和大小。对周围型肺癌,一般施行肺叶切除术;对中心型肺癌,一般施行肺叶或一侧全肺切除术。有的病例,癌变位于一个肺叶内,但已侵及局部主支气管或中间支气管,为了保留正常的邻近肺叶,避免行一侧全肺切除术,可以切除病变的肺叶及一段受累的支气管,再吻合支气管上下切端,临床上称为支气管袖状肺叶切除术。如果相伴的肺动脉局部受侵,也可同时做部分切除,端端吻合,该手术称为支气管袖状肺动脉袖状肺叶切除术。

手术治疗效果:非小细胞肺癌、T_1 或 $T_2N_0M_0$ 病例经手术治疗后,约有半数的患者能获得长期生存,有的报道其 5 年生存率可达 70% 以上。Ⅱ期及Ⅲ期病例生存率则较低。据统计,我国目前肺癌手术的切除率为 85%~97%,术后 30 天病死率在 2% 以下,总的 5 年生存率为 30%~40%。

手术禁忌证:①远处转移,如脑、骨、肝等器官转移(即 M_1 患者);②心、肺、肝、肾功能不全,全身情况差的患者;③广泛肺门、纵隔淋巴结转移,无法清除者;④严重侵犯周围器官及组织,估计切除困难者;⑤胸外淋巴结转移,如锁骨上(N_3)等,肺切除术应慎重考虑。

(二)放疗

放疗是局部消灭肺癌病灶的一种手段。临床上使用的主要放疗设备有 ^{60}Co治疗机和加速器等。

在各种类型的肺癌中,小细胞癌对放射疗法敏感性较高,鳞癌次之,腺癌和细支气管肺泡癌最低。通常是将放射疗法、手术与药物疗法综合应用,以提高治愈率。临床上常采用的是手术后放射疗法。对癌肿或肺门转移病灶未能彻底切除的患者,于手术中在残留癌灶区放置小的金属环或金属夹做标记,便于术后放疗时准确定位。一般是在术后 1 个月左右患者健康状况改善后开始放射疗法,剂量为 40~60 Gy,疗程约为 6 周。为了提高肺癌病灶的切除率,有的病例可手术前进行放疗。

晚期肺癌病例,并有阻塞性肺炎、肺不张、上腔静脉阻塞综合征或骨转移引起剧烈疼痛者及癌肿复发的患者,也可进行姑息性放射疗法,以减轻症状。

放射疗法可引起倦乏、胃纳减退、低热、骨髓造血功能抑制、放射性肺炎、肺纤维化和癌肿坏死液化空洞形成等放射反应和并发症,应给予相应处理。

下列情况一般不宜施行放疗:①健康状况不佳,呈现恶病质者;②高度肺气肿放疗后将引起呼吸功能代偿不全者;③全身或胸膜、肺广泛转移者;④癌变范围广泛,放疗后将引起广泛肺纤维化和呼吸功能代偿不全者;⑤癌性空洞或巨大肿瘤,后者放疗将促进空洞形成。

对于肺癌脑转移患者,若颅内病灶较局限,可采用 γ 刀放疗,有一定的缓解率。

(三)化疗

有些分化程度低的肺癌,特别是小细胞癌,疗效较好。化学疗法作用遍及全身,临床上可以单独应用于晚期肺癌病例,以缓解症状,或与手术、放射等疗法综合应用,以防止癌肿转移复发,提高治愈率。

常用于治疗肺癌的化学药物:环磷酰胺、氟尿嘧啶、丝裂霉素、多柔比星、表柔比星、丙卡巴肼(甲基苄肼)、长春碱、甲氨蝶呤、洛莫司汀(环己亚硝脲)、顺铂、卡铂、紫杉醇等。应根据肺癌的类型和患者的全身情况合理选用药物,并根据单纯化疗还是辅助化疗选择给药方法、决定疗程的长短以及哪几种药物联合应用、间歇给药等,以提高化疗的疗效。

需要注意的是,目前化学药物对肺癌疗效仍然较低,症状缓解期较短,不良反应较多。临床应用时,要掌握药物的性能和剂量,并密切观察不良反应。出现骨髓造血功能抑制、严重胃肠道反应等情况时要及时调整药物剂量或暂缓给药。

（四）中医中药治疗

按患者的临床症状、脉象、舌苔等表现，应用辨证论治法则治疗肺癌，一部分患者的症状得到改善，生存期延长。

（五）免疫治疗

近年来，通过试验研究和临床观察，发现人体的免疫功能状态与癌肿的生长发展有一定关系，从而促使免疫治疗的应用。免疫治疗的具体措施有以下几种。

1. 特异性免疫疗法

用经过处理的自体肿瘤细胞或加用佐剂后，皮下接种进行治疗。此外，尚可应用各种白介素、肿瘤坏死因子、肿瘤核糖核酸等生物制品。

2. 非特异性免疫疗法

用卡介苗、短小棒状杆菌、转移因子、干扰素、胸腺肽等生物制品，或左旋咪唑等药物以激发和增强人体免疫功能。

当前肺癌的治疗效果仍不能令人满意。由于治疗对象多属晚期，其远期生存率低，预后较差。因此，必须研究和开展以下几方面的工作，以提高肺癌治疗的总体效果：①积极宣传，普及肺癌知识，提高肺癌诊断的警惕性，研究和探索早期诊断方法，提高早期发现率和诊断率；②进一步研究和开发新的有效药物，改进综合治疗方法；③改进手术技术，进一步提高根治性切除的程度和同时最大范围地保存正常肺组织的技术；④研究和开发分子生物学技术，探索肺癌的基因治疗技术，使之能有效地为临床服务。

四、护理措施

（一）做好心理支持，克服恐惧绝望心理

当患者得知自己患肺癌时，会面临巨大的身心应激，而心理应对结果会对疾病产生明显的积极或消极影响，护士通过多种途径给患者及其家属提供心理与社会支持。根据患者的性别、年龄、职业、文化程度、性格等，多与其交谈，耐心倾听患者诉说，尽量解答患者提出的问题和提供有益的信息，帮助患者正确估计所面临的情况，让其了解肺癌的有关知识及将接受的治疗、患者和家属应如何配合、在治疗过程中的注意事项，请治愈患者现身说法，增强对治疗的信心，积极应对癌症的挑战，与疾病作斗争。

（二）保持呼吸道通畅，做好咳嗽、咳痰的护理

分析患者病情，判断引起呼吸困难的原因，根据不同病因，采取不同的护理措施。

（1）如肿瘤转移至胸膜，可产生大量胸腔积液，导致气体交换面积减少，引起呼吸困难，要配合医师及时行胸腔穿刺置管引流术。

（2）若患者肺部感染痰液过多、纤毛功能受损、机体活动减少，或放疗、化疗导致肺纤维化，痰液黏稠，无力咳出而出现呼吸困难，应密切观察咳嗽、咳痰情况，详细记录痰液的色、量、质，正确收集痰标本，及时送检，为诊断和治疗提供可靠的依据，并采取以下护理措施。①提供整洁、舒适的环境，减少不良刺激，病室内维持适宜的温度（18 ℃～20 ℃）和相对湿度（50％～60％），以充分发挥呼吸道的自然防御功能；避免尘埃与烟雾等刺激，对吸烟的患者与其共同制定有效的戒烟计划；注意患者的饮食习惯，保持口腔清洁，避免油腻、辛辣等刺激性食物，一般每天饮水 1 500 mL以上，可保证呼吸道黏膜的湿润和病变黏膜的修复，利于痰液稀释和排除。②促进有效排痰：指导患者掌握有效咳嗽的正确方法：患者坐位，双脚着地，身体稍前倾，双手环抱一个枕头。进行数

次深而缓慢的腹式呼吸,深吸气末屏气,然后缩唇,缓慢地通过口腔尽可能呼气(降低肋弓、使腹部往下沉)。在深吸一口气后屏气 3～5 s,身体前倾,从胸腔进行 2～3 次短促有力的咳嗽,张口咳出痰液,咳嗽时收缩腹肌,或用自己的手按压上腹部,帮助咳嗽,有效咳出痰液。湿化和雾化疗法:湿化疗法可达到湿化气道、稀释痰液的目的。适用于痰液黏稠和排痰困难者。常用湿化液有蒸馏水、生理盐水、低渗盐水。临床上常在湿化的同时加入药物以雾化方式吸入。可在雾化液中加入痰溶解剂、抗生素、平喘药等,达到祛痰、消炎、止咳、平喘的作用。胸部叩击与胸壁震荡:适用于肺癌晚期长期卧床、体弱、排痰无力者,禁用于肺癌伴肋骨转移、咯血、低血压、肺水肿等患者。操作前让患者了解操作的意义、过程、注意事项,以配合治疗,肺部听诊,明确病变部位。叩击时避开乳房、心脏和骨突出部位及拉链、纽扣部位。患者侧卧,叩击者两手手指并拢,使掌侧呈杯状,以手腕力量,从肺底自下而上、由外向内、迅速而有节律地叩击胸壁,震动气道,每一肺叶叩击1～3 min,每分钟 120～180 次,叩击时发出一种空而深的拍击音则表明手法正确。胸壁震荡法时,操作者双手掌重叠置于欲引流的胸壁部位,吸气时手掌随胸廓扩张慢慢抬起,不施加压力,从吸气最高点开始,在整个呼气期手掌紧贴胸壁,施加一定的压力并做轻柔的上下抖动,即快速收缩和松弛手臂和肩膀,震荡胸壁 5～7 次,每一部位重复 6～7 个呼吸周期,震荡法在呼气期进行,且紧跟叩击后进行。叩击力量以患者不感到疼痛为宜,每次操作 5～15 min,应在餐后2 h至餐前 30 min 完成,避免治疗中呕吐。操作后做好口腔护理,除去痰液气味,观察痰液情况,复查肺部呼吸音及啰音变化。③机械吸痰:适用于意识不清、痰液黏稠无力咳出、排痰困难者。可经患者的口、鼻腔、气管插管或气管切开处进行负压吸痰,也可配合医师用纤维支气管镜吸出痰液。

(三)对于咯血或痰中带血的患者

应予以耐心解释,消除其紧张情绪,嘱患者轻轻将气管内存留的积血咯出,以保持呼吸道通畅,咯血时不能屏气,以免诱发喉头痉挛,血液引流不畅导致窒息。小量咯血者宜进少量凉或温的流质饮食,多饮水,多食富含纤维素食物,以保持大便通畅,避免排便时腹压增加而咯血加重;密切观察咯血的量、色,大咯血时,护理方法见应急措施。大量咯血不止者,可采用丝线固定双腔球囊漂浮导管经纤支镜气道内置入治疗大咯血的方法(详见应急措施);同时做好应用垂体后叶素的护理,静脉滴注速度勿过快,以免引起恶心、便意、心悸、面色苍白等不良反应,监测血压、血氧饱和度;冠心病患者、高血压病患者及孕妇忌用;配血备用,可酌情适量输血。

(四)疼痛的护理

(1)采取各种护理措施减轻疼痛。提供安静的环境,调整舒适的体位,小心搬动患者,避免拖、拉、拽动作,滚动式平缓地给患者变换体位,必要时支撑患者各肢体,指导、协助胸痛患者用手或枕头护住胸部,以减轻深呼吸、咳嗽或变换体位所引起的胸痛;胸腔积液引起的疼痛,可嘱患者患侧卧位,必要时用宽胶布固定胸壁,以减少胸部活动幅度,减轻疼痛;采用按摩、针灸、经皮肤电刺激止痛穴位或局部冷敷等,以降低疼痛的敏感性。

(2)药物止痛,按医嘱用药,根据患者疼痛再发时间,提前按时用药,在应用镇痛药期间,注意预防药物的不良反应,如便秘、恶心、呕吐、镇静和精神紊乱等,嘱患者多进食富含纤维素的蔬菜和水果,缓解和预防便秘。

(3)患者自控镇痛,可自行间歇性给药,做到个体化给药,增加了患者自我照顾和对疼痛的自主控制能力。

(五)饮食支持护理

根据患者的饮食习惯,给予高蛋白、高热量、高维生素、易消化饮食,调配好食物的色、香、味,以刺激食欲,创造清洁舒适、愉快的进餐环境,促进食欲。病情危重者应采取喂食、鼻饲或静脉输入脂肪乳、复方氨基酸和含电解质的液体。对于有大量胸腔积液的患者,应酌情输血、血浆或清蛋白,以减少胸腔积液的产生,补充癌肿或大量抽取胸腔积液等因素所引起的蛋白丢失,增强机体抗病能力。有吞咽困难者应给予流质饮食,进食宜慢,取半卧位以免发生吸入性肺炎或呛咳,甚至窒息。

(六)做好口腔护理

向患者讲解放疗、化疗后口腔唾液腺分泌减少,pH 下降,易发生口腔真菌感染和牙周病,使其理解保持口腔卫生的重要性,以便主动配合。患者睡前及三餐后进行口腔护理;戒烟酒,以防刺激黏膜;忌食辛辣及可能引起黏膜创伤的食物,如带刺或碎骨头的食物,用软牙刷刷牙,勿用牙签剔牙,并延期牙科治疗,防止黏膜受损;进食后,用盐水或复方硼砂溶液漱口,控制真菌感染;口唇涂润滑剂,保持黏膜湿润,黏膜口腔溃疡,按医嘱应用表面麻醉剂止痛。

(七)化疗药物毒性反应的护理

1.骨髓抑制反应的护理

化疗后机体免疫力下降,发生感染、出血。护士接触患者之前要认真洗手,严格执行无菌操作,避免留置尿管或肛门指检,预防感染;告知患者不可到公共场所或接触感冒患者;在做全身卫生处置时,要特别注意易感染部位,如鼻腔、口腔、肛门、会阴等,各部位使用毛巾要分开,以免交叉感染;监测体温,观察皮肤温度、色泽、气味,早期发现感染征象;当白细胞总数降至 1×10^9/L 时,做好保护性隔离。对血小板计数小于 50×10^9/L 时,密切观察有无出血倾向,采取预防出血的措施,避免患者外出活动,防止身体受挤压或外伤,保持口腔、鼻腔清洁湿润,勿用手抠鼻痂、牙签剔牙,尽量减少穿刺次数,穿刺后应实施局部较长时间按压。必要时,遵医嘱输血小板控制出血。

2.恶心呕吐的护理

化疗期间如患者出现恶心呕吐,按医嘱给予止吐药,嘱患者深呼吸,勿大动作转动身体,给予高营养清淡易消化的饮食,少食多餐,不催促患者进食,忌食辛辣等刺激性食物,戒烟酒,不要摄入加香料、肉汁和油腻的食物,建议平时咀嚼口香糖或含糖果,加强口腔护理去除口腔异味。对已有呕吐患者灵活掌握进食时间,可在其间歇期进食,多饮清水,多食薄荷类食物及冷食等。

3.静脉血管的保护

在给化疗药时,要选择合适的静脉,给化疗药前,先观察是否有回血,强刺激性药物护士应在床旁监护,或采用静脉留置针及中小静脉插管;观察药物外渗的早期征象,如穿刺部位疼痛、烧灼感、输液速度减慢、无回血、药液外渗,应立即停止输注,应用地塞米松加利多卡因局部封闭,24 h内给予冷敷,50%硫酸镁湿敷,24 h 后可给予热敷。

4.应用化疗药后

常出现脱发,影响患者形象,增加其心理压力,护士要告诉患者脱发是暂时的,停药后头发会再生,鼓励其诉说自己的感受,帮助其调整外观的变化,让患者戴假发或帽子、头巾遮挡,改善自我形象,夜间睡眠可佩戴发帽,减轻头发掉在床上而至的心理不适;指导患者头发的护理,如动作轻柔减少头发梳、刷、洗、烫等,可用中性洗发护发素。

五、健康教育

（1）宣传吸烟对健康的危害，提倡不吸烟或戒烟，并注意避免被动吸烟。

（2）对肺癌高危人群要定期进行体检，早期发现肿瘤，早期治疗。

（3）改善工作和生活环境，防止空气污染。

（4）给予患者和家属心理上的支持，使之正确认识肺癌，增强治疗信心，维持生命质量。

（5）督促患者坚持化疗或放疗，告诉患者出现呼吸困难、咯血或疼痛加重时应立即到医院就诊。

（6）指导患者加强营养支持，合理安排休息，适当活动，保持良好精神状态，避免呼吸道感染以调整机体免疫力，增强抗病能力。

（7）对晚期癌肿转移患者，要指导家属对患者临终前的护理，告知患者及家属对症处理的措施，使患者平静地走完人生最后一程。

（康　岩）

第九节　胸腔积液

一、疾病概述

（一）概念和特点

胸膜腔内液体简称胸液，其形成与吸收处于动态平衡状态，正常情况下胸膜腔内仅有 13～15 mL 的微量液体，在呼吸运动时起润滑作用。任何原因使胸液形成过多或吸收过少时，均可导致胸液异常积聚，称为胸腔积液，简称胸腔积液。胸腔积液可以根据其发生机制和化学成分不同分为漏出液、渗出液、血液（称为血胸）、脓液（称为脓胸）和乳糜液。

（二）相关病理生理

胸液的形成主要取决于壁层和脏层毛细血管与胸膜腔内的压力梯度，有两种方向相反的压力促使液体的移动，即流体静水压和胶体渗透压。胸膜腔内液体自毛细血管的静脉端再吸收，其余的液体由淋巴系统回收至血液，滤过与吸收处于动态平衡。许多肺、胸膜和肺外疾病破坏了此种动态平衡，致使胸膜腔内液体形成过快或吸收过缓，从而导致液体不正常地积聚在胸膜腔内引起胸腔积液。

（三）病因与诱因

1.胸膜毛细血管内静水压增高

体循环静水压的增加是生成胸腔积液最重要的因素，充血性心力衰竭、缩窄性心包炎、血容量增加、上腔静脉或奇静脉受阻等因素均可使胸膜毛细血管内静水压增高，胸膜液体滤出增加，产生胸腔漏出液。

2.胸膜毛细血管通透性增加

胸膜炎症、结缔组织病（如系统性红斑狼疮、类风湿关节炎）、胸膜肿瘤、肺梗死等，可使胸膜毛细血管通透性增加，毛细血管内细胞、蛋白和液体等大量渗入胸膜腔，产生胸腔渗出液。

3.胸膜毛细血管内胶体渗透压降低

如低蛋白血症、肝硬化、肾病综合征、急性肾小球肾炎等,产生胸腔漏出液。

4.壁层胸膜淋巴引流障碍

如淋巴导管阻塞、发育性淋巴引流异常等,产生胸腔渗出液。

5.损伤

如主动脉瘤破裂、食管破裂、胸导管破裂等,产生血胸、脓胸和乳糜胸。

(四)临床表现

1.症状

胸腔积液局部症状的轻重取决于积液量,全身症状取决于原发疾病。

(1)呼吸困难:最常见,与胸腔积液的量有关。少量胸腔积液常无症状或仅有咳嗽,常为干咳。当胸腔积液量超过 500 mL 时,大量积液可使胸廓顺应性下降、膈肌受压、纵隔移位和肺容量下降,患者出现胸闷和呼吸困难,并随积液量的增多而加重。

(2)胸痛:多为单侧锐痛,并随呼吸或咳嗽加重,可向患侧肩、颈或腹部放射,疼痛程度随着胸腔积液增多反而缓解。

(3)伴随症状:病因不同,其伴随症状不同。炎性积液多为渗出性,伴有咳嗽、咳痰和发热;心力衰竭所致胸腔积液为漏出液,伴有心功能不全的其他表现;结核性胸膜炎多见于青年人,常有发热、干咳;恶性胸腔积液多见于中年以上患者,伴有消瘦和呼吸道或原发部位肿瘤的症状;肝脓肿所致的右侧胸腔积液可为反应性胸膜炎,亦可为脓胸,常伴有发热和肝区疼痛。

2.体征

少量积液时,体征不明显或可闻及胸膜摩擦音。典型积液患者的体征为患侧肋间隙饱满,呼吸运动减弱;语颤减弱或消失,可伴有气管、纵隔向健侧移位;局部叩诊呈浊音;积液区呼吸音减弱或消失。肺外疾病引起的胸腔积液可有原发病的体征。

(五)辅助检查

相关辅助检查可帮助医师确定患者有无胸腔积液,区别漏出液和渗出液,寻找胸腔积液的病因。

1.X 线检查

少量胸腔积液时,仅见患侧肋膈角变钝;中等量积液时,呈内低外高的弧形积液影;平卧时积液散开,使整个肺野透亮度降低;大量积液时整个患侧胸部呈致密阴影,气管和纵隔推向健侧。CT 检查有较高的敏感性与密度分辨率,有助于病因诊断。

2.B 超检查

可探查胸液掩盖的肿块,估计胸腔积液的量和深度,协助胸腔穿刺的定位。

3.胸腔积液检查

(1)外观:漏出液常为清晰、透明的淡黄色液体,静置不凝固,渗出液可因病因不同而颜色不一,以草黄色多见,可有凝块。血性胸液呈程度不等的洗肉水样或静脉血样。乳糜胸的胸腔积液呈乳状。

(2)细胞:正常胸液中有少量间皮细胞或淋巴细胞。漏出液细胞数较少,常 $<100 \times 10^6$/L(与渗出液鉴别时以 500×10^6/L 为界),以淋巴细胞与间皮细胞为主。渗出液的细胞数较多,以白细胞为主,常 $>500 \times 10^6$/L。中性粒细胞增多时,提示为急性炎症;淋巴细胞为主则多为结核性或恶性。胸液中红细胞 $>5 \times 10^9$/L 时呈淡红色,多由恶性肿瘤或结核所致。

（3）pH：正常胸液 pH 为 7.6 左右，pH 降低见于脓胸、食管破裂、结核性和恶性胸腔积液。

（4）生化检查：包括葡萄糖、蛋白质、类脂、酶和肿瘤标志物。漏出液和大多数渗出液葡萄糖定量与血糖近似，当葡萄糖含量 <3.35 mmol/L 时可能为脓胸、类风湿关节炎所致的胸腔积液、结核性或恶性胸腔积液，当葡萄糖和 pH 均较低，提示肿瘤广泛浸润。类脂用于鉴别乳糜胸。胸腔积液中乳酸脱氢酶（LDH）水平则是反映胸膜炎症程度的指标，其值越高，炎症越明显。胸腔积液淀粉酶升高可见于急性胰腺炎、恶性肿瘤等。结核性胸膜炎时，胸腔积液中腺苷脱氨酶（ADA）多高于 45 U/L。肿瘤标志物的测定可以用于区别良、恶性胸腔积液。

（5）病原体：胸液涂片查找细菌及培养，有助于病原学诊断。

（6）免疫学检查：结核性胸膜炎胸腔积液的 T 细胞增高；系统性红斑狼疮及类风湿关节炎引起的胸腔积液中补体 C3、C4 成分降低，免疫复合物的含量增高。

4.胸膜活检

经皮闭式胸膜活检或胸膜针刺活检对确定胸腔积液的病因具有重要意义；CT 或 B 超引导下活检可提高成功率，但脓胸或有出血倾向者不宜做胸膜活检。

5.纤维支气管镜检查

用于咯血或疑有气道阻塞患者。

（六）治疗原则

病因治疗最重要，因胸腔积液为胸部或全身疾病的一部分。漏出液常在纠正病因后可吸收，渗出液常见于结核性胸膜炎、类肺炎性胸腔积液、脓胸及恶性肿瘤。

1.结核性胸膜炎

（1）胸腔抽液：结核性胸膜炎患者胸腔积液中的蛋白含量高，为防止和减轻胸膜粘连，故应尽早抽尽胸腔内积液。抽液治疗可解除积液对心肺和血管的压迫作用，使被压迫的肺迅速复张，改善呼吸，减轻结核中毒症状。大量胸腔积液者首次抽液量不超过 700 mL，每周抽液 2～3 次，每次抽液量不应超过 1 000 mL，直至胸腔积液完全消失。抽液后无需向胸腔注入抗结核药物，但可注入链激酶预防胸膜粘连。

（2）抗结核药物治疗：执行早期、联合、适量、规律和全程的化疗原则。

（3）糖皮质激素：全身中毒症状严重、有大量胸腔积液者，需在有效抗结核药物治疗的同时，加用糖皮质激素治疗至体温正常，全身中毒症状消退、胸腔积液明显减少止。通常用泼尼松每天 30 mg，分 3 次口服，一般疗程为 4～6 周。

2.类肺炎性胸腔积液和脓胸

少量类肺炎性胸腔积液经有效抗生素治疗后可吸收，大量胸腔积液时需胸腔穿刺抽液，胸腔积液 pH <7.2 时需行胸腔闭式引流。脓胸治疗原则是控制感染、引流胸腔积液、促使肺复张、恢复肺功能。

（1）抗生素治疗：原则是足量和联合用药，可全身和/或胸腔内给药。体温正常后还需继续用药 2 周以上，以防复发。

（2）引流：反复抽脓或胸腔闭式引流为脓胸最基本的治疗方法。可用 2% 碳酸氢钠或生理盐水反复冲洗胸腔，然后注入抗生素及链激酶，使脓液稀释易于引流。支气管胸膜瘘患者不宜进行胸腔冲洗，以免窒息或感染播散。慢性脓胸应改进原有的胸腔引流，也可采用外科胸膜剥脱术等治疗。

3.恶性胸腔积液

恶性胸腔积液是晚期恶性肿瘤的常见并发症,肺癌、乳腺癌、淋巴瘤、卵巢癌的转移是恶性胸腔积液最常见的病因,治疗方法包括原发病的治疗和胸腔积液的治疗。

(1)去除胸腔积液:恶性胸腔积液的生长速度极快,常因大量积液的压迫引起严重呼吸困难,甚至导致死亡,需反复穿刺抽液。可用细管作胸腔内插管进行持续闭式引流,细管引流具有创伤小、易固定、效果好、可随时胸腔内注入药物等优点。

(2)减少胸腔积液的产生:化学性胸膜固定术和免疫调节治疗可减少胸腔积液的产生。化学性胸膜固定术指在抽吸胸腔积液或胸腔插管引流后,在胸腔内注入博来霉素、顺铂、丝裂霉素等抗肿瘤药物,也可注入胸膜粘连剂如滑石粉等,使胸膜发生粘连,以减缓胸腔积液的产生。免疫调节治疗是在胸腔内注入生物免疫调节剂如短小棒状杆菌疫苗、白细胞介素-2、干扰素等,可抑制恶性肿瘤细胞、增强淋巴细胞局部浸润及活性,并使胸膜粘连。

(3)外科治疗:经上述治疗仍不能使肺复张者,可行胸腹腔分流术或胸膜切除术。

二、护理评估

(一)一般评估

1.患者主诉

有无胸闷、气促、咳嗽、咳痰、疲倦、乏力等症状。

2.生命体征

体温正常或偏高,结核性胸膜炎患者可为午后潮热,脓胸患者体温可为高热。

3.通气功能

严密监测呼吸的形态、频率、节律、深浅和音响,观察患者的痰液情况和排痰能力。观察患者意识状态、皮肤黏膜的颜色、血氧饱和度的变化,判断呼吸困难的程度。患者呼吸可正常或增快,大量积液或感染严重时可伴随不同程度的呼吸困难和发绀。

4.疼痛情况

观察患者体位,疼痛的部位、范围、性质、程度、持续时间、伴随的症状和影响因素等。

5.其他

血气分析、血氧饱和度、体质量、体位、出入量等记录结果。

(二)身体评估

1.头颈部

有无心慌气促、鼻翼扇动、口唇发绀等呼吸困难和缺氧的体征;患者的意识状态,呼吸方式;有无急性面容。

2.胸部

判断患者有无被迫体位;检查胸廓的弹性,两肺呼吸运动是否一致,有无胸廓的挤压痛,是否存在气管、纵隔向健侧移位。病变部位叩诊呈浊音。积液区呼吸音减弱或消失,可闻及胸膜摩擦音。

3.其他

重点观察胸腔引流液的量、颜色、性质、气味和与体位的关系,记录24 h胸腔引流液排出量。

(三)心理-社会评估

询问健康史,发病原因、病程进展时间及以往所患疾病对胸腔积液的影响,评估患者对胸部疼痛的控制能力、疲劳程度和应激水平。

(四)辅助检查阳性结果评估

血氧饱和度的数值;血气分析结果报告;组织灌注情况;胸腔积液生化检查结果;胸部 CT 检查明确的病变部位。

(五)常用药物治疗效果的评估

1.抗结核药物

严密观察体温、体质量的变化;补充 B 族维生素可减轻胃肠道不良反应;注意观察的药物的毒性反应,定期检查视力和听力,定期复查肝、肾功能。

2.糖皮质激素及免疫抑制剂

严密观察患者有无体温过高及上呼吸道、尿路、皮肤等继发感染的表现。定期检查肝、肾功能和外周血常规,及时发现骨髓抑制这一极为严重的不良反应。

三、主要护理诊断/问题

(一)气体交换受损

与气体交换面积减少有关。

(二)疼痛

胸痛:与胸膜摩擦或胸腔穿刺术有关。

(三)体温过高

与感染有关。

(四)营养失调

低于机体需要量:与机体高消耗状态有关。

四、护理措施

(一)环境

提供安全舒适的环境,保持室内空气新鲜流通,维持适宜的温湿度,减少不良刺激。

(二)休息和活动

大量胸腔积液致呼吸困难或发热者,应卧床休息减少氧耗,以减轻呼吸困难症状。按照胸腔积液的部位采取舒适的体位,抬高床头,半卧或患侧卧位,减少胸腔积液对健侧肺的压迫以利呼吸。胸腔积液消失后,患者还需继续休养 2～3 个月,可适当进行户外活动,但要避免剧烈活动。

(三)饮食护理

给予高蛋白质、高热量、高维生素、营养丰富的食物,增强机体抵抗力。大量胸腔积液患者应控制液体入量,保持水、电解质平衡。

(四)促进呼吸功能

1.保持呼吸道通畅

避免剧烈咳嗽,鼓励患者积极排痰,保持呼吸道通畅。

2.给氧

大量胸腔积液影响呼吸时按患者的缺氧情况给予低、中流量持续吸氧(2～4 L/min,30%～40%),增加氧气吸入可弥补气体交换面积的不足,改善患者的缺氧状态。

3.缓解胸痛

胸腔积液患者常有随呼吸运动而加剧的胸痛,为了减轻疼痛,患者常采取浅快的呼吸方式,可导致缺氧加重和肺不张,因此,需协助患者取患侧卧位,必要时用宽胶布固定胸壁,以减少胸廓活动幅度,减轻疼痛,或遵医嘱给予止痛剂。

4.呼吸锻炼

胸膜炎患者在恢复期,应每天督导患者进行缓慢的腹式呼吸。经常进行呼吸锻炼可减少胸膜粘连的发生,提高通气量。

(五)病情观察

注意观察患者胸痛及呼吸困难的程度、体温的变化;监测血氧饱和度或动脉血气分析的改变;正确记录每天胸腔引流液的量及性状,必要时留取标本。有呼吸困难者准备好气管插管机械通气、吸痰、吸氧设备。

(六)用药护理

遵医嘱使用抗生素、抗结核药物、糖皮质激素,指导患者掌握药物的疗效、剂量、用法和不良反应。注意观察抗结核药物的毒性反应,糖皮质激素治疗时停药速度不宜过快,应逐渐减量至停用,避免出现反跳现象。

(七)胸腔闭式引流的护理

胸腔引流管是指放置在胸膜腔用于排出胸腔内积气或积液的管道。留置胸腔引流管可达到重建胸腔负压,维持纵隔的正常位置,平衡两侧胸腔压力,促使患侧肺复张,防止感染的作用。胸腔闭式引流是胸腔内插入引流管,管下端连接至引流瓶水中,维持引流单一方向,避免逆流,以重建胸腔负压。引流液体时,选腋中线和腋后线之间的第 6～8 肋间;引流气体时,一般选锁骨中线第 2 肋间或腋中线第 3 肋间插管。

1.体位

胸腔闭式引流术后常置患者于半卧位,以利呼吸和引流。鼓励患者进行有效咳嗽和深呼吸运动,利于积液排出,恢复胸膜腔负压,使肺扩张。

2.保持胸腔引流管的无菌

严格执行无菌操作,防止感染。胸壁伤口引流管周围,用油纱布包盖严密,每 48～72 h 更换。管道与水封瓶做好时间、刻度标识,接口处用无菌纱布包裹,并保持干净,每天更换。

3.保持管道的密闭性和有效固定

确认整个引流装置固定妥当、连接紧密,水封瓶长管应浸入水中 3～4 cm,并确保引流瓶保持直立状态。运送患者或更换引流瓶时必须用两把钳双向夹闭管道,防止气体进入胸膜腔。若引流管从胸腔滑脱,应迅速用无菌敷料堵塞、包扎胸壁引流管处伤口。

4.维持引流通畅

注意检查引流管是否受压、折曲、阻塞、漏气等,通过观察引流液的情况和水柱波动来判断引流是否通畅,一般水柱上下波动在 4～6 cm。定期以离心方向闭挤捏引流管,以免管口被血凝块堵塞。若患者出现胸闷气促,气管向健侧偏移等肺受压的症状,应疑为引流管被血块堵塞,需设法挤捏或使用负压间断抽吸引流管的短管,促使其通畅,并通知医师。

5.观察记录

观察引流液的量、颜色、性状、水柱波动范围,并准确记录。

6.拔管

24 h 引流液小于 50 mL,脓液小于 10 mL,无气体溢出,患者无呼吸困难,听诊呼吸音恢复,X 线检查肺膨胀良好,即可拔管。拔管后应观察患者有无胸闷、呼吸困难、切口漏气、渗液、出血、皮下气肿等症状。

(八)心理护理

耐心向患者解释病情,消除悲观、焦虑不安的情绪,配合治疗。教会患者调整自己的情绪和行为,指导使用各种放松技巧,采取减轻疼痛的合适体位。

(九)健康教育

1.饮食指导

向患者及家属讲解加强营养是胸腔积液治疗的重要组成部分,需合理调配饮食,高热量、高蛋白、富含维生素饮食。

2.合理安排休息与活动

指导患者合理安排休息与活动,适当进行户外运动以增加肺活量,但应避免剧烈活动或突然改变体位。

3.指导患者呼吸技巧

指导患者有意识地使用控制呼吸的技巧,如进行缓慢的腹式呼吸、有效咳嗽运动等。

4.用药指导

向患者及家属解释本病的特点及目前的病情,介绍所采用的治疗方法,药物剂量、用法和不良反应。对结核性胸膜炎的患者需特别强调坚持用药的重要性,即使临床症状消失,也不可自行停药。

5.病情监测

遵从治疗、定期复查,每2个用复查胸腔积液1次。

6.及时到医院就诊的指标

体温过高;出现胸闷、胸痛、气促、呼吸困难、发绀、面色苍白、出冷汗、烦躁不安等症状。

五、护理效果评估

(1)患者无气体交换障碍的发生,血氧饱和度、动脉血气分析值在正常范围。

(2)患者主动参与疼痛治疗护理,疼痛程度得到有效控制。

(3)患者胸腔闭式引流留置管道期间能保持有效的引流效果,患者自觉症状好转,无感染等并发症的发生。

(康 岩)

第十节 急性肺水肿

急性肺水肿是由不同原因引起肺组织血管外液体异常增多,液体由间质进入肺泡,甚至呼吸道出现泡沫状分泌物。表现为急性呼吸困难、发绀,呼吸做功增加,两肺布满湿啰音,甚至从气道涌出大量泡沫样痰液。人类可发生下列两类性质完全不同的肺水肿:心源性肺水肿(亦称流体静力学或血流动力学肺水肿)和非心源性肺水肿(亦称通透性增高肺水肿、急性肺损伤或急性呼吸窘迫综合征)。

一、发病机制

(一)肺毛细血管静水压

肺毛细血管静水压(Pmv)是使液体从毛细血管流向间质的驱动力,正常情况下,Pmv约 1.1 kPa(8 mmHg),有时易与PCWP相混淆。PCWP反映肺毛细血管床的压力,可估计左心房压(LAP),正常情况下较Pmv高0.1~0.3 kPa(1~2 mmHg)。肺水肿时PCWP和Pmv并非呈直接相关,两者的关系取决于总肺血管阻力(肺静脉阻力)。

(二)肺间质静水压

肺毛细血管周围间质的静水压即肺间质静水压(Ppmv),与Pmv相对抗,两者差别越大,则毛细血管内液体流出越多。肺间质静水压为负值,正常值为−2.3~−1.1 kPa(−17~−8 mmHg),可能与肺组织的机械活动、弹性回缩及大量淋巴液回流对肺间质的吸引有关。理论上Ppmv的下降亦可使静水压梯度升高,当肺不张进行性再扩张时,出现复张性肺水肿可能与Ppmv骤降有关。

(三)肺毛细血管胶体渗透压

肺毛细血管胶体渗透压(πmv)由血浆蛋白形成,正常值为3.3~3.7 kPa(25~28 mmHg),但随个体的营养状态和输液量不同而有所差异。πmv是对抗Pmv的主要力量,单纯的πmv下降能使毛细血管内液体外流增加。但在临床上并不意味着血液稀释后的患者会出现肺水肿,经血液稀释后血浆蛋白浓度下降,但过滤至肺组织间隙的蛋白也不断地被淋巴系统所转移,Pmv的下降可与πmv的降低相平行,故πmv与Pmv间梯度即使发挥净渗透压的效应,也可保持相对的稳定。

πmv和PCWP间的梯度与血管外肺水压呈非线性关系。当Pmv<2.0 kPa(15 mmHg)、毛细血管通透性正常时,πmv-PCWP≤1.2 kPa(9 mmHg)可作为出现肺水肿的界限,也可作为治疗肺水肿疗效观察的动态指标。

(四)肺间质胶体渗透压

肺间质胶体渗透压(πpmv)取决于间质中渗透性、活动的蛋白质浓度,它受反应系数(δf)和毛细血管内液体流出率(Qf)的影响,是调节毛细血管内液体流出的重要因素。πpmv正常值为1.6~1.9 kPa(12~14 mmHg),难以直接测定。临床上可通过测定支气管液的胶体渗透压鉴别肺水肿的类型,如支气管液与血浆蛋白的胶体渗透压比值<60%,则为血流动力学改变所致的肺水肿,如比值>75%,则为毛细血管渗透增加所致的肺水肿,称为肺毛细血管渗漏综合征。

(五)毛细血管通透性

资料表明,越过内皮细胞屏障时,通透性肺水肿透过的蛋白多于压力性水肿,仅越过上皮细胞屏障时,两者没有明显差别。毛细血管通透性增加,使δ从正常的0.8降至0.3~0.5,表明血管内蛋白,尤其是白蛋白大量外渗,使πmv与πpmv梯度下降。

二、病理与病理生理

(一)心源性急性肺水肿

正常情况下,两侧心腔的排血量相对恒定,当心肌严重受损和左心负荷过重而引起心排血量降低和肺淤血时,过多的液体从肺泡毛细血管进入肺间质甚至肺泡内,则产生急性肺水肿,实际上是左心衰竭最严重的表现,多见于急性左心衰竭和二尖瓣狭窄患者。

有以下并发症的患者术中易发生左心衰竭：①左心室心肌病变，如冠心病、心肌炎等；②左心室压力负荷过度，如高血压、主动脉狭窄等；③左心室容量负荷过重，如主动脉瓣关闭不全、左向右分流的先天性心脏病等。

当左心室舒张末压>1.6 kPa（12 mmHg），毛细血管平均压>4.7 kPa（35 mmHg），肺静脉平均压>4.0 kPa（30 mmHg）时，肺毛细血管静水压超过血管内胶体渗透压及肺间质静水压，可导致急性肺水肿，若同时有肺淋巴管回流受阻，更易发生急性肺水肿。其病理生理表现为肺顺应性减退、气道阻力和呼吸作用增强、缺氧、呼吸性酸中毒，间质静水压增高压迫肺毛细血管、升高肺动脉压，从而增加右心负荷，导致右心功能不全。

（二）神经源性肺水肿

中枢神经系统损伤后，颅内压急剧升高，脑血流量减少，造成下丘脑功能紊乱，解除了对视前核水平和下丘脑尾部"水肿中枢"的抑制，引起交感神经系统兴奋，释放大量儿茶酚胺，使周围血管强烈收缩，血流阻力加大，大量血液由阻力较高的体循环转至阻力较低的肺循环，引起肺静脉高压，肺毛细血管压随之升高，跨肺毛细血管 Starling 力不平衡，液体由血管渗入至肺间质和肺泡内，最终形成急性肺水肿。延髓是发生神经源性肺水肿的关键神经中枢，交感神经的激发是产生肺高压及肺水肿的基本因素，而肺高压是神经源性肺水肿发生的重要机制。通过给予交感神经阻断剂和肾上腺素 α 受体阻断剂均可降低或避免神经源性肺水肿的发生。

（三）液体负荷过重

围术期输血补液过快或输液过量，使右心负荷增加。当输入胶体液达血浆容量的 25% 时，心排血量可增多至 300%。若患者伴有急性心力衰竭，虽通过交感神经兴奋维持心排血量，但神经性静脉舒张作用减弱，对肺血管压力和容量的骤增已经起不到有效的调节作用，导致肺组织间隙水肿。

大量输注晶体液，使血管内胶体渗透压下降，增加液体从血管的滤出，聚集到肺组织间隙中，易致心、肾功能不全、静脉压增高或淋巴循环障碍患者发生肺水肿。

（四）复张性肺水肿

复张性肺水肿是各种原因所致肺萎陷后，在肺复张时或复张后 24 h 内发生的急性肺水肿。一般认为与多种因素有关，如负压抽吸迅速排出大量胸膜积液、大量气胸所致的突然肺复张，均可造成单侧性肺水肿。

临床上多见于气胸或胸腔积液 3 个月后出现进行性快速肺复张，1 h 后可表现为肺水肿的临床症状，50% 的肺水肿发生在 50 岁以上老年人。水肿液的形成遵循 Starling 公式。复张性肺水肿发生时，肺动脉压和 PCWP 正常，水肿液蛋白浓度与血浆蛋白浓度的比值>0.7，说明存在肺毛细血管通透性增加。肺萎陷越久，复张速度越快，胸膜腔负压越大，越易发生肺水肿。

肺复张性肺水肿的病理生理机制可能为：①肺泡长期萎缩，使Ⅱ型肺细胞代谢障碍，肺泡表面活性物质减少，肺泡表面张力增加，使肺毛细血管内液体向肺泡内滤出。②肺组织长期缺氧，使肺毛细血管内皮和肺泡上皮的完整性受损，通透性增加。③使用负压吸引设备，突然增加胸内负压，使复张肺的毛细血管压力与血流量增加，作用于已受损的毛细血管，使管壁内外的压力差增大；机械性力量使肺毛细血管内皮间隙孔变形，间隙增大，促使血管内液和血浆蛋白流入肺组织间隙。④在声门紧闭的情况下用力吸气，负压峰值可超 −50 cmH$_2$O，如负的胸膜腔内压传至肺间质，增加肺毛细血管和肺间质静水压之差，则增加肺循环液体的渗出。⑤肺的快速复张引起胸膜腔内压急剧改变，肺血流增加而压力升高，并产生高的直线血流速度，加大了血管内和间质的压差。当其超过一定阈值时,液体进入间质和肺泡形成肺水肿。

(五)高原性肺水肿

高原性肺水肿是一种由低地急速进入海拔 3 000 m 以上地区的常见病,主要表现为发绀、心率增快、心排血量增多或减少、体循环阻力增加和心肌受损。其发病因素是多方面的,如缺氧性肺血管收缩、肺动脉高压、高原性脑水肿、全身和肺组织生化改变。肺代偿功能异常和心功能减退是造成重度低氧血症的直接原因。高原性肺水肿为高蛋白渗出性肺水肿,炎性介质是毛细血管增加的主要原因。

(六)通透性肺水肿

通透性肺水肿指肺水和血浆蛋白均通过肺毛细血管内间隙进入肺间质,肺淋巴液回流量增加,且淋巴液内蛋白含量亦明显增加,表明肺毛细血管内皮细胞功能失常。

1.感染性肺水肿

感染性肺水肿指继发于全身感染和/或肺部感染的肺水肿,如革兰阴性杆菌感染所致的败血症和肺炎球菌性肺炎均可引起肺水肿,主要是通过增加肺毛细血管壁通透性所致。肺水肿亦可继发于病毒感染。流感病毒、水痘-带状疱疹病毒所致的病毒性肺炎均可引起肺水肿。

2.毒素吸入性肺水肿

毒素吸入性肺水肿指吸入有害性气体或毒物所致的肺水肿。有害性气体包括二氧化氮、氯、光气、氨、氟化物、二氧化硫等,毒物以有机磷农药最为常见。其病理生理:①有害性气体引起变态反应或直接损害,使肺毛细血管通透性增加,减少肺泡表面活性物质,并通过神经体液因素引起肺静脉收缩和淋巴管痉挛,使肺组织水分增加。②有机磷通过皮肤、呼吸道和消化道进入人体,与胆碱酯酶结合,抑制该酶的作用,使乙酰胆碱在体内积聚,导致支气管痉挛、分泌物增加、呼吸肌麻痹和呼吸中枢抑制,导致缺氧和肺毛细血管通透性增加。

3.淹溺性肺水肿

淹溺性肺水肿指淡水和海水淹溺所致的肺水肿。淡水为低渗性,被大量吸入后,很快通过肺泡-毛细血管膜进入血循环,导致肺组织的组织学损伤和全身血容量增加,肺泡-毛细血管膜损伤较重或左心代偿功能障碍时,诱发急性肺水肿。高渗性海水进入肺泡后,使得血管内大量水分进入肺泡引起肺水肿。肺水肿引起缺氧可加重肺泡上皮、毛细血管内皮细胞损害,增加毛细血管通透性,进一步加重肺水肿。

4.尿毒症性肺水肿

肾衰竭患者常伴肺水肿和纤维蛋白性胸膜炎。主要发病因素:①高血压所致左心衰竭;②少尿患者循环血容量增多;③血浆蛋白减少,血管内胶体渗透压降低,肺毛细血管静水压与胶体渗透压差距增大,促进肺水肿形成。

5.氧中毒性肺水肿

氧中毒性肺水肿指长时间吸入高浓度($>60\%$)氧引起肺组织损害所致的肺水肿。一般在常压下吸入纯氧 12～24 h,高压下 3～4 h 即可发生氧中毒。氧中毒的损害以肺组织为主,表现为上皮细胞损害、肺泡表面活性物质减少、肺泡透明膜形成,引起肺泡和间质水肿,以及肺不张。其毒性作用是由于氧分子还原成水时所产生的中间产物自由基(如超氧阴离子、过氧化氢、羟自由基和单线态氧等)所致。正常时氧自由基为组织内抗氧化系统,如超氧化物歧化酶(SOD)、过氧化氢酶、谷胱甘肽氧化酶所清除。吸入高浓度氧,氧自由基形成加速,当其量超过组织抗氧化系统清除能力时,即可造成肺组织损伤,形成肺损伤。

（七）与麻醉相关的肺水肿

1.麻醉药过量

麻醉药过量引起肺水肿，可见于吗啡、美沙酮、急性巴比妥酸盐和海洛因中毒。发病机制可能与下列因素有关：①抑制呼吸中枢，引起严重缺氧，使肺毛细血管通透性增加，同时伴有肺动脉高压，产生急性肺水肿；②缺氧刺激下丘脑引起周围血管收缩，血液重新分布而致肺血容量增加；③海洛因所致肺水肿可能与神经源性发病机制有关；④个别患者的易感性或变态反应。

2.呼吸道梗阻

围术期喉痉挛常见于麻醉诱导期插管强烈刺激，亦见于术中神经牵拉反应，以及甲状腺手术因神经阻滞不全对气道的刺激。气道通畅时，胸腔内压对肺组织间隙压力的影响不大，但急性上呼吸道梗死时，用力吸气造成胸膜腔负压增加，几乎全部传导至血管周围间隙，促进血管内液进入肺组织间隙。上呼吸道梗阻时，患者处于挣扎状态，缺氧和交感神经活性极度亢进，可导致肺小动脉痉挛性收缩、肺小静脉收缩、肺毛细血管通透性增加。酸中毒又可增加对心脏做功的抑制，除非呼吸道梗阻解除，否则将形成恶性循环，加速肺水肿的发展。

3.误吸

围术期呕吐或胃内容物反流可引起吸入性肺炎和支气管痉挛，肺表面活性物质灭活和肺毛细血管内皮细胞受损，从而使液体渗出至肺组织间隙内，发生肺水肿。患者表现为发绀、心动过速、支气管痉挛和呼吸困难。肺组织损害的程度与胃内容物的 pH 直接相关，pH$>$2.5 的胃液所致的损害要比 pH$<$2.5 者轻微得多。

4.肺过度膨胀

一侧肺不张使单肺通气，全部潮气量进入一侧肺内，导致肺过度充气膨胀，随之出现肺水肿，其机制可能与肺容量增加有关。

三、临床表现

发病早期，均先有肺间质性水肿，肺泡毛细血管间隔内的胶原纤维肿胀，刺激附近的肺毛细血管旁"J"感受器，反射性引起呼吸频率增快，促进肺淋巴液回流，同时表现为过度通气。

水肿液在肺泡周围积聚后，沿着肺动脉、静脉和小气道鞘延伸，在支气管堆积到一定程度，引起支气管狭窄，可出现呼气性啰音。患者常主诉胸闷、咳嗽，有呼吸困难、颈静脉怒张，听诊可闻及哮鸣音和少量湿啰音。若不及时发现和治疗，则继发为肺泡性肺水肿。

肺泡性肺水肿时，水肿液进入末梢细支气管和肺泡，当水肿液溢满肺泡后，出现典型的粉红色泡沫痰，液体充满肺泡后不能参与气体交换，通气/血流比值下降，引起低氧血症。插管患者可表现呼吸道阻力增大和发绀，经气管导管喷出或涌出大量的粉红色泡沫痰。

四、诊断

肺水肿发病早期多为间质性肺水肿，若未及时发现和治疗，可继发为肺泡性肺水肿，加重心肺功能紊乱，故应重视早期诊断和治疗。

肺水肿的诊断主要根据症状、体征和 X 线表现，一般并不困难。临床上同时测定 PCWP 和 πmv，πmv-PCWP 正常值为(1.20 ± 0.2)kPa$[(9.7\pm1.7)$mmHg$]$，当 πmv-PCWP$\leqslant$0.5 kPa（4 mmHg）时，提示肺内肺水增多，有助于早期诊断。复张性肺水肿常伴有复张性低血压。

五、鉴别诊断

心源性肺水肿在肺间质和肺泡腔的渗出以红细胞为主。左心衰竭导致肺淤血。非心源性肺水肿在肺间质和肺泡腔的渗出以血浆内的一些蛋白、体液为主。肺泡-毛细血管膜的通透性增加,为漏出性肺水肿。

（一）心源性肺水肿

1.主要表现

常突然发作、高度气急、呼吸浅速、端坐呼吸、咳嗽、咳白色或粉红色泡沫痰、面色灰白、口唇及肢端发绀、大汗、烦躁不安、心悸、乏力等。

2.体征

包括双肺广泛水泡音和/或哮鸣音、心率增快、心尖区奔马律及收缩期杂音、心界向左扩大,可有心律失常和交替脉,不同心脏病尚有相应体征和症状。

急性心源性肺水肿是一种严重的重症,必须分秒必争进行抢救,以免危及患者生命。具体急救措施:①非特异性治疗;②查出肺水肿的诱因并加以治疗;③识别及治疗肺水肿的基础心脏病变。

（二）非心源性肺水肿

1.主要表现

进行性加重的呼吸困难、端坐呼吸、大汗、发绀、咳粉红色泡沫痰。

2.体征

双肺可闻及广泛湿啰音,可先出现在双肺中下部,然后波及全肺。

3.X 线

早期可出现 Kerley 线,提示间质性肺水肿,进一步发展可出现肺泡肺水肿的表现。

肺毛细血管楔压(PCWP)用于鉴别心源性及非心源性肺水肿。前者 PCWP>1.6 kPa(12 mmHg),后者PCWP≤1.6 kPa(12 mmHg)。

六、治疗

治疗原则为病因治疗,是缓解和根本消除肺水肿的基本措施;维持气道通畅,充分供氧和机械通气治疗,纠正低氧血症;降低肺血管静水压,提高血浆胶体渗透压,改善肺毛细血管通透性;保持患者镇静,预防和控制感染。

（一）充分供氧和机械通气治疗

1.维持气道通畅

水肿液进入肺泡和细支气管后汇集至气管,使呼吸道阻塞,增加气道压,从气管喷出大量粉红色泡沫痰,即便用吸引器抽吸,水肿液仍大量涌出。采用去泡沫剂能提高水肿液清除效果。

2.充分供氧

轻度缺氧患者可用鼻导管给氧,每分钟 6～8 L;重度低氧血症患者,行气管内插管,进行机械通气,同时保证呼吸道通畅。约有 85% 的急性肺水肿患者须行短时间气管内插管。

3.间歇性正压通气

间歇性正压通气(IPPV)通过增加肺泡压和肺组织间隙压力,阻止肺毛细血管内液滤出;降低右心房充盈压,减少肺内血容量,缓解呼吸肌疲劳,降低组织氧耗量。常用的参数:潮气量

8～10 mL/kg，每分钟呼吸 12～14 次，吸气峰值压力应小于 4.0 kPa（30 mmHg）。

4.持续正压通气或呼气末正压通气

应用 IPPV，FiO$_2$>0.6 仍不能提高 PaO$_2$，可用持续正压通气（CPAP）或呼气末正压通气（PEEP）。通过开放气道，扩张肺泡，增加功能残气量，改善肺顺应性以及通气/血流比值。合适的 PEEP 通常先从 0.5 kPa（5 cmH$_2$O）开始，逐步增加到 1～1.5 kPa（10～15 cmH$_2$O），其前提是对患者心排血量无明显影响。

（二）降低肺毛细血管静水压

1.增强心肌收缩力

急性肺水肿合并低血压时，病情更为险恶。应用适当的正性变力药物使左心室能在较低的充盈压下维持或增加心排血量，包括速效强心苷、拟肾上腺素药和能量合剂等。

强心苷药物表现为剂量相关性的心肌收缩力增强，同时可以降低房颤时的心率、延长舒张期充盈时间，使肺毛细血管平均压下降。强心药对高血压性心脏病、冠心病引起的左心衰竭所造成的急性肺水肿疗效明显。氨茶碱除增加心肌收缩力、降低后负荷外，还可舒张支气管平滑肌。

2.降低心脏前后负荷

当 CVP 为 1.5 kPa（15 cmH$_2$O），PCWP 增高达 2.0 kPa（15 mmHg）以上时，应限制输液，同时静脉注射利尿药，如呋塞米、依他尼酸等。若不见效，可加倍剂量重复给药，尤其对心源性或输液过多引起的急性肺水肿，可迅速有效地从肾脏将液体排出体外，使肺毛细血管静水压下降，减少气道水肿液。使用利尿药时应注意补充氯化钾，并避免血容量过低。

吗啡解除焦虑、松弛呼吸道平滑肌，有利于改善通气，同时具有降低外周静脉张力、扩张小动脉的作用，减少回心血量，降低肺毛细血管静水压。一般静脉注射吗啡 5 mg，起效迅速，对高血压、二尖瓣狭窄等引起的肺水肿效果良好，应早期使用。在没有呼吸支持的患者，应严密监测呼吸功能，防止吗啡抑制呼吸。休克患者禁用吗啡。

东莨菪碱、山莨菪碱及阿托品对中毒性急性肺水肿疗效满意，该类药物具有较强的解除阻力血管及容量血管痉挛的作用，可降低心脏前后负荷，增加肺组织灌注量及冠状动脉血流，增加动脉血氧分压，同时还具有解除支气管痉挛、抑制支气管分泌过多液体、兴奋呼吸中枢及抑制大脑皮质活动的作用。

患者体位对回心血量有明显影响，取坐位或头高位有助于减少静脉回心血量、减轻肺淤血、降低呼吸做功和增加肺活量，但低血压和休克患者应取平卧位。

α 受体阻滞剂可使全身及内脏血管扩张、回心血量减少，改善肺水肿。可用酚妥拉明 10 mg 加入 5％葡萄糖溶液 100～200 mL 静脉滴注。硝普钠通过降低心脏后负荷改善肺水肿，但对二尖瓣狭窄引起者要慎用。

（三）镇静及感染的防治

1.镇静药物

咪达唑仑、丙泊酚具有较强的镇静作用，可减少患者的惊恐和焦虑，减轻呼吸急促，将急促而无效的呼吸调整为均匀有效的呼吸，减少呼吸做功。有利于通气治疗患者的呼吸与呼吸机同步，以改善通气。

2.预防和控制感染

感染性肺水肿继发于全身感染和/或肺部感染所致的肺水肿，革兰阴性杆菌所致的败血症是引起肺水肿的主要原因。各种原因引起的肺水肿均应预防肺部感染，除加强护理外，应常规给予抗生素以预防肺部感染。常用的抗生素有氨基苷类抗生素、头孢菌素和氯霉素。

给予抗生素的同时，应用肾上腺皮质激素，可以预防毛细血管通透性增加，减轻炎症反应，促使水肿消退，并能刺激细胞代谢，促进肺泡表面活性物质产生，增强心肌收缩，降低外周血管阻力。

临床常用的药物有氢化可的松、地塞米松和泼尼松龙，通常在发病 24～48 h 间用大剂量皮质激素。氢化可的松首次静脉注射 200～300 mg，24 h 用量可达 1 g 以上；地塞米松首次用量可静脉注射 30～40 mg，随后每 6 小时静脉注射 10～20 mg，甲泼尼龙的剂量为 30 mg/kg 静脉注射，用药不宜超过72 h。

（四）复张性肺水肿的防治

防止跨肺泡压的急剧增大是预防肺复张性肺水肿的关键。行胸腔穿刺或引流复张时，应逐步减少胸内液气量，复张过程应在数小时以上，负压吸引不应超过 1 kPa（10 cmH$_2$O），每次抽液量不应超过 1 000 mL。

若患者出现持续性咳嗽，应立即停止抽吸或钳闭引流管，术中膨胀肺时，应注意潮气量和压力适中，主张采用双腔插管以免健侧肺过度扩张，肺复张后持续做一段时间的 PEEP，以保证复张过程中跨肺泡压差不致过大，防止复张后肺毛细血管渗漏的增加。

肺复张性肺水肿治疗的目的是维持患者足够的氧合和血流动力学的稳定。无症状者无须特殊处理，低氧血症较轻者予以吸氧，较重者则需气管内插管，应用 PEEP 及强心利尿剂和激素。向胸内注入 50～100 mL 气体、做肺动脉栓塞术均是可取的方法。在肺复张期间要避免输液过多、过快。

七、病情观察与评估

（1）监测生命体征，观察患者有无呼吸增快（频率可达每分钟 30～40 次）、心率增快、脉搏细速、血压升高或持续下降。

（2）观察有无皮肤发绀、湿冷、毛孔收缩、尿量减少等微循环灌注不足表现。

（3）观察患者有无咯粉红色泡沫痰等肺水肿特征性表现。

（4）心肺听诊有无干啰音或湿啰音。

八、护理措施

（一）体位

协助患者取坐位，双腿下垂。

（二）氧疗

遵医嘱予以吸氧 6～8 L/min，可于湿化瓶中加入 50％乙醇湿化，乙醇可使肺泡内泡沫表面张力降低而破裂、消散。若患者不能耐受，可降低乙醇浓度或间歇使用。病情严重者采用无创或有创机械通气。

（三）用药护理

1.镇静剂

常用吗啡皮下或静脉注射，注意观察患者有无呼吸抑制、心动过缓、血压下降。呼吸衰竭、昏迷、严重休克者禁用。

2.利尿剂

常用呋塞米静脉推注，观察患者有无腹胀、恶心、呕吐、心律失常；有无嗜睡、意识淡漠、肌痛性痉挛;有无烦躁或谵妄、呼吸浅慢、手足抽搐等低钾、低钠血症及低氯性碱中毒等电解质紊乱表现。准确记录 24 h 尿量,监测血钾变化和心律。

3.血管扩张剂

常用硝普钠和硝酸甘油静脉滴注或微量泵泵入。硝普钠现配现用,避光输注,控制速度,严密监测血压变化,根据血压调整剂量。

4.洋地黄制剂

常用毛花苷丙 0.2~0.4 mg 稀释后缓慢静脉推注,观察心率和节律变化,心率或脉搏每分钟<60 次时停止用药。当出现食欲减退、恶心、心悸、头痛、黄绿视、视物模糊,心律从规则变为不规则,或从不规则变为规则时可能是中毒反应,应立即停药并告知医师。

九、健康指导

(1)告知患者避免劳累、情绪激动等诱因。

(2)告知患者限制钠盐及液体摄入。

(3)告知患者疾病相关知识,如出现频繁咳嗽、气喘、咳粉红色泡沫痰时,立即取端坐位并及时就诊。

(康　岩)

第十一节　自发性气胸

自发性气胸系在没有创伤或人为因素的情况下,肺组织及脏层胸膜自发性破裂,空气进入胸膜腔,导致肺组织受压,引发的一系列综合征。它是常见的急诊疾病之一,若不及时诊断和抢救则危及患者生命。因此,熟悉掌握气胸的类型及病因、并发症、急救措施、护理等方面的知识和技能是极其重要的。

一、病因

任何原因引起的肺或胸壁穿孔,破坏了胸膜腔的密闭性,导致气体进入胸膜腔内,均可形成气胸。诱发气胸的因素为剧烈运动、咳嗽、提重物或上臂高举、举重运动和用力解大便等。当剧烈咳嗽或用力解大便时,肺泡内压力升高,致使原有病损或缺陷的肺组织破裂引起气胸。使用人工呼吸器,若送气压力太高,就可能发生气胸。据统计,有 50%~60% 病例找不到明显诱因,有6%左右患者甚至会在卧床休息时发病。

二、临床表现及分类

(一)临床表现

在气胸同侧胸部突然发生胸痛,继以胸闷、气急、呼吸困难和刺激性咳嗽。

(二)分类

根据有无原发疾病,自发性气胸可分为原发性和继发性气胸两种类型。原发性气胸好发于青年人,特别是男性瘦长者,根据国外文献报道,原发性气胸占自发性气胸首位,而国内则以继发性气胸为主。根据气胸性质可分为闭合性、开放性和张力性 3 种。

1.闭合性气胸

胸膜破口小,可随肺萎缩而自行闭合,不再有空气进入胸膜腔,胸膜腔内压增高,抽气后压力下降,不再复升,表明其破口已闭合。

2.开放性气胸

破口较大或因两层胸膜间有粘连或牵拉,使其破口持续的开启,吸气与呼气时,空气自由进入胸膜腔。

3.张力性气胸

破口成活瓣样阻塞,吸气时开启,空气进入胸膜腔;呼气时关闭,使胸膜腔内空气越积越多形成高压。由于肺脏明显萎缩,纵隔移位,静脉回流受阻,回心血量减少而引起急性心肺功能衰竭。此型胸膜腔内压明显增高,甚至高达 2 kPa（20 cmH$_2$O）,抽气成负压后迅速转为正压,此型为内科急症,必须紧急抢救处理。

三、诊断要点

(一)X 线检查

X 线检查是诊断气胸可靠的方法,可显示肺萎陷的程度,肺部情况,有无胸膜粘连,胸腔积液及纵隔移位等。少量气胸时,往往局限于胸腔上部,常被骨骼掩盖,此时嘱患者深呼气,使萎陷的肺更为缩小,密度增高,与外带积气透光区形成更鲜明的对比,从而显示气胸带;大量气胸时,患侧肺被压缩,聚集在肺门区呈球形阴影,有些患者在 X 线胸片上可以见到肺尖部肺大疱;根据 X 线影像,大致可计算气胸后肺脏受压缩的程度,这对临床处理气胸有一定指导意义。

(二)胸部 CT 扫描

能清晰显示胸腔积气的范围和积气量,肺被压缩的程度,有些患者可以见到肺尖部肺大疱的存在,同时胸部 CT 还能显示胸腔积液的多少,尤其是对含极少量气体的气胸和主要位于前中胸膜腔的局限性气胸。

四、急救与治疗要点

(一)急救

1.闭合性气胸

肺萎缩 30％以上需做胸腔穿刺抽气,应用抗生素预防感染。

2.开放性气胸

迅速用凡士林纱布加厚敷料,于呼气末封闭胸腔伤口。清创,闭式胸膜腔引流,抗休克,预防感染。

3.张力性气胸

在伤侧锁骨中线第 2 肋间穿刺排气。闭式胸膜腔引流,抗休克,预防感染,必要时手术治疗。

(二)治疗

吸氧是气胸治疗的基本措施,通常氧流量为 3 L/min。单纯抽气:在腋前线第 4、5 肋间进行抽气,直至不能抽出气体或发生突然咳嗽时停止。胸管闭式引流术:适用于经单纯抽气治疗失败的绝大部分患者,是目前治疗各种气胸常用的方法。手术治疗:剖胸或胸腔镜术。如剖胸术间进行胸膜机械性摩擦或胸膜剥离,可降低术后的气胸复发率。手术适应证:持续漏气;复发性气胸;

两侧自发性气胸;首次发生气胸。

五、护理

(一)一般护理

给予高蛋白,适量进粗纤维饮食;半卧位,给予吸氧,氧流量一般在 3 L/min 以上;卧床休息。

(二)病情观察

观察患者胸痛、咳嗽、呼吸困难的程度,及时与医师联系采取相应措施。根据病情准备胸腔穿刺术、胸腔闭式引流术的物品及药物,并及时配合医师进行有关处理。观察患者呼吸、脉搏、血压及面色变化。胸腔闭式引流术后应观察创口有无出血、漏气、皮下气肿及胸痛情况。

(三)并发症

1.液气胸(血气胸、脓气胸)

宜尽早抽吸完积液或做低位闭式引流,肺复张后出血多能停止。如继续出血不止,除应适当输血外,需给予抗感染治疗。

2.皮下气肿

一般在胸腔内减压后可自行吸收。如皮下气肿过重,可将积气用手推挤至一处,用注射器经皮穿刺抽出。

3.纵隔气肿

产生压迫症状时,除胸腔排气外,必要时采用胸骨上窝穿刺或切口排气。

(四)胸腔闭式引流护理

1.常规护理

(1)术后患者如血压平稳,应取半卧位,以利体位引流和呼吸。给予吸氧,氧流量一般在 3 L/min以上。

(2)水封瓶内的液面应低于胸腔 60 cm,以利引流。

(3)胸腔引流管接于引流瓶的水封管。连接时要用两把止血钳交叉夹紧胸腔引流管,消毒引流管连接接口,固定接口处,松钳。

(4)妥善固定胸腔引流管的位置,将引流管留出足够患者翻身活动的长度,不宜过长以免扭曲。

(5)在搬动患者时需用止血钳两把将引流管夹紧,以免搬动过程中发生管道脱节、漏气或倒吸等意外情况。

(6)保持引流管通畅,引流管不扭曲、受压、各接口衔接良好。观察水封瓶内水柱波动情况,如水封管内液面高于瓶内液面且随呼吸运动而波动,或水封管内有气泡溢出,表示引流良好。如水封管内液面不动,可自上而下交替挤压引流管,防止血块阻塞。如无效即通知医师。

(7)观察并记录胸腔引流液的量和色。如每小时引流液在 100 mL 以上,呈血性,持续 3 h,提示有活动性出血的可能,应与医师联系。

(8)引流期间应观察患者有无呼吸困难及发绀等情况。鼓励患者咳嗽及深呼吸,以利肺的扩张。

(9)严格执行无菌操作,引流瓶 24 h 更换。

(10)做好拔管时配合工作,拔管后 24 h 内应注意患者呼吸情况及局部有无渗血、渗液或漏气,必要时通知医师。

2.负压吸引的护理

(1)负压引流装置应低于穿刺点 60 cm,放在易于观察且不易踢倒的地方。

(2)调节好负压,初设置为－1 kPa,然后根据病情变化进行缓慢微调,一般不超过－2 kPa,告知患者及家属不可自行调节负压,医护人员调节负压应遵医嘱并有记录。

(3)注意观察引流情况,负压吸引瓶中是否有气泡溢出,负压吸引最初阶段,气泡溢出较多,之后会逐渐减少。如气泡突然停止溢出,应查找原因及时配合医师处理。

(4)注意询问患者的感受及观察病情变化,负压吸引最初阶段,若患者气促等症状改善,发绀减轻,呼吸音恢复,提示负压吸引有效。肺复张过程中过大的负压吸引,会促使肺微血管内液体外渗,造成复张性肺水肿。若患者出现呼吸困难缓解后再次出现胸闷,并伴有顽固性咳嗽,肺部湿啰音,提示可能发生了复张性肺水肿,应暂停负压吸引,立即通知医师积极配合处理。

(5)更换负压吸引时应先关闭负压调节开关,另加用两把止血钳反方向夹紧导管,再断开负压吸引,避免空气进入胸腔。同时要严格无菌操作,预防逆行性胸腔感染。

(6)负压吸引过程中,不要随意中断负压,至无气泡溢出且患者症状改善时,多表示肺组织已复张,可遵医嘱停止负压吸引,观察 24 h 症状未加重,复查 X 线或 B 超,证实肺已复张,方可拔除引流管。

3.固定法

(1)胸管的固定:要求双固定,一是用胶布在伤口敷料处的固定;二是在距离伤口 2 cm 左右用纱带固定在对侧的胸廓上。

(2)带针胸管的固定:要求双固定,一是用胶布在伤口敷料处的固定;二是在带针胸管的蓝色接口处一上一下系上纱带,根据蓝色接口的长度固定在对侧的胸腹部上。

(3)微管的固定:一是用 7 cm×8 cm 的 3 M 透明敷贴 2 张,一张贴于伤口处,一张贴于微管的蝶翼处;二是用纱带固定在对侧的腹部上。

(4)嘱患者离床活动时,防止引流管移位脱出,勿使引流瓶和连接管高于胸壁引流口水平,以防引流液逆流进入胸腔。

(五)健康指导

(1)饮食护理,多进高蛋白饮食,不挑食,不偏食,适当进食粗纤维素食物。

(2)气胸痊愈后,1 个月内避免剧烈运动,避免抬、举重物,避免屏气。

(3)保持大便通畅,2 d 以上未解大便应采取有效措施。

(4)预防上呼吸道感染,避免剧烈咳嗽。

(康　岩)

第十二节　肺动脉高压

肺动脉高压(pulmonary arterial hypertension,PAH)是发病率较低、预后较差的恶性肺血管疾病,表现为肺动脉压力和肺血管阻力进行性升高,最终导致右心室衰竭和死亡。肺动脉高压是一种肺动脉循环血流受限引起肺血管阻力病理性增高,并最终导致右心衰竭的综合征。从血流动力学角度来看,是指海平面水平,右心导管测得平均肺动脉压(mPAP)≥3.3 kPa(25 mmHg)(1 mmHg≈0.133 kPa),同时心排血量减少或正常和肺小动脉楔压(PAWP)≤2.0 kPa(15 mmHg)和肺血管阻力(PVR)>3 WU(wood units)。

20 世纪 80 年代进行的美国原发性 PAH 登记注册研究(NIH)显示其 1 年、3 年、5 年生存率分别为 68%、48%、34%。近 10 年来随着 PAH 规范化诊治的推广、新的靶向药物的应用,2000 年后进行的 PAH 登记注册研究结果均显示预后较前有所改善,2002—2003 年进行的法国登记注册研究显示 PAH 的 1 年、2 年、3 年生存率分别为 85.7%、69.6%、54.9%。

一、肺动脉高压病因、分类与发病机制

(一)病因、分类
2013 年 Nice 举行的第五次世界肺高血压会议对肺高血压的诊断分类再次进行更新。

(二)发病机制
PAH 的研究已有 100 多年,但其发病机制尚未完全明了。PAH 的病理改变为肺小动脉闭塞及有效循环血管床数量的锐减,肺血管内皮细胞损伤引起血管收缩反应增强和肺动脉平滑肌细胞增生、肥厚,外周小血管肌化,以及细胞外基质的增多,导致肺血管重构。研究认为与肺血管内皮功能异常、血管收缩及血栓形成有关。从病理学角度分析,是由于各种原因引起肺动脉内皮细胞,平滑肌细胞,包括离子通道的损伤,导致细胞内钙离子浓度升高,平滑肌细胞过度收缩和增殖,及凋亡减弱等一系列血管重构过程,引起肺血管闭塞,血管阻力增加。可能与缺氧、神经体液、先天性、遗传等因素有关。其组织病理学改变主要累及内径为 $100\sim1\,000\,\mu m$ 的肺毛细血管前肌型小动脉,早期病变为血管中层平滑肌细胞和内膜细胞增生,晚期为血管壁纤维化,胶原沉着,呈特征性的丛样病变。

随着 PAH 发病机制的深入研究,发现一氧化氮(NO)、内皮素(ET-1)、5-羟色胺(5-HT)、血栓烷(TX2)和前列环素失衡、血管生成素等细胞因子、基因分子等成分对肺血管的舒张和收缩调节失衡,引起肺血管收缩、增厚、内皮细胞瘤样增生、血栓形成等病理形态学改变,导致血管重塑、心力衰竭、静脉淤血等使病情进行性加重。近年来,细胞生物学和分子遗传学的飞速发展促进了对肺动脉高压发病机制的深入研究,进而带动了肺动脉高压诊断学和治疗学研究的进步。

二、临床表现

肺动脉高压缺乏特异性的临床症状,患者早期可无自觉症状或仅出现原发疾病的临床表现,随肺动脉压力升高出现一些非特异性症状,如劳力性呼吸困难、乏力、晕厥、胸痛、水肿、腹胀等。

(一)气短、呼吸困难
气短、呼吸困难是早期、常见的症状,其特征是劳力性,发生率超过 98%。主要表现为活动后气短,休息时好转;严重患者休息时亦可出现。

(二)疲乏
因心排血量下降,氧交换和运输减少引起的组织缺氧。各人的表现不尽相同,严重程度常与气喘相似。

(三)胸痛
约 30%的患者会出现胸痛,多在活动时出现。其持续时间、部位和疼痛性质多变,并无特异性表现。

（四）晕厥

PAH患者由于小肺动脉存在广泛狭窄甚至闭塞样病变,肺血管阻力明显增加,导致心脏排血量下降。患者活动时由于心排血量不能相应增加,脑供血不足,容易引起低血压甚至晕厥。诱发晕厥的可能因素:①肺血管高阻力限制运动心排血量的增加;②低氧性静脉血通过开放的卵圆孔分流向体循环系统;③体循环阻力下降;④肺小动脉痉挛;⑤大的栓子堵塞肺动脉;⑥突发心律失常,特别是恶性心动失常。有些患者晕厥前没有前驱症状,如患者出现胸痛、头晕、肢体麻木感应警惕晕厥发生。

（五）水肿

右心功能不全时可出现身体不同部位的水肿,严重时可有颈静脉充盈、怒张,肝大,腹水、胸腔积液甚至心包积液,这些症状的出现标志着患者右心功能不全已发展到比较严重的程度。

（六）咳嗽、咯血

PAH患者肺小动脉狭窄、闭塞,引起侧支循环血管开放。由于侧支循环血管的管壁较薄,在高压力血流的冲击下容易破裂出血。出血主要发生在毛细血管前小肺动脉及各级分支和/或肺泡毛细血管。约20％PAH患者有咳嗽,多为干咳,有时可能伴痰中带血或咯血。咯血量较少,也可因大咯血死亡。

（七）发绀

1.中心性发绀

多见于先天性心脏病、艾森门格综合征、心力衰竭、支气管扩张的患者。出现中心性发绀提示患者全身组织缺氧,是疾病严重的标志之一。

2.差异性发绀

差异性发绀是动脉导管未闭、艾森门格综合征患者特有的临床表现,有很高的诊断价值。

（八）杵状指

有些先天性心脏病和慢性肺疾病的患者,其手指或足趾末端增生、肥厚、呈杵状膨大,这种现象称为杵状指。

（九）雷诺现象

雷诺现象是由于手指和足趾对寒冷异常敏感所致,有10％～14％的PAH患者存在雷诺现象,提示预后不佳。

（十）其他

如PAH患者出现声音嘶哑,是肺动脉扩张挤压左侧喉返神经所致,病情好转后可消失。

所有类型的PAH患者症状都类似,但上述症状都缺乏特异性,PAH以外的疾病也可引起。PAH患者症状的严重程度与PAH的发展程度有直接相关性。

三、肺动脉高压诊断标准与检查

（一）诊断标准

根据肺动脉高压诊治指南,PAH的诊断标准:静息状态下,右心导管测得的平均肺动脉压(mPAP)≥3.3 kPa(25 mmHg),并且PAWP≤2.0 kPa(15 mmHg),PVR>3 WU。肺动脉高压的诊断应包含两部分:①确诊肺动脉高压;②确定肺动脉高压的类型和病因。

（二）检查

PAH的早期诊断和治疗,是决定其预后的关键。美国胸科医师学会(ACCP)PAH诊断和治疗指南推荐对高危人群进行筛查。欧洲心脏病学会和欧洲呼吸病学会(ESC/ERS)发布的《肺动脉高压诊治指南》提到下列实验室和辅助检查有助于 PAH 的诊断,确定 PAH 的分类。

1.实验室检查

主要包括脑钠肽、肌钙蛋白、C 反应蛋白水平、代谢生化标志物等。脑钠肽能反应 PAH 患者病情的严重程度、疗效、生存和预后,且与血流动力学变化密切相关,是监测右心衰竭的重要指标。肌钙蛋白 T 检测敏感性和特异性很高,其血浆中浓度与心肌受损程度成正相关。C 反应蛋白水平在 PAH 患者中明显升高,与疾病严重程度密切相关,是预测 PAH 死亡和临床恶化独立的风险因素。

2.心电图

PAH 特征性的心电图改变:①电轴右偏;②Ⅰ导联出现 s 波;③肺型 P 波;④右心肥厚的表现,右胸前导联可出现 ST-T 波低平或倒置。心电图检查作为筛查手段,其敏感性和特异性均不是很高。

3.胸部 X 线

PAH 患者胸片的改变包括肺动脉扩张和周围肺纹理减少。胸片检查可以帮助排除中至重度的肺部疾病或肺静脉高压患者。但肺动脉高压的严重程度和肺部 X 线检查的结果可不一致。

4.肺功能检查和动脉血气分析

PAH 患者的肺功能特点为通气功能相对正常,弥散功能减退,运动肺功能异常。由于过度换气,动脉二氧化碳分压通常降低。

5.超声心动图

超声心动图是筛选 PAH 最重要的无创性检查方法,它提供肺动脉压力估测数值,同时能评估病情严重程度和预后。每个疑似 PAH 患者都应该进行该项检查。右心的形态、功能与 PAH 患者的预后密切相关,也是超声心动图评价 PAH 的核心。研究显示临床常规采集的一些指标可以反应 PAH 患者的预后。超声探测到中量至大量心包积液的 PAH 患者病死率增加。

6.腹部超声

可以排除肝硬化和门脉高压。应用造影剂和彩色多普勒超声能够提高准确率。门脉高压可以通过右心导管检查阻塞静脉和非阻塞静脉压力差确诊。

7.高分辨率计算机体层成像(CTPA)

作为一种成熟的技术在肺动脉高压鉴别诊断中有重要的作用,也是不明原因的肺动脉高压的一线检查手段。

8.胸部磁共振(MRI)

MRI 诊断 PAH 可以从肺动脉形态改变,也可以从其功能变化上进行较全面分析肺动脉及其分支管径和右心功能情况。

9.通气/灌注显像

用于 PAH 中怀疑慢性血栓栓塞性肺动脉高压(CETPH)的患者。通气/灌注扫描在确诊 CTEPH 中比 CT 的敏感性高。

10.肺动脉造影(PAA)

肺动脉造影是了解肺血管分布、解剖结构、血流灌注的重要手段之一。

11.右心导管检查(RHC)

右心导管检查是目前临床测定肺动脉压力最为准确的方法,也是评价各种无创性测压方法准确性的"金标准",能准确评价血流动力学受损的程度、测试肺血管反应性。

12.急性血管扩张试验

这一试验现已成为国际上公认筛选钙通道阻滞剂敏感患者的最可靠检查手段。研究证实，急性血管扩张试验阳性患者使用钙离子拮抗剂治疗可以使预后得到显著的改善。

四、肺动脉高压患者功能分级评价标准

功能分级是临床上选择用药方案的根据及评价用药后疗效的重要指标。世界卫生组织（WHO）根据 PAH 患者临床表现的严重程度将 PAH 分为 4 级，从Ⅰ级到Ⅳ级表示病情逐渐加重，是评估患者病情的重要指标。WHO 心功能分级是对患者运动耐力的粗略评估，研究显示心功能分级是预后的强预测因子，与 WHO 心功能Ⅱ级患者相比，心功能Ⅲ级及Ⅳ级的患者预后差，而经治疗后心功能分级改善的患者生存率也改善。

五、肺动脉高压的治疗

目前 PAH 仍是一种无法根治的恶性疾病。现有的治疗手段无法从根本上逆转 PAH，只能相对延缓病情恶化。

20 世纪 90 年代前对 PAH 缺少治疗手段，医学界常采用主要针对右心功能不全和肺动脉原位血栓形成的、无特异性的传统治疗（氧疗、利尿、强心和抗凝等）；90 年代后，联合新型靶向药物治疗（目前公认的 PAH 三大治疗途径靶向药物，如钙通道阻滞剂、内皮素受体拮抗剂、前列环素及其类似物、吸入一氧化氮和 5 型磷酸二酯酶抑制等），生存率得到明显提高。但 PAH 患者的治疗不能仅仅局限于单纯的药物治疗，专科医师根据 PAH 的不同临床类型、PAH 的功能分类、评估患者的病情、血管反应性、药物有效性和不同药物联合治疗等，制订一套完整的个体化治疗方案，其中包括原发病、基础疾病的治疗，靶向治疗及手术治疗。

（一）肺动脉高压的传统治疗

吸氧、强心、利尿、抗凝是肺动脉高压的基本治疗措施。低氧是强烈的肺血管收缩因子，可影响肺动脉高压的发生和发展。通常认为将患者的动脉血氧饱和度持续维持在 90％以上很重要。肺动脉高压患者合并右心衰竭失代偿时使用利尿剂可明显减轻症状。在使用利尿剂时，应密切观察电解质和肾功能的变化。肺动脉高压患者常有心力衰竭和体力活动减少等危险因素存在，易发生静脉血栓栓塞，抗凝治疗可提高患者生存率。

（二）肺动脉高压靶向药物治疗

包括钙通道阻滞剂类、前列环素类似物（贝前列素钠、吸入用伊洛前列素溶液）、内皮素受体阻滞剂（波生坦、安立生坦）、5 型磷酸二酯酶抑制剂（西地那非、伐地那非）、Rho 激酶抑制剂等。

1.钙通道阻滞剂（CCB）

钙通道阻滞剂在急性血管反应试验阳性患者中有较好的疗效，长期应用大剂量 CCB 可以延长此类患者的生存期，与 CCB 治疗无效的患者相比，其 5 年生存率明显提高，分别为 95％和 27％。但须指出的是，其仅对 5％～10％的急性血管扩张试验阳性的轻、中度 PAH 患者有效，在不出现不良事件的情况下，可以最高耐受量进行治疗。

2.前列环素及类似物（PGI2）

能明显扩张肺循环和体循环，抑制血小板聚集，抑制平滑肌细胞的迁移和增殖，延缓肺血管结构重建，抑制 ET 合成和分泌等作用。PGI2 类似物伊洛前列素、曲前列素等药物相继在欧

洲、美国、日本等国家上市用于治疗肺动脉高压,均取得较好疗效。

3.内皮素受体拮抗剂(ET)

ET-A受体激活引起血管收缩和血管平滑肌细胞增殖,ET-B受体激活后调节血管内皮素的清除和诱导内皮细胞产生NO和前列环素。内皮素受体拮抗剂有双重内皮素受体拮抗剂波生坦和选择性内皮素A受体拮抗剂西他生坦。多中心对照临床试验结果证实,该药可改善肺动脉高压患者的临床症状和血流动力学指标,提高运动耐量,改善生活质量和生存率,推迟临床恶化的时间。欧洲和美国的指南认为,该药是治疗心功能Ⅲ级肺动脉高压患者首选治疗药物。

4.磷酸二酯酶(PDE-5)抑制剂

西地那非是一种选择性口服PDE-5的抑制剂,通过升高细胞内环磷鸟苷水平舒张血管并起到抗血管平滑肌细胞增殖的作用。多项临床试验证实,西地那非能够改善PAH患者的运动力,降低肺动脉压力和改善血流动力学。

肺动脉高压是由多因素导致肺血管损伤的病理生理过程。药物联合治疗可以使药物的治疗作用相互叠加,互相促进,从而疗效增加。开展药物联合治疗可能寻找到长期有效的肺动脉高压治疗方案。

(三)肺动脉高压的外科治疗

介入和手术治疗适用于重度PAH患者,行房间隔造瘘术可提高生存率,但经导管或手术行房间隔造瘘术均是姑息方法,适应证为内科治疗无效或者为肺移植过渡治疗的患者。

六、肺动脉高压的护理

(一)护理评估

1.一般情况评估

(1)一般资料:包括护理对象的姓名、性别、年龄、民族、职业、婚姻状况、受教育水平、家庭住址、联系人等。

(2)目前健康状况:包括此次患病的情况,主述,当前的饮食、营养、排泄、睡眠、自理和活动等情况。

(3)既往健康状况:包括既往患病史、创伤史、手术史、过敏史、烟酒嗜好,女性患者的婚育史和月经史、家族史等。

(4)心理状态:包括护理对象对疾病的认识和态度,康复的信心,患病后精神、情绪及行为的改变等。

(5)社会文化状况:包括护理对象的职业、经济状况、卫生保健待遇,以及家庭、社会的支持系统状况等。

2.症状评估

(1)评估神志,面色,颈静脉充盈情况,皮肤温度、湿度;有无发绀、咯血、胸痛、晕厥、声音嘶哑、杵状指(趾)、四肢厥冷等症状。

(2)评估心率、心律、节律等变化。

(3)评估呼吸频率、节律、呼吸方式等变化,监测动脉血气等。

(4)评估血压,脉压的变化,询问患者有无头晕、乏力等症状。

(5)评估体温变化,尤其是危重患者及合并肺部感染患者。

(6)评估患者有无双下肢水肿、腹水等情况。

（二）病情观察

（1）加强患者生命体征情况的观察，及时发现病情变化，异常时及时通知医师，准确执行各项医嘱。

（2）观察患者神志，面色，颈静脉充盈情况，皮肤温度、湿度；有无发绀、咯血、胸痛、晕厥、声音嘶哑、杵状指（趾）、四肢厥冷等症状。

（3）心力衰竭患者输液速度控制在 20～30 滴/分钟；观察药物作用及不良反应。

（4）准确记录 24 h 出入量，每天测量腹围、体质量等。

（三）氧疗护理

低氧会引起肺血管收缩，能加重肺动脉高压。氧疗可以缓解支气管痉挛、减轻呼吸困难，改善通气功能障碍；能改善睡眠和大脑供氧状况，提高运动耐力和生命质量；能减轻红细胞增多症，降低血液黏稠度，减轻右心室负荷，延缓右心衰竭的发生、发展。

（1）PAH 患者需要长期氧疗，使患者动脉血氧饱和度＞90%。通常氧流量控制在 2～3 L/min，每天吸氧时间一般不少于 6 h；静息时指末氧饱和度低于 90% 患者吸氧不少于 15 h/d。

（2）合并心力衰竭患者缺氧严重而无二氧化碳潴留时氧流量为 6～8 L/min；低氧血症，伴二氧化碳潴留时氧流量为 1～2 L/min。

（3）观察氧疗效果，如呼吸困难缓解，心率下降，发绀减轻，氧分压（PaO_2）上升等，表示纠正缺氧有效。若出汗、球结膜充血、呼吸过缓、意识障碍加深，二氧化碳氧分压（$PaCO_2$）升高，须警惕二氧化碳潴留加重，遵医嘱予呼吸兴奋剂静脉滴注或无创呼吸机辅助呼吸。

（4）为了预防呼吸道感染，每天清洁鼻腔 2 次，每天 75% 乙醇棉球消毒鼻导管 2 次，湿化瓶每天消毒。

（四）饮食护理

（1）指导患者进食易消化、低盐、低蛋白、维生素丰富和适量无机盐的食物。进餐时取端坐位，少量多餐，切忌过饱，避免餐后胃肠过度充盈及横膈抬高，增加心脏负荷；避免摄入过多碳酸饮料、进食产气、油腻食物；饭后取坐位或半卧位 30 min。香烟中的尼古丁可损伤血管内皮细胞，引起静脉收缩，影响血液循环，禁忌吸烟。

（2）合并心力衰竭的饮食护理：指导患者进流质、半流质饮食，病情好转后进食软饭；吃新鲜蔬菜、水果，适量吃鱼、瘦肉、牛奶等；维生素 B_1 及维生素 C，可以保护心肌。低钾血症时会出现心律失常，长期利尿治疗的患者应多吃含钾丰富的食物及水果，如土豆、紫菜、油菜、西红柿、牛奶、香蕉、红枣、橘子等；限制钠盐摄入，每天 2～3 g 为宜。忌食用各种咸菜、豆制品、腌制食品等；一般情况下，量出而入，可根据患者的运动量、排尿量计算入水量；每天蛋白质可控制在 25～30 g。一般情况下，量出而入，WHO 心功能Ⅰ、Ⅱ级患者 24 h 液体摄入量为 1 500 mL 左右，夏季可稍增加；WHO 心功能Ⅲ级、Ⅳ级者应严格控制饮水量，一般 24 h 不超过 800 mL。

（3）抗凝治疗的饮食护理：适当减少摄入酸奶酪、猪肝、蛋黄、豆类、海藻类、绿色蔬菜和维生素 E 制剂。因为绿色蔬菜中含有丰富的维生素 K，维生素 K 可以增加凝血酶的生成，导致华法林的作用减弱。

（五）用药观察

目前临床应用于 PAH 的药物有强心药、抗凝剂、利尿剂、靶向药物等。

1.地高辛

使用地高辛时应观察有无恶心、厌食、腹泻、腹痛、头痛、精神错乱、幻觉、抑郁、视力变化（黄绿色晕)等中毒反应;测心率、心律;心率每分钟小于60次或大于120次,心律不齐等及时报告医师,必要时停药。

2.抗凝剂

应用抗凝剂时,应重点观察患者口腔黏膜、牙龈、鼻腔及皮下的出血倾向;关注华法林用量、INR的监测间隔时间是否需要进行调整,还应指导患者规律服药,不能漏服、重复及延迟用药。

3.利尿剂

使用利尿剂的患者,应观察患者血电解质情况,要准确记录出入水量,观察其下肢水肿有无加重。

4.靶向药物

治疗者观察药物不良反应,如有无头晕、头痛、面部潮红、腹泻等症状。护士应落实药物宣教,必要时提供专用的分药器,指导患者正确分药,尽量使药物分割均匀,保证每次剂量准确。

(1)钙离子拮抗剂:患者可出现头痛、面红、心悸等不良反应,密切观察心律、心率,血压的变化。

(2)前列环素及类似物:如吸入性伊洛前列素是一种治疗PAH安全有效的药物,主要不良反应有潮热、面部发红、头痛、颊肌痉挛(口腔开合困难)、咳嗽加重、血压降低(低血压)、抑制血小板功能和呼吸窘迫等。伊洛前列素雾化吸入时患者尽量取坐位或半卧位,如果患者出现呼吸困难、气急,可暂停,予吸氧。伊洛前列素的血管扩张作用,会引起颜面部血管扩张充血,皮肤潮红,在雾化治疗期间避免使用面罩,仅使用口含器来给药。有晕厥史的患者应避免情绪激动,每天清醒未下床时吸入首剂。

(3)内皮素受体阻滞剂:如波生坦,主要不良反应是肝功能异常,需要每个月检测1次肝功能,当转氨酶升高大于正常、血红蛋白减少时应减少剂量或停药;并对患者做好安抚工作。

(4)磷酸二酯酶(PDE-5)抑制剂:如西地那非。口服西地那非的患者常会出现晕厥现象。因此,护理人员要重视安全护理,患者服药后卧床休息30~60 min,防止直立性低血压。另外,西地那非联合利尿剂使用会导致患者口渴,应注意控制饮水量在600~800 mL/d,并向患者讲解限水的重要性。将湿纱布含于清醒无睡眠的患者口中,可起到解渴作用。

5.其他

如有异常及时报告医师,停止用药。

(六)休息与排便

1.建立良好的睡眠卫生习惯

根据心功能状况合理安排活动量。WHO肺高压功能Ⅲ级的患者,护理人员协助进食、洗漱、大小便等生活护理,严格限制体力活动;WHO肺高压功能Ⅳ级的患者需绝对卧床、进食、洗漱、大小便均在床上,由护理人员帮助完成一切生活护理。

2.养成按时排便习惯

保持大便通畅,避免发生便秘。如果排便不畅,予温水按摩腹部或开塞露纳肛,必要时甘油灌肠剂灌肠等通便治疗,严禁排便时用力屏气,防止诱发阿-斯综合征。

(七)心理护理

靶向药物基本上是进口药,价格较贵,目前大部分地区尚未列入医保。患者需要长期治疗,医疗费用高,精神压力、经济压力巨大。患者易生气,产生悲观、焦虑、抑郁、烦躁等心理。抑郁、焦虑、生气等会使肺动脉压力升高,不利于疾病恢复。护士提供持续的情感支持,加强与患者沟通,提供优质护理服务,尽量满足患者的需求,鼓励、帮助患者树立战胜疾病的信心,积极配合治疗与护理。

(八)出院指导

(1)加强锻炼,按时作息,注意休息,避免劳累,劳累后易诱发心力衰竭。

(2)消除患者紧张、焦虑、恐惧情绪,保证睡眠质量。

(3)外出时注意保暖,尽量不要去人群密集的地方,避免感冒,因为感冒后易诱发心力衰竭。

(4)长期家庭氧疗。

(5)扩张肺血管、激素、抗凝、利尿、补钾等治疗药,必须规律、足量、全程用药,必须在专业医师指导下用药,不能擅自停药或减量。

(6)有咳嗽、胸闷、气急、呼吸困难、尿量减少、下肢水肿等病情变化,及时就医。

(7)禁烟,可以适量喝红葡萄酒。

(8)定期随访。

(康　岩)

第十三节　慢性肺源性心脏病

慢性肺源性心脏病简称慢性肺心病,是由肺组织、肺动脉血管或胸廓的慢性病变引起肺组织结构和/或功能异常,致肺血管阻力增加,肺动脉压力增高,使右心室扩张和/或肥厚,伴或不伴有右心功能衰竭的心脏病,并排除先天性心脏病和左心病变引起者。

慢性肺心病是一种常见病,在各种失代偿性心功能衰竭中占 10%～30%。从肺部基础疾病发展为慢性肺心病一般需 10～20 年。本病急性发作以冬、春季多见,以急性呼吸道感染为心肺功能衰竭的主要诱因。以往研究显示,慢性肺心病的患病率存在地区差异,北方地区患病率高于南方地区,农村患病率高于城市,并随年龄增高而增加,吸烟者比不吸烟者患病率明显增高,男女明显差异。

慢性肺心病常反复急性加重,随肺功能的进一步损害病情逐渐加重,多数预后不良,病死率为 10%～15%,但经积极治疗可以延长寿命,提高患者生活质量。

一、病因与发病机制

(一)病因

根据原发病的部位,可分为如下 3 类。

1.支气管、肺疾病

支气管、肺疾病最常见,慢性阻塞性肺疾病(COPD)是我国肺心病最主要的病因,占 80%～90%,其次为支气管哮喘,支气管扩张、肺结核、间质性肺疾病等。

2.胸廓运动障碍性疾病

胸廓运动障碍性疾病较少见,严重脊椎后凸、侧凸,脊椎结核,类风湿关节炎、胸廓广泛粘连及胸廓成形术后造成的严重胸廓或脊椎畸形,以及神经肌肉疾病(如脊髓灰质炎等),均可引起胸廓活动受限、肺受压、支气管扭曲或变形,以致肺功能受损。气道引流不畅,肺部反复感染,并发肺气肿或纤维化。

3.肺血管疾病

特发性肺动脉高压、慢性血栓栓塞性肺动脉高压以及肺小动脉炎等,均可引起肺血管阻力增加、肺动脉高压和右心室负荷加重,发展为慢性肺心病。

4.其他

原发性肺泡通气不足及先天性口咽畸形、睡眠呼吸暂停综合征等均可产生低氧血症,引起肺血管收缩,导致肺动脉高压,发展为慢性肺心病。

(二)发病机制

疾病不同,所致肺动脉高压的机制也有差异,本文主要论述低氧性肺动脉高压,尤其是COPD所致肺动脉高压的机制及病理生理改变。

1.肺动脉高压的形成

(1)肺血管阻力增加的功能性因素:肺血管收缩在低氧性肺动脉高压的发生中起着关键作用。缺氧、高碳酸血症和呼吸性酸中毒使肺血管收缩、痉挛,其中缺氧是肺动脉高压形成最重要的因素。缺氧时收缩血管的活性物质增多,如白三烯、5-羟色胺(5-HT)、血管紧张素Ⅱ、血小板活化因子(PAF)等使肺血管收缩,血管阻力增加。其次,内皮源性舒张因子(EDRF)和内皮源性收缩因子(EDCF)的平衡失调,在缺氧性肺血管收缩中也起一定作用。缺氧使平滑肌细胞膜对Ca^{2+}的通透性增加,细胞内Ca^{2+}含量增高,肌肉兴奋-收缩耦联效应增强,直接使肺血管平滑肌收缩。此外,高碳酸血症,由于H^+产生过多,使血管对缺氧的收缩敏感性增强,致肺动脉压增高。

(2)肺血管阻力增加的解剖学因素:各种慢性胸、肺疾病可导致肺血管解剖结构的变化,形成肺循环血流动力学障碍。主要原因:①长期反复发作的慢阻肺及支气管周围炎,可累及邻近肺小动脉,引起血管炎,管壁增厚、管腔狭窄或纤维化,甚至完全闭塞,使肺血管阻力增加,产生肺动脉高压。②肺气肿导致肺泡内压增高,压迫肺泡毛细血管,造成毛细血管管腔狭窄或闭塞。肺泡壁破裂造成毛细血管网的毁损,肺泡毛细血管床减损超过70%时肺循环阻力增大。③肺血管重构,慢性缺氧使肺血管收缩,管壁张力增高,同时缺氧时肺内产生多种生长因子(如多肽生长因子),可直接刺激管壁平滑肌细胞、内膜弹力纤维及胶原纤维增生,使肺血管构型重建。④血栓形成,部分慢性肺心病急性发作期患者存在多发性肺微小动脉原位血栓形成,引起肺血管阻力增加,加重肺动脉高压。

(3)血液黏稠度增加和血容量增高:慢性缺氧产生继发性红细胞增高,血液黏稠度增加。缺氧可使醛固酮分泌增加,导致水、钠潴留;缺氧又使肾小动脉收缩,肾血流减少也加重水、钠潴留,血容量增多。血黏稠度增加和血容量增多,可致肺动脉压进一步升高。

2.心脏病变和心力衰竭肺循环阻力增加

心脏病变和心力衰竭肺循环阻力增加导致肺动脉高压,右心发挥代偿功能,在克服肺动脉阻力升高时发生右心室肥厚。肺动脉高压早期,右心室尚能代偿,舒张末期仍正常。随着病情进展,特别是急性加重期,肺动脉高压持续升高,超过右心室的代偿能力,右心失代偿,右心排血量下降,右心室收缩末期血量增加,舒张末期压增高,促使右心室扩大和右心衰竭。

慢性肺心病除发现右心室改变外,也有少数可见左心室肥厚。由于缺氧、高碳酸血症、酸中毒、相对血流量增多等因素,使左心负荷加重。若病情进展,则可发生左心室肥厚,甚至导致左心衰竭。

3.其他重要器官的损害缺氧和高碳酸血症

除影响心脏外,还导致其他重要脏器如脑、肝、肾、胃肠及内分泌系统、血液系统等发生病理改变,引起多脏器的功能损害。

二、临床表现

本病发展缓慢,临床上除原有支气管、肺和胸廓疾病的各种症状和体征外,主要是逐步出现肺、心功能障碍及其他脏器功能损害的表现。按其功能的代偿期与失代偿期进行分述。

(一)肺、心功能代偿期

1.症状

咳嗽、咳痰、气促,活动后可有心悸、呼吸困难、乏力和劳动耐力下降。感染可加重上述症状。少数患者有胸痛或咯血。

2.体征

可有不同程度的发绀,原发肺脏疾病体征,如肺气肿体征,干、湿性啰音,$P_2 > A_2$,三尖瓣区可出现收缩期杂音或剑突下心脏搏动增强,提示有右心室肥厚。部分患者因肺气肿使胸腔内压升高,阻碍腔静脉回流,可有颈静脉充盈甚至怒张,或使横膈下降致肝界下移。

(二)肺、心功能失代偿期

1.呼吸衰竭

(1)症状:呼吸困难加重,夜间为甚,常有头痛、失眠、食欲下降,白天嗜睡,甚至出现肺性脑病的表现(如表情淡漠、神志恍惚、谵妄等)。

(2)体征:发绀明显,球结膜充血、水肿,严重时可有颅内压升高的表现(如视网膜血管扩张、视盘水肿等)。腱反射减弱或消失,出现病理反射。因高碳酸血症可出现周围血管扩张的表现,如皮肤潮红、多汗。

2.右心衰竭

(1)症状:明显气促,心悸、食欲缺乏、腹胀、恶心等。

(2)体征:发绀明显,颈静脉怒张,心率增快,可出现心律失常,剑突下可闻及收缩期杂音,甚至出现舒张期杂音。肝大并有压痛,肝颈静脉回流征阳性,下肢水肿,重者可有腹水。少数患者可出现肺水肿及全心衰竭的体征。

三、检查与诊断

根据患者有 COPD 或慢性支气管炎、肺气肿病史,或其他胸、肺疾病病史,并出现肺动脉压增高、右心室增大或右心功能不全的征象,如颈静脉怒张、$P_2 > A_2$、剑突下心脏搏动增强、肝大压痛、肝颈静脉反流征阳性、下肢水肿等,心电图、X 线胸片、超声心动图有肺动脉增宽和右心增大、肥厚的征象,可以作为诊断。

(一)X 线检查

除肺、胸基础疾病及急性肺部感染的特征外,尚有肺动脉高压征。X 线诊断标准如下(具备以下任一条均可诊断):①右下肺动脉干扩张,其横径≥15 mm 或右下肺动脉横径与气管横径比值≥右下肺动,或动态观察右下肺动脉干增宽>2 mm;②肺动脉段明显突出或其高度≥3 mm;③中心肺动脉扩张和外周分支纤细,形成"残根"征;④圆锥部显著凸出(右前斜位 45 度)或其高度≥7 mm;⑤右心室增大。

(二)心电图检查

心电图对慢性肺心病的诊断阳性率为 60.1%~88.2%。其诊断标准为(具备以下任一条均可诊断):①额面平均电轴≥面平均电;②V₁R/S2;③重度顺钟向转位(V_5R/S钟向);④$R_{v1}+S_{v5}$≥1.05 mV;⑤aVRR/S或 R/Q≥1;⑥V_1-V_3呈 QS、Qr 或 qr(酷似心肌梗死,应注意鉴别);⑦肺型 P 波。

(三)超声心动图检查

超声心动图诊断肺心病的阳性率为 60.6%~87.0%。诊断标准为:①右心室流出道内径≥30 mm;②右心室内径≥20 mm;③右心室前壁厚度≥5 mm 或前壁搏动幅度增强;④左、右心室内径比值<2;⑤右肺动脉内径≥18 mm 或肺动脉干≥20 mm;⑥右心室流出道/左心房内径>1.4;⑦肺动脉瓣曲线出现肺动脉高压征象者(a 波低平或<2 mm,或有收缩中期关闭征等)。

(四)血气分析

慢性肺心病肺功能失代偿期可出现低氧血症甚至呼吸衰竭或合并高碳酸血症。当 PaO_2<8.0 kPa(60 mmHg)、$PaCO_2$>6.7 kPa(50 mmHg)时,提示呼吸衰竭。

(五)血液检查

红细胞及血红蛋白可升高。全血及血浆黏滞度增加,红细胞电泳时间常延长;合并感染时白细胞总数增高,中性粒细胞增加。部分患者血清学检查可有肾功能或肝功能异常,以及电解质异常(如血清钾、钠、氯、钙、镁、磷)。

(六)其他

慢性肺心病合并感染时痰病原学检查可指导抗生素的选用。早期或缓解期慢性肺心病可行肺功能检查评价。

四、治疗

(一)肺、心功能代偿期

原则上采用中西医结合的综合治疗措施,延缓基础支气管、肺疾病的进展,增强患者的免疫功能,预防感染,减少或避免急性加重。如通过长期家庭氧疗、加强康复锻炼和营养支持等,以改善患者的生活质量。

(二)肺、心功能失代偿期

治疗原则为积极控制感染,保持呼吸道通畅,改善呼吸功能,纠正缺氧和二氧化碳潴留,控制呼吸衰竭和心力衰竭,防治并发症。

1.控制感染

呼吸系统感染是引起慢性肺心病急性加重以致肺、心功能失代偿的常见原因,需积极控制感染。可参考痰细菌培养及药物敏感实验选择抗生素。在结果出来前,根据感染环境及痰涂片革兰染色选用抗生素。院外感染以革兰阳性菌占多数,院内感染则以革兰阴性菌为主。或选用二者兼顾的抗菌药物。选用广谱抗菌药时必须注意可能继发的真菌感染。培养结果出来后,根据病原微生物的种类,选用针对性强的抗生素。以 10~14 d 为 1 个疗程,但主要是根据患者情况而定。

2.控制呼吸衰竭

给予扩张支气管、祛痰等治疗,通畅呼吸道,改善通气功能。合理氧疗,予鼻导管或面罩给氧,以纠正缺氧。必要时给予无创正压通气或气管插管有创正压通气治疗。具体参见"呼吸衰竭"相关护理内容。

3.控制心力衰竭

慢性肺心病患者一般在积极控制感染、改善呼吸功能、纠正缺氧和二氧化碳潴留后,心力衰竭便能得到改善,患者尿量增多,水肿消退,不需常规使用利尿药和正性肌力药。但对经上述治疗无效或严重心力衰竭患者,可适当选用利尿药、正性肌力药或扩血管药物。

(1)利尿药:可减少血容量、减轻右心负荷及消除水肿。由于应用利尿药后易出现低钾、低氯性碱中毒,痰液黏稠不易排痰和血液浓缩,故原则上宜选用作用温和的利尿药,联合保钾利尿药,短期、小剂量使用。如氢氯噻嗪 25 mg,1～3 次/天,联用螺内酯 20～40 mg,1～2 次/天。

(2)正性肌力药:慢性肺心病患者由于慢性缺氧和感染,对洋地黄药物的耐受性降低,易发生毒性反应。应选用作用快、排泄快的洋地黄类药物,剂量宜小,一般为常规剂量的 1/2 或 2/3。应用指征是:①感染已控制,低氧血症已纠正,使用利尿药后仍反复水肿的心力衰竭患者;②以右心衰竭为主要表现而无明显感染的患者;③出现急性左心衰竭者;④合并室上性快速性心律失常,如室上性心动过速、心房颤动伴快速心室率者。

(3)血管扩张药:钙通道阻滞剂、一氧化氮(NO)、川芎嗪等有一定的降低肺动脉压效果,对部分顽固性心力衰竭可能有一定效果,但并不像治疗其他心脏病那样效果明显。血管扩张药在扩张肺动脉时也扩张体动脉,可造成体循环血压下降,反射性产生心率增快、氧分压下降、二氧化碳分压上升等不良反应,因而限制了血管扩张药在慢性肺心病的临床应用。

4.控制心律失常

一般经抗感染、纠正缺氧等治疗后,心律失常可自行消失,如持续存在,可根据心律失常的类型选用药物。

5.抗凝治疗

应用普通肝素或低分子肝素防止肺微小动脉原位血栓的形成。

五、护理措施

(一)护理评估

1.一般情况评估

(1)一般资料:包括护理对象的姓名、性别、年龄、民族、职业、婚姻状况、受教育水平、家庭住址、联系人等。

(2)目前健康状况:包括此次患病的情况,主述,当前的饮食、营养、排泄、睡眠、自理和活动等情况。

(3)既往健康状况:包括既往患病史、创伤史、手术史、过敏史、烟酒嗜好,女性患者的婚育史和月经史、家族史等。

(4)心理状态:包括护理对象对疾病的认识和态度,康复的信心,患病后精神、情绪及行为的改变等。

(5)社会文化状况:包括护理对象的职业、经济状况、卫生保健待遇,以及家庭、社会的支持系统状况等。

2.症状评估

(1)评估神志,面色,颈静脉充盈情况,皮肤温度、湿度;有无发绀、杵状指(趾)、四肢厥冷等症状。

（2）评估心率、心律、节律等变化。

（3）评估呼吸频率、节律、呼吸方式等变化，监测动脉血气等。

（4）评估血压，脉压的变化，询问患者有无头晕、乏力等症状。

（5）评估体温变化，尤其是危重患者及合并肺部感染患者。

（6）评估患者有无双下肢水肿、腹水等情况。

（二）病情观察

（1）观察患者的生命体征及意识状态，注意有无发绀和呼吸困难及其严重程度。

（2）定期检测动脉血气分析，观察有无右心衰竭的表现。

（3）警惕肺性脑病，密切观察患者有无头痛、烦躁不安、表情淡漠、神志恍惚、精神错乱、嗜睡和昏迷等症状，及时通知医师并协助处理。

（三）呼吸功能锻炼

（1）长期卧床、久病体弱无力咳嗽者及痰液黏稠不易咳出者，应鼓励患者勤翻身，协助拍背排痰，及时清除痰液改善肺泡通气功能。

（2）可针对患者有目的地进行肺康复呼吸功能锻炼，指导患者练习腹式呼吸、吹气球、做呼吸操等，以逐步增加呼吸肌力，提高呼吸功能，进而提高整体活动能力。

（四）氧疗护理

（1）持续低流量、低浓度给氧，氧流量 $1\sim2$ L/min，浓度为 $25\%\sim29\%$。防止高浓度吸氧抑制呼吸，加重缺氧和二氧化碳潴留。

（2）为了预防呼吸道感染，清洁鼻腔 2 次/天，75%乙醇棉球消毒鼻导管 2 次/天，湿化瓶每天消毒。

（3）观察氧疗效果，如呼吸困难缓解，心率下降，发绀减轻，氧分压（PaO_2）上升等，表示纠正缺氧有效。若出汗、球结膜充血、呼吸过缓、意识障碍加深，二氧化碳氧分压（$PaCO_2$）升高，须警惕二氧化碳潴留加重，遵医嘱予呼吸兴奋剂静脉滴注或无创呼吸机辅助呼吸。

（五）用药观察

（1）对二氧化碳潴留、呼吸道分泌物多的重症患者慎用镇静剂、麻醉药、催眠药，若必须用药，使用后注意观察是否有抑制呼吸和咳嗽反射减弱的情况。

（2）应用利尿剂后易出现低钾、低氯性碱中毒而加重缺氧，过度脱水引起血液浓缩、痰液黏稠不易咳出等不良反应，应注意观察及预防。使用排钾利尿剂时，督促患者遵医嘱补钾。利尿剂尽可能在白天给药，避免患者由于夜间频繁排尿而影响睡眠。

（3）应用洋地黄类药物时，应询问有无洋地黄用药史，遵医嘱准确用药，注意观察药物毒性反应。

（4）应用血管扩张剂时，注意观察患者的心率及血压情况。血管扩张药在扩张肺动脉的同时也扩张体循环动脉，往往造成患者血压下降，反射性心率增快、氧分压下降、二氧化碳分压上升等不良反应。

（5）应用抗生素时，注意观察感染控制的效果、有无继发性感染。

（6）应用呼吸兴奋剂时，观察药物的疗效和不良反应。出现心悸、呕吐、震颤、惊厥等症状，立即通知医师。

(六)皮肤护理

注意观察全身水肿情况,有无压疮发生。肺心病患者常有营养不良和身体下垂部位水肿,若长期卧床,极易形成压疮。可指导患者穿宽松、柔软的衣物;定时更换体位,在受压处垫气圈或海绵垫,或使用气垫床。

(七)饮食护理

(1)给予高纤维、易消化、清淡饮食,防止患者因便秘、腹胀而加重呼吸困难。

(2)避免含糖高的食物,以防引起痰液黏稠。

(3)如患者出现水肿、腹水或尿少时,应限制钠水摄入,每天钠盐<3 g、水分<1 500 mL、蛋白质 1.0～1.5 g/kg。

(4)少食多餐,减少用餐时的疲劳,进餐前后漱口,保持口腔清洁,增进食欲。必要时遵医嘱静脉补充营养。

(八)休息与活动

应使患者充分了解休息有助于心肺功能的恢复,同时让其了解适宜活动的必要性和正确的方式方法。

(1)在心肺功能失代偿期,应绝对卧床休息,协助患者采取舒适体位(如半卧位或坐位),以减少机体耗氧量,促进心肺功能的恢复,减慢心率及减轻呼吸困难,意识障碍者给予床档进行安全保护,必要时专人护理。

(2)代偿期以量力而行、循序渐进为原则,鼓励患者进行适量活动,活动量以不引起疲劳、不加重症状为度。对卧床患者,应协助定时翻身、更换姿势。根据患者的耐受能力指导患者在床上进行缓慢的肌肉松弛活动,如上肢交替前伸、握拳,下肢交替抬离床面,使肌肉保持紧张 5 s 后,松弛平放床上。鼓励患者进行呼吸功能锻炼,提高活动耐力。指导患者采取既有利于气体交换又能节省能量的姿势,如站立时,背倚墙,使膈肌和胸廓松弛,全身放松;坐位时,凳高合适,两足平放在地,身体稍前倾,两手摆放于双腿上或趴在小桌上,桌上放软枕,使患者胸椎与腰椎尽可能在一直线上;卧位时,抬高床头,略抬高床尾,使下肢关节轻度屈曲。

(九)健康指导

1.疾病预防指导

慢性肺心病是各种原发肺、胸疾病晚期的并发症,应针对高危人群加强宣传教育,劝导戒烟,积极防治 COPD 等慢性支气管肺疾病,以降低发病率。

2.疾病知识指导

向患者及其家属介绍疾病发生、发展过程,减少反复发作的次数。积极防治原发病,避免各种可能导致病情急性加重的诱因,坚持家庭氧疗等。加强营养支持,保证机体康复的需要。病情缓解期应根据肺、心功能及体力情况进行适当的体育锻炼和呼吸功能锻炼,如散步、气功、太极拳、腹式呼吸、缩唇呼吸等,改善呼吸功能,提高机体免疫功能。

3.病情监测指导

告知患者及其家属病情变化的征象,如体温升高、呼吸困难加重、咳嗽剧烈、咳痰不畅、尿量减少、水肿明显或发现患者神志淡漠、嗜睡、躁动、口唇发绀加重等,均提示病情变化或加重,需及时就诊。

(康 岩)

第十四节 间质性肺疾病

间质性肺疾病(interstitial lung disease,ILD)是一组肺间质的炎症性疾病,是主要累及肺间质、肺泡和/或细支气管的一组肺部弥漫性疾病。除细支气管以上的各级支气管外,ILD几乎累及所有肺组织。由于细支气管和肺泡壁纤维化,使肺顺应性下降,肺容量减少和限制性通气功能障碍,细支气管的炎症及肺小血管闭塞引起通气/血流比例失调和弥散功能降低,最终发生低氧血症和呼吸衰竭。

一、病因与病理生理

(一)病因

1.职业/环境

无机粉尘包括二氧化硅、石棉、滑石、铍、煤、铝、铁等引起的尘肺;有机粉尘吸入导致的外源性过敏性肺泡炎(如霉草、蘑菇肺、蔗尘、饲鸽肺等)。

2.药物

抗肿瘤药物(博莱霉素、甲氨蝶呤等);心血管药物(胺碘酮等);抗癫痫药(苯妥英钠等);其他药物(呋喃妥因、口服避孕药、口服降糖药等)。

3.其他

治疗诱发:放射线照射、氧中毒等治疗因素。感染:结核、病毒、细菌、真菌、卡氏肺孢子菌、寄生虫等感染。恶性肿瘤:癌性淋巴管炎、肺泡细胞癌、转移性肺癌等。

4.病因不明

结缔组织病相关的肺间质病包括类风湿关节炎、全身性硬化症、系统性红斑狼疮、多发性肌炎、皮肌炎、干燥综合征、混合性结缔组织病、强直性脊柱炎等。遗传性疾病相关的肺间质病包括家族性肺纤维化、结节性硬化病、神经纤维瘤病等。

(二)病理生理

肺泡结构的破坏,纤维化伴蜂窝肺形成。早期主要是炎性细胞渗出,晚期是成纤维细胞和胶原纤维增生,逐渐形成纤维化,气腔变形扩张成囊状大小从1厘米至数厘米,称为蜂窝肺。

二、临床表现

(一)咳嗽、咳痰

初期仅有咳嗽,多以干咳为主,个别病例有少量白痰或白色泡沫痰,部分患者痰中带血,但大咯血非常少见。

(二)气促、发绀

气促是最常见的首诊症状,多为隐袭性,在较剧烈活动时开始,渐进性加重,常伴浅快呼吸,很多患者伴有明显的易疲劳感,偶有胸痛,严重时出现胸闷、呼吸困难。病情进一步加重可出现发绀并可发展为肺心病。

（三）发热

急性感染时可有发热。

三、诊断要点

（一）胸部 X 线

可见双肺弥漫性网状、结节状阴影。双肺底部网状形、提示间质水肿或纤维化,随病情发展,出现粗网状影,至病变晚期可出现环状条纹影。结节大小、形状和边缘可各不相同,为肺内肉芽肿和肺血管炎。

（二）肺功能检查

间质性肺疾病常为限制性通气功能障碍,如肺活量和肺总量减少,残气量随病情进展而减低。第一秒用力呼气量与用力肺活量之比值升高,流量容积曲线呈限制性描图。间质纤维组织增生,弥散距离增加,弥散功能降低,肺顺应性差,中、晚期出现通气与血流比例失调,因而出现低氧血症,并引起通气代偿性增加所致的低碳酸血症。间质性肺病在 X 线影像未出现异常之前,即有弥散功能降低和运动负荷时发生低氧血症。肺功能检查对评价呼吸功能损害的性质和程度,以及治疗效果有帮助。

四、治疗要点

（一）首要的治疗

祛除诱因。有部分患者在脱离病因及诱因后,可自然缓解,不需要应用激素治疗。

（二）主要的治疗

抗炎、抗纤维化、抗氧化剂、抗蛋白酶、抗凝剂、细胞因子阻滞剂、基因治疗及肺移植等。

（三）最常用、有效的治疗

应用糖皮质激素和免疫抑制剂,以及应用干预肺间质纤维化形成的药物。

（四）氧疗

给予氧气吸入,必要时应用无创呼吸机辅助通气。

五、护理

（一）护理评估

(1)评估患者的病情、意识、呼吸状况、合作程度及缺氧程度。

(2)评估患者的咳痰能力、影响咳痰的因素、痰液的黏稠度及气道通畅情况。

(3)评估肺部呼吸音情况。

（二）氧疗护理

(1)护士必须掌握给氧的方法(如持续或间歇给氧和给氧的流量),正确安装氧气装置。

(2)了解肺功能检查和血气分析的临床意义,发现异常及时通知医师。

(3)用氧的过程中严密观察病情,密切观察患者的呼吸,神志、氧饱和度及缺氧程度改善情况等。

（三）用药护理

(1)嘱患者按时服用护胃药。避免粗糙过硬饮食。观察大便色、质,询问有无腹痛等情况。

(2)使用激素时必须规律、足量、全程服用药物,不能擅自停药或减量。劳逸结合,少去公共场所,以免交叉感染。

(3)建议补钙,预防骨质疏松,注意饮食中补充蛋白质,控制脂肪与糖分的摄入。注意血压及血糖的改变,定期、定时监测血压及血糖。

(四)健康指导

(1)注意保暖,随季节的变更加减衣服,预防感冒,少去公共场所,如有不适及时就医。

(2)适当锻炼,如慢走,上下楼等,用以提高抗病能力。进行呼吸功能锻炼以改善通气功能。

(3)吸烟对人体的危害,劝告患者戒烟。

(4)指导有效的咳嗽、排痰。间质性肺病的患者常有咳嗽,一般情况下为刺激性干咳,合并肺部感染时,有咳痰,因此有效的咳嗽能促进痰液的排出,保持呼吸道通畅。

(5)使用激素时必须规律、足量、全程服用药物,不能擅自停药或减量。

(康　岩)

第九章

神经内科护理

第一节 癫 痫

一、概念和特点

癫痫是由不同病因导致脑部神经元高度同步化异常放电所引起的、以短暂性中枢神经系统功能失常为特征的慢性脑部疾病，是发作性意识丧失的常见原因。因异常放电神经元的位置和异常放电波及的范围不同，患者可表现为感觉、运动、意识、精神、行为、自主神经功能障碍。每次发作或每种发作的过程称为痫性发作。

癫痫是一种常见病，流行病学调查显示其发病率为 5‰～7‰，全国有 650 万～910 万患者。癫痫可见于各个年龄组，青少年和老年是癫痫发病的两个高峰年龄段。

二、病理生理

癫痫的病理改变呈现多样化，我们通常将癫痫病理改变分为两类，即引起癫痫发作的病理改变和癫痫发作引起的病理改变，这对于明确癫痫的致病机制及寻求外科手术治疗具有十分重要的意义。

海马硬化肉眼可见海马萎缩、坚硬，组织学表现为双侧海马硬化病变多呈现不对称性，往往发病一侧有明显的海马硬化表现，而另一侧海马仅有轻度的神经元脱失。镜下典型表现是神经元脱失和胶质细胞增生，且神经元的脱失在癫痫易损区更为明显。

三、发病机制

神经系统具有复杂的调节兴奋和抑制的机制，通过反馈活动，使任何一组神经元的放电频率不会过高，也不会无限制地影响其他部位，以维持神经细胞膜电位的稳定。无论是何种原因引起的癫痫，其电生理改变是一致的，即发作时大脑神经元出现异常的、过度的同步性放电。其原因为兴奋过程的过盛、抑制过程的衰减和/或神经膜本身的变化。脑内最重要的兴奋性递质为谷氨酸和天门冬氨酸，其作用是使钠离子和钙离子进入神经元，发作前，病灶中这两种递质显著增加。不同类型癫痫的发作机制可能与异常放电的传播有关：异常放电被局限于某一脑区，表现为局灶性发作;异常放电波及双侧脑部,则出现全面性癫痫;异常放电在边缘系统扩散,引起复杂部分性发作,异常放电传至丘脑神经元被抑制,则出现失神发作。

四、病因与诱因

癫痫病根据其发病原因的不同通常分原发性(也称特发性)癫痫、继发性(也称症状性)癫痫及隐源性癫痫。

原发性癫痫病指病因不清楚的癫痫,目前临床上倾向于由基因突变和某些先天因素所致,有明显遗传倾向。继发性癫痫病是由多种脑部器质性病变或代谢障碍所致,这种癫痫病比较常见。

(一)年龄

特发性癫痫与年龄密切相关。婴儿痉挛症在 1 岁内起病,6～7 岁为儿童失神发作的发病高峰期,肌阵挛发作在青春期前后起病。

(二)遗传因素

在特发性和症状性癫痫的近亲中,癫痫的患病率分别为 1%～6% 和 1.5%,高于普通人群。

(三)睡眠

癫痫发作与睡眠-觉醒周期关系密切,全面强直-阵挛发作常发生于晨醒后,婴儿痉挛症多于醒后和睡前发作。

(四)环境因素

睡眠不足、疲劳、饥饿、便秘、饮酒、情绪激动等均可诱发癫痫发作,内分泌失调、电解质紊乱和代谢异常均可影响神经元放电阈值而导致癫痫发作。

五、临床表现

(一)共性

所有癫痫发作都有的共同特征,包括发作性、短暂性、重复性、刻板性。

(二)个性

不同类型癫痫所具有的特征,如全身强直-阵挛性发作的特征是意识丧失、全身强直性收缩后有阵挛的序列活动;失神发作的特征是突然发生、迅速终止的意识丧失;自动症的特征是伴有意识障碍的,看似有目的,实际无目的的行动,发作后遗忘是自动症的重要特征。

评估癫痫的临床表现时,需了解癫痫整个发作过程如发作方式、发病频率、发作持续时间,包括当时环境,发作时姿态,面色、声音、有无阵挛性抽搐和喷沫,有无自主神经症状、自动症或行为失常、精神失常及发作持续时间等。

癫痫每次发作及每种发作的短暂过程称为痫性发作。依据发作时的临床表现和脑电图特征可将痫性发作分为不同临床类型(表 9-1)。

表 9-1　国际抗癫痫联盟癫痫发作分类

分类	发作形式
部分性发作	单纯部分性:无意识障碍
	复杂部分性:有意识障碍
	部分性继发全身发作:部分性发作起始发展为全面性发作
全面性发作	失神发作

续表

分类	发作形式
	强直性发作
	阵挛性发作
	强直性阵挛性发作
	肌阵挛发作
	失张力发作
不能分类的发作	起源不明

1.部分性发作

部分性发作包括单纯部分性发作、复杂部分性发作、部分性继发全身性发作。

(1)单纯部分性发作:除具有癫痫的共性外,发作时意识始终存在,发作后能复述发作的生动细节是单纯部分性发作的主要特征。①运动性发作:身体某一局部发生不自主抽动,多见于一侧眼睑、口角、手指或足趾也可波及一侧面部肢体。②感觉性发作:一侧肢体麻木感和针刺感,多发生于口角、手指、足趾等部位,特殊感觉性发作可表现为视觉性(闪光、黑蒙)、听觉性、嗅觉性和味觉性发作。③自主神经性发作:全身潮红、多汗、呕吐、腹痛、面色苍白、瞳孔散大等。④精神性发作:各种类型的记忆障碍(似曾相识、强迫思维)、情感障碍(无名恐惧、忧郁、愤怒等)、错觉(视物变形、声音变强或变弱)、复杂幻觉等。

(2)复杂部分性发作:占成人癫痫发作的50%以上,有意识障碍,发作时对外界刺激无反应,以精神症状及自动症为特征,病灶多在颞叶,故又称颞叶癫痫。①自动症:是指在癫痫发作过程中或发作后意识模糊状态下出现的具有一定协调性和适应性的无意识活动。自动症均在意识障碍的基础上发生,表现为反复咀嚼、舔唇、反复搓手、不断穿衣、解衣扣,也可表现为游走、奔跑、乘车上船,还可以出现自言自语、唱歌或机械重复原来的动作。②仅有意识障碍。③先有单纯部分性发作,继之出现意识障碍。④先有单纯部分性发作,后出现自动症。

(3)部分性继发全身性发作:先出现部分性发作,随之出现全身性发作。

2.全面性发作

最初的症状学和脑电图提示发作起源于双侧脑部者,这种类型的发作多在发作初期就有意识丧失。

(1)强直-阵挛发作:意识丧失和全身抽搐为特征,表现全身骨骼肌持续性收缩,四肢强烈伸直,眼球上翻,呼吸暂停,喉部痉挛,发出叫声,牙关紧闭,意识丧失。持续10～20 s后出现细微的震颤,继而出现连续、短促、猛烈的全身屈曲性痉挛,阵挛的频率达到高峰后逐渐减慢至停止,一般持续30秒左右。阵挛停止后有5～8 s的肌肉弛缓期,呼吸先恢复,心率、血压、瞳孔等恢复正常,可发现大小便失禁,5～10 min意识才完全恢复。

(2)强直性发作:表现为与强直-阵挛性发作中强直期的表现,常伴有明显的自主神经症状如面色苍白等。

(3)阵挛性发作:类似全身强直-阵挛性发作中阵挛期的表现。

(4)失神发作:儿童期起病,青春期前停止发作。发作时患者意识短暂丧失,停止正在进行的活动,呼之不应,两眼凝视不动,可伴咀嚼、吞咽等简单的不自主动作,或伴失张力如手中持物坠落等。发作过程持续5～10 s,清醒后无明显不适,继续原来的活动,对发作无记忆。每天发作数次至数百次不等。

(5)肌阵挛发作:表现为头、颈、躯干和四肢突然短暂单次或反复肌肉抽动,累及一侧或两侧肢体的某一肌肉的一部分或整块肌肉,甚至肌群。发作常不伴有意识障碍,睡眠初醒或入睡过程中易发作,还可呈成串发作。累及全身时常突然倒地或从椅子中弹出。

(6)失张力发作:部分或全身肌肉张力突然降低导致垂颈、张口、肢体下垂和跌倒。持续数秒至1分钟。

六、辅助检查

脑电图、脑电地形图、动态脑电图监测:可见明确病理波、棘波、尖波、棘-慢波或尖-慢波。如为继发性癫痫应进一步行头颅 CT、头颅 MRI、磁共振血管成像(MRA)、数字减影血管造影(DSA)、正电子发射断层显像(PET)等检查评估,发现相应的病灶。

脑电生理检查是诊断癫痫的首选检查,脑电图检查(EEG)是将脑细胞微弱的电活动放大10^6倍而记录下来,癫痫波常为高波幅的尖波、棘波、尖慢波或棘慢综合波。

应用视频脑电图系统可进行较长时间的脑电图记录和患者的临床状态记录,使医师能直接观察到脑电图上棘波发放的情况及患者临床发作的情况,可记录到多次睡眠 EEG,尤其是在浅睡状态下发现异常波较清醒状态可提高 80%,为癫痫的诊断、致痫灶的定位及癫痫的分型提供可靠的依据。

影像学检查是癫痫定位诊断的最佳手段。CT 检查和 MRI 检查可以了解脑组织形态结构的变化,进而做出病变部位和性质的诊断。

七、治疗

(一)治疗原则

药物治疗为主,达到控制发作或最大限度地减少发作次数;没有或只有轻微的不良反应;尽可能不影响患者的生活质量。

(二)病因治疗

有明确病因者首先进行病因治疗,如手术切除颅内肿瘤、药物治疗寄生虫感染、纠正低血糖、低血钙等。

(三)发作时治疗

立即让患者就地平卧;保持呼吸道通畅,吸氧;防止外伤及其他并发症;应用地西泮或苯妥英钠预防再次发生。

发作间歇期治疗:服用抗癫痫药物。

八、护理评估

(一)一般评估

1.生命体征

癫痫发作时心率增快,血压升高。由于患者意识障碍,牙关紧闭,呼吸道分泌物增多等因素影响,很可能导致呼吸减慢甚至暂停,引起缺氧。

2.患者主诉

(1)诱因:发病前有无疲劳、饥饿、便秘、经期、饮酒、感情冲动、一过性代谢紊乱和变态反应等因素影响;过去是否患有什么重要疾病,如颅脑外伤、脑炎、脑膜炎、心脏疾病;家族成员是否有癫痫患者或与之相关疾病者。

(2)发作症状:发作时有无意识障碍、时间和地点的定向障碍、记忆丧失,身体或局部的不自主抽动程度及持续时间。

(3)发病形式:发作的频率,持续时间及复发的时间,症状的部位、范围、性质、严重程度等。

(4)既往检查、治疗经过及效果,是否有遵医嘱治疗。目前情况包括使用药物的名称、剂量、用法和有无不良反应。

3.相关记录

患者年龄、性别、体质量、体位、饮食、睡眠、皮肤、液体出入量、NIHSS 评分、GCS 评分、Norton 评分、吞咽功能障碍评定、癫痫发作评估表等。

(二)身体评估

1.头颈部

患者意识是否清楚,是否存在感觉异常和幻觉现象。眼睑是否抬起,眼球是否上窜或向一侧偏转,两侧瞳孔是否散大、瞳孔对光反射是否消失;角膜反射是否正常。面部表情是否淡漠、颜色是否发绀,有无面肌抽动。有无牙关紧闭,口舌咬伤,吞咽困难、饮水呛咳,有无声音嘶哑或其他语言障碍。咽反射是否存在或消失。

2.胸部

肺部听诊是否异常,防止舌后缀或口鼻分泌物阻塞呼吸道。

3.腹部

患者有无腹胀,有无大、小便失禁,并观察大小便的颜色、量和性质,听诊肠鸣音有无减弱。

4.四肢

四肢有无震颤、抽搐、肌阵挛等不自主运动或瘫痪,四肢有无外伤等;四肢肌力及肌张力,痛刺激有无反应;抽搐后肢体有无脱臼。

(三)心理-社会评估

癫痫是一种慢性疾病,且顽固性癫痫长期反复发作,严重影响日常工作学习,降低生活质量,加之担心随时可能发作,患者不但忍受着躯体的痛苦,还忍受着家庭的歧视、社会的偏见,而这一切深深地影响患者的身心健康,患者有时会感到恐惧、焦虑、紧张、情绪不稳等,因此对癫痫患者进行心理-社会评估,进行思想上的疏导,使其生活在一个良好的生活环境里,从而保持愉快的心情、良好的情绪以积极的态度面对疾病。

目前癫痫患者心理-社会评估主要包括语言能力测试、记忆能力测试、智力水平测试,以及生活质量评估。

(四)用药评估

癫痫患者用药评估包含以下几个方面:用药依从性(包括漏服情况和按时用药情况)、对药品知识的知晓程度、患者用药的合理性(包括平均用药品种数和按等间隔用药情况)、癫痫症状的控制情况,以治疗前 3 个月内患者的各种发作类型、发作频度记录为基线,与治疗后 6 个月的发作频度进行比较,以发作频度减少 50% 为有效标准、患者用药的安全性(包括出现药品不良反应和血药浓度监测)情况、患者的复诊率及对用药教育的满意度。

九、主要护理诊断/问题

(1)有窒息的危险:与癫痫发作时意识丧失、喉痉挛、口腔和气道分泌物增多有关。

(2)有受伤的危险:与癫痫发作时意识突然丧失,判断力失常有关。

(3)知识缺乏:缺乏长期、正确服药的知识。

(4)气体交换受损:与癫痫持续状态、喉头痉挛所致呼吸困难或肺部感染有关。

(5)潜在并发症:脑水肿,酸中毒,水、电解质紊乱。

十、护理措施

(一)保持呼吸道通畅

置患者于头低侧卧位或平卧位头偏向一侧;松开领带和衣扣,解开腰带;取下活动性义齿,及时清除口腔和鼻腔分泌物;立即放置压舌板,必要时用舌钳将舌拖出,防止舌后坠阻塞呼吸道;癫痫持续状态者插胃管鼻饲,防止误吸,必要时备好床旁吸引器和气管切开包。

(二)病情观察

密切观察生命体征及意识、瞳孔变化,注意发作过程中有无心率增快、血压升高、呼吸减慢或暂停、瞳孔散大、牙关紧闭、大小便失禁等;观察并记录发作的类型、发作频率与发作持续时间;观察发作停止后患者意识完全恢复的时间,有无头痛、疲乏及行为异常。

(三)发作期安全护理

告知患者有前驱症状时立即平卧;活动状态时发作,陪伴者应立即将患者缓慢置于平卧位,防止外伤,切忌用力按压患者抽搐肢体,以防骨折和脱臼;将压舌板或筷子、纱布、手绢、小布卷等置于患者口腔一侧上下白齿之间,防止舌、口唇和颊部咬伤;用棉垫或软垫对跌倒时易擦伤的关节加以保护;癫痫持续状态、极度躁动或发作停止后意识恢复过程中有短时躁动的患者,应由专人守护,加保护性床栏,必要时用约束带适当约束。遵医嘱立即缓慢静脉注射地西泮,快速静脉滴注甘露醇,注意观察用药效果和有无出现呼吸抑制,肾脏损害等不良反应。

(四)发作间期安全护理

给患者创造安全、安静的休息环境,保持室内光线柔和,无刺激;床两侧均安装带床栏套的床栏;床旁桌上不放置热水瓶,玻璃杯等危险物品。对于有癫痫发作病史并有外伤病史的患者,在病室内显著位置放置"谨防跌倒,小心舌咬伤"的警示牌,随时提醒患者、家属及医护人员做好防止发生意外的准备。

(五)心理护理

对癫痫患者心理问题疏导应从其原因入手,建立良好的沟通技巧,通过鼓励、疏导的方式解除其精神负担,进行情感交流,提高自尊和自信,以积极配合治疗。同时消除患者家属的偏见和歧视,使患者得到家庭的支持,以提高治疗效果。

(六)健康教育

1.服药指导

向患者家属讲解按医嘱规范用药的重要意义,特别强调按期限、按时间、按用量服药对病情控制的重要性,擅自停、换药物和私自减量对机体的危害,强化患者或家属重视疾病及服药的意识,使之积极配合治疗,如有漏服,一般在下一次服药时补上。定期检测血药浓度,并调整药物剂量。

2.生活指导

对患者和家属进行癫痫知识的宣教,如疾病的病因、发病机制、症状、治疗等,宣教中与患者建立良好的护患关系,进行全程健康教育、个体化教育。癫痫患者生活中要注意生活规律、注意休息、保持充足的睡眠、适当运动、增强机体抵抗力,避免剧烈运动,尽量避免疲劳和减少参加一些带电磁辐射的娱乐活动。不宜从事高空、水上作业、驾驶等带有危险性的工作。饮食宜清淡,不吃辛辣刺激性食物和兴奋性食品(如可乐、浓茶等),戒烟酒,保持大便通畅。告知患者外出时随身携带写有姓名、年龄、所患疾病、住址、家人联系方式的信息卡。在病情未得到良好控制时,室外活动或外出就诊时应有家属陪伴,佩戴安全帽。特发性癫痫且有家族史的女性患者,婚后不宜生育,双方均有癫痫,或一方有癫痫,另一方有家族史者不宜结婚。

3.就诊指标

患者出现意识障碍、精神障碍,某一局部如眼睑、口唇、面部甚至四肢肌肉不自主抽动,口吐白沫等症状时应立即就诊;服药期间应定期复诊,查血常规、肝功能和血药浓度,监控药物疗效及不良反应,调整用药。

十一、护理效果评估

(1)患者呼吸道通畅,无窒息发生。

(2)患者无跌倒、无损伤发生。

(3)患者癫痫控制良好,且无药物不良反应发生。

(胡安慧)

第二节 帕金森病

一、概念和特点

帕金森病(Parkinson's disease,PD)又称震颤麻痹,是中老年常见的神经系统变性疾病,以静止性震颤、运动减少、肌强直和体位不稳为临床特征,主要病理改变是黑质多巴胺能神经元变性和路易小体形成。

二、病理生理

黑质多巴胺能神经元通过黑质-纹状体通路将多巴胺输送到纹状体,参与基底节的运动调节。由于 PD 患者的黑质多巴胺能神经元显著变性丢失,黑质-纹状体多巴胺能通路变性,纹状体多巴胺递质浓度显著降低,出现临床症状时纹状体多巴胺浓度一般降低 80% 以上。多巴胺递质降低的程度与患者的症状严重程度相一致。

三、病因与发病机制

本病的病因未明,发病机制复杂。目前认为 PD 非单因素引起,可能为多因素共同参与所致,可能与以下因素有关。

(一)年龄老化

本病多见于中老年人,60 岁以上人口的患病率高达 1%,应用氟多巴显影的 PET 检查也显示多巴胺能神经元功能随年龄增长而降低,并与黑质细胞的死亡数成正比。

(二)环境因素

流行病学调查显示,长期接触杀虫剂、除草剂或某些工业化学品等可能是 PD 发病的危险因素。

(三)遗传因素

本病在一些家族中呈聚集现象,包括常染色体显性遗传或常染色体隐性遗传,细胞色素 $P450_2D_6$ 型基因可能是 PD 的易感基因之一。

高血压脑动脉硬化、脑炎、外伤、中毒、基底核附近肿瘤及吩噻嗪类药物等所产生的震颤、强直等症状,称为帕金森综合征。

四、临床表现

常为 60 岁以后发病,男性稍多,起病缓慢,进行性发展。首发症状多为震颤,其次为步行障碍、肌强直和运动迟缓。

(一)静止性震颤

静止性震多从一侧上肢开始,呈现有规律的拇指对掌和手指屈曲的不自主震颤。类似"搓丸"样动作。具有静止时明显震颤,动作时减轻,入睡后消失等特征,故称为"静止性震颤";随病程进展,震颤可逐步涉及下颌、唇、面和四肢。少数患者无震颤,尤其是发病年龄在 70 岁以上者。

(二)肌强直

肌强直多从一侧的上肢或下肢近端开始,逐渐蔓延至远端、对侧和全身的肌肉。肌强直与锥体束受损时的肌张力增高不同,后者被动运动关节时,阻力在开始时较明显,随后迅速减弱,呈所谓"折刀"现象,故称"折刀样肌强直"多伴有腱反射亢进和病理反射。

(三)运动迟缓

患者随意动作减少,减慢。多表现为开始的动作困难和缓慢,如行走时起动和终止均有困难。面肌强直使面部表情呆板,双眼凝视和瞬目动作减少,笑容出现和消失减慢,造成"面具脸"。手指精细动作很难完成,系裤带、鞋带等很难进行;有书写时字越写越小的倾向,称为"写字过小症"。

(四)姿势步态异常

早期走路拖步,迈步时身体前倾,行走时步距缩短,颈肌、躯干肌强直而使患者站立时呈特殊屈曲体姿,行走时上肢协同摆动的联合动作减少或消失;晚期由坐位、卧位起立困难。迈步后碎步、往前冲,越走越快,不能立刻停步,称为"慌张步态"。

五、辅助检查

(1)一般检查无异常。

(2)CT 检查:头颅 CT 可显示脑部不同程度的脑萎缩表现。

(3)功能性脑影像:采用 PET 或单光子发射计算机体层成像(SPECT)检查有辅助诊断价值。

(4)基因检测:DNA 印记技术、聚合酶链反应、DNA 序列分析等,在少数家族性 PD 患者中可能发现基因突变。

(5)生化检测:采用高效液相色谱(HPLC)可检测到脑脊液和尿中高香草酸含量降低。

六、治疗

(一)综合治疗

应采取综合治疗,包括药物治疗、手术治疗、康复治疗、心理治疗等,药物治疗是首选且主要的治疗手段。

(二)用药原则

药物治疗应从小剂量开始,缓慢递增,以较小剂量达到较满意疗效。达到延缓疾病进展、控制症状,尽可能延长症状控制的年限,同时尽量减少药物的不良反应和并发症。

(三)药物治疗

早期无须药物治疗,当疾病影响患者日常生活和工作能力时,适当的药物治疗可不同程度地减轻症状,并可因减少并发症而延长生命。以替代药物如复方左旋多巴、多巴受体激动剂等效果较好。

(四)外科治疗

采用立体定向手术破坏丘脑腹外侧核后部可以控制对侧肢体震颤;破坏其前部则可制止对侧肌强直。采用 γ 刀治疗本病近期疗效较满意,远期疗效待观察。

(五)康复治疗

进行肢体运动、语言、进食等训练和指导,可改善患者的生活质量,减少并发症。

(六)干细胞治疗

干细胞治疗是正在探索中的、一种较有前景的新疗法。

七、护理评估

(一)一般评估

1.生命体征

一般无特殊。

2.患者主诉

(1)症状:有无静止性震颤,类似"搓丸"样动作;折刀样肌强直及铅管样肌强直;面具脸;写字过小症以及慌张步态。

(2)发病形式:何时发病,持续时间,症状的部位、范围、性质、严重程度等。

(3)既往检查、治疗经过及效果,是否有遵医嘱治疗。目前情况包括使用药物的名称、剂量、用法和有无不良反应。

3.相关记录

患者认知功能、日常生活能力、精神行为症状、年龄、性别、体质量、体位、饮食、睡眠、皮肤、液体出入量、跌倒风险评估、吞咽功能障碍评定等记录结果。

(二)身体评估

1.头颈部

患者意识是否清楚,睁眼运动是否正常。两侧瞳孔是否等大、等圆、瞳孔对光反射是否灵敏;角膜反射是否正常。头颅大小、形状,注意有无头颅畸形。面部表情是否淡漠、颜色是否正常,有无畸形、面肌抽动、眼睑水肿、眼球突出、眼球震颤、巩膜黄染、结膜充血,额纹及鼻唇沟是否对称或变浅、鼓腮、示齿动作能否完成,伸舌是否居中,舌肌有无萎缩。有无吞咽困难、饮水呛咳,有无声音嘶哑或其他语言障碍。咽反射是否存在或消失。有无头部活动受限、不自主活动及抬头无力;颈动脉搏动是否对称。颈椎、脊柱、肌肉有无压痛。颈动脉听诊是否闻及血管杂音。

2.胸部

无特殊。

3.腹部

无特殊。

4.四肢

四肢有无震颤、肌阵挛等不自主运动,患者站立和行走时步态是否正常。肱二、肱三头肌反射,桡反射、膝腱反射、跟腱反射是否阳性。

(三)心理-社会评估

1.疾病知识

患者对疾病的性质、过程、防治及预后知识的了解程度。

2.心理状况

了解疾病对其日常生活、学习和工作的影响,患者能否面对现实、适应角色转变,有无人格改变、反应迟钝、记忆力及计算力下降或丧失等精神症状。

3.社会支持系统

了解家庭的组成、经济状况、文化教育背景;家属对患者的关心、支持及对患者所患疾病的认识程度;了解患者的工作单位或医疗保险机构所能承担的帮助和支持情况;患者出院后的继续就医条件,居住地的社区保健资源或继续康复治疗的可能性。评估患者居住的环境舒适程度及其安全性;评估患者的决策能力,决定患者是否需要代理人;评估服药情况和护理评测需求,是否需要制订临终护理计划;确认患者的主要照料者,并对照料者的心理和生理健康也予以评价。

(四)辅助检查结果的评估

(1)常规检查:一般无特殊。

(2)头颅 CT:脑部有无脑萎缩表现。

(3)功能性脑影像、基因检测、生化检测有无异常。

(五)常用药物治疗效果的评估

1.应用抗胆碱能药物评估

(1)用药剂量、时间、方法的评估与记录

(2)不良反应的评估:观察并询问患者有无头晕、视物模糊、口干、便秘、尿潴留、情绪不安、抽搐症状。

(3)精神症状的评估:有无出现幻觉等。

2.应用金刚烷胺药物评估

(1)用药剂量、时间、方法的评估与记录。

(2)不良反应的评估:有无神志模糊、下肢网状青斑、踝部水肿。

(3)精神症状的评估:有无出现幻觉等。

3.应用左旋多巴制剂评估

(1)用药剂量、时间、方法的评估与记录。

(2)有无"开-关"现象、异动症及剂末现象。

(3)有无胃肠道症状:初期可出现胃肠不适,表现为恶心、呕吐等。

八、主要护理诊断/问题

(1)躯体活动障碍:与黑质病变、锥体外系功能障碍所致震颤、肌强直、体位不稳、随意运动异常有关。

(2)长期自尊低下:与震颤、流涎、面肌强直等身体形象改变和言语障碍及生活依赖他人有关。

(3)知识缺乏:缺乏本病相关知识与药物治疗知识。

(4)营养失调:低于机体需要量,与吞咽困难、饮食减少和肌强直、震颤所致机体消耗量增加等有关。

(5)便秘:与消化功能障碍或活动量减少等有关。

(6)语言沟通障碍:与咽喉部、面部肌肉强直,运动减少、减慢有关。

(7)无能性家庭应对:与疾病进行性加重,患者长期需要照顾、经济或人力困难有关。

(8)潜在并发症:外伤、压疮、感染。

九、护理措施

(一)生活护理

加强巡视,主动了解患者的需要,既要指导和鼓励患者自我护理,做自己力所能及的事情,又要协助患者洗漱、进食、淋浴、大小便料理和做好安全防护,增进患者的舒适,预防并发症。主要是个人卫生、皮肤护理、提供生活方便、采取有效沟通方式、保持大小便通畅。

(二)运动护理

告知患者运动锻炼的目的在于防止和推迟关节强直与肢体挛缩,与患者和家属共同制订切实可行的具体锻炼计划。

1.疾病早期

应指导患者维持和增加业余爱好,鼓励患者尽量参加有益的社交活动,坚持适当运动锻炼,注意保持身体和各关节的活动强度与最大活动范围。

2.疾病中期

告诉患者知难而退或简单的家人包办只会加速其功能衰退。平时注意做力所能及的家务,尽量做到自己的事情自己做。起步困难和步行时突然僵住不能动时,应思想放松,尽量跨大步伐;向前走时脚要抬高,双臂要摆动,目视前方,不要目视地面;转弯时,不要碎步移动,否则易失去平衡;护士或家人在协助患者行走时,不要强行拉着走;当患者感到脚粘在地上时,可告诉患者先向后退一步,再往前走,这样会比直接向前容易得多。

3.疾病晚期

应帮助患者采取舒适体位,被动活动关节,按摩四肢肌肉,注意动作轻柔,勿造成患者疼痛和骨折。

(三)安全护理

(1)对于上肢震颤未能控制、日常生活动作笨拙的患者,应谨防烧伤、烫伤等。为端碗持筷困难者准备带有大把手的餐具,选用不易打碎的不锈钢饭碗、水杯和汤勺,避免玻璃和陶瓷制品等。

(2)对有幻觉、错觉、欣快、抑郁、精神错乱、意识模糊或智能障碍的患者应特别强调专人陪护。护士应该认真查对患者是否按时服药,有无错服或误服,药物代为保管,每次送服到口;严格交接班制度,禁止患者自行使用锐利器械和危险品;智能障碍患者应安置在有严密监控区域,避免自伤、坠床、坠楼、走失、伤人等意外发生。

(四)心理护理

护士应细心观察患者的心理反应,鼓励患者表达并注意倾听他们的心理感受,与患者讨论身体健康状况改变所造成的影响、不利于应对的因素,及时给予正确的信息和引导,使其能够接受和适应自己目前的状态并能设法改善。鼓励患者尽量维持过去的兴趣与爱好,多与他人交往;指导家属关心体贴患者,为患者创造好的亲情氛围,减轻他们心理压力。告诉患者本病病程长、进展缓慢、治疗周期长,而疗效的好坏常与患者的精神情绪有关,鼓励他们保持良好心态。

(五)用药指导

告知患者本病需要长期或终身服药治疗,让患者了解常用的药物种类、用法、服药注意事项、疗效及不良反应的观察和处理。告诉患者长期服药过程中可能会突然出现某些症状加重或疗效减退,让患者了解用药过程可能出现的"开-关现象""剂末现象"及应对方法。

(六)饮食指导

告知患者及家属导致营养低下的原因、饮食治疗的原则与目的,指导合理选择饮食和正确进食。给予高热量、高维生素、高纤维素、低盐、低脂适量优质蛋白的易消化饮食,并根据病情变化及时调整和补充各种营养素,戒烟、酒。

(七)健康教育

(1)对于被迫退休或失去工作的患者,应指导或协助其培养新的嗜好。
(2)教会家属协助患者计划每天的益智活动及参与社会活动。
(3)就诊指标:症状加重或者出现精神症状及时就诊。

十、护理效果评价

(1)患者能够接受和适应目前的状态并能设法改善。
(2)患者积极参与康复锻炼,尽量能够坚持自我护理。
(3)患者坚持按时服药,无错服、误服及漏服。
(4)患者未发生跌倒或跌倒次数减少。
(5)患者及家属合理选择饮食和正确进食,进食水时不发生呛咳。
(6)患者大便能维持正常。
(7)患者及家属的焦虑症状减轻。

（胡安慧）

第三节 面神经炎

一、概念和特点

面神经炎是由茎乳孔内面神经非特异性炎症所致的周围性面瘫,又称为特发性面神经麻痹,或称贝尔麻痹,是一种最常见的面神经瘫痪疾病。

二、病理生理

其早期病理改变主要为神经水肿和脱髓鞘病变,严重者可出现轴突变性,以茎乳孔和面神经管内部分尤为显著。

三、病因与诱因

面神经炎的病因尚未完全阐明。受凉、感染、中耳炎、茎乳孔周围水肿及面神经在面神经管出口处受压、缺血、水肿等均可引起发病。

四、临床表现

(1)本病任何年龄、任何季节均可发病,男性比女性略多。一般为急性发病,常于数小时或1~3 d症状达到高峰。

(2)主要表现为一侧面部表情肌瘫痪,额纹消失,不能皱额蹙眉;眼裂闭合不能或闭合不完全;病侧鼻唇沟变浅,口角歪向健侧(露齿时更明显);吹口哨及鼓腮不能等。

(3)病初可有侧耳后麻痹或下颌角后疼痛。少数人可有茎乳孔附近及乳突压痛。面神经病变在中耳鼓室段者可出现说话时回响过度和病侧舌前2/3味觉缺失。影响膝状神经节者,除上述表现外,还出现病侧乳突部疼痛,耳郭与外耳道感觉减退,外耳道或鼓膜出现疱疹,称为Hunt综合征。

五、辅助检查

面神经传导检查对早期(起病5~7 d)完全瘫痪者的预后判断是一项有用的检查方法,肌电图(EMG)检查表现为病侧诱发的肌电动作电位M波波幅明显下降,如为正常的30%及以上者,则可望在2月内完全恢复。若为10%~29%者,则需要2~8月才能恢复且有一定程度的并发症;若仅为10%以下者则需要6~12月才有可能恢复,并常伴有并发症(面肌痉挛等);若病后10 d内出现失神经电位,恢复时间将延长。

六、治疗

改善局部血液循环,减轻面部神经水肿,促使功能恢复。

(1)急性期应尽早使用糖皮质激素,可用泼尼松30 mg口服,1次/天,或地塞米松静脉滴注10 mg/d,疗程1周左右,并用大剂量维生素B_1、维生素B_{12}肌内注射,还可以采用红外线照射或超短波透热疗法。若为带状疱疹引起者,可口服阿昔洛韦7~10 d。眼裂不能闭合者,可根据情况使用眼膏、眼罩,或缝合眼睑以保护角膜。

(2)恢复期可进行面肌的被动或主动运动训练,也可采用碘离子透入理疗、针灸、高压氧等治疗。

(3)经2~3个月,对自愈较差的高危患者可行面神经减压手术,以争取恢复的机会。发病后1年以上仍未恢复者,可考虑整容手术或面-舌下神经或面-副神经吻合术。

七、护理评估

(一)一般评估

1.生命体征

一般无特殊。体温升高常见于感染。

2.患者的主诉

(1)诱因:发病前有无受凉、感染、中耳炎。

(2)发作症状:发作时有无侧耳后麻痹或下颌角后疼痛,一侧面部表情肌瘫痪,额纹消失,不能皱额蹙眉;眼裂闭合不能或闭合不完全;病侧鼻唇沟变浅,口角歪向健侧(露齿时更明显);不能吹口哨及鼓腮。

(3)发病形式:是否急性发病,持续时间,症状的部位、范围、性质、严重程度等。

(4)既往检查、治疗经过及效果,是否有遵医嘱治疗。目前情况包括使用药物的名称、剂量、用法和有无不良反应。

3.其他

体质量与身高(BMI)、体位、皮肤黏膜、饮食状况及排便情况的评估和/或记录结果。口腔卫生评估:评估患者的口腔卫生清洁程度,患侧脸颊是否留有食物残渣。疼痛的评估:使用口诉言词评分法、数字等级评定量表、面部表情测量图对疼痛程度、疼痛控制及疼痛不良作用的评估。

(二)身体评估

1.头颈部

(1)外观评估:患侧额皱纹是否浅,眼裂是否增宽。鼻唇沟是否浅,口角是否低,口是否向健侧歪斜。

(2)运动评估:让患者做皱额、闭眼、吹哨、露齿、鼓气动作,比较两侧是否相等。

(3)味觉评估:让患者伸舌,检查者以棉签或毛笔蘸少许试液(醋、盐、糖等),轻擦于舌的前部,如有味觉可以手指预定符号表示,不能伸舌和讲话。先试可疑一侧再试健侧。每种味觉试验完毕时,需用温水漱口,一般舌尖对甜、咸味最敏感,舌后部对酸味最敏感。

2.胸部

无特殊。

3.腹部

无特殊。

4.四肢

无特殊。

(三)心理-社会评估

(1)了解患者对疾病知识(特别是预后)的了解。

(2)观察患者有无心理异常的表现,患者面部肌肉出现瘫痪,自身形象改变,容易导致其焦虑和急躁的情绪。

(3)了解其患者家庭经济状况,家属及社会支持程度。

(四)辅助检查结果的评估

1.常规检查

一般无特殊,注意监测体温、血常规有无异常。

2.面神经传导检查

有无异常。

(五)常用药物治疗效果的评估

以糖皮质激素为主要用药。

(1)服用药物的具体情况:是否餐后服用,主要剂型、剂量与持续用药时间。

（2）胃肠道反应评估：这是口服糖皮质激素最常见的不良反应，主要表现为上腹痛、恶心及呕吐等。

（3）出血评估：糖皮质激素可诱发或加剧胃和十二指肠溃疡的发生，严重时引起出血甚至穿孔。患者服药期间，应定期检测血常规和异常出血的情况。

（4）体温变化及其相关感染灶的表现：糖皮质激素对机体免疫反应有多个环节的抑制作用，削弱机体的抵抗力。容易诱发各种感染的发生，尤其是上呼吸道、尿道、皮肤（含肛周）的感染。

（5）神经、精神症状的评估：小剂量糖皮质激素可引起精神欣快感，而大剂量则出现兴奋、多语、烦躁不安、失眠、注意力不集中和易激动等精神症状，少数尚可出现幻觉、谵妄、昏睡等症状，也有企图自杀者，这种精神失常可迅速恶化。

八、主要护理诊断/问题

（1）身体意象紊乱：与面神经麻痹所致口角㖞斜等有关。
（2）疼痛：下颌角或乳突部疼痛，与面神经病变累及膝状神经节有关。

九、护理措施

（一）心理护理

患者突然出现面部肌肉瘫痪，自身形象改变，害怕遇见熟人，不敢出现在公共场所。容易导致焦虑、急躁情绪。应观察有无心理异常的表现，鼓励患者表达对面部形象改变后的心理感受和对疾病预后担心的真实想法；告诉患者本病大多预后良好，并介绍治愈病例，指导克服焦躁情绪和害羞心理，正确对待疾病，积极配合治疗；同时护士在与患者谈话时应语言柔和、态度和蔼亲切，避免任何伤害患者自尊的言行。

（二）休息与修饰指导

急性期注意休息，防风、防寒，尤其患侧耳后茎乳孔周围应予保护，预防诱发。外出时可戴口罩，系围巾，或使用其他改善自身形象的恰当修饰。

（三）饮食护理

选择清淡饮食，避免粗糙、干硬、辛辣食物，有味觉障碍的患者应注意食物的冷热度，以防烫伤口腔黏膜；指导患者饭后及时漱口，清除口腔患侧滞留食物，保持口腔清洁，预防口腔感染。

（四）预防眼部并发症

眼睑不能闭合或闭合不全者予以眼罩、眼镜遮挡及点眼药等保护，防止角膜炎、溃疡。

（五）功能训练

指导患者尽早开始面肌的主动运动与被动运动。只要患侧面部能运动，就应进行面肌功能训练，可对着镜子做皱眉、举额、闭眼、露齿、鼓腮和吹口哨等运动，每天数次，每次 5～15 min，并辅以面肌按摩，以促进早日康复。

（六）就诊指标

受凉、感染、中耳炎后出现一侧面部表情肌瘫痪，额纹消失，不能皱额蹙眉；眼裂闭合不能或闭合不完全；病侧鼻唇沟变浅，口角歪向健侧（露齿时更明显）；不能吹口哨及鼓腮及侧耳后麻痹或下颌角后疼痛，及时就医。

十、护理效果评价

（1）患者能够正确对待疾病，积极配合治疗。

（2）患者能够掌握相关疾病知识，做好外出的自我防护。

（3）患者口腔清洁舒适，无口腔异物、异味及口臭，无烫伤。

（4）患者无角膜炎、溃疡的发生。

（5）患者积极参与康复锻炼，坚持自我面肌功能训练。

（6）患者对治疗效果满意。

（胡安慧）

第四节　三叉神经痛

一、概念和特点

三叉神经痛是一种原因未明的三叉神经分布区内闪电样反复发作的剧痛，不伴三叉神经功能破坏的症状，又称为原发性三叉神经痛。

二、病理生理

三叉神经感觉根切断术活检可见神经节细胞消失、炎症细胞浸润，神经鞘膜不规则增厚、髓鞘瓦解，轴索节段性蜕变、裸露、扭曲、变形等。

三、病因与诱因

原发性三叉神经痛病因尚未完全明了。周围学说认为病变位于半月神经节到脑桥间部分，是由于多种原因引起的压迫所致；中枢学说认为三叉神经痛为一种感觉性癫痫样发作，异常放电部位可能在三叉神经脊束核或脑干。

发病机制迄今仍在探讨之中。较多学者认为是各种原因引起三叉神经局部脱髓鞘产生异位冲动，相邻轴索纤维伪突触形成或产生短路，轻微痛觉刺激通过短路传入中枢，中枢传出冲动亦通过短路传入，如此叠加造成三叉神经痛发作。

四、临床表现

（1）70%～80%的病例发生在 40 岁以上，女性稍多于男性，多为一侧发病。

（2）以面部三叉神经分布区内突发的剧痛为特点，似触电、刀割、火烫样疼痛，以面颊部、上下颌或舌疼痛最明显；口角、鼻翼、颊部和舌等处最敏感，轻触、轻叩即可诱发，故有"触发点"或"扳机点"之称。严重者洗牙、刷牙、谈话、咀嚼都可以诱发，以致不敢做这些动作。发作时患者常常双手紧握拳或握物，或用力按压痛部，或用手擦痛部，以减轻疼痛。因此，患者多出现面部皮肤粗糙，色素沉着、眉毛脱落等现象。

（3）每次发作从数秒至 2 min 不等。其发作来去突然，间歇期完全正常。

（4）疼痛可固定累及三叉神经的某一分支，尤以第二、三支多见，也可以同时累及两支，同时三支受累者少见。

（5）病程可呈周期性，开始发作次数较少，间歇期长，随着病程进展使发作逐渐频繁，间歇期缩短,甚至整日疼痛不止。本病可以缓解,但极少自愈。

（6）原发性三叉神经痛者神经系统检查无阳性体征。继发性三叉神经疼痛,多伴有其他脑神经及脑干受损的症状及体征。

五、辅助检查

（一）螺旋 CT 检查

螺旋 CT 检查能更好地显示颅底三孔区正常和病理的颅脑组织结构和骨质结构。对于发现和鉴别继发性三叉神经痛的原因及病变范围尤为有效。

（二）MRI 综合成像

快速梯度回波（FFE）加时间飞跃法即 TOF 法技术。它可以同时兼得三叉神经和其周围血管的影像,已作为 MRI 对于三叉神经痛诊断和鉴别诊断的首选检查。

六、治疗

（一）药物治疗

首选卡马西平,开始为 0.1 g,2 次/天,以后每天增加 0.1 g,最大剂量不超过 1.0 g/d。直到疼痛消失,然后再逐渐减量,最小有效维持剂量常为 0.6~0.8 g/d。如卡马西平无效,可考虑苯妥英钠 0.1 g 口服3 次/天。如两药无效时,可试用氯硝西泮 6~8 mg/d 口服。40%~50%病例可有效控制发作,25%疼痛明显缓解。可同时服用大剂量维生素 B_{12},1 000~2 000 μg,肌内注射,2~3 次/周,4~8 周为 1 个疗程,部分患者可缓解疼痛。

（二）经皮半月神经节射频电凝治疗法

采用射频电凝治疗对大多数患者有效,可缓解疼痛数月至数年。但可致面部感觉异常、角膜炎、复视、咀嚼无力等并发症。

（三）封闭治疗

药物治疗无效者可行三叉神经纯乙醇或甘油封闭治疗。

（四）手术治疗

以上治疗长达数年无效且又能耐受开颅手术者可考虑三叉神经终末支或半月神经节内感觉支切断术,或行微血管减压术。手术治疗虽然止痛疗效良好,但也有可能失败,或产生严重的并发症,术后复发,甚至有生命危险等。因此,只有经过上述几种治疗后仍无效且剧痛难忍者才考虑手术治疗。

七、护理评估

（一）一般评估

1.生命体征

一般无特殊。

2.患者的主诉

有无三叉神经痛的临床表现。

3.相关记录

患者的神志、年龄、性别、体质量、体位、饮食、睡眠、皮肤等记录结果。尤其是疼痛的评估,包括对疼痛程度、疼痛控制及疼痛不良作用的评估。主要包括以下 3 个方面。

（1）疼痛强度的单维测量。

（2）疼痛分成感觉强度和不愉快两个维度来测量。

（3）对疼痛经历的感觉、情感及认知评估方面的多维评估。

（二）身体评估

1.头颈部

（1）角膜反射：患者向一侧注视，用捻成细束的棉絮由外向内轻触角膜，反射动作为双侧直接和间接的闭眼活动。角膜反射可以受多种病变的影响。如一侧三叉神经受损造成角膜麻木时，刺激患侧角膜则双侧均无反应，而在做健侧角膜反射时，仍可引起双侧反应。

（2）腭反射：用探针或棉签轻刺软腭弓、咽腭弓边缘，正常时可引起腭帆上提，伴恶心或呕吐反应。当一侧反射消失，表明检查侧三叉神经、舌咽神经和迷走神经损害。

（3）眉间反射：用叩诊锤轻轻叩击两眉之间的部位，可出现两眼轮匝肌收缩和两眼睑闭合。一侧三叉神经及面神经损害，均可使该侧眉间反射减弱或消失。

（4）运动功能的评估：检查时，首先应注意观察患者两侧颞部及颌部是否对称，有无肌萎缩，然后让患者用力反复咬住磨牙，检查时双手掌按触两侧咬肌和颞肌，如肌肉无收缩，或一侧有明显肌收缩减弱，即有判断价值。另外可嘱患者张大口，观察下颌骨是否有偏斜，如有偏斜证明三叉神经运动支受损。

（5）感觉功能的评估：检查时，可用探针轻划（测触感）与轻刺（测痛感）患侧的三叉神经各分布区的皮肤与黏膜，并与健侧相比较。如果痛觉丧失时，需再做温度觉检查，以试管盛冷、热水测试。可用两支玻璃管分盛0℃～10℃的冷水和40℃～50℃温水交替地接触患者的皮肤，请其报出"冷"和"热"。

2.胸部

无特殊。

3.腹部

无特殊。

4.四肢

无特殊。

（三）心理-社会评估

1.疾病知识

患者对疾病的性质、过程、防治及预后知识的了解程度。

2.心理状况

了解疾病对其日常生活、学习和工作的影响，患者能否面对现实、适应角色转变，有无人格改变、反应迟钝、记忆力及计算力下降或丧失等精神症状。

3.社会支持系统

了解家庭的组成、经济状况、文化教育背景；家属对患者的关心、支持及对患者所患疾病的认识程度；了解患者的工作单位或医疗保险机构所能承担的帮助和支持情况；患者出院后的继续就医条件，居住地的社区保健资源或继续康复治疗的可能性。

（四）辅助检查结果的评估

1.常规检查

一般无特殊，注意监测肝、肾功能有无异常。

2.头颅 CT

颅底三孔区的颅脑组织结构和骨质结构有无异常。

3.MRI 综合成像

三叉神经和其周围血管的影像有无异常。

（五）常用药物治疗效果的评估

1.卡马西平

（1）用药剂量、时间、方法的评估与记录。

（2）不良反应的评估：头晕、嗜睡、口干、恶心、消化不良等，多可消失。出现皮疹、共济失调、昏迷、肝功能受损、心绞痛、精神症状时需立即停药。

（3）血液系统毒性反应的评估：本药最严重的不良反应，但较少见，可产生持续性白细胞计数减少、单纯血小板计数减少及再生障碍性贫血。

2.苯妥英钠

（1）服用药物的具体情况：是否餐后服用，主要剂型、剂量与持续用药时间。

（2）不良反应的评估：本品不良反应小，长期服药后常见眩晕、嗜睡、头晕、恶心、呕吐、厌食、失眠、便秘、皮疹等反应，亦可有变态反应。有时有牙龈增生（儿童多见，使用钙盐可减轻），偶有共济失调、白细胞数减少、巨细胞贫血、神经性震颤；严重时有视力障碍及精神错乱、紫癜等。长期服用可引起骨质疏松，孕妇服用有可能致胎儿畸形。

3.氯硝西泮

（1）服用药物的具体情况：是否按时服用，主要剂型、剂量与持续用药时间。

（2）不良反应的评估：最常见的不良反应为嗜睡和步态不稳及行为紊乱，老年患者偶见短暂性精神错乱，停药后消失。偶有一过性头晕、全身瘙痒、复视等不良反应。对孕妇及闭角性青光眼患者禁用。对肝、肾功能有一定的损害，故对肝、肾功能不全者应慎用或禁用。

八、主要的护理诊断/问题

（1）疼痛：面颊、上下颌及舌疼痛，与三叉神经受损（发作性放电）有关。

（2）焦虑：与疼痛反复、频繁发作有关。

九、护理措施

（一）避免发作诱因

由于本病为突然、反复发作的阵发性剧痛，患者非常痛苦，加之咀嚼、哈欠和讲话均可能诱发，患者常不敢洗脸、刷牙、进食和大声说话等，故表现为面色憔悴、精神抑郁和情绪低落，应指导患者保持心情愉快、生活有规律、合理休息、适度娱乐；选择清淡、无刺激的饮食，严重者可进食流质；帮助患者尽可能减少刺激因素，如保持周围环境安静、室内光线柔和，避免因周围环境刺激而产生焦虑情绪，以致诱发或加重疼痛。

（二）疼痛护理

观察患者疼痛的部位、性质，了解疼痛的原因与诱因；与患者讨论减轻疼痛的方法与技巧，鼓励患者运用指导式想象、听轻音乐、阅读报纸杂志等分散注意力，以达到精神放松、减轻疼痛的目的。

(三)用药护理

指导患者遵医嘱正确服用止痛药,并告知药物可能出现的不良反应,如服用卡马西平应先行血常规检查以了解患者的基本情况,用药 2 个月内应每 2 周检查血常规 1 次。如无异常情况,以后每 3 个月检查血常规 1 次。

(四)就诊指标

出现头晕、嗜睡、口干、恶心、步态不稳、肝功能损害、皮疹和白细胞计数减少及时就医;患者不要随意更换药物或自行停药。

十、护理效果评价

(1)患者疼痛程度得到有效控制,达到预定疼痛控制目标。

(2)患者能正确认识疼痛并主动参与疼痛治疗护理。

(3)患者不舒适被及时发现,并予以相应处理。

(4)患者掌握相关疾病知识,遵医行为好。

(5)患者对治疗效果满意。

(胡安慧)

第五节 偏 头 痛

偏头痛是一类发作性且常为单侧的搏动性头痛。发病率各家报告不一,Solomon 描述约有 6% 的男性、18% 的女性患有偏头痛,男、女之比为 1∶3;Wilkinson 的数字为约 10% 的英国人口患有偏头痛;Saper 报告在美国约有 2 300 万人患有偏头痛,其中男性占 6%,女性占 17%。偏头痛多开始于青春期或成年早期,约 25% 的患者于 10 岁以前发病,55% 的患者发生在 20 岁以前,90% 以上的患者发生于 40 岁以前。在美国,偏头痛造成的社会经济负担为 10 亿~17 亿美元。在我国也有大量患者因偏头痛而影响工作、学习和生活。多数患者有家庭史。

一、病因与发病机制

对偏头痛的确切病因及发病机制仍处于讨论之中。很多因素可诱发、加重或缓解偏头痛的发作。通过物理或化学的方法,学者们也提出了一些学说。

(一)激发或加重因素

对于某些个体而言,很多外部或内部环境的变化可激发或加重偏头痛发作。

(1)激素变化:口服避孕药可增加偏头痛发作的频度;月经是偏头痛常见的触发或加重因素(周期性头痛);妊娠、性交可触发偏头痛发作(性交性头痛)。

(2)某些药物:某些易感个体服用硝苯地平、硝酸异山梨酯或硝酸甘油后可出现典型的偏头痛发作。

(3)天气变化:特别是在天气转热、多云或天气潮湿时。

(4)某些食物添加剂和饮料:最常见的是酒精性饮料,如某些红葡萄酒;奶制品、奶酪,特别是硬奶酪;咖啡;含亚硝酸盐的食物,如汤、热狗;某些水果,如柑橘类水果;巧克力(巧克力性头痛);

某些蔬菜;酵母;人工甜食;发酵的腌制品,如泡菜;味精。

(5)运动:头部的微小运动可诱发偏头痛发作或使之加重,有些患者因惧怕乘车引起偏头痛发作而不敢乘车;踢足球的人以头顶球可诱发头痛(足球运动员偏头痛);爬楼梯上楼可出现偏头痛。

(6)睡眠过多或过少。

(7)一顿饭漏吃或延后。

(8)抽烟或置身于烟中。

(9)闪光、灯光过强。

(10)紧张、生气、情绪低落、哭泣(哭泣性头痛);很多女性逛商场或到人多的场合可致偏头痛发作;国外有人骑马时尽管拥挤不到 1 分钟,也可使偏头痛加重。

在激发因素中,剂量、联合作用及个体差异尚应考虑。如对于敏感个体,吃一片橘子可能不会引起头痛,而吃数枚橘子则可引起头痛。有些情况下,吃数枚橘子也不引起头痛发作,但如同时有月经的影响,这种联合作用就可引起偏头痛发作。有的个体在商场中待一会儿即出现偏头痛,而有的个体仅于商场中久待才出现偏头痛。

偏头痛尚有很多改善因素。有人于偏头痛发作时静躺片刻,即可使头痛缓解。有人于光线较暗淡的房间闭目而使头痛缓解。有人于头痛发作时喜以双手压迫双颞侧,以期使头痛缓解,有人通过冷水洗头使头痛得以缓解。妇女绝经后及妊娠 3 个月后偏头痛趋于缓解。

(二)有关发病机制的几个学说

1.血管活性物质

在所有血管活性物质中,5-HT 学说是学者们提及最多的一个。人们发现偏头痛发作期血小板中5-HT浓度下降,而尿中 5-HT 代谢物 5-HT 羟吲哚乙酸增加。脑干中 5-HT 能神经元及去甲肾上腺素能神经元可调节颅内血管舒缩。很多 5-HT 受体拮抗剂治疗偏头痛有效。

2.三叉神经血管脑膜反应

曾通过刺激啮齿动物的三叉神经,可使其脑膜产生炎性反应,而治疗偏头痛药物麦角胺、双氢麦角胺、舒马曲坦等可阻止这种神经源性炎症。在偏头痛患者体内可检测到由三叉神经所释放的降钙素基因相关肽(CGRP),而降钙素基因相关肽为强烈的血管扩张剂。双氢麦角胺、舒马曲坦既能缓解头痛,又能降低降钙素基因相关肽含量。因此,偏头痛的疼痛是由神经血管性炎症产生的无菌性脑膜炎。Wilkinson 认为三叉神经分布于涉痛区域,偏头痛可能就是一种神经源性炎症。Solomon 在复习儿童偏头痛的研究文献后指出,儿童眼肌瘫痪型偏头痛的复视源于海绵窦内颈内动脉的肿胀伴第Ⅲ对脑神经的损害。另一种解释是小脑上动脉和大脑后动脉肿胀造成的第Ⅲ对脑神经的损害,也可能为神经的炎症。

3.内源性疼痛控制系统障碍

中脑水管周围及第四脑室室底灰质含有大量与镇痛有关的内源性阿片肽类物质,如脑啡肽、β-内啡肽等。正常情况下,这些物质通过对疼痛传入的调节而起镇痛作用。虽然报告的结果不一,但多数报告显示偏头痛患者脑脊液或血浆中 β-内啡肽或其类似物降低,提示偏头痛患者存在内源性疼痛控制系统障碍。这种障碍导致患者疼痛阈值降低,对疼痛感受性增强,易于发生疼痛。鲑钙紧张素治疗偏头痛的同时可引起患者血浆 β-内啡肽水平升高。

4.自主功能障碍

自主功能障碍很早即引起了学者们的重视。瞬时心率变异及心血管反射研究显示,偏头痛患者存在交感功能低下。24 h 动态心率变异研究提示,偏头痛患者存在交感、副交感功能平衡障碍。也有学者报道偏头痛患者存在瞳孔直径不均,提示这部分患者存在自主功能异常。有人认为在偏头痛患者中的猝死现象可能与自主功能障碍有关。

5.偏头痛的家族聚集性及基因研究

偏头痛患者具有肯定的家族聚集性倾向。遗传因素最明显,研究较多的是家族性偏瘫型偏头痛及基底型偏头痛。有先兆偏头痛比无先兆偏头痛具有更高的家族聚集性。有先兆偏头痛和偏瘫发作可在同一个体交替出现,并可同时出现于家族中。基于此,学者们认为家族性偏瘫型偏头痛和非复杂性偏头痛可能具有相同的病理生理和病因。Baloh 等报告了数个家族,其家族中多个成员出现偏头痛性质的头痛,并有眩晕发作或原发性眼震,有的晚年继发进行性周围性前庭功能丧失,有的家族成员发病年龄趋于一致,如均于 25 岁前出现症状发作。

有报告,偏瘫型偏头痛家族基因缺陷与 19 号染色体标志点有关,但也有发现有的偏瘫型偏头痛家族与 19 号染色体无关,提示家族性偏瘫型偏头痛存在基因的变异。与 19 号染色体有关的家族性偏瘫型偏头痛患者出现发作性意识障碍的频度较高,这提示在各种与 19 号染色体有关的偏头痛发作的外部诱发阈值较低是由遗传决定的。Ophoff 报告 34 例与 19 号染色体有关的家族性偏瘫型偏头痛家族,在电压闸门性钙通道 α_1 亚单位基因代码功能区域存在 4 种不同的错义突变。

有一种伴有发作间期眼震的家族性发作性共济失调,其特征是共济失调。眩晕伴以发作间期眼震,为显性遗传性神经功能障碍,这类患者约有 50% 出现无先兆偏头痛,临床症状与家族性偏瘫型偏头痛有重叠,二者亦均与基底型偏头痛的典型状态有关,且均可有原发性眼震及进行性共济失调。Ophoff 报告了 2 例伴有发作间期眼震的家族性共济失调家族,存在 19 号染色体电压依赖性钙通道基因的突变,这与在家族性偏瘫型偏头痛所探测到的一样。所不同的是其阅读框架被打断,并产生一种截断的 α_1 亚单位,这导致正常情况下可在小脑内大量表达的钙通道密度的减少,由此可能解释其发作性及进行性加重的共济失调。同样的错义突变如何导致家族性偏瘫型偏头痛中的偏瘫发作尚不明。

Baloh 报告了 3 个伴有双侧前庭病变的家族性偏头痛家族。家族中多个成员经历过偏头痛性头痛、眩晕发作(数分钟),晚年继发前庭功能丧失。晚期,当眩晕发作停止,由于双侧前庭功能丧失导致平衡障碍及走路摆动。

6.血管痉挛学说

颅外血管扩张可伴有典型的偏头痛性头痛发作。偏头痛患者是否存在颅内血管的痉挛尚有争议。以往认为偏头痛的视觉先兆是由血管痉挛引起的,现在有确切的证据表明,这种先兆是由于皮层神经元活动由枕叶向额叶的扩布抑制(3 mm/min)造成的。血管痉挛更像是视网膜性偏头痛的始动原因,一些患者经历短暂的单眼失明,于发作期检查,可发现视网膜动脉的痉挛。另外,这些患者对抗血管痉挛剂有反应。与偏头痛相关的听力丧失和/或眩晕可基于内听动脉耳蜗和/或前庭分支的血管痉挛来解释。血管痉挛可导致内淋巴管或囊的缺血性损害,引起淋巴液循环损害,并最终发展成为水肿。经颅多普勒(TCD)脑血流速度测定发现,不论是在偏头痛发作期还是发作间期,均存在血流速度的加快,提示这部分患者颅内血管紧张度升高。

7.离子通道障碍

很多偏头痛综合征所共有的临床特征与遗传性离子通道障碍有关。偏头痛患者内耳存在局部细胞外钾的积聚。当钙进入神经元时钾退出。因为内耳的离子通道在维持富含钾的内淋巴和神经元兴奋功能方面是至关重要的,脑和内耳离子通道的缺陷可导致可逆性毛细胞除极及听觉和前庭症状。偏头痛中的头痛则是继发现象,这是细胞外钾浓度增加的结果。偏头痛综合征的很多诱发因素,包括紧张、月经,可能是激素对有缺陷的钙通道影响的结果。

8.其他学说

有人发现,偏头痛于发作期存在血小板自发聚集和黏度增加。另有人发现,偏头痛患者存在 TXA_2、PGI_2 平衡障碍、P 物质及神经激肽的改变。

二、临床表现

(一)偏头痛发作

Saper 在描述偏头痛发作时将其分为 5 期来叙述。需要指出的是,这 5 期并非每次发作所必备的,有的患者可能只表现其中的数期,大多数患者的发作表现为两期或两期以上,有的仅表现其中的一期。另一方面,每期特征可以存在很大不同,同一个体的发作也可不同。

1.前驱期

60% 的偏头痛患者在头痛开始前数小时至数天出现前驱症状。前驱症状并非先兆,不论是有先兆偏头痛还是无先兆偏头痛均可出现前驱症状。可表现为精神、心理改变,如精神抑郁、疲乏无力、懒散、昏昏欲睡;也可情绪激动、易激惹、焦虑、心烦或欣快感等;尚可表现为自主神经症状,如面色苍白、发冷、厌食或明显的饥饿感、口渴、尿少、尿频、排尿费力、打哈欠、颈项强直、恶心、肠蠕动增加、腹痛、腹泻、心慌、气短、心率加快,对气味过度敏感等,不同患者前驱症状具有很大的差异,但每例患者每次发作的前驱症状具有相对稳定性。这些前驱症状可在前驱期出现,也可于头痛发作中,甚至持续到头痛发作后成为后续症状。

2.先兆

约有 20% 的偏头痛患者出现先兆症状。先兆多为局灶性神经症状,偶为全面性神经功能障碍。典型的先兆应符合下列 4 条特征中的 3 条,即重复出现,逐渐发展、持续时间不多于 1 h,并跟随出现头痛。大多数病例先兆持续 5～20 min。极少数情况下先兆可突然发作,也有的患者于头痛期间出现先兆性症状,尚有伴迁延性先兆的偏头痛,其先兆不仅始于头痛之前,尚可持续到头痛后数小时至 7 d。

先兆可为视觉性的、运动性的、感觉性的,也可表现为脑干或小脑性功能障碍。最常见的先兆为视觉性先兆,约占先兆的 90%。如闪电、暗点、单眼黑蒙、双眼黑蒙、视物变形、视野外空白等。闪光可为锯齿样或闪电样闪光、城垛样闪光。视网膜动脉型偏头痛患者眼底可见视网膜水肿,偶可见樱红色黄斑。仅次于视觉现象的常见先兆为麻痹。典型的是影响一侧手和面部,也可出现偏瘫。如果优势半球受累,可出现失语。数十分钟后出现对侧或同侧头痛,多在儿童期发病。这称为偏瘫型偏头痛。偏瘫型偏头痛患者的局灶性体征可持续 7 d 以上,甚至在影像学上发现脑梗死。偏头痛伴迁延性先兆和偏头痛性偏瘫以前曾被划入"复杂性偏头痛"。偏头痛反复发作后出现眼球运动障碍称为眼肌瘫痪型偏头痛。多为动眼神经麻痹所致,其次为滑车神经和展神经麻痹。多有无先兆偏头痛病史,反复发作者麻痹可经久不愈。如果先兆涉及脑干或小脑,则这种状况被称为基底型偏头痛,又称基底动脉型偏头痛。可出现头昏、眩晕、耳鸣、听力障碍、共济失调、复视,视觉症状包括闪光、暗点、黑蒙、视野缺损、视物变形。双侧损害可出现意识抑制,后者尤见于儿童。尚可出现感觉迟钝,偏侧感觉障碍等。

偏头痛先兆可不伴头痛出现,称为偏头痛等位症。多见于儿童偏头痛。有时见于中年以后,先兆可为偏头痛发作的主要临床表现而头痛很轻或无头痛。也可与头痛发作交替出现，可表现为闪光、暗点、腹痛、腹泻、恶心、呕吐、复发性眩晕、偏瘫、偏身麻木及精神心理改变。如儿童良性发作性眩晕、前庭性梅尼埃病、成人良性复发性眩晕。有跟踪研究显示，为数不少的以往诊断为梅尼埃病的患者，其症状大多数与偏头痛有关。有报告描述了一组成人良性复发性眩晕患者，年龄在7～55岁，晨起发病症状表现为反复发作的头晕、恶心、呕吐及大汗，持续数分钟至4 d不等。发作开始及末期表现为位置性眩晕，发作期间无听觉症状。发作间期几乎所有患者均无症状，这些患者眩晕发作与偏头痛有着几个共同的特征，包括可因酒精、睡眠不足、情绪紧张造成及加重，女性多发，常见于经期。

3.头痛

头痛可出现于围绕头或颈部的任何部位，可位颞侧、额部、眶部。多为单侧痛，也可为双侧痛，甚至发展为全头痛，其中单侧痛者约占2/3。头痛性质往往为搏动性痛，但也有的患者描述为钻痛。疼痛程度往往为中、重度痛，甚至难以忍受。往往是晨起后发病，逐渐发展，达高峰后逐渐缓解。也有的患者于下午或晚上起病，成人头痛大多历时4～72 h，而儿童头痛多历时2～48 h。尚有持续时间更长者，可持续数周。有人将发作持续3 d以上的偏头痛称为偏头痛持续状态。

头痛期间，不少患者伴随出现恶心、呕吐、视物不清、畏光、畏声等，喜独居。恶心为最常见伴随症状，达一半以上，且常为中、重度恶心。恶心可先于头痛发作，也可于头痛发作中或发作后出现。近一半的患者出现呕吐，有些患者的经验是呕吐后发作即明显缓解。其他自主功能障碍也可出现，如尿频、排尿障碍、鼻塞、心慌、高血压、低血压，甚至可出现心律失常。发作累及脑干或小脑者可出现眩晕、共济失调、复视、听力下降、耳鸣、意识障碍。

4.头痛终末期

该期为头痛开始减轻至最终停止这一阶段。

5.后续症状期

为数不少的患者于头痛缓解后出现一系列后续症状，表现为怠倦、困顿、昏昏欲睡。有的感到精疲力竭、饥饿感或厌食、多尿、头皮压痛、肌肉酸痛。也可出现精神心理改变，如烦躁、易怒、心境高涨或情绪低落、少语、少动等。

(二)儿童偏头痛

儿童偏头痛是儿童期头痛的常见类型。儿童偏头痛与成人偏头痛在一些方面有所不同。性别方面，发生于青春期以前的偏头痛，男、女患者比例大致相等，而成人期偏头痛，女性比例大大增加，约为男性的3倍。

儿童偏头痛的诱发及加重因素有很多与成人偏头痛一致，如劳累和情绪紧张可诱发或加重头痛，为数不少的儿童可因运动而诱发头痛，儿童偏头痛患者可有睡眠障碍，而上呼吸道感染及其他发热性疾病在儿童比成人更易使头痛加重。

在症状方面，儿童偏头痛与成人偏头痛亦有区别。儿童偏头痛持续时间常较成人短。偏瘫型偏头痛多在儿童期发病，成年期停止，偏瘫发作可从一侧到另一侧，这种类型的偏头痛常较难控制。反复的偏头痛发作可造成永久性神经功能缺损，并可出现病理征，也可造成认知障碍。基底动脉型偏头痛，在儿童也比成人常见，表现闪光、暗点、视物模糊、视野缺损，也可出现脑干、小脑及耳症状，如眩晕、耳鸣、耳聋、眼球震颤。在儿童出现意识恍惚者比成人多，尚可出现跌倒发作。有些偏头痛儿童尚可仅出现反复发作性眩晕，而无头痛发作。一个平时表现完全正常的儿童可突然恐惧、大叫、面色苍白、大汗、步态蹒跚、眩晕、旋转感，并出现眼球震颤，数分钟后可完全缓解，恢复如常，称之为儿童良性发作性眩晕，属于一种偏头痛等位症。这种典型眩晕发作始于

4 岁以前,可每天数次发作,其后发作次数逐渐减少,多数于 7～8 岁以后不再发作。与成人不同,儿童偏头痛的前驱症状常为腹痛,有时可无偏头痛发作而代之以腹痛、恶心、呕吐、腹泻,称为腹型偏头痛等位症。在偏头痛的伴随症状中,儿童偏头痛出现呕吐较成人更加常见。

儿童偏头痛的预后较成人偏头痛好。6 年后约有一半儿童不再经历偏头痛,约 1/3 的偏头痛得到改善。而始于青春期以后的成人偏头痛常持续几十年。

三、诊断与鉴别诊断

(一)诊断

偏头痛的诊断应根据详细的病史做出,特别是头痛的性质及相关的症状非常重要。如头痛的部位、性质、持续时间、疼痛严重程度、伴随症状及体征、既往发作的病史、诱发或加重因素等。

对于偏头痛患者应进行细致的一般内科查体及神经科检查,以除外症状与偏头痛有重叠、类似或同时存在的情况。诊断偏头痛虽然没有特异性的实验室指标,但有时给予患者必要的实验室检查非常重要,如血、尿、脑脊液及影像学检查,以排除器质性病变。特别是中年或老年期出现的头痛,更应排除器质性病变。当出现严重的先兆或先兆时间延长时,有学者建议行颅脑 CT 或 MRI 检查。也有学者提议当偏头痛发作每月超过 2 次时,应警惕偏头痛的原因。

国际头痛协会(IHS)头痛分类委员会制定了一套头痛分类和诊断标准,这个旧的分类与诊断标准在世界范围内应用了 20 余年,至今我国尚有部分学术专著仍在沿用或参考这个分类。此后,国际头痛协会头痛分类委员会制定了新的关于头痛、脑神经痛及面部痛的分类和诊断标准。目前临床及科研多采用这个标准。本标准将头痛分为 13 个主要类型,包括了总数 129 个头痛亚型。其中常见的头痛类型为偏头痛、紧张型头痛、丛集性头痛和慢性发作性偏头痛,而偏头痛又被分为 7 个亚型(表 9-2～表 9-5)。这 7 个亚型中,最主要的两个亚型是无先兆偏头痛和有先兆偏头痛,其中最常见的是无先兆偏头痛。

表 9-2　偏头痛分类

无先兆偏头痛
有先兆偏头痛
偏头痛伴典型先兆
偏头痛伴迁延性先兆
家族性偏瘫型偏头痛
基底动脉型偏头痛
偏头痛伴急性先兆发作
眼肌瘫痪型偏头痛
视网膜型偏头痛
可能为偏头痛前驱或与偏头痛相关联的儿童期综合征
儿童良性发作性眩晕
儿童交替性偏瘫
偏头痛并发症
偏头痛持续状态
偏头痛性偏瘫
不符合上述标准的偏头痛性障碍

表 9-3　国际头痛协会(1988)关于无先兆偏头痛的定义

无先兆偏头痛

诊断标准:

1.至少 5 次发作符合第 2～4 项标准

2.头痛持续 4～72 h(未治疗或没有成功治疗)

3.头痛至少具备下列特征中的 2 条

　　(1)位于单侧

　　(2)搏动性质

　　(3)中度或重度(妨碍或不敢从事每天活动)

　　(4)因上楼梯或类似的日常体力活动而加重

4.头痛期间至少具备下列 1 条

　　(1)恶心和/或呕吐

　　(2)畏光和畏声

5.至少具备下列 1 条

　　(1)病史、体格检查和神经科检查不提示器质性障碍

　　(2)病史、体格检查和/或神经检查确实提示这种障碍(器质性障碍),但被适当的观察所排除

　　(3)这种障碍存在,但偏头痛发作并非在与这种障碍有密切的时间关系上首次出现

表 9-4　国际头痛协会(1988)关于有先兆偏头痛的定义

有先兆偏头痛

　先前用过的术语:经典型偏头痛,典型偏头痛;眼肌瘫痪型、偏身麻木型、偏瘫型、失语型偏头痛

　诊断标准:

1.至少 2 次发作符合第 2 项标准

2.至少符合下列 4 条特征中的 3 条

　　(1)1 个或 1 个以上提示局灶大脑皮质或脑干功能障碍的完全可逆性先兆症状

　　(2)至少 1 个先兆症状逐渐发展超过 4 min,或 2 个或 2 个以上的症状接着发生

　　(3)先兆症状持续时间不超过 60 min,如果出现 1 个以上先兆症状,持续时间可相应增加

　　(4)继先兆出现的头痛间隔期在 60 min 之内(头痛尚可在先兆前或与先兆同时开始)

3.至少具备下列 1 条

　　(1)病史:体格检查及神经科检查不提示器质性障碍

　　(2)病史、体格检查和/或神经科检查确实提示这障碍,但通过适当的观察被排除

　　(3)这种障碍存在,但偏头痛发作并非在与这种障碍有密切的时间关系上首次出现

有典型先兆的偏头痛

　诊断标准:

1.符合有先兆偏头痛诊断标准,包括第 2 项全部 4 条标准

2.有 1 条或 1 条以上下列类型的先兆症状

　　(1)视觉障碍

　　(2)单侧偏身感觉障碍和/或麻木

续表

(3)单侧力弱	
(4)失语或非典型言语困难	

表 9-5 国际头痛协会(1988)关于儿童偏头痛的定义

1.至少 5 次发作符合第(1)、(2)项标准

(1)每次头痛发作持续 2~48 h

(2)头痛至少具备下列特征中的 2 条

①位于单侧

②搏动性质

③中度或重度

④可因常规的体育活动而加重

2.头痛期间内至少具备下列 1 条

(1)恶心和/或呕吐

(2)畏光和畏声

国际头痛协会的诊断标准为偏头痛的诊断提供了一个可靠的、可量化的诊断标准,对于临床和科研的意义是显而易见的,有学者特别提到其对于临床试验及流行病学调查有重要意义。但临床上有时遇到患者并不能完全符合这个标准,对这种情况学者们建议随访及复查,以确定诊断。

由于国际头痛协会的诊断标准掌握起来比较复杂,为了便于临床应用,国际上一些知名的学者一直在探讨一种简单化的诊断标准。其中 Solomon 介绍了一套简单标准,符合这个标准的患者 99%符合国际头痛协会关于无先兆偏头痛的诊断标准。这套标准较易掌握,供参考。

(1)具备下列 4 条特征中的任何 2 条,即可诊断无先兆偏头痛:①疼痛位于单侧;②搏动性痛;③恶心;④畏光或畏声。

(2)另有 2 条附加说明:①首次发作者不应诊断;②应无器质性疾病的证据。

在临床工作中尚能遇到患者有时表现为紧张型头痛,有时表现为偏头痛性质的头痛,为此有学者查阅了国际上一些临床研究文献后得到的答案是,紧张型头痛和偏头痛并非是截然分开的,其临床上确实存在着重叠,故有学者提出二者可能是一个连续的统一体。有时遇到有先兆偏头痛患者可表现为无先兆偏头痛,同样,学者们认为二型之间既可能有不同的病理生理,又可能是一个连续的统一体。

(二)鉴别诊断

偏头痛应与下列疼痛相鉴别。

1.紧张型头痛

紧张型头痛又称肌收缩型头痛。临床特点:头痛部位较弥散,可位于前额、双颞、顶、枕及颈部。头痛性质常呈钝痛,头部压迫感、紧箍感,患者常述犹如戴着一个帽子。头痛常呈持续性,可时轻时重。多有头皮、颈部压痛点,按摩头颈部可使头痛缓解,多有额、颈部肌肉紧张。多少伴有恶心、呕吐。

2.丛集性头痛

丛集性头痛又称组胺性头痛、Horton 综合征。表现为一系列密集的、短暂的、严重的单侧钻痛。与偏头痛不同,头痛部位多局限并固定于一侧眶部、球后和额颞部。发病时间常在夜间,并使患者痛醒。发病时间固定,起病突然而无先兆,开始可为一侧鼻部烧灼感或球后压迫感,继之出现特定部位的疼痛,常疼痛难忍,并出现面部潮红,结膜充血、流泪、流涕、鼻塞。为数不少的患者出现 Horner 征,可出现畏光,不伴恶心、呕吐。诱因可为发作群集期饮酒、兴奋或服用扩血管药引起。发病年龄常较偏头痛晚,平均 25 岁,男、女之比约4∶1,罕见家族史。治疗包括:非甾体抗炎药;激素治疗;睾丸素治疗;吸氧疗法(国外介绍为100%氧,8～10 L/min,共 10～15 min,仅供参考);麦角胺咖啡因或双氢麦角碱睡前应用,对夜间头痛特别有效;碳酸锂疗效尚有争议,但多数介绍其有效,但中毒剂量有时与治疗剂量很接近,曾有老年患者(精神患者)服一片致昏迷者,建议有条件者监测血锂水平,不良反应有胃肠道症状、肾功能改变、内分泌改变、震颤、眼球震颤、抽搐等;其他药物尚有钙通道阻滞剂、舒马曲坦等。

3.痛性眼肌麻痹

痛性眼肌麻痹又称 Tolosa-Hunt 综合征,是一种以头痛和眼肌麻痹为特征,涉及特发性眼眶和海绵窦的炎性疾病。病因可为颅内颈内动脉的非特异性炎症,也可能涉及海绵窦。常表现为球后及眶周的顽固性胀痛、刺痛,数天或数周后出现复视,并可有第Ⅲ、Ⅳ、Ⅵ脑神经受累表现,间隔数月数年后复发,需行血管造影以排除颈内动脉瘤。糖皮质激素治疗有效。

4.颅内占位所致头痛

占位早期,头痛可为间断性或晨起为重,但随着病情的发展,多成为持续性头痛,进行性加重,可出现颅内高压的症状与体征,如头痛、恶心、呕吐、视盘水肿,并可出现局灶症状与体征,如精神改变、偏瘫、失语、偏身感觉障碍、抽搐、偏盲、共济失调、眼球震颤等,典型者鉴别不难。但需注意,也有表现为十几年的偏头痛,最后被确诊为巨大血管瘤者。

四、防治

(一)一般原则

偏头痛的治疗策略包括两个方面:对症治疗和预防性治疗。对症治疗的目的在于消除、抑制或减轻疼痛及伴随症状。预防性治疗用来减少头痛发作的频度及减轻头痛严重性。对偏头痛患者是单用对症治疗还是同时采取对症治疗及预防性治疗,要具体分析。一般说来,如果头痛发作频度较小,疼痛程度较轻,持续时间较短,可考虑单纯选用对症治疗。如果头痛发作频度较大,疼痛程度较重,持续时间较长,对工作、学习、生活影响较明显,则在给予对症治疗的同时,给予适当的预防性治疗。总之,既要考虑到疼痛对患者的影响,又要考虑到药物不良反应对患者的影响,有时还要参考患者个人的意见。Saper 的建议是每周发作 2 次以下者单独给予药物性对症治疗,而发作频繁者应给予预防性治疗。

不论是对症治疗还是预防性治疗均包括两个方面,即药物干预和非药物干预。

非药物干预方面,强调患者自助。嘱患者详细记录前驱症状、头痛发作与持续时间及伴随症状,找出头痛诱发及缓解的因素,并尽可能避免。如避免某些食物,保持规律的作息时间、规律饮食。不论是在工作日,还是周末抑或假期,坚持这些方案对于减轻头痛发作非常重要,接受这些建议对 30%的患者有帮助。另有人倡导有规律的锻炼,如长跑等,可能有效地减少头痛发作。认知和行为治疗,如生物反馈治疗等,已被证明有效,另有患者于头痛时进行痛点压迫,于凉爽、安静、暗淡的环境中独处,或以冰块冷敷均有一定效果。

(二)药物对症治疗

偏头痛对症治疗可选用非特异性药物治疗,包括简单的止痛药,非甾体抗炎药及麻醉剂。对于轻、中度头痛,简单的镇痛药及非甾体抗炎药常可缓解头痛的发作。常用的药物有脑清片、对乙酰氨基酚、阿司匹林、萘普生、吲哚美辛、布洛芬、罗通定等。麻醉药的应用是严格限制的,Saper 提议主要用于严重发作,其他治疗不能缓解,或对偏头痛特异性治疗有禁忌或不能忍受的情况下应用。偏头痛特异性 5-HT 受体拮抗剂主要用于中、重度偏头痛。偏头痛特异性 5-HT 受体拮抗剂结合简单的止痛剂,大多数头痛可得到有效的治疗。

5-HT 受体拮抗剂治疗偏头痛的疗效是肯定的。麦角胺咖啡因既能抑制去甲肾上腺素的再摄取,又能拮抗其与 β 受体的结合,于先兆期或头痛开始后服用 1 片,常可使头痛发作终止或减轻。如效不显,于数小时后加服 1 片,每天不超过 4 片,每周用量不超过 10 片。该药缺点是不良反应较多,并且有成瘾性,有时剂量会越来越大。常见不良反应为消化道症状、心血管症状,如恶心、呕吐、胸闷、气短等。孕妇,有心肌缺血、高血压、肝肾疾病者等忌用。

麦角碱衍生物酒石酸麦角胺,舒马曲坦和双氢麦角胺为偏头痛特异性药物,均为 5-HT 受体拮抗剂。这些药物作用于中枢神经系统和三叉神经中受体介导的神经通路,通过阻断神经源性炎症而起到抗偏头痛作用。

酒石酸麦角胺主要用于中、重度偏头痛,特别是当简单的镇痛治疗效果不足或不能耐受时。其有多项作用:既是 $5-HT_{1A}$、$5-HT_{1B}$、$5-HT_{1D}$ 和 $5-HT_{1F}$ 受体拮抗剂,又是 α 受体阻滞剂,通过刺激动脉平滑肌细胞 5-HT 受体而产生血管收缩作用;它可收缩静脉容量性血管、抑制交感神经末端去甲肾上腺素再摄取。作为 $5-HT_1$ 受体拮抗剂,它可抑制三叉神经血管系统神经源性炎症,其抗偏头痛活性中最基础的机制可能在此,而非其血管收缩作用。其对中枢神经递质的作用对缓解偏头痛发作亦是重要的。给药途径有口服、舌下及直肠给药。生物利用度与给药途径关系密切。口服及舌下含化吸收不稳定,直肠给药起效快,吸收可靠。为了减少过多应用导致麦角胺依赖性或反跳性头痛,一般每周应用不超过 2 次,应避免大剂量连续用药。

Saper 总结酒石酸麦角胺在下列情况下慎用或禁用:年龄 55～60 岁(相对禁忌);妊娠或哺乳;心动过缓(中至重度);心室疾病(中至重度);胶原-肌肉病;心肌炎;冠心病,包括血管痉挛性心绞痛;高血压(中至重度);肝、肾损害(中至重度);感染或高热;败血症;消化性溃疡性疾病;周围血管病;严重瘙痒。另外,该药可加重偏头痛造成的恶心、呕吐。

舒马曲坦亦适用于中、重度偏头痛发作。作用于神经血管系统和中枢神经系统,通过抑制或减轻神经源性炎症而发挥作用。曾有人称舒马曲坦为偏头痛治疗的里程碑。皮下用药 2 h,约 80% 的急性偏头痛有效。尽管 48 h 内 40% 的患者重新出现头痛,这时给予第 2 剂仍可达到同样的有效率。口服制剂的疗效稍低于皮下给药,起效亦稍慢,通常在 4 h 内起效。皮下用药后 4 h 给予口吸制剂不能预防再出现头痛,但对皮下用药后 24 h 内出现的头痛有效。

舒马曲坦具有良好的耐受性,其不良反应通常较轻和短暂,持续时间常在 45 min 以内。包括注射部位的疼痛、耳鸣、面红、烧灼感、热感、头晕、体质量增加、颈痛及发音困难。少数患者于首剂时出现非心源性胸部压迫感,仅有很少患者于后续用药时再出现这些症状。罕见引起与其相关的心肌缺血。

Saper 总结应用舒马曲坦注意事项及禁忌证:年龄超过 55～60 岁(相对禁忌证);妊娠或哺乳;缺血性心肌病(心绞痛、心肌梗死病史、记录到的无症状性缺血);不稳定型心绞痛;高血压(未控制);基底型或偏瘫型偏头痛;未识别的冠心病(绝经期妇女,男性＞40岁,心脏病危险因素如高血压、高脂血症、肥胖、糖尿病、严重吸烟及强阳性家族史);肝肾功能损害(重度);同时应用单胺氧化酶抑制剂或单胺氧化酶抑制剂治疗终止后2周内;同时应用含麦角胺或麦角类制剂(24小时内),首次剂量可能需要在医师监护下应用。

酒石酸双氢麦角胺的效果超过酒石酸麦角胺。大多数患者起效迅速,在中、重度发作特别有用,也可用于难治性偏头痛。与酒石酸麦角胺有共同的机制,但其动脉血管收缩作用较弱,有选择性收缩静脉血管的特性,可静脉注射、肌内注射及鼻腔吸入。静脉注射途径给药起效迅速。肌内注射生物利用度达100%。鼻腔吸入的绝对生物利用度40%,应用酒石酸双氢麦角胺后再出现头痛的频率较其他现有的抗偏头痛剂小,这可能与其半衰期长有关。

酒石酸双氢麦角胺较酒石酸麦角胺具有较好的耐受性、恶心和呕吐的发生率及程度非常低,静脉注射最高,肌内注射及鼻吸入给药低。极少成瘾和引起反跳性头痛。通常的不良反应包括胸痛、轻度肌痛、短暂的血压上升。不应给予有血管痉挛反应倾向的患者,包括已知的周围性动脉疾病,冠状动脉疾病(特别是不稳定性心绞痛或血管痉挛性心绞痛)或未控制的高血压。注意事项和禁忌证同酒石酸麦角胺。

(三)药物预防性治疗

偏头痛的预防性治疗应个体化,特别是剂量的个体化。可根据患者体质量,一般身体情况、既往用药体验等选择初始剂量,逐渐加量,如无明显不良反应,可连续用药2~3 d,无效时再接用其他药物。

1.抗组织胺药物

苯噻啶为一有效的偏头痛预防性药物。可每天2次,每次0.5 mg起,逐渐加量,一般可增加至每天3次,每次1.0 mg,最大量不超过6 mg/d。不良反应为嗜睡、头晕、体质量增加等。

2.钙通道阻滞剂

氟桂利嗪,每晚1次,每次5~10 mg,不良反应有嗜睡、锥体外系反应、体质量增加、抑郁等。

3.β受体阻滞剂

普萘洛尔,开始剂量3次/天,每次10 mg,逐渐增加至60 mg/d,也有介绍120 mg/d,心率＜60次/分钟者停用。哮喘、严重房室传导阻滞者禁用。

4.抗抑郁剂

阿米替林每天3次,每次25 mg,逐渐加量。可有嗜睡等不良反应,加量后不良反应明显。氟西汀每片20 mg,每晨1片,饭后服,该药初始剂量及有效剂量相同,服用方便,不良反应有睡眠障碍、胃肠道症状等,常较轻。

5.其他

非甾体抗炎药,如萘普生;抗惊厥药,如卡马西平、丙戊酸钠等;舒必剂、硫必利;中医中药(辨证施治、辨经施治、成方加减、中成药)等皆可试用。

(四)关于特殊类型偏头痛

与偏头痛相关的先兆是否需要治疗及如何治疗,目前尚无定论。通常先兆为自限性的、短暂的,大多数患者于治疗尚未发挥作用时可自行缓解。如果患者经历复发性、严重的、明显的先兆,考虑舌下含化尼非地平,但头痛有可能加重,且疗效亦不肯定。给予舒马曲坦及酒石酸麦角胺的疗效亦尚处观察之中。

（五）关于难治性、严重偏头痛性头痛

这类头痛主要涉及偏头痛持续状态，头痛常不能为一般的门诊治疗所缓解。患者除持续的进展性头痛外尚有一系列生理及情感症状，如恶心、呕吐、腹泻、脱水、抑郁、绝望，甚至自杀倾向。用药过度及反跳性依赖、戒断症状常促发这些障碍。这类患者常需收入急症室观察或住院，以纠正患者存在的生理障碍，如脱水等；排除伴随偏头痛出现的严重的神经内科或内科疾病；治疗纠正药物依赖；预防患者于家中自杀等。应注意患者的生命体征，可做心电图检查。药物可选用酒石酸双氢麦角胺、舒马曲坦、阿片类及止吐药，必要时亦可谨慎给予氯丙嗪等。可选用非肠道途径给药，如静脉用药或肌内注射给药。一旦发作控制，可逐渐加入预防性药物治疗。

（六）关于妊娠妇女的治疗

Schulman 建议给予地美罗注射剂或片剂，并应限制剂量。还可应用泼尼松，其不易穿过胎盘，在妊娠早期不损害胎儿，但不宜应用太频繁。如欲怀孕，最好尽最大可能不用预防性药物并避免应用麦角类制剂。

（七）关于儿童偏头痛

儿童偏头痛用药的选择与成人有很多重叠，如止痛药物、钙通道阻滞剂、抗组胺药物等，但也有人质疑酒石酸双麦角胺药物的疗效。如能确诊，重要的是对儿童及其家长进行安慰，使其对本病有一个全面的认识，以缓解由此带来的焦虑，对治疗当属有益。

五、护理

（一）护理评估

1.健康史

（1）了解头痛的部位、性质和程度：询问是全头疼还是局部头疼，是搏动性头疼还是胀痛、钻痛，是轻微痛、剧烈痛还是无法忍受的疼痛。偏头疼常描述为双侧颞部的搏动性疼痛。

（2）头疼的规律：询问头疼发病的急缓，是持续性还是发作性，起始与持续时间，发作频率，激发或缓解的因素，与季节、气候、体位、饮食、情绪、睡眠、疲劳等的关系。

（3）有无先兆及伴发症状：如头晕、恶心、呕吐、面色苍白、潮红、视物不清、闪光、畏光、复视、耳鸣、失语、偏瘫、嗜睡、发热、晕厥等。典型偏头疼发作常有视觉先兆和伴有恶心、呕吐、畏光。

（4）既往史与心理社会状况：询问患者的情绪、睡眠、职业情况及服药史，了解头疼对日常生活、工作和社交的影响，患者是否因长期反复头疼而出现恐惧、忧郁或焦虑心理。大部分偏头疼患者有家族史。

2.身体状况

检查意识是否清楚，瞳孔是否等大等圆、对光反射是否灵敏；体温、脉搏、呼吸、血压是否正常；面部表情是否痛苦，精神状态怎样；眼睑是否下垂、有无脑膜刺激征。

3.主要护理问题及相关因素

（1）偏头疼：与发作性神经血管功能障碍有关。

（2）焦虑：与偏头疼长期、反复发作有关。

（3）睡眠形态紊乱：与头疼长期反复发作和/或焦虑等情绪改变有关。

（二）护理措施

1.避免诱因

告知患者可能诱发或加重头疼的因素，如情绪紧张、进食某些食物、饮酒、月经来潮、用力性

动作等;保持环境安静、舒适、光线柔和。

2.指导减轻头疼的方法

如指导患者缓慢深呼吸,听音乐,练气功,生物反馈治疗,引导式想象,冷、热敷及理疗,按摩,指压止痛法等。

3.用药护理

告知患者止痛药物的作用与不良反应,让其了解药物依赖性或成瘾性的特点,如大量使用止痛剂,滥用麦角胺咖啡因可致药物依赖。指导患者遵医嘱正确服药。

（胡安慧）

第六节　吉兰-巴雷综合征

一、概述

吉兰-巴雷综合征(GBS)又称急性感染性脱髓鞘性多发性神经病,是可能与感染有关和免疫机制参与的急性特发性多发性神经病。临床上表现为四肢弛缓性瘫痪、末梢型感觉障碍和脑脊液蛋白细胞分离等。本病确切病因不清,可能与空肠弯曲菌感染有关;或是机体免疫发生紊乱,产生针对周围神经的免疫应答,引起周围神经脱髓鞘。本病年发病率为(0.6～1.9)/10万,我国尚无系统的流行病学资料。

二、诊断步骤

(一)病史采集要点

1.起病情况

以儿童或青少年多见,急性或亚急性起病,数天或2周内达高峰。需要耐心分析,争取掌握比较确切的起病时间,了解病情进展情况。

2.主要临床表现

主要临床表现为运动、感觉和自主神经损害。肢体弛缓性瘫痪,从下肢远端向上发展,至上肢并累及脑神经(也可以首发症状为双侧周围性面瘫)。感觉异常如烧灼感、麻木、疼痛等,以远端为主。自主神经紊乱症状明显,如心律失常、皮肤营养障碍等,但尿便障碍绝大多数患者不出现,严重患者可有。

3.既往史

若发现可能致病的原因有较大意义。如起病前1～4周有无胃肠或呼吸道感染症状,有无疫苗接种史,或者外科手术史,有无明显诱因。

(二)体格检查要点

1.一般情况

精神疲乏,若感染严重者,可有不同程度的发热。窦性心动过速,血压不稳定,出汗多,皮肤红肿及营养障碍。

2.神经系统检查

神志清，高级神经活动正常。脑神经以双侧周围性面瘫、延髓性麻痹为主，四肢呈弛缓性瘫痪，末梢型感觉障碍，大、小便功能障碍多不明显。

(三)门诊资料分析

1.血常规

白细胞数量轻度升高或正常。

2.生化

血钾含量正常。

3.病史和检查

可见患者有运动、感觉和自主神经障碍，因此，定位在周围神经病变。起病前有感染等病史，考虑为感染性或自身免疫性疾病，应进一步检查感染和免疫相关指标以确诊。

(四)进一步检查项目

1.腰穿

脑脊液蛋白细胞分离是本病特征性表现，蛋白含量增高而细胞数正常，出现在起病后 2～3 周，但在第 1 周正常。

2.肌电图

发现运动和感觉神经传导速度明显减慢，有失神经或轴索变性的肌电改变。脱髓鞘病变呈节段性和斑点状特点，可能某一神经感觉传导速度正常，另一神经异常，因此，早期要检查多根神经。发病早期可能只有 F 波或 H 反射延迟或消失。

三、诊断对策

(一)诊断要点

根据起病前有感染史，急性或亚急性起病，四肢对称性下运动神经元瘫痪，末梢型感觉减退及脑神经损害，脑脊液蛋白细胞分离，结合肌电图可以确诊。Asbury 等的诊断标准：①多有病前感染或自身免疫反应。②急性或亚急性起病，进展不超过 4 周。③四肢瘫痪常自下肢开始，近端较明显。④可有呼吸肌麻痹。⑤可有脑神经受损。⑥可有末梢型感觉障碍或疼痛。⑦脑脊液蛋白细胞分离。⑧肌电图早期 F 波或 H 反射延迟，运动神经传导速度明显减慢。

(二)鉴别诊断要点

1.低血钾型周期性瘫痪

本病一般有甲状腺功能亢进、低血钾病史。起病快(数小时至 1 d)，恢复也快(2～3 d)。四肢弛缓性瘫痪，无呼吸肌麻痹和脑神经受损，无感觉障碍。脑脊液没有蛋白细胞分离。血钾低，补钾有效。既往有发作史。

2.脊髓灰质炎

本病为脊髓前角病变，没有感觉障碍和脑神经受损。多在发热数天后，体温未恢复正常时出现瘫痪，通常只累及一个肢体。但本病起病后 3 周也可见脑脊液蛋白细胞分离。

3.重症肌无力

本病为神经肌肉接头病变，主要累及骨骼肌，因此，没有感觉障碍和自主神经症状。症状呈波动性，晨轻暮重。疲劳试验和肌电图有助于诊断。

(三)吉兰-巴雷综合征

变异型根据临床、病理及电生理表现可分为以下类型。

1.急性运动轴索型神经病

其为纯运动型,特点是病情中多有呼吸肌受累,24～48 h迅速出现四肢瘫痪,肌萎缩出现早,病残率高,预后差。

2.急性运动感觉轴索型神经病发病

此型与前者相似,但病情更重,预后差。

3.弗希尔综合征

其表现为眼外肌麻痹、共济失调和腱反射消失三联征。

4.不能分类的吉兰-巴雷综合征

这包括"全自主神经功能不全"和极少数复发型吉兰-巴雷综合征。

四、治疗对策

(一)治疗原则

(1)尽早明确诊断,及时治疗。

(2)根据病情的严重情况进行分型,制订合理的治疗方案。

(3)治疗过程中应密切观察病情,注重药物毒副作用。

(4)积极预防和控制感染及消化道出血等。

(5)早期康复训练对功能恢复有重要意义,同时可提高患者自信心,观察效果。

(二)治疗计划

1.基础治疗(对症支持治疗)

(1)辅助呼吸:患者气促,血氧饱和度降低,动脉血氧分压下降至 9.3 kPa(70 mmHg)以下,可进行气管插管,呼吸机辅助呼吸,必要时气管切开。加强护理,保持呼吸道通畅,定时翻身、拍背,雾化吸入,吸痰等。

(2)重症患者持续心电监护,窦性心动过速通常无须处理。血压高时可予小剂量降压药,血压低时可予扩容等。

(3)穿长弹力袜预防深静脉血栓。

(4)保持床单平整,勤翻身,预防压疮。

(5)吞咽困难者可予鼻饲,以免食物误入气管窒息。

(6)尿潴留可加压按压腹部,无效时可留置尿管。便秘可用大黄苏打片、番泻叶等。出现肠梗阻时应禁食并请外科协助治疗。

(7)出现疼痛,可予非阿片类镇痛药或试用卡马西平。

(8)早期开始康复治疗,包括肢体被动和主动运动,防止挛缩,用夹板防止足下垂畸形,以及针灸、按压、理疗和步态训练等。

2.特异治疗(病因治疗)

(1)血浆置换:按每千克体质量 40 mL 或 1～1.5 倍血浆容量计算每次交换血浆量,可用 5% 清蛋白复原血容量,减少使用血浆的并发症。轻、中、重患者每周应分别做 2 次、4 次和 6 次。主要禁忌证是严重感染、心律失常、心功能不全及凝血系统疾病等。

(2)免疫球蛋白静脉滴注(IVIG):成人按 0.4 g/(kg·d)剂量,连用 5 d,尽早使用或在呼吸肌麻痹之前使用。禁忌证是先天性 IgA 缺乏,因为免疫球蛋白制品含少量 IgA,此类患者使用后可导致 IgA 致敏,再次应用可发生变态反应。常见不良反应有发热、面红等,减慢输液速度即可减轻。引起肝功能损害者,停药 1 个月即可恢复。

(3)以上两种方法是治疗吉兰-巴雷综合征的首选方法,可消除外周血免疫活性细胞、细胞因子和抗体等,减轻神经损害。尽管两种治疗费用昂贵,但是严重病例或是进展快速病例,均应早期使用,可能减少辅助通气的费用和改变病程。

(4)激素通常认为对吉兰-巴雷综合征无效,并有不良反应。但是,在无经济能力或无血浆置换和 IVIG 医疗条件时,可试用甲泼尼龙 500 mg/d,静脉滴注,连用 5～7 d;或地塞米松 10 mg/d,静脉滴注,连用 7～10 d 为 1 个疗程。

五、病程观察及处理

可以按照以下分型评估患者的临床状况。

轻型:四肢肌力Ⅲ级以上,可独立行走。

中型:四肢肌力Ⅲ级以下,不能独立行走。

重型:四肢无力或瘫痪,伴Ⅸ、Ⅹ对颅神经和其他神经麻痹,不能吞咽,活动时有轻微呼吸困难,但不需要气管切开人工辅助呼吸。

极重型:数小时或数天内发展为四肢瘫痪,吞咽不能,呼吸肌麻痹,需要气管切开人工辅助呼吸。

六、预后评估

本病为自限性,呈单相病程,多于发病后 4 周时症状和体征停止进展,经数周或数月恢复,恢复中可有短暂波动,极少复发。70％～75％的患者完全恢复,25％的患者遗留轻微神经功能缺损,5％的患者死亡,通常死于呼吸衰竭。前期有空肠弯曲菌感染证据者预后较差,病理以轴索变性为主者病程较迁延且恢复不完全。高龄、起病急骤或辅助通气者预后不良。早期有效治疗及支持疗法可降低重症病例的病死率。

七、护理

(一)主要护理问题

1.呼吸困难

呼吸困难与病变侵犯呼吸肌,引起呼吸肌麻痹有关。

2.有误吸的危险

这与病变侵犯脑神经,使得吞咽肌群无力有关。

3.生活自理能力缺陷

其与运动神经脱髓鞘改变引起的四肢瘫痪有关。

4.有失用综合征的危险

此与运动神经脱髓鞘改变引起的四肢瘫痪有关。

5.皮肤完整性受损

其与运动神经脱髓鞘改变引起的四肢瘫痪有关。

6.便秘

便秘与自主神经功能障碍及长期卧床有关。

7.恐惧

恐惧与运动障碍引起的快速进展性四肢瘫,或呼吸肌麻痹引起呼吸困难带来的濒死感有关。

(二)护理措施

1.严密观察病情变化

患者因四肢瘫痪,躯干、肋间肌和膈肌麻痹而致呼吸困难,甚至呼吸肌麻痹。因此,应重点观察患者呼吸情况。如果出现呼吸肌群无力,表现为呼吸困难、咳痰无力、烦躁不安及口唇发绀等缺氧症状,应及时给予吸氧。必要时进行气管切开,使用人工呼吸机辅助呼吸。

2.保持呼吸道通畅和防止并发症的发生

(1)能否保持患者呼吸道通畅是关系患者生命安危的关键问题。对已气管切开使用人工呼吸机的患者应采取保护性隔离。病室温度保持在 22 ℃～24 ℃,避免空气干燥,定时通风,保持室内空气新鲜。

(2)吸痰时要严格执行无菌操作,使用一次性吸痰管,操作前后洗手,防止交叉感染。

(3)每 2～3 h 翻身、叩背 1 次,气管内滴药,如 2% 碳酸氢钠,促进痰液排出。预防发生肺不张。

(4)气管切开伤口每天换药,并观察伤口情况。

(5)减少探视。

3.防止压疮的发生

本病发病急骤,瘫痪肢体恢复缓慢,因此,久卧患者要每天擦洗 1～2 次,保持皮肤清洁干净。患者床褥整齐、干净、平整。每 2～3 h 翻身更换体位,以免局部受压过久。按压骨突处,促进局部血液循环。

4.加强对瘫痪肢体的护理

GBS 患者瘫痪特点为四肢对称性瘫痪,患病早期应保持侧卧、仰卧时的良肢位,恢复期做好患者主动、被动训练,步态训练,以利于肢体功能恢复。

5.生活护理

患者四肢瘫痪,气管切开不能讲话。因此,护理人员必须深入细致地了解患者的各项要求,做好患者口腔、皮肤、会阴部的护理。

6.鼻饲护理

患者应进食营养丰富和易消化的食物。吞咽困难者可行鼻饲,以保证营养。鼻饲时应注意以下几点。

(1)鼻饲前将床头抬高30°。

(2)每次鼻饲前应回抽胃液,观察有无胃潴留、胃液颜色,并观察胃管有无脱出。

(3)每次鼻饲量不宜过多,在 200～300 mL。

(4)鼻饲物的温度不宜过热,在 38 ℃～40 ℃。

(5)速度不宜过快,15～20 min,以防止呃逆。

(6)鼻饲之后,注入 20 mL 清水,清洗胃管。

7.肠道护理

患者长期卧床肠蠕动减慢,常有便秘,应多饮水、多吃粗纤维的食物。可做腹部按压,按顺时针方向,必要时服用缓泻药,使患者保持排便通畅。

8.心理护理

要做好患者心理护理,介绍有关疾病的知识,鼓励患者配合医护人员的治疗,树立战胜疾病的信心,早日康复。

9.健康指导

(1)指导患者养成良好的生活习惯,注意休息,保证充足的睡眠。

(2)指导患者坚持每天定时服药,不可随意更改药物剂量,定期复查。

(3)指导患者坚持活动和肢体功能锻炼,克服依赖心理,逐步做一些力所能及的事情。

(胡安慧)

第七节　重症肌无力

一、概念和特点

重症肌无力(myasthenia gravis,MG)由乙酰胆碱受体抗体介导的、细胞免疫依赖的及补体参与的一种神经-肌肉接头处传递障碍的自身免疫性疾病。任何年龄均可发病,40岁前女性患病率可为男性的2～3倍,中年以上发病者,则以男性为多。

二、病因与发病机制

其发病原因包括自身免疫、被动免疫(暂时性新生儿MG)、遗传性(先天性肌无力综合征)及药源性(D-青霉胺等)因素。多数患者伴有胸腺增生或胸腺肿瘤;感染、精神创伤、过度劳累、妊娠、分娩可诱发或加重病情。临床发现,某些环境因素如环境污染造成免疫力下降,过度劳累造成免疫功能紊乱,病毒感染或使用氨基糖苷类抗生素或D-青霉胺等药物诱发某些基因缺陷等。重症肌无力易患基因及基因多态性的原因非常复杂,不仅与主要组织相容性抗原复合物基因有关,而且与非相容性抗原复合物基因,如T细胞受体、免疫球蛋白、细胞因子、凋亡等基因有关。

三、临床表现

(一)临床特征

某些特定的骨骼肌群表现出具有波动性和易疲劳性的肌无力症状,晨轻暮重,持续活动后加重,休息后可缓解。眼外肌无力所致非对称性上睑下垂和双眼复视是MG最为常见的首发症状,还可出现交替性或双侧上睑下垂、眼球活动障碍,通常瞳孔大小正常。面肌无力可致鼓腮漏气、眼睑闭合不全、鼻唇沟变浅、苦笑或面具样面容。咀嚼肌无力可致咀嚼困难。咽喉肌无力可致构音障碍、吞咽困难、鼻音、饮水呛咳及声音嘶哑。颈部肌肉无力可致抬头困难。肢体各组肌群均可出现肌无力症状,以近端为著。呼吸肌无力可致呼吸困难、发绀。

(二)重症肌无力危象

重症肌无力危象是指重症肌无力患者急骤发生延髓肌和呼吸肌严重无力以至于不能排出分泌物和维持足够的通换气功能的情况,若不及时有效抢救,常可危及生命。其诱因和加重因素:除免疫力下降是其发病的内因,感染为重症肌无力危象发生最重要的诱因,劳累过度、激素不合理应用、胸腺瘤手术、药物滥用或误用、精神刺激、外伤、月经、怀孕、流产、其他疾病等。

四、辅助检查

(一)疲劳试验

令患者做受累肌群的持续运动或收缩,如睁闭眼睑、眼球向上凝视、持续吸气、咀嚼或双臂侧平举等动作,常在持续数十秒后迅速出现眼睑下垂、复视明显、咀嚼无力或两臂下垂等症状,为肌疲劳试验阳性。

(二)抗胆碱酯酶药物试验

成人皮下注射胆碱酯酶抑制剂甲基硫酸新斯的明 1.0～1.5 mg,同时皮下注射阿托品消除其胆碱样不良反应;儿童可按体质量 0.02～0.03 mg/kg 进行皮下注射,最大剂量不超过 1 mg。注射前可参照 MG 临床绝对评分标准,记录一次单项肌力情况,注射后 10 min 记录 1 次,持续记录60 min。相对评分<25%为阴性,25%～60%为可疑阳性,>60%为阳性。

(三)电生理检查

电生理检查包括低频重复电刺激和单纤维肌电图检查。RNS 常规检查的神经包括面神经、副神经、腋神经和尺神经。持续时间为 3 s,结果判断用第 4 或第 5 波与第 1 波相比,当波幅衰竭10%或 15%以上为异常,称为波幅递减。

(四)血清学检查

30%～50%的单纯眼肌型 MG 患者可检测到 AChR 抗体,80%～90%的全身型 MG 患者可检测到 AChR 抗体。抗体检测阴性者不能排除 MG 的诊断。

(五)胸腺影像学检查

约 15%的 MG 患者同时伴有胸腺瘤,约 60%的 MG 患者同时伴有胸腺增生,20%～25%的胸腺瘤患者可出现 MG 症状,纵隔 CT 检查胸腺瘤检出率可达 94%。

五、治疗

(一)一般治疗

适当休息与活动、加强营养、避免用和慎用可诱发本症的药物,如新霉素、多黏菌素、奎宁等。呼吸肌训练和轻型 MG 患者进行力量锻炼,可以改善肌力。

(二)药物治疗

(1)胆碱酯酶抑制剂:溴吡斯的明是最常用的胆碱酯酶抑制剂,用于改善临床症状,是所有类型 MG 的一线用药,其使用剂量应个体化,一般可配合其他免疫抑制药物联合治疗。

(2)激素或免疫抑制剂:如糖皮质激素、硫唑嘌呤和甲氨蝶呤等。

(3)静脉注射免疫球蛋白,可用于病情急性进展的 MG 患者、胸腺切除术前准备及辅助用药,与血浆置换疗效相同但不良反应更小。

(三)血浆置换

病情急性进展的 MG 患者、胸腺切除术前准备及作为辅助用药,也可应用血浆置换。

(四)外科治疗

确诊的胸腺肿瘤患者应行胸腺摘除手术,可不考虑 MG 的严重程度,早期手术治疗可以降低肿瘤扩散的风险。

（五）危象的处理

根据不同的危象进行救治,保持呼吸道通畅,积极控制肺部感染,必要时行气管切开,实施正压辅助通气。

六、护理评估

（一）一般评估

1.生命体征

患者可呈现体温升高,病毒感染时患者体温可不升高;呼吸肌受累时,引发呼吸困难,导致呼吸频率和节律的变化等,评估患者的血氧饱和度合并甲状腺功能亢进患者可出现怕热多汗,心率较快或心律失常,收缩压升高而舒张压下降,脉压增大,呼吸较快。

2.病史

询问患者有无反复发作的重症肌无力病史;重症肌无力起病的形式;主要症状和体征(首发症状,肌无力的部位,受累部位的前后顺序,肌无力的程度);了解病前有无诱因如感染、精神创伤、过度劳累、服药史、妊娠、月经等;疾病加重和缓解的因素。

3.相关记录

体质量、体位、饮食、皮肤、出入量等记录结果。评估患者的营养状态。

（二）身体评估

1.头颈部

观察患者的面容表情及营养状态,判断起病的急缓;观察眼睑闭合的程度,眼球运动方向、面部表情肌及四肢肌肉的活动,如出现上睑下垂、斜视、眼球活动受限、表情淡漠、连续咀嚼无力、张口呼吸、吞咽困难等。检查眼肌和面部表情肌的肌力。肌力指肌肉主动运动时的力量、幅度和速度。检查方法:检查时令患者作肢体伸缩动作,检查者从相反方向给予阻力,测试患者对阻力的克服力量,并注意两侧比较。

2.胸部

检查躯干肌肌力。重症肌无力患者呼吸音可减弱或消失,由于吞咽困难导致误吸或咳痰无力及长期卧床患者可引发肺部感染等,可触诊语音震颤和听到呼吸音增强。

3.腹部

观察腹部和膀胱区外形,有无肠鸣音减弱和尿潴留。腹壁反射、提睾反射是否存在和对称。

4.四肢

检查肌肉容积(肌肉的外形和体积)是否出现肌萎缩。检查四肢骨骼肌的肌力,检查各个肌群的腱反射,如肱二头肌、肱三头肌、桡骨膜、膝反射和跟腱反射灯。是否存在病理反射。

（三）心理-社会评估

主要了解患者的文化背景,患病后的情绪反应及其学习、工作与家庭生活的情况,家庭成员的支持程度,家庭的经济能力等。

（四）辅助检查结果评估

抗胆碱酯酶药物试验涉及重症肌无力临床绝对评分标准如下。

1.上睑无力计分

患者平视正前方,观察上睑遮挡角膜的水平,以时钟位记录,左、右眼分别计分,共8分。0分:11~1点;1分:10~2点;2分:9~3点;3分:8~4点;4分:7~5点。

2.上睑疲劳试验

令患者持续睁眼向上方注视,记录诱发出眼睑下垂的时间(秒)。眼睑下垂:以上睑遮挡角膜9～3点为标准,左、右眼分别计分,共8分。0分:>60秒;1分:31～60秒;2分:16～30秒;3分:6～15 s;4分≤5 s。

3.眼球水平活动受限计分

患者向左、右侧注视,记录外展、内收露白的毫米数,同侧眼外展露白毫米数与内收露白毫米数相加,左、右眼分别计分,共8分。0分:外展露白＋内收露白≤2 mm,无复视;1分:外展露白＋内收露白≤4 mm,有复视;2分:外展露白＋内收露白>4 mm,≤8 mm;3分:外展露白＋内收露白>8 mm,≤12 mm;4分:外展露白＋内收露白>12 mm。

4.上肢疲劳试验

两臂侧平举,记录诱发出上肢疲劳的时间(秒),左、右侧分别计分,共8分。0分:>120秒;1分:61～120秒;2分:31～60秒;3分:11～30秒;4分:0～10 s。

5.下肢疲劳试验

患者取仰卧位,双下肢同时屈髋、屈膝各90°。记录诱发出下肢疲劳的时间(秒),左、右侧分别计分,共8分。0分:>120秒;1分:61～120秒;2分:31～60秒;3分:11～30秒;4分:0～10 s。

6.面肌无力的计分

0分:正常;1分:闭目力稍差,埋睫征不全;2分:闭目力差、能勉强合上眼睑、埋睫征消失;3分:闭目不能、鼓腮漏气;4分:噘嘴不能、面具样面容。

7.咀嚼、吞咽功能的计分

0分:能正常进食;2分:进普食后疲劳、进食时间延长,但不影响每次进食量;4分:进普食后疲劳、进食时间延长、已影响每次进食量;6分:不能进普食,只能进半流质;8分:鼻饲管进食。

8.呼吸肌功能的评分

0分:正常;2分:轻微活动时气短;4分:平地行走时气短;6分:静坐时气短;8分:人工辅助呼吸。

七、主要护理诊断/问题

(1)有误吸的危险:与咽部、喉部肌肉无力、吞咽无力有关。
(2)低效型呼吸形态:与呼吸肌无力或胆碱能危象不能有效的呼吸有关。
(3)生活自理缺陷:与肌肉无力、吞咽无力、语言障碍等有关。
(4)语言沟通障碍:与肌无力及构音障碍有关。
(5)焦虑:与对疾病及其治疗、护理缺乏认识,担忧预后有关。

八、护理措施

(一)休息与活动

急性期,患者应卧床休息,限制活动;缓解期,适当休息与活动,避免劳累;避免到人多的地方,以防感染。

(二)饮食护理

给予低盐、高蛋白、富含钾、钙的饮食,切勿勉强进食。咀嚼无力或吞咽困难者,在药物生效后进食,以软食、半流、糊状物或流质(如肉汤、鸡汤、牛奶)为宜。吞咽困难、呛咳明显者,给予鼻饲。

（三）用药护理

1.药物配合

例如,新斯的明、泼尼松、环磷酰胺等,注意调整剂量及给药次数及时间,观察药物不良反应。饮食和进水尽量安排在胆碱酯酶抑制剂服用起效之后,以防发生吞咽困难和呛咳。

2.并发症护理

吞咽困难患者易出现误吸甚至窒息,用药不足或过量易产生重症肌无力危象,及时报告医师并配合治疗与护理。

（四）重症肌无力危象的护理

1.保持呼吸道通畅

重症肌无力危象发生时常表现呼吸道分泌物增多、呼吸困难等,给予氧气吸入,加强呼吸道管理,注意呼吸道湿化,每 2 小时翻身、拍背 1 次,及时有效排痰,防止痰液堵塞,保持呼吸道通畅。

2.使用呼吸机患者的护理

严密观察病情变化,包括血氧、血压、心率、呼吸、痰液等指标的观察,定时做血气分析,根据血气分析调整呼吸机参数。加强呼吸道管理,预防肺部并发症;严密观察呼吸音变化,发现异常及时报告医师处理。

3.机械通气患者人机对抗的护理

人机对抗是重症肌无力危象机械通气患者最常见的问题之一。人机对抗的原因主要有:患者恐惧及过度紧张导致自主呼吸频率过快与机械通气不协调;呼吸机模式及参数设置不当;支气管痉挛和气道阻塞等。出现人机对抗现象,要评估患者的情况,分析人机对抗出现的原因,进行针对性处理,给予心理护理、使用镇静剂、调整呼吸机参数、解除支气管痉挛、吸痰、加强人工气道湿化等。

（五）心理护理

关心体贴患者、协助生活护理、多与其交谈,鼓励其保持乐观情绪,树立战胜疾病的信心,积极配合治疗及护理。

（六）健康教育

（1）定期复查治疗原发病,如胸腺肿瘤,感染、精神创伤等。

（2）预防各种诱因,增强体质,避免呼吸道感染;保持居室通风良好,空气新鲜;生活有规律,劳逸结合,勿过劳累,保持充足睡眠。保持良好乐观情绪,避免精神紧张、焦虑、烦躁等不良情绪。

（3）遵医嘱用药;增加营养,合理饮食,进食高蛋白、高热量、富含维生素的食物;禁用和慎用对神经-肌肉传递阻滞的药物,注意药物治疗的注意事项。

（4）就诊指标:病情变化或加重需及时就诊,如活动后疲劳加重,休息后减轻且晨轻暮重;出现上睑下垂、复视、吞咽困难、饮水反呛,发音困难、四肢无力、呼吸困难或咳嗽无力等现象及时就诊。

九、护理效果评估

（1）患者肌力逐渐恢复。

（2）患者呼吸困难减轻,脱离机械通气。

(3)患者眼部症状(眼睑下垂、斜视、复视等)减轻或消失。

(4)患者吞咽功能良好,无吞咽困难和饮水呛咳。

(胡安慧)

第八节 脑 卒 中

脑血管病(cerebral vascular disease,CVD)是一组由脑血管发生血液循环障碍而引起的脑功能障碍的疾病。脑卒中又称中风或脑血管意外,是一组以急性起病、局灶性或弥漫性脑功能缺失为共同特征的脑血管病,通常指包括脑出血、脑梗死、蛛网膜下腔出血。脑卒中主要由于血管壁异常、血栓、栓塞及血管破裂等所造成的神经功能障碍性疾病。我国脑卒中呈现高发病率、高复发率、高致残率、高死亡率的特点。据世界卫生组织调查结果显示,我国脑卒中发病率高于世界平均水平。世界卫生组织 MONICA 研究表明,我国的脑卒中发生率正以每年 8.7% 的速率上升。我国居民第三次死因调查报告显示,脑血管病已成为国民第一位的死因。我国脑卒中的死亡率高于欧美国家 4～5 倍,是日本的 3.5 倍,甚至高于泰国、印度等发展中国家。MONICA 研究也表明,脑卒中病死率为 20%～30%。世界卫生组织对中国脑卒中死亡的人数进行了预测,如果死亡率维持不变,到 2030 年,我国每年将有近 400 万人口死于脑卒中。如果死亡率增长1%,到 2030 年,我国每年将有近 600 万人口死于脑卒中。我国现幸存脑卒中患者近 700 万,其中致残率高达 75%,约有 450 万患者不同程度丧失劳动能力或生活不能自理。脑卒中复发率超过 30%,5 年内再次发生率达 54%。

一、脑出血的护理评估

脑出血(intra cerebral hemorrhage,ICH)是指原发于脑内动脉、静脉和毛细血管的病变出血,以动脉出血为多见,血液在脑实质内积聚形成脑内血肿。脑内出血临床病理过程与出血量和部位有关。小量出血时,血液仅渗透在神经纤维之间,对脑组织破坏较少;出血量较大时,血液在脑组织内积聚形成血肿,血肿的占位效应压迫外周脑组织,撕裂神经纤维间的横静脉使血肿进一步增大,血液成分特别是凝血酶、细胞因子 IL-1、TNF-α、血红蛋白的溶出等致使血肿外周的脑组织可在数小时内形成明显脑水肿、缺血和点状的微出血,血肿进一步扩大,导致邻近组织受压移位以至形成脑疝。脑内血肿和脑水肿可向内压迫脑室使之移位,向下压迫丘脑、下丘脑,引起严重的自主神经功能失调症状。幕上血肿时,中脑受压的危险性很大;小脑血肿时,延髓易于受下疝的小脑扁桃体压迫。脑内血肿可破入脑室或蛛网膜下腔,形成继发性脑室出血和继发性蛛网膜下腔出血。

(一)病因分析

高血压动脉硬化是自发性脑出血的主要病因,高血压患者约有 1/3 的机会发生脑出血,而93.91%脑出血患者中有高血压病史。其他还包括脑淀粉样血管病、动脉瘤、动脉-静脉畸形、动脉炎、血液病等。

(二)临床观察

高血压性脑出血以 50 岁左右高血压患者发病最多。由于与高血压的密切关系以致在年轻高血压患者中,个别甚至仅30余岁也可发生。脑出血虽然在休息或睡眠中也会发生,但通常是在白天情绪激动、过度用力等体力或脑力活动紧张时即刻发病。除有头晕、头痛、工作效率差、鼻出血等高血压症状外,平时身体一般情况常无特殊。脑出血发生前常无预感。极个别患者在出血前数小时或数天诉有瞬时或短暂意识模糊、手脚动作不便或说话含糊不清等脑部症状。高血压性脑出血常突然发生,起病急骤,往往在数分钟到数小时内病情发展到高峰(图9-1)。

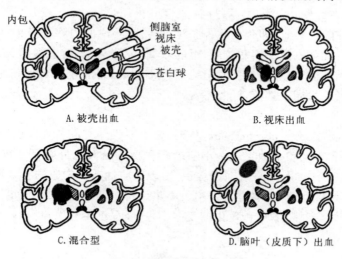

图 9-1　高血压性脑出血

1.壳核出血

大脑基底节为最常见的出血部位,约占脑出血的60%。由于损伤到内囊故称为内囊出血。除具有脑出血的一般症状外,内囊出血的患者常有头和眼转向出血病灶侧,呈"凝视病灶"状和"三偏"症状,即偏瘫、偏身感觉障碍和偏盲。

(1)偏瘫:出血病灶对侧的肢体偏瘫,瘫痪侧鼻唇沟较浅,呼气时瘫侧面颊鼓起较高。瘫痪肢体由弛缓性瘫痪逐渐转为痉挛性瘫痪,上肢呈屈曲内收,下肢强直,腱反射转为亢进,可出现踝阵挛,病理反射阳性,呈典型上运动神经元性偏瘫。

(2)偏身感觉障碍:出血灶对侧偏身感觉减退,用针刺激肢体、面部时无反应或反应较另一侧迟钝。

(3)偏盲:在患者意识状态能配合检查时还可发现病灶对侧同向偏盲,主要是由于经过内囊的视放射受累所致。

另外,主侧大脑半球出血可伴有失语症,脑出血患者亦可发生顶叶综合征,如体象障碍(偏瘫无知症、幻多肢、错觉性肢体移位等)、结构性失用症、地理定向障碍等。记忆力、分析理解、计算等智能活动往往在脑出血后明显减退。

2.脑桥出血

常突然起病,出现剧烈头痛、头晕、眼花、坠地、呕吐、复视、讷吃、吞咽困难、一侧面部发麻等症状。起病初意识可部分保留,但常在数分钟内进入深度昏迷。出血往往先自一侧脑桥开始,表现为交叉性瘫痪,即出血侧面部瘫痪和对侧上下肢弛缓性瘫痪。头和两眼转向非出血侧,呈"凝视瘫肢"状。脑桥出血常迅速波及两侧,出现两侧面部和肢体均瘫痪,肢瘫大多呈弛缓性。少数呈痉挛性或呈去脑强直。双侧病理反射呈阳性。头和两眼位置回到正中,两侧瞳孔极度缩小。

这种"针尖样"瞳孔见于 1/3 的脑桥出血患者,为特征性症状,是由于脑桥内交感神经纤维受损所致。脑桥出血常阻断下丘脑对体温的正常调节而使体温急剧上升,呈持续高热状态。由于脑干呼吸中枢的影响常出现不规则呼吸,可于早期就出现呼吸困难。脑桥出血后,如两侧瞳孔散大、对光反射消失、呼吸不规则、脉搏和血压失调、体温不断上升或突然下降,则提示病情危重。

3.小脑出血

小脑出血多发生在一侧小脑半球,可导致急性颅内压增高,脑干受压,甚至发生枕大孔疝。起病急骤,少数病情凶险异常,可即刻出现神志深度昏迷,短时间内呼吸停止;多数患者于起病时神志清楚,常诉一侧后枕部剧烈头痛和眩晕,呕吐频繁,发音含糊;瞳孔往往缩小,两眼球向病变对侧同向凝视,病变侧肢体动作共济失调,但瘫痪可不明显,可有脑神经麻痹症状、颈项强直等。病情逐渐加重,意识渐趋模糊或昏迷,呼吸不规则。

4.脑室出血

脑室出血(intraventricular hemorrhage,IVH)多由于大脑基底节处出血后破入到侧脑室,以致血液充满整个脑室和蛛网膜下腔系统。小脑出血和脑桥出血也可破入到第四脑室,这种情况极其严重。意识往往在 1~2 h 间陷入深度昏迷,出现四肢抽搐发作或四肢瘫痪。双侧病理反射呈阳性。四肢常呈弛缓性瘫痪,所有腱反射均引不出,可阵发出现强直性痉挛或去脑强直状态。呕吐咖啡色残渣样液体,高热、多汗和瞳孔极度缩小,呼吸深沉带有鼾声,后转为浅速和不规则。

(三)辅助检查

1.CT 检查

CT 检查可显示血肿部位、大小、形态,是否破入脑室,血肿外周有无低密度水肿带及占位效应、脑组织移位等。24 h 内出血灶表现为高密度,边界清楚(图 9-2)。48 h 后出血灶高密度影外周出现低密度水肿带。

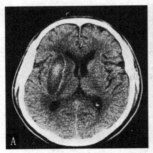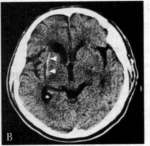

图 9-2　壳核外囊型脑出血的演变 CT

注:脑出血发病 40 天后 CT 平扫(A)显示右侧壳核外囊区有一个卵圆形低密度病灶,其中心密度略高,同侧侧脑室较对侧略小。2.5 个月后复查 CT(B)平扫可见原病灶部位呈裂隙状低密度,为后遗脑软化灶,并行伴有条状血肿壁纤维化高密度(白箭头),同侧侧脑室扩大

2.DSA 检查

脑血管 DSA 检查对颅内动脉瘤、脑血管畸形等的诊断均有重要价值(图 9-3)。颈内动脉造影正位像可见大脑前、中动脉间距在正常范围,豆纹动脉外移(黑箭头)。

3.MRI 检查

MRI 检查具有比 CT 更高的组织分辨率,且可直接多方位成像,无颅骨伪影干扰,又具有血管流空效应等特点,使对脑血管疾病的显示率及诊断准确性,比 CT 更胜一筹。CT 能诊断的脑血管疾病,MRI 均能做到;而对发生于脑干、颞叶和小脑等的血管性疾病,MRI 比 CT 更佳;对脑出血、脑梗死的演变过程,MRI 比 CT 显示更完整;对 CT 较难判断的脑血管畸形、烟雾病等,MRI 比 CT 更敏感。

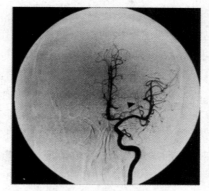

图 9-3 内囊出血 DSA

4.TCD 检查

多普勒超声检查最基本的参数为血流速度与频谱形态。血流速度增加可表示高血流量、动脉痉挛或动脉狭窄;血流速度减慢则可能是动脉近端狭窄或循环远端阻力增高的结果。

(四)内科治疗

(1)静脉补液:静脉给予生理盐水或乳酸 Ringer 溶液静脉滴注,维持正常的血容量。

(2)控制血糖:既往有糖尿病病史和血糖＞200 mg/L 应给予胰岛素。低血糖者最好给予10%～20%葡萄糖静脉输液,或静脉推注 50%葡萄糖溶液纠正。

(3)血压的管理:有高血压病史的患者,血压水平应控制在平均动脉压(mean arterial pressure,MAP)17.3 kPa(130 mmHg)以下。颅内压(ICP)监测增高的患者,脑灌注压(cerebral perfusion pressure,CPP)[CPP=(MAP-ICP)]应保持大于 9.3 kPa(70 mmHg)。刚手术后的患者应避免平均动脉压大于 14.7 kPa(110 mmHg)。心力衰竭、心肌缺血或动脉内膜剥脱,血压＞26.7/14.7 kPa(200/110 mmHg)者,应控制平均动脉压在 17.3 kPa(130 mmHg)以下。

(4)控制体温:体温大于 38.5 ℃的患者及细菌感染者,给予退烧药及早期使用抗生素。

(5)维持体液平衡。

(6)禁用抗血小板和抗凝治疗。

(7)降颅压治疗:甘露醇(0.25～0.5 g/kg 静脉滴注),每隔 6 h 给 1 次。通常每天的最大量是2 g/kg。

(8)纠正凝血异常:常用药物如华法林、鱼精蛋白、6-氨基己酸、凝血因子Ⅷ和新鲜血小板。

(五)手术治疗

1.开颅血肿清除术

对基底节区出血和皮层下出血,传统手术为开颅血肿清除。壳核出血一般经颞叶中回切开入路。1972 年 Suzuki 提倡经侧裂入路,以减少颞叶损害。对脑室积血较多可经额叶前角或经侧脑室三角区入路清除血肿,并行脑室外引流术。传统开颅术因时间较长,出血较多,手术常需全麻,术后并发症较多,易发生肺部感染及上消化道出血,而使年龄较大、心肺功能较差的患者失去手术治疗的机会。优点在于颅压高、有脑疝的患者可同时行去骨片减压术。

2.颅骨开窗血肿清除术

用于壳核出血、皮层下出血及小脑出血。壳核出血在患侧颞部做一向前的弧形皮肤切口,分开颞肌,颅骨钻孔后扩大骨窗至 3 cm×3 cm 大小,星形剪开脑膜,手术宜在显微镜下进行,既可减小皮层切开及脑组织切除的范围,还能窥清出血点。在颞中回作 1.5 cm 皮层切开,用窄脑压板轻轻牵开脑组织,见血肿后用吸引器小心吸除血块,其内侧壁为内囊方向不易出血,应避免压迫或电灼,而血肿底部外侧常见豆纹动脉出血点,用银夹夹闭或用双极电凝止血,其余地方出血常为静脉渗血,用吸收性明胶海绵片压迫即可止血。小脑出血如血肿不大,无扁桃体疝也可在患侧枕外隆凸水平下 2 cm,正中旁开 3 cm 为中心做皮肤切口,钻颅后咬除枕鳞部成 3 cm 直径骨窗即可清除小脑出血。该手术方法简单、快捷、失血较少,在局麻下也可完成,所以术后意识恢复较快、并发症特别是肺部感染相对减少,即使高龄、一般情况差的患者也可承受该手术。

3.钻颅血肿穿刺引流术

多采用 CT 引导下立体定向穿刺加引流术。现主要有 3 种方法:以 CT 示血肿中心为靶点,局麻下颅骨钻孔行血肿穿刺,首次抽吸量一般达血肿量的 1/3～1/2,然后注入尿激酶 6 000 U,经6～12 h 再次穿刺及注药,或同时置入硅胶引流管作引流,以避免反复穿刺而损伤脑组织。Niizuma用此方法治疗除脑干外的其他各部位出血 175 例,半年后随访优良率达 86%,死亡率11%。优点在于操作简单、安全、局麻下能完成,同时应用尿激酶可较全清除血肿,高龄或危重患者均可采用,但在出血早期因血肿无液化效果不好。

4.椎颅血肿碎吸引流术

以 CT 示血肿中心为靶点,局麻下行椎颅血肿穿刺,置入带螺旋绞丝的穿刺针于血肿中心,在负压吸引下将血块粉碎吸出,根据吸除量及 CT 复查结果,血肿清除量平均可达 70%。此法简单易行,在急诊室和病床旁均可施行,高龄及危重患者也可应用。但有碎吸过度损伤脑组织及再出血危险,一般吸出量达血肿量 50%～70%即应终止手术。

5.微创穿刺冲洗尿激酶引流术

微创穿刺冲洗尿激酶引流术是带锥颅、穿刺、冲洗引流为一体的穿刺管,将其置入血肿中心后用含尿激酶、肝素的生理盐水每天冲洗 1 次,现已有许多医院应用。

6.脑室外引流术

单纯脑室出血和脑内出血破入脑室无开颅指征者,可行脑室外引流术。一般行双额部钻孔引流,1980 年Suzuki 提出在双侧眶上缘、中线旁开 3 cm 处分别钻孔,置管行外引流,因放入引流管与侧脑室体部大致平行,可引流出后角积血。也有人主张双侧置管,一管作冲洗另一管用于引流,或注入尿激酶加速血块的溶解。

7.脑内镜辅助血肿清除术

颅骨钻孔或小骨窗借助脑镜在直视下清除血肿,其对脑组织的创伤小,清除血肿后可以从不同角度窥清血肿壁。

二、蛛网膜下腔出血的护理评估

颅内血管破裂后血液流入蛛网膜下腔时,称为蛛网膜下腔出血(subarachnoid hemorrhage,SAH)。自发性蛛网膜下腔出血可由多种病因所致,临床表现为急骤起病的剧烈头痛、呕吐、意识障碍、脑膜刺激征和血性脑脊液,占脑卒中的 10%～15%。其中半数以上是先天性颅内动脉瘤破裂所致,其余是由各种其他的病因所造成的。

（一）病因分析

引起蛛网膜下腔出血的病因很多，在 SAH 的病因中以动脉瘤破裂占多数，达 76％，动-静脉畸形占 6％～9％，动-静脉畸形合并动脉瘤占 2.7％～22.8％。常见：①颅内动脉瘤及动静脉畸形的破裂。②高血压、动脉硬化引起的动脉破裂。③血液病，如白血病、血友病、恶性贫血等。④颅内肿瘤，原发者有胶质瘤、脑膜瘤等；转移者有支气管性肺癌等。⑤血管性变态反应，如多发性结节性动脉炎、系统性红斑狼疮等。⑥脑与脑膜炎症，包括化脓性、细菌性、病毒性、结核性等。⑦抗凝治疗的并发症。⑧脑血管闭塞性疾病引起出血性脑梗死。烟雾病常以蛛网膜下腔出血为主要表现。⑨颅内静脉的血栓形成。⑩妊娠并发症。

（二）临床观察

蛛网膜下腔出血任何年龄均可发病，以青壮年多见，最常见的表现为颅内压增高症状、意识障碍、脑膜刺激征、脑神经损伤症状、肢体活动障碍或癫痫等。

1.出血前症状及诱因

部分患者于数天或数周前出现头痛、头晕、动眼神经麻痹或颈强直等先驱症状，又称前兆渗漏。其产生与动脉瘤扩大压迫邻近结构有关（图 9-4）。只有 1/3 的患者是在活动状态下发病，如解大小便、弯腰、举重、咳嗽、生气等。

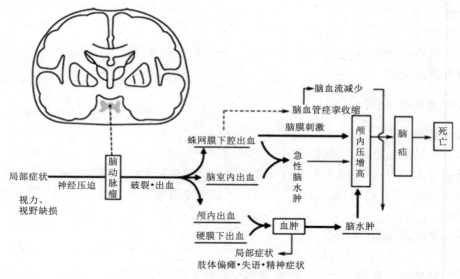

图 9-4 动脉瘤破裂

2.出血后观察

由于脑血管突然破裂，起病多很急骤。患者突感头部劈裂样剧痛，分布于前额、后枕或整个头部，并可延及颈、肩、背、腰及两腿部。伴有面色苍白、全身出冷汗、恶心、呕吐。半数以上的患者出现不同程度的意识障碍。轻者有短暂的神志模糊，重者则昏迷逐渐加深。有的患者意识始终清醒，但表现为淡漠、嗜睡，并有畏光、胆小、怕响、拒动，有的患者出现谵妄、木僵、定向及记忆障碍、幻觉及其他精神症状。有的患者伴有部分性或全身性癫痫发作。起病初期，患者血压上升，经 1～2 d 逐渐恢复至原有水平，脉搏明显加快，有时节律不齐，呼吸无显著改变。起病 24 h 后可逐渐出现发热、脉搏不稳、血压波动、多汗、皮肤黏膜充血、腹胀等。重症患者立即陷入深昏迷，伴有去大脑强直发作及脑疝形成，可很快导致死亡。老年患者临床表现常不典型，头痛多不明显,而精神症状和意识障碍则较多见。

3.护理查体

颈项强直明显,凯尔尼格征及布鲁津斯基征阳性。往往发病1~2 d间出现,是蛛网膜下腔出血最常见的体征。眼底检查可见视盘外周、视网膜前的玻璃体下出血。

(三)辅助检查

1.CT检查

利用血液浓缩区判定动脉瘤的部位。急性期(1周内)多数可见脑沟、脑池或外侧裂中有高密度影。在蛛网膜下腔高密度区中出现局部特高密度影者,可能为破裂的动脉瘤。脑表面出现局部团块影像者,可能为脑血管畸形。

2.DSA检查

脑血管DSA检查是确定颅内动脉瘤、脑血管畸形等的"金标准"。一般选在发病后3 d内或3周后。

3.脑脊液检查

脑脊液压力一般均增高,多为均匀一致血性。

4.血液检查

监测血糖、血脂等化验检查。

5.MRI检查

急性期不宜显示病变,亚急性期T_1加权像上蛛网膜下腔呈高信号,MRI对超过1周的蛛网膜下腔出血有重要价值。

三、脑梗死的护理评估

(一)疾病概述

脑梗死是指局部脑组织(包括神经细胞、胶质细胞和血管)由于血液供应缺乏而发生的坏死。引起脑梗死的根本原因:供应脑部血液的颅外或颅内动脉中发生闭塞性病变而未能获得及时、充分的侧支循环,使局部脑组织的代谢需要与可能得到的血液供应之间发生超过一定限度的供不应求现象所致。

血液供应障碍的原因,有以下3个方面。

1.血管病变

最重要而常见的血管病变是动脉粥样硬化和在此基础上发生的血栓形成。其次是高血压病伴发的脑小动脉硬化。其他还有血管发育异常,如先天性动脉瘤和脑血管畸形可发生血栓形成,或出血后导致邻近区域的血供障碍、脉管炎,如感染性的风湿热、结核病和国内已极为罕见的梅毒等所致的动脉内膜炎等。

2.血液成分改变

血管病变处内膜粗糙,使血液中的血小板易于附着、积聚及释放更多的5-羟色胺等化学物质;血液成分中脂蛋白、胆固醇、纤维蛋白原等含量的增高,可使血液黏度增高和红细胞表面负电荷降低,致血流速度减慢;及血液病如白血病、红细胞增多症、严重贫血等和各种影响血液凝固性增高的因素均使血栓形成易于发生。

3.血流速度改变

脑血流量的调节受到多种因素的影响。血压的改变是影响局部血流量的重要因素。当平均动脉压低于 9.3 kPa(70 mmHg)和高于 24.0 kPa(180 mmHg)时,由于血管本身存在的病变,血管狭窄,自动调节功能失调,局部脑组织的血供即将发生障碍。

一些全身性疾病如高血压、糖尿病等可加速或加重脑动脉粥样硬化,亦与脑梗死的发生密切相关。通常临床上诊断为脑梗死或脑血栓形成的患者中,大多数是动脉粥样硬化血栓形成性脑梗死,简称为动脉硬化性脑梗死。

此外,导致脑梗死的另一类重要病因是脑动脉的栓塞即脑动脉栓塞性脑梗死,简称为脑栓塞。脑栓塞患者供应脑部的血管本身多无病变,绝大多数的栓子来源于心脏。

(二)动脉硬化性脑梗死的护理评估

动脉粥样硬化血栓形成性脑梗死,简称动脉硬化性脑梗死,是供应脑部的动脉系统中的粥样硬化和血栓形成使动脉管腔狭窄、闭塞,导致急性脑供血不足所引起的局部脑组织坏死。临床上常表现为偏瘫、失语等突然发生的局灶性神经功能缺失。

1.病因分析

动脉硬化性脑梗死的基本病因是动脉粥样硬化,最常见的伴发病是高血压,两者之间虽无直接的病因联系,但高血压常使动脉粥样硬化的发展加速、加重。动脉粥样硬化是可以发生在全身各处动脉管壁的非炎症性病变。其发病原因与脂质代谢障碍和内分泌改变有关,确切原因尚未阐明。

脑动脉的粥样硬化和全身各处的动脉粥样硬化相同,主要改变是动脉内膜深层的脂肪变性和胆固醇沉积,形成粥样硬化斑块及各种继发病变,使管腔狭窄甚至闭塞。管腔狭窄需达80%～90%方才影响脑血流量。硬化斑块本身并不引起症状。若病变逐渐发展,则内膜分裂、内膜下出血(动脉本身的营养血管破裂所致)和形成内膜溃疡。内膜溃疡处易发生血栓形成,使管腔进一步变狭窄或闭塞;硬化斑块内容物或血栓的碎屑可脱入血流形成栓子。

2.临床观察

脑动脉粥样硬化性发展,较同样程度的冠状动脉粥样硬化一般在年龄方面晚 10 年。60 岁以后动脉硬化性脑梗死发病率增高。男性较女性稍多。高脂肪饮食者血胆固醇高而高密度脂蛋白胆固醇偏低时,易有动脉粥样硬化形成。在高血压、糖尿病、吸烟、红细胞增多症患者中,均有较高发病率。

动脉硬化性脑梗死占卒中的 60%～80%。本病起病较其他脑卒中稍慢些,常在数分钟到数小时、半天,甚至一两天达到高峰。数天到 1 周内逐渐加重到高峰极为少见。不少患者在睡眠中发生。约占小半数的患者以往经历过短暂脑缺血发作。

起病时患者可有轻度头痛,可能由于侧支循环血管代偿性扩张所致。头痛常以缺血侧头部为主,有时可伴眼球后部疼痛。动脉硬化性脑梗死发生偏瘫时意识常很清楚。如果起病时即有意识不清,要考虑椎-基底动脉系统脑梗死。大脑半球较大区域梗死、缺血、水肿可影响间脑和脑干的功能,而在起病后不久出现意识障碍。

脑的局灶损害症状主要根据受累血管的分布而定。如颈动脉系统动脉硬化性脑梗死的临床表现主要为病变对侧肢体瘫痪或感觉障碍;主侧半球病变常伴不同程度的失语、非主侧半球病变伴偏瘫无知症,患者的两眼向病灶侧凝视。如病灶侧单眼失明伴对侧肢体运动或感觉障碍,为颈内动脉病变无疑。颈内动脉狭窄或闭塞可使整个大脑半球缺血造成严重症状,也可仅表现轻微症状。这种变异极大的病情取决于前、后交通动脉,眼动脉,脑浅表动脉等侧支循环的代偿功能状况。如瘫痪和感觉障碍限于面部和上肢,以大脑中动脉供应区缺血的可能性为大。大脑前动脉的脑梗死可引起对侧的下肢瘫痪,但由于大脑前交通动脉的侧支循环供应,这种瘫痪亦可不发生。大脑后动脉供应大脑半球后部、丘脑及上脑干,脑梗死可出现对侧同向偏盲,如病变在主侧半球时除皮质感觉障碍外还可出现失语、失读、失写、失认和顶叶综合征。椎-基底动脉系统动脉硬化性脑梗死主要表现为眩晕、眼球震颤、复视、同向偏盲、皮质性失明、眼肌麻痹、发音不清、吞咽困难、肢体共济失调、交叉性瘫痪或感觉障碍、四肢瘫痪。可有后枕部头痛和程度不等的意识障碍。

3.辅助检查

(1)血生化、血流变学检查、心电图等。

(2)CT检查:早期多正常,经24～48 h出现低密度灶(图9-5)。

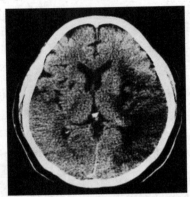

图9-5 CT左侧颞顶叶大片状低密度梗死灶

(3)MRI检查:急性脑梗死及伴发的脑水肿,在T_1加权像上均为低信号,T_2加权像上均为高信号,如伴出血,T_1加权像上可见高信号区(图9-6)。

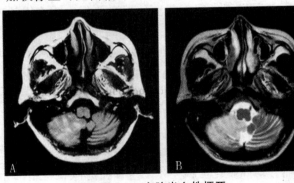

图9-6 小脑出血性梗死

注:小脑出血性梗死发病4 dMRI平扫横断T_1加权像(A)可见右侧小脑半球脑沟消失,内部混杂有斑点状高信号;T_2加权像(B)显示右侧小脑半球为均匀高信号

(4)TCD和颈动脉超声检查:发现有血管高度狭窄或局部血流异常。

(5)脑脊液检查:脑脊液多正常。

4.防治

患动脉粥样硬化者应摄取低脂饮食,多吃蔬菜和植物油,少吃胆固醇含量丰富的食物和动物内脏、蛋黄和动物油等。若伴有高血压、糖尿病等,应重视对该病的治疗。注意防止可能引起血压骤降的情况,如降压药物过量、严重腹泻、大出血等。生活要有规律。注意劳逸结合、避免身心过度疲劳。经常进行适当的保健体操,加强心血管的应激能力。对已有短暂性脑缺血发作者,应积极治疗。这是防止发生动脉硬化性脑梗死的重要环节。

(三)脑栓塞的护理评估

由于异常的物体(固体、液体、气体)沿血液循环进入脑动脉或供应脑的颈部动脉,造成血流阻塞而产生脑梗死,称为脑栓塞,亦属于缺血性卒中。脑栓塞占卒中发病率的 $10\%\sim15\%$。2/3 的患者的复发均发生在第一次发病后的 1 年内。

1.病因分析

脑栓塞的栓子来源可分为心源性、非心源性、来源不明性三大类。

2.临床观察

脑栓塞的起病年龄不一。因多数与心脏病尤其是风湿性心脏病有关,所以发病年龄以中青年居多。起病急骤,大多数并无任何前驱症状。起病后常于数秒钟或很短时间内症状发展到高峰。个别患者可在数天内呈阶梯式进行性恶化,是由反复栓塞所致,脑栓塞可仅发生在单一动脉,也可广泛多发,因而临床表现不一。除颈内动脉栓塞外患者一般并不昏迷。一部分患者可在起病时有短暂的意识模糊、头痛或抽搐。神经系统局灶症状突然发生,并限于一个动脉支的分布区。约 4/5 的栓塞发生在脑底动脉环前半部的分布区,因而临床表现为面瘫、上肢单瘫、偏瘫、失语、局灶性抽搐等颈内动脉-大脑中动脉系统病变的表现。偏瘫也以面部和上肢为重,下肢较轻。感觉和视觉可能有轻度影响。但一般不明显。抽搐大多数为局限性,如为全身性大发作,则提示梗死范围广泛,病情较重。有 1/5 的脑栓塞发生在脑底部动脉环的后半部的分布区,可出现眩晕、复视、共济失调、交叉性瘫痪等椎-基底动脉系统病变的表现。

3.辅助检查

(1)血生化、血流变学检查等。

(2)CT 检查:一般于 $24\sim48$ h 后出现低密度灶。病程中如低密度区中有高密度影,则提示为出血性梗死。

(3)颈动脉和主动脉超声检查:可发现有不稳定斑块。

(4)TCD 栓子检测:可发现脑血流中有过量的栓子存在。

(5)脑脊液检查:感染性梗死者脑脊液中的白细胞增加,出血性梗死者可见红细胞。脂肪栓塞时,可见脂肪球。

(6)心电图:有心房颤动。必要时做超声心动。

4.治疗

防治心脏病是防治脑栓塞的一个重要环节。一旦发生脑栓塞,其治疗原则上与动脉硬化性脑梗死相同。患者应取左侧卧位。右旋糖酐、扩血管药物、激素均有一定作用。由于风湿性二尖瓣病变等心源性脑栓塞的充血性梗死区极易出血,故抗凝治疗必须慎用。

四、短暂性脑缺血发作的护理评估

短暂性脑缺血发作(transient ischemic attacks,TIA)是颈内动脉系统或椎-基底动脉系统的短暂性血液供应不足,表现为突然发作的局限性神经功能缺失,在数秒钟、数分钟及数小时,最长不超过 24 h 完全恢复,而不留任何症状和体征,常反复发作。该定义是在 20 世纪 50 年代提出来的。随着临床脑卒中的研究,尤其是缺血性卒中起病早期溶栓治疗的应用,国内外有关 TIA

的时限提出争议。最近,美国 TIA 工作组推荐的定义:TIA 是由于局部脑组织或者视网膜缺血,引起短暂的神经功能异常发作,典型的临床症状持续不超过 1 h,没有临床急性梗死的证据。一旦出现持续的临床症状或者临床症状虽很短,但是已经出现典型的影像学异常就应该诊断为脑梗死而不是 TIA。

(一)病因分析

引起 TIA 动脉粥样硬化是最主要的原因。主动脉弓、颈总动脉和颅内大血管动脉粥样斑块脱落,是引起动脉至动脉微栓塞最常见的原因。余详见脑出血。

(二)临床观察

TIA 发作好发于中年以后,50~70 岁多见,男性多于女性。起病突然,历时短暂,症状和体征出现后迅速达高峰,持续时间为数秒至数分钟、数小时,24 h 内完全恢复正常而无后遗症。各个患者的局灶性神经功能缺失症状常按一定的血管支配区而反复刻板地出现,多则一天数次,少则数周、数月甚至数年才发作 1 次,椎-基底动脉系统 TIA 发作较频繁。根据受累的血管不同,临床上将 TIA 分为两大类:颈内动脉系和椎-基底动脉系 TIA。

1.颈内动脉系统 TIA

症状多样,以大脑中动脉支配区 TIA 最常见。常见的症状可有患侧上肢和/或下肢无力、麻木、感觉减退或消失,亦可有失语、失读、失算、书写障碍,偏盲较少见,瘫痪通常以上肢和面部较重。短暂的单眼失明是颈内动脉分支眼动脉缺血的特征性症状,为颈内动脉系统 TIA 所特有。如果发作性偏瘫伴有瘫痪对侧的短暂单眼失明或视觉障碍,则临床上可诊断为失明侧颈内动脉短暂性脑缺血发作。上述症状可单独或合并出现。

2.椎-基底动脉系统 TIA

有时仅表现为头晕、眼花、走路不稳等含糊症状而难以诊断,局灶性症状以眩晕为最常见,一般不伴有明显的耳鸣。若有脑干、小脑受累的症状如复视、构音障碍、吞咽困难、交叉性或双侧肢体瘫痪等感觉障碍、共济失调,则诊断较为明确,大脑后动脉供血不足可表现为皮质性盲和视野缺损。倾倒发作为椎-基底动脉系 TIA 所特有,患者突然双下肢失去张力而跌倒在地,而无可觉察的意识障碍,患者可即刻站起,此乃双侧脑干网状结构缺血所致。枕后部头痛、猝倒,特别是在急剧转动头部或上肢运动后发作。上述症状均提示椎-基底动脉系供血不足并有颈椎病、锁骨下动脉盗血征等存在的可能。

3.共同症状

症状既可见于颈内动脉系统,亦可见于椎-基底动脉系统。这些症状包括构音困难、同向偏盲等。发作时单独表现为眩晕(伴或不伴恶心、呕吐)、构音困难、吞咽困难、复视者,最好不要轻易诊断为 TIA,应结合其他临床检查寻找确切的病因。上述两种以上症状合并出现,或交叉性麻痹伴运动、感觉、视觉障碍及共济失调,即可诊断为椎-基底动脉系统 TIA 发作。

4.发作时间

TIA 的时限短暂,持续 15 min 以下,一般不超过 30 min,少数也可达 12~24 h。

(三)辅助检查

1.CT 和 MRI 检查

多数无阳性发现。恢复几天后,MRI 可有缺血改变。

2.TCD 检查

了解有无血管狭窄及动脉硬化程度。椎-基底动脉供血不足患者早期发现脑血流量异常。

3.单光子发射计算机断层扫描

单光子发射计算机断层扫描(singlephoton emission computed tomography,SPECT)脑血流灌注显像可显示血流灌注减低区。发作和缓解期均可发现异常。

4.其他

血生化检查血液成分或流变学检查等。

(四)临床治疗

1.抗血小板聚集治疗

阿司匹林是治疗 TIA 首选的抗血小板药物。对服用阿司匹林仍有 TIA 发作者,可改用噻氯匹定或氯吡格雷。

2.抗凝治疗

肝素或低分子肝素。

3.危险因素的干预

控制高血压、糖尿病;治疗冠状动脉性疾病和心律不齐、充血性心力衰竭、瓣膜性心脏病;控制高脂血症;停用口服避孕药;终止吸烟;减少饮酒;适量运动。

4.外科治疗

对于颈动脉狭窄达 70% 以上的患者可做颈动脉内膜剥脱术。颅内动脉狭窄的血管内支架治疗正受到重视,但对 TIA 预防效果正在评估中。

五、脑卒中的常见护理问题

(一)意识障碍

患者出现昏迷,说明患者病情危重,而正确判断患者意识状态,给予适当的护理,则可以防止不可逆的脑损伤。

(二)气道阻塞

分泌物及胃内容物的吸入造成气道阻塞或通气不足可引起低氧血症及高碳酸血症,导致心肺功能的不稳定,缺氧加重脑组织损伤。

(三)肢体麻痹或畸形

大脑半球受损时,对侧肢体的运动与感觉功能便发生了障碍,再加上脑血管疾病初期,肌肉呈现张力迟缓的现象,紧接着会发生肌肉痉挛,若发病初期未给予适当的良肢位摆放,则肢体关节会有僵硬、挛缩的现象,将导致肢体麻痹或畸形。

(四)语言沟通障碍

左侧大脑半球受损时,因语言中枢的受损部位不同而产生感觉性失语、表达性失语或两者兼有,因而与患者间会发生语言沟通障碍的问题。

(五)吞咽障碍

因口唇、颊肌、舌及软腭等肌肉的瘫痪,食物团块经口腔向咽部及食管入口部移动困难,食管入口部收缩肌不能松弛,食管入口处开大不全等阻碍食物团块进入食管,导致食物易逆流入鼻腔及误入气管。吞咽障碍可致营养摄入不足。

(六)恐惧、绝望、焦虑

脑卒中患者在卒中突然发生后处于急性心理应激状态,由于生理的、社会的、经济的多种因素,可引起患者一系列心理变化:害怕病治不好而恐惧;对疾病的治疗无信心,自己会成为一个残疾的人而绝望;来自对工作、家庭等的忧虑,担心自己并不会好,成为家庭和社会的负担。

(七)知觉刺激不足

由于中枢神经的受损,在神经传导上,可能在感觉刺激传入时会发生障碍,以致知觉刺激无法传达感受,尤其是感觉性失语症的患者,会失去语言讯息的刺激感受。此外,患者由于一侧肢体麻痹,因此所感受的触觉刺激也减少,常造成知觉刺激不足。

(八)并发症

1.神经源性肺水肿

脑卒中引起下丘脑功能紊乱,中枢交感神经兴奋,释放大量儿茶酚胺,使外周血管收缩,血液从高阻的体循环向低阻的肺循环转移,肺血容量增加,肺毛细血管压力升高而诱发肺水肿;中枢神经系统的损伤导致体内血管活性物质大量释放,使肺毛细血管内皮和肺泡上皮通透性增高,肺毛细血管流体静压增高,致使动-静脉分流,加重左心负担,出现左心功能衰竭而加重肺部淤血;颅内高压引起的频繁呕吐,患者昏迷状态下误吸入酸性胃液,可使肺组织发生急性损伤,引起急性肺水肿。由于脑卒中,呼吸中枢处于抑制状态,支气管敏感部位的神经反应性及敏感性降低,咳嗽能力下降,不能有效排出过多的分泌物而流入肺内造成肺部感染。平卧、床头角度过低增加向食管反流及分泌物逆流入呼吸道的机会。

2.发热

体温升高的原因包括体内产热增加、散热减少和下丘脑体温调节中枢功能异常。脑卒中患者发热的原因可分为感染性和非感染性。

3.压疮

由于脑卒中患者发生肢体瘫痪或长期卧床而容易发生压疮,临床又叫压迫性溃疡。它是脑卒中患者的严重并发症之一。

4.应激性溃疡

脑卒中患者常因颅内压增高,下丘脑及脑干受损而引起上消化道应激性溃疡出血。多在发病后 7~15 d,也有发病后数小时就发生大量呕血而致患者死亡者。

5.肾功能损害

由于脑损伤使肾血管收缩,肾血流减少,造成肾皮质损伤,肾小管坏死;另外脑损伤神经体液调节紊乱直接影响肾功能;脑损伤神经体液调节紊乱,心肺功能障碍,造成肾缺血、缺氧;脑损伤神经内分泌调节功能紊乱,肾素-血管紧张素分泌增加,肾缺血加重。加之使用脱水药,肾血管和肾小管的细胞膜通透性改变,易出现肾缺血、坏死。

6.便失禁

脑卒中引起上运动神经元或皮质损害,可出现粪嵌塞伴溢出性便失禁。长期粪嵌塞,直肠膨胀感消失和外括约肌收缩无力导致粪块外溢;昏迷、吞咽困难等原因导致营养不良及低蛋白血症,肠道黏膜水肿,容易发生腹泻。

7.便秘

便秘是由于排便反射被破坏、长期卧床、脱水治疗、摄食减少、排便动力不足、焦虑及抑郁所致。

8.尿失禁

脑卒中可直接导致高反射性膀胱或 48 h 内低张力性膀胱;当皮质排尿中枢损伤,不能接收和发出排尿信息,出现不择时间和地点的排尿,表现为尿失禁。由于脑桥水平以上的中枢抑制解除,膀胱表现为高反射性,或者脑休克导致膀胱表现为低反射性,引起膀胱-骶髓反射弧的自主控制功能丧失,导致尿失禁;长期卧床导致耻骨尾骨肌和尿道括约肌松弛,使患者在没有尿意的情况下尿液流出。

9.下肢深静脉血栓

下肢深静脉血栓(deepvein thrombosis,DVT)是指血液在下肢深静脉系统的不正常凝结若未得到及时诊治可导致下肢深静脉致残性功能障碍。有资料显示卧床2周的发病率明显高于卧床3 d的患者。严重者血栓脱落可继发致命性肺栓塞(pulmonary embolism,PE)。

六、脑卒中的护理目标

(1)抢救患者生命,保证气道通畅。

(2)摄取足够营养。

(3)预防并发症。

(4)帮助患者达到自我照顾。

(5)指导患者及家属共同参与。

(6)稳定患者的健康和保健。

(7)帮助患者达到期望。

七、脑卒中的护理措施

(一)脑卒中的院前救护

发生脑卒中要启动急救医疗服务体系,使患者得到快速救治,并能在关键的时间窗内获得有益的治疗。脑卒中处理的要点可记忆为7"D":检诊(Detection)、派送(Dispatch)、转运(Delivery)、收入急诊(Door)、资料(Data)、决策(Decision)、药物(Drug)。前3个"D"是基本生命支持阶段,后4个"D"是进入医院脑卒中救护急诊绿色通道流程。在脑卒中紧急救护中护理人员起着重要的作用。

1.分诊护士职责

(1)鉴别下列症状、体征为脑血管常见症状,需分诊至神经内科:①身体一侧或双侧,上肢、下肢或面部出现无力、麻木或瘫痪;②单眼或双眼突发视物模糊,或视力下降,或视物成双;③言语表达困难或理解困难;④头晕目眩、失去平衡,或任何意外摔倒,或步态不稳;⑤头痛(通常是严重且突然发作)或头痛的方式意外改变。

(2)出现下列危及生命的情况时,迅速通知神经内科医师,并将患者护送至抢救室:①意识障碍;②呼吸、循环障碍;③脑疝。

(3)对极危重患者监测生命体征:意识、瞳孔、血压、呼吸、脉搏。

2.责任护士职责

(1)生命体征监测。

(2)开辟静脉通道,留置套管针。

(3)采集血标本:血常规、血生化(血糖、电解质、肝肾功能)、凝血四项。

(4)行心电图(ECG)检查。

(5)静脉输注第一瓶液体:生理盐水或林格液。

3.护理员职责

(1)对佩戴绿色通道卡片者,一对一地负责患者。

(2)运送患者行头颅CT检查。

(3)对无家属陪同者,必要时送血、尿标本。

(二)院中护理

1.观察病情变化,防止颅内压增高

(1)患者急性期要绝对卧床休息,避免不必要的搬动,保持环境安静。出血性卒中患者应将床头抬高30°,缺血性卒中患者可平卧。意识障碍者头偏向一侧,如呼吸道有分泌物应立即协助吸出。

(2)评估颅内压变化,密切观察患者生命体征、意识和瞳孔等变化,评估患者吞咽、感觉、语言和运动等情况。

(3)了解患者思想情况,防止过度兴奋、情绪激动。对癫痫、偏瘫和有精神症状的患者,应加用床挡或适当约束,防止坠床发生意外。感觉障碍者,保暖时注意防止烫伤。患者应避免用力咳嗽、用力排便等,保持大便通畅。

(4)若有发热,应设法控制患者的体温。

2.评估吞咽情况,给予营养支持

(1)暂禁食:首先评价患者吞咽和胃肠功能情况,如是否有呕吐、腹胀、排便异常、未排气及肠鸣音异常、应激性溃疡出血量在100 mL以上者,必要时应暂禁食。

(2)观察脱水状态:很多患者往往会出现相对脱水状态,脱水所致血细胞比容和血液黏稠度增加,血液明显减少,使动脉血压降低。护理者可通过观察颈静脉搏动的强或弱、外周静脉的充盈度和末梢体温来判断患者是否出现脱水状态。

(3)营养支持:在补充营养时,应尽量避免静脉内输液,以免增加缺血性脑水肿的蓄积作用,最好的方法是鼻饲法。多数吞咽困难患者需要2周左右的营养支持。有误吸危险的患者,则需将管道末端置于十二指肠。有消化道出血的患者应暂停鼻饲,可改用胃肠外营养。经口腔进食的患者,要给予高蛋白、高维生素、低盐、低脂、富有纤维素的饮食,还可多吃含碘的食物。

(4)给予鼻饲喂养预防误吸护理:评估胃管的深度和胃潴留量。鼻饲前查看管道在鼻腔外端的长度,嘱患者张口查看鼻饲管是否盘卷在口中。用注射器注入10 mL空气,同时在腹部听诊,可听到气过水声;或鼻饲管中抽吸胃内容物,表明鼻饲管在胃内。无肠鸣音或胃潴留量超过150 mL应停止鼻饲。抬高床头30°呈半卧位减少反流,通常每天喂入总量以2 000~2 500 mL为宜,天气炎热或患者发热和出汗多时可适当增加。可喂入流质饮食,如牛奶、米汤、菜汁、西瓜水、橘子水等,药品要研成粉末。在鼻饲前后和注药前后,应冲洗管道,以预防管道堵塞。对于鼻饲患者,要注意固定好鼻饲管。躁动患者的手要适当加以约束。

(5)喂食注意:对面肌麻痹的患者,喂食时应将食物送至口腔健侧近舌根处。进食时宜采用半卧位、颈部向前屈的姿势,这样既可以利用重力使食物容易吞咽,又可减少误吸。每口食物量要从少量开始,逐步增加,寻找合适的"一口量"。进食速度应适当放慢,出现食物残留口腔、咽部而不能完全吞咽情况时,应停止喂食并让患者重复多次吞咽动作或配合给予一些流质来促进残留食物吞入。

3.心脏损害的护理

心脏损害是脑卒中引起的循环系统并发症之一,大都在发病1周左右发生,如心电图显示心肌缺血、心律不齐和心力衰竭等,故护理者应经常观察心电图变化。在患者应用脱水剂时,应注意尿量和血容量,避免脱水造成血液浓缩或入量太多加重心脏负担。

4.应激性溃疡的护理

应注意患者的呕吐物和大便的性状,鼻饲患者于每天喂食前应先抽取胃液观察,同时定期检查胃中潜血及酸碱度。腹胀者应注意肠鸣音是否正常。

5.泌尿系统并发症的护理

对排尿困难的患者,尽可能避免导尿,可用诱导或按摩膀胱区的方法以助患者排尿。患者由于限制活动,处于某些妨碍排尿的位置;也可能是由于失语不能表达所致。护理者应细心观察,主动询问,定时给患者便器,在可能情况下尽量取直立姿势解除排尿困难。

(1)尿失禁的男患者可用阴茎套连接引流尿袋,每天清洁会阴部,以保持会阴部清洁舒适。

(2)女性尿失禁患者,留置导尿管虽然影响患者情绪,但在急性期内短期的应用是必要的,因为它明显增加了患者的舒适感并减少了压疮发生的机会。

(3)留置导尿管期间要每天进行会阴部护理。密闭式集尿系统除因阻塞需要冲洗外,集合系统的接头不可轻易打开。应定时查尿常规,必要时做尿培养。

6.压疮的护理

可因感染引起骨髓炎、化脓性关节炎、蜂窝织炎,甚至迅速通过表浅组织引起败血症等,这些并发症往往严重威胁患者的生命。

(1)压疮好发部位:多在受压和缺乏脂肪组织保护、无肌肉包裹或肌层较薄的骨骼隆突处,如枕骨粗隆、耳郭、肩胛部、肘部、脊椎体隆突处、髋部、骶尾部、膝关节的内外侧、内外踝、足跟部等处。

(2)压疮的预防措施:①压疮的预防要求做到"七勤",勤翻身、勤擦洗、勤按摩、勤换洗、勤整理、勤检查、勤交代。定时变换体位,1~2 h翻身1次。如皮肤干燥且有脱屑者,可涂少量润滑剂,以免干裂出血。另外还应监测患者的清蛋白指标。②患者如有大、小便失禁,呕吐及出汗等情况,应及时擦洗干净,保持干燥,以及时更换衣服、床单,褥子应柔软、干燥、平整。③对肢体瘫痪的卧床患者,配备气垫床以达到对患者整体减压的目的,气垫床使用时注意根据患者的体质量调节气垫床充其量。骨骼隆突易受压处,放置海绵垫或棉圈、软枕、气圈等,以防受压水肿、肥胖者不宜用气圈,以软垫更好,或软枕置于腿下,并抬高肢体,变换体位,更为重要。可疑压疮部位使用减压贴保护。④护理患者时动作要轻柔,不可拖拽患者,以防止关节牵拉、脱位或外周组织损伤。翻身后要仔细观察受压部位的皮肤情况,有无将要发生压疮的迹象,如皮肤呈暗红色。检查鼻管、尿管、输液管等是否脱出、折曲或压在身下。取放便盆时,动作更轻巧,防止损伤皮肤。

7.下肢深静脉血栓的护理

长期卧床者,首先在护理中应帮助他们减少形成静脉血栓的因素。例如,抬高下肢20°~30°,下肢远端高于近端,尽量避免膝下垫枕,过度屈髋,影响静脉回流。另外,肢体瘫痪者增加患肢活动量,并督促患者在床上主动屈伸下肢作跖屈和背屈运动,内、外翻运动,足踝的"环转"运动;被动按摩下肢腿部比目鱼肌和腓肠肌,下肢应用弹力长袜,以防止血液滞留在下肢。还应减少在下肢输血、输液,并注意观察患肢皮温、皮色,倾听患者疼痛主诉,因为下肢深静脉是静脉血栓形成的好发部位,鼓励患者深呼吸及咳嗽和早期下床活动。

8.发热的护理

急性脑卒中患者常伴有发热,主要原因为感染性发热、中枢性发热、吸收热和脱水热。

(1)感染性发热:多在急性脑卒中后数天开始,体温逐渐升高,常不规则,伴有呼吸、心率增快,白细胞总数升高。应做细菌培养,应用有效抗生素治疗。

(2)中枢性发热:是病变侵犯了下丘脑,患者的体温调节中枢失去调节功能,导致发热。主要表现两种情况:其一是持续性高热,发病数小时后体温升高至 39 ℃~40 ℃,持续不退,躯干和肢体近端大血管处皮肤灼热,四肢远端厥冷,肤色灰暗,静脉塌陷等,患者表现深昏迷、去大脑强直(一种病理性体征)、阵挛性或强直性抽搐、无汗、肢体发凉,患者常在 1~2 d 间死亡。其二是持续性低热,患者表现为昏迷、阵发性大汗、血压不稳定、呼吸不规则、血糖升高、瞳孔大小多变,体温多在 37 ℃~38 ℃。对中枢性发热主要是对病因进行治疗,同时给予物理降温,如乙醇擦浴、头置冰袋或冰帽等。但应注意缺血性脑卒中患者禁用物理降温法,可行人工冬眠。

1)物理降温。①乙醇、温水擦浴:可通过在皮肤上蒸发,吸收而带走机体大量的热;②冰袋降温:冰袋可放置在前额或体表大血管处(如颈部、腋下、腹股沟、窝等处);③冰水灌肠:要保留 30 min 后再排出,便后30 min测量体温。

2)人工冬眠疗法:冬眠法分冬眠Ⅰ号和冬眠Ⅱ号,应用人工冬眠疗法可降低组织代谢,减少氧的消耗,并增强脑组织对创伤和缺氧的耐受力,减轻脑水肿和降低颅内压,改善脑缺氧,有利于损伤后的脑细胞功能恢复。

人工冬眠注意事项:①用药前应测量体温、脉搏、呼吸和血压。②注入冬眠药半小时内不宜翻身和搬动患者,防止直立性低血压。③用药半小时后,患者进入冬眠状态,方可行物理降温,因镇静降温作用较强。④冬眠期间,应严密观察生命体征变化及神经系统的变化,如有异常及时报告医师处理。冬眠期间每 2 h 测量生命体征 1 次,并详细记录,警惕颅内血肿引起脑疝。结束冬眠仍应每 4 h 测体温 1 次,保持观察体温的连贯性。⑤冬眠期间应加强基础护理,防止并发症发生。⑥减少输液量,并注意水、电解质和酸碱平衡。⑦停止冬眠药物和物理降温时,首先停止物理降温,然后逐渐停用冬眠药,以免引起寒战或体温升高,如有体温不升者要适当保暖,增加盖被和热水袋保温。

(3)吸收热:是脑出血或蛛网膜下腔出血时,红细胞分解后吸收而引起反应热。常在患者发病后 3~10 d 发生,体温多在 37.5 ℃左右。吸收热一般不需特殊处理,但要观察记录出入量并加强生活护理。

(4)脱水热:是由于应用脱水剂或补水不足,使血浆渗透压明显升高,脑组织严重脱水,脑细胞和体温调节中枢受损导致发热。患者表现体温升高,意识模糊,皮肤黏膜干燥,尿少或比重高,血清钠升高,血细胞比容增高。治疗给予补水或静脉输入 5% 葡萄糖,待缺水症状消失后,根据情况补充电解质。

(陈冬梅)

第十章

风湿免疫科护理

第一节 系统性红斑狼疮

一、概述

系统性红斑狼疮(systemic lupus erythematosus,SLE)是自身免疫介导的,以免疫性炎症为突出表现的弥漫性结缔组织病。血清中出现以抗核抗体为代表的多种自身抗体和多系统受累是SLE的两个主要临床特征。多数为慢性起病,病程迁延反复。死亡原因主要是感染、肾衰竭和中枢神经系统病变。SLE好发于生育年龄的女性,多见于 15～45 岁的人群,女性与男性的比例为(7～9)：1,患病率为 0.7‰。

二、病因与病理生理

遗传、感染、环境、性激素、药物等综合因素所致的免疫紊乱导致了 SLE 的发生。其基本病理改变是免疫复合物介导的血管炎。

三、临床表现

SLE 的临床表现复杂多样。多数呈隐匿起病,开始时仅累及 1～2 个系统,表现为轻度的关节炎、皮疹、隐匿性肾炎、血小板减少性紫癜等,部分患者长期稳定在亚临床状态或轻型狼疮,部分患者可由轻型突然变为重症狼疮,更多的则由轻型逐渐转变为多系统损害,也有一些患者一起病就累及多个系统,甚至表现为狼疮危象。SLE 的自然病程多表现为病情加重与缓解的交替。

（一）全身表现

患者常常出现发热,可能是 SLE 活动的表现,但应除外感染因素,尤其需要警惕在免疫抑制治疗中出现的发热。疲乏是 SLE 常见但容易被忽视的症状,常是狼疮活动的先兆。

（二）皮肤与黏膜

在鼻梁和双颧颊部呈蝶形分布的红斑是 SLE 特征性的改变,其他皮肤损害还有光敏感、脱发、手足掌面红斑、甲周红斑、盘状红斑、结节性红斑、脂膜炎、网状青斑、雷诺现象等。

（三）关节和肌肉

常出现对称性多关节疼痛、肿胀,通常不引起骨质破坏。SLE 可出现肌痛和肌无力,少数可有肌酶谱的增高。激素治疗中的 SLE 患者出现髋关节区域隐痛不适,需排除无菌性股骨头坏死。

(四)肾脏损害

肾脏损害又称狼疮性肾炎(lupus nephritis,LN),表现为蛋白尿、血尿、管型尿,乃至肾衰竭。50%~70%的 SLE 病程中会出现临床肾脏受累,肾活检显示,几乎所有 SLE 均有肾脏病理学改变。LN 对 SLE 预后影响甚大,肾衰竭是 SLE 的主要死亡原因之一。病理分型对于评估预后和指导治疗有积极的意义,通常 Ⅰ 型和 Ⅱ 型的预后较好,Ⅳ 型和 Ⅵ 型预后较差。

(五)神经系统损害

神经系统损害又称神经精神狼疮。轻者仅有偏头痛、性格改变、记忆力减退或轻度认知障碍;重者可表现为脑血管意外、昏迷、癫痫持续等。中枢神经系统表现包括无菌性脑膜炎、脑血管病、脱髓鞘综合征、头痛、运动障碍、脊髓病、癫痫发作、急性精神错乱、焦虑、认知障碍、情绪失调、精神障碍,周围神经系统表现包括吉兰-巴雷综合征、自主神经系统功能紊乱、单神经病变、重症肌无力、脑神经病变、神经丛病变、多发性神经病变等。存在一种或一种以上上述表现,并除外感染、药物等继发因素,结合影像学、脑脊液、脑电图等检查可诊断神经精神狼疮。

(六)血液系统表现

常见贫血、白细胞计数减少和/或血小板计数减少。贫血可能为慢性病贫血或肾性贫血。短期内出现的重度贫血常是自身免疫性溶血所致,多有网织红细胞升高,抗人球蛋白试验(Coomb's)试验阳性。本病所致的白细胞计数减少,一般发生在治疗前或疾病复发时,多数对激素治疗敏感;而细胞毒药物所致的白细胞计数减少,其发生与用药有关,恢复也有一定规律。血小板计数减少与血清中存在抗血小板抗体、抗磷脂抗体以及骨髓巨核细胞成熟障碍有关。部分患者在起病初期或疾病活动期伴有淋巴结肿大和/或脾大。

(七)肺部表现

SLE 常出现胸膜炎,如合并胸腔积液,其性质为渗出液。SLE 所引起的肺脏间质性病变主要是急性和亚急性期的磨玻璃样改变和慢性期的纤维化,表现为活动后气促、干咳、低氧血症,肺功能检查常显示弥散功能下降。少数病情危重、伴有肺动脉高压或血管炎累及支气管黏膜者可出现咯血。SLE 合并弥漫性出血性肺泡炎病死率极高。SLE 还可出现肺动脉高压、肺梗死、肺萎缩综合征。后者表现为肺容积的缩小,横膈上抬,盘状肺不张,呼吸肌功能障碍,而无肺实质、肺血管的受累,也无全身性肌无力、肌炎、血管炎的表现。

(八)心脏表现

患者常出现心包炎,表现为心包积液,但少见心包填塞。可有心肌炎、心律失常,多数情况下 SLE 的心肌损害不太严重,但重症者可伴有心功能不全,为预后不良指征。

(九)消化系统表现

消化系统症状表现为恶心、呕吐、腹痛、腹泻或便秘,其中以腹泻较常见,可伴有蛋白丢失性肠炎,并引起低蛋白血症。活动期 SLE 可出现肠系膜血管炎,其表现类似急腹症,甚至被误诊为胃穿孔、肠梗阻而行手术探查。当 SLE 有明显的全身病情活动,有胃肠道症状和腹部阳性体征(反跳痛、压痛),在排除感染、电解质紊乱、药物、合并其他急腹症等继发性因素后,应考虑本病。

(十)其他

眼部受累包括结膜炎、葡萄膜炎、眼底改变、视神经病变等。眼底改变包括出血、视盘水肿、视网膜渗出等,视神经病变可以导致突然失明。SLE 常伴有继发性干燥综合征,有外分泌腺受累,表现为口干、眼干,常有血清抗 SSB、抗 SSA 抗体阳性。

四、辅助检查

(一)免疫学异常

(1)抗核抗体谱(ANAs)免疫荧光抗核抗体(IFANA)是 SLE 的筛选检查。对 SLE 诊断的敏感性为 95%,特异性相对较低,为 65%。除 SLE 之外,其他结缔组织病的血清中也常存在 ANA,一些慢性感染也可出现低滴度的 ANA。ANAs 包括一系列针对细胞核中抗原成分的自身抗体。其中,抗双链脱氧核糖核酸(ds-DNA)抗体对 SLE 的特异性为 95%,敏感性为 70%,它与疾病活动性及预后有关。抗 Sm 抗体的特异性高达 99%,但敏感性仅为 25%,该抗体的存在与疾病活动性无明显关系。抗核糖体 P 蛋白抗体与 SLE 的精神症状有关;抗单链 DNA、抗组蛋白、抗 u1 核糖核蛋白(u1RNP)、抗 SSA 抗体和抗 SSB 抗体等也可出现于 SLE 的血清中,但其诊断特异性低,因为这些抗体也见于其他自身免疫性疾病。抗 SSB 与继发干燥综合征有关。

(2)与抗磷脂抗体综合征有关的抗磷脂抗体(包括抗心磷脂抗体和狼疮抗凝物);与溶血性贫血有关的抗红细胞抗体;与血小板计数减少有关的抗血小板抗体;与神经精神性狼疮有关的抗神经元抗体。

(3)血清类风湿因子阳性,高 γ 球蛋白血症和低补体血症。

(二)肾活检

LN 的肾脏免疫荧光多呈现多种免疫球蛋白和补体成分沉积,被称为"满堂亮"。

(三)腰穿

中枢神经受累时常有脑脊液压力增高、蛋白和白细胞计数增多。

(四)X 线表现

(1)胸膜增厚或胸腔积液。

(2)斑点或片状浸润性阴影,阴影呈游走性。

(3)双中下肺网状结节状阴影,晚期出现蜂窝状。

(4)肺水肿。

(5)心影增大。

(五)CT 表现

肺纹理增粗,肺门周围的片状阴影,表现为间质性或肺泡性肺水肿、肺出血等。

(六)超声心动

超声心动用于诊断心脏瓣膜病变、心包积液、肺动脉高压等。

(七)SLE 的免疫病理学检查

皮肤狼疮带试验表现为皮肤的表真皮交界处有免疫球蛋白(IgG、IgM、IgA 等)和补体(C_{3c}、C_{1q} 等)沉积,对 SLE 具有一定的特异性。

五、治疗原则

SLE 是一种高度异质性的疾病,临床医师应根据病情的轻重程度,掌握好治疗的风险与效益之比。既要清楚药物的毒副反应,又要明白药物给患者带来的生机。SLE 活动性和病情轻重程度的评估是治疗方案拟订的先决条件。常需要有经验的专科医师参与和多学科的通力协作。

（一）轻型 SLE 的药物治疗

患者虽有疾病活动，但症状轻微，仅表现光过敏、皮疹、关节炎或轻度浆膜炎，而无明显内脏损害。药物治疗方法如下。

1.非甾体抗炎药（NSAIDs）

NSAIDs 可用于控制关节炎。用药过程中应注意消化道溃疡、出血、肾、肝功能等方面的不良反应。

2.抗疟药

抗疟药可控制皮疹和减轻光敏感，常用氯喹 0.25 g，每天一次，或羟氯喹 200 mg，每天 1～2 次。主要不良反应是眼底病变，用药超过 6 个月者，可停药 1 个月，有视力明显下降者，应检查眼底，明确原因。有心脏病史者，特别是心动过缓或有传导阻滞者禁用抗疟药。

3.激素治疗

可短期局部应用激素治疗皮疹，但脸部应尽量避免使用强效激素类外用药，一旦使用，不应超过 1 周。小剂量激素（泼尼松≤10 mg，每天一次）可减轻症状。

注意事项：权衡利弊，必要时可用硫唑嘌呤、甲氨蝶呤或环磷酰胺等免疫抑制剂，应注意轻型 SLE 可因过敏、感染、妊娠生育、环境变化等因素而加重，甚至发生狼疮危象。

（二）重型 SLE 的治疗

治疗主要分两个阶段，即诱导缓解和巩固治疗。诱导缓解的目的在于迅速控制病情，阻止或逆转内脏损害，力求疾病完全缓解（包括血清学指标、症状和受损器官的功能恢复），但应注意过分免疫抑制诱发的并发症，尤其是感染、性腺抑制等。目前，多数患者的诱导缓解期需要半年至 1 年以上才能达到缓解，不可急于求成。

1.糖皮质激素

糖皮质激素具有强大的抗炎作用和免疫抑制作用，是治疗 SLE 的基础药。糖皮质激素对免疫细胞的许多功能及免疫反应的多个环节均有抑制作用，尤以对细胞免疫的抑制作用为突出，在大剂量时还能够明显抑制体液免疫，使抗体生成减少，超大剂量则可有直接的淋巴细胞溶解作用。重型 SLE 的激素标准剂量是泼尼松 1 mg/(kg·d)，通常晨起服用 1 次，高热者可分次服用，病情稳定后 2 周或疗程 8 周内，开始以每 1～2 周减 10% 的速度缓慢减量，减至泼尼松 0.5 mg/(kg·d)后，减药速度按病情适当调慢。如果病情允许，维持治疗的激素剂量应尽量小于每天 10 mg。在减药过程中，如果病情不稳定，可暂时维持原剂量不变或酌情增加剂量，亦或是加用免疫抑制剂联合治疗。可选的免疫抑制剂如环磷酰胺、硫唑嘌呤、氨甲蝶呤等，可联合应用以便更快地诱导病情缓解和巩固疗效，并避免长期使用较大剂量激素导致的严重不良反应。对有重要脏器受累，乃至出现狼疮危象的患者，可以使用较大剂量［泼尼松≥2 mg/(kg·d)］甚至甲泼尼龙（MP）冲击治疗，甲泼尼龙可用至 500～1 000 mg，每天 1 次，加入 5% 葡萄糖 250 mL，缓慢静脉滴注 1～2 h，连续 3 d 为 1 个疗程，疗程间隔期为 5～30 天，间隔期和冲击后需口服泼尼松0.5～1 mg/(kg·d)，疗程和间隔期长短视具体病情而定。甲泼尼龙冲击疗法对狼疮危象常具有立竿见影的效果，疗程多少和间隔期长短应视病情而异。MP 冲击疗法只能解决急性期的症状，疗效不能持久，必须与环磷酰胺冲击疗法配合使用，否则病情容易反复。需强调的是，在大剂量冲击治疗前或治疗中，应密切观察有无感染发生，如有感染，应及时给予相应的抗感染治疗。

激素的不良反应除感染外，还包括高血压、高血糖、高血脂、低钾血症、骨质疏松、无菌性骨坏死、白内障、体质量增加、水、钠潴留等。治疗开始时,应记录血压、血糖、血钾、血脂、骨密度、胸部X线片等作为评估基线,并定期随访。应指出对重症 SLE 患者,尤其是在危及生命的情况下,股骨头无菌性坏死并非是使用大剂量激素的绝对禁忌。大剂量 MP 冲击疗法常见的不良反应包括脸红、失眠、头痛、乏力、血压升高、短暂的血糖升高;严重不良反应包括感染、上消化道大出血、水钠潴留、诱发高血压危象、诱发癫痫大发作、精神症状、心律失常,有因注射速度过快导致突然死亡的报道,所以 MP 冲击治疗应强调缓慢静脉滴注 60 min 以上,用药前需注意水、电解质和酸碱平衡。

2.环磷酰胺(CTX)

CTX 是主要作用于 S 期的细胞周期特异性烷化剂,通过影响 DNA 合成发挥细胞毒作用。其对体液免疫的抑制作用较强,能抑制 B 细胞增殖和抗体生成,且抑制作用较持久,是治疗重症 SLE 的有效的药物之一,尤其是在狼疮性肾炎和血管炎的患者中,环磷酰胺与激素联合治疗能有效地诱导疾病缓解,阻止和逆转病变的发展,改善远期预后。目前普遍采用的标准环磷酰胺冲击疗法是 $0.5 \sim 1.0$ g/m² 体表面积,加入生理盐水 250 mL,静脉滴注,每 $3 \sim 4$ 周一次,个别难治、危重患者可缩短冲击间期。白细胞计数对指导环磷酰胺治疗有重要意义,治疗中应注意避免白细胞计数过低,一般要求白细胞低谷不小于 3.0×10^9/L。环磷酰胺冲击治疗对白细胞影响有一定规律,一次大剂量环磷酰胺进入体内,第 3 d 左右白细胞计数开始下降,$7 \sim 14$ d 至低谷,之后白细胞计数逐渐上升,至 21 d 左右恢复正常。对于间隔期少于 3 周者,应更密切注意血象监测。大剂量冲击前需查血常规。

除白细胞计数减少和诱发感染外,环磷酰胺冲击治疗的不良反应还包括性腺抑制(尤其是女性的卵巢功能衰竭)、胃肠道反应、脱发、肝功能损害,少见远期致癌作用(主要是淋巴瘤等血液系统肿瘤)、出血性膀胱炎、膀胱纤维化和长期口服而导致的膀胱癌。

3.硫唑嘌呤

硫唑嘌呤为嘌呤类似物,可通过抑制 DNA 合成发挥淋巴细胞的细胞毒作用。疗效不及环磷酰胺冲击疗法,控制肾脏和神经系统病变效果较差,而对浆膜炎、血液系统、皮疹等的治疗效果较好。硫唑嘌呤的用法为 $1 \sim 2.5$ mg/(kg·d),常用剂量为 $50 \sim 100$ mg,每天一次。不良反应包括骨髓抑制、胃肠道反应、肝功能损害等。少数对硫唑嘌呤极敏感者,用药短期就可出现严重脱发和造血危象,引起严重粒细胞和血小板缺乏症,轻者血象多在停药后 $2 \sim 3$ 周恢复正常,重者则需按粒细胞缺乏或急性再障处理,以后不宜再用。

4.氨甲蝶呤(MTX)

MTX 为二氢叶酸还原酶阻滞剂,通过抑制核酸的合成发挥细胞毒作用。疗效不及环磷酰胺冲击疗法,但长期用药耐受性较佳。剂量为 $10 \sim 15$ mg,每周 1 次,或依据病情适当加大剂量。主要用于关节炎、肌炎、浆膜炎和皮肤损害为主的 SLE。其不良反应有胃肠道反应、口腔黏膜糜烂、肝功能损害、骨髓抑制,偶见甲氨蝶呤导致的肺炎和肺纤维化。

5.环孢素

环孢素可特异性抑制 T 淋巴细胞 IL-2 的产生,发挥选择性的细胞免疫抑制作用,是一种非细胞毒性的免疫抑制剂。对狼疮性肾炎(特别是 V 型)有效,环孢素剂量为 $3 \sim 5$ mg/(kg·d),分两次口服。用药期间注意肝、肾功能及高血压、高尿酸血症、高血钾等,有条件者应测血药浓度,调整剂量,血肌酐较用药前升高 30% 时需要减药或停药。环孢素对 LN 的总体疗效不如环磷酰胺冲击疗法,且价格昂贵,毒副作用较大,停药后病情容易反跳。

6.霉酚酸酯

霉酚酸酯为次黄嘌呤单核苷酸脱氢酶抑制剂,可抑制嘌呤从头合成途径,从而抑制淋巴细胞活化。治疗狼疮性肾炎有效,能够有效地控制Ⅳ型 LN。剂量为 10～30 mg/(kg·d),分两次口服。

(三)狼疮危象的治疗

治疗目的在于挽救生命、保护受累脏器、防止后遗症。通常需要大剂量甲泼尼龙冲击治疗,针对受累脏器的对症治疗和支持治疗,以帮助患者度过危象。后继的治疗可按照重型 SLE 的治疗原则,继续诱导缓解和维持巩固治疗。

1.急进性肾小球肾炎

急进性肾小球肾炎表现为急性进行性少尿、水肿、蛋白尿、血尿、低蛋白血症、贫血、肾功能进行性下降、血压增高、高血钾、代谢性酸中毒等。B 超常可见肾脏体积增大,肾脏病理往往呈新月体肾炎,多符合 WHO 的Ⅳ型 LN。治疗包括纠正水电解质酸碱平衡紊乱、纠正低蛋白血症、防治感染、纠正高血压、纠正心衰等,为保护重要脏器,必要时需要行透析支持治疗。为判断肾损害的急慢性指标,明确肾损病理类型,制定治疗方案和判断预后,应抓住时机肾穿。对明显活动、非纤维化/硬化等不可逆病变为主的患者,应积极使用激素[泼尼松≥2 mg/(kg·d)],或使用大剂量 MP 冲击疗法,同时每 2 周用环磷酰胺 0.4～0.8 g 行静脉冲击治疗。

2.神经精神狼疮

神经精神狼疮必须排除化脓性脑膜炎、结核性脑膜炎、隐球菌性脑膜炎、病毒性脑膜脑炎等中枢神经系统感染。弥漫性神经精神狼疮在基础药物的选择上强调对症治疗,包括抗精神病药物(与精神科医师配合),癫痫大发作或癫痫持续状态时需积极行抗癫痫治疗,注意加强护理。抗心磷脂抗体(ACL)相关神经精神狼疮,应加用抗凝、抗血小板聚集药物。有全身血管炎表现的明显活动证据,应用大剂量 MP 冲击治疗。中枢狼疮,包括横贯性脊髓炎,在排除中枢神经系统感染的情况下,可试用地塞米松 10 mg,或地塞米松 10 mg 加 MTX 10 mg,鞘内注射,每周 1 次,共 2～3 次。

3.重症血小板减少性紫癜

血小板计数低于 $20×10^9/L$,有自发出血倾向,常规激素治疗无效[1 mg/(kg·d)],应加大激素用量至 2 mg/(kg·d)以上。还可静脉滴注长春新碱(VCR),每周 1 次,每次 1～2 mg,共注射 3～6 次。静脉输注大剂量静脉注射用人免疫球蛋白(IVIG)对重症血小板减少性紫癜有效,可按 0.4 g/(kg·d),静脉滴注,连续注射 3～5 d 为 1 个疗程。IVIG 一方面对 SLE 本身具有免疫治疗作用,另一方面具有非特异性的抗感染作用,可以对大剂量甲泼尼龙和环磷酰胺的联合冲击治疗所致的免疫力挫伤起到一定的保护作用,能够明显提高各种狼疮危象治疗的成功率。无骨髓增生低下的重症血小板减少性紫癜还可试用其他免疫抑制剂,如环磷酰胺、环孢素等。其他药物包括达那唑、三苯氧胺、维生素 C 等。内科保守治疗无效,可考虑脾切除。

4.弥散性出血性肺泡炎和急性重症肺间质病变

部分弥散性出血性肺泡炎的患者起病可无咯血,支气管镜有助于明确诊断。本病极易合并感染,常同时有大量蛋白尿,预后很差,迄今无治疗良策。SLE 累及肺脏时应提高警惕,结合 SLE 病情系统评估、影像学、血气分析和纤维支气管镜等手段,以求早期发现、及时诊断。治疗包括氧疗(必要时机械通气)、控制感染和支持治疗。可试用大剂量 MP 冲击治疗,IVIG 和血浆置换。

5.严重的肠系膜血管炎

严重的肠系膜血管炎常需 2 mg/(kg·d)以上的激素剂量方能控制病情。应注意水电解质酸碱平衡,加强肠外营养支持,防治合并感染,避免不必要的手术探查。一旦并发肠坏死、穿孔、中毒性肠麻痹,应及时行手术治疗。

(四)特殊治疗

血浆置换等治疗不宜列入常规治疗,应视患者具体情况来选择应用。

六、护理问题

(一)体温过高

体温过高与原发病有关。

(二)皮肤黏膜受损

皮肤黏膜受损与狼疮导致的皮疹与血管炎有关。

(三)体液过多

体液过多与无菌性炎症引起的多浆膜腔积液有关。

(四)潜在并发症

(1)感染:与长期应用激素及白细胞计数减少有关。

(2)出血:与血小板计数低下有关。

(3)狼疮脑病:与原发病有关。

(4)排便异常:腹泻或肠梗阻。

(5)血栓:与原发病有关。

七、护理措施

(一)一般护理

保持病室温湿度,急性期嘱患者卧床休息,嘱患者进食高热量、高维生素、低盐、低蛋白的食物,准确记录 24 h 液体出入量,如肾脏受损时要注意低盐饮食,同时注意补钙。活动时注意勿发生碰撞,以防发生骨折。

(二)专科护理

1.全面护理

监测体温,并及时通知医师,必要时遵医嘱给予物理或药物降温,使体温下降,勤换被服,增加舒适感,多饮水,必要时补液,保证出入量平衡,满足生理需求。

2.注意休息

活动期患者应卧床休息,卧床期间要注意保持关节功能位,慢性期或病情稳定的患者可以适当活动或工作,并注意劳逸结合。对关节疼痛者,遵医嘱给予镇痛药及外涂药,给予患者心理安慰,协助患者摆放关节功能位,指导患者进行关节、肌肉的功能锻炼,协助患者做好生活护理。

3.皮肤受累的护理

(1)嘱患者避免日光照射,指导患者避免将皮肤暴露于阳光的方法,如避免在上午 10 点至下午 3 点阳光较强的时间外出,禁止日光浴,夏日外出需穿长袖长裤,打伞、戴遮阳镜和遮阳帽等,以免引起光过敏,使皮疹加重。不烫发,不使用碱性或其他有刺激性的物品洗脸,禁用碱性强的肥皂清洁皮肤,宜用偏酸或中性的肥皂,最好用温水洗脸。勿用各类化妆品。

（2）剪指甲不要过短，防止损伤指甲周围皮肤。

（3）注意个人卫生，特别是口腔、女性会阴部的清洁。因服用大量激素及免疫抑制剂，造成全身抵抗力下降，应注意预防各种感染。预防感冒，一旦发现感染灶，如疖肿，应立即积极治疗。保证顽固腹泻患者肛周皮肤的干燥清洁。

4.狼疮脑病的护理

评估狼疮脑病的程度，观察病情变化，遵医嘱给予脱水降颅内压治疗，观察用药效果，对于躁动、抽搐患者，应注意安全防护，必要时给予约束，防止自伤、伤人行为，稳定患者及家属情绪，配合治疗及护理。

5.血液系统受累的护理

（1）白细胞计数下降的护理：监测血常规变化，注意个人饮食卫生，保证六洁，防止感染，必要时行保护性隔离，限制探视，以减少感染来源。

（2）血小板计数下降的护理：评估血小板降低的程度，遵医嘱给予卧床或绝对卧床，指导患者进行口腔、牙齿护理，观察有无出血倾向，避免外伤，遵医嘱给予成分输血。血小板低的患者易发生出血，应避免外伤，刷牙时用软毛牙刷，勿用手挖鼻腔。

（3）贫血的护理：评估贫血的程度，必要时遵医嘱给予吸氧，指导患者活动，防止因头晕出现跌倒等不良情况。遵医嘱给予成分输血，同时指导患者饮食，协助患者纠正贫血。

6.肺受累的护理

倾听患者主诉，给予氧气吸入，协助患者排痰，必要时给予雾化吸入，加强翻身拍背咳痰，预防肺部感染。遵医嘱给予抗感染治疗，协助医师对有胸腔积液的患者进行胸腔穿刺，指导并协助肺栓塞和/或肺动脉高压患者活动，警惕猝死。注重抗凝治疗的护理及观察，观察用药疗效。

7.心脏受累的护理

评估心脏病变程度，倾听患者主诉，注意控制高血压，给予吸氧，指导患者活动与休息，控制出入量，预防心衰的发生。

8.消化系统受累的护理

饮食以高蛋白，富含维生素，营养丰富，易消化为原则，避免刺激性食物。伴发肾功能损害者，宜采用低盐饮食，适当限水；尿毒症患者应限制蛋白质的摄入；心脏明显受累者，应采用低盐饮食；吞咽困难者采用鼻饲；消化功能障碍者应选用无渣饮食。必要时给予肠内或肠外营养以满足机体需要量。

9.肾脏受累的护理

评估患者水肿程度、部位、范围，以及皮肤状况。每天测量患者体质量、腹围、肢围。严格记录 24 h 出入量，尿量少时应及时通知医师。对于使用利尿剂的患者，护士应监测患者血清电解质浓度。有腹水、肺水肿、胸腔积液、心包积液的患者应行半坐位或半卧位，以保证呼吸通畅。对于有下肢水肿的患者，应抬高下肢，以利于静脉回流。因肾脏损害而致水肿时，应限制盐及水的摄入，对于尿毒症患者，应限制其蛋白的摄入。护士应协助卧床的水肿患者及时更换体位，防止发生压疮。

（三）心理护理

目前还没有根治的办法，但恰当的治疗可以使大多数患者实现病情的完全缓解。强调早期诊断和早期治疗，以避免或延缓组织脏器的病理损害。多与患者交流，使患者了解本病的治疗原则、告知患者此病为慢性病，可迁延多年，在治疗护理下可控制病情发展，使其趋于痊愈。通过交流,消除其焦虑心理,其配合治疗。

(四)健康教育

(1)向患者宣教,使其正确认识疾病,消除其恐惧心理。嘱患者保持心情舒畅及乐观情绪,对疾病的治疗树立信心,积极配合,避免情绪波动及各种精神刺激。

(2)学会自我认识疾病活动的征象,同时注意药物的不良反应。长期服用大量激素及免疫抑制剂可造成血压高、糖尿病、骨质疏松、骨坏死、血象下降、结核复发、消化道出血、兴奋、失眠、库兴综合征等,必要时随诊治疗。定期监测血常规、肝肾功能。

(3)避免过度疲劳,应劳逸结合,坚持身体锻炼。

(4)遵医嘱服药,不可擅自停药、减量、加量,明白规律用药的意义。

(5)避免过多的紫外线暴露,外出使用防紫外线用品(防晒霜等)。

(6)定期复查,随时了解自己的疾病情况。配合治疗、遵从医嘱、定期随诊,懂得长期随访的必要性。

(7)女性患者要在医师指导下妊娠。

(赵丽丽)

第二节　类风湿关节炎

一、概述

类风湿关节炎(RA)是以对称性、慢性、进行性多关节炎关为主要临床表现的自身免疫性疾病,多见于中年女性。

二、病因与发病机制

病因不清,可能与遗传因素、激素水平、环境因素(如潮湿及寒冷等)、EB病毒感染有关,因而发病机制各不相同,骨关节的滑膜在病程中异常增生形成血管翳,对骨关节造成侵蚀性破坏,导致关节强直、畸形、功能丧失,从而导致残疾。

三、临床表现

(一)全身症状

低热,全身不适,乏力,偶有全身肌肉酸痛。体质量下降和食欲减退也是常见症状。伴有贫血情况。

(二)关节表现

RA以周围关节的对称性多关节炎为主要特征,双手近端指间关节、掌指关节、腕、膝、肘、踝、肩、趾等关节受累最为多见,颞颌关节亦可受累,张口、咀嚼食物时感觉疼痛。第一、二颈椎受累时可致颈前区疼痛,影响吞咽及呼吸。手腕屈肌腱鞘炎压迫手的正中神经时可造成患者拇、食、中指的一般感觉减退,患者感到麻木刺痛,临床上称之为"腕管综合征"。关节炎表现为对称性、持续性肿胀、压痛,可伴有晨僵,20%～30%的患者有类风湿结节。最常见的关节畸形是掌指关节的半脱位,手指向尺侧偏斜和呈"天鹅颈"样及"纽扣花"样表现。重症患者关节呈纤维性或骨性强直,关节活动受限、畸形甚至完全丧失功能,生活不能自理,影响生活质量。

(三)关节外表现

除关节症状外,还可出现多脏器受累的全身症状。

1.血液学改变

小细胞低色素性贫血、缺铁性贫血、溶血性贫血等。

2.类风湿结节

浅表结节的好发部位在肘部、关节鹰嘴突、骶部,可发生一个或多个。深部结节也称为内脏结节,易发生在胸膜和心包膜的表面,以及肺或心脏的实质组织。

3.心脏

20%的患者伴发有心包炎,还可有心肌炎、心内膜炎。患者可有胸闷、心悸的症状。

4.肺脏

多见肺间质病变,肺功能检查发现异常,晚期胸片提示肺间质纤维化,胸膜受累出现胸腔积液。

5.肾脏

多在使用 NSAIDs、金制剂后出现肾小球肾炎、肾病综合征的表现。

6.神经系统

神经系统受损可累及中枢神经、周围神经、自主神经和肌肉。神经受压迫引起神经痛,知觉异常。正中、尺、后胫骨,桡神经后骨间肌支常受累,可出现腕管综合征症状。四肢的触觉、温觉、痛觉等感觉,以及四肢各关节的活动度发生改变。

四、辅助检查

(一)实验室检查

行血尿常规、血清免疫球蛋白、正色素性正细胞性贫血检查,多数活动期患者有轻至中度正色素性正细胞性贫血。血沉增快,C 反应蛋白增高,类风湿因子阳性对诊断具有一定价值,但没有特异性。类风湿因子阴性也不能说明就不是类风湿关节炎。血清免疫球蛋白 IgG、IgM、IgA 可升高,血清补体水平多数保持正常或轻度升高,其他如抗角质蛋白抗体(AKA)、抗核周因子(APF)和抗环瓜氨酸多肽(CCP)等自身抗体对类风湿关节炎有较高的诊断特异性,敏感性在 30%～40%。

(二)关节液检查

目的为检查关节腔内积液的性质或用于抽液后进行关节腔内给药。RA 滑液检查呈半透明或不透明的黄色或黄绿色液体。内含白细胞和中性粒细胞,细菌培养阴性。

(三)X 线检查

为明确本病的诊断、病期和发展情况,在病初应摄双腕关节、手和/或双足的 X 线片,以及其他受累关节的 X 线片。RA 的 X 线片早期表现为关节周围软组织肿胀,关节附近轻度骨质疏松,关节间隙狭窄,关节破坏,关节脱位或融合。根据 X 线的改变将关节破坏程度分为四期。

(四)关节镜检查

关节镜检查可直接观察到关节内部的结构,滑膜、软骨的变化,既可明确诊断,也可进行治疗。

(五)病理检查

通过活检组织病理检查进行诊断及检查。

(六)CT检查和磁共振成像检查

以求早期诊断。

五、治疗原则

(一)药物治疗方案

1.非甾体抗炎药(NSAIDs)

缓解疼痛,减轻症状。

2.糖皮质激素

控制炎症。

3.抗风湿药(DMARDs)

改善和延缓病情。

(二)物理治疗

常用的理疗和康复治疗,如红外线治疗、热水疗、石蜡疗法、冷热敷及关节按摩等。

(三)外科治疗

1.滑膜切除术

剥离血管翳,减轻肿痛,防止软骨破坏。

2.人工关节成形术或人工关节置换

矫正畸形,改善关节功能。

(四)其他治疗

生物制剂,如肿瘤坏死因子 α(TNF-α)抑制剂的疗效肯定,可阻止骨侵蚀进展。

六、护理问题

(一)疼痛

疼痛与疾病引起的炎性反应有关。

(二)生活自理能力缺陷

生活自理能力缺陷与关节活动受限,僵直畸形有关。

(三)有废用综合征的危险

废用综合征与关节骨质破坏有关。

(四)有感染的危险

感染与肺间质病变有关。

(五)有受伤的危险

受伤与骨质疏松有关。

(六)焦虑

焦虑与疾病有关。

(七)知识缺乏

缺乏疾病及保健知识。

七、护理措施

(一)一般护理

(1)对于关节活动受限,生活不能完全自理者,护士应经常巡视,做好生活护理,增加其舒适感,满足其生理需要。急性期关节肿痛明显且全身症状较重的患者应卧床休息。不宜睡软床垫,枕头不宜过高,应避免突然的移动和负重,肢体勿突然或过度用力,防止发生骨折。

(2)RA 患者关节及其周围血管、神经受侵犯,血管收缩缓慢且不充分,使皮温升降迟缓,应注意关节的保暖,避免潮湿寒冷加重关节症状。

(3)饮食上需注意营养丰富,以纠正贫血。以富含优质蛋白质(牛奶、鸡蛋、瘦肉等)、维生素和矿物质的食物为主,多吃蔬菜、水果等富含纤维素的食物,防止便秘,避免食用辛、辣、酸、硬、刺激性强的食物,以避免诱发或加重消化道症状。饮用药酒可起到活血化瘀、祛风散寒、疏通经络的作用。

(二)专科护理

(1)对于急性期关节肿痛明显的患者,嘱其卧床休息。不宜睡软床,卧硬板床,床垫薄厚适宜,加强翻身,预防压疮的发生。枕头不宜过高,急性期患者卧床可短期内(2～3 周)使用夹板制动,保持关节功能位。手掌心向上,可用甲板或辅助物支持和固定关节,减轻疼痛,双手掌可握小卷轴,维持指关节伸展。肩关节不能处于外旋位,双肩置枕头维持肩关节外展位,维持功能位。髋关节两侧放置靠垫,预防髋关节外旋。不要长期在膝下放置枕头。防止膝关节固定于屈曲位。平躺者小腿处垫枕头,以防止足下垂。

(2)缓解期鼓励患者进行功能锻炼,加强活动,主动或被动地进行肢体活动,如伸展运动等,但已有关节强直的情况下应禁止剧烈运动。培养患者的自理意识,逐步锻炼其生活自理能力,嘱患者参加更多的日常活动。在病情许可的情况下应注意关节的活动,如手指的抓捏练习,还应注意活动关节的方法,如织毛衣、下棋、玩魔方、摸高、伸腰、踢腿等。作业疗法包括职业技能训练、工艺品制作、日常生活活动训练。

(3)为减轻疼痛的症状,可给予肿痛关节按摩、热水疗。向理疗科和康复科的医师咨询,进行针对性地选择,如红外治疗仪、频仪等。另外可以进行泉水浴、石蜡疗法。评估患者关节疼痛的时间、部位、程度。在指导患者服药的同时,可进行冷热敷,进行关节周围皮肤和肌肉的按摩,增进血液循环,防止肌肉萎缩。加强保暖,分散对疼痛的注意力等以减轻疼痛。

(4)肺部护理。预防肺部感染,房间定时通风,适时增减衣服,少去公共场所,避免感冒。适当运动,如扩胸运动,增加肺活量。扩胸运动,拍背咯痰,防止感冒。

(5)关节处皮损及溃疡护理。加强换药,预防感染。平时涂润肤霜保护皮肤。

(6)外科手术治疗时,护士应做好术前和术后的护理,滑膜切除术剥离血管翳,可减轻疼痛、肿胀、防止软骨破坏,晚期病例行关节成形术或人工关节置换术,以减少疼痛,矫正畸形,改善关节功能。但术后仍需内科正规治疗。

(7)注意药物的不良反应,如胃肠道反应、肝肾功能的异常、白细胞及血小板计数的减少、药物变态反应。非甾体抗炎药可缓解关节症状,要控制病情发展应尽早应用改变病情的药物。中医中药也有效果,如服用雷公藤苷片。必要时可联合应用。

(8)可用外用药控制局部症状,涂扶他林乳剂和优迈霜。

(9)个体化方案治疗:糖皮质激素及免疫抑制剂,对于长时间使用激素的患者,应注意补钙。

（10）应用生物制剂可改善关节症状，注意有无变态反应发生，如皮肤瘙痒、皮疹、寒战、发冷甚至呼吸困难等严重变态反应。

（三）心理护理

关节疼痛、害怕残废或已经面对残废、生活不能自理、经济损失、社会关系改变、社交娱乐活动的停止等诸多因素不可避免地给类风湿关节炎患者带来了精神压力，他们渴望治疗，却又担心药物不良反应或对药物实际作用效果信心不足，这又加重了患者的心理负担。抑郁是类风湿关节炎患者中最常见的精神症状，严重的抑郁有碍疾病的恢复。因此，早诊断、早治疗对疗效及转归有重要影响。在积极合理的药物治疗的同时，还应注重类风湿关节炎患者的心理护理，使患者树立信心，积极配合治疗。对于急性期关节剧烈疼痛和伴有全身症状者，应嘱其卧床休息，并注意休息时的体位，尽量避免关节受压，保持关节处于功能位，防止关节畸形。在病情允许的情况下，进行被动和主动的关节活动度训练，防止肌萎缩。对缓解期患者，在不使患者感到疲劳的前提下，多进行肢体的运动锻炼，恢复体力，培养患者自理意识，并在物理康复科医师指导下进行治疗。通过护理活动与患者建立良好的护患关系，直到患者认同进行功能锻炼具有重要意义。总之，医患的相互配合、宣教、休息及物理治疗都很重要。加强功能锻炼，预防畸形发生，提高患者的工作能力和生活质量。

（四）健康教育

类风湿关节炎是一种慢性、对称性，多发性的自身免疫性疾病。早期关节肿痛，晚期强直、畸形和功能障碍。目前此病病因不清，尚不能完全治愈，有缓解与发作的特点。现在已有一些有效的治疗方法，约有 50% 的患者可以自我照顾及从事工作。

（1）在护士指导下了解本疾病的内容、治疗、服药的注意事项、预防保健知识等。避免关于奇迹疗法的想法，坚定信心，坚持治疗。

（2）此病病程长，反复发作，加之关节疼痛、畸形、功能障碍，会给患者身心带来极大痛苦。此时患者更要有信心，与家人、医师护士、社会配合治疗，达到最佳疗效。

（3）鼓励自强，消除自卑依赖感，在允许的体能范围内，可以继续工作。

（4）要积极预防和治疗感染。

（5）避免各种诱因，如寒冷、潮湿、过度劳累及精神刺激。要适度做到"饮食有节，起居有常"。选择衣服的标准应该是舒适、轻巧和容易穿脱，用拉链和尼龙带，冬季衣服要暖、轻，鞋要轻便、柔软、硬底、软帮，鞋带宜用松紧带代替。关节疼痛时除服药外，可行热敷，局部按摩。但在热敷时避免与皮肤直接接触而造成损伤。

（6）坚持服药，不可擅自停药、改药、加减药。同时应了解药物不良反应。

（7）定期复查。

（8）活动与休息。运动和锻炼的目的在于掌握姿势，减轻疼痛，减少畸形的发生。原则为活动后 2 h 体力可以恢复。要循序渐进，计划可行。在急性期，炎症比较明显的时候卧床休息，轻度、适当的关节活动可以防止关节僵硬。炎症消退后，应进行积极的锻炼，以不产生疲劳为度，可以避免关节强直和肌肉的萎缩，对大多数患者而言，游泳、散步、拳操等是比较适合的运动方式。鼓励患者生活自理，适当做家务和锻炼身体，劳逸结合。睡硬板床。对少数患者应鼓励其拄棍行走，需要轮椅时鼓励患者自己推动轮椅。若患者工作和居住的地方潮湿，应积极创造条件加以改善，夏季用电扇和空调要适度适时。在工作中，应嘱患者向领导和同事讲清疾病，以求理解，鼓励患者自立自理。

（9）饮食与食疗，以富含优质蛋白质（牛奶、鸡蛋、瘦肉等）、维生素和矿物质的食物为主，常出现便秘的患者应多吃蔬菜、水果等富含纤维素的食物。避免食用辛、辣、酸、硬等刺激性强的食物，以避免诱发或加重消化道症状。饮用药酒可起到活血化瘀、祛风散寒、疏通经络的作用。

（赵丽丽）

第三节　强直性脊柱炎

一、概述

强直性脊柱炎（AS）是一种慢性进行性疾病，主要侵犯骶髂关节、脊柱骨突、脊柱旁软组织及外周关节，并可伴发关节外表现。严重者可发生脊柱畸形和关节强直。发病年龄通常为 13～31 岁，30 岁以后及 8 岁以前发病者少见。

二、病因与发病机制

AS 的病因未明。从流行病学调查发现，基因和环境因素在本病的发病中发挥作用。已证实，AS 的发病和 HLA-B27 密切相关，并有明显家族发病倾向。

三、临床表现

本病的全身表现较轻微，少数重症者有发热、疲倦、消瘦、贫血或其他器官受累。

（一）疼痛

本病发病隐袭，患者逐渐出现腰背部或骶髂部疼痛和/或发僵，半夜痛醒，翻身困难，晨起或久坐后起立时腰部发僵明显，但活动后减轻。有的患者感臀部钝痛或骶髂部剧痛，偶尔向周边放射。咳嗽、打喷嚏、突然扭动腰部时，疼痛可加重。疾病早期疼痛多在一侧呈间断性，数月后疼痛多在双侧呈持续性。随病情由腰椎向胸颈部脊椎发展，则出现相应部位疼痛、活动受限或脊柱畸形。

（二）关节病变

24%～75% 的 AS 患者在病初或病程中出现外周关节病变，以膝、髋、踝和肩关节居多，肘及手和足小关节偶有受累。非对称性、少数关节或单关节，及下肢大关节的关节炎为本病外周关节炎的特征。

（三）关节受累

髋关节受累占 38%～66%，表现为局部疼痛，活动受限，屈曲挛缩及关节强直，其中大多数为双侧，而且 94% 的髋部症状起于发病后头 5 年内。发病年龄小，以外周关节起病者易发生髋关节病变。

（四）肌腱末端病

跖底筋膜炎、跟腱炎和其他部位的肌腱末端病在本病常见。肌腱末端病为本病的特征之一。

（五）视力障碍

1/4 的患者在病程中发生眼色素膜炎，单侧或双侧交替，一般可自行缓解，反复发作可致视力障碍。

(六)神经系统

神经系统症状来自压迫性脊神经炎、坐骨神经痛、椎骨骨折或不全脱位及马尾综合征,后者可引起阳痿、夜间尿失禁、膀胱和直肠感觉迟钝、踝反射消失。

(七)呼吸系统

极少数患者出现肺上叶纤维化。有时伴有空洞形成,而被认为是结核,也可因并发真菌感染而使病情加剧。

(八)心血管系统

主动脉根部局灶性中层坏死可引起主动脉环状扩张和主动脉瓣膜尖缩短变厚,从而导致主动脉瓣关闭不全。主动脉瓣闭锁不全及传导障碍见于3.5%~10.0%的患者。

(九)其他

AS可并发IgA肾病和淀粉样变性。

四、辅助检查

(一)体格检查

骶髂关节和椎旁肌肉压痛为本病早期的阳性体征。随病情进展可见腰椎前凸变平,脊柱各个方向活动受限,胸廓扩展范围缩小及颈椎后突。以下几种方法可用于检查骶髂关节压痛或脊柱病变进展情况。

1.枕壁试验

正常人在立正姿势双足跟紧贴墙根时,后枕部应贴近墙壁而无间隙。而颈僵直和/或胸椎段畸形后凸者,该间隙增大至几厘米以上,致使枕部不能贴壁。

2.胸廓扩展

在第4肋间隙水平测量深吸气和深呼气时胸廓扩展范围,两者之差的正常值不小于2.5 cm,而有肋骨和脊椎广泛受累者,则胸廓扩张减少。

3.肖伯(Schober)试验

于双髂后上棘连线中点上方垂直距离10 cm及下方5 cm处分别作出标记,然后嘱患者弯腰(保持双膝直立位)测量脊柱最大前屈度,正常移动增加距离在5 cm以上,脊柱受累者则增加距离少于4 cm。

4.骨盆按压

患者侧卧,从另一侧按压骨盆可引起骶髂关节疼痛。

5.帕特里克(Patrick)试验(下肢4字试验)

患者仰卧,一侧膝屈曲并将足跟放置到对侧伸直的膝上。检查者用一只手下压屈曲的膝(此时髋关节在屈曲、外展和外旋位),并用另一只手压对侧骨盆,可引出对侧骶髂关节疼痛则视为阳性。有膝或髋关节病变者也不能完成4字试验。

(二)影像学检查

(1)X线表现具有诊断意义。AS最早的变化发生在骶髂关节。该处的X线片显示软骨下骨缘模糊,骨质糜烂,关节间隙模糊,骨密度增高及关节融合。脊柱的X线片表现有椎体骨质疏松和方形变,椎小关节模糊,椎旁韧带钙化以及骨桥形成。晚期广泛而严重的骨化性骨桥表现称为竹节样脊柱。

（2）对于临床可疑而 X 线片尚未显示明确或Ⅱ级以上的双侧骶髂关节炎改变者,应该采用计算机断层(CT)检查。该技术的优点还在于假阳性少。但是,由于骶髂关节解剖学的上部为韧带,因其附着引起影像学上的关节间隙不规则和增宽,给判断带来困难。另外,类似于关节间隙狭窄和糜烂的骶髂关节髂骨部分的软骨下老化是一自然现象,不应该视为异常。

（3）磁共振成像技术(MRI)对了解软骨病变优于 CT,但在判断骶髂关节炎时易出现假阳性结果,又因价格昂贵,目前不宜作为常规检查项目。

（三）实验室检查

（1）活动期患者可见血沉增快,C 反应蛋白增高及轻度贫血,类风湿因子阴性,免疫球蛋白轻度升高。

（2）虽然 AS 患者 HLA-B27 阳性率达 90% 左右,但无诊断特异性,因为正常人也有 HLA-B27 阳性。HLA-B27 阴性患者只要临床表现和影像学检查符合诊断标准,也不能排除 AS 可能。

五、治疗原则

（一）非甾体抗炎药(简称抗炎药)

这一类药物可迅速改善患者腰背部疼痛和发僵,减轻关节肿胀和疼痛及增加活动范围,无论早期还是晚期,AS 患者治疗的首选药物都是非甾体抗炎药。

（二）柳氮磺吡啶

本品可改善 AS 的关节疼痛、肿胀和发僵,并可降低血清 IgA 水平及其他实验室活动性指标,特别适用于改善 AS 患者的外周关节炎,并对本病并发的前葡萄膜炎有预防复发和减轻病变的作用。磺胺过敏者禁用。

（三）氨甲蝶呤

活动性 AS 患者经柳氮磺吡啶和非甾体抗炎药治疗无效时,可采用氨甲蝶呤。

（四）糖皮质激素

少数病例即使应用大剂量抗炎药也不能控制症状,此时可应用甲泼尼龙 15 mg/(kg·d)冲击治疗,连续 3 d,可暂时缓解疼痛。对其他治疗不能控制的下背痛,在 CT 指导下行皮质类固醇骶髂关节注射,部分患者可改善症状,疗效可持续 3 个月左右。

（五）其他药物及治疗

（1）一些男性难治性 AS 患者应用沙利度胺后,临床症状、血沉及 C 反应蛋白含量均明显改善。

（2）外科治疗。髋关节受累引起的关节间隙狭窄、强直和畸形,是本病致残的主要原因。为了改善患者的关节功能和生活质量,人工全髋关节置换术是最佳选择。置换术后绝大多数患者的关节痛得到控制,部分患者的功能恢复正常或接近正常,90% 置入关节的寿命达 10 年以上。

六、护理问题

（一）疼痛

疼痛与疾病引起关节活动受限及畸形有关。

（二）有受伤的危险

受伤与疾病导致关节疼痛及活动受限有关。

（三）活动受限

活动受限与疾病导致关节强直,影响关节正常活动有关。

（四）知识缺乏

不了解疾病相关知识。

（五）焦虑

焦虑与疾病影响生活和工作有关。

七、护理措施

（一）一般护理

（1）遵医嘱给予非药物、药物或手术等综合治疗,缓解疼痛和发僵,控制或减轻炎症。

（2）巡视患者,及时满足其生活需要。

（3）与患者多交流,多安慰患者,使其接受现实,勇敢面对,积极配合治疗。通过非药物、药物和手术等综合治疗,缓解疼痛和发僵,控制或减轻炎症,保持良好的姿势,防止脊柱或关节变形,以及必要时矫正畸形关节,以达到改善和提高患者生活质量的目的。

（二）专科护理

（1）对患者及其家属进行疾病知识的教育是整个治疗计划中不可缺少的一部分,有助于患者主动参与治疗并与医师合作。长期计划还应包括患者的社会心理和康复的需要。

（2）劝导患者要谨慎而不间断地进行体育锻炼,以取得和维持脊柱关节的最好位置,增强椎旁肌肉和增加肺活量,其重要性不亚于药物治疗。

（3）站立时应尽量保持挺胸、收腹和双眼平视前方的姿势。坐位也应保持胸部直立。应睡硬板床,多取仰卧位,避免促进屈曲畸形的体位。枕头要矮,一旦出现上胸或颈椎受累应停用枕头。

（4）减少或避免引起持续性疼痛的体力活动。定期测量身高,保持身高记录是及时发现早期脊柱弯曲的一个好措施。

（5）对炎性关节疼痛或其他软组织疼痛选择必要的物理治疗。

（6）注意患者眼部卫生,及时清除异常分泌物,遵医嘱行滴眼液滴眼并给予局部和全身性的积极抗感染治疗。观察患者视力及视野有无损害。安全护理措施到位,防止患者跌倒。

（7）对行关节置换的患者做好术前术后护理。

（三）心理护理

多与患者交流,告知患者 AS 尚无根治方法,但是如能及时诊断及合理治疗,可以控制症状并改善预后,提高生活质量,因此要遵医嘱规律治疗。通过交流消除其焦虑心理,使其配合治疗。

（四）健康教育

（1）正确认识疾病,消除恐惧心理,保持乐观态度,配合治疗。

（2）若卧床不起,只能使病情进展加快,导致关节肢体废用和肌肉萎缩。因此要采取积极主动的锻炼态度,减轻脊柱及关节的畸形程度。

（3）活动原则:按计划逐渐增加活动量。服药后行屈膝、屈髋、转头和转体运动。以运动后疲劳疼痛在 2 h 后恢复为标准。疼痛时要卧床休息,行热敷,热水浴后可以减轻。在锻炼前先行按摩缓解椎旁肌肉,避免肌肉拉伤。锻炼同时可配合理疗和水疗。

（4）卧硬板床,低枕。避免长期弯腰活动,减少对脊柱的负重和创伤。体质量过重者要减肥。

（5）加强营养,增加抵抗力。

（6）明白规律用药的意义，遵医嘱按时服药，不可擅自停药、减药、加药、改药。在医师和护士的指导下了解药物不良反应。定期监测血常规、肝肾功能。

（7）学会自我认识疾病活动的征象，配合治疗。遵从医嘱，懂得长期随访的必要性。定期门诊复查。

（8）合并有色素膜炎患者，可局部使用肾上腺糖皮质激素。要经常冲洗眼中滞留的分泌物，保持结膜囊的清洁，避免遮盖，以免结膜囊内发生感染。

（9）预防肺部感染，由于胸廓扩展有限，故应每天行深呼吸及扩胸运动。卧床患者需加强翻身拍背，教会患者正确的咳嗽、咯痰方法。禁烟，保证室内通风，尽量少到公共场所。如发生感染，应积极治疗。

（赵丽丽）

第四节　系统性硬化症

一、概述

系统性硬化症（又称硬皮病）是一种原因不明的、临床上以局限性或弥漫性皮肤增厚和纤维化为特征的结缔组织病。除皮肤受累外，它也可影响内脏（心、肺和消化道等器官）。本病的严重程度和发展情况变化较大，有多种亚型，它们的临床表现和预后各不相同。一般以皮肤受累范围为主要指标，将系统性硬化分为多种亚型。本节主要讨论弥漫性硬皮病。

二、病因与发病机制

本病病因不明，女性多见，发病率大约为男性的 4 倍，儿童相对少见。

三、临床表现

（一）早期症状

系统性硬化症最多见的初期表现是雷诺现象与隐袭性肢端和面部肿胀，并伴有手指皮肤逐渐增厚。多关节病同样也是突出的早期症状。胃肠道功能紊乱（胃烧灼感和吞咽困难）或呼吸系统症状等，偶尔也是本病的首发表现。患者起病前可有不规则发热、胃纳减退、体质量下降等。

（二）皮肤

皮肤病变可局限在手指（趾）和面部，也可呈向心性扩展，累及上臂、肩、前胸、背、腹和腿。有的可在几个月内累及全身皮肤，有的在数年内逐渐进展，有些呈间歇性进展，通常皮肤的受累范围和严重程度在三年内达高峰。

（三）骨和关节

多关节痛和肌肉疼痛常为早期症状，也可出现明显的关节炎。约 29% 可有侵蚀性关节病。

（1）由于皮肤增厚且与其下关节紧贴，致使关节挛缩和功能受限。

（2）由于腱鞘纤维化，当受累关节主动或被动运动时，特别在腕、踝、膝处，可觉察到皮革样摩擦感。

（3）长期慢性指（趾）缺血可导致指端骨溶解。

（4）X线表现关节间隙狭窄和关节面骨硬化。

（5）由于肠道吸收不良、废用及血流灌注减少，常有骨质疏松。

（四）消化系统

消化道受累为硬皮病的常见表现，仅次于皮肤受累和雷诺现象。消化道的任何部位均可受累，其中食管受累最为常见，肛门、直肠次之，小肠和结肠较少。

1.口腔

张口受限，舌系带变短，牙周间隙增宽，齿龈退缩，牙齿脱落，牙槽突骨萎缩。

2.食管

食管下部括约肌功能受损可导致胸骨后灼热，反酸。长期受损可引起糜烂性食管炎、出血、下食管狭窄等并发症。

3.小肠

常可引起轻度腹痛、腹泻、体质量下降和营养不良。

4.大肠

10%～50%的患者有大肠受累，但临床症状往往较轻。累及后可发生便秘，下腹胀满，偶有腹泻。

5.CREST综合征

它的名字来源于疾病的典型表现：钙质沉着（C）、雷诺现象（R）、食道动动功能障碍（E）、指端硬化（S）、毛细血管扩张（T）。患者可发生胆汁性肝硬化。

（五）肺部

在硬皮病中普遍存在肺脏受累。病初最常见的症状为运动时气短，活动耐受量减低；后期出现干咳。随病程增长，肺部受累机会增多，且一旦被累及，即呈进行性发展，对治疗反应不佳。肺间质纤维化和肺动脉血管病变常同时存在。在弥漫性硬皮病伴抗Scl-70阳性的患者中，肺间质纤维化常常较重，在CREST综合征中，肺动脉高压常较为明显。肺动脉高压常为棘手问题，它是肺间质与支气管周围长期纤维化或肺间小动脉内膜增生的结果。

（六）心脏

80%的患者有片状心肌纤维化，临床表现为气短、胸闷、心悸、水肿。

（七）肾脏

硬皮病的肾病变临床表现不一，部分患者有多年皮肤及其他内脏受累而无肾损害的临床现象，有些患者在病程中出现肾危象，即突然发生严重高血压、急进性肾衰竭，如不及时处理，常于数周内死于心力衰竭及尿毒症。虽然肾危象初期可无症状，但大部分患者感疲乏加重，出现气促、严重头痛、视物模糊、抽搐、神志不清等症状。

四、辅助检查

（一）一般化验

一般化验无特殊异常，血沉可正常或轻度增快。

（二）免疫学检测

（1）血清ANA阳性率达90%以上。

（2）抗着丝点抗体（ACA）：80%的CREST综合征患者为阳性。

（3）有20%～40%系统性硬化症患者，血清抗Scl-70抗体阳性。

（4）约 30％病例 RF 阳性。

（5）约 50％病例有低滴度的冷球蛋白血症。

(三)病理及甲皱检查

硬变皮肤活检见表皮变薄，表皮突消失，皮肤附属器萎缩。甲褶毛细血管显微镜检查显示毛细血管襻扩张与正常血管消失。

(四)食管组织病理

食管组织病理示平滑肌萎缩，黏膜下层和固有层纤维化，黏膜呈不同程度变薄和糜烂。

(五)食管功能

食管功能可用食管测压、卧位稀钡钡餐造影、食管镜等方法检查。

(六)高分辨率 CT

高分辨率 CT 可显示肺部呈毛玻璃样改变，肺间质纤维化常以嗜酸性肺泡炎为先导。

(七)支气管肺泡灌洗

支气管肺泡灌洗可发现灌洗液中细胞增多。

(八)X 线胸片

X 线胸片示肺间质纹理增粗，严重时呈网状结节样改变，在基底部最为显著。

(九)肺功能检查

肺功能检查示限制性通气障碍，肺活量减低，肺顺应性降低，气体弥散量减低。

(十)心导管检查

心导管检查可发现肺动脉高压。

(十一)超声心动检查

超声心动检查可发现肺动脉高压，心包肥厚或积液。

(十二)肾活检

硬皮病的肾病变以叶间动脉、弓形动脉及小动脉为最著，其中最主要的是小叶间动脉。血管平滑肌细胞发生透明变性。血管外膜及周围间质均有纤维化。

五、治疗原则

本病尚无特效药物。皮肤受累范围和病变程度为诊断和评估预后的重要依据，而重要脏器被累及的广泛性和严重程度决定了本病的预后。早期治疗的目的在于阻止新的皮肤和脏器受累，而晚期治疗的目的在于改善已有的症状。

（1）糖皮质激素对病效果不显著，通常对炎性肌病、间质性肺部疾病的炎症期有一定疗效，在早期水肿期，对关节痛、肌痛亦有疗效。免疫抑制剂疗效不肯定。常用的有环孢素、环磷酰胺、硫唑嘌呤、氨甲蝶呤等，有报道免疫抑制剂对皮肤、关节和肾脏病变有一定疗效，与糖皮质激素合并应用，常可提高疗效和减少糖皮质激素用量。

（2）青霉胺能抑制新胶原成熟，并激活胶原酶，使已形成的胶原纤维降解。

（3）钙通道阻滞剂、丹参注射液、双嘧达莫、小剂量阿司匹林、血管紧张素受体拮抗剂可缓解雷诺现象，治疗指端溃疡，阻止红细胞及血小板的聚集，降低血液黏滞性，改善微循环。

（4）组胺受体阻滞剂（西咪替丁或雷尼替丁等）或质子泵抑制剂（奥美拉唑）等可减少胃酸，缓解反流性食管炎的症状。

（5）血管紧张素转换酶抑制剂，如卡托普利、依那普利、贝那普利等药物，可抑制血压增高，预防肾危象出现。

（6）近年来国外采用口服内皮素受体拮抗剂和抗转化生长因子 β1（TGF-β1）抗体治疗硬皮病所致的肺动脉高压的疗法已取得了一定疗效。

六、护理问题

（一）皮肤黏膜完整性受损

皮肤黏膜完整性受损与皮肤黏膜失去弹性有关。

（二）感染

感染与长期服用激素有关。

（三）焦虑

焦虑与患慢性疾病有关。

（四）知识缺乏

不了解疾病相关知识。

七、护理措施

（一）一般护理

（1）密切监测患者生命体征，听取患者主诉，嘱其保持情绪稳定，尽量减少活动，进食高纤维、易消化的食物，保持大便通畅，必要时给予通便处理。

（2）巡视患者，及时满足其生活需要。

（3）与患者多交流，多安慰患者，使其接受现实，勇敢面对，积极配合治疗。

（4）监测体温，监测血常规。对已发生的感染，遵医嘱给予口服或静脉抗菌药治疗。

（二）专科护理

1. 皮肤自我护理

（1）皮肤硬化失去弹性，应在患处涂油预防干裂。避免接触刺激性较强的洗涤剂。口唇、鼻腔干裂可涂油。注意保暖，冷天外出多加衣服，戴棉手套，穿厚袜，衣着宽松。

（2）患者皮肤调节体温的功能减退，夏季应多饮水，多吃一些利尿解暑的蔬菜水果，如西瓜、冬瓜、黄瓜、丝瓜、苦瓜等，通过尿液带走体内热量而起到降温的作用。此外应避免高温时外出，避免阳光曝晒，外出应戴遮阳帽或打伞，避免中暑。室内温度过高时，可装空调或电扇。

（3）经常摩擦肢端、关节或骨骼隆起处，避免磕碰、外伤而导致营养性溃疡。

2. 饮食自我护理

饮食上注意多吃蛋白质含量丰富的食物，如蛋类、肉等。多吃新鲜的蔬菜水果以保证维生素和食物纤维的供给，并可减少便秘的发生。注意少食多餐、细嚼慢咽。避免辛辣过冷的食物，以细软易消化为好，并食用含钙多的食物，如牛奶等。若进食后有胸骨后不适等症状，应注意不能一次大量进食，少食多餐，进食后稍走动后再躺下，再取头高足低位以减少食物反流。戒烟戒酒。

3. 环境及健康

避免感冒而引起继发性肺部感染，加重肺脏负担。保持居室内一定的温度和湿度，定时通风换气，保持空气新鲜。不去人多、拥挤的公共场所，在感冒流行季节减少外出。

4. 做好防御

经常监测血压，发现血压升高应及时处理。当患者出现气短、胸闷、心悸、水肿等症状时，积极协助医师处理,密切观察病情变化,准备好抢救物品。

(三)心理护理

多与患者交流,告知患者此病为慢性病,主要是采取措施改善症状,控制病情使其稳定,减缓病情进展,因此要遵医嘱规律治疗。通过交流消除其焦虑心理,配合治疗。

(四)健康教育

(1)正确认识疾病,消除恐惧心理。保持乐观的精神、稳定的情绪,避免过度激动、紧张、焦虑等不良情绪。

(2)适当锻炼身体,增加机体抗病能力。劳逸结合,但要避免过度劳累,加重病情。

(3)了解皮肤保护的方法,特别是手足避冷保暖。

(4)有心脏受累应长期服药,并随身携带硝酸甘油等药物。

(5)了解药物的作用和不良反应。明白规律用药的意义,配合治疗、遵从医嘱。定期监测血常规、肝肾功能。

(6)严格遵医嘱服药,不可随意加量、减量、停药和改药。禁用血管收缩剂,如新麻液、麻黄素、肾上腺素等。

(7)学会自我认识疾病活动的征象,定期复查。懂得长期随访的必要性。

(8)告知患者要少食多餐,餐后取立位或半卧位,戒烟、酒、咖啡等刺激性食物。

(赵丽丽)

第五节　干燥综合征

一、概述

干燥综合征(Sjogren's syndrome,SS)是一个主要累及外分泌腺体的慢性炎症性自身免疫病。临床除有因唾液腺和泪腺受损功能下降而出现的口干、眼干外,尚有其他外分泌腺及腺体外其他器官的受累导致的多系统损害的症状。本病分为原发性和继发性两类。前者是指不具明确诊断的结缔组织病(CTD)的干燥综合征,后者是指发生于明确诊断的 CTD,如系统性红斑狼疮(SLE)、类风湿关节炎等的干燥综合征。本节主要叙述原发性干燥综合征。

二、病因与发病机制

本病的确切病因和发病机制尚不明确,一般认为与遗传、免疫、病毒感染有关。原发性干燥综合征属全球性疾病,在我国人群的患病率为 0.3%～0.7%,在老年人群中患病率为 3%～4%。本病多见于女性,男、女比为 1∶(9～20)。发病年龄多在 40～50 岁,也偶见于儿童。

三、临床表现

(一)局部表现

1.口干燥症

因唾液腺病变,使唾液黏蛋白缺少而引起下述常见症状。

（1）有70％～80％的患者诉有口干，但不一定都是首症或主诉，严重者因口腔黏膜、牙齿和舌发黏，以致在讲话时需频频饮水，进固体食物时必须伴水或流食送下，有时夜间需起床饮水等。

（2）猖獗性龋齿是本病的特征之一，表现为牙齿逐渐变黑，继而小片脱落，最终只留残根。

（3）成人腮腺炎，50％的患者表现有间歇性交替性腮腺肿痛，累及单侧或双侧。大部分在10 d左右可以自行消退。

（4）舌部表现为舌痛、舌面干裂、舌乳头萎缩而光滑。

（5）口腔黏膜出现溃疡或继发感染。

2.干燥性角结膜炎

因泪腺分泌的黏蛋白减少而出现眼干涩、异物感、泪少等症状，严重者痛哭无泪。部分患者有眼睑缘反复化脓性感染、结膜炎、角膜炎等。

3.其他表现

其他浅表部位如鼻、硬腭、气管及其分支、消化道黏膜、阴道黏膜的外分泌腺体均可受累，使其分泌较少而出现相应症状。

（二）系统表现

除口眼干燥表现外，患者还可出现全身症状，如乏力、低热等。约有2/3的患者出现系统损害。

1.皮肤

皮肤病变的病理基础为局部血管炎，有下列表现。

（1）过敏性紫癜样皮疹：多见于下肢，为米粒大小、边界清楚的红丘疹，压之不褪色，分批出现，每批持续时间约为10 d，可自行消退而遗有褐色色素沉着。

（2）结节红斑：较为少见。

（3）雷诺现象：多不严重，不引起指端溃疡或相应组织萎缩。

2.骨骼肌肉

关节痛较为常见。仅小部分患者表现有关节肿胀但多不严重，且呈一过性。关节结构的破坏非本病的特点。约5％的患者伴有肌炎。

3.肾

主要累及远端肾小管，表现为因Ⅰ型肾小管酸中毒而引起的低血钾性肌肉麻痹，严重者出现肾钙化、肾结石及软骨病。

4.肺

大部分患者无呼吸道症状。轻度受累者出现干咳，重者出现气短。肺部的主要病理为间质性病变，部分出现弥漫性肺间质纤维化，少数人可因此出现呼吸功能衰竭而死亡。

5.消化系统

因黏膜层外分泌腺体病变，胃肠道可出现萎缩性胃炎、胃酸减少、消化不良等非特异性症状。约20％的患者有肝脏损害，临床谱从黄疸至无临床症状而有肝功能损害不等。

6.神经

以周围神经受累为多见，不论是中枢还是周围神经损害均与血管炎有关。

7.血液系统

本病可出现白细胞计数减少和/或血小板计数减少，血小板低下严重者可出现出血现象。

四、辅助检查

(一)眼部检查
施墨(Schirmer)试验(+);角膜染色(+);泪膜破碎时间(+)。

(二)口腔检查
唾液流率(+);腮腺造影(+);唾液腺核素检查(+);唇腺活检组织学检查(+)。

(三)尿液检查
多次尿 pH 大于 6 时有必要进一步检查肾小管酸中毒相关指标。

(四)周围血检测
周围血检测可以发现血小板低下,或偶有的溶血性贫血。

(五)血清免疫学检查
(1)抗 SSA 抗体是本病中最常见的自身抗体,见于 70% 的患者。

(2)抗 SSB 抗体有称是本病的标记抗体,见于 45% 的患者。

(3)高免疫球蛋白血症,均为多克隆性,见于 90% 患者。

(六)肺影像学检查
肺影像学检查可以发现有相应系统损害的患者。

五、治疗原则

本病目前尚无根治方法,主要是采取措施改善症状,控制和延缓因免疫反应而引起的组织器官损害的进展以及继发性感染。

(1)口干可适当饮水,或用人工唾液,减少对口腔的物理刺激。嘱患者保持口腔清洁,勤漱口,减少龋齿和口腔继发感染的可能。防止口腔细菌增殖,应早晚刷牙,选用软毛牙刷,继发口腔感染者可用复方硼砂溶液漱口,真菌感染者可用制霉菌素涂口腔,口干严重者可用麦冬、枸杞子、甘草等泡水喝。

(2)保护眼睛,干燥性角结膜炎可给以人工泪液滴眼以减轻眼干症状并预防角膜损伤。

(3)肌肉、关节痛者可用非甾体抗炎药及羟氯喹。

(4)系统损害者应以受损器官及其严重度而进行相应治疗。给予肾上腺糖皮质激素,剂量与其他结缔组织病治疗用法相同。对于病情进展迅速者可合用免疫抑制剂,如环磷酰胺、硫唑嘌呤等。出现恶性淋巴瘤者宜积极、及时地进行联合化疗。

(5)合并肾小球肾炎,纠正低钾血症的麻痹发作可采用静脉补钾(氯化钾),待病情平稳后改口服钾盐液或片,有的患者需终身服用,以防低血钾再次发生。

(6)合并肺间质性病变、呼吸道黏膜干燥明显者,可给予雾化吸入。鼻黏膜干燥者可给予复薄油滴鼻。

六、护理问题

(一)皮肤黏膜改变
皮肤黏膜改变与唾液减少有关。

(二)潜在的感染
感染与服用激素及免疫抑制剂有关。

（三）电解质紊乱

电解质紊乱与肾小管酸中毒有关。

（四）舒适度的改变

不适与口干、眼干有关。

（五）部分自理能力受限

自理能力受限与电解质紊乱有关。

（六）有出血的危险

出血与血小板含量降低有关。

七、护理措施

（一）一般护理

（1）减轻口干较为困难，嘱患者应停止吸烟、饮酒及避免服用引起口干的药物，如阿托品等。保持口腔清洁，勤漱口，减少龋齿和口腔继发感染的可能，对生活不能自理的患者给予口腔护理。干燥性角结膜炎可给予人工泪液滴眼，以减轻眼干症状并预防角膜损伤，有些眼膏也可用于保护角膜。

（2）巡视患者，及时满足其生活需要。

（3）嘱患者床旁活动，必要时需绝对卧床，避免磕碰，用软毛牙刷刷牙，定期监测血常规。

（二）专科护理

（1）减少对口腔的物理刺激，防止口腔细菌增殖，应早晚刷牙，选用软毛牙刷，饭后漱口，戒烟酒。

（2）保护眼睛，睡前涂眼膏保护角膜，避光避风，外出时戴防护镜。

（3）皮肤油性水分减少的患者应预防皮肤干裂，给予润肤剂外涂。冬季嘱患者减少洗澡次数。

（4）注意观察激素及免疫抑制剂的不良反应，定期监测血常规、肝肾功能，并告知患者用药注意事项。

（5）合并有神经系统受累者，大部分为周围神经病变，肢体麻木，感觉减退，护士应注意其安全防护。

（6）在低钾血症的患者的补钾过程中，应注意观察患者尿量的变化、尿 pH，准确记录出入量及分记日夜尿量。

（7）合并肺间质性病变、呼吸道黏膜干燥明显者，应注意补充水分，预防感冒及肺部感染，加强拍背咳痰。

（8）若合并肝脏损害、胰腺外分泌功能受影响会引起消化液减少，导致营养不良，故应为此类患者提供清淡易消化的食物。

（9）合并血细胞低下的患者应注意安全防护，避免磕碰，观察患者出血倾向。

（三）心理护理

多与患者交流，使患者了解本病的治疗原则，告知患者此病为慢性病，主要是采取措施改善症状，控制和延缓因免疫反应而引起的组织器官损害的进展及继发性感染。本病预后良好，经恰当治疗后大多数可以控制病情，使症状得到缓解，因此要遵医嘱规律治疗。通过交流消除其焦虑心理，配合治疗。

(四)健康教育

(1)正确认识疾病,消除恐惧心理,保持舒畅心情及乐观情绪,对疾病治疗树立信心。

(2)注意口腔卫生,每天早晚至少刷牙两次,选用软毛牙刷,饭后漱口,并用牙签将食物的碎屑从牙缝中清除。忌烟酒,忌刺激性食物,这可预防继发口腔感染和减少龋齿,可用朵贝尔漱口液、2%碳酸氢钠($NaHCO_3$)漱口液。有龋齿要及时修补。

(3)保护眼睛。眼泪的减少可引起角膜干涩、损伤,易引发细菌感染。日间可用人工泪液4～5次,睡前可抹眼膏。多风天气外出时可戴防风眼镜。

(4)保护皮肤、减少沐浴次数,使用中性沐浴品。沐浴后可适当用中性护肤液涂抹全身皮肤,以防止瘙痒。

(5)干燥综合征可引起肾小管损害,出现低血钾(腹胀、乏力、肠蠕动减慢、诱发肠麻痹、心动过速等症状)。故需定期监测血钾,并服用含钾高的食物,如橘子、香蕉、肉、蛋、谷类。有时药物补钾需终身服用,以防发生低血钾。饮食中注意多食含水量多、易消化、高蛋白、高维生素的食物。

(6)观察日夜尿量并记录,观察排尿时有无尿频、尿急、尿痛。应每天清洗会阴部,防止泌尿系统感染。

(7)病变累及鼻、气管、肺等,可引起咽干、慢性咳嗽、肺纤维化,可用雾化吸入,加强扩胸运动,学会正确咳痰方法,预防肺部感染。

(8)预防感冒,流行期应尽量少到公共场所,避免感冒。室内应定时开窗通风,时间15～30 min,保证房间的湿度适宜。

(9)了解激素及免疫抑制剂的不良反应。遵医嘱服药,不可擅自停药、减量、加量,明白规律用药的意义。

(10)应定期复查,随时了解自己疾病的情况,学会自我认识疾病活动的征象,配合治疗,遵从医嘱,定期随诊,懂得长期随访的必要性。

(赵丽丽)

第十一章

泌尿外科护理

第一节 上尿路结石

一、肾结石

结石病是现代社会最常见的疾病之一,并在古代已有所描述。肾结石男性发病率是女性的3倍。肾结石发病高峰年龄为 20～30 岁,手术虽可以去除结石,但结石形成的趋势往往是终身的。

(一)病因

肾结石形成原因非常复杂,人们对尿石症发病机制的认识仍未完全明了,可能包括的危险因素有外界环境、职业因素和泌尿系统因素等。

1.外界环境

外界环境包括自然环境和社会环境、气候和地理位置等,而社会环境包括社会经济水平和饮食文化等。相关研究表明结石病的季节性变化很可能与温度有关,通过出汗导致体液丧失,进而促进结石形成。

2.个体因素

种族遗传因素、饮食习惯、职业因素、代谢性疾病等。其中职业环境中暴露于热源和脱水同样是结石病的危险因素。水分摄入不足可导致尿液浓缩,结石形成的概率增加。大量饮水导致尿量增多,可显著降低易患结石患者的结石发病率。

3.泌尿系统因素

泌尿系统因素包括肾损伤、感染、泌尿系统梗阻、异物等。梗阻可以导致感染和结石形成,而结石本身也是尿中异物,会加重梗阻与感染程度,所以两者会相互促进疾病发展程度。

上述因素最终都导致人类尿液中各种成分过饱和、滞留因素和促进因素的增加等机制,进而导致肾结石形成。

(二)分类

泌尿系统结石最常见的成分是钙,以草酸钙为主,多在肾脏和膀胱处形成。肾结石按照结石晶体的成分,主要分为 4 类,即钙结石、感染性结石、尿酸结石和胱氨酸结石(表 11-1)。

表 11-1　肾结石的组成与成分

结石成分	比例	外观和性质
含钙结石	80%	
草酸钙	60%	一水草酸钙呈褐色,铸型或桑葚状,质地坚硬;二水草酸钙呈白色,表面结晶,质地松脆
磷酸钙、磷酸氢钙	20%	浅灰色,坚硬,可有同心层
感染性结石	10%	
碳酸磷灰石		深灰色或灰白色,鹿角形,松散易碎
磷酸镁铵		
磷酸氢镁		
尿酸结石	10%	
尿酸、尿酸盐结石		黄色或砖红色,圆形光滑,结构致密,稍硬
胱氨酸结石、黄嘌呤	1%	土黄色、蜡样外观,表面光滑,可呈鹿角形
其他结石		
药物结石	1%	

(三)临床表现

1.症状

(1)疼痛:肾结石最常见的症状是肾绞痛,经常突然起病,这通常是结石阻塞输尿管引起的。最常见的是从腰部开始,可辐射到腹股沟。肾盂内大结石和肾盏结石可无明显临床症状,患者活动后会出现上腹或腰部钝痛。40%～50%的肾结石患者有腰痛的症状,发生的原因是结石造成肾盂梗阻。通常可表现为腰部酸胀、钝痛。

(2)血尿:绝大多数尿路结石患者存在血尿,通常为镜下血尿,少数也可见肉眼血尿。常常在腰痛后发生。有时患者活动后出现镜下血尿是上尿路结石的唯一临床表现,但当结石完全阻塞尿路时也可以没有血尿。血尿产生的原因是结石移动或结石对集合系统的损伤。血尿的多少取决于结石对尿路黏膜损伤程度大小。

(3)发热:由于结石、梗阻和感染可互相促进,所以肾结石造成梗阻可继发或加重感染,出现腰痛伴高热、寒战。出现脓尿的患者很少见,若出现需要行尿培养,检测是否存在尿路感染。结石继发急性肾盂肾炎或肾积脓时可有畏寒、发热、寒战等全身症状出现。

(4)无尿和急性肾功能不全:双侧肾结石、功能性或解剖孤立肾结石阻塞导致尿路急性梗阻,可以出现无尿和急性肾后性肾功能不全的症状。

2.体征

肾结石典型体征是患侧肾区叩击痛。患者脊肋角和腹部压痛也可不明显,一般不伴有腹部肌紧张。肾结石慢性梗阻时引起巨大肾积水,这时可出现腹部包块。

(四)辅助检查

1.实验室检查

(1)血常规:肾绞痛时可伴血白细胞短时轻度增高。结石合并感染或发热时,血中白细胞计数可明显增高。结石导致肾功能不全时,可有贫血表现。

(2)尿液检查:常能见到肉眼或镜下血尿;脓尿很少见,伴感染时有脓尿、感染性尿路结石患者应行尿液细菌培养;尿液分析也可测定尿液 pH、钙、磷、尿酸、草酸等。

2.影像学检查

(1)超声:肾钙化和尿路结石都可通过超声诊断,可显示结石梗阻引起的肾积水及肾实质萎缩等。可发现尿路平片不能显示的小结石和X线透光结石,当肾脏显示良好时,超声还可检测到5 mm的小结石。超声作为无创检查应作为首选影像学检查,适合于所有患者包括肾功能不全患者、孕妇、儿童以及对造影剂过敏者。

(2)X线检查:由于大约90%尿路结石不透X线,腹部X线片对于怀疑尿路结石的患者,是一种非常有用的检查。

(3)尿路平片:尿路平片是《CUA尿路结石诊疗指南》推荐的常规检查方法,尿路平片上结合可显示出致密影。尿路平片可初步判断肾结石是否存在,以及肾结石的位置、数目、形态和大小,并且可以初步地提示结石的化学性质。

(4)CT:螺旋CT平扫对肾结石的诊断准确、迅速。有助于鉴别不透光的结石、肿瘤、凝血块等以及了解有无肾畸形。

(5)内镜检查:包括经皮肾镜、软镜、输尿管和膀胱镜检查。通常在尿路平片未显示结石时,静脉尿路造影有充盈缺损不能确诊时,借助于内镜可以明确诊断和进行治疗。

(6)肾盂造影像:可以确定X线结石的存在,可以确诊引起患者形成结石的解剖部位。

(四)诊断要点

任何评估之前都应先明确是否有与结石复发有关的代谢性疾病。至少应进行筛选性评估,包括远端肾小管性酸中毒、原发性甲状旁腺功能亢进症、痛风体质等疾病。只有明确了相关疾病才可以从根本上纠正治疗。

尿路结石与腹膜后和腹腔内病理状态引起的症状相似,所以应与急腹症进行全面的鉴别诊断,其中包括急性阑尾炎异位或未被认识的妊娠,卵巢囊肿蒂扭转等,体检时应注意检查有无腹膜刺激征。

(五)治疗原则

肾结石治疗的总体原则:解除疼痛和梗阻、保护肾功能、有效除石、治疗病因、预防复发。由于约80%的尿路结石可自发排出,因此可能没必要进行干预,有时多饮水就能自行排出结石。其他结石的性质、形态、大小部位不同,患者个体差异等因素,治疗方法的选择和疗效也大不相同。因此,对尿石症的治疗应该实施患者个体化治疗,通常需要各种方法综合治疗,来保证治疗效果。

1.病因治疗

少数患者能找到结石成因如甲状腺旁腺功能亢进(主要是甲状旁腺瘤),只有积极治疗原发病防止尿路结石复发;尿路梗阻的患者,需要解除梗阻,这样可以避免结石复发,因此此类患者积极治疗病因即可。

2.非手术治疗

(1)药物治疗:结石<0.6 cm且表面光滑、结石以下尿路无梗阻时可采用药物排石治疗。多选择口服α受体阻滞剂(如坦索罗辛)或钙通道阻滞剂。尿酸结石选用枸橼酸氢钾钠,碳酸氢钠碱化尿液。口服别嘌醇及饮食调节等方法治疗也可取得良好的效果。

(2)增加液体摄入量:机械性多尿可以预防有症状结石的形成和滞留,每天饮水2 000～3 000 mL,尽量保持昼夜均匀。限制蛋白、钠摄入,避免草酸饮食摄入和控制肥胖都可防止结石的发病概率。

3.微创碎石

(1)体外冲击波碎石(extracorporeal shock wave lithotripsy,ESWL):通过 X 线或超声对结石进行定位,利用高能冲击波聚焦后作用于结石,将结石粉碎成细沙,然后通过尿液排出体外。实践证明它是一种创伤小、并发症少、安全有效的非侵入性治疗,大多数上尿路结石可采用此方法治疗。ESWL 碎石术后可能形成"石街"。引起患者的腰痛不适,也可能合并继发感染,患者病程也将相应延长。

(2)经皮肾镜碎石取石术:它是通过建立经皮肾操作通道,击碎结石并同时通过工作通道冲出结石及取出肾结石。本手术通常在超声或 X 线定位下操作,在肾镜下取石或碎石。较小的结石通过肾镜用抓石钳取出,较大的结石将结石粉碎后用水冲出。

(3)输尿管肾镜取石术:适用于中、下段输尿管结石,泌尿系统平片不显影结石,因结石硬、停留时间长、患者自身因素(肥胖)而使用 ESWL 困难者,也可用于 ESWL 治疗所致的"石街"。下尿路梗阻、输尿管狭窄或严重扭曲等不宜采用此法。

4.开放手术

由于 ESWL 及内镜技术的普遍开展,现在上尿路结石大多数已不再开放手术。

(六)临床护理

1.评估要点

(1)术前评估。①健康史:了解患者基本情况,包括年龄、职业、生活环境、饮食饮水习惯等。②相关因素:了解患者的既往史和家族史;有无可能引起结石的相关疾病如泌尿系统梗阻、感染和异物史,有无甲状旁腺功能亢进、肾小管酸中毒等。了解用药史如止痛药物、钙剂等药物的应用情况。③心理和社会支持状况:结石复发率较高,患者可能产生焦躁心理,故应了解患者及家属对相关知识的掌握程度和多治疗的期望,及时了解患者及家属心理状况。

(2)术后评估。①术后恢复:结石排出、尿液引流和切口愈合情况,有无尿路感染。②肾功能状态:梗阻解除程度,肾功能恢复情况,残余结石对泌尿系统功能的影响。

2.护理诊断/问题

(1)疼痛:与疾病、排石过程、损伤及平滑肌痉挛有关。

(2)尿形态异常:与结石或血块引起梗阻及术后留置导尿管有关。

(3)潜在并发症:血尿、感染、结石导致阻塞、肾积水。

(4)部分生活自理缺陷:与疾病及术后管道限制有关。

(5)焦虑:与患者担心疾病预后有关。

(6)知识缺乏:缺乏疾病预防及治疗相关知识。

3.护理目标

(1)患者自述疼痛减轻,舒适感增强。

(2)患者恢复正常的排尿功能。

(3)患者无相关并发症发生,若发生能够得到及时发现和处理。

(4)患者了解相关疾病知识及预防知识。

(5)患者能满足相关活动需求。

4.护理措施

(1)缓解疼痛。①观察:密切观察患者疼痛的部位及相关生命体征变化;②休息:发作期患者应卧床休息;③镇痛:指导患者采用分散注意力、安排适当卧位、深呼吸、肌肉放松等非药物性方法缓解疼痛,不能缓解时,舒缓疼痛。

(2)促进排石:鼓励非手术治疗的患者大量饮水,每天保持饮水量在 2 000 mL 以上,在病情允许的情况下,下床运动,适当做些跳跃、改变体位的活动以促进结石排出。手术治疗后患者均可出现血尿,嘱患者多饮水,以免出现血块进而堵塞尿路。

(3)管道护理。①若患者有肾造瘘管,遵医嘱夹闭数小时开放,应保持通畅并妥善固定,密切观察引流性质及量;②留置导尿管应保持管路通畅,观察排石情况;③留置针妥善固定,保持补液的顺利进行。

(4)采用 ESWL 的患者,在碎石准备前告知接受治疗前三天忌食产气性食物,治疗前一天服用缓泻剂,手术当天早晨禁饮食。碎石后应注意观察结石排出效果,协助患者采取相应体位(一般采取侧卧位,肾下盏取头低位),饮水量在 3 000 mL 以上,适当活动促进结石排出。

(5)并发症观察、预防和护理。

血尿:观察血尿变化情况。遵医嘱应用止血药物。肾实质切开者,应绝对卧床 2 周,减少出血机会。

感染:①加强护理观察:监测患者生命体征,注意观察尿液颜色和性状;②鼓励患者多饮水,也有利于感染的控制;③做好创腔引流管护理:患者留置肾盂造瘘管时应注意观察记录并妥善固定,保持通畅。开放性手术术后除注意相应管路护理外还应注意伤口护理,避免感染;④有感染者:遵医嘱应用抗菌药控制感染。

5.健康教育

根据结石成分、代谢状态及流行病学因素,坚持长期预防,对减少或延迟结石复发十分重要。

(1)饮食:大量饮水以增加尿量,稀释尿液,减少晶体沉积。成人保持每天尿量在 2 000 mL 以上,尤其是睡前及半夜饮水,效果更好。饮食以清淡易消化饮食为主,可根据结石成分调整饮食种类如含钙结石者宜食用含纤维丰富的食物;含草酸量高,避免大量摄入动物蛋白、精制糖和动物脂肪等;尿酸结石者不宜食用动物内脏、豆制品等。

(2)活动与休息:病情允许的情况下适当活动,注意劳逸结合。

(3)解除局部因素:尽早解除尿路梗阻、感染、异物等因素,可从根本上避免结石形成。

(4)药物成分:根据结石成分,应用药物降低有害成分、碱化或酸化尿液,预防结石复发。鼓励长期卧床者适当进行功能锻炼,防止骨脱钙,减少尿钙含量。

(5)定期复查:术后 1 个月门诊随访。以后 3 个月至半年复查排泄性尿路造影。

二、输尿管结石

输尿管结石是泌尿系统结石中的常见疾病,发病年龄多为 20～40 岁,男性略高于女性。其发病率高,约占上尿路结石的 65%。其中 90% 以上为继发性结石,即结石在肾内形成后降入输尿管。原发于输尿管的结石较少见。通常会合并输尿管梗阻、憩室等其他病变。所以输尿管结石的病因与肾结石基本相同。从形态上看,由于输尿管的塑形作用,结石进入输尿管后常形成圆柱形或枣核形,亦可由于较多结石排入,形成结石串俗称"石街"。

(一)解剖

输尿管位于腹膜后间隙,上接肾脏下连膀胱,是一根细长的管道结构。输尿管全长在男性为 27～30 cm,女性为 25～28 cm。解剖学上输尿管的三个狭窄部将其分为上、中、下三段:①肾盂输尿管连接部;②输尿管与髂血管交叉处;③输尿管的膀胱壁内段。此三处狭窄部常为结石停留的部位。除此之外,输尿管与男性输精管或女性子宫阔韧带底部交叉处及输尿管与膀胱外侧缘交界处管径较狭窄,也容易造成结石停留或嵌顿。结石最易停留或嵌顿的部位是输尿管的上段,约占全部输尿管结石的58%,其中又以第3腰椎水平最多见;而下段输尿管结石仅占33%。在结石下端无梗阻的情况下,直径≤0.4 cm的结石约有90%可自行降至膀胱随尿流排出,其他情况则多需要进行医疗干预。

(二)临床表现

1.症状

(1)疼痛:上中段结石引起的输尿管疼痛为一侧腰痛,疼痛性质为绞痛,输尿管结石可引起肾绞痛或输尿管绞痛,典型表现为阵发性腰部疼痛并向下腹部睾丸或阴唇部放射。

(2)血尿:90%的患者可出现镜下血尿也可有肉眼血尿,前者多见。血尿多发生在疼痛之后,有时是唯一的临床表现。输尿管结石急性绞痛发作时,可出现肉眼血尿。血尿的多少与结石对尿路黏膜的损伤程度有关。输尿管完全梗阻时也可无血尿。

(3)恶心、呕吐:输尿管结石引起尿路梗阻时,使输尿管管腔内压力增高管壁局部扩张痉挛或缺血,由于输尿管与肠有共同的神经支配而导致恶心呕吐常等胃肠道症状。

2.体征

结石可表现为肾区和胁腹部压痛和叩击痛,输尿管走行区可有深压痛;若伴有尿外渗时,可有腹膜刺激征。输管结石梗阻引起不同程度的肾积水,可触到腹部包块。

(三)辅助检查

1.实验室检查

(1)尿液检查:尿常规检查可见尿中红细胞,伴感染时有脓细胞。感染性尿路结石患者应行尿液细菌培养。肾绞痛有时可发现晶体尿,通过观察结晶的形态可以推测结石成分。

(2)血液检查:当输尿管绞痛可导致交感神经高度兴奋,机体出现血白细胞计数升高;当其升到$13×10^9$/L以上则提示存在尿路感染。血电解质、尿素和肌酐水平是评价总肾功能的重要指标。

(3)24 h尿分析:主要用于评估结石复发危险性较高的患者,是目前常用的一种代谢评估技术。

(4)结石分析:结石成分分析可以确定结石的性质,是诊断结石病的核心技术,也是选择溶石和预防疗法的重要依据。

2.影像学检查

(1)超声:是一种简便无创的检查方法,是目前最常用的输尿管结石的筛查手段。能同时观察膀胱和前列腺,寻找结石形成诱因及并发症。

(2)螺旋CT:螺旋CT对结石的诊断能力最高,能分辨出0.5 mm以上任何成分的结石,准确测定结石大小。

(3)尿路平片:尿路平片可以发现90%非X线透光结石,能够大致地确定结石的位置、形态、大小和数目,并且通过结石影的明暗初步提示结石的化学性质。因此作为结石检查的常规方法。

(4)静脉尿路造影(intravenous urography,IVU):IVU应该在尿路平片的基础上进行,有助于确认结石在尿路上的位置、了解尿路解剖、发现有无尿路异常等。可以显示平片上不能显示的X线阴性结石,同时可以显示尿路的解剖结构,对发现尿路异常有重要作用。

(5)逆行尿路造影:逆行尿路造影很少用于上尿路结石的初始诊断,属于有创性的检查方法,不作为常规检查手段。

(6)放射性核素肾显像:放射性核素检查不能直接显示泌尿系统结石,主要用于确定分侧肾功能。提供肾血流灌注、肾功能及尿路梗阻情况等,因此对手术方案的选择以及手术疗效的评价具有一定价值。

(四)诊断要点

尿路结石应该与急腹症进行全面鉴别诊断。输尿管结石的诊断应包括:①结石部位数目、大小、形态、成分等;②并发症的诊断;③病因学的评估。通过对病史症状的和体检后发现,具有泌尿系统结石或排石病史,出现右眼或镜下血尿或运动后输尿管绞痛的患者应进一步检查确诊。

(五)治疗原则

目前治疗输尿管结石的主要方法有保守治疗(药物治疗和溶石治疗)、ESWL、输尿管镜、经皮肾镜碎石术开放及腔镜手术。

1.保守治疗

(1)药物治疗:临床上多数尿路结石需要通过微创的治疗方法将结石粉碎并排出体外,少数比较小的尿路结石,可以选择药物排石。使用的排石药物为 α_1 受体拮抗剂如坦索罗辛等,排石治疗期间应保证有足够的尿量,每天需饮水 2 000~3 000 mL。双氯芬酸钠可以缓解症状并减轻输尿管水肿,有利于排石治疗。钙通道阻滞剂及一些中医中药对排石也有一定的效果。

(2)溶石治疗:我国在溶石治疗方面处于领先地位。如胱氨酸结石:口服枸橼酸氢钾钠或碳酸氢钠片,以碱化尿液,维持尿液 pH 在 7.0 以上,帮助结石治疗。

(3)微创手术:主要有体外冲击波碎石、经皮肾镜碎石取石术、输尿管肾镜取石术等。①体外冲击波碎石:详见本节肾结石内容;②经皮肾镜碎石取石术:详见本节肾结石内容;③输尿管肾镜取石术:和肾结石基本相同但在治疗输尿管上段结石的过程中发现,碎石后石块容易回流至肾盂,导致术后需要再行经皮取石术,所以现在临床通常会采取输尿管镜拦截网固定下采用钬激光碎石技术治疗输尿管上段结石。

2.开放手术治疗

随着 ESWL 及腔内治疗技术的发展,目前上尿路结石行开放手术治疗的比例已显著减少,逐渐被腹腔镜手术取代。

(六)临床护理

详见本节肾结石患者的临床护理内容。

(秦丽娟)

第二节　下尿路结石

一、膀胱结石

膀胱结石是较常见的泌尿系统结石,好发于男性,男、女比例约为 10∶1,膀胱结石的发病率有明显的地区和年龄差异。总的来说,在经济不发达地区,膀胱结石以婴幼儿为常见,主要由营养不良所致。

(一)病因

膀胱结石分为原发性和继发性两种。原发性膀胱结石多发于男性,与营养不良有关。继发性膀胱结石主要继发于下尿路梗阻、膀胱异物等。

1.营养不良

婴幼儿原发性膀胱结石主要发生于贫困饥荒年代,营养缺乏,尤其是动物蛋白摄入不足是其主要原因。

2.下尿路梗阻

下尿路梗阻时,如良性前列腺增生、膀胱颈部梗阻、尿道狭窄、先天畸形、膀胱膨出、憩室、肿瘤等,均可使小结石和尿盐结晶沉积于膀胱而形成结石。

3.膀胱异物

医源性的膀胱异物主要有长期留置的导尿管、被遗忘取出的输尿管支架管、不被机体吸收的残留缝线、膀胱悬吊物等,非医源性异物如子弹头、发卡、电线、圆珠笔芯等。均可作为结石的核心而使尿盐晶体物质沉积于其周围而形成结石。

4.尿路感染

继发于尿液潴留及膀胱异物的感染,尤其是分泌尿素酶的细菌感染,由于能分解尿素产生氨,使尿 pH 升高,使尿磷酸钙、铵和镁盐的沉淀而形成膀胱结石。

5.其他

临床手术后也可能导致膀胱结石发生如肠道膀胱扩大术、膀胱外翻-尿道上裂等。

(二)病理生理

膀胱结石的继发性病理改变主要表现为局部损害、梗阻和感染。膀胱结石如表面光滑且无感染者,在膀胱内存在相当长时间,也不至造成膀胱壁明显的病理改变。由于结石的机械性刺激,膀胱黏膜往往呈慢性炎症改变。光滑且无感染者,继发感染时,可出现滤泡样炎性病变、出血和溃疡,膀胱底部和结石表面均可见脓苔。晚期可发生膀胱周围炎,使膀胱和周围组织粘连,甚至发生穿孔。膀胱结石易堵塞于膀胱出口、膀胱颈及后尿道,导致排尿困难。

(三)临床表现

1.症状

(1)疼痛:疼痛可为下腹部和会阴部钝痛,亦可为明显或剧烈疼痛,常因活动和剧烈运动而诱发或加剧。膀胱结石的典型症状为排尿突然中断,疼痛放射至远端尿道及阴茎头部,伴排尿困难和膀胱刺激症状。由结石刺激膀胱底部黏膜而引起,常伴有尿频和尿急,排尿终末时疼痛加剧。

(2)血尿:膀胱壁由于结石的机械性刺激,可出现血尿,并往往表现为终末血尿。尿流中断后再继续排尿亦常伴血尿。

(3)其他:因排尿费劲,腹压增加,可并发脱肛。若结石位于膀胱憩室内,可仅有尿路感染的表现。少数患者,重时发生急性尿潴留。

2.体征

体检时下腹部有压痛。结石较大和腹壁较薄弱时,在膀胱区可触及结石。较大结石也可经直肠腹壁双合诊被触及。

(四)辅助检查

1.实验室检查

实验室检查可发现尿中有红细胞或脓细胞,伴有肾功能损害时可见血肌酐、尿素氮升高。如并发感染可见白细胞,尿培养可有细菌生长。

2.影像学检查

(1)超声:检查能发现膀胱及后尿道,强光团及声影,还可同时发现膀胱憩室良性前列腺增生等。

(2)X线检查:X线平片亦是诊断膀胱结石的重要手段,结合B超检查可了解结石大小、位置、形态和数目,怀疑有尿路结石可能还需作泌尿系统平片及排泄性尿路系平片及排泄性尿路造影。

(3)CT检查:所有膀胱中结石在CT中都为高密度,且CT可明确鉴别肿瘤钙化和结石。

(4)膀胱镜检查:膀胱镜检查是最确切的诊断方法,可直接观察膀胱结石的大小、数目和形状,同时还可了解有无前列腺增生、膀胱颈纤维化、尿道狭窄等病变。但膀胱镜检查属于有创操作,一般不作常规使用。

(五)诊断原则

膀胱结石的诊断,主要是根据病史、体检、B超、X线检查,必要时做膀胱镜检查。但需要注意引起结石的病因如良性前列腺增生、尿道狭窄等前尿道结石可沿尿道扪及,后尿道结石经直肠指检可触及,较大的膀胱结石可经直肠-腹壁双合诊被扪及。虽然不少病例可根据典型症状,如疼痛的特征,排尿时突然尿流中断和终末血尿,做出初步诊断。但这些症状绝非膀胱结石所独有。

(六)治疗

治疗应根据结石体积大小选择合适的治疗方法。膀胱结石的治疗应遵循两个原则,一是取出结石,二是去除结石形成的病因。一般来说,直径<0.6 cm,表面光滑的膀胱结石可自行排出体外。绝大多数膀胱结石均需行外科治疗,方法包括体外冲击波碎石术、内腔镜手术和开放性手术。

1.体外冲击波碎石术

小儿膀胱结石多为原发性结石,可首选体外冲击波碎石术;成人原发性膀胱结石≤3 cm者亦可以采用体外冲击波碎石术。

2.内腔镜手术

几乎所有类型的膀胱结石都可以采用经尿道手术治疗。在内镜直视下经尿道碎石是目前治疗膀胱结石的主要方法,可以同时处理下尿路梗阻病变。目前常用的经尿道碎石方式包括机械碎石、液电碎石、气压弹道碎石、超声碎石、激光碎石等。

3.开放性手术

随着腔内技术的发展,目前采用开放手术取石已逐渐减少,开放手术取石不应作为膀胱结石的常规治疗方法,仅适用于需要同时处理膀胱内其他病变或结石体积>4 cm时使用。膀胱结石采用手术治疗,并应同时治疗病因。膀胱感染严重时,应用抗生素治疗;若有排尿,则应先留置导尿管,以利于引流尿液及控制感染。

(七)临床护理

详见本章上尿路结石中肾结石患者的临床护理内容。

二、尿道结石

尿道结石是泌尿外科常见急症之一,但临床比较少见且多以男性为主。大多数来自肾和膀胱。有尿管狭窄、尿道憩室及异物存在亦可致尿道结石,多数尿道结石位于前尿道。女性只有在有尿道憩室、尿道异物和尿道阴道瘘等特殊情况下才出现。男性尿道结石中,结石多见于前列腺部尿道,球部尿道,会阴尿道的阴茎阴囊交界处后方和舟状窝。女性尿道结石分原发性和继发性两种,传统认为尿道结石常继发于膀胱结石,多见于儿童与老年人。

(一)临床表现

1.症状

(1)疼痛:疼痛一般是钝性的,但也可能是锐利的,并常放射至阴茎龟头。原发性尿道结石常是逐渐长大,或位于尿道憩室内,早期可无疼痛症状。继发性结石多是上尿路排石排入尿道时,突然嵌入尿道内,常常突然感到局部剧烈疼痛及排尿痛。

(2)排尿紊乱:尿道结石的典型症状为排尿困难,点滴状排尿,尿线变细或分叉,射出无力,有时骤然出现尿流中断,并有强烈尿意,阻塞严重时出现残余尿和尿潴留,出现充盈性尿失禁。有时可出现急迫性尿失禁。也可伴尿痛,重者可发生急性尿潴留及会阴部剧痛。

(3)血尿及尿道分泌物:急症病例常有终末血尿或初始血尿,或排尿终末有少许鲜血滴出,伴有剧烈疼痛。慢性病例或伴有尿道憩室者,尿道口可有分泌物溢出,结石对尿道的刺激及尿道壁炎症溃疡,亦可出现脓尿。

2.体征

前尿道结石可在结石部位扪及硬结,并有压痛,后尿道结石应通过直肠指诊扪及后尿道部位的硬结。

(二)辅助检查

1.金属尿道探杆检查

在结石部位能探知尿道梗阻和结石的粗糙摩擦感。

2.尿道镜检查

能直接观察到结石,肯定尿道结石的诊断,并可发现尿道并发症。

3.X线检查

X线检查是尿道结石的主要诊断依据,因为绝大部分尿道结石是X线阳性结石,平片检查即可显示结石阴影和结石的部位、大小、形状。应行全尿路平片检查以明确有无上尿路结石。

4.尿道造影

目前由于内镜的发展及普及,尿道造影已很少应用。大多数辅助检查尿路有无他病变。

(三)诊断要点

详细询问病史,尿道结石患者过去多有肾绞痛史及尿道排石史,当患者突然感到排尿困难、尿流中断、排尿时尿道刺痛时应考虑尿道结石的可能。与尿道狭窄、尿道息肉、异物等鉴别。尿道狭窄虽有排尿困难,但其排尿时无疼痛及尿中断现象,X线平片无阳性结石影像。但尿道息肉无肾绞痛及排石史,尿道镜及尿道造影可以区别。尿道异物一般有外伤史及异物塞入史,临床上不难诊断。

(四)治疗原则

治疗原则为尽快取出结石,解除痛苦,改善急性情况后再考虑纠正形成结石的原因。

(五)临床护理

详见上尿路结石中肾结石患者的临床护理内容。

(秦丽娟)

第三节　尿 道 损 伤

较为常见,多发生在男性。男性尿道较长,以尿生殖膈为界,分为前、后两部分,前尿道包括球部和阴茎部,后尿道包括前列腺部和膜部。前尿道损伤多发生在球部,后尿道损伤多在膜部。

一、病因及病理

(一)根据损伤病因分两类

(1)开放性损伤:因子弹、弹片、锐器伤所致,常伴有阴茎、阴囊、会阴部贯通伤。

(2)闭合性损伤:会阴部骑跨伤,将尿道挤向耻骨联合下方,引起尿道球部损伤。骨盆骨折可引起尿生殖膈移位,产生剪力,使膜部尿道撕裂或撕断。经尿道器械操作不当可引起球部膜部交界处尿道损伤。

(二)根据损伤程度病理可分为下列三种类型

(1)尿道挫伤:尿道内层损伤,阴茎筋膜完整,仅有水肿和出血,可以自愈。

(2)尿道裂伤:尿道壁部分断裂,引起尿道周围血肿和尿外渗,愈合后可引起尿道狭窄。

(3)尿道断裂:尿道完全断裂时,断部退缩、分离,血肿和尿外渗明显,可发生尿潴留。

尿外渗的范围以生殖膈为分界,前尿道损伤时,尿外渗范围在阴茎、会阴、下腹壁和阴囊的皮下;后尿道前列腺部损伤时,尿外渗主要在前列腺和膀胱周围,外阴部不明显(图11-1)。

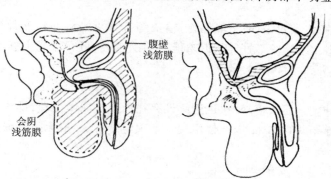

图 11-1　前、后尿道损伤尿外渗范围

左:前尿道损伤尿外渗范围;右:后尿道损伤尿外渗范围

二、临床表现

(一)休克

骨盆骨折所致尿道损伤,一般较严重,常因合并大出血,引起创伤性、失血性休克。

(二)疼痛

尿道球部损伤时会阴部肿胀、疼痛,排尿时加重。后尿道损伤时,下腹部疼痛、局部压痛、肌紧张,伴骨盆骨折者,移动时加剧。

(三)排尿困难

尿道挫伤时因局部水肿或疼痛性括约肌痉挛,出现排尿困难。尿道断裂时,不能排尿,发生急性尿潴留。

(四)尿道出血

前尿道损伤即使不排尿时尿道外口也可见血液滴出;后尿道损伤尿道口无流血或仅少量血液流出。

(五)尿外渗及血肿

尿生殖膈撕裂时,会阴、阴囊部出现血肿及尿外渗,并发感染时则出现全身中毒症状。

三、诊断

(一)病史及体格检查

有明显外伤史及上述典型的临床表现。

(二)导尿

轻缓插入导尿管,如顺利进入膀胱,说明尿道是连续而完整的。若一次插入困难,不应勉强反复试插,以免加重损伤及感染,尿道损伤并骨盆骨折时一般不易插入导尿管。

(三)X线检查

可显示骨盆骨折情况,必要时从尿道注入造影剂 20 mL,确定尿道损伤部位、程度及造影剂有无外渗,了解尿液外渗情况。

四、治疗

(一)紧急处理

损伤严重伴失血性休克者,及时采取输血、输液等抗休克措施。骨盆骨折患者须平卧,勿随意搬动,以免加重损伤。尿潴留不宜导尿或未能立即手术者,可行耻骨上膀胱穿刺,吸出膀胱内尿液。

(二)保守治疗

尿道挫伤及轻度损伤,症状较轻、尿道连续性存在而无排尿困难者;排尿困难或不能排尿、插入导尿管成功者,留置导尿管1～2周。使用抗生素预防感染,一般无须特殊处理。

(三)手术治疗

1.前尿道裂伤导尿失败或尿道断裂

行经会阴尿道修补或断端吻合术,并留置导尿管2～3周。病情严重、会阴或阴囊形成大血肿及尿外渗者,施行耻骨上膀胱穿刺造瘘术,3个月后再修补尿道,并在尿外渗区做多个皮肤切口,深达浅筋膜下,以引流外渗尿液。

2.骨盆骨折致后尿道损伤

病情稳定后,作耻骨上高位膀胱造瘘术。一般在3周内能恢复排尿;若不能恢复排尿,则留置造瘘管3个月,二期施行解除尿道狭窄的手术。

3.并发症处理

为预防尿道狭窄,待患者拔除导尿管后,需定期作尿道扩张术。对于晚期发生的尿道狭窄可用腔内技术行经尿道切开或切除狭窄部的瘢痕组织,或于伤后3个月经会阴部切口切除瘢痕组织,作尿道端端吻合术。后尿道合并肠损伤应立即修补,并作暂时性结肠造瘘。如并发尿道直肠瘘,应待 3～6 个月再施行修补手术。

五、护理

(一)护理评估

1.健康史

搜集病史资料时,要注意询问受伤的原因、受伤时的姿势,是否有骑跨伤、骨盆骨折或经尿道的器械检查治疗史。

2.身体状况

(1)尿道出血:前尿道损伤后,即使在不排尿时也可见尿道外口滴血或流血;后尿道损伤后,尿道外口不流血或仅流出少量血液;排尿时,可出现血尿。

(2)疼痛:前尿道损伤时,受伤处疼痛,有时可放射到尿道外口,排尿时疼痛加重;后尿道损伤时,疼痛位于下腹部,在移动时出现或加重。

(3)排尿困难与尿潴留:尿道挫裂伤时,因损伤和疼痛导致尿道括约肌痉挛,发生排尿困难;尿道断裂时,可引起尿潴留。

(4)局部血肿和瘀斑:骑跨伤或骨盆骨折造成尿生殖膈撕裂时,可发生会阴及阴囊部肿胀、瘀斑和血肿。

(5)尿液外渗:前尿道损伤时,尿液外渗至会阴、阴囊、阴茎部位,有时向上扩展至腹壁,造成这些部位肿胀;后尿道损伤时,尿液外渗至耻骨后间隙和膀胱周围。

(6)直肠指检:尿道膜部完全断裂后,可触及前列腺尖端浮动;若指套上染有血迹,提示可能合并直肠损伤。

(7)休克:骨盆骨折合并后尿道损伤,常有休克表现。

3.心理状况

可因尿道出血、疼痛、排尿困难等而出现焦虑,有的患者担心发生性功能障碍而加重焦虑,甚至出现恐惧。

4.辅助检查

(1)尿常规检查:了解有无血尿和脓尿。

(2)试插导尿管:若导尿管插入顺利,说明尿道连续,提示可能为尿道部分挫裂伤;一旦插入导尿管,即应留置导尿管 1 周,以引流尿液并支撑尿道;若插入困难,多提示尿道严重断裂伤,不能反复试插,以免加重损伤和导致感染。

(3)X 线检查:平片可了解骨盆骨折情况;尿道造影可显示尿道损伤的部位和程度。

(4)B 超检查:可了解尿液外渗情况。

(二)护理诊断及相关合作性问题

1.疼痛

与损伤、尿液外渗等有关。

2.焦虑

与尿道出血、排尿障碍及担心预后等有关。

3.排尿异常

与创伤、疼痛、尿道损伤等有关。

4.有感染的危险

与尿道损伤、尿外渗等有关。

(三)护理目标

(1)疼痛减轻或缓解。

(2)解除焦虑,情绪稳定。

(3)解除尿潴留,恢复正常排尿。

(4)降低感染发生率或不发生感染。

(四)护理措施

1.轻症患者的护理

主要是多饮水及预防感染。

2.急重症患者的护理

(1)抗休克:安置患者于平卧位,尽快建立静脉输液通路,及时输液,严密观察生命体征。

(2)解除尿潴留:配合医师试插导尿管,若能插入,即应留置导尿管;若导尿管插入困难,应配合医师于耻骨上行膀胱穿刺排尿或做膀胱造口术。

3.饮食护理

能经口进食的患者,鼓励其适当多饮水,进高热量、高蛋白、高维生素的饮食。

4.心理护理

对有心理问题的患者,进行心理疏导,帮助其树立战胜疾病的信心。

5.留置导尿管的护理

同膀胱损伤的护理。

6.耻骨上膀胱造口管的护理

同膀胱损伤的护理。

7.尿液外渗切开引流的护理

同膀胱损伤的护理。

8.健康指导

(1)向患者及其亲属介绍康复的有关知识。

(2)嘱患者适当多饮水,以增加尿量,稀释尿液,预防泌尿系统感染和结石的形成。

(3)嘱尿道狭窄患者,出院后仍应坚持定期到医院行尿道扩张术。

(秦丽娟)

第四节 尿 道 下 裂

尿道下裂是男性泌尿系统、生殖系统最常见的先天畸形。正常情况下,当胚胎第7周后尿道皱襞自尿道近段逐渐向龟头端融合成一管形即尿道,当尿道皱襞形成管形发生障碍时即导致尿道下裂。临床上按尿道开口位置分四型:阴茎头型、阴茎体型、阴囊型、会阴型。其主要临床症状:排尿异常为尿线细,自下无射程,排尿时打湿衣裤;阴茎勃起时明显向下弯曲。手术一般分为两期:第一期阴茎矫正术,第二期尿道成形术。

一、护理措施

（一）术前护理

（1）更换内裤，避免漏尿引起尿疹和皮肤溃烂。

（2）术前 3 d 开始，每天用肥皂水清洁阴茎冠状沟、阴囊皮肤各一次，并用聚维酮碘棉球局部擦拭。

（3）观察患者有无尿频、尿急等症状，如有应用抗生素积极治疗，防止泌尿系统感染。

（4）心理指导：尽早手术，可促进生殖器正常发育，也可正常排尿。

（二）术后护理

1.导尿管固定

妥善固定导尿管，保持通畅；导尿管同时起到支架作用，操作时注意保护导尿管，防止活动时牵拉脱出。

2.观察血运，保持局部清洁

密切观察阴茎局部情况，阴茎头充血、水肿、颜色发绀等提示血运不佳，及时通知医师给予处理。

3.观察排尿情况

观察引流尿液的性质、颜色及量，保持膀胱造瘘管通畅，避免从尿道排尿，保持伤口敷料干燥完整。活动时防止膀胱造瘘管脱出。术后 10～12 d 拔除导尿管，鼓励患者自行站立排尿，观察排尿出口和尿线。若排尿正常，可经 1～2 d；拔除膀胱造瘘管；若排尿困难，则通知医师尽早行尿道扩张术。

4.饮食护理

嘱患者多饮水，每天 1 500～2 000 mL，可起到自然冲洗作用。肛门排气后进流食，减少粪便形成，以防污染伤口；给予高蛋白、高热量、高维生素、易消化的食物，多进粗纤维食物，多吃新鲜蔬菜和水果，保持大便通畅，预防便秘，必要时给予缓泻剂。

5.减轻疼痛

用支被架支起棉被，避免直接接触伤口，减轻疼痛及污染伤口的机会。尿道下裂修补术后，因膀胱造瘘管、尿道支架管、血块等刺激，可引起膀胱痉挛或尿道肌肉痉挛而致疼痛，尤其术后 1～3 d 症状最明显，以后逐渐减轻。术后给予雌激素治疗，7 d 每晚口服己烯雌酚 1 mg，防止阴茎勃起而造成伤口疼痛和出血，影响伤口愈合，必要时给予止痛剂。

6.预防感染

伤口感染是造成尿道成形术失败的主要原因，应积极预防；保持伤口敷料清洁、干燥，应用抗生素预防感染。

7.心理护理

护士应尊重患者，保护其隐私，取得患者的信任，使其能够主动配合治疗、护理工作，并给患者讲解，如果配合好治疗、护理的工作能够尽快康复，拔除导尿管后，就能像正常人一样站立排尿，树立患者战胜疾病的信心，并在其治疗、护理后给予鼓励及表扬。

（三）健康指导

（1）注意休息，术后 1～2 个月限制剧烈活动，防止伤口裂开。

（2）加强营养，多食高蛋白（鱼、肉类）、富含维生素（蔬菜水果等）的食物。

(3)保持会阴部清洁,注意患者的排尿情况,多喝水,保持大小便通畅。

(4)术后 1 个月后复诊,行预防性尿道扩张 1 次,有尿道狭窄者定期行尿道扩张,有尿瘘者于术后半年修补。

(5)如有异常(尿线变细、尿漏等),及时就诊,以免造成尿道狭窄。

二、主要护理问题

(一)疼痛

与手术伤口有关(或与阴茎头肿胀有关)。

(二)生活自理能力部分缺陷

与术后卧位有关。

(三)潜在并发症

感染,与手术有关。

(秦丽娟)

第五节 输尿管损伤

一、概述

输尿管位于腹膜后间隙,位置隐蔽,一般由外伤直接引起输尿管损伤不常见,多见于医源性损伤,如手术损伤或器械损伤及放射性损伤。凡腹腔、盆腔手术后患者发生无尿、漏尿,腹腔或盆腔有刺激症状时均应想到输尿管损伤的可能。对怀疑输尿管损伤的患者,应进行系统的泌尿系统检查。妇科手术特别是宫外孕破裂、剖宫产等急诊手术或妇科肿瘤根治术中,输尿管被钳夹或误扎等医源性损伤最为常见。

二、护理评估

采集患者外伤史,盆腔、腹腔、腹膜后手术史,妇科手术史及泌尿系统手术史,如出现相应的症状应警惕输尿管损伤的可能。

(一)临床表现

手术损伤输尿管引起临床表现需根据输尿管损伤程度而定,术中发现输尿管损伤,立即处理可不留后遗症。尚未被发现,多在 3～5 d 起病。尿液起初渗在组织间隙里,临床上表现为高热、寒战、恶心、呕吐、损伤侧腰痛、肾肿大、下腹或盆腔内肿物、压痛及肌紧张等。

1.腹痛及感染症状

表现为腰部胀痛、寒战、局部触痛、叩击痛。若输尿管被误扎,多数患者数天内患侧腰部出现胀痛,并可出现寒战、发热,局部触痛、叩击痛并可扪及肿大的肾脏。若采用输尿管镜套石或碎石操作,不慎造成输尿管穿孔破损者,由于漏尿或尿液外渗可引起患侧腰痛及腹胀,继发感染后则出现寒战、发热,肾区压痛并可触及尿液积聚而形成的肿块。

2.尿瘘

尿瘘分急性尿瘘与慢性尿瘘两种。前者在输尿管损伤后当天或数天内出现伤口漏尿,腹腔积尿或阴道漏尿。后者以盆腔手术所致输尿管阴道瘘最常见。尿瘘形成前,多有尿外渗引起感染症状,常见伤后2~3周间形成尿瘘。

3.无尿

双侧输尿管发生断裂或误扎,伤后即可无尿,应注意与创伤性休克所致急性肾衰竭的无尿鉴别。

4.血尿

输尿管损伤后可以出现肉眼或镜下血尿,但也可以尿液检查正常,一旦出现血尿,应高度怀疑有输尿管损伤。

（二）辅助检查

1.静脉肾盂造影

可显示患肾积水,损伤以上输尿管扩张、扭曲、成角、狭窄及对比剂外溢。

2.膀胱镜及逆行造影

可观察瘘口部位并与膀胱损伤鉴别,逆行造影对明确损伤部位、损伤程度有价值。

3.B超

可显示患肾积水和输尿管扩张。

4.CT

对输尿管外伤性损伤部位、尿外渗及合并肾损伤或其他脏器损伤有一定的诊断意义。

5.阴道检查

有时可直接观察到瘘口的部位。

6.体格检查

膀胱腹膜外破裂后尿外渗,下腹耻骨上区有明显触痛,有时可触及包块。膀胱腹膜内破裂后,若有大量尿液进入腹腔,检查有腹壁紧张、压痛、反跳痛及移动性浊音。

（三）护理问题

首先对患者进行心理评估,了解患者的身体和心理状态,患者主要存在以下护理问题。

1.疼痛

与尿外渗及手术有关。

2.舒适的改变

与术后放置支架管、造瘘管有关。

3.恐惧、焦虑

与尿瘘、担心预后不良有关。

4.有感染的危险

有感染的危险与尿外渗及各种管路有关。

三、护理措施

（一）心理护理

输尿管损伤因为手术的损伤发生率较高,因此,心理护理显得尤为重要。要做到详细评估患者的心理状况及接受治疗的心理准备,与患者建立良好的护患关系,掌握患者的心理变化并给予相应的健康指导,减少医疗纠纷的发生。输尿管损伤后患者情绪紧张、恐惧,尤其是发生漏尿或无尿时,护士在密切观察病情的同时要向患者宣讲损伤后注意的问题,鼓励患者树立信心,保持平和的心态,积极配合治疗,减轻患者的焦虑。

(二)生活护理

(1)主动巡视患者,帮助患者完成生活护理,保持"七洁":皮肤、头发、指甲、会阴、口腔、手足、床单的干净整洁,使患者感到舒适。

(2)观察并保持各种管路的清洁通畅,正确记录引流液的颜色及量,尿袋、引流袋定期更换。

(3)关心患者,讲解健康保健知识。

(4)观察尿外渗的腹部体征,腹痛的程度;观察体温的变化,每天测量体温 4 次,并记录在护理病例中,发热时及时通知医师。

(5)观察 24 h 尿量,注意血尿情况,少尿、无尿要立即通知医师处理。

(6)饮食要均衡,富于营养,易消化。不吃易引起腹胀的食物,如牛奶、大豆等。保持排便通畅,必要时服润肠药。

(三)治疗及护理配合

输尿管损伤后治疗采取修复输尿管、保持通畅、保护肾功能的原则。及时采用双 J 管引流,有利于损伤的修复和狭窄的改善。

1.治疗方法

(1)外伤所致输尿管损伤,应首先注意处理其全身情况及有无合并其他脏器的损伤,断裂的输尿管应根据具体情况给予修补或吻合。除不得已时不宜摘除肾脏。

(2)器械所致的输尿管损伤往往为裂伤,保守治疗多可痊愈。如尿外渗症状不断加重,应及早施行引流术。

(3)手术时误伤输尿管应根据具体情况及时予以修补或吻合,如输尿管被结扎,应尽早松解结扎线,并在输尿管内安置导尿管保留数天。输尿管切开,可进行缝合修补,然后置管引流。输尿管被切断,则进行端端吻合,置管引流 2 周左右。输尿管在低位被切断可行输尿管膀胱吻合术。输尿管被钳夹,损伤轻微时按结扎处理;较重时,为防止组织坏死形成尿瘘,可切除损伤部分,进行端端吻合。若输尿管缺损太多,根据具体情况可以选择输尿管外置造瘘,肾造瘘,利用膀胱组织或小肠做输尿管成形手术。

2.保守治疗的护理配合

(1)密切监测生命体征的变化,记录及时准确。

(2)观察腹痛情况,不能盲目给予止痛剂。

(3)保持各种管路的清洁通畅,正确记录引流液的颜色及量,尿袋定期更换。

(4)备皮、备血、皮试,做好必要时手术探查的准备。

(5)正确记录 24 h 尿量,注意血尿情况,少尿、无尿要立即通知医师处理。

(6)嘱患者卧床休息,做好生活护理,保持排便通畅,必要时服润肠药。

3.手术治疗的护理

(1)输尿管断端吻合术后留置双 J 管,在此期间嘱患者多饮水,保证引流尿液通畅,防止感染,促进输尿管损伤的愈合。

(2)预防感染,术后留置导尿管,注意各引流管的护理,定期更换引流袋。更换引流袋应无菌操作,防止感染,尿道口护理每天 1～2 次。女性患者每天会阴冲洗。

(3)严密观察尿量,间接地了解有无肾衰竭的发生。

(4)高热的护理,给予物理降温,鼓励患者多饮水,及时更换干净衣服,必要时遵医嘱给予药物降温。

4.留置双 J 管的护理

(1)留置双 J 管可引起患侧腰部不适,术后早期多有腰痛,主要是插管引起输尿管黏膜充血、水肿及放置双 J 管后输尿管反流有关。

(2)患者出现膀胱刺激症状,主要由于双 J 管放置与不当或双 J 管下移,刺激膀胱三角区和后尿道所致。

(3)术后输尿管内放置双 J 管做内支架以利内引流,勿打折,保持通畅,同时防止血块聚集造成输尿管阻塞。

(4)要调整体位保持导尿管通畅,防止膀胱内尿液反流。

(5)观察尿液及引流状况。由于双 J 管置管时间长,且上下端盘曲刺激肾盂、膀胱黏膜易引起血尿。因此,术后要注意尿液颜色及尿量的变化。观察血尿颜色的方法是每天清晨留取标本,用无色透明玻璃试管,观察比较尿色。若患者突然出现鲜红尿液或肾区胀痛及腹部不适等症状,应及时报告医师。

(6)双 J 管于手术后 1~3 个月在膀胱镜下拔除。

四、健康教育

(1)输尿管损伤严重易引起输尿管狭窄,因此告之患者双 J 管需要定期更换直至狭窄改善为止。

(2)定期复查了解损伤愈合的情况及双 J 管的位置。若出现尿路刺激征、发热、腹痛、无尿等症状时,及时就诊。

(3)拔除留置导尿管后,指导患者增加饮水量,增加排尿次数,不宜憋尿。不宜做剧烈运动。有膀胱刺激征患者应遵医嘱给予解痉药物治疗。

(秦丽娟)

第六节 前 列 腺 癌

前列腺癌多发生于 50 岁以上的男性,发病率随年龄增加而增加,81~90 岁为最高。

一、病因

尚不明确,可能与种族、遗传、食物、环境、性激素等有关。发病的危险因素:生活习惯改变、日光照射、长期接触镉等化学物质等。

二、临床表现

(一)症状

早期一般无症状,常在直肠指检或检查血前列腺特异性抗原(prostate specific antigen, PSA)水平升高进一步检查被发现。表现为下尿路梗阻症状,甚至尿潴留或尿失禁;可出现疲劳、体重减轻、全身疼痛等症状；骨转移患者可以出现骨痛、脊髓压迫症状、病理性骨折等。其他晚期症状有贫血、衰弱、下肢水肿、排尿困难等。

(二)体征

早期无明显体征，直肠指检可触及前列腺结节，质硬。

三、辅助检查

(一)实验室检查

血清 PSA 作为前列腺癌的标志物在临床上有很重要的作用。可作为前列腺癌筛查方法。正常情况下，血清 PSA＜4 ng/mL，前列腺癌常伴有血清 PSA 水平升高，极度升高者多数有转移病灶。

(二)影像学检查

(1)B 超检查：经直肠 B 超可发现前列腺外周区有低回声病变。

(2)CT、MRI 检查：可帮助了解肿瘤有无扩展至包膜外及精囊，有无盆腔淋巴结转移。

(3)X 线检查：静脉尿路造影可发现晚期前列腺癌侵及膀胱引起肾、输尿管积水的情况；X 线片可显示骨转移。

(三)直肠指诊

直肠指诊可触及前列腺结节，质地坚硬。

(四)前列腺穿刺活检

经直肠 B 超引导下穿刺活检诊断前列腺癌准确率较高。

四、处理原则及治疗要点

(一)根治性前列腺切除术

该术是局限在包膜以内（T_{1b}、T_2 期）的前列腺癌最佳治疗方法，但仅适于年龄较轻、能耐受手术的患者。

(二)去势手术

T_3、T_4 期的前列腺癌，可行手术去势，抗雄激素内分泌治疗。

1.手术去势

包括双侧睾丸切除术与包膜下睾丸切除术。

2.药物去势

(1)人工合成的促黄体生成素释放激素类似物（LHRH-A）。

(2)雄激素受体阻滞剂。

(三)放疗

有内放射和外放射两种。内放射适用放射性核素粒子（如 ^{125}I）植入治疗主要适用于 T_2 期以内的前列腺癌。外放射适用于内分泌治疗无效者。

(四)化疗

主要用于内分泌治疗失败者。

五、护理评估

(一)术前评估

1.既往史

了解患者有无前列腺癌或其他癌症家族史，既往有无手术或癌肿等。

2.身体状况

(1)局部:有无排尿困难、尿路刺激症状等。

(2)全身:有无疲劳、体质量减轻、全身疼痛等症状等。

(3)辅助检查:PSA 水平及 B 超、CT、MRI 和 X 线检查,前列腺穿刺活检诊断前列腺癌准确率较高。

(二)术后评估

1.手术情况

麻醉、手术方式、补液、管路管理等情况。

2.身体情况

监测患者生命体征、意识状态、体位、尿量等。

六、护理措施

(一)手术治疗的护理

1.术前护理

(1)术前准备:协助患者完善术前检查。术前常规禁食水、术区备皮、灌肠。

(2)心理护理:主动关心患者,稳定患者情绪,以取得患者积极配合。

(3)营养支持:保证丰富的膳食营养,尤其多摄入富含多种维生素的食物,必要时给予肠内营养支持。

(4)肠道准备:为避免术中损伤直肠,需做肠道准备。

2.术后护理

(1)病情观察:术后密切观察生命体征变化。妥善固定引流管及尿管,注意观察引流液颜色、性质和量;密切观察尿色及尿管是否通畅。观察术区敷料情况。

(2)休息与饮食:患者术后卧床经 3～4 d 可下床活动。待肛门排气后可进食流质饮食,逐渐过渡到普食。

3.并发症观察护理

(1)尿失禁:为术后最常见的并发症,大部分患者在 1 年内可改善。指导患者积极处理尿失禁,坚持盆底肌肉训练及电刺激、生物反馈治疗等措施进行改善。

(2)预防感染:遵医嘱应用广谱抗生素预防感染。

(3)勃起功能障碍:也是术后常见的并发症。遵医嘱使用西地那非(万艾可)治疗。

(二)去势治疗的护理

1.心理护理

去势术后患者可能情绪低落,容易造成自卑,特别是年轻患者。帮助患者调整不良心理,并积极争取家属的支持。

2.不良反应的观察和护理

常见的不良反应有潮热、心血管并发症、高脂血症、肝功能损害、骨质疏松、贫血等。用药后定时检查肝功能、血常规等,做好患者活动安全的护理,避免跌倒;并遵医嘱使用药物对症治疗。

七、健康教育

(一)术后宣教

康复指导:适当锻炼,增强体质,术后 3 个月避免剧烈活动。合理饮食,加强营养,避免进食高脂肪饮食;富含纤维素的食物,以及维生素 E、雌激素等有预防前列腺癌的作用,可增加摄入。

(二)出院指导

定期随诊复查:根治术后定期检测 PSA、直肠指诊以判断预后、复发情况。去势治疗者,每月返院进行药物治疗,并复查 PSA、前列腺 B 超、肝功能及血常规。

(秦丽娟)

第七节　包皮过长与包茎

包皮过长是指阴茎在非勃起状态下,包皮覆盖于整个龟头和尿道口,但包皮仍能上翻外露龟头;阴茎勃起时,需用手上推包皮才能完全露出阴茎头者,也被认为是包皮过长。

包茎是指包皮口狭窄,或包皮与龟头粘连,使包皮不能上翻外露龟头。可分为先天性包茎和后天性包茎。先天性包茎见于正常的新生儿及婴幼儿,出生后包皮内板与龟头之间即有粘连,数月后粘连被逐渐吸收,包皮内板与龟头可逐渐分离;随着年龄的增长、阴茎的生长和勃起,积聚在包皮内板与龟头之间的包皮垢可使包皮内板与龟头之间的粘连分离,包皮逐渐自行上退,至青春期前龟头自然露出,这是一种生理现象,也称为"生理性包茎"。后天性包茎多继发于阴茎包皮炎、包皮及龟头损伤者,其包皮口有瘢痕挛缩,无弹性和扩张能力,包皮不能向上退缩,可伴有尿道外口狭窄,这类包茎不会自愈,往往会引起炎症、排尿困难、甚至影响阴茎的生长发育。

一、治疗要点

包皮环切术是治疗包茎和包皮过长的主要手术方法,它是把过长的阴茎包皮切除。包皮口较紧、龟头、包皮反复发炎的包皮过长患者及所有的包茎患者,均需行包皮环切术。

(一)有袖套式包皮环切术

具有损伤、恢复快、术后并发症少等特点。

(二)环扎法

使用"商环"等环扎器械的包皮环切术更是优于传统的手术方法,具有微创、简便、不开刀、无缝合、生活影响小等特点。

(三)激光包皮环切术

用激光取代手术刀,术中出血少,但伤口仍需缝合,与开放手术相比无太多优势,开展较少。

二、"商环"包皮环扎术的护理

(一)术前护理

(1)按照泌尿外科一般护理常规护理。

(2)心理护理:讲解疾病病因和手术方式,手术中、术后可能发生的情况,减轻患者焦虑、恐惧和紧张的心理,使患者树立信心,积极配合治疗。

(3)术前一周停止服用抗凝药物。

(4)手术前1 d,需沐浴,会阴部尤其是包皮要翻开清洗干净,更换干净的内衣裤。

(二)术后护理

(1)按局麻护理常规护理。

(2)活动和饮食指导:局麻术后即可进普通饮食,忌辛辣刺激性食物。3 d内尽量卧床休息,宜穿宽松内裤,不宜做剧烈运动。

(3)预防感染:24 h内勿洗浴,24 h后可以淋浴,但注意保持创面清洁、干燥。带环7 d内,用聚维酮碘溶液行局部浸泡,每次5 min,每天2次,自然晾干,以减少伤口渗出。术后口服抗生素。

(4)伤口护理:保持伤口敷料的清洁、干燥,避免小便污染伤口。带环期间如患者出现脱环、伤口持续出血、有较大的皮下血肿、严重水肿或伤口分泌物增多等情况,应及时就诊。

(5)心理护理:告知患者伤口完全愈合需要1个月,要有适当的心理准备。手术后部分患者可能出现心理性ED,勃起信心下降,应消除患者对手术的误解和忧虑。

(6)拆环后的观察和护理:术后7 d即可到医院拆环。拆环后,若出现伤口再度裂开和感染,应及时处理。①拆环后局部浸泡:拆环后,可使用聚维酮碘溶液浸泡,每天2次,每次5 min,待自然晾干后用商环专用创可贴或纱布加压包扎,以减轻水肿。7～10 d水肿消退后,继续使用聚维酮碘溶液浸泡,每天3次,每次5 min,直至痊愈。②拆环后换药:隔天1次。换药时,注意清理包皮内板分泌物,要用聚维酮碘溶液消毒创面,再用专用的包皮贴包裹创面。换药时,注意观察伤口的愈合情况,如果结痂处裂口较大或出血较多时,需立即给予处理。初期愈合阶段,痂面有少量的渗出物和液化的痂体会造成感染的假象,需要与感染相鉴别。③拆环后,如出现轻度水肿、少量分泌物、轻微疼痛,创面轻微开裂、结痂组织脱落都属于正常现象,患者无需紧张,伤口愈合时间因个人体质而定。

(7)排尿的观察:了解术后有无排尿异常,嘱患者多饮水,勤排尿。

(8)疼痛的护理:术后4 h是疼痛最敏感的时候,可口服非甾体抗炎药镇痛;如因夜间勃起造成剧烈疼痛而无法耐受,可口服雌激素类药物,以抑止勃起。夜间睡前少饮水,可减少因憋尿所致的睡眠勃起,对缓解疼痛有帮助。

(三)出院指导

(1)术后可以正常工作。术后5 d内禁止骑自行车,避免剧烈活动4～6周。

(2)术后6周内避免性刺激,避免性交或手淫,防止勃起后伤口裂开。

(3)定期复诊。如出现伤口持续出血、阴茎部位皮下血肿、严重水肿、切口不愈合等情况,应及时就诊。

(秦丽娟)

第十二章

骨 科 护 理

第一节 颈椎骨折脱位

一、概述

颈椎位于头以下、胸椎以上的部位。成人颈椎椎弓根骨椎通道的全长平均值约为 29 mm。颈椎骨折是一种严重的创伤性损伤,颈椎椎体骨折的同时,伴有椎节严重脱位者,称为颈椎骨折脱位。这是一种典型的完全性损伤。在临床上并不少见,多伴有脊髓损伤,好发于 $C_4 \sim C_7$ 的椎间隙。应注重现场急救,保持呼吸道通畅,及早安全转运,避免继发损伤,严密观察生命体征。颈椎损伤常引起脊髓损伤,导致高位截瘫。

二、发病机制

这种骨折脱位暴力作用更强,造成的破坏更大,临床症状更严重。常见于屈曲性损伤,椎体的压缩性骨折与小关节脱位几乎同时发生。也可见于垂直性暴力,在引起椎体爆裂性骨折的同时,小关节出现半脱位或交锁征,此种颈椎完全性损伤的伤情多较重,且大多数合并有颈脊髓损伤,仅少数矢状径较宽的"幸运性损伤"者例外。

三、临床表现

(一)颈部症状

颈部疼痛,活动障碍,颈肌痉挛,颈部广泛压痛,以损伤椎节的棘突和棘间压痛最明显。

(二)脊髓损伤症状

除少数幸运者之外,一般均有程度不同的瘫痪体征,而且脊髓完全性损伤的比例较高,损伤平面以下感觉、运动和括约肌功能障碍。

(三)影像学检查

X线平片可以显示骨折及脱位情况。椎前阴影增宽。CT 片可以显示有无碎骨片移位。脊髓及其他软组织的损伤范围和程度需借助 MRI 图像。

四、并发症

因伤情严重,当瘫痪平面高,C$_4$平面的骨折脱位有可能由于呼吸肌麻痹引起呼吸困难,并继发坠积性肺炎;腹胀、褥疮及尿路感染亦相当常见。

五、诊断与检查

主要依靠临床症状、体征和 X 线、CT、MRI、椎动脉造影等,可精确定性定位诊断,但 X 线平片仍是最简单、便捷、低廉的首选方法。

(一)外伤史

多系强烈外伤所致。

(二)临床表现

如前所述其症状多较复杂、危重,应全面检查。

(三)影像学检查

骨折及脱位的判定主要依据 X 线平片及 CT 扫描;但对软组织损伤情况及脊髓状态的判定,仍以 MRI 图像为清晰,应设法及早进行检查。

(四)其他辅助检查

如椎动脉造影、肌电图、体感诱发电位检查等。

六、治疗

(一)保持呼吸道通畅

呼吸道的通畅具有重要意义,呼吸困难者给予吸氧,尤其是对 C$_5$ 以上的完全性脊髓损伤者更应注意,宜及早行气管切开。

(二)恢复椎管形态及椎节稳定

用牵引疗法使颈椎制动,还可酌情采取前路或后路手术疗法。

(三)消除椎管内致压因素

切除椎管内致压物,一般多选择颈前路手术。对个别病情严重者,也需同时予以颈后路固定术。对全身情况不佳者则可暂缓实施。

(四)促进脊髓功能的恢复

在减压的基础上,尽快地消除脊髓水肿及创伤反应,及早给予激素和脱水药物,伤后 8 h 的患者,应用大剂量激素疗法(甲泼尼龙)有较好疗效,第 1 h 内给予 30 mg/kg,继续23 h 内给予5.4 mg/(kg・h),同时,预防呼吸、泌尿系统感染和压疮,并积极作好其他术前准备。

七、护理措施

(一)术前护理

1.心理护理

患者神志清楚,易产生的紧张、恐惧、焦虑、绝望的心理状态,情绪低落,不愿与人交谈,对生活绝望。因此,应多与患者进行沟通,介绍手术过程及手术成功的病例,关心、鼓励患者,解除其心理压力,增强信心,以良好的心理状态配合治疗与护理。

2.术前锻炼

(1)减少术后呼吸系统并发症,术前戒烟,进行呼吸功能训练,指导患者练习深呼吸活动,增加肺的通气量。并进行有效咳嗽,嘱患者深呼吸,在呼气末咳出,重复多次。

(2)指导患者做气管推移训练:气管推移训练主要是为颈椎前路手术做准备。告知患者气管推移训练的重要性,以取得积极配合。术前3~5 d,指导患者或护士用示指、中指、环指将气管向左侧推移,必须超过中线,持续5~10 min,逐渐增至15~20 min,每天3~4次。

3.体位

受伤后应保持颈椎的稳定,采取正确的卧位,头、枕、颈部垫以棉垫保证颈部的稳定,以防头、颈部转动,翻身时采取轴向翻身法,即应使头、肩和髋部保持在同一平面,以保持颈椎固定不变,侧卧位时,颈部垫枕,避免过度屈伸和旋转,防止颈椎损伤加重。

4.湿化气道

给予雾化吸入,患者病情允许的情况下,尽量采取头高脚低位,床头抬高15°~30°,增大气体交换量,增加呼吸深度,有利于雾滴在终末支气管沉降。

5.皮肤护理

采用平卧或侧卧位,应用马蹄枕或沙袋固定头部,避免因局部组织长期受压缺血缺氧而易发生褥疮,应做到五勤(勤翻身、勤擦洗、勤按摩、勤更换、勤整理)。每2 h翻身1次,采取轴线翻身,特别注意患者足跟用软枕垫起,防止褥疮。为患者更换床单、内衣或使用便盆时,一定要将患者的躯体抬起,避免拖、拉、拽而损伤皮肤。

(二)术后护理

1.体位护理

颈部制动,术后6 h内不宜进行全身翻身,术后6 h进行定时轴位翻身,术后2 d可适当抬高床头,在颈托固定下逐渐过渡到半卧位,以减轻颈部水肿。

2.监测生命体征变化

监测血压、心率、呼吸、血氧饱和度,特别是呼吸情况,注意呼吸的节律及频率,注意血氧饱和度的变化,必要时进行血气分析。观察患者切口敷料渗出情况及切口引流情况。

3.保持气道通畅

保持鼻导管通畅,持续性低流量吸氧,每分钟2~3 L,以提高血氧饱和度和氧分压。教会及鼓励患者做有效的深呼吸及咳嗽、咳痰,痰液黏稠时给予氧化雾化吸入,以利排痰,做好体位排痰,必要时吸痰,严格无菌操作,防止交叉感染。

4.呼吸肌功能锻炼

通过呼吸肌功能锻炼,对于颈椎损伤患者可增大通气量,增强呼吸肌收缩力量,增强咳嗽、咳痰的能力,提高呼吸肌抗疲劳能力。方法是嘱患者采取深而慢的呼吸动作,经鼻吸气腹部鼓起、经口呼气腹部内收,呼气时嘴唇皱起,如吹哨,每天3~4次,每次练习10 min,以达到呼吸肌锻炼及改善肺功能的目的。

5.呼吸道的护理

应严密观察患者的呼吸,备好氧气、吸引器及各种急救药品。鼓励患者进行有效的咳嗽、咳痰、深呼吸,每2 h帮助患者翻身拍背1次,气管切开患者应进行吸痰、湿化气道、清洁口腔等护理,定时消毒气切伤口,用人工鼻覆盖气管口,雾化吸入每天2次。

6.伤口的护理

正常情况下术后 24 h 内切口引流液量应少于 100 mL,若引流量过多、色鲜红、切口敷料渗出多或局部隆起,颈部增粗且患者自觉呼吸费力,提示有活动性出血及局部血肿形成,应及时通知医师进行紧急处理。

7.饮食指导

术后 1～2 d 给予温凉流质饮食,以减少咽部的充血水肿,2 d 后改半流质,逐渐过渡到普食,应告知患者多食高蛋白富含维生素粗纤维易消化的食物。

8.高热护理

颈椎损伤因自主神经系统紊乱,导致体温调节功能减退,常会出现高热。此种高热与感染性高热不同,应以物理降温为主,采用冰帽、酒精擦浴,并嘱患者多饮水。其次可遵医嘱应用激素,但应严密观察,以防消化道出血等并发症。

9.加强基础护理

预防并发症的发生 注意保暖,定时拍背排痰,清理呼吸道,预防坠积性肺炎。按时给予翻身,保持床单清洁干燥,每天按摩骨突部位,做好皮肤护理,防止褥疮发生。躁动患者谨慎使用镇静剂,应设专人看护,给予适当约束,防止坠床及意外发生。

10.疼痛护理

采用连续评估方法,教会患者用自我放松法和转移注意力法等来缓解疼痛,3 分以下的疼痛可采用精神分散法、松弛法、意象法等缓解疼痛。3 分及以上的疼痛需用镇痛药物治疗,患者用药后 30 min 进行再次评估,并进行相应的处理,直至疼痛缓解。

11.加强功能锻炼

术后早期进行肢体锻炼,包括肢体按摩及关节被动活动,避免关节强直和肌肉萎缩。患者在术后 6～8 周,骨折已基本愈合时,尽可能进行肢体主动锻炼,循序渐进,注意安全,以免跌伤。功能锻炼应贯穿于住院直至出院后的恢复期,持之以恒。

12.预防并发症

(1)预防呼吸系统感染:经常变换体位,每次翻身后叩击胸背部以利排痰,必要时给予雾化吸入,保持病室内空气新鲜、流通、温湿度适宜。

(2)预防泌尿系感染、结石及便秘:鼓励患者多饮水,不输液的患者每天饮水 3 000～4 000 mL,每天会阴擦洗 2 次,保持局部清洁、干燥,膀胱冲洗每天 2 次,每天更换引流袋,每14 d 更换尿管并妥善固定,观察记录尿的性质、量、颜色,定时开放,每 4～6 h 开放 1 次,定期做尿常规检查,养成定时排便的习惯,保证每 2～3 d 解大便 1 次,必要时可应用润滑剂或缓泻剂。鼓励进食富含维生素、高蛋白、富含纤维素的食物。

(3)预防褥疮:术后常规卧电动气垫床,注意保持床铺平整、清洁、干燥和患者皮肤清洁、干燥;皮肤受压局部给予定时按摩,病情允许时每 2～4 h 轴位翻身 1 次。

13.康复护理

从被动到主动,由简单到复杂,从弱到强,由床上到床下,从静止到运动的原则。

(1)防止肌肉萎缩关节强直:防止关节长期不活动而强直,失去正常功能。做肢体被动运动,可保持关节韧带活动度,减慢肌肉萎缩,防止肌腱韧带退化和关节强直。各关节各方向被动活动时,幅度应从小到大,髋关节伸展及内旋,膝关节屈伸,踝关节内外旋等运动,同时按摩脚趾末梢小关节到大关节,以促进血液循环。

（2）肢体运动锻炼：对不全瘫痪的患者在伤后或术后2周即可行徒手体操训练,继而试用哑铃、拉力器增强臂力。下肢训练是利用床上吊环平衡牵引,充分使膝、踝等关节活动。伤后3个月进行躯干上部的平衡训练,依靠背部支具先倾斜30°,再逐渐坐直。然后进行离床训练,最后借助工具站立、使用轮椅或行走。

（三）健康教育

增长患者对疾病的康复知识,使患者了解每项治疗、护理措施的目的、作用,以取得患者的积极配合,提高护理质量。对出院患者要做好出院指导。

（1）嘱患者禁烟、多饮水,家属不得在室内吸烟,保持室内空气新鲜,鼓励患者自己咳嗽排痰、做深呼吸,在呼气末咳嗽,重复数次。

（2）3个月内带石膏颈围保护颈部,避免颈部屈伸和旋转活动。

（3）若颈部出现剧烈疼痛或吞咽困难、有梗塞感,及时回院复查。

（4）术后3个月,经拍X线片示植骨椎间隙已完全融合后,可进行颈部功能锻炼,开始时做颈部屈伸、旋左、旋右活动,然后再做颈部旋转活动。功能锻炼要循序渐进,若出现颈部不适时应暂时停止。

（钟诗玲）

第二节　腰椎间盘突出症

一、概述

腰椎间盘突出症是较为常见的疾病之一,主要是因为腰椎间盘各部分（髓核、纤维环及软骨板）,尤其是髓核,有不同程度的退行性改变后,在外力因素的作用下,椎间盘的纤维环破裂,髓核组织从破裂之处突出（或脱出）于后方或椎管内,导致相邻脊神经根遭受刺激或压迫,从而产生腰部疼痛,一侧下肢或双下肢麻木、疼痛等一系列临床症状。腰椎间盘突出症以腰4～5、腰5～骶1发病率最高,约占95%。

二、诊断

（一）症状

腰痛、下肢放射痛和马尾神经症状。

（二）体征

1.一般体征

（1）腰椎代偿侧凸。

（2）腰部活动受限。

（3）压痛、叩痛及骶棘肌痉挛。

2.特殊体征

（1）直腿抬高试验及加强试验。

（2）股神经牵拉试验。

3.神经系统表现

感觉障碍、肌力下降和反射改变。

(三)辅助检查

(1)影像学检查:①腰椎正侧位、腰椎过伸过屈位;②腰椎间盘 CT;③腰椎 MRI。

(2)双下肢肌电图。

三、治疗

(一)非手术治疗

1.适应证

(1)年轻、初次发作或病程较短者。

(2)症状较轻,休息后症状可自行缓解者。

(3)影像学检查无明显椎管狭窄。

2.方法

(1)神经营养药物治疗。

(2)腰部制动,腰围固定。

(3)神经功能康复腰部理疗。

(4)可试行腰椎牵引。

(5)加强腰背肌功能锻炼。

3.停止治疗指征

症状体征消失、影像正常。

(二)手术治疗

1.髓核摘除手术

(1)适应证:①处于发育期的年轻患者;②患基础疾病不能耐受大手术的老年患者;③单侧症状,无腰椎失稳的患者;

(2)术前检查:①血常规、尿常规、生化全项、血凝分析、血型、术前八项、X 线胸片、心电图;②腰椎正侧位及腰椎过伸过屈位 X 线片;③腰椎间盘 CT;④腰椎 MRI(间盘);⑤双下肢肌电图＋体感诱发电位;⑥双下肢深静脉彩超。

(3)术前准备:禁食水 6 h 以上、适当补液、对症处理。

2.经椎间孔入路腰椎椎间融合术(TLIF)

(1)适应证:①单侧突出,极外侧突出的中老年患者;②需破坏关节突以达到有效减压的患者。

(2)术前检查:①血常规、尿常、生化全项、血凝分析、血型、术前八项;②X 线胸片;③心电图;④腰椎正侧位及腰椎过屈过伸位 X 线片;⑤腰椎间盘 CT;⑥腰椎 MRI(间盘);⑦双下肢肌电图＋体感诱发电位;⑧双下肢深静脉彩超。

(3)术前准备:禁食水 6 h 以上、适当补液、术前 30 min 预防感染治疗、对症处理。术前抗感染治疗,手术超过 3 h 或术中出血量大于 1 500 mL 加用 1 次抗菌药物。

3.全椎板减压椎间植骨融合内固定术(PLIF)

(1)适应证:①双侧下肢神经症状或严重的马尾综合征患者;②中央管及双侧神经根管狭窄;③合并椎管狭窄或腰椎不稳、腰椎滑脱的患者。

（2）术前检查：①血常规、尿常规、生化全项、血凝分析、血型、术前八项；②X线胸片；③心电图；④腰椎正侧位及腰椎过屈过伸位X线片；⑤腰椎间盘CT；⑥腰椎MRI（间盘）；⑦双下肢肌电图；⑧双下肢深静脉彩超。

（3）术前准备：禁食水6 h以上、适当补液、术前30 min预防感染治疗、对症处理。术前抗感染治疗，手术超过3 h或术中出血量大于1 500 mL加用1次抗菌药物。

4.通道辅助下经椎间孔入路减压腰椎间融合术（MIS-TLIF）

（1）适应证：①单侧突出的中老年患者；②合并腰椎不稳或腰椎滑脱。

（2）术前检查：①血常规、尿常规、生化全项、血凝分析、血型、术前八项；②X线胸片；③心电图；④腰椎正侧位及腰椎过屈过伸位X线片；⑤腰椎间盘CT；⑥腰椎MRI（间盘）；⑦双下肢肌电图；⑧双下肢深静脉彩超。

（3）术前准备：禁食水6 h以上、适当补液、术前30 min预防感染治疗、对症处理。术前抗感染治疗，手术超过3 h或术中出血量大于1 500 mL加用1次抗菌药物。

5.经椎间孔途径内镜下腰椎间盘切除术（PELD）

（1）适应证：①青中年患者；②单侧症状；③无腰椎失稳的患者；④患基础疾病不能耐受大手术的老年患者。

（2）术前检查：①血常规、尿常规、生化全项、血凝分析、血型、术前八项；②X线胸片；③心电图；④腰椎正侧位及腰椎过屈过伸位X线片；⑤腰椎间盘CT；⑥腰椎MRI（间盘）；⑦双下肢肌电图；⑧双下肢深静脉彩超。

（3）术前准备：禁食水6 h以上、适当补液、对症处理。

四、护理与康复

（一）术前护理

1.病情观察

（1）全身情况：密切观察患者意识及生命体征。

（2）局部情况：双下肢的感觉、运动情况，应对比两侧肢体情况；大小便情况，有无鞍区麻木等。

（3）体位：以卧床休息为主，硬板床为宜，以解除机械性压迫。疼痛剧烈患者取强迫体位。

（4）饮食：给予高纤维素、高蛋白饮食，保证每天足够的热量；如有合并症给予相应的治疗饮食；指导患者多饮水，如无禁忌每天液体入量（含饮水）在2 000 mL以上，预防泌尿系统感染和深静脉血栓的形成。

（5）并发症的预防及护理。

（6）卧床期间预防肺部感染、泌尿系统感染、下肢深静脉血栓、压疮、便秘、肌肉萎缩等并发症。

（7）对感觉障碍、肌力减退等跌倒坠床、烫伤高风险患者，给予相应的护理措施并做好健康宣教。

2.用药观察及指导

（1）注意观察用药的效果及不良反应。

（2）评估患者有无使用阿司匹林、氯吡格雷、华法林、利血平等影响手术麻醉的用药，并通知医师。

（3）应用抗凝药物时应注意观察有无出血倾向。

3.术前准备

（1）完善术前常规检查及化验。

（2）皮肤准备：术前 3 天开始每天用肥皂清洗手术部位皮肤；手术切口周围术日完成剃除毛发。

（3）女性患者如在月经期应通知医师。

（4）术前禁食水时间：术前 8 h 禁食，4 h 禁水。

（5）术前宣教：入院后戒烟戒酒；术前晚保持良好睡眠。

（6）术前训练床上大小便，以适应术后卧床的限制。

（7）对高龄、吸烟、慢性呼吸道疾病等术后呼吸道感染高风险患者进行呼吸功能训练。

4.疼痛

做好疼痛健康教育，评估患者的疼痛程度给予相应镇痛措施，并观察镇痛效果。

5.心理护理

评估患者的心理状态及需求，向患者讲解疾病及手术相关知识，减轻患者焦虑紧张情绪，积极配合手术。

（二）术后护理

1.病情观察

（1）同术前。

（2）观察尿量：留置尿管者观察每小时尿量；无留置尿管者回房后评估膀胱充盈情况，4 h 未排尿者及时查找原因并记录。

2.体位管理

术后 6 h 以平卧为主，全麻完全清醒后可枕枕头，定时给予轴线翻身，保持脊柱在同一水平，每 2 h 翻身一次，防止脊柱扭曲。

3.饮食护理

全麻完全清醒后可饮少量的温开水，如无呛咳、恶心、呕吐、腹胀再给予流食，24 h 以后逐渐过渡到半流食、普食。

4.并发症的预防及护理

（1）同术前。

（2）密切观察患者有无脑脊液漏、硬膜外血肿等并发症发生，及时通知医师处理。

5.伤口及引流管护理

观察伤口渗出情况，保持引流管的通畅，记录引流液的颜色、性质及量。如果短时间内引流量增多，每小时引流量＞100 mL 或总量＞400 mL，要测量生命体征并及时通知医师。

6.用药观察及指导

（1）注意观察用药的效果及不良反应。

（2）应用抗凝药物时应注意观察有无出血倾向。

7.疼痛

根据患者的手术方式，评估患者的疼痛程度，提前给予相应的镇痛措施，并观察镇痛效果。

8.心理护理

多与患者沟通交流，及时解决患者的心理需求。

9.康复锻炼

(1)术后麻醉未消失时,给予被动肢体活动,尤其是踝泵功能锻炼;麻醉清醒(Steward苏醒程度评分法,完全苏醒:患者能够准确说出自己的姓名和年龄,并能认识环境中的人或自己所处位置;患者可按医护人员指令咳嗽;患者能做有意识的肢体活动。)后,指导患者主动肢体功能锻炼。

(2)术后第一天开始直腿抬高训练,预防神经根粘连。

(3)术后7 d双下肢超声检查无异常,遵医嘱下床活动。

(4)指导患者术后14 d开始进行腰背肌锻炼。

(三)家庭护理

1.复查

伤口一般12 d拆线,3个月门诊复查,佩戴支具3个月,具体情况遵医嘱执行。复查时请携带术后X线片。

2.饮食指导

营养全面均衡,适当多食含钙高的食物,如牛奶、鸡蛋、虾皮、豆制品等。

3.活动

1个月内以卧床休息为主,3～6个月间避免重体力劳动。

4.生活注意事项

日常生活中注意正确的坐、立、行走姿势,避免弯腰取物等不正确的动作,逐渐加强腰背肌肉的功能锻炼。

(曲珊珊)

第三节　人工全髋关节置换术后护理

一、概述

人工全髋关节置换术是指用人工关节代替和置换病损或损伤的髋关节。特别是长期患有类风湿关节炎和骨关节疾病、顽固的髋关节疼痛、严重髋关节畸形、接受药物或保守治疗效果不明显以及各种原因致股骨头坏死的患者需人工髋关节治疗。髋关节置换术后康复的目的不仅是要最大限度增加患者的活动能力及日常生活的功能,增加患者对治疗的依从性,而且可以减少术后并发症,使患者掌握正确髋关节使用的技巧,并延长假体的使用寿命。

二、围术期康复评定

(一)术前评定

术前评定应包括全身整体状况及功能的康复评定。

1.肌力评定

常用徒手肌力评定患侧下肢肌力。

2.关节活动范围评定

主要评定患侧髋关节及患侧下肢其他关节的活动范围。

3.步行功能评定

观察步态,确定步态类型,有无使用助行器,平时的运动程度。

4.身体形态评定

测定手术肢体长度,胖瘦,上、下肢比例。

5.X线检查

了解髋关节的对线、对位等。

(二)术后评定

术后评定可分别在术后1~2 d、1周、2周以及术后1个月、3个月和6个月进行。评定内容如下。

(1)心、肺功能除观察心率、血压、呼吸等一般生命体征外,还要分别了解在卧床和活动时的心脏和呼吸功能状况。

(2)切口愈合情况 有无局部皮肤红、肿、热等感染体征;切口有无渗出液等。

(3)关节肿胀情况。

(4)关节疼痛情况。

(5)关节活动状况。

(6)肌力评定。

(7)活动及转移的能力。

(8)步行能力。

(9)下肢活动能力。

(10)X线检查:确定手术后髋关节正确对线情况;确定是否存在骨质疏松,以避免治疗时施力过大。

三、围术期的康复

(一)术前

(1)术前健康教育,使患者了解手术、并发症、术后康复的方法和注意事项等,消除患者对手术的恐惧心理。

(2)增强患肢及其他肢体的肌力训练。

(3)教患者学会深呼吸及咳嗽,预防术后卧床可能会导致肺部感染。

(4)教患者术后应用的训练方法,内容包括床上及转移活动,各关节的主动-助力、主动运动,助行器的使用。

(二)术后

1.物理治疗

(1)冰疗法:术后第1 d即可使用冰袋置于手术的髋关节,每天1~2次,每次30~60 min,至关节消肿、疼痛减轻。

(2)经皮神经电刺激疗法:采用频率为100 Hz,双通路四电极分别置于手术切口两侧,治疗时间为30~60 min,每天1~2次。主要目的是为缓解疼痛。

(3)运动疗法。①肌力训练:可作为术前教育的一部分,并持续到手术后的康复训练中。手术后1~2 d,进行患侧关节周围的肌肉如梨状肌、臀中肌、臀小肌、髂腰肌、股四头肌、臀大肌、股二头肌等长收缩,以及手术侧膝、踝关节、非手术关节下肢和双上肢主动活动和抗阻训练,以保持它们的力量和柔韧性。手术后1周,髋关节屈曲肌、髋关节外展肌、髋后伸肌群抗阻力训练。增强上肢的肌力以帮助患者自理及转移。②关节活动度训练:首先,应避免4种危险的体位:髋屈曲超过90°;下肢内收超过身体中线;伸髋外旋;屈髋内旋。术后4～6周,患者髋关节能够完全伸直,屈曲80°～90°,轻度内旋(20°～30°)和外旋。③转移能力训练:卧位-起坐转移;长腿坐-床旁坐位转移;翻身活动;坐-站的转移。④髋关节控制训练:骨盆下降训练;桥式训练。⑤负重训练:当患者具有一定的肌力和平衡能力时,对于骨水泥固定的患者,可进行负重训练。一般是在术后的3～7 d。1周后,负重训练可借助平衡杠、助行器从部分负重,逐步过渡到手术后6周完全负重。在平衡杠或助行器辅助下,可进行膝关节开链和闭链的训练。对于非骨水泥固定的患者,负重训练应延迟,完全负重应在6周以后。⑥步态训练:可分为站立相和摆动相。在站立相,训练患者的髋伸展,膝关节屈、伸控制,髋、膝、踝的协调运动,以及患肢的负重训练。在摆动相,训练患者摆动时屈髋屈膝,伸髋屈膝,足跟着地时伸膝和足背屈。

2.作业治疗

主要为日常生活能力的训练。

3.常见并发症的治疗

(1)下肢深静脉血栓形成:患者术后应尽早进行主动活动,比如踝泵训练。

(2)假体脱位:主要强调术后的预防措施,尤其是在术后6周之内。

(3)异位骨化的预防。

(4)同侧股骨骨折:注意活动强度和时间。

四、术后护理

(一)术后护理

1.病情观察

(1)观察意识情况:意识是否清楚及配合程度。

(2)观察生命体征:立即给予心电监护、氧气吸入,并向主管医师和麻醉师了解患者术中情况,监测患者的血压、心率(律)、呼吸,血氧饱和度,并详细记录,直至平稳。

(3)观察患肢皮肤、色泽、温度、出血量等。

2.体位

(1)术后给予平卧位,在患肢下垫一软枕,双腿间夹置一软枕,保持15°～30°中立外展位,防止髋内收内旋。

(2)在护理操作、协助排尿排便时,要小心抬臀,托住髋部,防止假体脱位和伤口出血。

(3)卧位时使用外展枕头或穿丁字鞋,使用高的扶手椅子和高的厕所座位,遵守90°原则,两腿不要交叉或突然弯曲,有规律地练习屈伸下肢。同时注意上身不要向前弯腰超过90°,手术侧膝关节的抬高不要超过同侧的髋关节,卧位及翻身时患腿应保持在外展位,坐位时不要向侧方弯腰。

3.并发症的预防和护理

预防呼吸系统、泌尿系统、深静脉血栓、压疮、便秘、关节脱位等并发症,尤其注意深静脉血栓的预防。

4.疼痛与肿胀

冷敷与口服药物配合将有助于控制疼痛和肿胀。

5.伤口及引流管护理

观察切口有无渗血、渗液、红肿、疼痛等，及时更换敷料，保持负压引流通畅，观察引流液的量、颜色、性状。

6.活动指导

（1）正确的翻身方法：向术侧翻身时应伸直术侧髋关节，保持旋转中立位；向健侧翻身时也应伸直术侧髋关节，两腿间夹软枕，防止髋关节内收引起假体脱位，同时伸直同侧上肢，以便用手掌托于髋关节后方，防止髋关节后伸外旋，引起假体脱位。

（2）正确的下床方法：患者先保持坐立位移至患侧床边，健腿先离床并使足部着地，患肢外展屈髋离床并使足部着地，再扶助行器站起。上床时按相反的顺序进行。

（3）正确的穿袜方法：坐在床缘，双足着地，伸直健侧膝关节，术侧髋关节外展外旋，膝关节屈曲，用足跟沿健侧下肢前方向近端滑动，然后适当弯腰，伸直双上肢达到患足穿袜的目的。

7.康复指导

指导患者根据自身情况继续进行卧位、坐位、立位、步行练习，站立位时可进行患髋外展、后伸训练，加强臀部肌力，增加髋关节的稳定性。

（二）家庭护理

1.复查

出院后1个月、3个月、6个月来院复诊1次，如有不适随诊，需携带CT、X线片、MRI检查资料。

2.饮食注意事项

给予高蛋白、高热量、高维生素、含钙质丰富食物。需卧床休息的患者应多食水果、蔬菜等含粗纤维食物，以促进肠蠕动，防止便秘。

3.功能锻炼注意事项

注意3个月内做到双腿不交叉、不内收，侧卧时两腿之间放置枕头，不屈身向前，髋关节屈曲不宜超过45°。

4.生活注意事项

指导患者正确日常活动如更衣（穿裤时先患侧后健侧）、穿袜（伸髋屈膝进行）、穿鞋（穿无须系鞋带的鞋）。指导患者应避免进行打球、登山、跑、跳等运动；谨慎进行户外骑车、跳舞、乒乓球等运动；建议进行散步、游泳、保龄球、骑固定的自行车等运动。

5.药物指导

剧烈疼痛者给予镇痛药止痛，注意用药后反应。如有血栓，遵医嘱继续应用抗血栓的药物。定期复查双下肢静脉彩超。

（曲珊珊）

第四节　人工全膝关节置换术后护理

一、概述

人工全膝关节置换术是指用人工关节代替和置换病损或损伤的膝关节。关节置换术后康复的目的不仅是要最大限度地增加患者的活动能力及日常生活的功能,提高膝关节置换手术患者的依从性,而且可以减少术后并发症。康复还将促使患者回到家庭中过正常人的生活,并最终回归社会,重返工作。膝关节置换术后的功能障碍主要有疼痛、关节活动受限。

二、围术期康复评定

(一)术前评定

术前评定应包括全身整体状况以及单项的康复评定。

1.肌力评定

可采用手法肌力评定法了解下肢肌肉力量,特别是患侧膝关节周围肌肉的评定,股四头肌,小腿三头肌。

2.关节活动范围评定

评定患侧膝关节及患侧下肢其他关节的活动范围。

3.步行功能评定

观察步态,确定步态类型,有无使用助行器。

4.身体形态评定

测定手术肢体长度。脊柱有否侧弯,骨盆是否倾斜。

5.X线检查

了解膝关节的对线、对位,有无关节内、外翻畸形等。

(二)术后评定

术后评定可分别在术后1~2 d、1周、2周以及术后1个月、3个月和半年进行。评定内容如下。

(1)心、肺功能除观察心率、血压、呼吸等一般生命体征外,还要了解在卧床和活动时的心脏和呼吸功能状况。

(2)切口愈合情况:有无局部皮肤红、肿、热等感染体征;切口有无渗出等。

(3)关节肿胀情况:浮髌试验判断关节内有无积液及关节积液的肿胀程度;关节周围组织的围径可作为判断软组织肿胀的客观指标。

(4)关节疼痛情况:术后2 d内,患者主要感觉术后切口疼痛,随后因功能性活动训练的增加出现活动后疼痛。疼痛程度可采用目测类比评分法。

(5)关节活动状况:应用量角器评定关节活动范围,对手术关节应评定被动和主动关节活动度。

(6)肌力评定:手法肌力评定肌肉力量,并评估肌肉力量是否影响手术关节稳定性的情况。

(7)活动及转移的能力:根据患者术后的不同阶段,评估患者床上活动及转移能力,坐位能力包括床边及座椅的能力,站立、行走、上下楼梯、走斜坡等活动能力。

(8)步行功能:训练患者行走时,除评测患者的一般步态,如步幅、步频、步宽等以外,还应仔细观察患者的行走时站立相和摆动相步态。

(9)下肢功能性活动能力。

(10)X线检查:确定手术后膝关节正确对线情况;确定是否存在骨质疏松,以避免治疗时施力过大。

三、围术期康复治疗

（一）术前

（1）术前健康教育，使患者了解手术、并发症、术后康复的方法和注意事项等，消除患者对手术的恐惧心理。

（2）增强患肢及其他肢体的肌力训练。

（3）教患者学会深呼吸及咳嗽，预防术后卧床可能会导致肺部感染。

（4）教患者术后应用的训练方法，内容包括床上及转移活动，各关节的主动-助力、主动运动，助行器的使用。

（二）术后

1.物理治疗

（1）冰疗法：术后第一天即可使用冰袋置于手术的膝关节，每天1~2次，每次30~60 min，至关节消肿、疼痛减轻。

（2）经皮神经电刺激疗法：采用频率为100 Hz，双通路四电极分别置于手术切口两侧，治疗时间为30~60 min，每天1~2次。主要目的是为缓解疼痛。

（3）运动疗法：目的增强肌肉力量，防止关节挛缩及术后合并症，获得生活自理能力。

肌力训练：可作为术前教育的一部分，并持续到手术后的康复训练中。手术后1~2 d，进行手术一侧关节周围的肌肉等长收缩，以及非手术关节下肢和双上肢主动活动和抗阻训练，以保持它们的力量和柔韧性。每天1~2次，每次30~60 min。手术后1周，渐进性抗阻训练可逐渐从屈髋、伸膝开始，之后屈髋、屈膝，直到关节无痛时，再增加阻力，达到耐受程度。增强上肢的肌力以帮助患者自理及转移。

关节活动度训练：待伤口引流管拔出后，全身病情状况稳定可进行以下训练。术后第2 d可开始使用持续被动活动，每天2次，每次1 h，每天增加5°~10°。术后第2~3 d，患者可先借助外力（如毛巾、绳、悬吊装置等）帮助活动膝关节，逐渐过渡到自行做主动屈、伸关节的练习。每天1~2次，每次30~60 min。

牵伸训练：术后2~4周膝关节屈曲度应达到90°。如果有膝关节屈曲或伸展挛缩，可以开始对膝关节进行屈曲和伸展的牵伸练习。

负重训练：当患者具有一定的肌力和平衡能力时，可进行负重训练。对于骨水泥固定的患者，一般在术后的3~7 d开始负重训练。1周后，负重训练可借助平衡杠、助行器从部分负重，逐步过渡到手术后6周完全负重。在平衡杠或助行器辅助下，可进行膝关节开链和闭链的训练。对于非骨水泥固定的患者，负重训练应延迟，完全负重应在6周以后。

步态训练：可分为站立相和摆动相。在站立相，训练患者的髋伸展，膝关节屈、伸控制，髋、膝、踝的协调运动，以及患肢的负重训练。在摆动相，训练患者摆动时屈髋屈膝，伸髋屈膝，足跟着地时伸膝和足背屈。

2.作业治疗

主要为功能性独立能力的训练。

（1）术后鼓励患者立即进行床上的功能性活动，如桥式运动和翻身训练。

（2）尽早从卧位转为坐位，良好的躯干旋转是完成床上功能活动的重要基础。

（3）术后1周，鼓励患者自行穿衣、如厕、行走。

(4)术后 5～6 周,训练上、下楼梯,骑自行车和乘车等功能性活动。

3.并发症的预防

为预防手术后感染、深静脉血栓等并发症,患者在术后应尽早开始深呼吸训练、咳嗽训练和踝关节"泵"式往返训练。

四、护理

(一)术后护理

1.病情观察

(1)观察意识情况。

(2)观察生命体征:立即给予心电监护、氧气吸入,并向主管医师和麻醉师了解患者术中情况,监测患者的血压、心率(律)、呼吸,血氧饱和度,并详细记录,直至平稳。

(3)观察患肢皮肤、色泽、温度、出血量及足背动脉搏动情况等。

2.体位

术后给予平卧位,在患肢膝关节下垫一软枕,使膝关节屈曲 30°～45°。以后每天减少屈曲角度 10°～15°。经 2～3 d 予以伸膝位放置,这样既可防止腓总神经过度牵拉而引起损伤,也可减少原来屈曲的软组织牵拉而引起疼痛。

3.并发症的预防和护理

预防呼吸系统、泌尿系统、深静脉血栓、压疮、便秘等并发症,尤其注意深静脉血栓的预防。

4.疼痛与肿胀

冰冻疗法与口服药物配合将有助于控制疼痛和肿胀。

5.伤口及引流管护理

(1)观察切口有无渗血、渗液、红肿、疼痛等,及时更换敷料,同时观察有无胶布过敏及张力性水疱出现,注意体温变化。

(2)保持负压引流通畅,观察引流液的量、颜色、性状,及时记录,置管时间一般为 24～48 h,如 24 h 内引流液＜50 mL 予以拔管。

6.饮食

注意合理饮食,保持大便通畅,观察患者是否有腹痛、恶心、呕吐等,预防消化道溃疡。

7.康复锻炼

术后早期进行关节被动活动、肌肉等长收缩活动,指导患者根据自身情况继续进行卧位、坐位、立位、步行练习。

(二)家庭护理

1.复查

术后 1 个月、3 个月、6 个月、1 年来院复诊 1 次,如有不适随诊,需携带 CT、X 线、MRI 检查资料。

2.饮食注意事项

合理饮食,保持合适体质量,减轻关节负重。

3.功能锻炼注意事项

继续股四头肌的等长收缩和膝关节主动屈伸训练,每天可 2～4 次,每次 15 min,要求坚持每天完成训练计划。

4.生活注意事项

出院后穿防滑鞋,室内地板也应防滑,行走时不要太匆忙,上下楼梯时先扶好楼梯扶手,以防止摔跤,造成假体松动。避免长时间站立行走和剧烈运动,必须使用拐杖至无疼痛及跛行才能弃拐行走。

5.药物指导

剧烈疼痛者给予镇痛药止痛,注意用药后反应。如有血栓,遵医嘱继续应用抗血栓的药物。定期复查双下肢静脉彩超。

（曲珊珊）

第十三章

妇产科护理

第一节　妇产科一般护理常规

一、产科入院护理常规

（1）入院孕产妇需持医师签署的住院证，按规定办理入院手续。入院时根据孕产妇不同情况选择轮椅、平车或步行将其送入病房。病房护士主动迎接并将孕产妇送至病房。

（2）病区接到入院通知后，应备好床单位及物品，对急诊、危重孕产妇根据情况做好相应的抢救和接产准备，保证母婴安全。

（3）根据孕产妇病情确定责任护士，责任护士热情接待入院孕产妇，主动向孕产妇做自我介绍，认真核查新入院者的住院信息，做好入院介绍，包括病房环境、设施、主管医师、住院规则和探视陪伴、安全管理、膳食管理等规章制度。

（4）责任护士及时收集有关资料，做好健康评估。

（5）责任护士根据评估情况为孕产妇提供医学照顾，给予心理支持等，护理措施落实到位。针对孕产妇的特殊情况与医师及时沟通，并予以相应处理。

（6）遵照医嘱及时完成标本采集、各项检查，并协助医师为入院孕产妇实施及时、有效的治疗性措施。

（7）针对合并精神疾病、智力低下、活动能力受限等孕产妇入院，应做好防止跌倒等预防措施。入院后，向家属讲解注意事项，如告知病房床挡及呼叫铃装置的使用，防止意外的发生。

（8）临产产妇入院时，由接诊人员做好产程观察和母婴评估。紧急情况下，如胎头已拨露要做好就地接产准备，呼叫有助产资质的人员迅速到场；如评估尚可转送产房，必须由产科医护人员陪同，做好途中意外分娩的应急准备。

二、产科一般护理常规

（1）保持环境清洁、整齐、舒适、安静、安全的休养环境，做好消毒隔离工作，预防医院感染发生。

（2）入院后根据护理级别定时监测体温、呼吸、脉搏、血压。一般孕妇每天1～2次，如发生病情变化应随时监测；发热孕妇每天体温监测 6 次（每 4 h 一次），连测 3 d，体温正常并平稳后，按照护理级别监测。

（3）及时了解孕妇检验、检查结果，评估母婴健康状况。

（4）监测胎儿宫内情况，定时听诊胎心音或进行胎心率监测。

（5）指导孕妇饮食、体位、活动及自我监测胎动的方法。

（6）根据孕妇子宫收缩及临床表现，正确识别先兆临产和临产。

（7）按分级护理要求加强巡视，严密观察病情变化，发现异常及时通知医师处理并及时、客观地记录。

（8）介绍分娩及母乳喂养相关知识，如自然分娩和母乳喂养的益处、减轻分娩疼痛的措施以及产程中的配合方法等。

（9）告知孕妇出现阴道排液、大量出血以及阴道不明脱出物时，及时通知医务人员。

（10）对已临产准备转产房的孕妇，与助产士做好产前情况的交接。

三、妇科入院护理常规

（1）入院患者需持医师签署的住院证，按规定办理入院手续。入院时根据患者不同情况选择轮椅、平车或步行将其送入病房。病房护士主动迎接并将患者送至病房。

（2）病区接到入院通知后，应备好床单位及物品，对急诊、危重患者根据情况做好相应的抢救准备。

（3）根据患者病情确定责任护士，责任护士热情接待入院患者，主动向患者做自我介绍，认真检查新入院患者的住院信息，做好入院介绍，包括病房环境、设施、主管医师、住院规则和探视陪伴、安全管理、膳食管理等规章制度。

（4）责任护士及时收集有关资料，评估患者。

（5）保持环境清洁、整齐、舒适、安静、安全的治疗环境，做好消毒隔离工作，预防院内感染。

（6）根据患者的护理问题制定护理计划，提供医学照顾，给予心理支持，并对其实施整体护理措施及个性化的健康指导。

（7）根据医嘱及时完成标本采集、各项检查，并实施及时、有效的治疗措施。

（8）针对活动能力受限、精神病、智力低下患者做好相应高危评估，并落实跌倒/坠床、导管滑脱、压疮、意外伤害等预防措施。

（9）健康指导：根据病情对患者进行饮食、运动的相应指导。

四、妇科一般护理常规

（1）为患者提供洁净、安静且有助于保护隐私的诊疗环境。

（2）给予患者心理支持，解除其焦虑、恐惧情绪。

（3）患者住院期间按护理级别定时监测体温、呼吸、脉搏，一般 1～2 次/天，如发生病情变化应随时监测。高热患者体温每天监测 6 次（每 4 h 一次），连测 3 d，体温正常并平稳后，按照护理级别监测。合并高血压或血压异常患者应加强监测，至少每天 1 次。

（4）根据疾病种类、疾病发展阶段指导患者多休息，避免劳累；合理饮食、增加营养；保持舒适体位。对突发腹痛且病因不清者或拟行急症手术者先暂禁食。

（5）按分级护理要求加强巡视，严密观察病情变化，发现异常及时通知医师处理并及时、客观地记录。

（6）评估患者对诊疗方案的了解程度及执行能力，帮助患者接受诊疗措施，并观察治疗效果。

（7）对妇科急性腹痛及其他未明确诊断的患者，密切观察病情变化，如生命体征、腹痛、阴道流血等情况，随时做好手术及抢救的准备。阴道流血患者，禁止阴道灌洗及坐浴，指导患者保持会阴部清洁；异位妊娠、肿物扭转等急症手术患者术前准备不宜给予灌肠，按医嘱执行导泻剂等肠道准备。

（8）对未婚或否认有性生活史的患者，要避免常规经阴道的检查和治疗措施，以免对处女膜造成损伤。

（9）协助患者完成化验及检查，了解各项异常报告结果。

（10）对合并贫血、内科疾病的患者加强并发症的观察和护理。

（11）做好患者住院各阶段的健康宣教及评估。

五、妇科手术护理常规

手术治疗在妇科疾病的治疗中占有相当重要的地位，尤其是妇科肿瘤患者的主要治疗手段之一。妇科患者常见的手术方式有传统的经腹手术、会阴部（含经阴道）手术，以及妇科内镜手术。手术既是治疗的过程，也是创伤的过程。要保证手术的顺利进行、患者术后如期康复，则需要充分的术前准备和精心的术后护理，以保证最佳身心状态经历手术全过程。

（一）经腹手术适应证

（1）子宫本身及其附件有病变。

（2）性质不明的下腹部肿块。

（3）诊断不清的急腹症。

（二）术前护理

1.心理支持

确定手术治疗后，患者往往会对手术安全、手术疼痛心存恐惧，部分患者还会因手术影响生育及其他女性功能而产生失落感，甚至引发生理异常，护士要帮助患者调整情绪，以积极心态面对手术治疗，顺利度过围术期。

2.护理评估

评估患者病情、配合程度、自理能力。评估患者生命体征、饮食、睡眠、既往病史、是否在月经期等情况。对合并贫血、内科疾病的患者评估其并发症诊疗情况。

3.术前准备

（1）皮肤准备：皮肤准备区域为上自剑突下，下至两大腿上1/3处及外阴部，两侧至腋中线，包括脐部。

（2）阴道准备：术前3 d禁止性生活。若手术涉及阴道、子宫的患者，术前要进行手术阴道清洁。常用方法：术前1～3 d开始行碘伏等消毒液擦洗阴道或阴道灌洗（消毒液浓度根据产品说明书），1次/天；阴道流血患者，术前阴道准备禁止阴道灌洗及坐浴。行全子宫切除患者手术前常规会阴冲洗后，进行宫颈口消毒，擦干后用1%甲紫或亚甲蓝溶液涂宫颈及阴道穹隆，作为切除子宫的标志，并用大棉球拭干。

（3）消化道准备：消化道准备的目的是减少手术中因牵拉内脏引起恶心、呕吐反应，避免术中发生胃内容物反流、呕吐、误吸，也使术后肠道得以休息，促使肠功能恢复。

（4）休息与睡眠：护士要保证患者在术前得到充分的休息。术前1 d晚上可遵医嘱给予患者适量镇静剂，如地西泮等，同时为患者提供安静、舒适、有助于保证患者获得充分休息和睡眠的环境。

（5）其他准备：术前遵医嘱进行交叉配血试验，保证术中血源供给。进行药物敏感试验。全面查看各项辅助检查和实验室检查报告，及时发现异常。

（6）手术日护理：执行麻醉前护理常规。

4.健康指导

向患者介绍手术、麻醉名称、方式及简单过程，解释术前准备的内容、目的及配合方法。指导术后静脉输液、保留导管、生命体征监测、疼痛管理的意义。术前适应性训练。

（三）术后护理

1.手术交接

向麻醉医师详尽了解术中情况，包括麻醉、手术类型、手术范围、用药情况、有无特殊护理注意事项等。观察患者意识及肢体感觉恢复情况，测量入室生命体征，评估患者的呼吸频率、深度以及尿量、尿液性质等。检查皮肤、各种导管和管路、手术切口、阴道流血情况。

2.一般护理

（1）体位，手术当天根据麻醉和手术方式，确定手术体位。病情稳定患者，可于术后1 d协助采取半卧位，以利于腹部肌肉松弛，降低腹部切口张力，减轻疼痛；促进深呼吸，减少肺不张的情况；同时利于腹腔引流，减少渗出液对膈肌和脏器的刺激；对盆腔感染患者，可局限感染范围。

（2）生命体征测量，依据手术大小、病情，严密监测并记录生命体征。通常每15～30 min监测1次血压、脉搏、呼吸并记录直到平稳，然后按护理级别每30～60 min观察1次持续至术后24 h，待病情稳定者可改为每天4次测量并记录，直至正常后3 d。患者术后1～2 d体温稍有升高，但一般不超过38 ℃，若术后高热或生命体征明显异常，要增加测量和记录次数。

（3）手术切口护理，观察手术切口有无渗血、渗液，发现异常及时通知医师，保持局部敷料清洁干燥。腹部采用腹带包扎，注意松紧适宜，必要时用1 kg沙袋压迫腹部切口6～8 h，可以减轻切口疼痛，防止出血。

（4）引流管护理，手术后常规保留尿管24～48 h，注意保持引流通畅。对留置腹腔、盆腔、阴道引流管的患者，术后注意妥善固定，做好各项导管标记，严密观察引流液的颜色、性质和量，一般性状多为淡血性或浆液性，其后引流量逐渐减少，常规术后保留2～3 d。若引流量多（引流量多是指超过100 mL/h或200 mL/24 h），性状接近血液，可能存在内出血的情况，应及时通知医师。

（5）阴道流血观察，对全子宫切除手术患者密切观察阴道流血及分泌物情况，以了解子宫断端愈合情况。

（6）静脉补液和药物治疗，根据手术范围大小、患者器官功能状态、疾病严重程度和病情变化，遵医嘱调节输液成分、量和输液速度，以补充水、电解质及营养物质，必要时遵医嘱输入全血或血浆等。

3.外阴护理

做好外阴清洁护理，注意保持外阴清洁干燥，勤换会阴垫。用含有效碘0.02％～0.05％碘伏擦洗外阴1～2次/天，指导患者排便后清洗外阴，预防上行性感染。

4.饮食护理

患者术后饮食根据麻醉类型和手术方式确定，一般术后禁食水6 h；然后可进清流质饮食

（奶类、豆浆因可加剧腹部胀气暂不推荐食用）；待肠道功能恢复、肛门排气后，开始由流质逐步过渡到半流质；患者排便后可进食营养丰富、易消化的普食。

5.疼痛护理

注意观察患者疼痛的时间、部位、性质和规律，并给予相应的处理和护理。将患者安置于舒适体位，指导患者在咳嗽、翻身时用手按扶切口部位，减少对切口的张力性刺激。鼓励患者表达疼痛的感受，遵医嘱给予患者口服镇静、止痛类药物，必要时肌内注射哌替啶、吗啡等可有效控制切口疼痛。

6.术后常见并发症

腹胀、尿潴留、下肢深静脉血栓形成及手术切口感染。

（李凤华）

第二节　妇产科常见心理问题与护理

心理社会因素在妇女一些常见疾病的发生发展中起着重要的作用。妇女群体的个性特征及其就业问题、事业发展、婚姻家庭生活等社会经济生活中的特殊事件，均可给妇女带来较大的压力，使妇女产生心理冲突、精神紧张及焦虑、抑郁、恐惧和愤怒等种种不良情绪，而成为致病因素。不良情绪的累积可以通过情绪反应为中介，作用于自主神经系统和下丘脑-垂体-卵巢轴，影响女性生殖系统功能状态，以致引起内分泌失调而致病。同时疾病又影响着女性的心理健康，特别是妇科疾病对女性的自我认同、性欲、自尊、体像等方面构成冲击，导致女性发生心理行为问题。此外，女性的特殊正常生理现象，如第二性征的发育、月经、妊娠和分娩等也为其带来了不适、紧张、焦虑、恐惧乃至抑郁等心理。

一、妇科疾病患者心理问题及心理指导

妇科患者与其他患者有所不同，全为女性患者，同时病史涉及生殖系统与性等方面，属于敏感话题。因此为医患的沟通造成一定难度。这就要求医护人员要善于观察，注意与患者情感和语言的交流，完整、全面地认识患者，掌握妇科门诊患者的心理问题，并施以最佳的护理手段，使其达到配合疾病治疗的效果。

妇科疾病患者由于不同年龄、个人经历、疾病状态及不同的自身心理适应机制而出现不同的心理问题。主要归结为以下几个方面。

(一)妇科疾病患者门诊就医心理

妇科疾病患者就医心理大致可分为以下几种。

1.紧张羞怯心理

多见于不孕症患者、人工流产者及性病患者。不孕患者由于不能正常生育，常常对妊娠期望迫切，但是由于人们往往认为生育能力代表性能力及中国传统思想的影响，致使许多患者隐藏疾病事实，逃避生育相关话题，就诊时带有羞愧心理，而来自家庭和社会的压力常使患者出现不同程度的紧张、焦虑或抑郁情绪。人工流产者，常因害怕受到周围认识之人的耻笑、指责而偷偷就医，同时又因害怕疼痛，担心出血、不孕等并发症而出现高度紧张、恐惧心理。性病患者在精神和

心理上充满了痛苦、恐惧和懊悔,希望有一个保密的诊治空间。她们害怕受到医务人员的歧视,担心家庭婚姻破裂,担心朋友、同事知道后受冷落,担心治愈困难和今后的生育问题。

2.急躁焦虑心理

许多患者过分关注疾病,自认为自身疾病情况复杂,急于知道检查诊断结果,同时又怀疑年轻医师的诊疗结果,往往会出现不耐心等待,不断询问就医诊号,围观医师诊疗等现象。

3.疑病忧郁心理

多见于一些中年或更年期的患者。这一时期是许多疾病的好发时期,此时期来自工作压力大,家庭负担重,易形成较大的心理压力。同时,内分泌系统功能下降,神经系统也受到了一定的影响,体力和心理稳态趋向紊乱。患者对医师的任何行为表现都比较敏感,常盲目猜疑,忧心忡忡,表现为食欲缺乏、失眠、固执、爱挑剔、易激惹等心理,严重者甚至会发生精神失常。

(二)妇科疾病患者心理问题

1.妇科恶性肿瘤

研究发现,负性生活事件如丧偶、近亲死亡、离婚等可使癌瘤的发生率显著升高。一般来讲,在确诊疾病后,因病情不同患者会表现出不同的心理特征。常见的妇科炎症患者不会有太大的心理负担,但会有轻度的担心或焦虑,并随着疾病的解除而缓解。但是有些特殊的妇科疾病对患者心理的影响重大,而且心理因素与疾病发生关系密切。

负性情绪,如焦虑抑郁等均是生活事件所致的应激状态。而国外有人对乳腺癌妇女和正常妇女做了对照研究发现,乳腺癌妇女在确诊乳腺癌前5年的抑郁程度显著高于对照组。肿瘤行为学家把内向、不善于人际交往、过于谨慎、忍让、追求完美、情绪不稳定而又不善于疏泄等负性个性特征概括为"C型行为",并认为其与癌症的发生有关。个体面对生活事件的应激反应与其所采取的应对方式和社会支持等因素有关,而应对方式与个性特征又密切相关。

在癌症的确诊过程中,大量的检查常使患者的心理处于极度的希望和失望之间变化。一旦确诊往往出现震惊、否认、恐惧、绝望等心理。在面对疾病并接受治疗后,患者往往因为化疗带来的不良反应或手术切除乳房、子宫等感受到自身完整性的破坏,对丧失女性躯体特征产生恐惧,对生活失去信心,自尊心严重受损。患者往往认为自己在生理上缺乏吸引力,生育能力丧失后认为自身人生价值也完全丧失,担心夫妻关系乃至家庭的破裂等。大量研究结果表明,患者的无助、沮丧、绝望、愤怒和压抑等感觉是产生心理问题的重要因素,由此而导致的严重抑郁和自杀现象增多。

2.其他

在妇科疾病中还有许多疾病的产生与心理因素有关。原发性痛经,若女性缺乏生理卫生知识,对月经感到焦虑、恐惧,就会增加女性痛经的易感性。经前期综合征,常因家庭不和睦、工作紧张或不顺心而激发,而且多数症状实际上是患者固有心理特征的表现,如焦虑、愤怒、紧张、情绪和行为不能自控、心理压抑、情绪低落、易伤感、对他人言行敏感等都与患者神经质、内向、适应能力不良等心理学特点有关。不孕症,WHO调查显示有20%的不孕查不出明确原因,并将这些不明原因的不孕确定为心理性不孕。而不孕夫妇(尤其是女性)因视不孕为自身缺陷,担心被讥讽轻视而缺乏社交自信,往往社会支持利用度低,更容易产生焦虑、抑郁等心理,而焦虑、抑郁等长期的不良情绪可以通过下丘脑-垂体-卵巢轴而影响到生育。慢性盆腔疼痛,研究发现慢性盆腔疼痛发生可能与焦虑、抑郁等情绪障碍、人格障碍及创伤性性经历有关,其中抑郁是最强的社会心理因素。

心理指导:①针对不同的病种给患者介绍相关疾病知识;②告知患者心理因素在疾病产生和发展过程中可能的影响,提高患者对心理问题的重视;③注意自身情绪调整,学习有效的心理应对技巧;④通过与患者家属等的沟通交流,增加患者心理支持系统的广度和力度;⑤患者如果心理问题突出,应及早进行心理咨询。

二、妊娠期妇女心理问题及心理指导

妊娠期女性心理活动与其生理、个性、情绪及社会因素有密切关系。大多数孕妇对自己身体及其胎儿的关注明显加强,情绪脆弱,易激惹。同时由于体内激素水平的变化,也会影响孕妇的情绪。随着妊娠的进展,孕妇在不同时期表现出不同的心理特征。确诊妊娠后,正常希望怀孕的女性一般都表现激动、兴奋,但随着早期妊娠反应的出现,抑郁和疲劳感变得常见,一些孕妇产生紧张情绪,食欲缺乏,情绪不稳定,易受暗示,感情需求增加。妊娠中期孕妇在身心两方面对妊娠已有较好的适应。妊娠症状减轻,食欲增加,对外界的兴趣恢复,自我感觉良好,同时由于对胎儿的存在有了具体的感觉和想象,孕妇会憧憬未来的生活。但是随着体型的改变及行动上的不便,孕妇的依赖心理会增加,情绪化明显,有些孕妇也会因体型的变化而感到苦恼。到妊娠晚期,孕妇既期待分娩的到来,又担心分娩的顺利与否,分娩疼痛等加重心理负担,此时多表现出焦虑状态。

孕期女性常见的心理问题:①孕期敏感。由于现阶段生育政策的影响,大多数家庭只能生育一胎或两胎,因而每个家庭特别是孕妇对下一代的出生给予过多的关注。同时由于对妊娠尚未适应,在孕早期常表现出异常敏感,不断感受到身体的微小变化,常觉得自己未受到家属的足够重视,常通过各种方式引起家属的注意。②孕期多疑。常发生于孕中期,主要表现在对胎儿的过分关注,自身稍有不适就怀疑影响到胎儿的成长,胎儿会不会畸形,对各种检查结果详细盘问等。③孕期依赖。孕期依赖的发生有一定的人格基础,多发生于个性或娇纵,或软弱,或意志力不强的女性。常因家属给予孕妇过度的关注,孕妇自我感觉或高高在上,或悲观,或难以应对等,而表现出对家属的过度依赖。④孕期焦虑。孕期的敏感多疑及思虑过多都可引起焦虑,多是由于担心胎儿健康、性别,分娩顺利与否,新生命诞生后对生活、工作的影响,胎儿发育造成孕妇躯体负荷的增加、形体改变、行动不便引发烦躁,家庭关系及其他人际关系未达到孕妇期望值等情况而致。多表现为心急,易怒,烦乱等。⑤孕期抑郁。体内激素的变化、既往抑郁史、夫妻关系紧张、既往受虐史等都可以引发妊娠抑郁。主要表现为不能集中注意力、极端易怒、失眠或嗜睡、有持续的疲劳感、食欲缺乏、无精打采、对事物的兴趣降低,容易哭泣等。

心理指导:①做好妊娠相关知识宣教。②调整情绪。情绪的调整需从产前开始着手,如保持乐观情绪、注意夫妻间的沟通交流、做好怀孕的心理准备等,在妊娠期注意结交对妊娠持积极态度、情绪乐观的朋友,注意提升夫妻间的"容忍度",有效释放烦恼,消除孕期不良情绪,引导孕妇学会自我调解方法及心理放松技巧。③定期的产前检查可以使孕妇及时了解胎儿生长状况,缓解孕妇担心、焦虑情绪。④妊娠期家属既要给予孕妇足够的关心、理解、体贴,又要注意不要使孕妇产生过度的优越感,滋长娇气任性。临近产期注意做好产时心理准备,给予积极的心理暗示、转移注意力等消除紧张情绪。

三、分娩期妇女心理问题及心理指导

分娩虽然是一个自然生理过程,但它对女性却是一个极大的应激事件,社会、文化、心理因素对分娩有重大的影响。特别是初产妇,临产时对产痛的恐惧、对胎儿各种情况的担心及产前的心理状态、情绪控制、流产史、对分娩的准备、家庭关系、家庭角色转变等均可影响分娩。

分娩期一般常见的心理问题:①强烈焦虑心理。分娩应激引起强烈情绪反应,使产妇自控力下降或丧失,疼痛加重,紧张-疼痛可引起宫缩乏力、产程延长、子宫血流减少,导致胎儿缺氧等,而且产科并发症的发生率也会提高。②缺乏自信,忧虑过度。分娩时家属不在身边,产生孤独感;担忧分娩出现异常情况,担心新生儿健康,担心自身生命安全,这种情况在有妊娠并发症的孕妇更多见。③盲目追求剖宫产。一些产妇及家属认为剖宫产可以免受分娩痛苦,同时可能保证婴儿安全等而盲目追求剖宫产。

心理指导:引导产妇分娩时精神放松,帮助产妇在产程中减轻痛苦,消除紧张情绪,产生自信心,有助于产妇发挥自己的最大力量完成分娩。具体措施:①导乐陪伴分娩。导乐陪伴分娩是指由一个有生育经验的妇女,在产前、产程中和产后给产妇以持续的生理、心理及情感上的支持,陪伴产妇整个分娩过程。随着人们对导乐分娩概念的创新,担任导乐的人员也从有生育经验的妇女扩展到助产士或丈夫。导乐陪伴分娩有助于减轻产妇的焦虑和疼痛感觉,减少药物使用率和手术实施率,缩短分娩时间,降低产后抑郁的发生率。②发挥丈夫的积极作用。丈夫在医务人员的指导下给予产妇的抚摸照顾可以缓解产妇紧张恐惧心理。③提倡非药物性分娩镇痛。分娩疼痛会使产妇恐惧,对分娩丧失信心,影响产程正常进行。分娩镇痛有利于增强产妇分娩信心,提高对疼痛的耐受力,不仅能支持产妇心理健康,还能提高分娩期母婴安全。给产妇介绍合理应用非药物性分娩镇痛方法,通过想象、自我暗示、分散注意力、家庭化分娩环境、播放音乐、按摩、深呼吸、热敷和温水浴、水中分娩、自由体位等非药物性镇痛方法,使产妇心情放松。④向无剖宫产指征的孕妇及时讲解自然分娩的优点,鼓励自然分娩。

四、产褥期妇女心理问题及心理指导

胎儿及胎盘的娩出后,各生殖器官逐步恢复,神经内分泌也逐渐正常。内分泌的剧烈变化、性激素的重新分配及需要完成母亲角色从期望到现实的转换都会引起女性心理上的巨大变化,此期容易出现负性心理。

产褥期一般常见的心理问题:①情感依赖。产后由于身体各方面尚处于恢复状态,同时要面对抚养孩子的责任,一时难以适应,往往会使女性产生无力感,进而产生情感依赖,希望家属特别是丈夫多给予关心照顾。②分离焦虑。多见于各种原因引起母婴分室的母亲。多因担心新生儿健康、分离使乳房缺乏吸吮刺激影响母乳喂养而引起。③母乳喂养的困扰。大多初产妇产后常遇到哺乳困难问题,容易对母乳喂养失去信心。④母亲角色适应不良。母亲角色适应情况可分为良好、强化、缺如和行为异常。强化、缺如和行为异常均为适应不良的情况。母亲角色行为强化的判定:产妇过分看重自己的母亲角色,过分担心婴儿的喂养、排泄、睡眠及清洁,不肯将新生儿的任何护理假手他人,甚至达到焦虑的程度。母亲角色缺如的判定:产妇没有进入母亲角色,没有清楚地意识到母亲的责任,不能掌握母乳喂养和新生儿护理的技巧,感觉新生儿为自己带来很大麻烦,对婴儿无亲切感,冷淡,不太关心新生儿。母亲角色行为异常的判定:产妇对婴儿厌恶、仇视,甚至有伤害新生儿的行为。⑤产后抑郁症。产后生理疲惫、家属因将注意力分散一部分到新生儿而对产妇支持力度下降、产程艰难、新生儿性别不理想、健康状况不好、母婴联结出现障碍等均可引起产后抑郁。

心理指导:①加强产妇对养育婴儿困难性的认识,提高产妇的吃苦精神,教育产妇正确对待

母亲的角色功能,勇于承担做母亲的责任。②重视产后心理保健。在常规健康教育中增加心理保健内容,讲解孕产期、产褥期、哺乳期产妇常见心理问题,进行心理咨询。产妇及家属应认识到产后心理特点,注意保护性言语和行为的实施。③增强产妇的支持系统,加强产妇之间的沟通交流。医务人员应注意早期识别心理异常,并进行积极干预。在遇到死胎或畸胎等情况时,应注意对产妇实施保护性隔离,适时告知,同时做好家属工作。④鼓励母婴同室和母乳喂养。母婴同室和母乳喂养可以减轻产妇对新生儿相关问题的思想顾虑,较快适应母婴同室的生活,尽早了解母乳喂养的常见问题,掌握母乳喂养的好处与技巧,消除紧张心理。⑤维持良好的生活状态。良好的精神状态对于保证乳汁正常分泌必不可少。同时应注意饮食调整,均衡营养结构,尽量建立与婴儿同步的休息规律。

五、妇产科患者心理护理对策

护士对患者进行的心理护理应注意把握患者的基本心理状态,了解心理问题产生的原因,注意倾听技术的应用,应该发挥自己的优势引导患者走出心理误区。具体措施如下。

(1)医患关系可以直接影响患者的心理状态,同时良好的医患关系是心理护理实施的前提,因此患者从就诊到入院治疗的各个过程,护理人员都应注意建立并维护良好的护患关系。在工作中态度应该亲切、热情,在任何操作中注意语气、语调、动作,注意在各项护理操作中表现出对患者的同情与关心。

(2)疾病相关知识宣教。对于疾病相关知识的了解可以减轻患者对未知情况的不确定感,减轻患者的疑虑、焦虑。宣教过程中注意对正性治疗结果及各项操作可能带来的不适的强调。

(3)注意观察患者的言行举止,明确患者当前最主要的心理问题,并进行相关心理指导。在与患者接触中注意运用积极正向暗示或鼓励性言语。

(4)介绍缓解心理压力的方法。①积极正向的思维或自我暗示:心理暗示,从心理学角度讲,就是个人通过语言、形象、想象等方式,对自身施加影响的心理过程。要战胜消极观念,发现并强化自身现有的积极想法或优越条件,进行积极自我暗示。②情境转移:注意力转移法就是把注意力从引起不良情绪反应的刺激情境转移到其他事物上去或从事其他活动的自我调节方法。当过分担心疾病或生育等问题时,可以通过听音乐、散步、旅游、按摩、做一些力所能及的工作等,让自己的身体和思维都忙碌起来,减少空闲时间胡思乱想。这种方法,一方面中止了不良刺激源的作用,防止不良情绪的泛化、蔓延;另一方面,通过参与新的活动特别是自己感兴趣的活动而达到增进积极的情绪体验的目的。③学习获取家庭及社会的支持,增强自身支持系统:护士注意对包括丈夫等家庭成员进行有关心理卫生宣教,增加他们对孕妇或患者的支持力度。另外,患者或孕妇通过与病友沟通交流,可以结交新的朋友,由于同为疾病所困相互间容易建立相互支持。④适当宣泄:可以选择适合自己的宣泄方式,如写日记、与朋友倾诉、在旷野中大喊、撕纸法宣泄(将自己不愉快的经历详细地写到纸上,然后将纸烧掉或撕碎)等。孕妇注意与丈夫的及时沟通交流。⑤自我安慰:当心情不好时,可以找出一种合乎内心需要的理由来说明或辩解。如为失败找一个冠冕堂皇的理由,用以安慰自己,或寻找的理由强调自己所有的东西都是好的,以此冲淡内心的不安与痛苦。⑥冥想:利用恰当的想象为自己创造一个轻松的视觉画面。⑦禅修:此处禅修主要解释为"活在当下",既不活在对过去的悔恨中,也不活在对未来的担忧中。睡觉、吃饭都想着你正在做的事情。

(5)心理放松训练:放松训练是按一定的练习程序,学习有意识地控制或调节自身的心理生理活动,从而达到肌肉和精神放松目的的一类行为治疗方法。目前广泛用于治疗焦虑症、恐惧症、紧张性头痛、入睡困难、高血压和转变 A 型行为模式等。

放松技术是比较简单易行的。在多数情况下,最简单的放松疗法也能取得很好的疗效。放松训练的远期疗效依赖于坚持定期练习,这就好像多数药物治疗的疗效依赖于坚持服药一样。放松训练的种类很多,其中主要包括渐进性放松、自生训练、瑜伽、超觉静默、放松反应、意向控制放松、生物反馈训练等。

(侯本河)

第三节 外阴炎与阴道炎

一、外阴炎

外阴炎是妇科常见病,是外阴部的皮肤与黏膜的炎症,可发生于任何年龄,以生育期及绝经后妇女多见。

(一)护理评估

1.健康史

(1)病因评估:外阴炎主要指外阴部的皮肤与黏膜的炎症,以大、小阴唇为多见。由于外阴与尿道、肛门、阴道邻近且暴露,同时,阴道分泌物、月经血、产后的恶露、尿液、粪便的刺激、糖尿病患者的糖尿的长期浸渍,均可引起外阴不同程度的炎症,此外,穿化纤内裤、紧身内裤、使用卫生巾使局部透气性差等,均可诱发外阴部的炎症。

(2)病史评估:评估有无外阴炎的因素存在,有无糖尿病、阴道炎病史。

2.身心状况

(1)症状:外阴瘙痒、疼痛、红、肿、灼热,性交及排尿时加重。

(2)体征:局部充血、肿胀、糜烂,常有抓痕,严重者形成溃疡或湿疹。慢性炎症者,外阴局部皮肤或黏膜增厚、粗糙、皲裂等。

(3)心理-社会状况:了解病程,了解患者对症状的反应,有无烦躁、不安等心理。

(二)护理诊断及合作性问题

(1)皮肤或黏膜完整性受损:与皮肤黏膜炎症有关。

(2)舒适改变:与外阴瘙痒、疼痛、分泌物增多有关。

(3)焦虑:与性交障碍、行动不便有关。

(三)护理目标

(1)患者皮肤与黏膜完整。

(2)患者病情缓解或好转,舒适感增加。

(3)患者情绪稳定,积极配合治疗与护理。

(四)护理措施

1.一般护理

炎症期间宜进食清淡且富含营养的食物,禁食辛辣、刺激性食物。

2.心理护理

患者常出现烦躁不安、焦虑紧张,应帮助患者树立信心,减轻心理负担,坚持治疗,讲究患者常出现烦躁不安、焦虑紧张,应帮助患者树立信心,减轻心理负担,坚持治疗,讲究卫生。

3.病情监护

积极寻找病因,消除刺激原。

4.治疗护理

(1)治疗原则:去除病因,积极治疗原发病,如阴道炎、尿瘘、粪瘘、糖尿病等。

(2)治疗配合:保持外阴清洁干燥,局部使用约 40 ℃的 1∶5 000 高锰酸钾溶液坐浴,每天 2 次,每次15～30 min,5～10 次为 1 个疗程。如有破溃,可涂抗生素软膏或紫草油,急性期可用物理治疗。

(五)健康指导

(1)卫生宣教,指导妇女穿棉质内裤,减少分泌物刺激,对公共场所,如游泳池、公共浴室等谨慎出入,注意经期、孕期、产期及流产后的生殖道清洁,防止感染。

(2)定期妇科检查,积极参与普查与普治。

(3)指导用药方法及注意事项。

(4)加强性道德教育,纠正不良性行为。

(六)护理评价

(1)患者诉说外阴瘙痒症状减轻,舒适感增加。

(2)患者焦虑缓解或消失,掌握了卫生保健常识,能养成良好卫生习惯。

二、前庭大腺炎

细菌侵入前庭大腺腺管内致腺管充血、水肿称为前庭大腺炎。

(一)护理评估

1.健康史

(1)病因评估:前庭大腺腺管开口位于小阴唇与处女膜之间,在性交、流产、分娩或其他情况污染外阴部时,病原体易侵入引起炎症,因此,以育龄妇女多见,主要病原体为葡萄球菌、链球菌、大肠埃希菌、淋病奈瑟菌及沙眼衣原体等。急性炎症发作时,细菌先侵犯腺管,腺管口因炎症肿胀阻塞,渗出物不能排出,积存而形成脓肿,称为前庭大腺脓肿(又称巴氏腺脓肿),多发于一侧。如急性炎症消退,腺管口粘连阻塞,分泌物不能外流,脓液转清,则形成前庭大腺囊肿,多为单侧,大小不等,可持续数年不增大。患者往往无自觉症状。

(2)病史评估:了解患者有无反复的外阴感染史及卫生习惯。

2.身心状况

(1)症状:初起时局部肿胀、疼痛、烧灼感,行走不便,可伴有大小便困难等。有时可出现发热等全身症状(表 13-1)。

(2)体征:外阴部皮肤红肿、压痛明显。当脓肿形成时,疼痛加剧,并可触及波动感,脓肿直径可达5～6 cm。

(3)心理-社会状况:了解病程,了解患者对症状的反应,有无烦躁、不安等心理,患者常有因害羞或怕痛而未及时诊治的心理障碍。

表 13-1 **前庭大腺炎临床类型及身体状况**

临床类型	身体状况
急性期	(1)大阴唇下 1/3 处疼痛、肿胀,严重时行走受限。检查局部可见皮肤红、肿、热、压痛。 (2)脓肿形成时,可触及波动感,脓肿直径可达 5～6 cm,可自行破溃。如破口大,引流通畅,脓液流出后炎症消退;如破口小,引流欠佳,炎症持续不退或反复发作。 (3)可出现全身不适、发热等全身症状
慢性期	慢性期囊肿形成,患者感到外阴部有坠胀感或性交不适。检查时局部可触及囊性肿物,大小不一,有时可反复急性发作

（二）辅助检查

取前庭大腺开口处分泌物做细菌培养,确定病原体。

（三）护理诊断及合作性问题

(1)皮肤完整性受损:与脓肿自行破溃或手术切开引流有关。

(2)疼痛:与局部炎症刺激有关。

（四）护理目标

(1)患者皮肤保持完整。

(2)疼痛缓解或好转。

（五）护理措施

1.一般护理

急性期患者应卧床休息,饮食易消化,富含营养。

2.心理护理

患者常常烦躁不安、焦虑紧张,应尊重患者,为患者保密,以解除其忧虑,使其积极治疗,帮助其建立治愈疾病的信心和生活的勇气。

3.病情监护

观察患者的生命体征,重点观察体温变化,观察伤口愈合情况。

4.治病护理

(1)治疗原则:急性期局部热敷或坐浴,抗生素消炎治疗;脓肿形成或囊肿较大时,切开引流或行囊肿造口术,保持腺体功能,防止复发。

(2)治疗配合:急性炎症发作时,取前庭大腺开口处分泌物做细菌培养,确定病原体。根据细菌培养结果和药物敏感试验选用抗生素口服或肌内注射。脓肿形成或囊肿较大时,切开引流或行囊肿造口术,并放置引流条。术后保持局部清洁,引流条每天更换一次,外阴用 1∶5 000 氯己定棉球擦拭,每天擦洗外阴2 次,也可用清热解毒中药热敷或坐浴,每天 2 次。

（六）健康指导

(1)向患者及家属讲解此病的病因及预防措施,指导患者注意外阴清洁卫生。

(2)告知患者及家属月经期、产褥期禁止性交;月经期应使用消毒卫生巾预防感染;术后注意事项及正确用药。告知患者相关卫生保健常识,养成良好卫生习惯。

（七）护理评价

(1)患者诉说外阴不适症状减轻,舒适感增加。

(2)患者接受医护人员指导,焦虑缓解或消失。

阴道炎是阴道黏膜及黏膜下结缔组织的炎症,是妇科常见病。正常健康妇女由于解剖结构、组织特点,阴道对病原体的侵入有自然防御功能。当各种因素导致自然防御功能降低,阴道内生态平衡遭到破坏时,病原体侵入导致阴道炎症。幼女及绝经后妇女由于雌激素缺乏,阴道上皮薄,阴道抵抗力低,比青春期及育龄期妇女更易受感染。

三、滴虫性阴道炎

滴虫性阴道炎是由阴道毛滴虫引起的最常见的阴道炎。阴道毛滴虫主要寄生于女性阴道,也可存在于尿道、尿道旁腺及膀胱。男性可存在于包皮皱襞、尿道及前列腺内。滴虫适宜生长在温度为 25 ℃～40 ℃,pH 为 5.2～6.6 的潮湿环境。月经前后,阴道内酸性减弱,接近中性,隐藏在腺体及阴道皱襞中的滴虫常得以繁殖,而发生滴虫性阴道炎。此病的传播途径有经性交的直接传播及经游泳池、浴盆、厕所、衣物、器械等途径的间接传播。

(一)护理评估

1.健康史

(1)病因评估:阴道毛滴虫呈梨形,体积为多核白细胞的 2～3 倍。滴虫顶端有 4 根鞭毛,体部有波动膜,后端尖并有轴柱凸出。活的滴虫透明无色,如水滴,鞭毛随波动膜的波动而活动(图 13-1)。阴道毛滴虫极易传播,pH 在 4.5 以下时便受到抑制甚至致死。pH 上升至 7.5 时,其繁殖可完全被抑制。在妊娠期和月经来潮前后,阴道 pH 升高,可使阴道毛滴虫的感染率和发病率升高。

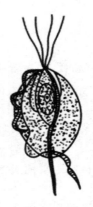

图 13-1　滴虫模式图

(2)病史评估:评估发作与月经周期的关系,既往阴道炎病史,个人卫生情况;分析感染经过;了解治疗经过。

2.身心状况

(1)症状:主要症状为白带呈稀薄泡沫状,量多及伴有外阴、阴道口瘙痒。如有其他细菌混合感染,白带可呈黄绿色、血性、脓性且有臭味。局部可有灼热、疼痛、性交痛。合并尿路感染,可有尿频、尿痛、血尿。阴道毛滴虫能吞噬精子,阻碍乳酸生成,影响精子在阴道内存活,可致不孕。

(2)体征:妇科检查时可见阴道黏膜充血,严重时有散在的出血点。有时可见阴道后穹隆处有液性或脓性泡沫状分泌物。

(3)心理-社会状况:患者常因炎症反复发作而烦恼,出现无助感。

（二）辅助检查

（1）悬滴法：在玻片上加 1 滴温生理盐水，自阴道后穹隆处取少许分泌物混于生理盐水中，用低倍镜检查，如有滴虫，可见其活动。阳性率可达 80%～90%。取分泌物检查前 24～48 h，避免性交、阴道灌洗及阴道上药。

（2）培养法：适于症状典型而悬滴法未见滴虫者，可用培养基培养，其准确率可达 98%。

（三）护理诊断及合作性问题

（1）知识缺乏：缺乏对疾病传染途径的认识及缺乏阴道炎治疗的知识。

（2）舒适改变：与外阴瘙痒、分泌物增多有关。

（3）组织完整性受损：与分泌物增多、外阴瘙痒、搔抓有关。

（四）护理目标

（1）患者能说出疾病传染的途径、阴道炎的治疗与日常防护知识。

（2）患者分泌物减少，舒适度提高。保持组织完整性，无破损。

（五）护理措施

1.一般护理

注意个人卫生，保持外阴部清洁、干燥，避免搔抓外阴导致皮肤破损。

2.心理护理

解除患者因疾病带来的烦恼，减轻其对确诊后的心理压力，增强治疗疾病的信心。告知患者夫妇滴虫性阴道炎的传播途径、临床表现、治疗方法和注意事项，减轻他们的焦虑心理，同时鼓励他们积极配合治疗。

3.病情观察

观察患者的外阴瘙痒症状、阴道分泌物的量及颜色等。

4.治疗护理

（1）治疗原则：杀灭阴道毛滴虫，保持阴道的自净作用，防止复发，夫妻双方要同时治疗，切断直接传染途径。

（2）治疗配合：①局部治疗：增强阴道酸性环境，用 1% 乳酸溶液、0.5% 醋酸溶液或 1∶5 000 高锰酸钾溶液冲洗阴道后，每晚睡前用甲硝唑 200 mg，置于阴道后穹隆，每天一次，10 d 为 1 个疗程。②全身治疗：甲硝唑（灭滴灵）200～400 mg/次，每天 3 次口服，10 d 为 1 个疗程。③指导患者正确用药，按疗程坚持用药，注意冲洗液的浓度、温度。④观察用药后反应：甲硝唑口服后偶见胃肠道反应，如食欲缺乏、恶心、呕吐及白细胞减少、皮疹等，一旦发现，应报告医师并停药。妊娠期、哺乳期妇女应慎用，因为药能通过胎盘进入胎儿体内，并可由乳汁排泄。

（六）健康指导

（1）做好卫生宣教，积极开展普查普治，消灭传染源，严格禁止滴虫阴道炎或带虫者进入游泳池。医疗单位做好消毒隔离，防止交叉感染。治疗期间勤换内裤，内裤、坐浴及洗涤用物应煮沸消毒 5～10 min 以消灭病原体，禁止性生活，避免交叉或重复感染的机会。哺乳期妇女在用药期间或用药后 24 h 内不宜哺乳。经期暂停坐浴、阴道冲洗及阴道用药。

（2）夫妻应双双检查，男方若查出毛滴虫，夫妻应同治，有助于提高疗效，治疗期间应禁止性生活。

（3）治愈标准：治疗后应在每次月经干净后复查 1 次，连续 3 次均为阴性，方为治愈。

（七）护理评价

（1）患者自诉外阴不适症状减轻，舒适感增加，悬滴法试验连续 3 个周期复查为阴性。

（2）患者正确复述预防及治疗此疾病的相关知识。

四、外阴阴道假丝酵母菌病

外阴阴道假丝酵母菌病（vulvovaginal candidiasis，VVC）也称外阴阴道念珠菌病，是一种常见的外阴、阴道炎，有 80％～90％的病原体为白假丝酵母菌，其发病率仅次于滴虫阴道炎。白假丝酵母菌是真菌，不耐热，加热至 60 ℃，持续 1 h，即可死亡；但对干燥、日光、紫外线及化学制剂的抵抗力较强。

（一）护理评估

1.健康史

（1）病因评估：念珠菌为条件致病菌，可存在口腔、肠道和阴道而不引起症状。当阴道内糖原增多、酸度增加、局部细胞免疫力下降时，念珠菌可繁殖并引起炎症，故外阴阴道假丝酵母菌病多见于孕妇、糖尿病患者及接受大量雌激素治疗者。此外，长期应用抗生素、服用类固醇皮质激素或免疫缺陷综合征等，可以改变阴道内微生物之间的相互制约关系，易发此症；紧身化纤内裤、肥胖可使会阴局部的温度及湿度增加，也易使念珠菌得以繁殖而引起感染。

（2）传播途径评估：①内源性感染为主要感染，假丝酵母菌除寄生阴道外，还可寄生于人的口腔、肠道，这些部位的假丝酵母菌可互相传染；②通过性交直接传染；③通过接触感染的衣物等间接传染。

（3）病史评估：了解有无糖尿病及长期使用抗生素、雌激素、类固醇皮质激素病史，了解个人卫生习惯及有无不洁性生活史。

2.身心状况

（1）症状：外阴、阴道奇痒，坐卧不安，痛苦异常，可伴有尿痛、尿频、性交痛。阴道分泌物为干酪样或豆渣样。

（2）体征：妇科检查见小阴唇内侧、阴道黏膜红肿并附着白色块状薄膜，容易剥离，下面为糜烂及溃疡。

（3）心理-社会状况：患者常因外阴瘙痒痛苦不堪，由于影响休息与睡眠，产生忧虑与烦躁，评估患者心理障碍及影响疾病治疗的原因。

3.辅助检查

（1）悬滴法：在玻片上加 1 滴温生理盐水，自阴道后穹隆处取少许分泌物混于生理盐水中，用低倍镜检查，若找到白假丝酵母菌的芽孢和假菌丝即可确诊。

（2）培养法：适于症状典型而悬滴法未见白假丝酵母菌者，可用培养基培养。

（二）护理诊断及合作性问题

1.焦虑

与易复发，影响休息与睡眠有关。

2.组织完整性受损

与分泌物增多、外阴瘙痒、搔抓有关。

（三）护理目标

（1）患者情绪稳定，积极配合治疗与护理。

(2)患者病情改善,舒适度提高。

(3)保持组织完整性,组织无破损。

（四）护理措施

1.一般护理

注意个人卫生,保持外阴部清洁、干燥,避免搔抓外阴以免皮肤破损。

2.心理护理

向患者讲解外阴阴道假丝酵母菌病的病因、治疗方法和注意事项等,消除患者的顾虑和焦虑心理,使其积极配合治疗。

3.病情观察

观察患者的外阴瘙痒症状、阴道分泌物的量及颜色等。

4.治疗护理

(1)治疗原则:消除诱因,改变阴道酸碱度,根据患者情况选择局部或全身应用抗真菌药杀灭致病菌。

(2)用药护理:①局部治疗:用 2%～4% 的碳酸氢钠溶液冲洗阴道或坐浴,再选用制霉菌素栓剂、克霉唑栓剂、咪康唑栓剂等置于阴道内,一般 7～10 d 为 1 个疗程。②全身用药:若局部用药效果较差或病情顽固者,可选用伊曲康唑、氟康唑、酮康唑等口服。③用药注意:孕妇要积极治疗,否则阴道分娩时新生儿易感染发生鹅口疮。妊娠期坚持局部治疗,禁用口服唑类药物。勤换内裤,内裤、坐浴及洗涤用物应煮沸消毒 5～10 min 以消灭病原体,避免交叉和重复感染的机会。④用药护理:嘱阴道灌洗或坐浴应注意药液浓度和治疗时间,灌洗药物要充分溶化,温度一般为 40 ℃,切忌过烫,以免烫伤皮肤。

（五）健康指导

(1)做好卫生宣教,养成良好的卫生习惯,每天洗外阴、换内裤。切忌搔抓。

(2)约 15% 的男性与女性患者接触后患有龟头炎,对有症状男性也应进行检查与治疗。

(3)鼓励患者坚持用药,不随意中断疗程。

(4)嘱积极治疗糖尿病等疾病,正确使用抗生素、雌激素,以免诱发外阴阴道假丝酵母菌病。

（六）护理评价

(1)患者分泌物减少,性状转为正常,舒适感增加。

(2)患者正确复述预防及治疗此疾病的相关知识,做到积极配合并坚持治疗。

五、萎缩性阴道炎

萎缩性阴道炎属非特异性阴道炎,常见于绝经后及卵巢切除后或盆腔放疗者。绝经后的萎缩性阴道炎又称老年性阴道炎。

（一）护理评估

1.健康史

(1)病因评估:①妇女绝经后;②手术切除卵巢;③产后闭经;④药物假绝经治疗;⑤盆腔放疗后等。由于雌激素水平降低,阴道上皮萎缩变薄,上皮细胞内糖原减少,阴道内 pH 增高,阴道自净作用减弱,局部抵抗力降低,致病菌入侵后易繁殖引起炎症。

(2)病史评估:了解有无糖尿病及长期使用抗生素、雌激素、类固醇皮质激素病史;了解个人卫生习惯及有无不洁性生活史;了解有无进行盆腔放疗等。

2.身心状况

(1)症状:白带增多,多为黄水状,严重感染时可呈脓性,有臭味。黏膜有浅表溃疡时,分泌物可为血性,有的患者可有点滴出血,可伴有外阴瘙痒、灼热、尿频、尿痛、尿失禁等症状。

(2)体征:妇科检查可见阴道皱襞消失,上皮菲薄,黏膜出血,表面可有小出血点或片状出血点;严重时可形成浅表溃疡,阴道弹性消失、狭窄,慢性炎症、溃疡还可引起阴道粘连,导致阴道闭锁。

(3)心理-社会状况:老年人常因思想比较保守,不愿就医而出现无助感。其他患者常因知识缺乏而病急乱投医,因此,应注意评估影响患者不愿就医的因素及家庭支持系统。

3.辅助检查

取分泌物检查,悬滴法排除滴虫性阴道炎和外阴阴道假丝酵母菌病;有血性分泌物时,常需做宫颈刮片或分段诊刮排除宫颈癌和子宫内膜癌。

(二)护理诊断及合作性问题

(1)舒适改变:与外阴瘙痒、疼痛、分泌物增多有关。

(2)知识缺乏:与缺乏绝经后妇女预防保健知识有关。

(3)有感染的危险:与局部分泌物增多、破溃有关。

(三)护理目标

(1)患者分泌物减少,性状转为正常,舒适感增加。

(2)患者正确复述预防及治疗此疾病的相关知识,做到积极配合并坚持治疗。

(3)患者无感染发生或感染被及时发现和控制,体温、血白细胞正常。

(四)护理措施

1.一般护理

嘱患者保持外阴清洁,勤换内裤。穿棉织内裤,减少刺激等。

2.心理护理

使患者了解老年性阴道炎的病因和治疗方法,减轻其焦虑;对卵巢切除、放疗者给予心理安慰与相关医学知识解释,增强其治疗疾病的信心;解释雌激素替代疗法可缓解症状,帮助其建立治愈疾病的信心。

3.病情观察

观察白带性状、量、气味,有无外阴瘙痒、灼热及膀胱刺激症状等。

4.治疗护理

(1)治疗原则:增强阴道黏膜的抵抗力,抑制细菌生长繁殖。

(2)治疗配合。①增加阴道酸度:用0.5%醋酸或1%乳酸溶液冲洗阴道,每天1次。阴道冲洗后,将甲硝唑200 mg或氧氟沙星200 mg,放入阴道深部,每天1次,7～10 d为1个疗程。②增加阴道抵抗力:针对病因给予雌激素制剂,可局部用药,也可全身用药。将己烯雌酚0.125～0.25 mg,每晚放入阴道深部,7 d为1个疗程。③全身用药:可口服尼尔雌醇,首次4 mg,以后每2～4周1次,每晚2 mg,维持2～3个月。

(五)健康指导

(1)对围绝经期、老年妇女进行健康教育,使其掌握预防老年性阴道炎的措施及技巧。

(2)指导患者及其家属阴道灌洗、上药的方法和注意事项。用药前洗净双手及会阴,减少感染的机会。自己用药有困难者,指导其家属协助用药或由医务人员帮助使用。

（3）告知使用雌激素治疗可出现的症状,嘱乳癌或子宫内膜癌患者慎用雌激素制剂。

（六）护理评价

（1）患者分泌物减少,性状转为正常,舒适感增加。

（2）患者正确复述预防及治疗此疾病的相关知识,做到积极配合并坚持治疗。

（侯本河）

第四节 子宫颈炎

子宫颈炎是指子宫颈发生的急性/慢性炎症。子宫颈炎是妇科常见疾病之一,包括宫颈阴道部炎症及宫颈管黏膜炎症。临床上分为急性子宫颈炎和慢性子宫颈炎。临床多见的子宫颈炎是急性子宫颈管黏膜炎,若急性子宫颈炎未经及时诊治或病原体持续存在,可导致慢性子宫颈炎症。

由于宫颈管黏膜上皮为单层柱状上皮,抗感染能力较差,当遇到多种病原体侵袭、物理化学因素刺激、机械性子宫颈损伤、子宫颈异物等,引起子宫颈局部充血、水肿,上皮变性、坏死,黏膜、黏膜下组织、腺体周围大量中性粒细胞浸润,或子宫颈间质内有大量淋巴细胞、浆细胞等慢性炎细胞浸润,可伴有子宫颈腺上皮及间质增生和鳞状上皮化生。因子宫颈阴道部鳞状上皮与阴道鳞状上皮相延续,亦可由阴道炎症引起宫颈阴道部炎症。

病原体种类。①性传播疾病的病原体:主要是淋病奈瑟菌及沙眼衣原体。②内源性病原体:与细菌性阴道病病原体、生殖道支原体感染有关。

一、护理评估

（一）健康史

1.一般资料

年龄、月经史、婚育史,是否处在妊娠期。

2.既往疾病史

详细了解有无阴道炎、性传播疾病及子宫颈炎症的病史,包括发病时间、病程经过、治疗方法及效果。

3.既往手术史

详细询问分娩手术史,了解阴道分娩时有无宫颈裂伤;是否做过妇科阴道手术操作及有无宫颈损伤、感染史。

4.个人生活史

了解个人卫生习惯,分析可能的感染途径。

（二）生理状况

1.症状

（1）急性子宫颈炎:阴道分泌物增多,呈黏液脓性,阴道分泌物的刺激可引起外阴瘙痒及灼热感;可出现月经间期出血、性交后出血等症状;常伴有尿道症状,如尿急、尿频、尿痛。

（2）慢性子宫颈炎:患者多无症状,少数患者可有阴道分泌物增多,呈淡黄色或脓性,偶有接触性出血、月经间期出血,偶有分泌物刺激引起外阴瘙痒或不适。

2.体征

(1)急性子宫颈炎:检查见脓性或黏液性分泌物从子宫颈管流出;用棉拭子擦拭子宫颈管时,容易诱发子宫颈管内出血。

(2)慢性子宫颈炎:检查可见宫颈呈糜烂样改变,或有黄色分泌物覆盖子宫颈口或从宫颈管流出,也可见子宫颈息肉或子宫颈肥大。

3.辅助检查

(1)实验室检查:分泌物涂片做革兰染色,中性粒细胞＞30/高倍视野;阴道分泌物湿片检查白细胞＞10/高倍视野;做淋菌奈瑟菌及沙眼衣原体检测,以明确病原体。

(2)宫腔镜检查:镜下可见血管充血,宫颈黏膜及黏膜下组织、腺体周围大量中性粒细胞浸润,腺腔内可见脓性分泌物。

(3)宫颈细胞学检查:宫颈刮片、宫颈管吸片,与宫颈上皮瘤样病变或早期宫颈癌相鉴别。

(4)阴道镜及活组织检查:必要时进行,以明确诊断。

(三)高危因素

(1)性传播疾病,年龄＜25岁,多位性伴侣或新性伴侣且为无保护性交。

(2)细菌性阴道病。

(3)分娩、流产或手术致子宫颈损伤。

(4)卫生不良或雌激素缺乏,局部抗感染能力差。

(四)心理-社会因素

1.对健康问题的感受

是否存在因无明显症状,而不重视或延误治疗。

2.对疾病的反应

是否因病变在宫颈,又涉及生殖器官与性,而不愿及时就诊;或因阴道分泌物增多引起不适;或治疗效果不明显而烦躁不安;或遇有白带带血或接触性出血时,担心疾病的严重程度,疑有癌变而恐惧、焦虑。

3.家庭、社会及经济状况

家人对患者是否关心;家庭经济状况及是否有医疗保险。

二、护理诊断

(一)皮肤完整性受损

其与宫颈上皮糜烂及炎性刺激有关。

(二)舒适的改变

其与白带增多有关。

(三)焦虑

其与害怕宫颈癌有关。

三、护理措施

(一)症状护理

1.阴道分泌物增多

观察阴道分泌物颜色、性状、气味及量,选择合适的药液进行阴道冲洗。在不清楚种类时,不可滥用冲洗液,指导患者勤换会阴垫及内裤,保持外阴清洁干燥。

2.外阴瘙痒与灼痛

嘱患者尽量避免搔抓,防止外阴部皮肤破损,减少活动,避免摩擦外阴。

(二)用药护理

药物治疗主要用于急性子宫颈炎。

1.遵医嘱用药

(1)经验性抗生素治疗:在未获得病原体检测结果前,采用针对衣原体的经验性抗生素治疗,阿奇霉素 1 g,单次顿服,或多西环素 100 mg,每天 2 次,连服 7 d。

(2)针对病原体的抗生素治疗:临床上除选用抗淋病奈瑟菌的药物外,同时应用抗衣原体感染的药物。对于单纯急性淋病奈瑟菌性子宫颈炎,常用药物有头孢菌素,如头孢曲松钠 250 mg,单次肌内注射,或头孢克肟 400 mg,单次口服等;对沙眼衣原体所致子宫颈炎,治疗药物有四环素类,如多西环素 100 mg,每天 2 次,连服 7 d。

2.用药观察

注意观察药物的不良反应,若出现不良反应,立即停药并通知医师。

3.用药注意事项

注意药物的半衰期及有效作用时间;注意药物的配伍禁忌;抗生素应现配现用。

4.用药指导

若病原体为沙眼衣原体及淋病奈瑟菌,应对性伴侣进行相应的检查和治疗。

(三)物理治疗及手术治疗的护理

1.宫颈糜烂样改变

若为无症状的生理性柱状上皮异位,无须处理;对伴有分泌物增多、乳头状增生或接触性出血,可给予局部物理治疗,包括激光、冷冻、微波等,也可以给予中药作为物理治疗前后的辅助治疗。

2.慢性子宫颈黏膜炎

针对病因给予治疗,若病原体不清可试用物理治疗,方法同上。

3.子宫颈息肉

配合医师行息肉摘除术。

4.子宫颈肥大

一般无须治疗。

(四)心理护理

(1)加强疾病知识宣传,引导患者正确认识疾病,及时就诊,接受规范治疗。

(2)向患者解释疾病与健康的问题,鼓励患者表达自己的想法。对病程长、迁延不愈的患者,给予关心和耐心解说,告知疾病的过程及防治措施;对病理检查发现宫颈上皮有异常增生的病例,告知通过密切监测,坚持治疗,可阻断癌变途径,以缓解焦虑心理,增加治疗的信心。

(3)与家属沟通,让其多关心患者,支持患者,坚持治疗,促进康复。

四、健康指导

(一)讲解疾病知识

向患者讲解子宫颈炎的疾病知识,告知及时就诊和规范治疗的重要性。

(二)个人卫生指导

嘱患者保持外阴清洁,每天清洗外阴 2 次,养成良好的卫生习惯,尤其是经期、孕产期及产褥期卫生,避免感染发生。

(三)随访指导

告知患者,物理治疗后有分泌物增多,甚至有多量水样排液,在术后 1～2 周脱痂时可有少量出血,是创面愈合的过程,不必应诊;若出血量多于月经量,则需到医院就诊处理;在物理治疗后 2 个月内禁止性生活、盆浴和阴道冲洗;治疗后经过 2 个月经周期,于月经干净后 3～7 d 来院复查,评价治疗效果,效果欠佳者可进行第二次治疗。

(四)体检指导

坚持每 1～2 年做 1 次体检,及早发现异常,及早治疗。

五、注意事项

(1)治疗前,应常规做宫颈刮片行细胞学检查。

(2)在急性生殖器炎症期不做物理治疗。

(3)治疗时间应选在月经干净后 3～7 d 间进行。

(4)物理治疗后可出现阴道分泌物增多,甚至有大量水样排液,在术后 1～2 周脱痂时可有少许出血。

(5)应告知患者,创面完全愈合时间为 4～8 周,期间禁盆浴、性交和阴道冲洗。

(6)物理治疗有引起术后出血、宫颈管狭窄、感染的可能,应定期复查,观察创面愈合情况直到痊愈,同时检查有无宫颈管狭窄。

(李凤华)

第五节　女性生殖内分泌疾病

一、功能失调性子宫出血

(一)概述

功能失调性子宫出血,简称功血,是由于调节生殖的下丘脑-垂体-卵巢轴功能失调引起的异常子宫出血,全身及内外生殖器官无明显器质性病变存在。常表现为月经周期长短不一、经期延长、经量过多或不规则阴道流血。按发病机制可分无排卵性和排卵性功血,前者占 70%～80%,多见于青春期及绝经过渡期妇女。后者占 20%～30%,多见于育龄妇女。

(二)病因及临床分型

正常月经的发生是下丘脑-垂体-卵巢轴生理调节控制下的周期性的子宫内膜剥脱性出血。正常月经的周期、持续时间、月经量呈现明显的规律性和自限性。当机体受到内部和外部各种因素诸如精神紧张、情绪变化、环境气候改变、营养不良、贫血、代谢紊乱、甲状腺、肾上腺功能异常等疾病影响时,均可引起下丘脑-垂体-卵巢轴功能调节异常,从而导致月经失调。临床按照卵巢功能发生障碍的时期,可将其分为下列 2 种类型。

1.无排卵性功能失调性子宫出血

无排卵性功血好发于青春期和绝经过渡期,育龄期少见。青春期功血患者下丘脑-垂体-卵巢轴尚未成熟,未能建立稳定的周期性调控机制,尤其对雌激素的正反馈作用存在缺陷,FSH呈持续低水平,月经中期无LH高峰形成,虽有大量卵泡生长,但不能形成成熟卵泡而排卵。青春期少女正处于生理与心理的急剧变化期,情绪多变,感情脆弱,发育不健全的下丘脑-垂体-卵巢轴更易受到内外环境的多因素影响。在绝经过渡期,卵巢功能逐渐衰退,卵泡逐渐耗尽,剩余卵泡又对垂体促性腺激素的反应性降低,雌激素分泌量波动不能形成排卵前高峰,故不排卵。生育期妇女既可因某种内外环境刺激,如劳累、应激、流产、手术和疾病等引起短暂的无排卵,也可因肥胖、多囊卵巢综合征、高泌乳素血症等引起持续无排卵。各种原因引起的无排卵均可导致子宫内膜受单纯雌激素影响,达到或超过雌激素的内膜出血阈值,而无孕激素对抗,从而发生雌激素突破性出血。无排卵性功血也可因雌激素撤退出血引起,子宫内膜在单纯雌激素的刺激下持续增生,此时可因一批卵泡闭锁导致雌激素水平下降,内膜失去支持而剥脱出血。

无排卵性功血的子宫出血还与子宫内膜出血的自限性机制缺陷有关,如子宫内膜组织脆性增加、子宫内膜脱落不全、子宫血管结构与功能异常、凝血机制障碍等都可能导致功血。

2.排卵性功能失调性子宫出血

多发生于育龄期妇女,卵巢虽然有排卵功能,但黄体功能异常,可分为黄体功能不足和子宫内膜不规则脱落两种类型。黄体功能不足的原因在于神经内分泌调节功能紊乱,导致卵泡期FSH缺乏,卵泡发育缓慢,使雌激素分泌减少,从而对垂体及下丘脑正反馈不足;LH峰值不高,使黄体发育不全,孕激素分泌减少,使子宫内膜分泌反应不足。此外,生理性因素如初潮、分娩后及绝经过渡期,也可能因下丘脑-垂体-卵巢轴功能紊乱,导致黄体功能不足。子宫内膜不规则脱落者,在月经周期中,患者有排卵,黄体发育良好,但由于下丘脑-垂体-卵巢轴调节功能紊乱或黄体机制异常引起萎缩过程延长,导致子宫内膜不能如期完整脱落。

(三)临床表现

1.无排卵性功血

失去正常周期性和出血自限性,临床上主要表现为子宫不规则出血。出血间隔长短不一,短者几日,长者数月,常误诊为闭经。出血量多少不一,出血量少者只是点滴出血,多者大量出血,不能自止,导致贫血或休克。出血期间一般无腹痛或其他不适。

2.排卵性功血

黄体功能不足者表现为月经周期缩短,月经频繁。有时月经周期虽然在正常范围内,但是卵泡期延长,黄体期缩短,故不孕或早孕期流产发生率高。子宫内膜不规则脱落者,表现为月经周期正常,但经期延长,常达9～10 d,出血量多且淋漓不净。

(四)辅助检查

(1)诊断性刮宫:简称诊刮,其目的包括止血和明确子宫内膜病理诊断。对于生育期和绝经过渡期妇女、药物治疗无效或存在子宫内膜癌高危因素的异常子宫出血患者,应通过诊刮术排除恶性病变。对未婚患者,若激素治疗失败或疑有器质性病变,也应经患者或其家属知情同意后考虑诊刮。为确定排卵和黄体功能,应在经前期或月经来潮后6 h内刮宫,不规则流血或大量出血者可随时刮宫。刮宫要全面,特别注意双侧宫角部,注意宫腔大小、形态、宫壁是否光滑、刮出物性质和量。应将刮出物全部送病理学检查。

(2)超声检查:可了解子宫大小、形状,宫腔内有无赘生物,子宫内膜厚度等。

(3)宫腔镜检查:在宫腔镜直视下选择病变区进行活检,较盲取内膜的诊断价值高,尤其可排除早期宫腔病变如子宫内膜息肉、子宫黏膜下肌瘤、子宫内膜癌等。

(4)基础体温(BBT)测定:基础体温呈单相型,提示无排卵。

(5)激素测定:酌情检查 FSH、LH、E_2 及 P。为确定有无排卵,可测定血清黄体酮和尿孕二醇。疑高催乳素血症者查 PRL。

(6)妊娠试验:有性生活史者应行妊娠试验,以排除妊娠及妊娠相关疾病。

(7)宫颈细胞学检查:巴氏染色法或 TBS 报告系统,用于排除宫颈癌及其癌前病变。

(8)宫颈黏液结晶检查:经前检查出现羊齿植物叶状结晶提示无排卵。

(9)阴道脱落细胞涂片检查:一般表现为中、低度雌激素影响。

(10)血红细胞计数及血细胞比容:了解患者贫血情况。

(11)凝血功能测试:血小板计数,出、凝血时间,凝血酶原时间,活化部分凝血酶原时间等。

(五)护理评估

1.病史

详细了解病史,如患者年龄、月经史、婚育史、以往健康状况,有无慢性疾病(如血液病、代谢性疾病、肝病等),了解患者发病前有无精神紧张、情绪打击、过度劳累、环境改变、服用药物等引起月经失调的诱发因素,了解发病经过,如发病时间、目前流血情况、流血前有无停经史及诊治过程,服药史等。异常子宫出血的几种类型。①月经过多。患者的月经周期规律,但月经量过多(>80 mL)或经期延长(>7 d)。②月经频发。患者的月经周期规律,但短于 21 d。③不规则出血。患者的月经周期不规则,在两次月经周期的任何时间发生子宫出血。④月经频多。患者的月经周期不规则,血量过多。

2.身体评估

测量生命体征、身高、体质量,观察患者精神和营养状况、有无肥胖、贫血貌、出血点和其他病态。基础体温测定了解有无排卵;妇科检查了解盆腔无异常发现;血常规了解贫血的程度及有无合并感染;测体内雌激素、黄体酮或尿雌二醇、17α-羟孕酮及人绒毛膜促性腺激素等了解卵巢功能;宫颈黏液结晶及阴道脱落细胞涂片检查,以了解有无排卵及雌、孕激素水平。诊断性刮宫了解子宫内膜变化:于月经前 3～7 d 或月经来潮 6 h 内行诊刮术,无排卵型功血者,子宫内膜检查可见增生期变化或增生过长,无分泌期出现。对疑为黄体萎缩不全者,则应在月经的第 5 d 进行诊刮术,如内膜切片检查仍有分泌期反应的子宫内膜,则诊断成立。B 超了解子宫、附件是否正常。

3.心理社会评估

年轻患者常因害羞或其他顾虑而不及时就诊,中年患者则因工作较忙或无生育需求而漫不经心,病程拖延并发感染或治疗效果不佳,更产生恐惧和焦虑,影响身心健康和工作学习。由于患者对疾病不了解,担心疾病是否会影响到结婚、生育和性生活质量。围绝经期担心疾病的严重程度,怀疑肿瘤而焦虑恐惧。了解患者家属或配偶对疾病的看法。

(六)常见护理诊断/问题

(1)活动无耐力:与月经过多、经期延长造成贫血有关。

(2)焦虑:与缺乏相关知识及担心预后有关。

(3)有感染的危险:与出血多、持续不净及继发性贫血等有关。

(4)舒适改变:恶心,呕吐,与应用雌激素治疗有关。

（5）潜在并发症：贫血、感染等。

（七）护理措施

1.止血

对大量出血患者，根据医嘱立即使用性激素止血，治疗 6～8 h 间见效，24～48 h 间出血基本停止，若 96 h 以上仍不止血，需要排除其他器质性病变。

2.维持正常血容量

观察并记录患者的生命体征尤其是血压脉搏的变化。准确记录出入量。教患者准确估计流血量。对出血量多者，应督促其卧床休息，按医嘱做好配血、输血、止血措施，严密观察血压的变化，配合医师治疗方案维持患者正常血容量。

3.预防感染

严密观察与感染有关的体征，如体温、脉搏、宫体压痛等。按医嘱作白细胞计数及分类检查，以及时发现异常。如有感染征象，应及时与医师联系并选用抗生素治疗，同时做好会阴护理，保持局部清洁，防止上行性感染。

4.正确合理使用性激素

功血患者的治疗以性激素的应用为主，大剂量的口服雌激素常会引起恶心、呕吐，患者常不能坚持服药，护士要做好耐心、细致的解释工作，并帮助患者克服身体不适反应，坚持遵医嘱接受治疗。①按时按量服用激素，保持药物在血中的稳定浓度，不得随意停服或漏服。②应用性激素的止血剂量与当时流血量成正比，大量出血时所需要的激素剂量都超过正常生理量，这样就存在逐步减低药量的问题。药物减量必须按规定在流血停止后方能开始，每 3 天减量一次，每次减量不得超过原剂量的 1/3。③维持量服用时间，通常按停药后发生撤退出血的时间，与患者上一次行经时间相同考虑。④指导患者在治疗期间如出现不规则阴道流血，应及时就诊，调整药物的剂量。

5.补充营养

提供高蛋白、高能量、高维生素、含高矿物质铁钙饮食。经血多时应额外补充铁。注意向患者推荐含铁多的食物，如猪肝、豆角、蛋黄、胡萝卜、葡萄干等。同时，食物中注意粗纤维的搭配，以保证大便的通畅。护士可按患者的饮食习惯，制订适合个人的饮食计划，以保证患者获得足够的营养。

6.手术治疗护理

患者经内科治疗无效，或需要进一步诊断时，可能会进行刮宫术、子宫内膜切除术或子宫切除术。需要做好术前术后护理。

7.健康教育

了解患者对月经的看法，向患者解释正常月经发生的机制，不正常月经的表现。经期时间长的患者日常生活受到影响，担心洗澡、洗头运动等活动会对身体有影响。告诉患者个人卫生的重要性，洗澡和洗头对疾病没有影响。采用温水洗澡可以减轻下腹不适。患者可以游泳、锻炼身体、正常性生活。指导患者在月经期要经常更换卫生垫，预防感染。出血量多时需要准确测量出血量，根据卫生垫的大小、数量和浸湿程度估计出血量，若出血量多，或心悸、疲乏无力程度加重时需要及时报告医师。

二、多囊卵巢综合征

(一)概述

多囊卵巢综合征是以持续性无排卵、雄激素过多或胰岛素抵抗为特征的内分泌紊乱的综合征，是生育期妇女月经紊乱最常见的原因。多见于 30 岁以下的女性，育龄女性发病率为 5%～10%。患者常起病于青春期，雄激素水平增高，LH 增高，FSH 下降，激素水平不平衡，抑制卵巢排卵，使卵巢分泌雌激素、雄激素，不分泌孕激素，卵巢不排卵，导致多个囊肿形成。生育期以无排卵、不育和肥胖、多毛等典型临床表现为主，到中老年则出现因长期的代谢障碍导致的糖尿病、心血管疾病如高血压等，是涉及内分泌、代谢和遗传等许多因素的内分泌与代谢紊乱的疾病。近年研究表明，本综合征有家族史或基因倾向，与肥胖密切相关。

(二)病理生理改变

多囊卵巢综合征的发病机制非常复杂，目前认为是涉及内分泌、代谢和遗传等许多因素的内分泌与代谢紊乱的疾病。其主要的表现为高雄激素血症、胰岛素抵抗和高胰岛素血症、高 LH 水平伴有正常或低水平的 FSH、无周期性波动的雌激素水平等。升高的 LH 刺激卵巢卵泡膜细胞和间质细胞产生过量的雄激素，进一步升高雄激素的水平，从而形成"恶性循环"。FSH 的相对不足以及异常的激素微环境，使卵泡发育到一定程度即停滞，导致双侧卵巢囊性增大及子宫内膜增殖。双侧卵巢较正常大 2～5 倍，多为结节状且被膜增厚，坚韧，呈灰白色，可与附近组织粘连。切面见整个卵巢为一层增厚的致密结缔组织所包绕，其皮质中见多个直径为 12～15 mm 大小不等的囊肿，内含清亮液体，间质增生明显。镜下见卵巢白膜增厚与硬化，较正常厚 2～4 倍，是多囊卵巢综合征的特征性改变。卵巢深部可见闭锁的初级卵泡，但无卵泡排卵迹象，颗粒细胞相对少。因持续无排卵，子宫内膜长期受雌激素刺激，缺乏孕激素作用，镜下常可见内膜呈增生改变，如长期在雌激素刺激下，子宫内膜呈现增殖，甚至有可能导致癌变。

(三)临床表现

多囊卵巢综合征的临床表现主要以卵巢功能障碍为显著标志。多囊卵巢综合征常始于青春期。生育期以无排卵、不育和肥胖、多毛等典型临床表现为主，到中老年则出现因长期的代谢障碍导致的糖尿病、心血管疾病如高血压等。

1.月经失调

患者的初潮年龄多为正常，但常在初潮后即出现月经失调，主要表现为月经稀发、经量少或闭经，少数患者表现为月经过多或不规则出血。

2.不孕、流产

由于持续的无排卵状态导致不孕。即使有排卵的患者，由于异常的激素环境可影响卵子的质量、子宫内膜的容受性，影响怀孕，怀孕后影响胚胎的早期发育，易发生流产。

3.多毛、痤疮

在高雄激素的影响下，有 17%～18% 的患者表现为不同程度的多毛，以性毛（阴毛和腋毛）浓密为主，尤其是阴毛，分布呈男性型，甚至下延及肛周，上及腹股沟或腹中线。毛发也可分布于面部口周、乳周、下颌、大腿根部等处。极少数病例有男性化征象，如声音低沉、喉结突出。过多的雄激素转化为活性更强的双氢睾酮后，刺激皮脂腺分泌过盛，可出现痤疮。

4.超重、肥胖

有 40%～60% 的多囊卵巢综合征患者 BMI≥25。可能是长期的雌激素刺激，或其他内分泌、代谢紊乱和遗传因素,导致体质量增加,脂肪堆积于腹壁、腹腔内脏器官,容易导致代谢异常、心血管疾病等远期并发症。

5.后天性黑棘皮症

多囊卵巢综合征患者可出现局部皮肤或大或小的天鹅绒样、片状、角化过度、呈灰棕色的病变,常分布在颈后、腋下、外阴、腹股沟等皮肤皱褶处,称后天性黑棘皮症,与高雄激素和胰岛素抵抗及高胰岛素血症有关。

6.远期并发症

(1)肿瘤:持续的、无周期性的、相对偏高的雌激素水平和升高的 E_1 与 E_1/E_2 比值对子宫内膜的刺激,又无孕激素抵抗,使卵巢癌、子宫内膜癌和乳腺癌发病率增加。

(2)心血管疾病:血脂代谢紊乱,易引起动脉粥样硬化,导致冠心病、高血压等。

(3)糖尿病:胰岛素抵抗状态和高胰岛素血症、肥胖,易发展为隐性糖尿病或糖尿病。

(四)辅助检查

1.内分泌检查

(1)血清睾酮、双氢睾酮、雄烯二酮水平升高,性激素结合蛋白水平下降,部分患者表现为血清总雄激素水平不高,但血清游离睾酮升高。由肾上腺产生的脱氢表雄酮或硫酸脱氢表雄酮正常或轻度升高。

(2)FSH、LH 测定:血清 LH 水平升高,无周期性排卵前峰值出现。FSH 正常或偏低,约 60% 的患者 LH 升高,LH/FSH≥2,如 LH/FSH≥3 以上,更有助于诊断。约 95% 的患者 LH/FSH升高,在非肥胖的患者中更明显。以促性腺激素释放激素刺激后 LH 反应亢进,FSH 反应偏低。

(3)尿 17-酮类固醇皮质正常或轻度升高,升高时提示肾上腺功能亢进。

(4)雌二醇正常或稍升高,无周期性改变,无排卵前后升高现象,E_1/E_2 比值>1。

(5)高胰岛素血症:胰岛素水平升高,特别是肥胖患者,行葡萄糖耐量试验时,血胰岛素反应高亢。

2.超声检查

超声显像可见双卵巢增大,被膜回声增强,间质丰富。卵巢皮质内有各级未成熟卵泡形成的小的无回声区,多位于边缘,使卵巢声像呈轮辐状,小卵泡多者也可散在分布于卵巢内。无成熟卵泡可见,连续监测也未见主导卵泡发育及排卵迹象。由于缺乏周期性的雌激素的刺激,声像图显示子宫可略小于正常,子宫内膜增厚或回声异常。彩色超声多普勒可见多囊卵巢综合征患者卵巢基质血流明显增加。

3.孕激素试验

因多囊卵巢综合征月经稀发或闭经的患者有一定的雌激素水平,孕激素试验为阳性。

4.基础体温测定

表现为持续的单相型基础体温。基础体温测定也有助于对无排卵治疗效果的观察。

5.诊断性刮宫

于月经前数天或月经来潮 6 h 内刮出的子宫内膜呈增生或增殖改变,无分泌期变化。>35 岁患者应常规诊刮,可及早发现子宫内膜增生症、不典型增生甚至子宫内膜癌。

6.腹腔镜检查

镜下见卵巢呈灰白色,单侧或双侧卵巢增大,28%～40%卵巢呈正常大小。卵巢被膜增厚,表面光滑,有新生血管,被膜下显露多个卵泡,但无排卵缩痕,无成熟卵泡、血体或黄体。取卵巢组织送病理检查有助确诊。

7.代谢的变化

糖耐量试验异常、高密度脂蛋白水平降低,低密度脂蛋白水平升高。

(五)护理评估

1.病史

详细了解病史,如患者年龄、月经史、婚育史、以往健康状况,有无慢性疾病等。生育期患者重点了解患者月经是否正常,不孕和流产史,体质量的变化,身体男性化体征变化等。中老年患者重点询问患者有无生殖系统肿瘤和代谢障碍性疾病如糖尿病、高血脂、高血压等。

2.身体评估

测量生命体征,了解是否有高血压;测量身高、体质量,计算BMI,了解是否超重或肥胖;了解月经量变化;观察身体毛发分布,有无毛发增多及男性化改变;评估有无男性化征象如声音低沉、喉结突出;评估皮肤,有无痤疮,有无片状、角化过度,呈灰棕色的后天性黑棘皮症病变。了解患者内分泌激素水平,如血清睾酮、双氢睾酮、雄烯二酮、雌二醇、LH、FSH、胰岛素,尿17-酮类固醇皮质等,了解血脂水平。基础体温是否表现为持续的单相型。超声检查了解卵巢大小、血量状况,有无成熟卵泡及排卵迹象,子宫大小及子宫内膜变化。诊断性刮宫了解子宫内膜增生或增殖改变,有无分泌期变化。腹腔镜检查了解卵巢大小、被膜变化、有无新生血管等。

3.心理社会评估

了解患者对身体改变(如痤疮、肥胖、毛发分布改变、声音改变、喉结)的看法。患者可能对自身的改变不理解,有焦虑恐惧心理。了解患者的家庭结构,是否结婚、生育,对不孕妇女了解患者和配偶对生育的看法。了解疾病对家庭结构及性生活的影响。治疗时间长,效果不佳严重影响患者对疾病的信心。了解患者家庭及配偶对疾病的看法及对患者的支持程度。

(六)常见护理诊断/问题

(1)焦虑:与月经失调、不孕有关。

(2)自我形象紊乱:与超重、肥胖、多毛、痤疮等男性化特征出现有关。

(3)知识缺乏:缺乏多囊卵巢综合征疾病相关知识。

(七)护理措施

1.改善生活方式

针对超重和肥胖的患者,需要控制体质量。肥胖的发生与多囊卵巢综合征存在相互促进的作用,肥胖患者的胰岛素抵抗及高胰岛素血症促进多囊卵巢综合征的发展。有效控制体质量有利于降低胰岛素水平,改善胰岛素抵抗状态。

2.正确服用药物

治疗多囊卵巢综合征的药物对患者的内分泌激素水平有较大的影响。因此,在给患者服药时,需要仔细查对,注意药物剂量。患者的治疗是一个长期的过程,患者服药时间长,需要定期检测血液激素水平,观察治疗效果。给患者服用糖尿病药物时,需要定期监测血糖,防止低血糖的发生。

3.心理护理

多囊卵巢综合征常始于青春期,由于肥胖、月经紊乱、痤疮、多毛等给青春期患者带来巨大的心理压力。需要及时与患者沟通,对患者进行疾病知识的宣教,使患者了解到这些身体变化都是由疾病引起的,只要经过积极的治疗,就能改善。生育期的患者由于不孕也会导致巨大心理压力,了解患者及家属对不孕的看法,向患者及家属解释不孕的原因,坚持治疗的重要性,减轻患者的焦虑水平,增加其治疗的依从性。

4.观察远期并发症

患者由于长期偏高的雌激素水平导致卵巢癌、子宫内膜癌和乳腺癌发病率增加。因此需要交代患者定期进行妇科检查,及早发现,及早治疗。中老年多囊卵巢综合征患者由于长期的代谢障碍容易导致糖尿病、心血管疾病如高血压等。因此,针对中老年患者需要严格控制体质量、血压、血糖、血脂等水平,定期检测血糖、血压、血脂、心功能等,及早发现这些并发症,及时治疗。

5.健康教育

多囊卵巢综合征始于青春期,治疗不及时,不坚持长期治疗对患者的健康影响大。因此,需要对患者进行疾病知识的宣教,是患者意识到坚持治疗的重要性。治疗药物对患者内分泌影响大,教育患者定期检测血液中激素和血糖、血脂等水平,及时调整服药剂量。教育患者改变生活方式,加强体育锻炼,控制体质量。针对中老年患者,做好心血管疾病及内分泌代谢疾病方面的知识教育。

(李凤华)

第六节 妊 娠 剧 吐

妊娠剧吐是指妊娠期恶心,频繁呕吐,不能进食,导致脱水,酸、碱平衡失调,以及水、电解质紊乱,甚至肝肾功能损害,严重可危及孕妇生命。其发生率为 $0.3\% \sim 1\%$。

一、病因

尚未明确,可能与下列因素有关。

(一)绒毛膜促性腺激素(HCG)水平增高

因早孕反应的出现和消失的时间与孕妇血清 HCG 值上升、下降的时间一致;另外多胎妊娠、葡萄胎患者 HCG 值,显著增高,发生妊娠剧吐的比率也增高;而终止妊娠后,呕吐消失。但症状的轻重与血 HCG 水平并不一定呈正相关。

(二)精神及社会因素

恐惧妊娠、精神紧张、情绪不稳、经济条件差的孕妇易患妊娠剧吐。

(三)幽门螺旋杆菌感染

近年研究发现妊娠剧吐的患者与同孕周无症状孕妇相比,血清抗幽门螺旋杆菌的 IgG 浓度升高。

(四)其他因素

维生素缺乏,尤其是维生素 B_6 缺乏可导致妊娠剧吐;变态反应;研究发现几种组织胺受体亚型与呕吐有关,临床上抗组胺治疗呕吐有效。

二、病理生理

(1)频繁呕吐导致失水、血容量不足、血液浓缩、细胞外液减少,钾、钠等离子丢失使电解质平衡失调。

（2）不能进食，热量摄入不足，发生负氮平衡，使血浆尿素氮及尿酸升高；由于机体动用脂肪组织供给热量，脂肪氧化不全，导致丙酮、乙酰乙酸及 β-羟丁酸聚集，产生代谢性酸中毒。

（3）由于脱水、缺氧血转氨酶值升高，严重时血胆红素升高。机体血液浓缩及血管通透性增加，另外，钠盐丢失，不仅尿量减少，尿中可出现蛋白及管型。肾脏继发性损害，肾小管有退行性变，部分细胞坏死，肾小管的正常排泌功能减退，终致血浆中非蛋白氮、肌酐、尿酸的浓度迅速增加。肾功能受损和酸中毒使细胞内钾离子较多地移到细胞外，出现高钾血症，严重时心脏停搏。

（4）病程长达数周者，可致严重营养缺乏，由于维生素 C 缺乏，血管脆性增加，可致视网膜出血。

三、临床表现

（一）恶心、呕吐

多见于年轻初孕妇，一般停经 6 周左右出现恶心、呕吐，逐渐加重直至频繁呕吐不能进食。

（二）水电解质紊乱

严重呕吐、不能进食导致失水、电解质紊乱，使氢、钠、钾离子大量丢失，出现低钾血症。营养摄入不足可致负氮平衡，使血浆尿素氮及尿素增高。

（三）酸、碱平衡失调

机体动用脂肪组织供给能量，使脂肪代谢中间产物酮体增多，引起代谢性酸中毒。病情发展，可出现意识模糊。

（四）维生素缺乏

频繁呕吐、不能进食可引起维生素 B_1 缺乏，导致 Wernicke-Korsakoff 综合征。维生素 K 缺乏，可致凝血功能障碍，常伴血浆蛋白及纤维蛋白原减少，增加孕妇出血倾向。

四、辅助检查

（1）尿液检查：患者尿比重增加，尿酮体阳性，肾功能受损时，尿中可出现蛋白和管型。

（2）血液检查：血液浓缩，红细胞计数增多，血细胞比容上升，血红蛋白值增高；血酮体可为阳性，二氧化碳结合力降低；肝、肾功能受损害时胆红素、转氨酶、肌酐和尿素氮升高。

（3）眼底检查：严重者出现眼底出血。

五、诊断及鉴别诊断

根据病史、临床表现及妇科检查，诊断并不困难。可用 B 超检查排除滋养叶细胞疾病，此外尚需与可引起呕吐的疾病，如急性病毒性肝炎、胃肠炎、胰腺炎、胆管疾病、脑膜炎、脑血管意外及脑肿瘤等鉴别。

六、并发症

（一）Wernicke-Korsakoff 综合征

发病率为妊娠剧吐患者的 10%，是由于妊娠剧吐长期不能进食，导致维生素 B_1 缺乏引起的中枢系统疾病，Wernicke 脑病和 Korsakoff 综合征是一个病程中的先后阶段。

维生素 B_1 是糖代谢的重要辅酶，参与糖代谢的氧化脱羧代谢，维生素 B_1 缺乏时，体内丙酮酸及乳酸堆积,发生糖代谢的三羧酸循环障碍,使得主要靠糖代谢供给能量的神经组织、骨骼肌和心肌代谢出现严重障碍。病理变化主要发生在丘脑、下丘脑的脑室旁区域、中脑导水管的周围区灰质、乳头体、第四脑室底部、迷走神经运动背核,可出现不同程度的神经细胞和神经纤维轴索或髓鞘的丧失,伴有星形细胞和小胶质细胞的增生。毛细血管扩张,血管的外膜和内皮细胞明显增生,有散在小出血灶。

Wernicke 脑病表现为眼球震颤、眼肌麻痹等眼部症状,躯干性共济失调及精神障碍,可同时出现,但大多数患者精神症状迟发。Korsakoff 综合征表现为严重的近事记忆障碍,表情呆滞、缺乏主动性,产生虚构与错构。部分伴有周围神经病变。严重时发展为永久性的精神、神经功能障碍,出现神经错乱、昏迷甚至死亡。

(二)Mallory-Weis 综合征

胃-食管连接处的纵向黏膜撕裂出血,引起呕血和黑粪。严重时,可使食管穿孔,表现为胸痛、剧吐、呕血,需急症手术治疗。

七、治疗与护理

治疗原则:休息,适当禁食,计出入量,纠正脱水、酸中毒及电解质紊乱,补充营养,并需要良好的心理支持。

(一)补液治疗

每天应补充葡萄糖液、生理盐水、平衡液,总量 3 000 mL 左右,加维生素 B_6 100 mg。维生素 C 2~3 g,维持每天尿量大于等于 1 000 mL,肌内注射维生素 B_1,每天 100 mg。为了更好地利用输入的葡萄糖,可适当加用胰岛素。根据血钾、血钠情况决定补充剂量。根据二氧化碳结合力值或血气分析结果,予以静脉滴注碳酸氢钠溶液。

一般经上述治疗 2~3 天,病情大多迅速好转,症状缓解。待呕吐停止后,可试进少量流食,以后逐渐增加进食量,调整静脉输液量。

(二)终止妊娠

经上述治疗后,若病情不见好转,反而出现下列情况,应迅速终止妊娠:①持续黄疸。②持续尿蛋白。③体温升高,持续在 38 ℃ 以上。④心率大于每分钟 120 次。⑤多发性神经炎及神经性体征。⑥出现 Wernicke-Korsakoff 综合征。

(三)妊娠剧吐并发 Wernicke-Korsakoff 综合征的治疗

如不紧急治疗,该综合征的死亡率高达 50%,即使积极处理,死亡率约为 17%。在未补给足量维生素 B_1 前,静脉滴注葡萄糖会进一步加重三羧酸循环障碍,使病情加重,导致患者昏迷甚至死亡。对长期不能进食的患者应给维生素 B_1,400~600 mg 分次肌内注射,以后每天 100 mg 肌内注射至能正常进食为止,然后改口服,并给予多种维生素。同时应对其内分泌及神经状态进行评价,对病情严重者及时终止妊娠。早期大量维生素 B_1 治疗,上述症状可在数天至数周内有不同程度的恢复,但仍有 60% 患者不能得到完全恢复,特别是记忆恢复往往需要 1 年左右的时间。

八、预后

绝大多数妊娠剧吐患者预后良好,仅少数病例因病情严重而需终止妊娠。然而对胎儿方面,曾有报道妊娠剧吐发生酮症者,所生后代的智商较低。

(李凤华)

第七节 异位妊娠

受精卵在于子宫体腔以外着床称为异位妊娠,习称宫外孕。异位妊娠依受精卵在子宫体腔外种植部位不同分为输卵管妊娠、卵巢妊娠、腹腔妊娠、阔韧带妊娠和宫颈妊娠(图13-2)。

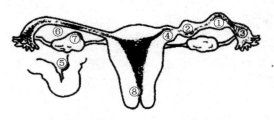

①输卵管壶腹部妊娠;②输卵管峡部妊娠;③输卵管伞部妊娠;④输卵管间质部妊娠;⑤腹腔妊娠;⑥阔韧带妊娠;⑦卵巢妊娠;⑧宫颈妊娠

图13-2 异位妊娠的发生部位

异位妊娠是妇产科常见的急腹症,发病率约1%,是孕产妇的主要死亡原因之一。以输卵管妊娠最常见。输卵管妊娠占异位妊娠95%左右,其中壶腹部妊娠最多见,约占78%,其次为峡部、伞部、间质部妊娠较少见。

一、病因

(一)输卵管炎症

此是异位妊娠的主要病因。可分为输卵管黏膜炎和输卵管周围炎。输卵管黏膜炎轻者可发生黏膜皱褶粘连、管腔变窄。或使纤毛功能受损,从而导致受精卵在输卵管内运行受阻并于该处着床;输卵管周围炎病变主要在输卵管浆膜层或浆肌层,常造成输卵管周围粘连、输卵管扭曲、管腔狭窄、蠕动减弱而影响受精卵运行。

(二)输卵管手术史输卵管绝育史及手术史者

输卵管妊娠的发生率为10%~20%。尤其是腹腔镜下电凝输卵管及硅胶环套术绝育,可因输卵管瘘或再通而导致输卵管妊娠。曾经接受输卵管粘连分离术、输卵管成形术(输卵管吻合术或输卵管造口术)者,在再次妊娠时输卵管妊娠的可能性亦增加。

(三)输卵管发育不良或功能异常

输卵管过长、肌层发育差、黏膜纤毛缺乏、双输卵管、输卵管憩室或有输卵管副伞等,均可造成输卵管妊娠。输卵管功能(包括蠕动、纤毛活动及上皮细胞分泌)受雌、孕激素调节。若调节失败,可影响受精卵正常运行。

(四)辅助生殖技术

近年,由于辅助生育技术的应用,使输卵管妊娠发生率增加,既往少见的异位妊娠,如卵巢妊娠、宫颈妊娠、腹腔妊娠的发生率增加。1998年,美国报道因助孕技术应用所致输卵管妊娠的发生率为2.8%。

（五）避孕失败

宫内节育器避孕失败，发生异位妊娠的机会较大。

（六）其他

子宫肌瘤或卵巢肿瘤压迫输卵管，影响输卵管管腔通畅，使受精卵运行受阻。输卵管子宫内膜异位可增加受精卵着床于输卵管的可能性。

二、病理

（一）输卵管妊娠的特点

输卵管管腔狭小，管壁薄且缺乏黏膜下组织，其肌层远不如子宫肌壁厚与坚韧，妊娠时不能形成完好的蜕膜，不利于胚胎的生长发育，常发生以下结局。

1.输卵管妊娠流产

多见于妊娠 8~12 周输卵管壶腹部妊娠。受精卵种植在输卵管黏膜皱襞内，由于蜕膜形成不完整，发育中的胚泡常向管腔突出，最终突破包膜而出血，胚泡与管壁分离，若整个胚泡剥离落入管腔，刺激输卵管逆蠕动经伞端排出到腹腔，形成输卵管妊娠完全流产，出血一般不多。若胚泡剥离不完整，妊娠产物部分排出到腹腔，部分尚附着于输卵管壁，形成输卵管妊娠不全流产，滋养细胞继续侵蚀输卵管壁，导致反复出血，形成输卵管血肿或输卵管周围血肿，血液不断流出并积聚在直肠子宫陷窝形成盆腔血肿，量多时甚至流入腹腔。

2.输卵管妊娠破裂

多见于妊娠 6 周左右输卵管峡部妊娠。受精卵着床于输卵管黏膜皱襞间，胚泡生长发育时绒毛向管壁方向侵蚀肌层及浆膜，最终穿破浆膜，形成输卵管妊娠破裂。输卵管肌层血管丰富。短期内可发生大量腹腔内出血，使患者出现休克。其出血量远较输卵管妊娠流产多，腹痛剧烈；也可反复出血，在盆腔与腹腔内形成血肿。孕囊可自破裂口排出，种植于任何部位。若胚泡较小则可被吸收；若过大则可在直肠子宫陷凹内形成包块或钙化为石胎。

输卵管间质部妊娠虽少见，但后果严重，其结局几乎均为输卵管妊娠破裂。由于输卵管间质部管腔周围肌层较厚、血运丰富，因此破裂常发生于孕 12~16 周。其破裂犹如子宫破裂，症状较严重，往往在短时间内出现低血容量休克症状。

3.陈旧性宫外孕

输卵管妊娠流产或破裂，若长期反复内出血形成的盆腔血肿不消散，血肿机化变硬并与周围组织粘连，临床上称为陈旧性宫外孕。

4.继发性腹腔妊娠

无论是输卵管妊娠流产还是破裂，胚胎从输卵管排入腹腔内或阔韧带内，多数死亡，偶尔也有存活者。若存活胚胎的绒毛组织附着于原位或排至腹腔后重新种植而获得营养，可继续生长发育，形成继发性腹腔妊娠。

（二）子宫的变化

输卵管妊娠和正常妊娠一样，合体滋养细胞产生 HCG 维持黄体生长，使类固醇激素分泌增加，致使月经停止来潮、子宫增大变软、子宫内膜出现蜕膜反应。若胚胎受损或死亡，滋养细胞活力消失，蜕膜自宫壁剥离而发生阴道流血。有时蜕膜可完整剥离，随阴道流血排出三角形蜕膜管型；有时呈碎片排出。排出的组织见不到绒毛，组织学检查无滋养细胞，此时血 β-HCG 下降。子宫内膜形态学改变呈多样性，若胚胎死亡已久，内膜可呈增生期改变，有时可见 Arias-Stella

（A-S）反应,镜检见内膜腺体上皮细胞增生、增大,细胞边界不清,腺细胞排列成团突入腺腔,细胞极性消失,细胞核肥大、深染,细胞质有空泡。这种子宫内膜过度增生和分泌反应,可能为类固醇激素过度刺激所引起;若胚胎死亡后部分深入肌层的绒毛仍存活,黄体退化迟缓,内膜仍可呈分泌反应。

三、临床表现

输卵管妊娠的临床表现与受精卵着床部位、有无流产或破裂,以及出血量多少与时间长短等有关。

（一）症状

典型症状为停经后腹痛与阴道流血。

1.停经

除输卵管间质部妊娠停经时间较长外,多有 6～8 周停经史。有 20%～30% 的患者无停经史,将异位妊娠时出现的不规则阴道流血误认为月经。或由于月经过期仅数天而不认为是停经。

2.腹痛

腹痛是输卵管妊娠患者的主要症状。在输卵管妊娠发生流产或破裂之前,由于胚胎在输卵管内逐渐增大,常表现为一侧下腹部隐痛或酸胀感。当发生输卵管妊娠流产或破裂时,突感一侧下腹部撕裂样疼痛,常伴有恶心、呕吐。若血液局限于病变区,主要表现为下腹部疼痛,当血液积聚于直肠子宫陷凹时,可出现肛门坠胀感。随着血液由下腹部流向全腹,疼痛可由下腹部向全腹部扩散,血液刺激膈肌,可引起肩胛部放射性疼痛及胸部疼痛。

3.阴道流血

胚胎死亡后,常有不规则阴道流血,色暗红或深褐,量少呈点滴状,一般不超过月经量,少数患者阴道流血量较多,类似月经。阴道流血可伴有蜕膜管型或蜕膜碎片排出,是子宫蜕膜剥离所致。阴道流血一般常在病灶去除后方能停止。

4.晕厥与休克

由于腹腔内出血及剧烈腹痛,轻者出现晕厥,严重者出现失血性休克。出血量越多越快,症状出现越迅速越严重,但与阴道流血量不成正比。

5.腹部包块

输卵管妊娠流产或破裂时所形成的血肿时间较久者,由于血液凝同并与周围组织或器官(如子宫、输卵管、卵巢、肠管或大网膜等)发生粘连形成包块,包块较大或位置较高者,腹部可扪及。

（二）体征

根据患者内出血的情况,患者可呈贫血貌。腹部检查:下腹压痛、反跳痛明显,出血多时,叩诊有移动性浊音。

四、处理原则

处理原则以手术治疗为主,其次是药物治疗。

（一）药物治疗

1.化学药物治疗

主要适用于早期输卵管妊娠、要求保存生育能力的年轻患者。符合下列条件可采用此法:①无药物治疗的禁忌证;②输卵管妊娠未发生破裂或流产;③输卵管妊娠包块直径≤4 cm;④血

β-HCG<2 000 U/L;⑤无明显内出血,常用甲氨蝶呤(MTX),治疗机制是抑制滋养细胞增生,破坏绒毛,使胚胎组织坏死、脱落、吸收。但在治疗中若病情无改善,甚至发生急性腹痛或输卵管破裂症状,则应立即进行手术治疗。

2.中医药治疗

中医学认为本病属血瘀少腹,不通则痛的实证。以活血化瘀、消癥为治则,但应严格掌握指征。

(二)手术治疗

手术治疗分为保守手术和根治手术。保守手术为保留患侧输卵管,根治手术为切除患侧输卵管。手术治疗适用于:①生命体征不稳定或有腹腔内出血征象者;②诊断不明确者;③异位妊娠有进展者(如血β-HCG处于高水平,附件区大包块等);④随诊不可靠者;⑤药物治疗禁忌证者或无效者。

1.保守手术

此适用于有生育要求的年轻妇女,特别是对侧输卵管已切除或有明显病变者。

2.根治手术

此适用于无生育要求的输卵管妊娠内出血并发休克的急症患者。

3.腹腔镜手术

这是近年治疗异位妊娠的主要方法。

五、护理

(一)护理评估

1.病史

应仔细询问月经史,以准确推断停经时间。注意不要将不规则阴道流血误认为末次月经,或由于月经仅过期几天,不认为是停经。此外,对不孕、放置宫内节育器、绝育术、输卵管复通术、盆腔炎等与发病相关的高危因素应予高度重视。

2.身心状况

输卵管妊娠发生流产或破裂前,症状及体征不明显。当患者腹腔内出血较多时呈贫血貌,严重者可出现面色苍白,四肢湿冷,脉快、弱、细,血压下降等休克症状。体温一般正常,出现休克时体温略低,腹腔内血液吸收时体温略升高,但不超过 38 ℃。下腹有明显压痛、反跳痛,尤以患侧为重,肌紧张不明显,叩诊有移动性浊音。血凝后下腹可触及包块。

由于输卵管妊娠流产或破裂后,腹腔内急性大量出血及剧烈腹痛,以及妊娠终止的现实都将是孕妇出现较为激烈的情绪反应。可表现为哭泣、自责、无助、抑郁和恐惧等行为。

3.诊断检查

(1)腹部检查:输卵管妊娠流产或破裂者,下腹部有明显压痛或反跳痛,尤以患侧为甚,轻度腹肌紧张;出血多时,叩诊有移动性浊音;如出血时间较长,形成血凝块,在下腹可触及软性肿块。

(2)盆腔检查:输卵管妊娠未发生流产或破裂者,除子宫略大较软外,仔细检查可能触及胀大的输卵管并有轻度压痛。输卵管妊娠流产或破裂者,阴道后穹隆饱满,有触痛。将宫颈轻轻上抬或左右摇动时引起剧烈疼痛,称为宫颈抬举痛或摇摆痛,是输卵管妊娠的主要体征之一。子宫稍大而软,腹腔内出血多时子宫检查呈漂浮感。

(3)阴道后穹隆穿刺:是一种简单、可靠的诊断方法,适用于疑有腹腔内出血的患者。由于腹腔内血液易积聚于子宫直肠陷凹,抽出暗红色不凝血为阳性,说明存在血腹症。无内出血、内出血量少、血肿位置较高或子宫直肠陷凹有粘连者,可能抽不出血液,因而穿刺阴性不能排除输卵管妊娠存在。如有移动性浊音,可做腹腔穿刺。

(4)妊娠试验:放射免疫法测血中 HCG,尤其是 β-HCG 阳性有助诊断。虽然此方法灵敏度高,异位妊娠的阳性率一般可达 80%～90%,但 β-HCG 阴性者仍不能完全排除异位妊娠。

(5)血清孕酮测定:对判断正常妊娠胚胎的发育情况有帮助,血清孕酮值<5 ng/mL 应考虑宫内妊娠流产或异位妊娠。

(6)超声检查:B 超显像有助于诊断异位妊娠。阴道 B 超检查较腹部 B 超检查准确性高。诊断早期异位妊娠。单凭 B 超现象有时可能会误诊。若能结合临床表现及 β-HCG 测定等,对诊断的帮助很大。

(7)腹腔镜检查:适用于输卵管妊娠尚未流产或破裂的早期患者和诊断有困难的患者,腹腔内有大量出血或伴有休克者,禁做腹腔镜检查。在早期异位妊娠患者,腹腔镜可见一侧输卵管肿大,表面紫蓝色,腹腔内无出血或有少量出血。

(8)子宫内膜病理检查:诊刮仅适用于阴道流血量较多的患者,目的在于排除宫内妊娠流产。将宫腔排出物或刮出物做病理检查,切片中见到绒毛,可诊断为宫内妊娠,仅见蜕膜未见绒毛者有助于诊断异位妊娠。现已经很少依靠诊断性刮宫协助诊断。

(二)护理诊断

1.潜在并发症

出血性休克。

2.恐惧

与担心手术失败有关。

(三)预期目标

(1)患者休克症状得以及时发现并缓解。

(2)患者能以正常心态接受此次妊娠失败的事实。

(四)护理措施

1.接受手术治疗患者的护理

(1)护士在严密监测患者生命体征的同时,配合医师积极纠正患者休克症状,做好术前准备。手术治疗是输卵管异位妊娠的主要处理原则。对于严重内出血并发休克的患者,护士应立即开放静脉,交叉配血,做好输血输液的准备。以便配合医师积极纠正休克,补充血容量,并按急症手术要求迅速做好手术准备。

(2)加强心理护理:护士于术前简洁明了地向患者及家属讲明手术的必要性,并以亲切的态度和切实的行动赢得患者及家属的信任,保持周围环境的安静、有序,减少和消除患者的紧张、恐惧心理,协助患者接受手术治疗方案。术后,护士应帮助患者以正常的心态接受此次妊娠失败的现实,向她们讲述异位妊娠的有关知识,一方面可以减少因害怕再次发生移位妊娠而抵触妊娠的不良情绪,另一方面也可以增加和提高患者的自我保健意识。

2.接受非手术治疗患者的护理

对于接受非手术治疗方案的患者,护士应从以下几方面加强护理。

(1)护士需密切观察患者的一般情况、生命体征,并重视患者的主诉,尤应注意阴道血量与腹腔内出血量不成比例,当阴道流血量不多时,不要误认为腹腔内出血量亦很少。

（2）护士应告诉患者病情发展的一些指征,如出血增多、腹痛加剧、肛门坠胀感明显等,以便当患者病情发展时,医患均能及时发现,给予相应处理。

（3）患者应卧床休息,避免腹部压力增大,从而减少异位妊娠破裂的机会。在患者卧床期间,护士需提供相应的生活护理。

（4）护士应协助正确留取血标本,以检测治疗效果。

（5）护士应指导患者摄取足够的营养物质,尤其是富含铁蛋白的食物,如动物肝脏、肉类、豆类、绿叶蔬菜以及黑木耳等,以促进血红蛋白的增加,增强患者的抵抗力。

3.出院指导

输卵管妊娠的预后在于防治输卵管的损伤和感染,因此护士应做好妇女的健康保健工作,防止发生盆腔感染。教育患者保持良好的卫生习惯,勤洗浴、勤换衣,性伴侣稳定。发生盆腔炎后须立即彻底治疗,以免延误病情。另外,由于输卵管妊娠者中约有 10% 的再发生率和 50%～60% 的不孕率。因此,护士需告诫患者,下次妊娠时要及时就医,并且不宜轻易终止妊娠。

（五）护理评价

（1）患者的休克症状得以及时发现并纠正。

（2）患者消除了恐惧心理.愿意接受手术治疗。

（李凤华）

第八节 自然流产

流产是指妊娠不足 28 周、胎儿体质量不足 1 000 g 而终止者。流产发生于妊娠 12 周前者称早期流产,发生在妊娠 12 周至不足 28 周者称晚期流产。流产又分为自然流产和人工流产,本节内容仅限于自然流产。自然流产的发生率占全部妊娠的 15% 左右,多数为早期流产,是育龄妇女的常见病,严重影响了妇女生殖健康。

一、病因和发病机制

导致自然流产的原因很多,可分为胚胎因素和母体因素。早期流产常见的原因是胚胎染色体异常、孕妇内分泌异常、生殖器官畸形、生殖道感染、血栓前状态、免疫因素异常等;晚期流产多由宫颈功能不全等因素引起。

（一）胚胎因素

胚胎染色体异常是自然流产最常见的原因。据文献报道,46%～54% 的自然流产与胚胎染色体异常有关。流产发生越早,胚胎染色体异常的频率越高,早期流产中染色体异常的发生率为 53%,晚期流产为 36%。

胚胎染色体异常包括数量异常和结构异常。在数量异常中第一位的是染色三体,占 52%,除 1 号染色三体未见报道外,各种染色三体均有发现,其中以 13、16、18、21 及 22 号染色体最常见,18 三体约占 1/3;第二位的是 45,X 单体,约占 19%;其他依次为三倍体占 16%,四倍体占 5.6%。染色体结构异常主要是染色体易位,占 3.8%,嵌合体占 1.5%,染色体倒置、缺失和重叠也见有报道。

多数三体胚胎是以流产或死胎告终,但也有少数能成活,如 21 三体、13 三体、18 三体等。单体是减数分裂不分离所致,以 X 单体最为多见,少数胚胎如能存活,足月分娩后即形成特纳综合征。三倍体常与胎盘的水泡样变性共存,不完全水泡状胎块的胎儿可发育成三倍体或第 16 号染色体的三体,流产较早,少数存活,继续发育后伴有多发畸形,未见活婴。四倍体活婴极少,绝大多数极早期流产。在染色体结构异常方面,不平衡易位可导致部分三体或单体,易发生流产或死胎。总之,染色体异常的胚胎多数结局为流产,极少数可能继续发育成胎儿,但出生后也会发生某些功能异常或合并畸形。若已流产,妊娠产物有时仅为一空孕囊或已退化的胚胎。

(二)母体因素

1.夫妇染色体异常

习惯性流产与夫妇染色体异常有关,习惯性流产者夫妇染色体异常发生频率为 3.2%,其中多见的是染色体相互易位,占 2%,罗伯逊易位占 0.6%。着床前配子在女性生殖道时间过长,配子发生老化,流产的机会也会增加。在促排卵及体外受精等辅助生殖技术中,是否存在配子老化问题目前尚不清楚。

2.内分泌因素

(1)黄体功能不良(luteal phase defect,LPD):黄体中期孕酮峰值低于正常标准值,或子宫内膜活检与月经时间同步差 2 d 以上即可诊断为 LPD。高浓度孕酮可阻止子宫收缩,使妊娠子宫保持相对静止状态;孕酮分泌不足,可引起妊娠蜕膜反应不良,影响受精卵着床和发育,导致流产。孕期孕酮的来源有两条途径:一是由卵巢黄体产生,二是胎盘滋养细胞分泌。孕 6~8 周卵巢黄体产生孕酮逐渐减少,之后由胎盘产生孕酮替代,如果两者衔接失调则易发生流产。在习惯性流产中有 23%~60% 的病例存在黄体功能不全。

(2)多囊卵巢综合征(polycystic ovarian syndrome,PCOS):有人发现在习惯性流产中多囊卵巢的发生率可高达 58%,而且其中有 56% 的患者 LH 呈高分泌状态。现认为 PCOS 患者高浓度的 LH 可能导致卵细胞第二次减数分裂过早完成,从而影响受精和着床过程。

(3)高泌乳素血症:高水平的泌乳素可直接抑制黄体颗粒细胞增生及其分泌功能。高泌乳素血症的临床主要表现为闭经和泌乳,当泌乳素水平高于正常值时,则可表现为黄体功能不全。

(4)糖尿病:血糖控制不良者流产发生率可高达 15%~30%,妊娠早期高血糖还可能造成胚胎畸形的危险因素。

(5)甲状腺功能:目前认为甲状腺功能减退或亢进与流产有着密切的关系,妊娠前期和早孕期进行合理的药物治疗,可明显降低流产的发生率。有学者报道,甲状腺自身抗体阳性者流产发生率显著升高。

3.生殖器官解剖因素

(1)子宫畸形:米勒管先天性发育异常导致子宫畸形,如单角子宫、双角子宫、双子宫、子宫纵隔等。子宫畸形可影响子宫血供和宫腔内环境造成流产。母体在孕早期使用或接触己烯雌酚可影响女胎子宫发育。

(2)Asherman 综合征:由宫腔创伤(如刮宫过深)、感染或胎盘残留等引起宫腔粘连和纤维化。宫腔镜下行子宫内膜切除或黏膜下肌瘤切除手术也可造成宫腔粘连。子宫内膜受损伤可影响胚胎种植,导致流产发生。

(3)宫颈功能不全:是导致中晚期流产的主要原因。宫颈功能不全在解剖上表现为宫颈管过短或宫颈内口松弛。由于存在解剖上的缺陷,随着妊娠的进程子宫增大,宫腔压力升高,多数患者在中、晚期妊娠出现无痛性的宫颈管消退、宫口扩张、羊膜囊突出、胎膜破裂,最终发生流产。宫颈功能不全主要由于宫颈局部创伤(分娩、手术助产、刮宫、宫颈锥形切除、Manchester 手术等)引起,先天性宫颈发育异常较少见。另外,胚胎时期接触己烯雌酚也可引起宫颈发育异常。

（4）其他:子宫肿瘤可影响子宫内环境,导致流产。

4.生殖道感染

有一些生殖道慢性感染被认为是早期流产的原因之一。能引起反复流产的病原体往往是持续存在于生殖道而母体很少产生症状,而且此病原体能直接或间接导致胚胎死亡。生殖道逆行感染一般发生在妊娠 12 周以前,过此时期,胎盘与蜕膜融合,构成机械屏障,而且随着妊娠进程,羊水抗感染力也逐步增强,感染的机会减少。

（1）细菌感染:布鲁菌属和弧菌属感染可导致动物(牛、猪、羊等)流产,但在人类还不肯定。

（2）沙眼衣原体:文献报道,妊娠期沙眼衣原体感染率为 3%～30%,但是否直接导致流产尚无定论。

（3）支原体:流产患者宫颈及流产物中支原体的阳性率均较高,血清学上也支持人支原体和解脲支原体与流产有关。

（4）弓形虫:弓形虫感染引起的流产是散发的,与习惯性流产的关系尚未完全证明。

（5）病毒感染:巨细胞病毒经胎盘可累及胎儿,引起心血管系统和神经系统畸形,致死或流产。妊娠前半期单纯疱疹感染流产发生率可高达 70%,即使不发生流产,也易累及胎儿、新生儿。妊娠初期风疹病毒感染者流产的发生率较高。人免疫缺陷病毒感染与流产密切相关,Temmerman 等报道,HIV-1 抗体阳性是流产的独立相关因素。

5.血栓前状态

是凝血因子浓度升高,或凝血抑制物浓度降低而产生的血液易凝状态,尚未达到生成血栓的程度,或者形成的少量血栓正处于溶解状态。

血栓前状态与习惯性流产的发生有一定的关系,临床上包括先天性和获得性血栓前状态,前者是由于凝血和纤溶有关的基因突变造成,如凝血因子 V 突变、凝血酶原基因突变、蛋白 C 缺陷症、蛋白 S 缺陷症等;后者主要是抗磷脂抗体综合征、获得性高半胱氨酸血症以及机体存在各种引起血液高凝状态的疾病等。

各种先天性血栓形成倾向引起自然流产的具体机制尚未阐明,目前研究得比较多的是抗磷脂抗体综合征,并已肯定它与早、中期胎儿丢失有关。普遍的观点认为高凝状态使子宫胎盘部位血流状态改变,易形成局部微血栓,甚至胎盘梗死,使胎盘血供下降,胚胎或胎儿缺血缺氧,引起胚胎或胎儿发育不良而流产。

6.免疫因素

免疫因素引起的习惯性流产,可分自身免疫型和同种免疫型。

（1）自身免疫型:主要与患者体内抗磷脂抗体有关,部分患者同时可伴有血小板减少症和血栓栓塞现象,这类患者可称为早期抗磷脂抗体综合征。在习惯性流产中,抗磷脂抗体阳性率约为21.8%。另外,自身免疫型习惯性流产还与其他自身抗体有关。

在正常情况下,各种带负电荷的磷脂位于细胞膜脂质双层的内层,不被免疫系统识别;一旦暴露于机体免疫系统,即可产生各种抗磷脂抗体。抗磷脂抗体不仅是一种强烈的凝血活性物质,激活血小板和促进凝血,导致血小板聚集,血栓形成;同时可直接造成血管内皮细胞损伤,加剧血栓形成,使胎盘循环发生局部血栓栓塞,胎盘梗死,胎死宫内,导致流产。近来的研究还发现,抗磷脂抗体可能直接与滋养细胞结合,从而抑制滋养细胞功能,影响胎盘着床过程。

(2)同种免疫型:现代生殖免疫学认为,妊娠是成功的半同种异体移植现象,孕妇由于自身免疫系统产生一系列的适应性变化,从而对宫内胚胎移植物表现出免疫耐受,不发生排斥反应,妊娠得以继续。

在正常妊娠的母体血清中,存在一种或几种能够抑制免疫识别和免疫反应的封闭因子,也称封闭抗体,以及免疫抑制因子,而习惯性流产患者体内则缺乏这些因子。因此,使得胚胎遭受母体的免疫打击而排斥。封闭因子既可直接作用于母体淋巴细胞,又可与滋养细胞表面特异性抗原结合,从而阻断母儿之间的免疫识别和免疫反应,封闭母体淋巴细胞对滋养细胞的细胞毒作用。还有认为封闭因子可能是一种抗独特型抗体,直接针对 T 淋巴细胞或 B 淋巴细胞表面特异性抗原受体(BCR/TCR),从而防止母体淋巴细胞与胚胎靶细胞起反应。

几十年来,同种免疫型习惯性流产与 HLA 抗原相容性的关系一直存有争议。有学者提出习惯性流产可能与夫妇 HLA 抗原的相容性有关,在正常妊娠过程中夫妇或母胎间 HLA 抗原是不相容的,胚胎所带的父源性 HLA 抗原可以刺激母体免疫系统,产生封闭因子。同时,滋养细胞表达的 HLA-G 抗原能够引起抑制性免疫反应,这种反应对胎儿具有保护性作用,能够抑制母体免疫系统对胎儿胎盘的攻击。

7.其他因素

(1)慢性消耗性疾病:结核和恶性肿瘤常导致早期流产,并威胁孕妇的生命;高热可导致子宫收缩;贫血和心脏病可引起胎儿胎盘单位缺氧;慢性肾炎、高血压可使胎盘发生梗死。

(2)营养不良:严重营养不良直接可导致流产。现在更强调各种营养素的平衡,如维生素 E 缺乏也可造成流产。

(3)精神、心理因素:焦虑、紧张、恐吓等严重精神刺激均可导致流产。近来还发现,噪音和振动对人类生殖也有一定的影响。

(4)吸烟、饮酒等:近年来育龄妇女吸烟、饮酒,甚至吸毒的人数有所增加,这些因素都是流产的高危因素。孕期过多饮用咖啡也增加流产的危险性。

(5)环境毒性物质:影响生殖功能的外界不良环境因素很多,可以直接或间接对胚胎造成损害。过多接触某些有害的化学物质(如砷、铅、苯、甲醛、氯丁二烯、氧化乙烯等)和物理因素(如放射线、噪音及高温等),均可引起流产。

尚无确切的依据证明使用避孕药物与流产有关,然而,有报道宫内节育器避孕失败者,感染性流产发生率有所升高。

二、病理

早期流产时胚胎多数先死亡,随后发生底蜕膜出血,造成胚胎的绒毛与蜕膜层分离,已分离的胚胎组织如同异物,引起子宫收缩而被排出。有时也可能蜕膜海绵层先出血坏死或有血栓形成,使胎儿死亡,然后排出。8 周以内妊娠时,胎盘绒毛发育尚不成熟,与子宫蜕膜联系还不牢固,此时流产妊娠产物多数可以完整地从子宫壁分离而排出,出血不多。妊娠 8~12 周时,胎盘绒毛发育茂盛,与蜕膜联系较牢固。此时若发生流产,妊娠产物往往不易完整分离排出,常有部分组织残留宫腔内影响子宫收缩,致使出血较多。妊娠 12 周后,胎盘已完全形成,流产时往往先有腹痛,然后排出胎儿、胎盘。有时由于底蜕膜反复出血,凝固的血块包绕胎块,形成血样胎块稽留于宫腔内。血红蛋白因时间长久被吸收形成肉样胎块,或纤维化与子宫壁粘连。偶有胎儿被挤压,形成纸样胎儿,或钙化后形成石胎。

三、临床表现

(一)停经

多数流产患者有明显的停经史,根据停经时间的长短可将流产分为早期流产和晚期流产。

(二)阴道流血

发生在妊娠12周以内流产者,开始时绒毛与蜕膜分离,血窦开放,即开始出血。当胚胎完全分离排出后,由于子宫收缩,出血停止。早期流产的全过程均伴有阴道流血,而且出血量往往较多。晚期流产者,胎盘已形成,流产过程与早产相似,胎盘继胎儿分娩后排出,一般出血量不多。

(三)腹痛

早期流产开始阴道流血后宫腔内存有血液,特别是血块,刺激子宫收缩,呈阵发性下腹痛,特点是阴道流血往往出现在腹痛之前。晚期流产则先有阵发性的子宫收缩,然后胎儿胎盘排出,特点是往往先有腹痛,然后出现阴道流血。

四、临床类型

根据临床发展过程和特点的不同,流产可以分为7种类型。

(一)先兆流产

先兆流产指妊娠28周前,先出现少量阴道流血,继之常出现阵发性下腹痛或腰背痛。

妇科检查:宫颈口未开,胎膜未破,妊娠产物未排出,子宫大小与停经周数相符。妊娠有希望继续者,经休息及治疗后,若流血停止及下腹痛消失,妊娠可以继续;若阴道流血量增多或下腹痛加剧,则可能发展为难免流产。

(二)难免流产

难免流产是先兆流产的继续,妊娠难以持续,有流产的临床过程,阴道出血时间较长,出血量较多,而且有血块排出,阵发性下腹痛,或有羊水流出。

妇科检查:宫颈口已扩张,羊膜囊突出或已破裂,有时可见胚胎组织或胎囊堵塞于宫颈管中,甚至露见于宫颈外口,子宫大小与停经周数相符或略小。

(三)不全流产

不全流产指妊娠产物已部分排出体外,尚有部分残留于宫腔内,由难免流产发展而来。妊娠8周前发生流产,胎儿胎盘成分多能同时排出;妊娠8~12周时,胎盘结构已形成并密切连接于子宫蜕膜,流产物不易从子宫壁完全剥离,往往发生不全流产。由于宫腔内有胚胎组织残留,影响子宫收缩,以致阴道出血较多,时间较长,易引起宫内感染,甚至因流血过多而发生失血性休克。

妇科检查:宫颈口已扩张,不断有血液自宫颈口内流出,有时尚可见胎盘组织堵塞于宫颈口或部分妊娠产物已排出于阴道内,而部分仍留在宫腔内。一般子宫小于停经周数。

(四)完全流产

完全流产指妊娠产物已全部排出,阴道流血逐渐停止,腹痛逐渐消失。

妇科检查:宫颈口已关闭,子宫接近正常大小。常常发生于妊娠8周以前。

(五)稽留流产

稽留流产又称过期流产,指胚胎或胎儿已死亡滞留在宫腔内尚未自然排出者。患者有停经史和/或早孕反应,按妊娠时间计算已达到中期妊娠但未感到腹部增大,病程中可有少量断续的阴道流血,早孕反应消失。尿妊娠试验由阳性转为阴性,血清 β-HCG 值下降,甚至降至非孕水平。B 超检查子宫小于相应孕周,无胎动及心管搏动,子宫内回声紊乱,难以分辨胎盘和胎儿组织。

妇科检查:阴道内可少量血性分泌物,宫颈口未开,子宫较停经周数小,由于胚胎组织机化,子宫失去正常组织的柔韧性,质地不软,或已孕 4 个月尚未听见胎心,触不到胎动。

(六)习惯性流产

习惯性流产指自然流产连续发生 3 次或 3 次以上者。每次流产多发生于同一妊娠月份,其临床经过与一般流产相同。早期流产的原因常为黄体功能不足、多囊卵巢综合征、高泌乳素血症、甲状腺功能低下、染色体异常、生殖道感染及免疫因素等。晚期流产最常见的原因为宫颈内口松弛、子宫畸形、子宫肌瘤等。宫颈内口松弛者于妊娠后,常于妊娠中期,胎儿长大,羊水增多,宫腔内压力增加,胎囊向宫颈内口突出,宫颈管逐渐短缩、扩张。患者多无自觉症状,一旦胎膜破裂,胎儿迅即排出。

(七)感染性流产

感染性流产是指流产合并生殖系统感染。各种类型的流产均可并发感染,包括选择性或治疗性的人工流产,但以不全流产、过期流产和非法堕胎为常见。感染性流产的病原菌常常是阴道或肠道的寄生菌(条件致病菌),有时为混合性感染。厌氧菌感染占 60% 以上,需氧菌中以大肠埃希菌和假芽孢杆菌为多见,也见有 β-溶血链球菌及肠球菌感染。患者除了有各种类型流产的临床表现和非法堕胎史外,还出现一系列感染相关的症状和体征。

妇科检查:宫口可见脓性分泌物流出,宫颈举痛明显,子宫体压痛,附件区增厚或有痛性包块。严重时感染可扩展到盆腔、腹腔乃至全身,并发盆腔炎、腹膜炎、败血症及感染性休克等。

五、病因筛查及诊断

诊断流产一般并不困难。根据病史及临床表现多能确诊,仅少数需进行辅助检查。确诊流产后,还应确定流产的临床类型,同时还要对流产的病因进行筛查,这对决定流产的处理方法很重要。

(一)病史

应询问患者有无停经史和反复流产史,有无早孕反应、阴道流血,应询问阴道流血量及其持续时间,有无腹痛,腹痛的部位、性质及程度,还应了解阴道有无水样排液,阴道排液的色、量及有无臭味,有无妊娠产物排出等。

(二)体格检查

观察患者全身状况,有无贫血,并测量体温、血压及脉搏等。在消毒条件下进行妇科检查,注意宫颈口是否扩张,羊膜囊是否膨出,有无妊娠产物堵塞于宫颈口内;宫颈阴道部是否较短,甚至消退,内外口松弛,可容一指通过,有时可触及羊膜囊或见有羊膜囊突出于宫颈外口。子宫大小与停经周数是否相符,有无压痛等。并应检查双侧附件有无肿块、增厚及压痛。检查时操作应轻柔,尤其对疑为先兆流产者。

(三)辅助检查

对诊断有困难者,可采用必要的辅助检查。

1.B 超显像

目前应用较广,对鉴别诊断与确定流产类型有实际价值。对疑为先兆流产者,可根据妊娠囊的形态、有无胎心反射及胎动来确定胚胎或胎儿是否存活,以指导正确的治疗方法。一般妊娠5周后宫腔内即可见到孕囊光环,为圆形或椭圆形的无回声区,有时由于着床过程中的少量出血,孕囊周围可见环形暗区,此为早孕双环征。孕 6 周后可见胚芽声像,并出现心管搏动。孕8周可见胎体活动,孕囊约占宫腔一半。孕 9 周可见胎儿轮廓。孕 10 周孕囊几乎占满整个宫腔。孕 12 周胎儿出现完整形态。不同类型的流产及其超声图像特征有所差别,可帮助鉴别诊断。

(1)先兆流产声像图特征:子宫大小与妊娠月份相符,少量出血者孕囊一侧见无回声区包绕,出血多者宫腔有较大量的积血,有时可见胎膜与宫腔分离,胎膜后有回声区,孕 6 周后可见到正常的心管搏动。

(2)难免流产声像图特征:孕囊变形或塌陷,宫颈内口开大,并见有胚胎组织阻塞于宫颈管内,羊膜囊未破者可见到羊膜囊突入宫颈管内或突出宫颈外口,心管搏动多已消失。

(3)不全流产声像图特征:子宫较正常妊娠月份小,宫腔内无完整的孕囊结构,代之以不规则的光团或小暗区,心管搏动消失。

(4)完全流产声像图特征:子宫大小正常或接近正常,宫腔内空虚,见有规则的宫腔线,无不规则光团。

B超检查在确诊宫颈机能不全引起的晚期流产中也很有价值。通过 B 超可以观察宫颈长度、内口宽度、羊膜囊突出等情况,能够客观地评价妊娠期宫颈结构,且具有无创伤可重复等优点,近年来临床应用较多。可作为宫颈功能评价的超声指标较多,如宫颈长度、宫颈内口宽度、宫颈漏斗宽度等。一般认为,宫颈结构随着妊娠进程有所变化,故动态观察妊娠期宫颈结构变化的意义更大。目前国内规定:孕 12 周时如三条径线中有一异常即提示宫颈功能不全,这包括宫颈长度<25 mm、宽度>32 mm 和内径>5 mm。

另外,以超声多普勒血流频谱显示孕妇子宫动脉和胎儿脐动脉,可判断宫内胎儿健康状况及母体并发症。目前常用动脉血流频谱的收缩期速度峰值与舒张期速度最低值的比值,估计动脉血管的阻力,早孕期动脉阻力高者,胎儿血供和营养不足,可诱发胚胎发育停止。

2.妊娠试验

用免疫学方法,近年临床多用试纸法,对诊断妊娠有意义。为进一步了解流产的预后,多选用血清β-HCG的定量测定。一般妊娠后 8~9 d 在母血中即可测出 β-HCG,随着妊娠的进程,β-HCG逐渐升高,早孕期 β-HCG 倍增时间为 48 h 左右,孕 8~10 周达高峰。血清 β-HCG 值低或呈下降趋势,提示可能发生流产。

3.其他激素测定

其他激素主要有血孕酮的测定,可以协助判断先兆流产的预后。甲状腺功能低下和亢进均易发生流产,测定游离 T_3 和 T_4 有助于孕期甲状腺功能的判断。人胎盘泌乳素(HPL)的分泌与胎盘功能密切相关,妊娠 6~7 周时血清 HPL 正常值为 0.02 mg/L,8~9 周为 0.04 mg/L。HPL低水平常常是流产的先兆。正常空腹血糖值为 5.9 mmol/L,异常时应进一步做糖耐量试验,排除糖尿病。

4.血栓前状态测定

血栓前状态的妇女可能没有明显的临床表现,但母体的高凝状态使子宫胎盘部位血流状态改变,形成局部微血栓,甚至胎盘梗死,使胎盘血供下降,胚胎或胎儿缺血缺氧,引起胚胎或胎儿发育不良而流产。如下诊断可供参考:D-二聚体、FDP 数值增加表示已经产生轻度凝血-纤溶反应的病理变化;而对虽有危险因子参与,但尚未发生凝血-纤溶反应的患者,却只能用血浆凝血机能亢进动态评价,如血液流变学和红细胞形态检测;另外凝血和纤溶有关的基因突变造成凝血因子Ⅴ突变、凝血酶原基因突变、蛋白C缺陷症、蛋白S缺陷症、抗磷脂抗体综合征、获得性高半胱氨酸血症以及机体存在各种引起血液高凝状态的疾病等均需引起重视。

(四)病因筛查

引发流产发生的病因众多,特别是针对习惯性流产者,进行系统的病因筛查,明确诊断,及时干预治疗,为避免流产的再次发生是必要的。筛查内容包括胚胎染色体及夫妇外周血染色体核型分析、生殖道微生物检测、内分泌激素测定、生殖器官解剖结构检查、凝血功能测定、自身抗体检测等。

六、处理

流产为妇产科常见病,一旦发生流产症状,应根据流产的不同类型,及时进行恰当的处理。

(一)先兆流产处理原则

(1)休息镇静:患者应卧床休息,禁止性生活,阴道检查操作应轻柔,精神过分紧张者可使用对胎儿无害的镇静剂,如苯巴比妥(鲁米那)0.03~0.06 g,每天3次。加强营养,保持大便通畅。

(2)应用黄体酮或HCG:黄体功能不足者,可用黄体酮20 mg,每天或隔天肌内注射1次,也可使用HCG以促进孕酮合成,维持黄体功能,用法为1 000 U,每天肌内注射1次,或2 000 U,隔天肌内注射1次。

(3)其他药物:维生素E为抗氧化剂,有利受精卵发育,每天100 mg口服。基础代谢率低者可以服用甲状腺素片,每天1次,每次40 mg。

(4)出血时间较长者,可选用无胎毒作用的抗生素,预防感染,如青霉素等。

(5)心理治疗:要使先兆流产患者的情绪安定,增强其信心。

(6)经治疗两周症状不见缓解或反而加重者,提示可能胚胎发育异常,进行B超检查及β-HCG测定,确定胚胎状况,给以相应处理,包括终止妊娠。

(二)难免流产处理原则

(1)孕12周内可行刮宫术或吸宫术,术前肌内注射催产素10 U。

(2)孕12周以上可先催产素5~10 U加于5%葡萄糖液500 mL内静脉滴注,促使胚胎组织排出,出血多者可行刮宫术。

(3)出血多伴休克者,应在纠正休克的同时清宫。

(4)清宫术后应详细检查刮出物,注意胚胎组织是否完整,必要时做病理检查或胚胎染色体分析。

(5)术后应用抗生素预防感染。出血多者可使用肌内注射催产素以减少出血。

(三)不全流产处理原则

(1)一旦确诊,无合并感染者应立即清宫,以清除宫腔内残留组织。

(2)出血时间短,量少或已停止,并发感染者,应在控制感染后再做清宫术。

(3)出血多并伴休克者,应在抗休克的同时行清宫术。

(4)出血时间较长者,术后应给予抗生素预防感染。

(5)刮宫标本应送病理检查,必要时可送检胎儿的染色体核型。

(四)完全流产处理原则

如无感染征象,一般不需特殊处理。

(五)稽留流产处理原则

1.早期过期流产

宜及早清宫,因胚胎组织机化与宫壁粘连,刮宫时有可能遇到困难,而且此时子宫肌纤维可发生变性,失去弹性,刮宫时出血可能较多并有子宫穿孔的危险。故过期流产的刮宫术必须慎重,术时注射宫缩剂以减少出血,如一次不能刮净可经5~7 d再次刮宫。

2.晚期过期流产

均为妊娠中期胚胎死亡,此时胎盘已形成,诱发宫缩后宫腔内容物可自然排出。若凝血功能正常,可先用大剂量的雌激素,如己烯雌酚5 mg,每天3次,连用3~5 d,以提高子宫肌层对催产素的敏感性,再静脉滴注缩宫素(5~10单位加于5%葡萄糖液内),也可用前列腺素或依沙吖啶等进行引产,促使胎儿、胎盘排出。若不成功,再做清宫术。

3.预防DIC

胚胎坏死组织在宫腔稽留时间过长,尤其是孕16周以上的过期流产,容易并发DIC。所以,处理前应检查血常规、出凝血时间、血小板计数、血纤维蛋白原、凝血酶原时间、凝血块收缩试验、D-二聚体、纤维蛋白降解产物及血浆鱼精蛋白副凝试验(3P试验)等,并做好输血准备。若存在凝血功能异常,应及早使用纤维蛋白原、输新鲜血或输血小板等,高凝状态可用低分子肝素,防止或避免DIC发生,待凝血功能好转后再行引产或刮宫。

4.预防感染

过期流产病程往往较长且多合并有不规则阴道流血,易继发感染,故在处理过程中应使用抗生素。

(六)习惯性流产处理原则

有习惯性流产史的妇女,应在怀孕前进行必要的检查,包括夫妇双方染色体检查与血型鉴定及其丈夫的精液检查,女方尚需进行内分泌、生殖道感染、血栓前状态、生殖道局部或全身免疫等检查及生殖道解剖结构的详细检查,查出原因者,应于怀孕前及时纠治。

1.染色体异常

若每次流产均由于胚胎染色体异常所致,这提示流产的病因与配子的质量有关。如精子畸形率过高者建议到男科治疗,久治不愈者可行供者人工授精(AID)。如女方为高龄,胚胎染色体异常多为三体,且多次治疗失败可考虑做赠卵体外受精——胚胎移植术(IVF)。夫妇双方染色体异常可做AID,或赠卵IVF及种植前诊断(PGD)。

2.生殖道解剖异常

完全或不完全子宫纵隔可行纵隔切除术。子宫黏膜下肌瘤可在宫腔镜下行肌瘤切除术,壁间肌瘤可经腹肌瘤挖出术。宫腔粘连可在宫腔镜下做粘连分离术,术后放置宫内节育器3个月。宫颈内口松弛者,于妊娠前作宫颈内口修补术。若已妊娠,最好于妊娠14~16周行宫颈内口环扎术,术后定期随诊,提前住院,待分娩发动前拆除缝线,若环扎术后有流产征象,治疗失败,应及时拆除缝线,以免造成宫颈撕裂。国际上有对于有先兆流产症状的患者进行紧急宫颈缝扎术获得较好疗效的报道。

3.内分泌异常

黄体功能不全者主要采用孕激素补充疗法。孕时可使用黄体酮20 mg隔天或每天肌内注射至孕10周左右,或 HCG 1 000~3 000 U,隔天肌内注射 1 次。如患者存在多囊卵巢综合征、高泌乳素血症、甲状腺功能异常或糖尿病等,均宜在孕前进行相应的内分泌治疗,并于孕早期加用孕激素。

4.感染因素

孕前应根据不同的感染原进行相应的抗感染治疗。

5.免疫因素

自身免疫型习惯性流产的治疗多采用抗凝剂和免疫抑制剂治疗。常用的抗凝剂有阿司匹林和肝素,免疫抑制剂以泼尼松为主,也有使用人体丙种球蛋白治疗成功的报道。同种免疫型习惯性流产采用主动免疫治疗,自 20 世纪 80 年代以来,国外有学者开始采用主动免疫治疗同种免疫型习惯性流产。即采用丈夫或无关个体的淋巴细胞对妻子进行主动免疫致敏,其目的是诱发女方体内产生封闭抗体,避免母体对胚胎的免疫排斥。

6.血栓前状态

目前多采用低分子肝素(LMWH)单独用药或联合阿司匹林是目前主要的治疗方法。一般 LMWH 5 000 IU 皮下注射,每天 1~2 次。用药时间从早孕期开始,治疗过程中必须严密监测胎儿生长发育情况和凝血-纤溶指标,检测项目恢复正常,即可停药。但停药后必须每月复查凝血-纤溶指标,有异常时重新用药。有时治疗可维持整个孕期,一般在终止妊娠前 24 h 停止使用。

7.原因不明习惯性流产

当有怀孕征兆时,可按黄体功能不足给以黄体酮治疗,每天 10~20 mg 肌内注射,或 HCG 2 000 U,隔天肌内注射一次。确诊妊娠后继续给药直至妊娠 10 周或超过以往发生流产的月份,并嘱其卧床休息,禁忌性生活,补充维生素 E 并给予心理治疗,以解除其精神紧张,并安抚其情绪。同时在孕前和孕期尽量避免接触环境毒性物质。

(七)感染性流产

流产感染多为不全流产合并感染。治疗原则应积极控制感染,若阴道流血不多,应用广谱抗生素 2~3 天,待控制感染后再行刮宫,清除宫腔残留组织以止血。若阴道流血量多,静脉滴注广谱抗生素和输血的同时,用卵圆钳将宫腔内残留组织夹出,使出血减少,切不可用刮匙全面搔刮宫腔,以免造成感染扩散。术后继续应用抗生素,待感染控制后再行彻底刮宫。若已合并感染性休克者,应积极纠正休克。若感染严重或腹、盆腔有脓肿形成时,应行手术引流,必要时切除子宫。

七、护理

(一)护理评估

1.病史

停经、阴道流血和腹痛是流产孕妇的主要症状。应详细询问患者停经史、早孕反应情绪;阴道流血的持续时间与阴道流血量;有无腹痛,腹痛的部位、性质及程度。此外,还应了解阴道有无水样排液,排液的色、量和有无臭味,以及有无妊娠产物排出等。对于既往病史,应全面了解孕妇在妊娠期间有无全身性疾病、生殖器官疾病、内分泌功能失调及有无接触有害物质等,以识别发生流产的诱因。

2.身心诊断

流产孕妇可因出血过多而出现休克,或因出血时间过长、宫腔内有残留组织而发生感染。因此,护士应全面评估孕妇的各项生命体征。判断流产类型,尤其须注意与贫血及感染相关的征象(表13-2)。

表 13-2　各型流产的临床表现

类型	病史			妇科检查	
	出血量	下腹痛	组织排出	宫颈口	子宫大小
先兆流产	少	无或轻	无	闭	与妊娠周数相符
难免流产	中~多	加剧	无	扩张	相符或略小
不全流产	少~多	减轻	部分排出	扩张或有物堵塞或闭	小于妊娠周数
完全流产	少~无	无	全部排出	闭	正常或略大

流产孕妇的心理状况以焦虑和恐惧为特征。孕妇面对阴道流血往往会不知所措,甚至有过度严重化情绪,同时对胎儿健康的担忧也会直接影响孕妇的情绪反应,孕妇可能会表现伤心、郁闷、烦躁不安等。

3.诊断检查

(1)产科检查:在消毒条件下进行妇科检查,进一步了解宫颈口是否扩张、羊膜是否破裂、行无妊娠产物堵塞于宫颈口内;子宫大小与停经周数是否相符、有无压痛等,并应检查双侧附件有无肿块、增厚及压痛等。

(2)实验室检查:多采用放射免疫方法对绒毛膜促性腺激素(HCG)、胎盘生乳素(HPL)、雌激素和孕激素等进行定量测定,如测定的结果低于正常值,提示有流产可能。

(3)B超显像:超声显像可显示有无胎囊、胎动、胎心等,从而可诊断并鉴别流产及其类型,指导正确处理。

(二)可能的护理诊断

1.有感染的危险

与阴道出血时间过长、宫腔内有残留组织等因素有关。

2.焦虑

与担心胎儿健康等因素有关。

(三)预期目标

(1)出院时护理对象无感染征象。

(2)先兆流产孕妇能积极配合保胎措施,继续妊娠。

(四)护理措施

对于不同类型的流产孕妇,处理原则不同,其护理措施亦有差异。护理在全面评估孕妇身心状况的基础上,综合病史及诊断检查,明确基本处理原则,认真执行医嘱,积极配合医师为流产孕妇进行诊断,并为之提供相应的护理措施。

1.先兆流产孕妇的护理

先兆流产孕妇需卧床休息,禁止性生活,禁用肥皂水灌肠,以减少各种刺激。护士除了为其提供生活护理外,通常遵医嘱给孕妇适量镇静剂、孕激素等。随时评估孕妇的病情变化,如是否腹痛加重、阴道流血量增多等。此外,由于孕妇的情绪状态也会影响其保胎效果,因此护士还应注意观察孕妇的情绪反应,加强心理护理,从而稳定孕妇情绪,增强保胎信心。护士须向孕妇及家属讲明以上保胎措施的必要性,以取得孕妇及家属的理解和配合。

2.妊娠不能再继续者的护理

护士应积极采取措施,及时采取终止妊娠的措施,协助医师完成手术过程,使妊娠产物完全排出,同时开放静脉,做好输液、输血准备。并严密检测孕妇的体温、血压及脉搏。观察其面色、腹痛、阴道流血及与休克有关的征象。有凝血功能障碍者应予以纠正,然后再行引产或手术。

3.预防感染

护士应检测患者的体温、血象及阴道流血,以及分泌物的性质、颜色、气味等,并严格执行无菌操作规程,加强会阴部的护理。指导孕妇使用消毒会阴垫,保持会阴部清洁,维持良好的卫生习惯。当护士发现感染征象后应及时报告医师,并按医嘱进行抗感染处理。此外,护士还应嘱患者流产后1个月返院复查,确定无禁忌证后,方可开始性生活。

4.协助患者顺利渡过悲伤期

患者由于失去婴儿,往往会出现伤心、悲哀等情绪反应。护士应给予同情和理解,帮助患者及家属接受现实,顺利渡过悲伤期。此外,护士还应与孕妇及家属共同讨论此次流产的原因,并向他们讲解有关流产的相关知识,帮助他们为再次妊娠做好准备。有习惯性流产史的孕妇在下一次妊娠确诊后卧床休息,加强营养,禁止性生活。补充 B 族维生素、维生素 E、维生素 C 等,治疗期必须超过以往发生流产的妊娠月份。病因明确者,应积极接受对因治疗。黄体功能不足者。按医嘱正确使用黄体酮治疗,以预防流产;子宫畸形者须在妊娠前先进行矫正手术。宫颈内口松弛者应在未妊娠前做宫颈内口松弛修补术。如已妊娠,则可在妊娠 14～16 周时行子宫内口缝扎术。

(五)护理评价

(1)护理对象体温正常,血红蛋白及白细胞数正常,无出血、感染征象。

(2)先兆流产孕妇配合保胎治疗,继续妊娠。

(李凤华)

第九节 早 产

早产是指妊娠满 28 周至不足 37 周(196～258 d)间分娩者。此时娩出的新生儿称为早产儿,体质量为 1 000～2 499 g。各器官发育尚不够健全,出生孕周越小,体质量越轻,预后越差。国内早产占分娩总数的 5%～15%。约 15% 的早产儿于新生儿期死亡。近年由于早产儿治疗学及监护手段的进步,其生存率明显提高,伤残率下降,国外学者建议将早产定义时间上限提前到妊娠 20 周。

一、病因

诱发早产的常见原因:①胎膜早破、绒毛膜羊膜炎最常见,30%～40% 早产与此有关;②下生殖道及泌尿系统感染,如 B 族溶血性链球菌、沙眼衣原体、支原体感染、急性肾盂肾炎等;③妊娠并发症与并发症,如妊娠期高血压疾病、妊娠期肝内胆汁淤积症,妊娠合并心脏病、慢性肾炎、病毒性肝炎、急性肾盂肾炎、急性阑尾炎、严重贫血、重度营养不良;④子宫过度膨胀及胎盘因素,如羊水过多、多胎妊娠、前置胎盘、胎盘早剥、胎盘功能减退等;⑤子宫畸形,如纵隔子宫、双角子宫等;⑥宫颈内口松弛;⑦每天吸烟＞10 支,酗酒。

二、临床表现

早产的主要临床表现是子宫收缩,最初为不规则宫缩,常伴有少许阴道流血或血性分泌物,以后可发展为规则宫缩,其过程与足月临产相似,胎膜早破较足月临产多见。宫颈管先逐渐消退,然后扩张。妊娠满 28 周至不足 37 周出现至少 10 min 一次的规则宫缩,伴宫颈管缩短,可诊断先兆早产。妊娠满 28 周至不足 37 周出现规则宫缩(20 min≥4 次,或 60 min≥8 次,持续＞30 秒),伴宫颈缩短≥80％,宫颈扩张1 cm以上。诊断为早产临产。部分患者可伴有少量阴道流血或阴道流液。以往有晚期流产、早产史及产伤史的孕妇容易发生早产。诊断早产一般并不困难,但应与妊娠晚期出现的生理性子宫收缩相区别。生理性子宫收缩一般不规则、无痛感,且不伴有宫颈管消退和宫口扩张等改变。

三、处理原则

若胎膜未破,胎儿存活、无胎儿窘迫,无严重妊娠并发症及并发症时,应设法抑制宫缩,尽可能延长孕周;若胎膜已破,早产不可避免时,应设法提高早产儿存活率。

四、护理

(一)护理评估

1.病史

详细评估可致早产的高危因素,如孕妇以往有流产、早产史或本次妊娠期有阴道流血史,则发生早产的可能性大,应详细询问并记录患者既往出现的症状及接受治疗的情况。

2.身心诊断

妊娠晚期者子宫收缩规律(20 min≥4 次),伴以宫颈管消退≥75％,以及进行性宫颈扩张 2 cm以上时,可诊断为早产者临产。

早产已不可避免时,孕妇常会不自觉地把一些相关的事情与早产联系起来而产生自责感;由于孕妇对结果的不可预知,恐惧、焦虑、猜测也是早产孕妇常见的情绪反应。

3.辅助检查

通过全身检查及产科检查,结合阴道分泌物的生化指标检测,核实孕周,评估胎儿成熟度、胎方位等;观察产程进展,确定早产的进程。

(二)可能的护理诊断

1.有新生儿受伤的危险

与早产儿发育不成熟有关。

2.焦虑

与担心早产儿预后有关。

(三)预期目标

(1)新生儿不存在因护理不当而产生的并发症。

(2)患者能平静地面对事实,接受治疗及护理。

(四)护理措施

1.预防早产

孕妇良好的身心状况可减少早产的发生,突发的精神创伤亦可诱发早产。因此,应做好孕期保健工作,指导孕妇加强营养,保持平静心情。避免诱发宫缩的活动,如抬举重物、性生活等。高危孕妇必须多卧床休息,以左侧卧位为宜,以增加子宫血循环,改善胎儿供氧,慎做肛查和引导检查等,积极治疗并发症。宫颈内口松弛者应于孕 14～18 周或更早些时间做预防性宫颈环扎术,防止早产的产生。

2.药物治疗的护理

先兆早产的主要治疗为抑制宫缩,与此同时,还要积极控制感染治疗并发症和并发症。护理人员应能明确具体药物的作用和用法,并能识别药物的不良反应,以避免毒性作用的发生,同时,应对患者做相应的健康教育。常用抑制宫缩的药物有以下几类。

(1)β 肾上腺素受体激动素:其作用为激动子宫平滑肌 β 受体,从而抑制宫缩。此类药物的不良反应为心跳加快、血压下降、血糖增高、血钾降低、恶心、出汗、头痛等。常用药物有利托君、沙丁胺醇等。

(2)硫酸镁:镁离子直接作用于肌细胞,使平滑肌松弛,抑制子宫收缩。一般采用 25％硫酸镁 20 mL 加于 5％葡萄糖液 100～250 mL 中,在 30～60 min 内缓慢静脉滴注,然后用 25％硫酸镁 20～10 mL 加于 5％葡萄糖液 100～250 mL 中,以每小时 1～2 g 的速度缓慢静脉滴注,直至宫缩停止。

(3)钙通道阻滞剂:阻滞钙离子进入细胞而抑制宫缩。常刚硝苯地平 5～10 mg,舌下含服,每天 3 次。用药时必须密切注意孕妇及血压的变化,若合并使用硫酸镁时更应慎重。

(4)前列腺素合成酶抑制剂:前列腺素有刺激子宫收缩和软化宫颈的作用,其抑制剂则有减少前列腺素合成的作用,从而抑制宫缩。常用药物有吲哚美辛及阿司匹林等。但此类药物可抑制胎儿前列腺素的合成和释放,使胎儿体内前列腺素减少,而前列腺素有药物可通过胎盘抑制胎儿前列腺素的合成和释放,使胎儿体内前列腺素减少,而前列腺素有维持胎儿动脉导管开放的作用,缺乏时导管可能过早关闭而致胎儿血液循环障碍。因此,临床已较少应用,必要时仅能短期(不超过 1 周)服用。

3.预防新生儿并发症的发生

在保胎过程中,应每天行胎心监护,教会患者自数胎动,有异常时及时采用应对措施。在分娩前按医嘱给孕妇糖皮质激素如地塞米松、倍他米松等,可促胎肺成熟,是避免发生新生儿呼吸窘迫综合征的有效步骤。

4.为分娩做准备

如早产已不可避免,应尽早决定合理分娩的方式,如臀位、横位,估计胎儿成熟度低;而产程又需较长时间者,可选用剖宫产术结束分娩;经阴道分娩者,应考虑使用产钳和会阴切开术以缩短产程,从而减少分娩过程中对胎头的压迫。同时,充分做好早产儿保暖和复苏的准备,临产后慎用镇静剂,避免发生新生儿呼吸抑制的情况;产程中应给孕妇吸氧;新生儿出生后,立即结扎脐带,防止过多母血进入胎儿循环,造成循环系统负荷过载。

5.为孕妇提供心理支持

安排时间与孕妇进行开放式的讨论,让患者了解早产的发生并非她的过错,有时甚至是无缘由的。也要避免为减轻孕妇的负疚感而给予过于乐观的保证。由于早产是出乎意料的,孕妇多没有精神和物质准备,对产程的孤独无助感尤为敏感,因此,丈夫、家人和护士在身旁提供支持较足月分娩更显重要,并能帮助孕妇重建自尊,以良好的心态承担早产儿母亲的角色。

(五)护理评价

(1)患者能积极配合医护措施。

(2)母婴顺利经历全过程。

(侯本河)

第十节 胎儿窘迫

胎儿窘迫是指孕妇、胎儿、胎盘等各种原因引起的胎儿宫内缺氧,影响胎儿健康甚至危及生命。胎儿窘迫是一种综合征,主要发生在临产过程。也可发生在妊娠后期。发生在临产过程者,可以是妊娠后期的延续和加重。

一、病因

胎儿窘迫的病因涉及多方面,可归纳为三大类。

(一)母体因素

妊娠妇女患有高血压疾病、慢性肾炎、妊娠高血压综合征、重度贫血、心脏病、肺源性心脏病、高热、吸烟、产前出血性疾病和创伤、急产或子宫不协调性收缩、缩宫素使用不当、产程延长、子宫过度膨胀、胎膜早破等;或者产妇长期仰卧位,镇静药、麻醉药使用不当等。

(二)胎儿因素

胎儿心血管系统功能障碍、胎儿畸形,如严重的先天性心血管疾病、母婴血型不合引起的胎儿溶血、胎儿贫血、胎儿宫内感染等。

(三)脐带、胎盘因素

脐带因素有长度异常、缠绕、打结、扭转、狭窄、血肿、帆状附着;胎盘因素有植入异常、形状异常、发育障碍、循环障碍等。

二、病理生理

胎儿窘迫的基本病理生理变化是缺血、缺氧引起的一系列变化。缺氧早期或者一过性缺氧时。机体主要通过减少胎盘和自身耗氧量代偿,胎儿则通过减少对肾与下肢血供等方式来保证心脑血流量,不产生严重的代偿障碍及器官损害。缺氧严重则可引起严重的并发症。缺氧初期通过自主神经反射兴奋交感神经,使肾上腺儿茶酚胺及皮质醇分泌增多,引起血压上升及心率加快。此时胎儿的大脑、肾上腺、心脏及胎盘血流增加,而肾、肺、消化系统等血流减少,出现羊水减少、胎儿发育迟缓等。若缺氧继续加重,则转为兴奋迷走神经,血管扩张,有效循环血量减少,主要器官的功能由于血流不能保证而受损,于是胎心率减慢。缺氧继续发展下去可引起严重的器官功能损害,尤其可以引起缺血缺氧性脑病甚至胎死宫内。此过程基本是低氧血症至缺氧,然后至代谢性酸中毒,主要表现为胎动减少、羊水少、胎心监护基线变异差、出现晚期减速甚至呼吸抑制。由于缺氧时肠蠕动加快,肛门括约肌松弛引起胎粪排出。此过程可以形成恶性循环,更加重母体及胎儿的危险。不同原因引起的胎儿窘迫表现过程可以不完全一致,所以应加强监护、积极评价、及时发现高危征象并积极处理。

三、临床表现

胎儿窘迫的主要表现为胎心音改变、胎动异常及羊水胎粪污染或羊水过少,严重者胎动消失。根据其临床表现,胎儿窘迫可以分为急性胎儿窘迫和慢性胎儿窘迫。急性胎儿窘迫多发生在分娩期,主要表现为胎心率加快或减慢;CST 或者 OCT 等出现频繁的晚期减速或变异减速;羊水胎粪污染和胎儿头皮血 pH 下降,出现酸中毒。羊水胎粪污染可以分为三度:Ⅰ度羊水呈浅绿色;Ⅱ度羊水呈黄绿色,浑浊;Ⅲ度羊水呈棕黄色,稠厚。慢性胎儿窘迫发生在妊娠末期,常延续至临产并加重,主要表现为胎动减少或消失、NST 基线平直、胎儿发育受限、胎盘功能减退、羊水胎粪污染等。

四、处理原则

急性胎儿窘迫者,应积极寻找原因并给予及时纠正。若宫颈未完全扩张、胎儿窘迫情况不严重者,给予吸氧,嘱产妇左侧卧位,若胎心率变为正常,可继续观察;若宫口开全、胎先露部已达坐骨棘平面以下3 cm者,应尽快助产经阴道娩出胎儿;若因缩宫素使宫缩过强造成胎心率减慢者。应立即停止使用,继续观察,病情紧迫或经上述处理无效者立即剖宫产结束分娩。慢性胎儿窘迫者,应根据妊娠周、胎儿成熟度和窘迫程度决定处理方案。首先应指导妊娠妇女采取左侧卧位,间断吸氧,积极治疗各种并发症或并发症,密切监护病情变化。若无法改善,则应在促使胎儿成熟后迅速终止妊娠。

五、护理评估

(一)健康史

了解妊娠妇女的年龄、生育史、内科疾病史如高血压疾病、慢性肾炎、心脏病等;本次妊娠经过,如妊娠高血压综合征、胎膜早破、子宫过度膨胀(如羊水过多和多胎妊娠);分娩经过,如产程延长(特别是第二产程延长)、缩宫素使用不当。了解有无胎儿畸形、胎盘功能的情况。

(二)身心状况

胎儿窘迫时,妊娠妇女自感胎动增加或停止。在窘迫的早期可表现为胎动过频(每 24 h 大于 20 次);若缺氧未纠正或加重,则胎动转弱且次数减少,进而消失。胎儿轻微或慢性缺氧时,胎心率加快(>160 次/分钟);若长时间或严重缺氧。则会使胎心率减慢。若胎心率<100 次/分钟则提示胎儿危险。胎儿窘迫时主要评估羊水量和性状。

孕产妇夫妇因为胎儿的生命遭遇危险而产生焦虑,对需要手术结束分娩产生犹豫、无助感。对于胎儿不幸死亡的孕产妇夫妇,其感情上受到强烈的创伤,通常会经历否认、愤怒、抑郁、接受的过程。

(三)辅助检查

1.胎盘功能检查

出现胎儿窘迫的妊娠妇女一般 24 h 尿 E_3 值急骤减少 30%～40%,或于妊娠末期连续多次测定在每 24 h 10 mg 以下。

2.胎心监测

胎动时胎心率加速不明显,基线变异率<3 次/分钟,出现晚期减速、变异减速等。

3.胎儿头皮血血气分析

pH<7.20。

六、护理诊断/诊断问题

(一)气体交换受损(胎儿)

与胎盘子宫的血流改变、血流中断(脐带受压)或血流速度减慢(子宫-胎盘功能不良)有关。

(二)焦虑

与胎儿宫内窘迫有关。

(三)预期性悲哀

与胎儿可能死亡有关。

七、预期目标

(1)胎儿情况改善,胎心率为每分钟 120～160 次。

(2)妊娠妇女能运用有效的应对机制控制焦虑。

(3)产妇能够接受胎儿死亡的现实。

八、护理措施

(1)妊娠妇女左侧卧位,间断吸氧。严密监测胎心变化,一般每 15 min 听 1 次胎心或进行胎心监护,注意胎心变化。

(2)为手术者做好术前准备,如宫口开全、胎先露部已达坐骨棘平面以下 3 cm 者,应尽快阴道助产娩出胎儿。

(3)做好新生儿抢救和复苏的准备。

(4)心理护理。①向孕产妇提供相关信息,包括医疗措施的目的、操作过程、预期结果及孕产妇需做的配合;将真实情况告知孕产妇,有助于其减轻焦虑,也可帮助产妇面对现实。必要时陪伴产妇,对产妇的疑虑给予适当的解释。②对于胎儿不幸死亡的父、母亲,护理人员可安排一个远离其他婴儿和产妇的单人房间,陪伴他们或安排家人陪伴他们,勿让其独处;鼓励其诉说悲伤,接纳其哭泣及抑郁的情绪,陪伴在旁提供支持及关怀;若他们愿意,护理人员可让他们看看死婴并同意他们为死产婴儿做一些事情,包括沐浴、更衣、命名、拍照或举行丧礼,但事先应向他们描述死婴的情况,使之有心理准备。解除"否认"的态度而进入下一个阶段,提供足印卡、床头卡等作为纪念,帮助他们使用适合自己的压力应对技巧和方法。

九、结果评价

(1)胎儿情况改善,胎心率每分钟为 120～160 次。

(2)妊娠妇女能运用有效的应对机制来控制焦虑,叙述心理和生理上的感受。

(3)产妇能够接受胎儿死亡的现实。

(侯本河)

449

第十一节　妊娠期高血压疾病

妊娠期高血压疾病是妊娠期特有的疾病。发病率我国为 9.4%～10.4%，国外为 7%～12%。本病命名强调生育年龄妇女发生高血压、蛋白尿症状与妊娠之间的因果关系。多数病例在妊娠期出现一过性高血压、蛋白尿症状，分娩后即随之消失。该病严重影响母婴健康，是孕产妇和围生儿患病率及死亡率的主要原因。

一、高危因素与病因

(一)高危因素

流行病学调查发现与妊娠期高血压疾病发病风险增加密切相关有如下高危因素：初产妇、孕妇年龄过小或大于 35 岁、多胎妊娠、妊娠期高血压病史及家族史、慢性高血压、慢性肾炎、抗磷脂抗体综合征、糖尿病、肥胖、营养不良、低社会经济状况。

(二)病因

妊娠期高血压疾病至今病因不明，多数学者认为当前可较合理解释的原因有如下几种。

1.异常滋养层细胞侵入子宫肌层

研究认为，子痫前期患者胎盘有不完整的滋养层细胞侵入子宫动脉，蜕膜血管与血管内滋养母细胞并存，子宫螺旋动脉发生广泛改变，包括血管内皮损伤、组成血管壁的原生质不足、肌内膜细胞增殖及脂类，首先在肌内膜细胞，其次在吞噬细胞中积聚，最终发展为动脉粥样硬化而引发妊娠期高血压疾病的一系列症状。

2.免疫机制

妊娠被认为是成功的自然同种异体移植。胎儿在妊娠期内不受排斥是因胎盘的免疫屏障作用、母体内免疫抑制细胞及免疫抑制物的作用。研究发现子痫前期呈间接免疫，子痫前期孕妇组织相容性抗原 HLA-DR4 明显高于正常孕妇。HLA-DR4 在妊娠期高血压疾病发病中的作用可能为：①直接作为免疫基因，通过免疫基因产物，如抗原影响 R 噬细胞呈递抗原；②与疾病致病基因连锁不平衡；③使母胎间抗原呈递及识别功能降低，导致封闭抗体产生不足，最终导致妊娠期高血压疾病的发生。

3.血管内皮细胞受损

炎性介质如肿瘤坏死因子、白细胞介素-6、极低密度脂蛋白等可能促成氧化应激，导致类脂过氧化物持续生成，产生大量毒性因子，引起血管内皮损伤，干扰前列腺素平衡而使血压升高，导致一系列病理变化。研究认为这些炎性介质、毒性因子可能来源于胎盘及蜕膜。因此，胎盘血管内皮损伤可能先于全身其他脏器。

4.遗传因素

妊娠期高血压疾病的家族多发性提示遗传因素与该病发生有关。研究发现血管紧张素原基因变异 T235 的妇女妊娠期高血压疾病的发生率较高。也有人发现妇女纯合子基因突变有异常滋养细胞浸润。遗传性血栓形成可能发生于子痫前期。单基因假设能够解释子痫前期的发生，但多基因遗传也不能排除。

5.营养缺乏

已发现多种营养如低清蛋白血症、钙、镁、锌、硒等缺乏与子痫前期发生发展有关。研究发现妊娠期高血压疾病患者细胞内钙离子升高、血清钙下降,导致血管平滑肌细胞收缩,血压上升。

6.胰岛素抵抗

近年研究发现妊娠期高血压疾病患者存在胰岛素抵抗,高胰岛素血症可导致一氧化氮(NO)合成下降及脂质代谢紊乱,影响前列腺素 E_2 的合成,增加外周血管的阻力,升高血压。因此认为胰岛素抵抗与妊娠期高血压疾病的发生密切相关,但尚需进一步研究。

二、病理生理变化

本病基本病理生理变化是全身小血管痉挛,内皮损伤及局部缺血,全身各系统各脏器灌流减少。由于小动脉痉挛,造成管腔狭窄、血管外周阻力增大、内皮细胞损伤、通透性增加、体液和蛋白质渗漏,表现为血压上升、蛋白尿、水肿和血液浓缩等。全身各组织器官因缺血、缺氧而受到不同程度损害。严重者脑、心、肝、肾及胎盘等的病理变化可导致抽搐、昏迷、脑水肿、脑出血,以及心、肾衰竭、肺水肿、肝细胞坏死及被膜下出血。胎盘绒毛退行性变、出血和梗死,胎盘早期剥离以及凝血功能障碍而导致 DIC 等。主要病理生理变化简示如下(图 13-3)。

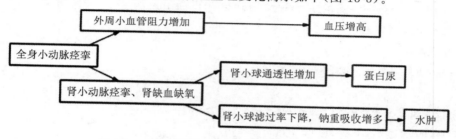

图 13-3　妊娠期高血压疾病病理生理变化示意图

三、临床表现与分类

妊娠期高血压疾病分类与临床表现见表 13-3。需要注意以下几方面。

(1)通常正常妊娠、贫血及低蛋白血症均可发生水肿,妊娠期高血压疾病之水肿无特异性,因此不能作为其诊断标准及分类依据。

(2)血压较基础血压升高 4.0/2.0 kPa(30/15 mmHg),但低于 18.7/12.0 kPa(140/90 mmHg)时,不作为诊断依据,但必须严密观察。

表 13-3　妊娠期高血压疾病分类及临床表现

分类	临床表现
妊娠期高血压	妊娠期首次出现血压≥18.7/12.0 kPa(140/90 mmHg),并于产后 12 周恢复正常;尿蛋白(－);少数患者可伴有,上腹部不适或血小板减少,产后方可确诊
子痫前期	
轻度	妊娠 20 周以后出现血压≥18.7/12.0 kPa(140/90 mmHg);尿蛋白＞0.3 g/24 h 或随机尿蛋白(＋);可伴有上腹不适、头痛等症状

分类	临床表现
重度	血压≥21.3/14.7 kPa(160/110 mmHg);尿蛋白>2.0 g/24 h 或随机尿蛋白>(++);血清肌酐>10⁶ mmol/L,血小板低于 100×10⁹/L;血 LDH 升高;血清 ALT 或 AST 升高;持续性头痛或其他脑神经或视觉障碍;持续性上腹不适
子痫	子痫前期孕妇抽搐不能用其他原因解释
慢性高血压并发子痫前期	血压高血压孕妇妊娠 20 周以前无尿蛋白,若出现尿蛋白>0.3 g/24 h;高血压孕妇妊娠 20 周后突然尿蛋白增加或血压进一步升高或血小板<100×10⁹/L
妊娠合并慢性高血压	妊娠前或妊娠 20 周前舒张压>12.0 kPa(90 mmHg)(除外滋养细胞疾病),妊娠期无明显加重;或妊娠 20 周后首次诊断高血压并持续到产后 12 周后

（3）重度子痫前期是妊娠 20 周后出现高血压、蛋白尿,且伴随以下至少一种临床症状或体征者,见表 13-4。

表 13-4　重度子痫前期的临床症状和体征

收缩压>21.3~24.0 kPa(160~180 mmHg),或舒张压>14.7 kPa(110 mmHg)

24 h 尿蛋白>3.0 g,或随机尿蛋白(+++)以上

中枢神经系统功能障碍

精神状态改变和严重头痛(频发,常规镇痛药不缓解)

脑血管意外

视物模糊,眼底点状出血,极少数患者发生皮质性盲

肝细胞功能障碍,肝细胞损伤,血清转氨酶至少升高 2 倍

上腹部或右上象限痛等肝包膜肿胀症状,肝被膜下出血或肝破裂

少尿,24 h 尿量<500 mL

肺水肿,心力衰竭

血小板<100×10⁹/L

凝血功能障碍

微血管病性溶血(血 LDH 升高)

胎儿生长受限、羊水过少、胎盘早剥

子痫前可有不断加重的重度子痫前期,但子痫也可发生于血压升高不显著、无蛋白尿或水肿者。通常产前子痫较多,约 25% 子痫发生于产后 48 h。

子痫抽搐进展迅速,前驱症状短暂,表现为抽搐、面部充血、口吐白沫、深昏迷;随之深部肌肉僵硬。很快发展成典型的全身阵挛性惊厥、有节律的肌肉收缩和紧张,持续 1~1.5 min,期间患者无呼吸动作,此后抽搐停止,呼吸恢复,但患者仍昏迷,最后意识恢复,但有困顿、易激惹、烦躁等症状。

四、处理原则

妊娠期高血压疾病的治疗目的和原则是争取母体可以完全恢复健康,胎儿生后能够存活,以

对母儿影响最小的方式终止妊娠。对于妊娠期高血压可住院也可在家治疗,应保证休息,加强孕期检查,密切观察病情变化,以防发展为重症。子痫前期应住院治疗、积极处理,防止发生子痫及并发症。治疗原则为解痉、降压、镇静,合理扩容及利尿,适时终止妊娠。常用的治疗药物如下。

(1)解痉药物:以硫酸镁为首选药物。硫酸镁有预防和控制子痫发作的作用,适用于子痫前期和子痫的治疗。

(2)镇静药物:适用于对硫酸镁有禁忌或疗效不明显时,但分娩时应慎用,以免药物通过而对胎儿产生影响,主要用药有地西泮和冬眠合剂。

(3)降压药物:仅适用于血压过高,特别是舒张压高的患者,舒张压≥14.7 kPa(110 mmHg)或平均动脉压≥14.7 kPa(110 mmHg)者,可应用降压药物。选用的药物以不影响心排血量、肾血流量及子宫胎盘灌注量为宜。常用药物有肼屈嗪、硝苯地平、尼莫地平等。

(4)扩容药物:扩容应在解痉的基础上进行。扩容治疗时,应严密观察脉搏、呼吸、血压及尿量,防止肺水肿和心力衰竭的发生。常用的扩容剂有清蛋白、全血、平衡液和低分子右旋糖酐。

(5)利尿药物:仅用于全身性水肿、急性心力衰竭、肺水肿、脑水肿、血容量过高且伴有潜在肺水肿者。用药过程中应严密监测患者的水和电解质平衡情况,以及药物的毒副反应。常用药物有呋塞米、甘露醇。

五、护理

(一)护理评估

1.病史

详细询问患者与孕前及妊娠 20 周前有无高血压、蛋白尿和/或水肿及抽搐等征象;既往病史中有无原发性高血压、慢性肾炎及糖尿病;有无家族史。此次妊娠经过,出现异常现象的时间及治疗经过。

2.身心状况

除评估患者一般健康状况外,护士需重点评估患者的血压、蛋白尿、水肿、自觉症状,以及抽搐、昏迷等情况。在评估过程中应注意以下几方面。

(1)初测高血压有升高者,需休息 1 h 后再测,方能正确反映血压情况。同时不要忽略测得血压与其基础血压的比较。而且可经过翻身试验(roll over test,ROT)进行判断,即存孕妇左侧卧位时测血压直至血压稳定后,嘱其翻身卧位 5 min 再测血压。若仰卧位舒张压较左侧卧位≥2.7 kPa(20 mmHg),提示有发生先兆子痫的倾向。

(2)留取 24 h 尿进行尿蛋白检查。凡 24 h 蛋白尿定量≥0.3 g 者为异常。由于蛋白尿的出现及量的多少反映了肾小管痉挛的程度和肾小管细胞缺氧及其功能受损的程度,护士应给予高度重视。

(3)妊娠后期水肿发生的原因除妊娠期高血压疾病外,还可由于下腔静脉受增大子宫压迫使血液回流受阻、营养不良性低蛋白血症及贫血等引起,因此水肿的轻重并不一定反应病情的严重程度。但是水肿不明显者,也有可能迅速发展为子痫,应引起重视。此外,还应注意水肿不明显,但体质量于 1 周内增加超过 0.5 kg 的隐性水肿。

(4)孕妇出现头痛、眼花、胸闷、恶心、呕吐等自觉症状时提示病情的进一步发展,即进入子痫前期阶段,护士应高度重视。

(5)抽搐与昏迷是最严重的表现,护士应特别注意发作的状态、频率、持续时间、间隔时间、神智情况,以及有无唇舌咬伤、摔伤,甚至发生骨折、窒息或吸入性肺炎等。

妊娠期高血压疾病孕妇的心理状态与病情程度密切相关。妊娠期高血压孕妇由于身体尚未感明显不适,心理上往往易忽略,不予重视。随着病情的发展,当血压明显升高,出现自觉症状时,孕妇紧张、焦虑、恐惧的心理也会随之加重。此外,孕妇的心理状态还与孕妇对疾病的认识,以及其支持系统的认识与帮助有关。

3.诊断检查

(1)尿常规检查:根据蛋白尿量确定病情严重程度;根据镜检出现管型判断肾功能受损情况。

(2)血液检查:①测定血红蛋白、血细胞比容、血浆黏度、全血黏度,以了解血液浓缩程度;重症患者应测定血小板数、凝血时间,必要时测定凝血酶时间、纤维蛋白原和鱼精蛋白副凝试验(3P试验)等,以了解有无凝血功能异常;②测定血电解质及二氧化碳结合力,以及时了解有无电解质紊乱及酸中毒;③肝、肾功能测定:如进行丙氨酸氨基转移酶(ACT)、血尿素氮、肌酐及尿酸等测定;④眼底检查:重度子痫前期时,眼底小动脉痉挛、动静脉比例可由正常的2∶3变为1∶2甚至1∶4,或出现视网膜水肿、渗出、出血,甚至视网膜剥离、一时性失明等;⑤其他检查:如心电图、超声心动图、胎盘功能、胎儿成熟度检查等,可视病情而定。

(二)护理诊断

1.体液过多

与下腔静脉受增大子宫压迫或血液回流受阻或营养不良性低蛋白血症有关。

2.有受伤的危险

与发生抽搐有关。

3.潜在并发症

胎盘早期剥离。

(三)预期目标

(1)妊娠期高血压孕妇病情缓解,发展为中、重度。

(2)子痫前期病情控制良好、未发生子痫及并发症。

(3)妊娠高血压疾病孕妇明确孕期保健的重要性。积极配合产前检查及治疗。

(四)护理措施

1.妊娠期高血压疾病的预防

护士应加强孕早期健康教育,使孕妇及家属了解妊娠期高血压疾病的知识及其对母儿的危害,从而促使孕妇自觉于妊娠早期开始做产前检查,并坚持定期检查,以便及时发现异常,及时得到治疗和指导。同时,还应指导孕妇合理饮食,增加蛋白质、维生素以及富含铁、钙、锌的食物,减少过量脂肪和盐的摄入,对预防妊娠期高血压疾病有一定作用。尤其是钙的补充,可从妊娠20周开始。每天补充钙剂2 g,可降低妊娠期高血压疾病的发生。此外,孕妇应采取左侧卧位休息以增加胎盘绒毛血供,同时保持心情愉快也有助于妊娠期高血压疾病的预防。

2.妊娠期高血压的护理

(1)保证休息:妊娠期高血压孕妇可在家休息,但需注意适当减轻工作,创造安静、清洁环境,以保证充分的睡眠(8~10 h/d)。在休息和睡眠时以左侧卧位为宜,在必要时也可换成右侧卧位,但要避免平卧位,其目的是解除妊娠子宫下腔静脉的压迫,改善子宫胎盘循环。此外,孕妇精神放松、心情愉快也有助于抑制妊娠期高血压疾病的发展。因此,护士应帮助孕妇合理安排工作和生活,既不紧张劳累,又不单调郁闷。

（2）调整饮食：妊娠期高血压孕妇除摄入足量的蛋白质（100 g/d以上）、蔬菜，补充维生素、铁和钙剂。食盐不必严格限制，因为长期低盐饮食可引起低钠血症，易发生产后血液循环衰竭，而且低盐饮食也会影响食欲，减少蛋白质的摄入，加强母儿不利。但全身水肿的孕妇应限制食盐的摄入量。

（3）加强产前保健：根据病情需要适当增加检查次数，加强母儿监测措施，密切注意病情变化，防止发展为重症。同时向孕妇及家属讲解妊娠期高血压疾病相关知识，便于病情发展时孕妇能及时汇报，并督促孕妇每天数胎动。检测体质量，及时发现异样，从而提高孕妇的自我保健意识，并取得家属的支持和理解。

3.子痫前期的护理

（1）一般护理。①轻度子痫前期的孕妇需住院治疗，卧床休息。左侧卧位。保持病室安静，避免各种刺激。若孕妇为重度子痫前期患者，护士还应准备以下物品：呼叫器、床挡、急救车、吸引器、氧气、开口器、产包及急救药品，如硫酸镁、葡萄糖酸钙等。②每4 h测1次血压，如舒张压渐上升，提示病情加重。并随时观察和询问孕妇有无头晕、头痛、恶心等自觉症状。③注意胎心变化，以及胎动、子宫敏感度（肌张力）有无变化。④重度子痫前期孕妇应根据病情需要，适当限制食盐摄入量（每天少于3 g），每天或隔天测体质量，每天记录液体出入量、测尿蛋白。必要时测24 h蛋白定量，测肝肾功能、二氧化碳结合力等项目。

（2）用药护理：硫酸镁是目前治疗子痫前期的首选解痉药物。镁离子能抑制运动神经末梢对乙酰胆碱的释放，阻断神经和肌肉间的传导，使骨骼肌松弛；镁离子可以刺激血管内皮细胞合成前列环素，降低机体对血管紧张素Ⅱ的反应，缓解血管痉挛状态，从而预防和控制子痫的发作。同时，镁离子可以提高孕妇和胎儿血红蛋白的亲和力，改善氧代谢。护士应明确硫酸镁的用药方法、毒性反应以及注意事项。

用药方法：硫酸镁可采用肌内注射或静脉用药。①肌内注射：通常于用药2 h后血液浓度达高峰，且体内浓度下降缓慢，作用时间长，但局部刺激性强，患者常因疼痛而难以接受。注射时应注意使用长针头行深部肌内注射，也可加利多卡因于硫酸镁溶液中，以缓解疼痛刺激，注射后用无菌棉球或创可贴覆盖针孔，防止注射部位感染，必要时可行局部按揉或热敷，促进肌肉组织对药物的吸收。②静脉用药：可行静脉滴注或推注，静脉用药后可使血中浓度迅速达到有效水平，用药后约1 h血浓度可达高峰，停药后血浓度下降较快，但可避免肌内注射引起的不适。基于不同用药途径的特点，临床多采用两种方式互补长短。

毒性反应：硫酸镁的治疗浓度和中毒浓度相近，因此在进行硫酸镁治疗时应严密观察其毒性作用，并认真控制硫酸镁的入量。通常主张硫酸镁的滴注速度以1 g/h为宜，不超过2 g/h，每天维持用量15～20 g。硫酸镁过量会使呼吸和心肌收缩功能受到抑制，危及生命。中毒现象首先表现为膝反射减弱或消失，随着血镁浓度的增加可出现全身肌张力减退及呼吸抑制，严重者心跳可突然停止。

注意事项：护士在用药前及用药过程中均应检测孕妇血压，同时还应检测以下指标。①膝腱反射必须存在；②呼吸不少于16次/分钟；③尿量每24 h不少于600 mL，或每小时不少于25 mL，尿少提示排泄功能受抑制。镁离子易蓄积发生中毒。由于钙离子可与镁离子争夺神经细胞上的同一受体，阻止镁离子的继续结合，因此应随时准备好10%的葡萄糖酸钙注射液，以便出现毒性作用时及时予以解毒。10%葡萄糖酸钙10 mL在静脉推注时宜在3 min内推完，必要时可每小时重复1次，直至呼吸、排尿和神经抑制恢复正常，但2.1 h内不超过8次。

4.子痫患者的护理

子痫为妊娠期高血压疾病最严重的阶段,直接关系到母儿安危,因此子痫患者的护理极为重要。

(1)协助医师控制抽搐:患者一旦发生抽搐,应尽快控制。硫酸镁为首选药物,必要时可加用强有力的镇静药物。

(2)专人护理,防止受伤:在子痫发生后,首先应保持患者的呼吸道通畅。并立即给氧,用开口器或于上、下磨牙间放置一缠好纱布的压舌板,用舌钳固定舌头,以防咬伤唇舌或发生舌后坠。使患者取头低侧卧位,以防黏液吸入呼吸道或舌头阻塞呼吸道,也可避免发生低血压综合征。必要时,用吸引器吸出喉部黏液或呕吐物,以免窒息。在患者昏迷或未完全清醒时,禁止给予一切饮食和口服药,防止误入呼吸道而致吸入性肺炎。

(3)减少刺激,以免诱发抽搐:患者应安置于单人暗室,保持绝对安静,以避免声、光刺激;一切治疗活动和护理操作尽量轻柔且相对集中,避免干扰患者。

(4)严密监护:密切注意血压、脉搏、呼吸、体温及尿量(留置尿管)、记出入量,及时进行必要的血、尿化验和特殊检查,及早发现脑出血、肺水肿、急性肾衰竭等并发症。

(5)为终止妊娠做好准备:子痫发作者往往在发作后自然临产,应严密观察并及时发现产兆,且做好母子抢救准备。如经治疗病情得以控制仍未临产者,应在孕妇清醒后 24～48 h 内引产,或子痫患者经药物控制后 6～12 h,需考虑终止妊娠。护士应做好终止妊娠的准备。

5.妊娠期高血压疾病

孕妇的产时及产后护理妊娠期高血压疾病孕妇的分娩方式应根据母儿的情形而定。若决定经阴道分娩,在第一产程中,应密切检测患者的血压、脉搏、尿量、胎心和子宫收缩情况,以及有无自觉症状;血压升高时应及时与医师联系。在第二产程中应尽量缩短产程,避免产妇用力,初产妇可行会阴侧切并用产钳助产。在第三产程中,需预防产后出血,在胎儿娩出前肩后立即静脉推注缩宫素(禁用麦角新碱),及时娩出胎盘并按摩宫底,观察血压变化,重视患者的主诉。病情较重者于分娩开始即需开放静脉。胎盘娩出后测血压,病情稳定者,方可送回病房。重症患者产后应继续硫酸镁治疗 1～2 d,产后 21 h 至 5 d 内仍有发生子痫的可能,故不可放松治疗及其护理措施。

妊娠期高血压疾病孕妇在产褥期仍需继续监测血压,产后 48 h 内应至少每 4 h 观察1次血压,即使产前未发生抽搐,产后 48 h 亦有发生的可能,故产后 48 h 内仍应继续硫酸镁的治疗和护理。使用大量硫酸镁的孕妇,产后易发生子宫收缩乏力,恶露较常人多,因此应严密观察子宫复旧情况,严防产后出血。

(五)护理评价

(1)妊娠期高血压孕妇休息充分、睡眠良好、饮食合理,病情缓解,未发展为重症。

(2)子痫前期预防病情得以控制,未发生子痫及并发症。

(3)妊娠期高血压孕妇分娩经过顺利。

(4)治疗中,患者未出现硫酸镁的中毒反应。

(侯本河)

第十二节　妊娠合并糖尿病

妊娠合并糖尿病属高危妊娠,对母儿均有较大危害。可分为妊娠期糖尿病与妊娠合并糖尿病,妊娠期糖尿病是指在妊娠期首次发现或发生的糖代谢异常,该类占妊娠合并糖尿病的 80% 以上,占妊娠总数的 1‰～5‰,在产后大部分可以恢复,但仍有约 33.3% 的病例经 5～10 年转为糖尿病。妊娠合并糖尿病是指在原有糖尿病的基础上并合妊娠,或妊娠前为隐性糖尿病、妊娠后发展为糖尿病。妊娠对糖尿病和糖尿病对妊娠和母儿的影响都很大。

一、护理评估

(一)病史

评估糖尿病病史及糖尿病家族史,有无复杂性外阴阴道假丝酵母菌病、不明原因反复流产、死胎、巨大儿或分娩足月新生儿呼吸窘迫综合征儿史、胎儿畸形、新生儿死亡等不良孕产史等;本次妊娠经过、病情控制及目前用药情况;有无胎儿偏大或羊水过多等潜在高危因素。同时,注意评估有无肾、心血管系统及视网膜病变等并发症情况。

(二)身心状况

1.症状与体征

评估孕妇有无糖代谢紊乱综合征,即"三多一少"症状(多饮,多食,多尿,体质量下降),重症者症状明显。孕妇有无皮肤瘙痒,尤其外阴瘙痒。因高血糖可导致眼房水,晶体渗透压改变而引起眼屈光改变,患病孕妇可出现视物模糊。评估糖尿病孕妇有无产科并发症,如低血糖、高血糖、妊娠期高血压疾病、酮症酸中毒、感染等。确定胎儿宫内发育情况,注意有无巨大儿或胎儿生长受限。分娩期重点评估孕妇有无低血糖及酮症酸中毒症状,如心悸、出汗、面色苍白、饥饿感或出现恶心、呕吐、视物模糊、呼吸快且有烂苹果味等。评估静脉输液的性质与速度。监测产程的进展、子宫收缩、胎心音、母体生命体征等有无异常。产褥期主要评估有无低血糖或高血糖症状,有无产后出血及感染征兆,评估新生儿状况。

2.妊娠合并糖尿病分期

目前采用 1994 年美国妇产科医师协会(ACOG)推荐的分类,其中 B-H 分类按照普遍使用的 White 分类法。根据糖尿病的发病年龄、病程、是否存在血管并发症、器官受累等情况进行分期,有助于估计病情的严重程度及预后。

A 级:妊娠期出现或发现的糖尿病。

B 级:显性糖尿病,20 岁以后发病,病程小于 10 年,无血管病变。

C 级:发病年龄在 10～19 岁,或病程达 10～19 年,无血管病变。

D 级:10 岁以前发病,或病程≥20 年,或者合并单纯性视网膜病。

F 级:糖尿病肾病。

R 级:有增生性视网膜病变。

H 级:糖尿病性心脏病。

此外,根据母体血糖控制情况进一步将 GDM 分为 A_1 与 A_2 两级,如下:

A_1 级:空腹血糖(FBG)＜5.8 mmol/L,经饮食控制,餐后 2 h 血糖＜6.7 mmol/L。A_1 级 GDM 母儿合并症较少,产后糖代谢异常多能恢复正常。

A_2 级:经饮食控制,FBG≥5.8 mmol/L,餐后 2 h 血糖≥6.7 mmol/L,妊娠期需加用胰岛素控制血糖。A_2 级 GDM 母儿并发症较多,胎儿畸形发生率增加。

3.心理社会评估

由于糖尿病疾病的特殊性,应评估孕妇及家人对疾病知识的了解程度,认知态度,有无焦虑、恐惧心理,社会及家庭支持系统是否完善等。

(三)诊断检查

1.血糖测定

两次或两次以上空腹血糖＞5.8 mmol/L。

2.糖筛查试验

用于 GDM 筛查,建议孕妇于妊娠 24～28 周进行。方法:葡萄糖 50 g 溶于 200 mL 水中,5 min 内口服完,服后 1 h 测血糖≥7.8 mmol/L（140 mg/dL）为糖筛查异常;如血糖≥11.2 mmol/L 的孕妇,则 GDM 可能性大。对糖筛查异常的孕妇需进一步查空腹血糖,如异常即可确诊,如正常需进行葡萄糖耐量试验。

3.OGTT(75 g 糖耐量试验)

禁食 12 h 后,口服葡萄糖 75 g。血糖值诊断标准:空腹 5.6 mmol/L,1 h 10.3 mmol/L,2 h 8.6 mmol/L,3 h 6.7 mmol/L,若其中有 2 项或 2 项以上达到或超过正常值者,即可诊断为 GDM;若 1 项高于正常值,则诊断为糖耐量异常。

4.其他

肝肾功能检查,24 h 尿蛋白定量,尿酮体及眼底等相关检查。

二、护理诊断

(一)营养失调:高于机体需要量

其与摄入超过新陈代谢的需要量有关。

(二)焦虑

其与担心婴儿安危有关。

(三)有感染的危险

其与糖尿病白细胞多种功能缺陷,杀菌作用明显降低有关。

三、护理目标

(1)护理对象妊娠、分娩经过顺利,母婴健康。

(2)孕妇能列举有效的血糖控制方法,保持良好的自我照顾能力。

(3)出院时,产妇不存在感染的征象。

四、护理措施

(一)一般护理

糖尿病孕妇的饮食控制是治疗护理的关键,每天热量以 150 kJ/kg（36 kcal/kg）为宜,其中蛋白质12％～20％(1.5 g/kg～2 g/kg),碳水化合物 40％～50％,脂肪 30％～35％,并补充维生素、铁、钙,但要限制含糖多的薯类、水果。多吃蔬菜和豆制品,使血糖维持在 6.11～7.77 mmol/L水平,以孕妇无饥饿感为理想。在分娩期应尽量鼓励进食,保证热量供应,预防低血糖。在产后轻型糖尿病的产妇,应根据以上原则多加汤类食品,以促进泌乳。适当的运动可降低血糖,提高对胰岛素的敏感性,保持体质量不至过重,有利于控制血糖和正常分娩,运动方式可选择极轻度运动(如散步)和轻度运动(中速步行),每天至少 1 次,每次 20～40 min。产后可做产后保健操。因糖尿病致白细胞多种功能缺陷、抵抗力下降,应注意预防感染,生活环境要清洁、舒适、空气清新、温度适宜,衣着适时调节,预防感冒和上呼吸道感染,注意口腔卫生,尤其产后要加强卫生宣教,改变传统的不能刷牙的习惯,预防口腔感染。糖尿病因尿糖的刺激,易引发外阴炎、阴道炎及泌尿系统感染,故应每天清洗外阴,保持清洁、干燥,以达到预防感染的目的。重型糖尿病产妇不宜哺乳,应给予回奶,在回奶过程中要做好乳房护理,预防乳腺炎。

(二)病情观察

在妊娠期定期进行产前检查,监护胎儿生长发育,通过 B 超检查及时发现畸形及巨大儿,教会孕妇自我监护,学会数胎动的方法,如发现胎动异常应及时到医院做 NST 监护,了解胎盘功能,预防胎死宫内。对孕妇定期查尿糖、血糖以了解病情,分娩期要严密观察产程进展,因糖尿病可致宫缩乏力,导致产程延长,消耗更多的能量。应注意生命体征变化,如出现头晕、全身出冷汗、脉搏加速,提示可能发生低血糖或酮症酸中毒,应通知医师进行处理。产程延长可导致胎儿窘迫,要严密观察胎心,必要时连续进行电子监护,如出现胎心晚期减速,提示胎儿窘迫,应通知医师采取结束分娩的措施。宫缩乏力是产后出血的重要原因,胎儿娩出后应观察产后出血的情况。在产褥期要观察体温变化和恶露的量、颜色、气味、腹痛,以早发现产后感染。如采取剖宫产、会阴切开应观察刀口愈合情况,如有红肿,阴道极易受念珠菌感染,如出现充血、奇痒、分泌物增多,可能为真菌或其他细菌感染,应通知医师处理。

(三)对症护理

妊娠合并糖尿病的孕、产妇,重症者心情紧张,担心巨大儿发生难产,惧怕剖宫产,害怕产程进展不顺利及产后发生并发症等,针对这种心理状态,应耐心给产妇讲解糖尿病的有关知识和目前对本病的治疗水平,使孕妇对分娩充满信心,以愉快的心情接受分娩。糖尿病孕、产妇往往出现多吃、多尿症状,有时有饥饿感,要向产妇说明控制饮食的重要性,使其主动与医护人员配合,接受饮食疗法。如发生外阴炎、阴道炎,产妇外阴痛、痒,应保持外阴清洁,根据不同的菌种感染给予不同的药物治疗,外阴清洗后局部涂以药膏,可适当加止痒剂,垫以柔软的会阴垫,保护皮肤不受损伤。

(四)治疗护理

(1)糖尿病的治疗基础是饮食控制。

(2)药物治疗不选用磺脲类及双胍类降糖药,因其能通过胎盘引起胎儿畸形或导致胎儿低血糖死亡。常选用胰岛素治疗,因不通过胎盘,对胎儿无影响,应用胰岛素的过程中,应遵医嘱给予准确计量,如出现面色苍白、出汗、心悸、颤抖、有饥饿感以致昏迷等,应立即通知医师,并查尿糖、血糖、尿酮体,以确定是否发生低血糖或酮症酸中毒。可立即口服葡萄糖水或静脉注射葡萄糖 40～60 mL,如为酮症酸中毒则应遵医嘱给予胰岛素治疗,目前主张小剂量疗法,首次剂量为 $0.2 \text{ U}/(\text{kg} \cdot \text{g})$ 静脉点滴,至酸中毒纠正后改皮下注射。分娩后由于抗胰岛素激素迅速下降,故产后 24 h 内胰岛素用量应减少至原用量的一半,第 2 d 以后约为 2/3 原量。

(3)在分娩过程中要严格执行无菌技术,并用广谱抗生素预防感染,胎儿前肩娩出后立即注射缩宫素,预防产后出血。

(4)妊娠 35 周即应住院严密监护,在结束分娩前应促进胎儿肺成熟,即每天静脉点滴地塞米松 10～20 mg,连用 2 d,以减少新生儿呼吸困难综合征。新生儿出生后极易发生低血糖,故新生儿出生后 30 分钟开始服 25% 葡萄糖,一般 6 h 血糖恢复正常。若一般状态差,应按医嘱给 25% 葡萄糖液静脉滴注。

(5)有剖宫产指征者一般选择在 36～38 周终止妊娠,应做好术前准备。

五、评价

(1)妊娠期糖尿病孕、产妇,产后应定期到医院检查尿糖、血糖,在内分泌科医师的指导下继续观察或治疗,以预防 5～10 年发展为糖尿病。

(2)妊娠合并糖尿病者分娩后,可在医师的指导下继续药物治疗,严格控制饮食,运用运动疗法,产褥期坚持产后保健操,产褥期后应加大运动量,以控制体质量。

(3)学会自我检查尿糖的方法,以控制病情发展。要做好避孕,重型者不宜再次妊娠。

(侯本河)

第十三节 产后出血

产后出血是指胎儿娩出后 24 h 内失血量超过 500 mL。它是分娩期的严重并发症。居我围产妇死亡原因首位。其发病率占分娩总数 2%～3%,其中 80% 以上在产后 2 h 内发生产后出血。

一、病因

临床上产后出血的主要原因有子宫收缩乏力、胎盘因素、软产道裂伤及凝血功能障碍等,这些病因可单一存在,也可互相影响,共同并存。

(一)子宫收缩乏力

子宫收缩乏力是产后出血的最主要、最常见的病因,占产后出血总数的 70%～80%。

1.全身因素

产妇对分娩有恐惧心理,精神高度紧张;产程过长,造成产妇体力衰竭;产妇合并慢性全身性疾病;临产后过多地使用镇静剂、麻醉剂或子宫收缩抑制剂。

2.局部因素

(1)子宫过度膨胀,肌纤维过度伸展:多胎妊娠、巨大儿、羊水过多等。

(2)子宫肌水肿或渗血:前置胎盘、胎盘早剥、妊娠期高血压、宫腔感染等。

(3)宫肌壁损伤:剖宫产史、子宫肌瘤剔除术后、急产等。

(4)子宫病变:子宫肌瘤、子宫畸形等。

(二)胎盘因素

1.胎盘滞留

胎盘大多在胎儿娩出后 15 min 内娩出,如 30 min 后胎盘仍不娩出,胎盘剥离面血窦不能关闭而导致产后出血。常见于膀胱充盈,使已剥离的胎盘滞留宫腔;宫缩剂使用不当,使剥离后的胎盘嵌顿于宫腔内;第三产程时过早牵拉脐带或挤压宫底,影响胎盘正常剥离。胎盘剥离不全部位血窦开放而出血。

2.胎盘粘连或胎盘植入

胎盘绒毛仅穿入子宫壁表层为胎盘粘连。胎盘绒毛穿入子宫壁肌层为胎盘植入。部分性胎盘粘连或植入表现为胎盘部分剥离,部分未剥离,导致子宫收缩不良,已剥离面的血窦开放而致出血。完全性胎盘粘连或植入因胎盘未剥离而无出血。

3.胎盘部分残留

当部分胎盘小叶、胎膜或副胎盘残留于宫腔时,影响子宫收缩而出血。

(三)软产道裂伤

常因为急产、子宫收缩过强、产程进展过快、软产道未经充分扩张、软产道组织弹性差、巨大儿分娩、会阴助产不当、未做会阴侧切或会阴侧切切口过小等,在胎儿娩出时可致软产道撕裂。

(四)凝血功能障碍

任何原因引起的凝血功能异常均可导致产后出血。

(1)妊娠合并凝血功能障碍性疾病:如血小板减少症、白血病、再生障碍性贫血、重症肝炎等。

(2)妊娠并发症导致凝血功能障碍:如重度妊娠期高血压疾病、胎盘早剥、死胎、羊水栓塞等均可影响凝血功能,从而发生弥散性血管内凝血(DIC),导致子宫大量出血。

二、临床表现

产后出血主要表现为阴道大量流血及失血性休克导致的相关症状和体征。

(一)症状

产后出血产妇会出现休克症状,面色苍白、冷汗淋漓、口渴、心慌、头晕、烦躁、畏寒、寒战,甚至表情淡漠、呼吸急促,很快会陷入昏迷状态。

胎儿娩出后立即出现鲜红色的阴道流血,应为软产道裂伤;胎儿娩出数分钟后出现暗红色阴道流血,可能是胎盘因素引起;胎盘娩出后见阴道流血较多,可能为子宫收缩乏力或胎盘、胎膜残留;胎儿娩出后阴道持续流血并且有出血不凝的现象,可能发生凝血功能障碍;如果产妇休克症状明显,但阴道流血量不多,可能发生软产道裂伤而造成阴道壁血肿,此类产妇会有尿频或明显的肛门坠胀感。

(二)体征

产妇会出现脉压缩小、血压下降、脉搏细速,子宫收缩乏力和胎盘因素所致产后出血的产妇,子宫轮廓不清、触不到宫底,按摩后子宫可收缩变硬,停止按摩子宫又变软,按摩子宫时会有大量出血。如有宫腔积血或胎盘滞留,宫底可升高,按摩子宫并挤压宫底部等刺激宫缩时,可使胎盘或者积血排出。若腹部检查宫缩较好、子宫轮廓清晰,但阴道流血不止,可考虑为软产道裂伤或凝血功能障碍所致。

三、处理原则

针对出血原因,迅速止血,补充血容量,纠正失血性休克,同时防止感染。

四、护理评估

(一)病史

评估产妇有无与产后出血相关的病史。例如,孕前有无出血性疾病,有无重症肝炎,有无子宫肌壁损伤史,有无多次人流史,有无产后出血史。孕期产妇有无妊娠合并妊娠期高血压疾病、前置胎盘、胎盘早剥、多胎妊娠,产妇有无合并内科疾病。分娩期产妇有无过多使用镇静剂,情绪是否稳定,是否产程过长或者急产,有无产妇衰竭、有无软产道裂伤等情况。

(二)身心状况

评估产妇产后出血所导致症状和体征的严重程度。产后出血发生初期,产妇有代偿功能,症状、体征可能不明显,待机体出现失代偿情况,可能很快进入休克期,并且容易发生感染。当产妇合并有内科疾病时,可能出血不多,也会很快进入休克状态。

(三)辅助检查

1.评估产后出血量

注意阴道流血是否凝固,同时估计出血量,通常有以下 3 种方法。①称重法:失血量(mL)＝[胎儿娩出后所有使用纱布、敷料总重(g)－使用前纱布、敷料总重(g)]/1.05(血液比重g/mL)。②容积法:用产后接血容器收集血液后,放入量杯测量失血量。③面积法:可按接血纱布血湿面积粗略估计失血量。

2.测量生命体征和中心静脉压

观察血压下降的情况;呼吸短促,脉搏细速,体温开始低于正常后升高,通过观察体温情况来判断有无感染征象。中心静脉压测定结果若低于 1.96×10^{-2} kPa 提示右心房充盈压力不足,即血容量不足。

3.实验室检查

抽取产妇血进行生化指标化验,如血常规、出凝血时间、凝血酶原时间、纤维蛋白原测定等。

五、护理诊断

(1)潜在并发症:出血性休克。

(2)有感染的危险:与出血过多、机体抵抗力下降有关。

(3)恐惧:与出血过多、产妇担心自身预后有关。

六、护理目标

(1)及时补充血容量,产妇生命体征尽快恢复平稳。

(2)产妇无感染症状发生,体温、血常规指标等正常。

(3)产妇能理解病情,并且预后无异常。

七、护理措施

(一)预防产后出血

1.妊娠期

加强孕前及孕期保健,如有凝血功能障碍等相关疾病的产妇,应积极治疗后再孕,定期接受产检,及时治疗高危妊娠。对有产后出血危险的高危妊娠者,应提早入院,住院待产。

2.分娩期

第一产程严密观察产妇的产程进展,鼓励产妇进食和休息,防止疲劳和产妇衰竭,同时合理使用宫缩剂,防止产程延长或急产,适当使用镇静剂以保证产妇休息。第二产程严格执行无菌技术,指导产妇正确使用腹压;严格掌握会阴切开的时机,保护会阴,避免胎儿娩出过快,胎儿娩出后立即使用宫缩剂,以加强子宫收缩,减少出血。第三产程时,不可过早牵拉脐带,挤压子宫,待胎盘剥离征象出现后及时协助胎盘娩出,并仔细检查胎盘、胎膜,软产道有无裂伤或血肿。若阴道出血量多,应查明原因,及时处理。

3.产后观察

产后2 h产妇仍于产房观察,80%的产后出血发生在这一期间。注意观察产妇子宫收缩,恶露的色、质、量,会阴切口处有无血肿,定时测量产妇的生命体征,发现异常,及时处理。督促产妇及时排空膀胱,以免因膀胱充盈影响宫缩致产后出血。尽可能进行早接触、早吸吮,可刺激子宫收缩,减少阴道出血量。重视产妇主诉,同时对有高危因素的产妇,保持静脉通畅。做好随时急救的准备。

(二)针对出血原因,积极止血,纠正失血性休克,防止感染

1.子宫收缩乏力

子宫收缩乏力所致产后出血,可加强子宫收缩,通过使用宫缩剂、按摩子宫、宫腔填塞或结扎血管等方法止血。

(1)使用宫缩剂:胎儿、胎盘娩出后即刻使用宫缩剂促进子宫收缩。可用缩宫素肌内注射或静脉滴注,卡前列甲酯栓纳肛、地诺前列酮宫肌内注射等均可促进子宫收缩,用药前注意产妇有无禁忌证。

(2)按摩子宫:胎盘娩出后。一手置于产妇腹部。触摸子宫底部,拇指在前,其余四指在后,均匀而有节律地按摩子宫,促使子宫收缩,直至子宫收缩正常为止(图13-4)。如效果不佳,可采用腹部-阴道双手压迫子宫方法。一手在子宫体部按摩子宫体后壁。另一手戴无菌手套深入阴道握拳置于阴道前穹隆处,顶住子宫前壁,两手相对紧压子宫,均匀而有节律地按摩,不仅可以刺激子宫收缩且可压迫子宫内血窦,减少出血(图13-5)。

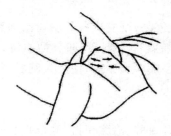

图13-4 按摩子宫

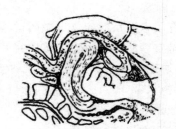

图13-5 腹部-阴道双手压迫子宫

(3)宫腔填塞:一种是宫腔纱条填塞法:应用无菌纱布条填塞宫腔,有明显的局部止血作用,适用于子宫全部松弛无力,以及经过子宫按摩、应用宫缩剂仍然无效者。术者用卵圆钳将无菌纱布条送入宫腔内,自宫底由内向外填紧宫腔。压迫止血,助手在腹部固定子宫。一般在24 h后取出纱条,填塞纱条后要严密观察子宫收缩情况,观察生命体征,警惕填塞不紧,若留有空隙,可造成隐匿性出血,以及宫腔内继续出血、积血而阴道不流血的假象。24 h后取出纱条,取出前应先使用宫缩剂。另一种是宫腔填塞气囊(图13-6)。宫腔纱布条填塞可能会造成填塞不均匀、填塞不紧等情况而造成隐性出血,纱条填塞无效时或可直接使用宫腔气囊填塞。在气泵的作用下向气球囊充气配合止血辅料对子宫腔进行迅速止血,它对宫腔加压均匀,并且止血效果较好,操作简单,便于抢救时能及时使用。

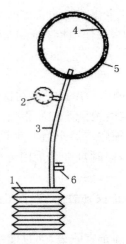

气囊球 4 外球面上设置有止血敷料 5,硅胶管 3 一端固定连接气球囊 4,另一端连接
气泵 1,硅胶管 3 上设置有压力显示表 2 和放气开关 6

图 13-6　宫腔填塞气囊

(4)结扎盆腔血管:如遇子宫收缩乏力、前置胎盘等严重产后出血的产妇,上述处理无效时,可经阴道结扎子宫动脉上行支或结扎髂内动脉。

(5)动脉栓塞:在超声提示下,行股动脉穿刺插入导管至髂内动脉或子宫动脉,注入吸收性明胶海绵栓塞动脉。栓塞剂可于 2~3 周自行吸收,血管恢复畅通,但需要在产妇生命体征平稳时进行。

(6)子宫切除:如经积极抢救无效者,危及产妇生命,根据医嘱做好全子宫切除术的术前准

2.胎盘因素

怀疑有胎盘滞留时应立即做阴道检查或宫腔探查,做好必要的刮宫准备。胎盘已剥离者,可协助产妇排空膀胱,牵拉脐带,按压宫底,协助胎盘娩出。若胎盘部分剥离、部分粘连时,可徒手进入宫腔,协助剥离胎盘后取出。若胎盘部分残留者。徒手不能取出胎盘,使用大刮匙刮取残留胎盘;胎盘植入者,不可强行剥离,做好子宫切除的准备。

3.软产道裂伤

应及时准确地进行修复缝合。如果出现血肿,则需要切开血肿、清除积血、缝合止血,同时补充血容量,必要时可置橡皮引流。

4.凝血功能障碍

排除以上各种因素后,根据血生化报告,针对不同病因治疗,及时补充新鲜全血,补充血小板、纤维蛋白原、凝血酶原复合物或凝血因子等。如果发生弥散性血管内凝血应进行抗凝与抗纤溶治疗。积极抢救。

5.失血性休克

对失血量多的产妇,其休克程度与出血量、出血速度和产妇自身状况有关。在抢救的同时,尽可能正确地判断出血量,判断出血程度,并补充相同的血量为原则,止血治疗的同时进行休克抢救。建立有效的静脉通路,测量中心静脉压,根据医嘱补充晶体和胶体,纠正低血压。给予产妇安静的环境,平卧,吸氧并保暖,纠正酸中毒,同时观察产妇的意识状态、皮肤颜色、生命体征和尿量。根据医嘱使用广谱抗生素防止感染。

(三)健康指导

(1)产后出血后,产妇抵抗力下降、活动无耐力,医护人员应主动给予产妇关心,使其增加安全感,并且帮助产妇进行生活护理,鼓励产妇说出内心感受,针对产妇的情况,逐步改善饮食,纠正贫血,逐步增加活动量,促进预后。

(2)指导产妇加强营养和适度活动等自我保健知识,同时宣教关于自我观察子宫复旧和恶露情况,自我护理会阴伤口、功能锻炼等方法,指导其定时产后检查,随时根据医师的检查结果调节产后自我恢复的方案。向产妇提供产后避孕指导,产褥期禁止盆浴,禁止性生活。晚期产后出血可能发生于分娩 24 h 之后,于产褥期发生大量出血,也可能发生于产后 1～2 周,应予以高度警惕。

(侯本河)

第十四章

手术室护理

第一节 手术室护士职责

现代科学技术的发展,对我们的护理职业提出了更高的要求。另一方面,创新的许多科学仪器和新设备,扩大了手术配合工作范围同时也增加工作难度,因此,手术室护士必须有热爱本职工作和广泛的知识和技术,才能高标准地完成各科日益复杂的手术配合任务。

一、手术室护士应具备的素质

护理人员在工作中应不断提高个人素质,加强对护理职业重要意义的认识,把护理工作看作是光荣的神圣的职业。因此,要努力做到以下几点。

(一)具有崇高的医德和奉献精神

一名护士的形象,通过它的精神面貌和行动表现出内在的事业品德素质,胜过一个护士的经验和业务水平所起的作用,也可能给患者带来希望、光明和再生。所以,护士要具备高尚的医德和崇高的思想,具有承受压力、吃苦耐劳、献身的精神,并有自尊、自爱、自强的思想品质。为护理科学事业的发展做出自己的贡献,无愧于白衣天使的光荣称号。

(二)树立全心全意为患者服务的高尚品德

手术室的工作和专业技术操作都具有独特性。要求手术室护士必须自觉的忠于职守、任劳任怨,无论工作忙闲、白班夜班都要把准备工作、无菌技术操作、贯彻各种规章制度等认真负责地做好。对患者要亲切、和蔼、诚恳,不怕脏、不怕累、不厌烦,使患者解除各种顾虑,树立信心,主动与医护人员配合,争取早日康复。

(三)要有熟练的技能和知识更新

随着医学科学的发展,特别是外科领域手术学的不断发展,新的仪器设备不断出现,因而护理工作范围也日益扩大,要求也越来越高。护理工作者如无广泛的有关学科的基本知识,对今天护理的工作复杂技能就不能理解和担当。所以,今天作为一名有远大眼光的护士,必须熟悉各种有关护理技能的基本知识,才能达到最高的职业效果。护理学亦成为一门专业科学,因此,作为一名手术室护士,除了伦理道德修养外,还应有基础医学、临床医学和医学心理学等新知识。努力学习解剖学、生理学、微生物学、化学、物理学,以及各种疾病的诊断和治疗等知识,特别是外科学更应深入学习。此外,还要了解各种仪器的基本结构、使用方法,熟练掌握操作技能。只有这样,才能高质量完成护理任务。

二、手术室护士长应具备的条件

护理工作范围极广,有些工作简单、容易,有些工作却很复杂,需要有高度的判断力和精细的技术、熟练的技巧。今天的护理工作,一个人已不能独当重任,而需要既分工又协作来共同完成。因此,必须有一名护士长,把每个护理人员的思想和行为统一起来,才能使人的积极性、主动性和创造性得到充分发挥,团结互助,共同完成任务。护士长应具备的条件归纳如下。

(一)有一定的领导能力及管理意识

有一整套工作方法和决策能力。善于出主意想办法,提出方案,做出决定,推动下级共同完成,并具有发现问题、分析问题的能力,了解存在问题的因素,掌握本质,抓住关键,分清轻重缓急,提出中肯意见。出现无法协商的问题时能当机立断,勇于负责。有创新的能力,对新事物敏感,思路开阔,能提出新的设想。要善于做思想工作。能否适时的掌握护士的心理动向,并进行针对性的思想教育,使之正确对待个人利益和整体利益的关系,不断提高思想水平,是提高积极性和加强凝聚力最根本的问题。

(二)有一定组织能力和领导艺术

管理是一门艺术,也是一门科学。首先处理好群体间人际关系。护士长需要具有丰富的才智和领导艺术,才能胜任手术室护士护理管理任务。具体要求如下。

(1)护士长首先应把自己置身于工作人员之中,经常想到自己与护士之间只是分工的不同,而无地位高低之分。要有民主作风,虚心听取护士的意见,甚至批评意见,认真分析,不埋怨、不沮丧,不迁怒于人,有助于建立自己的威信。

(2)护士长首先想到的是人,是护士和工作人员,而不是自己,不管是关心任务完成情况,还要关心她们的生活、健康、思想活动及学习情况等。这都会使每个护士和工作人员亲身感到群体的温暖,对护士长产生亲切感。

(3)护士长要善于调动护士的积极性,培养集体荣誉感,善于抓典型,树标兵,运用先进榜样推动各项手术室工作,充分调动护士群体的积极性,护士长的领导作用才能得到体现。

(三)有较高的素质修养

手术室护士长应较护士具备更高的觉悟和更多的奉献精神。科里出现的问题应主动承担责任,实事求是向上级反映,不责怪下级。凡要求护士做到的,首先自己要做到,严格要求自己,树立模范行为,才能指挥别人。要注意廉洁,不要利用工作之便谋私,更不能要患者的礼物,注意自身形象。此外,要做到知识不断更新,经常注意护理方面的学术动态,接受新事物,在这方面应较护士略高一等,使护士感到护士长是名副其实的护理业务带头人。

三、手术室护士的分工和职责

(一)洗手护士职责

(1)洗手护士必须有高度的责任心,对无菌技术有正确的概念。如有违反无菌操作要求者,应及时提出纠正。

(2)术前了解患者病情,具体手术配合,充分估计术中可能发生的意外,术中与术者密切配合,保证手术顺利完成。

（3）洗手护士应提前 30 min 洗手，整理无菌器械台上所用的器械、敷料、物品是否完备，并与巡回护士共同准确清点器械、纱布脱脂棉、缝针，核对数字后登记于手术记录单上。

（4）手术开始时，传递器械要主动、敏捷、准确。器械用过后，迅速收回，擦净血迹。保持手术野、器械台的整洁、干燥。器械及用物按次序排列整齐。术中可能有污染的器械和用物，按无菌技术及时更换处理，防止污染扩散。

（5）随时注意手术进行情况，术中若发生大出血、心脏骤停等意外情况，应沉着果断及时和巡回护士联系，尽早备好抢救器械及物品。

（6）切下的病理组织标本防止丢失，术后将标本放在 10% 甲醛溶液中固定保存。

（7）关闭胸腹腔前，再次与巡回护士共同清点纱布及器械数，防止遗留在体腔中。

（8）手术完毕后协助擦净伤口及引流管周围的血迹，协助包扎伤口。

（二）巡回护士职责

（1）在指定手术间配合手术，对患者的病情和手术名称应事先了解，做到心中有数，有计划的主动配合。

（2）检查手术间各种物品是否齐全、适用。根据当日手术需要落实补充、完善一切物品。

（3）患者接来后，按手术通知单核对姓名、性别、床号、年龄、住院号和所施麻醉等，特别注意对手术部位（左侧或右侧），不发生差错。

（4）安慰患者，解除思想顾虑。检查手术区皮肤准备是否合乎要求，患者的假牙、发卡和贵重物品是否取下，将患者头发包好或戴帽子。

（5）全麻及神志不清的患者或儿童，应适当束缚在手术台上或由专人看护，防止发生坠床。根据手术需要固定好体位，使手术野暴露良好。注意患者舒适，避免受压部位损伤。用电刀时，负极板要放于臀部肌肉丰富的部位，防止灼伤。

（6）帮助手术人员穿好手术衣，安排各类手术人员就位，随时调整灯光，注意患者输液是否通畅。输血和用药时，根据医嘱仔细核对，避免差错。补充室内手术缺少的各种物品。

（7）手术开始前，与洗手护士共同清点器械、纱布、缝针及线卷等，准确地登记于专用登记本上并签名。在关闭体腔或手术结束前和洗手护士共同清点上述登记物品，以防遗留体腔或组织内。

（8）手术中要坚守工作岗位，不可擅自离开手术间，随时供给手术中所需一切物品，经常注意病情变化。重大手术充分估计术中可能发生的意外，做好应急准备工作，及时配合抢救。监督手术人员无菌技术操作，如有违犯，立即纠正。随时注意手术台一切情况，以免污染。保持室内清洁、整齐、安静，注意室温调节。

（9）手术完毕后，协助术者包扎伤口，向护送人员清点患者携带物品。整理清洁手术间，一切物品归还原处，进行空气消毒，切断一切电源。

（10）若遇手术中途调换巡回护士，须做到现场详细交代，交清患者病情，医嘱执行情况，输液是否通畅，查对物品，在登记本上互相签名，必要时通知术者。

（三）夜班护士职责

（1）要独立处理夜间一切患者的抢救手术配合工作，必须沉着、果断、敏捷、细心地配合各种手术。

（2）要坚守工作岗位，负责手术室的安全，不得随意外出和会客。大门随时加锁，出入使用电铃。

（3）白班交接班时，如有手术必须现场交接，如患者手术进行情况和各种急症器械、物品、药品等。认真写好交接班本，当面和白班值班护士互相签名。

（4）接班后认真检查门窗、水电、氧气，注意安全。

（5）严格执行急症手术工作人员更衣制度和无菌技术操作规则。

（6）督促夜班工友清洁工作，保持室内清洁整齐，包括手术间、走廊、男女更衣室、值班室和办公室。

（7）凡本班职责范围内的工作一律在本班完成，未完不宜交班，特殊情况例外。

（8）早晨下班前，巡视各手术间、辅助间的清洁、整齐、安全情况。详细写好交接班报告，当面交班后签字方可离去。

（四）器械室护士职责

（1）负责手术科室常规和急症手术器械准备和料理工作，包括每天各科手术通知单上手术的准备供应，准确无误。

（2）保证各种急症抢救手术器械物品的供应。

（3）定期检查各类手术器械的性能是否良好，注意器械的关节是否灵活，有无锈蚀等，随时保养、补充、更新，做好管理工作，保证顺利使用。特殊精密仪器应专人保管，损坏或丢失时，及时督促寻找，并和护士长联系。

（4）严格执行借物制度，特殊精密仪器需取得护士长同意后，两人当面核对并签名后方能外借。

（5）保持室内清洁整齐，包括器械柜内外整齐排列，各科器械柜应贴有明显的标签。定期通风消毒。

（五）敷料室护士职责

（1）制定专人负责管理。严格按高压蒸汽消毒操作规程使用。定期监测灭菌效果。

（2）每天上午检查敷料柜1次，补充缺少的各种敷料。

（3）负责一切布类敷料的打包，按要求保证供应。

（六）技师职责

（1）负责对各种仪器使用前检查，使用时巡查，使用后再次检查其运转情况，以保证各种电器、精密仪器的正常运转。

（2）定期检查各种器械台、接送患者平车的零件和车轮是否运转正常，负责各种仪器的修理或送交技工室修理。

（3）坚守工作岗位，手术过程中主动巡视各手术间，了解电器使用情况。有问题时做到随叫随到随维修，协助器械组检查维修各种医疗器械。

（4）帮助护士学习掌握电的基本知识和各种精密仪器基本性能、使用方法与注意事项等。

（王媛媛）

第二节　手术室常见手术体位安置原则

一、手术体位概述

(一)手术体位的概念

1.定义

手术体位是指术中患者的体位状态,由患者的姿势、体位垫的应用及手术床的操作三部分组成。标准手术体位是由手术医师、麻醉医师、手术室护士共同确认和执行,根据生理学和解学知识,选择正确的体位设备和用品,充分显露手术野,确保患者安全与舒适。标准手术体位包括仰卧位、侧卧位、俯卧位,其他手术体位都在标准体位基础上演变而来。

2.体位设备

(1)手术床是一种在手术室或操作室内使用的、带有相关附属配件、可根据手术需要调节患者体位,以适应各种手术操作的床。

(2)手术床配件包括各种固定设备、支撑设备及安全带等,如托手板、腿架、各式固定挡板、肩托、头托及上下肢约束带等。

3.辅助用品

体位用品体位垫是用于保护压力点的一系列不同尺寸、外形的衬垫,如头枕、膝枕、肩垫、胸垫、足跟垫等。

(二)手术体位常见并发症

1.手术体位造成的皮肤损伤

手术中最常见的皮肤损伤是压疮。体位摆放不当是引起压疮等压迫性皮肤损伤的主要原因之一。由于麻醉药物作用和肌肉松弛造成动脉血压低于外界压力(体质量),血液循环遭受强大干扰,以致造成严重的组织损伤。压疮的发生机制如下。

(1)压力:局部组织受到持续的垂直压力,当压力超过局部毛细血管压时血流阻断,引起组织缺氧。浅表组织的血液供应不足,持续时间过长时,就会引发组织破坏和压力性溃疡。

(2)压强:是作用力与受力面积的比值,作用力相同,受力面积越小,压强越大。如果毛细血管的内部压强小于体表压强就会阻断毛细血管内的血液流畅运行。

(3)剪切力:两层相邻组织间的滑行,产生进行性相对移位而产生的力。这种力会对组织造成损伤,是压疮的原因之一。

(4)内因:患者的年龄、体质量、营养状况、感染及代谢性疾病。

2.手术体位造成的周围神经损伤

(1)因手术体位造成的周围神经损伤常发生于臂丛神经、尺神经、腓神经等。①臂丛神经:当肩关节外展时,臂丛神经的牵拉负荷也越大,长时间保持 90° 的外展状态,是导致臂丛神经损伤的直接原因。②尺神经:俯卧位时,当肘关节处于过度屈曲时,尺神经容易受到牵拉负荷,同时由于尺神经内侧的骨性突起,也容易受到压迫,因此,摆放手臂时需依照远端关节低于近端关节的原则,即手比肘低,肘比肩低。③腓神经:在摆放膀胱截石位时,托腿架位置不当容易压迫腘窝或者腓骨小头导致腓总神经受损。

(2)手术体位造成的周围神经损伤的5个主要原因为牵拉、压迫、缺血、机体代谢功能紊乱及外科手术损伤。

3.手术体位造成的组织器官损伤

(1)生殖器官压伤:摆放体位时,女性的乳房、男性外生殖器容易因受到挤压导致器官损伤。

(2)颈椎损伤:由于在全麻下颈部肌肉张力丧失,搬运患者时过度扭动头部,可导致颈椎脱位及颈椎损伤。

(3)组织挤压伤:多见于骨突出部位,如髂部、骶髂部、足跟等,因长时间受挤压而致皮肤及皮下组织损伤。在年老体弱、手术时间长、约束带过紧、手术床垫过硬时更易发生。

(4)眼部损伤:俯卧位头圈、头托位置不当或大小不合适均可导致眼球受压或擦伤角膜,严重者可造成失明。

(5)腰背痛:多发生于椎管内麻醉术后,由于腰背部肌肉松弛,腰椎生理前凸暂时消失,引起棘间肌和韧带长时间受牵拉所致。

(6)血管受压:约束带过度压迫及过紧可造成血液循环障碍。

(7)急性肺水肿、顽固性低血压:心肺功能低下的患者,术中过度抬高或快速放平双下肢时,可造成急性肺水肿和顽固性低血压。

4.骨筋膜室综合征

骨筋膜室综合征是因动脉受压,继而血供进行性减少而导致的一种病理状态。临床表现为肿胀、运动受限、血管损伤和严重疼痛、感觉丧失。

5.仰卧位低血压综合征

仰卧位低血压综合征是由于妊娠晚期孕妇在仰卧位时,增大的子宫压迫下腔静脉及腹主动脉,下腔静脉受压后导致全身静脉血回流不畅,回心血量减少,心排血量也随之减少,而出现头晕、恶心、呕吐、胸闷、面色苍白、出冷汗、心跳加快及不同程度血压下降,当改变卧姿(左侧卧位)时,患者腹腔大血管受压减轻,回心血量增加,上述症状即减轻或消失的一组综合症状。

6.甲状腺手术体位综合征

在颈部极度后仰的情况下,使椎间孔周围韧带变形、内凸而压迫颈神经根及椎动脉,而引起的一系列临床症状,表现为术中不适、烦躁不安,甚至呼吸困难,术后头痛、头晕、恶心、呕吐等症状。

(三)手术体位安置原则

在减少对患者生理功能影响的前提下,充分显露手术视野,保护患者隐私。

1.总则

(1)保持人体正常的生理弯曲及生理轴线,维持各肢体、关节的生理功能体位,防止过度牵拉、扭曲及血管神经损伤。

(2)保持呼吸道通畅、循环稳定。

(3)注意分散压力,防止局部长时间受压,保护患者皮肤完整性。

(4)正确约束患者,松紧度适宜(以能容纳一指为宜),维持体位稳定,防止术中移位、坠床。

2.建议

(1)根据手术类型、手术需求、产品更新的情况,选择适宜的体位设备和用品。

(2)选择手术床时注意手术床承载的人体质量参数,床垫宜具有防压疮功能。

（3）体位用品材料宜耐用、防潮、阻燃、透气性好，便于清洁、消毒。

（4）定期对体位设备和用品进行检查、维修、保养、清洁和消毒，使其保持在正常功能状态。

（5）根据患者和手术准备合适的手术体位设备和用品。

（6）在安置体位时，应当做好保暖，确保手术体位安置正确，各类管路安全，防止坠床。

（7）安置体位时，避免患者身体任何部位直接接触手术床金属部分，以免发生电灼伤。

（8）术中应尽量避免手术设备、器械和手术人员对患者造成的外部压力。压疮高风险的患者，对非手术部位，在不影响手术的情况下，至少应当每隔 2 h 调整受压部位一次。

（9）对于高凝状态的患者，遵医嘱使用防血栓设备（如弹力袜、弹力绷带或间歇充气设备等）。

二、仰卧位摆放规范

仰卧位是最基本也是最广泛应用于临床的手术体位，是将患者头部放于枕上，两臂置于身体两侧或自然伸开，两腿自然伸直的一种体位。根据手术部位及手术方式的不同摆放各种特殊的仰卧位，包括头（颈）仰卧位、头高脚低仰卧位、头低脚高仰卧位、人字分腿仰卧位等。特殊仰卧位都是在标准仰卧位的基础上演变而来。

（一）适用手术

头颈部、颜面部、胸腹部、四肢等手术。

（二）用物准备

头枕、上下肢约束带。根据评估情况另备肩垫、膝枕、足跟垫等。

（三）摆放方法

（1）头部置头枕并处于中立位置，头枕高度适宜。头和颈椎处于水平中立位置。

（2）上肢掌心朝向身体两侧，肘部微屈用布单固定。远端关节略高于近端关节，有利于上肢肌肉韧带放松和静脉回流。肩关节外展不超过 90°，以免损伤臂丛神经。

（3）膝下宜垫膝枕，足下宜垫足跟垫。

（4）距离膝关节上或下 5 cm 处用约束带固定，松紧适宜，以能容下一指为宜，防腓总神经损伤。

（四）注意事项

（1）根据需要在骨突处（枕后、肩胛、骶尾、肘部、足跟等）垫保护垫，以防局部组织受压。

（2）上肢固定不宜过紧，预防骨筋膜室综合征。

（3）防止颈部过度扭曲，牵拉臂丛神经引起损伤。

（4）妊娠晚期孕妇在仰卧位时需适当左侧卧，以预防仰卧位低血压综合征的发生。

（五）特殊仰卧位

1.头（颈）后仰卧位。

（1）适合手术：口腔、颈前入路等手术。

（2）用物准备：肩垫、颈垫、头枕。

（3）摆放方法：肩下置肩垫，按需抬高肩部。颈下置颈垫，使头后仰，保持头颈中立位，充分显露手术部位。

（4）注意事项：防止颈部过伸，引起甲状腺手术体位综合征；注意保护眼睛；有颈椎病的患者，应在患者能承受的限度之内摆放体位。

2.头高脚低仰卧位

（1）适用手术：上腹部手术。

（2）用物准备：另加脚挡。

（3）摆放方法：根据手术部位调节手术床至适宜的倾斜角度，保持手术部位处于高位。

（4）注意事项：妥善固定患者，防止坠床；手术床头高脚低不宜超过30°，防止下肢深静脉血栓的形成。

3.头低脚高仰卧位

（1）适用手术：下腹部手术。

（2）用物准备：另加肩挡。

（3）摆放方法：肩部可用肩挡固定，防止躯体下滑。根据手术部位调节手术床至适宜的倾斜角度。一般头低脚高（15°～30°），头板调高约15°；左倾或右倾（15°～20°）。

（4）注意事项：评估患者术前视力和心脏功能情况；手术床头低脚高一般不超过30°，防止眼部水肿、眼压过高以及影响呼吸循环功能。

4.人字分腿仰卧位

（1）适用手术：如开腹 Dixon 手术；腹腔镜下结直肠手术、胃、肝脏、脾、胰等器官手术。

（2）用物准备：另加床档或脚档。

（3）摆放方法：麻醉前让患者移至合适位置，使骶尾部超出手术床背板与腿板折叠处合适位置。调节腿板，使双下肢分开。根据手术部位调节手术床至头低脚高或头高脚低位。

（4）注意事项：评估双侧髋关节功能状态，是否实施过髋关节手术。防止腿板折叠处夹伤患者。两腿分开不宜超过60°，以站立一人为宜，避免会阴部组织过度牵拉。

三、侧卧位规范摆放

侧卧位是将患者向一侧自然侧卧，头部侧向健侧方向，双下肢自然屈曲，前后分开放置。双臂自然向前伸展，患者脊柱处于水平线上，保持生理弯曲的一种手术体位。再在此基础上，根据手术部位及手术方式的不同，摆放各种特殊侧卧位。

（一）适用手术

颅部、肺、食管、侧胸壁、髋关节等部位的手术。

（二）用物准备

头枕、胸垫、固定挡板、下肢支撑垫、托手板及可调节托手架、上下肢约束带。

（三）摆放方法

取健侧卧位，头下置头枕，高度平下侧肩高，使颈椎处于水平位置。腋下距肩峰 10 cm 处垫胸垫。术侧上肢屈曲呈抱球状置于可调节托手架上，远端关节稍低于近端关节；下侧上肢外展于托手板上，远端关节高于近端关节，共同维持胸廓自然舒展。肩关节外展或上举不超过90°；两肩连线与手术台呈90°。腹侧用固定挡板支持耻骨联合，背侧用挡板固定骶尾部或肩胛区，共同维持患者90°侧卧位。双下肢约45°自然屈曲，前后分开放置，保持两腿呈跑步时姿态屈曲位。两腿间用支撑垫承托上侧下肢。小腿及双上肢用约束带固定。

（四）注意事项

（1）注意对患者心肺功能保护。

（2）注意保护骨突部（肩部、健侧胸部、髋部、膝外侧及踝部等），根据病情及手术时间建议使用抗压软垫及防压疮敷料,预防手术压疮。

(3)标准侧卧位安置后,评估患者脊椎是否在一条水平线上,脊椎生理弯曲是否变形,下侧肢体及腋窝处是否悬空。颅脑手术侧卧位时肩部肌肉牵拉是否过紧。肩带部位应用软垫保护,防止压疮。

(4)防止健侧眼睛、耳郭及男性患者外生殖器受压。避免固定挡板压迫腹股沟,导致下肢缺血或深静脉血栓的形成。

(5)下肢固定带需避开膝外侧,距膝关节上方或下方5 cm处,防止损伤腓总神经。

(6)术中调节手术床时需密切观察,防止体位移位,导致重要器官受压。

(7)髋部手术侧卧位,评估患者胸部及下侧髋部固定的稳定性,避免手术中体位移动,影响术后两侧肢体长度对比。

(8)体位安置完毕及拆除挡板时妥善固定患者,防止坠床。

(9)安置肾脏、输尿管等腰部手术侧卧位时,手术部位对准手术床背板与腿板折叠处,腰下置腰垫,调节手术床呈"∧"形,使患者凹陷的腰区逐渐变平,腰部肌肉拉伸,肾区显露充分。双下肢屈曲约45°错开放置,下侧在前,上侧在后,两腿间垫一大软枕,约束带固定肢体。缝合切口前及时将腰桥复位。

(10)安置45°侧卧位时,患者仰卧,手术部位下沿手术床纵轴平行垫胸垫,使术侧胸部垫高约45°;健侧手臂外展置于托手板上,术侧手臂用棉垫保护后屈肘呈功能位固定于麻醉头架上;患侧下肢用大软枕支撑,健侧大腿上端用挡板固定。注意患侧上肢必须包好,避免肢体直接接触麻醉头架,导致电烧伤;手指外露以观察血运;保持前臂稍微抬高,避免肘关节过度屈曲或上举,防止损伤桡、尺神经。

四、俯卧位摆放规范

俯卧位是患者俯卧于床面、面部朝下、背部朝上、保证胸腹部最大范围不受压、双下肢自然屈曲的手术体位。

(一)适用手术

头颈部、背部、脊柱后路、盆腔后路、四肢背侧等部位的手术。

(二)用物准备

根据手术部位、种类及患者情况准备不同类型和形状的体位用具。如俯卧位支架或弓形体位架或俯卧位体位垫、外科头托、头架、托手架、腿架、会阴保护垫、约束带、各种贴膜等。

(三)摆放方法

(1)根据手术方式和患者体型,选择适宜的体位支撑用物,并置于手术床上相应位置。

(2)麻醉成功,各项准备工作完成后,由医护人员共同配合,采用轴线翻身法将患者安置于俯卧位支撑用物上,妥善约束,避免坠床。

(3)检查头面部,根据患者脸型调整头部支撑物的宽度,将头部置于头托上,保持颈椎呈中立位,维持人体正常的生理弯曲;选择前额、两颊及下颌作为支撑点,避免压迫眼部眶上神经、眶上动脉、眼球、颧骨、鼻及口唇等。

(4)将前胸、肋骨两侧、髂前上棘、耻骨联合作为支撑点,胸腹部悬空,避免受压,避开腋窝。保护男性患者会阴部及女性患者乳房部。

(5)将双腿置于腿架或软枕上,保持功能位,避免双膝部悬空,给予体位垫保护,双下肢略分开,足踝部垫软枕,踝关节自然弯曲,足尖自然下垂,约束带置于膝关节上 5 cm。

(6)将双上肢沿关节生理旋转方向,自然向前放于头部两侧或置于托手架上,高度适中,避免指端下垂,用约束带固定。肘关节处垫放压疮体位垫,避免尺神经损伤;或根据手术需要双上肢自然紧靠身体两侧,掌心向内,用布巾包裹固定。

(四)注意事项

(1)轴线翻身时需要至少 4 名医护人员配合完成,步调一致。麻醉医师位于患者头部,负责保护头颈部及气管导管;一名手术医师位于患者转运床一侧,负责翻转患者;另一名手术医师位于患者手术床一侧,负责接住被翻转患者;巡回护士位于患者足部,负责翻转患者双下肢。

(2)眼部保护时应确保双眼眼睑闭合,避免角膜损伤,受压部位避开眼眶、眼球。

(3)患者头部摆放合适后,应处于中立位,避免颈部过伸或过屈;下颌部支撑应避开口唇部,并防止舌外伸后造成舌损伤,头面部支撑应避开两侧颧骨。

(4)摆放双上肢时,应遵循远端关节低于近端关节的原则;约束腿部时应避开腘窝部。

(5)妥善固定各类管道,粘贴心电监护极片的位置应避开俯卧时的受压部位。

(6)摆放体位后,应逐一检查各受压部位及各重要器官,尽量分散各部位承受的压力,并妥善固定。

(7)术中应定时检查患者眼睛、面部等受压部位情况,检查气管插管的位置,各管道是否通畅。

(8)若术中唤醒或体位发生变化时,应检查体位有无改变,支撑物有无移动,并按上述要求重新检查患者体位保护及受压情况。

(9)肛门、直肠手术时,双腿分别置于左右腿板上,腿下垫体位垫,双腿分开,中间以可站一人为宜,角度<90°。

(10)枕部入路手术、后颅凹手术可选用专用头架固定头部,各关节固定牢靠,避免松动。

五、截石位摆放规范

截石位是患者仰卧,双腿放置于腿架上,将臀部移至手术床边,最大限度地暴露会阴,多用于肛肠手术、妇科手术。

(一)适用手术

会阴部及腹会阴联合手术。

(二)用物准备

体位垫,约束带,截石位腿架,托手板等。

(三)摆放方法

(1)患者取仰卧位,在近髋关节平面放置截石位腿架。

(2)如果手臂需外展,同时仰卧。用约束带固定下肢。

(3)放下手术床腿板,必要时,臀部下方垫体位垫,以减轻局部压迫,同时臀部也得到相应抬高,便于手术操作。双下肢外展<90°,大腿前屈的角度应根据手术需要而改变。

(4)当需要头低脚高位时,可加用肩托,以防止患者向头端滑动。

(四)注意事项

(1)腿架托住小腿及膝部,必要时腘窝处垫体位垫,防止损伤腘窝血管、神经及腓肠肌。

(2)手术中防止重力压迫膝部。

(3)手术结束复位时,双下肢应单独、慢慢放下,并通知麻醉师,防止因回心血量减少,引起低血压。

(王媛媛)

第三节 手术室应急情况处理

一、心搏骤停

心搏骤停是指各种原因(如急性心肌缺血、电击、急性中毒等)所致的心脏突然停止搏动,有效泵血功能消失造成全身循环中断、呼吸停止和意识丧失引起全身严重缺血、缺氧。一旦发生手术患者心搏骤停,手术团队成员应第一时间进行快速判断,并实施心肺复苏术。

(一)术中发生心搏骤停的原因

1.各种心脏病

如心肌梗死、心肌病、心肌炎、严重心律失常、严重瓣膜疾病。

2.麻醉意外

术中麻醉过深,或大量应用肌松剂,或气管插管引起迷走神经兴奋性增高,使原来有病变的心脏突然停跳。

3.药物中毒或过敏

常见的如局麻药(普鲁卡因胺)中毒,抗生素过敏,术中血液制品过敏等。

4.心脏压塞

心脏外科手术,如术中止血未完全或术中出血未及时引流出心包,易形成血块导致心脏压塞。

5.血压骤降

如快速大量失血、失液,或术中过量使用扩血管药物(如硝普钠),可使手术患者血压骤降至零,心搏骤停。

(二)心肺复苏术的实施

心肺复苏术(CPR)是针对呼吸心跳停止的急症危重患者所采取的抢救关键措施,即胸外按压形成暂时的人工循环并恢复自主搏动,采用人工呼吸代替自主呼吸,快速电除颤转复心室颤动,以及尽早使用血管活性药物重新恢复自主循环的急救技术。若手术患者因心脏压塞引起心脏呼吸骤停应当马上实行手术,清除心包血块。心跳呼吸骤停急救有效的指标:触及大动脉搏动,收缩压 8.0 kPa(60 mmHg)以上;皮肤、口唇、甲床颜色由紫转红;瞳孔缩小,对光反射恢复,睫毛反射恢复;自主呼吸恢复;心电图表现室颤波由细变粗。

1.迅速评估

如果为术中已实施麻醉监护的手术患者,可以通过监护仪实时监测数据和触摸颈动脉搏动,判断脉搏和呼吸,但不可反复观察心电示波,丧失抢救时机;如果为术中未实施麻醉监护的手术患者,则手术室护士或手术医师应迅速判断其意识反应、脉搏和呼吸情况,若手术患者意识丧失,深昏迷,呼之不应,医护人员用 2 个或 3 个手指触摸患者喉结再滑向一侧,于此平面的胸锁乳突肌前缘的凹陷处,触摸颈动脉搏动,检查至少 5 s,但不要超过 10 s,如果 10 s 内没有明确地感受到脉搏,应启动心肺复苏应急预案。

2.启动心肺复苏应急预案

如果麻醉师在场,手术室护士应配合麻醉师和手术医师一同进行心肺复苏术;如果为局麻手术患者,手术室巡回护士应当立刻呼叫麻醉师帮助,同时协助手术医师开始心肺复苏术。

3.胸外按压及呼吸复苏

(1)胸部按压:抢救者站于手术患者的一侧,使手术患者仰卧在坚固平坦的手术床上,如果手术患者为特殊体位如俯卧位、侧卧位,手术团队应将其翻转为仰卧位,翻转时应尽量使其头部、颈部和躯干保持在一条直线上。抢救者一手的掌根放在手术患者胸部中央,另一手的掌根置于第一只手上,伸直双臂,使双肩位于双手的正上方。按压时要求用力快速按压,胸骨下陷至少 5 cm,按压频率每分钟至少 100 次,每次按压后让胸壁完全回弹,尽量减少按压中断。

(2)开放气道,进行呼吸支持:如果手术患者已置气管插管,则应使用呼吸机或简易人工呼吸器进行呼吸支持。如果手术患者未置气管插管,则手术室护士应协助麻醉师或手术医师用仰头提颏法和推举下颌法两种方法开放气道,同时给予简易人工呼吸面罩呼吸支持,同时应尽快实施气管内插管,连接呼吸器或麻醉机。

仰头提颏法是指抢救者一手置于手术患者的前额,用手掌推动,使其头部后仰,另一只手的手指置颏附近的下颌下方,提起下颌,使颏上抬。推举下颌法是指抢救者同时托起手术患者左右下颌,无须仰头,当手术患者存在脊柱损伤可能时,应选择推举下颌法开放气道。

(3)胸内心脏按压:在胸外心脏按压无效的情况下,可实施胸内心脏按压。应用无菌器械,局部消毒,左第 4 肋间前外侧切口进胸,膈神经前纵形剪开心包,正确地施行单手或双手心脏按压术。一般用单手按压时,拇指和大鱼际紧贴右心室的表面,其余 4 指紧贴左心室后面,均匀用力,有节奏地进行按压和放松,每分钟为 60～80 次;双手胸内心脏按压,用于心脏扩大、心室肥厚者,术者左手放在右心室面,右手放在左心室面,双手掌向心脏做对合按压,余同单手法。切勿用手指尖按压心脏,以防止心肌和冠状血管损伤。术后彻底止血,置胸腔引流管。

(三)电除颤

部分循环骤停的手术患者实际上是心室颤动,在心脏按压过程中,出现心室颤动者随时进行电击除颤才能恢复窦性节律。

1.胸外除颤

将除颤电极包上盐水纱布或涂上导电膏,一电极放在患者胸部右上方(锁骨正下方),另一电极放在左乳头下(心尖部),成人一般选用 200～400 J,儿童选用 50～200 J,第一次除颤无效时,可酌情加大能量再次除颤。

2.胸内除颤

术中或开胸抢救时使用胸内除颤电极板,电极板蘸以生理盐水,左右两侧夹紧心脏,成人用 10～30 J,放电后立即观察心电监护波形,了解除颤效果。

二、外科休克

休克是一急性的综合征,是指各种强烈致病因素作用于机体,使循环功能急剧减退,组织器官微循环灌流严重不足,导致细胞缺氧和功能障碍,以至重要生命器官功能、代谢严重障碍的全身危重病理过程。休克分为低血容量性、感染性、心源性、神经性和过敏性休克五类。其中低血容量休克是手术患者最常见的休克类型,由于体内或血管内血液、血浆或体液等大量丢失,引起有效血容量急剧减少所致的血压降低和微循环障碍,如肝脾破裂出血、宫外孕出血、四肢外伤、术中大出血等均可造成低血容量性休克。

(一)低血容量性休克的临床表现

早期患者出现精神紧张或烦躁,面色苍白,出冷汗,肢端湿冷,心跳加快,血压稍高,晚期患者出现血压下降,收缩压<10.7 kPa(80 mmHg),脉压<2.7 kPa(20 mmHg),心率增快,脉搏细速,烦躁不安或表情淡漠,严重者出现昏迷,呼吸急促,发绀,尿少,甚至无尿。

(二)低血容量性休克的急救措施

休克的预后取决于病情的轻重程度、抢救是否及时、抢救措施是否得力。所以一旦手术患者发生低血容量性休克,手术室护士应采取以下护理措施,协助手术医师、麻醉师,共同对手术患者进行急救。

1.一般护理措施

休克的手术患者送入手术室后,首先应维持手术患者呼吸道通畅,同时使其仰卧于手术床并给予吸氧;选择留置针,迅速建立静脉通路,保证补液速度;调高手术间温度,为手术患者盖棉被,同时可使用变温毯等主动升温装置,维持手术患者正常体温。

2.补充血容量

低血容量休克治疗的首要措施是迅速补充血容量,短期内快速输入生理盐水、右旋糖酐、全血或血浆、清蛋白以维持有效回心血量。同时正确地评估失液量,失液量的评估可以凭借临床症状、中心静脉压、尿量和术中出血量等进行判断。因此休克患者术前必须常规留置导尿管,以备记录尿量;术中出血量包括引流瓶内血量及血纱布血量的总和,巡回护士应正确评估、计算后告知手术医师;在快速补液时,手术室护士应密切观察手术患者的心肺功能,防止急性心力衰竭;在给手术患者输注库血前,要适当加温库血,预防术中低体温的发生。

3.积极处理原发病

(1)术前大量出血引起休克:如术前因肝脾破裂出血、宫外孕出血而引起休克的患者,进入手术室后所有手术团队成员应分秒必争,立即实施手术进行止血。

(2)四肢外伤引起休克:手术室护士事先准备止血带,并协助手术医师及时环扎止血带,并记录使用的起止时间。

(3)术中大出血:洗手护士在无菌区内做好应急配合,密切关注手术野,协助手术医师采取各种止血措施,传递器械、缝针时应确保动作迅速、准确。巡回护士应及时向洗手护士提供各类止血物品和缝针,与麻醉师共同准备并核对血液制品。

(4)剖宫产术中发生大出血:手术医师可以通过按摩子宫、使用缩宫素、缝扎等方式进行止血,巡回护士应及时准备缩宫素等增强子宫收缩的药物。如遇胎盘滞留或胎盘胎膜残留情况,洗手护士应配合手术医师尽快徒手剥离胎盘控制出血,若出血未能有效控制,在输血、抗休克的同时,行子宫次全切除术或全子宫切除术,巡回护士应及时提供洗手护士手术器械、敷料及特殊用物,并准确进行添加器械和纱布的清点记录。

4.及时执行医嘱

在抢救手术患者的紧急情况下,巡回护士可以执行手术医师的口头医嘱,执行前必须复述,得到确认后方可执行。

5.做好病情观察及记录

注意观察手术患者的生命体征,包括出入量(输血、输液量、尿量、出血量、引流量等);记录各类抢救措施、术中用药及病情变化。

三、火灾

手术室发生火灾虽然罕见,但如果手术室工作人员忽视防火安全管理,操作不规范,仍然可能发生。因此手术室人员要充分认识到火灾的危险性,提高手术室火灾防范意识,防止发生火灾,并制订火灾应急预案,一旦发生火灾将损失降至最低。

(一)手术室发生火灾的危险因素

1.火源

(1)手术室内各种仪器设备:如电刀、激光、光纤灯源、无影灯、电脑、消毒器等,当设备及线路老化、破损发生漏电、短路,接头接触不良,使用后忘记关闭电源等情况,均是手术室发生火灾的导火索。

(2)手术室相对封闭的空间:如果通风不良、湿度过低,特别是在秋冬季,物体间相互摩擦极易产生静电,遇可燃物或助燃剂即可能导致火灾。

(3)高危设备的使用不当:如高频电刀在使用时会产生很高的局部温度,输出功率越高,产生温度也越高,遇到高浓度氧和酒精时就会诱发燃烧。

2.氧气

氧气是最常见的助燃剂,患者在手术过程中一般都需持续供养,故可造成手术室中局部高氧环境,特别在患者头部。而当术中面罩吸氧时,由于密闭不严造成无菌巾下腔隙中的氧达到较高的浓度,可燃物在此环境中很容易燃烧。

3.可燃物

手术室内可燃物种类很多,如酒精、碘酊、无菌巾、纱布、棉球、胶布等,尤以酒精燃烧最常见,特别是酒精挥发和氧气浓度增大可造成一种极易燃烧的混合物,一旦有火源就能燃烧,严重者可引起爆炸。

(二)手术室火灾预防措施

1.加强手术室管理

改进手术室的通风设备,防止氧气和酒精在空气中积聚浓度过高;定期对仪器设备、线路进行维护和检修;氧气瓶口、压力表上应防油、防火,不可缠绕胶布或存放在高温处,使用完毕立即关好阀门;制订手术室防火安全制度及火灾应急预案,手术室内放置灭火器材,保证消防通道通畅。

2.加强术中管理

使用电刀时严格控制输出功率,严禁超出电刀使用的安全值范围;使用酒精或碘酊消毒时,不可过湿擦拭,待其挥发完全后再开始使用电刀;使用任何带电的仪器设备前,必须确定不处在高氧环境中,使用完毕后及时关闭电源;对需要面罩吸氧的手术患者,应尽量给予低流量吸氧。

3.加强手术室人员的消防安全意识

树立防患于未然的观念,杜绝火灾隐患,防止发生火灾。组织全体医务人员学习一些基本的防火灭火安全知识,掌握灭火器材的使用方法。灭火器材有干粉、泡沫、二氧化碳,手术室配备的灭火器主要是二氧化碳灭火器,适合扑灭易燃液体、可燃气体、带电物质引起的火灾。

(三)手术室火灾应急预案及处理流程

1.原则

早发现、早报警、早扑救,及时疏散人员,抢救物资,各方合作,迅速扑灭火灾。

2.现场人员应对火灾四步骤(按照国际通用的灭火程序"RACE")

(1)救援(rescue):组织患者及工作人员及时离开火灾现场;对于不能行走的患者,采用抬、背、抱等方式转移。

(2)报警(alarm):利用就近电话迅速向医院火灾应急部门及"119"报警,有条件者按响消防报警按钮,迅速向火灾监控中心报警;在向"119"报警时讲清单位、楼层/部门、起火部位、火势大小、燃烧物质和报警人姓名,并通知邻近部门关上门窗、熟悉灭火计划和随时准备接收患者;与此同时,即刻向保卫科、院办、主管副院长汇报,并派人在医院门口接应和引导消防车进入火灾现场。

(3)限制(confine):关上火灾区域的门窗、分区防火门,防止火势蔓延。

(4)灭火或疏散(extinguish or evacuate):如果火势不大,用灭火器材灭火;如果火势过猛,按疏散计划,及时组织患者和其他人员撤离现场。

3.救助人员灭火、疏散步骤

救助人员接到报警到达后,立即采取以下步骤展开灭火和疏散。

(1)报警通报:立即通知所有相关领导、部门及可能殃及的区域,要求相关人员到位,启动相应流程,做好灭火和疏散准备。

(2)灭火:①确定火场情况,做到"三查三看"。一查火场是否有人被困,二查燃烧的是什么物质,三查从哪里到火场最近;一看火烟,定风向、定火势、定性质,二看建筑,定结构,定通路,三看环境,定重点、定人力、定路线。②在扑救中,参加人员必须自觉服从现场最高负责人的指挥,沉着、机智、正确使用灭火器材,做到先控制、后扑灭。③抓住灭火有利时机,对存放精密仪器、昂贵物资的部位,应集中使用灭火器灭火,一举将火灾扑灭在初起阶段。④有些物品在燃烧过程中可产生有毒气体,扑救时应采取防毒措施,如使用氧气呼吸面罩,用湿毛巾、口罩捂住口鼻等。

(3)疏散:积极抢救受火灾威胁的人员,应根据救人任务的大小和现有的灭火力量,首先组织人员救人,同时部署一定力量扑救火灾,在力量不足的情况下,应将主要力量投入救人工作。

4.疏散的原则和方法

主要包括:①火场疏散先从着火房间开始,再从着火层以上各层开始疏散救人;本着患者优先的原则,医院员工有责任引导患者向安全的地方疏散。即先近后远,先上后下。要做好安抚工作,不要惊慌、随处乱跑,要服从指挥;对于被火围困的人员,应通过内线电话或手机等通信工具,告知其自救办法,引导他们自救脱险。②疏散通道被烟雾所阻时,应用湿毛巾或口罩捂住口鼻,身体尽量贴近地面,匍匐前进,向消防楼梯转移,离开火场;对火灾中造成的受伤人员,抢救人员应采用担架、轮椅等形式,及时将伤员撤离出危险区域。③禁止使用电梯,防止突然停电造成人员被困在电梯里。疏散通道口必须设立哨位指明方向,保持通道畅通无阻;最大限度分散分流,避免大量人员涌向一个出口,因拥挤造成伤亡事故。④疏散与保护物资:对受火灾威胁的各种物资,是进行疏散还是就地保护,要根据火场的具体情况决定,目标是尽量避免或减少财产的损失。在一般情况下,应先疏散和保护贵重的、有爆炸和有毒害危险的及处于下风方向的物资。疏散出来的物资不得堵塞通路,应放置在免受烟、火、水等威胁的安全地点,并派人保护,防止丢失和损坏。

四、停电

手术室停电通常可分为由人为原因造成的停电和意外情况引起的停电。如维修线路、错峰用电、拉闸限电或打雷时保护性的关闭电源等人为原因导致的停电,应事先告知手术室,做好停电准备,保证手术安全。若由恶劣天气、火灾、电路短路等意外情况引起的手术室停电,虽无法事先预料,但要提高警惕,完善应急工作。

(一)手术室停电预防措施

1.按手术室建筑标准做好配电规划

医院及手术室系统应建立两套供电系统,当其中一路发生故障时,自动切换至备用系统,保障手术室及其他重要部门的供电。同时,医院及手术室还应备有应急自供电源系统,当两套外供系统全部出现故障时,可紧急启动,维持短时间供电,为抢修赢得时间,为患者的安全提供保障。

2.加强手术室管理

每个手术间配备有足够的电插座,术中用电尽量使用吊塔与墙上的电源插座,少用接线板,避免地面拉线太多;电插座应加盖密封,防止进水,避免电路发生故障;每个手术间有独立的配电箱及带保险管的电源插座,以防一个手术间故障影响整个手术室运作;设备科相关人员必须定期对手术室的电器设备进行检测和维护;手术室严禁私自乱拉乱接电线;如发生断电应马上通知相关人员查明原因,防止再次发生。

3.加强手术室人员的用电安全意识

制订防止术中意外停电制度、停电应急预案,组织学习安全用电知识,术中合理使用电器设备,防止仪器短路。

(二)手术室停电应急预案及处理流程

1.手术间突发停电

(1)手术室人员立即报告科主任、护士长,电话报告医院相关部门。

(2)巡回护士使用应急灯照明,保证手术进行,清醒的患者做好安抚工作。

(3)断电后麻醉呼吸机、监护仪、微量输液泵等用电设备均停止工作,尽量使用手动装置替代动力装置,如呼吸机改手控呼吸,监护仪蓄电池失灵无法正常工作,应手动测量血压、脉搏和呼吸,以及时判断患者的生命体征,保证手术患者呼吸循环支持。

(4)防止手术野的出血,维持手术患者生命体征稳定,如为单间手术间停电可以先将电刀、超声刀等仪器接手术间外电源;如为整个手术室的停电应立即启动应急电源。

(5)关闭所有用电设备开关(除接房外电源的仪器),由专业人员查明断电原因,排除后恢复供电。

(6)做好停电记录包括时间及过程。

2.手术室内计划停电

(1)医院相关部门提前通知手术室停电时间,做好停电前准备。

(2)停电前相关部门再次与手术科室人员确认,以保证手术的安全。

(3)问题解除后及时恢复供电。

(王媛媛)

第十五章

麻醉科护理

第一节 手术室麻醉知识

一、全身麻醉

全身麻醉分为吸入性全麻、静脉全麻、吸入合并静脉的复合性全麻。其中最为常用的为吸入性麻醉,静脉麻醉一般用于手术时间短及术中需要患者清醒一段时间的手术。

(一)吸入性全麻

(1)麻醉前一般给予患者镇痛镇静药物,同时给予患者氧气。

(2)根据患者情况给予抑制腺体分泌的药物。

(3)给予吸入性麻醉药物。

(4)在患者麻醉后给予肌松药。

(5)给患者气管插管。

(6)术中患者持续吸入笑气,至手术结束。

(二)静脉全麻

(1)手术开始前先不给予麻醉药物,给予患者吸氧,同时也会给一些镇静镇痛药。

(2)在手术开始切皮前,给予患者静脉全麻的药物丙泊酚。

(3)手术结束前,停止给药。

(三)复合性麻醉

两种麻醉共同使用,麻醉需要有一定的诱导期。

(1)根据麻醉方式,给患者心理支持和帮助,减轻患者恐惧感。

(2)建立静脉通路,同时连接三通,便于静脉给药。

(3)备好固定气管插管的胶条,协助麻醉医师固定。

二、局部麻醉

局部麻醉主要分为局部浸润麻醉、神经区域阻滞、硬膜外麻醉、腰麻、腰硬联合麻醉。此处讲硬膜外麻醉配合。

（1）患者侧卧屈膝位呈虾米状，头尽量压低靠近胸部，膝盖尽量贴近腹部，将腰部弓出。

（2）遵守无菌原则，在托盘上打开一次性硬膜外麻醉包。

（3）用无菌持物钳将一次性小手巾及敷料夹开，充分暴露倒碘酒及生理盐水的凹槽，并倒入相应的位置。

（4）消毒时给医师倒酒精脱碘。

（5）准备硬膜外麻醉合剂，2％利多卡因溶液 20 mL、1％丁卡因溶液 10 mL、0.1％盐酸肾上腺素溶液5 滴，并配合医师抽吸药液。注意：医师习惯不同，采用合剂也不完全相同，而且血压高的患者一般不用肾上腺素。如果医师不用合剂做局部麻醉药物，还要另外准备 2 支 2 mg/mL 的普鲁卡因。医师抽吸药物时注意应将药物名称朝向医师再次核对。

（6）穿刺过程中，护士应保护于患者前侧，双手分别放于患者头颈部及膝盖部维持患者体位，防止其抽动身体，同时安慰患者，给予其心理支持。

（7）在穿刺成功后，协助医师固定硬膜外管。然后收拾用物。

（邓　方）

第二节　围麻醉期并发症

围麻醉期导致并发症的三个方面：患者的疾病情况；麻醉医师素质；麻醉药、麻醉器械及相关设备的影响和故障。其中这些麻醉期间常见的并发症：呼吸道梗阻、呼吸抑制、低血压和高血压、心肌缺血、体温升高或降低、术中知晓和苏醒延迟、咳嗽、呃逆、术后呕吐、术后肺感染、恶性高热等，下面将与患者疾病情况、麻醉操作与不当、麻醉药影响及麻醉器械故障有关的并发症介绍如下。

一、围麻醉期环境

良好的麻醉不但可消除患者痛感、保持安静利于术者顺利操作，还可以降低术中应激反应、减轻或消除不良心理体验，提高围术期安全性。随着近代新麻醉药、新型麻醉机的临床应用及电子监护仪的不断更新和完善，临床麻醉进入了一个更安全的境地；但由于医师应用麻醉技术的熟练程度、应急状态判断和处理方法、患者对麻醉及手术耐受的个体差异，使既有的"手术风险"依然存在；同时随着手术适应证扩大、高龄、幼儿、复杂、危重和急诊手术的患者日趋增多等因素，新的"手术风险"不断产生。手术室护士与麻醉医师是一个工作整体，手术过程需要相互密切配合。因此，加强手术室护理技术、质量管理，尤其是提高对麻醉实施、病情监护、意外情况救治过程中的护理技术水平，落实麻醉安全、具体护理措施是麻醉安全不可或缺的重要环节。

（一）护理技术管理

"质量就是生命"。手术室是外科治疗、抢救的重要场所，人员复杂、工作节奏快，各种意外情况多。其中，麻醉意外常突然发生、病情变化快，抢救不当或不及时将导致严重后果，要求医务人员应急能力强，医护配合好，因此，加强麻醉护理技术的质量管理必不可少。

1.规范护理工作行为

制度是工作的法规，是处理各项工作的准则，是评价工作的依据，是消灭事故、差错的重要措施。因此,要把建章立制作为确保安全的关键环节来抓。

(1)依法从事:临床工作是事关患者健康甚至生命的行为,为保障患者的切身利益和医护人员合法权益,需运用现有法律、法规对医疗过程加以规范。

(2)制度先行:确保安全的方法在于事前预防,而不是事后检讨。认真执行查对制度、交接班制度和各种操作规程,建立健全各项管理制度。

(3)有章可循:对各专科具体基础操作、难点环节、质量重点等,制订标准流程、质量标准和检查细则,做到各项管理有章可循,质量评价有量化指标。

2.强化理论技能培训

手术工作是一项科学性、实践性很强的工作,要高度重视麻醉手术的风险性,严防麻醉意外的发生,要不断进行理论和技能培训,以具备娴熟的技术和丰富的临床经验,治病救人。

(1)加强作风养成,确保手术麻醉的质量控制。

(2)拓宽知识结构,注重临床能力的培养。

3.提高患者手术麻醉耐受力

(1)实施手术前访视。

(2)完善手术内容。

(二)麻醉安全的护理措施

1.麻醉前配合

麻醉前准备的目的在于消除或减轻患者对麻醉手术产生的恐惧与紧张心理,以减少麻醉的并发症,利于麻醉的诱导与维持,减少麻醉意外。

(1)核对记录手术资料。

(2)建立静脉通道。

(3)麻醉用药护理:①严格执行查对制度。②严格执行无菌操作技术。③掌握正确用药方法。④准备急救药品和器材。

2.麻醉配合护理要点

(1)气管插管全麻的护理配合:气管插管全麻成功的关键在于物品准备充分、体位摆放合适、选择用药合理以及医护人员默契配合。

协助医师准备麻醉用品,如吸引器、心电监护仪、抢救药品及宽胶布等;去枕,协助患者头向后仰,肩部抬高。

全麻诱导时,由于患者最后丧失的知觉是听觉,所以当开始施行麻醉时,应关闭手术间的门,维持正压,停止谈话,室内保持安静;行气管插管时,患者可能会有咳嗽和"强烈反抗",护士应床旁看护,给予适当约束和精神支持,避免发生意外伤;外科麻醉期,护士应再次检查患者卧位,注意遮挡和保护患者身体暴露部位。

急诊手术患者可能在急性发病前或事故发生前刚进食、进饮,应仔细询问,以供麻醉方式的选择;若必须立即全麻手术,应先插胃管将胃内容物排空,此时巡回护士应备好插管用物,协助麻醉医师插管。

若只有一位医师实施全麻操作,巡回护士应协助医师工作,插管时协助显露声门、固定导管等。

插管过程中要注意:①保证喉镜片明亮;②固定气管插管;③正确判断气管插管位置;④注入气管导管套囊内空气 5～8 mL。

气管拔管时,麻醉变浅,气管导管机械性刺激,切口疼痛、吸痰操作等,使患者肾上腺素神经过度兴奋、血管紧张素失衡致血浆肾上腺素浓度明显升高。因此拔管过程中要注意检测氧饱和度、血压、心率变化,给予相应的抵抗药物;吸痰动作要轻柔,减少刺激;苏醒期患者烦躁不安,护士要守在床旁,上好约束带,将患者卧位固定稳妥,防止因烦躁而坠床、输液管道脱出、引流管拔出等意外情况发生。如有患者未能彻底清醒,应在苏醒室观察,待生命体征平稳后方可送回病房。

护送患者回病房时,仍应交代护士检测呼吸、血压情况,防止由于麻醉药和肌松药的残余作用,复醒后下颌松弛造成的上呼吸道梗阻或由于腹部手术后切口疼痛、腹部膨胀、腹带过紧造成的呼吸困难致呼吸停止。

若为浅全麻复合硬膜外阻滞麻醉时,体位变动多,应向患者做必要解释,以取得配合;同时,加强体位护理,防止摔伤。

(2)椎管内麻醉的护理配合:①协助麻醉医师摆放穿刺体位,即患者背部靠近手术床边缘,头下垫枕,尽量前屈,肩部与臀部水平内收,双手或单手抱屈膝,显露脊柱。②穿刺前应备好穿刺物品及药品,核查患者有无局麻药过敏史,协助麻醉医师抽药;穿刺操作时,护士站在患者腹侧,保持患者身体姿势平稳,不宜摇摆身体或旋转头部,防止躯体移动造成邻近椎体移位致穿透硬膜甚至损伤脊髓神经或导致穿刺针折断等意外发生。③穿刺过程中,护士应注意观察患者面部表情、呼吸、脉搏情况,发现异常及时报告麻醉医师;同时,不时与患者交谈,分散其注意力,减轻紧张心理。④实施腰麻的患者,宜在穿刺前建立静脉通路,以便及时扩容;根据麻醉需要,调节手术床的倾斜度。⑤固定硬膜外导管时,应先用胶布压住穿刺点,再顺势平推黏附两端,防止导管误拔;在翻身摆放体位和移动患者时,应用手托扶穿刺点进行移位,防止导管脱出。⑥护送患者返回病房时,向病房护士交代患者术中的情况及注意事项;鼓励患者消除术后切口疼痛心理,指导术后康复锻炼。

3.合理摆放手术体位

不同体位对椎管内麻醉效果有影响,根据需要调节体位有利于麻醉的扩散、增加麻醉平面。因此,正确摆放体位,可充分显露手术野、让患者舒适、防止意外伤,又可减少药物用量,避免麻药中毒。

4.注意保暖

手术创面越大、麻醉范围越广、手术时间越长及输液量越多,患者体温降低的可能性和降温幅度也就越大。环境温度在23 ℃时,冷感受器受到刺激,经体温调节中枢发生肌肉寒战产热,以维持体温;冷的消毒液直接刺激皮肤,引起患者寒战;冷的生理盐水冲洗体腔,吸收机体热量,额外增加机体能量消耗,使体温下降。对手术紧张、害怕引起情绪波动,使周围血管痉挛收缩。硬膜外阻滞麻醉阻断了交感神经,使阻滞区皮肤血管扩张,骨骼肌已丧失收缩产热能力,为保持体温恒定则通过非阻滞区的骨骼肌收缩,即发生寒战。同时,硬膜外阻滞麻药初量用足后,阻滞区血管扩张,有效循环减少,血压下降。此时,麻醉医师往往用加快输液速度来纠正,造成单位时间内大量冷液体进入血液,直接刺激体温调节中枢出现寒战。因此,加强术中保暖,对小儿、老人的术后恢复尤为重要(如预热输入的液体、切口冲洗液,体弱或手术历时长的手术患者使用变温毯等)。

(1)控制手术间温度:接患者前30 min,将手术间空调调至24 ℃～26 ℃,冬季适当调高至26 ℃～27 ℃;等待麻醉期间,应盖好小棉被,注意双肩、双足保暖;在对皮肤进行消毒时,患者穿衣少或不穿衣,注意覆盖非消毒区域躯体部位。

(2)加温输液:为防止体温下降过多,术中静脉输注的液体及血液应加温输注为宜。可将液体加温至 37 ℃左右、库存血加温至 34 ℃左右,必要时使用液体加温器控制。

(3)温水冲洗体腔:提醒医师尽量缩短皮肤消毒时间,减少体热丢失;术中使用温盐水纱布拭血;进行体腔冲洗时。应使用 37 ℃左右热盐水冲洗,以免引起体热散失。

(4)严格麻醉药品及用量:低体温可引起麻醉加深,出现苏醒延迟,增加呼吸系统的并发症等,因此,必须科学、正确、合理地使用麻醉药。

5.紧急抢救原则

(1)迅速解除呼吸道梗阻,保持呼吸通畅,给氧、吸痰。

(2)迅速建立静脉输液通道,若穿刺困难,立即协助医师做深静脉穿刺或静脉切开,迅速备齐急救药品和器材,并置于手术间便于取用的中心位置上。

(3)严格按医嘱用药,严格执行三查七对制度,及时记录用药、治疗、苏醒的全过程;使用中的注射器、液体袋,必须贴有药名、浓度、剂量标志;使用后的药袋或瓶、全部保留至抢救结束止。

(4)固定患者,上好约束带,防止坠床,并注意保暖。

(5)保持良好照明,协助安装人工呼吸机、除颤器等。

(6)密切观察体温、脉搏、呼吸及血压变化,并详细记录。

(7)严格执行无菌技术操作规程,及时、准确留取各种标本,随时配合手术、麻醉医师工作。

(8)具有防受伤观念,一切操作应轻、稳,防止粗暴,避免在抢救中并发其他损伤。

(9)抢救完毕。及时清洁、整理、补充急救药品和器材,保持基数齐备,器材性能良好。

二、术后麻醉评估

由于麻醉药物的影响、手术的直接创伤、神经反射的亢进以及患者原有的病理生理的特殊性等,均可导致某些并发症的发生。手术结束后,麻醉作用并未结束。即使患者已经清醒,药效却未必完全消除,保护性反射也未必恢复正常,如意识不清醒,难免发生"意外"。麻醉时如果对发生并发症的可能不予考虑,或是缺乏经验或认识,如此则对并发症毫无防范措施,并发症不仅易于发生,甚至可以酿成事故。

(一)全麻术后护理常规

(1)对于麻醉清醒的患者,去枕仰卧位 6 h,头偏向一侧,以防唾液或呕吐物吸入呼吸道,引起呼吸道感染或误吸。去枕平卧 6 h 后可改为半卧位。

(2)保持呼吸道通畅,及时清除呼吸道内分泌物,防止舌根下坠或呕吐物堵塞呼吸道。

(3)给予吸氧,一般用低流量吸氧(一般呼吸功能恢复良好的 30% 左右,呼吸差的需要面罩浓度就高了)。

(4)密切观察病情变化,每 30～60 分钟监测一次血压、脉搏、呼吸,并做好记录。

(5)妥善固定好各类引流管,防止扭曲、折叠和脱落。

(6)一般术后禁食 6 h,根据医嘱给予饮食。

(二)椎管内麻醉后护理常规

(1)术后去枕平卧或头低位 6～8 h。麻醉后头痛者平卧 24 h,必要时取头高足低位。

(2)保持呼吸道通畅,及时清理呼吸道分泌物。术后有呼吸抑制或呼吸困难者,给予吸氧或使用人工呼吸器辅助呼吸。

（3）严密观察病情变化，每 60 分钟监测呼吸、血压、脉搏 1 次至血压平稳，并做好记录。

（4）观察患者有无恶心、呕吐、头痛、尿潴留及神经系统症状，对症处理。避免突然改变体位，引起血压下降。

（5）评估患者下肢活动情况，注意有无局部麻木、刺痛、麻痹、瘫痪等，并及时报告医师处理。

（6）术后 6 h 遵医嘱给予饮食。

（三）硬脊膜外腔阻滞麻醉后护理常规

（1）术后平卧 6 h，血压平稳后酌情取适当卧位。避免突然改变体位，引起血压下降。

（2）监测患者生命体征变化，做好记录。

（3）麻醉后出现恶心、呕吐、穿刺处疼痛及尿潴留等现象，及时报告医师，查明原因，对症处理。

（4）术后禁食 4～6 h 后，遵医嘱给予饮食。

三、气道完整性

（一）支气管痉挛

在麻醉过程和手术后均可发生急性支气管痉挛，表现为支气管平滑肌痉挛性收缩，气道变窄，气道阻力骤然增加，呼气性呼吸困难，引起严重缺氧和二氧化碳蓄积。若不及时予以解除，患者因不能进行有效通气，不仅发生血流动力学的变化，甚至发生心律失常和心搏骤停。

1.病因

（1）气道高反应性：患有呼吸道疾病的患者如支气管哮喘或慢性炎症，使气道对各种刺激反应较正常人更为敏感。此与兴奋性神经和受体活性增强，而抑制性神经和受体活性的减弱有关。还有炎症细胞致敏、气道上皮损伤以及气道表面液体分子渗透浓度改变等，也都是不容忽视的诱发因素。

（2）与麻醉手术有关的神经反射，如牵拉反射、疼痛反射，乃至咳嗽反射和肺牵张反射都可成为诱发气道收缩的因素。

（3）气管插管等局部刺激是麻醉诱导期间发生气道痉挛最常见的原因。由于气道上皮下富含迷走神经传入纤维，尤其是隆突部位。气管插管过深直接刺激隆突，或浅麻醉下行气管插管、吸痰也都可引起反射性支气管痉挛。一般认为，其反射途径除了经迷走神经中枢反射外，还有轴反射和释放的神经介质如 P 物质、神经激肽 A 和降钙素基因相关肽受体（CGRPR）、色胺受体的参与。

（4）应用了具有兴奋性迷走神经、增加气道分泌物促使组胺释放的麻醉药、肌松药或其他药物。如支气管哮喘患者应避免应用兴奋性迷走神经药物如硫喷妥钠、γ-羟丁酸钠，或促进组胺释放的肌松药（筒箭毒碱）。手术后早期的支气管痉挛，多非哮喘所致，常见的原因是由于气管内导管移位或受阻，以致气管发生部分梗阻或受到刺激而引起支气管痉挛。应该指出的是，支气管痉挛可能是急性肺水肿早期唯一的症状，远比啰音或泡沫痰出现得更早。

2.预防

（1）能存在的诱发因素。术前应禁吸烟 2 周以上。若近期有炎症急性发作，则应延缓择期手术 2～3 周。术前患者应行呼吸功能的检查，可请呼吸专科医师会诊，必要时应用激素、支气管扩张药、抗生素等作为手术前准备。

（2）避免应用可诱发支气管痉挛的药物如可用哌替啶或芬太尼来取代吗啡，因前几种药对支气管平滑肌张力影响较弱。若异喹啉类肌松药要比甾类肌松药易引起组胺释放,如泮库溴铵、维库溴铵、哌库溴铵在临床剂量下不至于引起明显的组胺释放。肌松药引起组胺释放是与药量、注药速度有关,减少用药量和注药速度可减少组胺释放量。琥珀胆碱仍可引起少量组胺释放,故文献上既有用来治疗支气管痉挛,也有数例患者引起支气管痉挛的报道。吸入性麻醉药则可选用氟烷、恩氟烷、异氟烷等,氯胺酮可明显减低支气管痉挛的气道阻力,这与拟交感效应,促进内源性儿茶酚胺释放有关。此外,还能抑制肥大细胞释放组胺,故对气道高反应患者,可选用氯胺酮麻醉诱导。

(3)阻断气道的反射,选用局麻药进行完善的咽喉部和气管表面的麻醉,可防止因刺激气道而诱发支气管痉挛。

3.处理

(1)明确诱因、消除刺激因素,若与药物有关应立即停用并更换。

(2)如因麻醉过浅所致,则应加深麻醉。

(3)面罩吸氧,必要时施行辅助或控制呼吸。

(4)静脉输注皮质类固醇类药(如氢化可的松和地塞米松)、氨茶碱等,两药同时应用可能吸收效更好。若无心血管方面的禁忌,可用 β 受体激动药如异丙肾上腺素稀释后静脉滴注或雾化吸入。目前,还可采用选择性 β_2 受体激动药如吸入特布他林,尤其适用于心脏病患者。

呼吸系统的并发症仍是全身麻醉后能威胁患者生命安危的主要原因之一,以及拖延术后的康复。除了误吸之外还包括气道阻塞、低氧血症和通气不足(高碳酸血症)等。据报告在接受全身麻醉后转入 PACU 的 24 057 例患者中,发生呼吸系统紧急问题的有 1.3%,其中低氧血症发生率为 0.9%,通气不足发生率为 0.2%,气道阻塞发生率为 0.2%。需要置入口咽或鼻咽气道的为 59.7%,需手法处理气道者占 47.6%。虽然只有 2 例患者(占 0.1%)需要行气管内插管,80 例行人工通气。

(二)气道阻塞

全麻后气道阻塞最常见的原因是神志未完全恢复舌后坠而发生咽部的阻塞;喉阻塞则可因喉痉挛或气道直接损伤所致。对舌后坠采用最有效的手法是患者头后仰的同时,前提下颌骨,下门齿反咬于上门齿。根据患者不同的体位进行适当的调整,以达到气道完全畅通。如果上述手法处理未能解除阻塞,则应置入鼻咽或口咽气道。但在置入口咽气道时,有可能诱发患者恶心、呕吐甚至喉痉挛,故需密切观察。极少数患者才需重行气管内插管。

(三)低氧血症

低氧血症不仅是全身麻醉后常见的并发症,而且可导致严重的后果。据丹麦文献报道,术后发生一次或一次以上低氧血症($SaO_2 < 90\%$)的患者占 55%,并指出其发生是与全麻时间、麻醉药应用及吸烟史有关。自采用脉搏血氧饱和度(SpO_2)的监测方法后,能及时地发现低氧血症,且有了较准确的评估标准。

1.易于引起麻醉后低氧血症的因素

(1)患者的年龄>65 岁。

(2)体质量超重的患者,如>100 kg。

(3)施行全身麻醉的患者要比区域性麻醉更易于发生。

(4)麻醉时间>4 h。

(5)施行腹部手术者对呼吸的影响显著于胸部,以肢体手术的影响较为轻微。

（6）麻醉用药：如苯二氮䓬类与阿片类药物并用，用硫喷妥钠诱导麻醉对呼吸的影响要显著于异丙酚。术前应用芬太尼＞2.0 $\mu g/(kg \cdot h)$ 或并用其他阿片类药物则影响更为显著。尤其非去极化肌松药的应用剂量、时效和肌松是否已完全反转都是极其重要的因素，例如术中应用阿曲库铵＞0.25 $mg/(kg \cdot h)$，则将增加发生低氧血症的危险。至于术前患者一般情况（ASA 分级）对此的影响无明显的差异。

2.发生低氧血症是主要原因

在全麻后发生低氧血症的原因是多因素的，也较为复杂。

（1）由于供氧浓度的低下或因设备的故障引起吸入氧浓度＜0.21。尽管发生此意外并不多见，但发生误接电源或混合气体装置的失灵可能性仍然存在，是不能大意的。

（2）通气不足，请见后述。

（3）术后肺内右至左的分流增加，如术后发生肺不张、急性气胸或急性肺梗死等，使经肺的静脉血得不到充分的氧合，提高了动脉内静脉血的掺杂，造成动脉低氧血症是必然的结果。

（4）肺通气/灌流（V/Q）的失衡，如因麻醉药的影响损害了低氧下肺血管收缩的补偿，V/Q 的失衡加重。同时，术后患者的心排血量低下也促进了这种失衡。

（5）采用不正确的吸痰方法，易被忽视的原因。应用过高的吸引负压、过粗的吸痰管和超时限的吸引，可以引起患者 SaO_2 的显著下降，尤其是危重和大手术后患者。

（6）其他：术后患者的寒战可使氧耗量增高 500%，对存在肺内分流患者，通过混合静脉血氧张力，使 PaO_2 下降。

（四）通气不足

通气不足系指因肺泡通气的降低引起 $PaCO_2$ 的增高。手术后通气不足的原因如下。

（1）中枢性呼吸驱动的削弱。

（2）呼吸肌功能恢复的不足。

（3）体内产生二氧化碳增多。

（4）由于呼吸系统急性或慢性疾病所影响。

（五）处理方法

1.削弱中枢性呼吸驱动

事实上，应用任何麻醉药对呼吸中枢都具有抑制的效应，尤其是麻醉性镇痛药。这种呼吸的抑制，可以通过对二氧化碳曲线的向下、向右的移位来加以证实。又如芬太尼或芬太尼-氟哌利多混合剂的应用，可呈双相性呼吸抑制，在手术终末可用较小剂量的拮抗剂来消除其呼吸抑制。

2.呼吸肌功能的障碍

呼吸肌功能的障碍包括手术切口部位、疼痛均影响到深呼吸的进行。如上腹部手术后，患者是以胸式呼吸为主，呼吸浅快，肺活量（Vc）和功能余气量（FRC）均呈降低，直至术后第 2～3 d 才开始逐渐恢复。Vc 在手术当天可降至术前的 40%～50%，术后第 5～7 d 才恢复至术前60%～70%。Vc 的下降使术后患者有效的咳嗽能力受限，为肺部并发症发生提供有利条件。FRC 的下降，使 FRC 与闭合容量（CC）的比率发生了改变，CC/FRC 相对升高具有重要的临床意义。即小气道易于闭合，局部通气/血灌流比率失调，导致肺泡气体交换障碍，则发生低氧血症和通气不足是必然的结果。

目前认为膈肌功能障碍是造成术后肺功能异常的一个重要原因。用麻醉药、镇静药或疼痛等对膈肌功能虽有一定的影响。但对膈肌功能障碍的原因不能全面加以说明。如今较能为人们所接受的观点：由于手术创伤通过多渠道传入神经途径减弱了中枢神经系统的驱动，对膈神经传出冲动减少，而引起术后膈肌功能障碍。

应用非去极化肌松药的残留效应。长效肌松药应用、拮抗肌松的效应不足和肾功能障碍等均可使肌松药的作用残留，而影响了术后呼吸肌功能的恢复，也是造成术后患者通气不足的常见原因。有报告指出，在术后发生呼吸系统问题的患者中，有25％是与肌松药的应用有关，其中8.3％的患者需要进一步反转肌松药的残留效应。

3.其他

肥胖患者、胃胀气、胸腹部的敷料包扎过紧也会影响到呼吸肌功能。

(六)监护与预防

有关手术后患者呼吸功能的观察与监测需着重指出的是，临床上不能忽视肉眼的观察，如呼吸的深度、呼吸肌的协调和呼吸模式等，监测方面包括脉搏血氧饱和度的持续、PETCO$_2$和PaCO$_2$的监测。

一般认为对如下患者应加强术后的呼吸功能监测和氧的支持：①胸腹部手术后；②显著超重的患者，如BMI>27～35 kg/m^2；③用过大剂量阿片类药物；④存在急性或慢性呼吸系统疾病。

以下患者即使其PaO$_2$处于正常范围，但仍有发生组织低氧或缺氧的可能：①低血容量（低CVP、少尿）；②低血压；③贫血，血红蛋白<70 g/L；④心血管或脑血管缺血患者；⑤氧耗增高，如发热的患者。

一般要求这些患者可以增强氧的支持，至于呼吸空气时的SpO$_2$>90％或恢复至手术前的水平。对有气道慢性阻塞的患者，其呼吸功能有赖于二氧化碳或低氧的驱动，所以谨慎调节供氧的浓度，经常进行动脉血气分析是必要的措施。

四、心血管系统稳定性

(一)高血压

全身麻醉中最常见的并发症。除原发性高血压外，多与麻醉浅、镇痛药用量不足、未能及时控制手术刺激引起的强烈应激反应有关。故术中应加强观察、记录，当患者血压>18.7/12.0 kPa（140/90 mmHg）时，即应处理；包括加深麻醉，应用降压药和其他心血管药物。

全身麻醉恢复期，随着麻醉药作用的消退、疼痛不适，以及吸痰、拔除气管内导管的刺激等原因极易引起高血压的发生。尤其先前有高血压病史的概占一大半，且多始于手术结束后30分钟内。如果在术前突然停用抗高血压药物，则发生高血压情况更加严重。高血压的发生率为4％～6％。

1.原因

(1)疼痛：除了手术切口刺激外，其他造成不适之感还来自胃肠减压管、手术引流和输液的静脉通路等，同时还伴有恐惧、焦虑等精神因素的影响。疼痛的刺激是与麻醉前后和麻醉维持过程处理有关。

(2)低氧血症与高碳酸血症：轻度低氧血症所引起循环系统反应是心率增快与血压升高，以高动力的血流动力学来补偿血氧含量的不足。血内二氧化碳分压的升高，可直接刺激颈动脉和主动脉化学感受器，以及交感-肾上腺系统反应，则呈现心动过速和血压的升高。

(3)术中补充液体超负荷和升压药用量不当。

(4)吸痰的刺激，吸痰管对口咽、气管隆嵴的刺激，尤其操作粗暴或超时限吸引更易引起患者的呛咳和躁动、挣扎，则使循环系统更趋显著。

(5)其他:如术后寒战,尿潴留膀胱高度膨胀也会引起血压的升高。

对术后持续重度高血压,若不能及时消除其发生原因和必要的处理,则可因心肌氧耗量的增高,而导致左室心力衰竭、心肌梗死或心律失常,高血压危象则可发生急性肺水肿或脑卒中。

2.预防和处理

(1)首先要发现和了解引起高血压的原因,并给予相应的处理,如施行镇痛术,呼吸支持以纠正低氧血症以及计算液体的出入量以减缓输液的速率或输入量。

(2)减少不必要的刺激,使患者处于安静姿态。当患者呼吸功能恢复和血流动力学稳定时,应尽早拔除导管,为了减少拔管时的刺激和心血管不良反应,可在操作前 3～5 min 给予地西泮 0.1 mg/kg 或美达唑仑 1～2 mg 和 1% 利多卡因(1 mg/kg)。有报告在拔管前 20 min 用 0.02% 硝酸甘油 4 μg/kg。经鼻孔给药,可防止拔管刺激引起高血压。

(3)药物治疗:由于多数患者并无高血压病史,且在术后 4 h 内高血压能缓解,故不必应用长效抗高血压药物。值得选用的药物:①硝普钠的优点在于发挥药效迅速,且停止用药即可反转。对动脉、静脉壁均有直接的扩张效应。一般多采用持续静脉滴注给药,开始可以 0.5～1.0 μg/(kg·min) 给药达到可以接受的血压水平。但应密切监测动脉的动态,适时调整给药速率。②乌拉地尔若在拔管时给予 0.5 mg/kg,可有效预防当时高血压反应和维持循环功能的稳定;③β受体阻滞剂如拉贝洛尔和艾司洛尔,前者兼有 α 和 β 受体阻滞的作用,常用来治疗术后高血压。但对 β 受体阻滞更为突出,由于负性变力效应使血压降低。艾司洛尔为超短效 β 受体阻滞药,对处理术后高血压和心动过速有效。但因半衰期短应予持续静脉滴注给药,依据血压的反应调节给药速率,相当于 25～300 mg/(kg·min)。④对高龄、体弱或心脏功能差的患者,则可采用硝酸甘油降压。它对心脏无抑制作用,可扩张冠脉血管,改善心肌供血和提高心排血量。停药后血压恢复较缓,且较少发生反跳性血压升高。

(二)急性心肌梗死

麻醉期间和手术后发生急性心肌梗死,多与术前有冠心病,或潜在有冠脉供血不足有关。同时又遭受疾病、疼痛和精神紧张的刺激,以及手术和麻醉等的应激反应,都将进一步累及心肌耗氧和供氧间的平衡,任何导致耗氧量增加或心肌缺氧都可使心肌功能受损,特别是心内膜下区。有资料表明,非心脏手术的手术患者围术期心肌缺血的发生率可高达 24%～39%,冠心病患者中可高达 40%。如果发生心肌梗死的范围较广,势必影响到心肌功能,排血量锐减,终因心泵衰竭而死亡。尤其是新近(6 个月以内)发生过心肌梗死的患者,更易于出现再次心肌梗死。

1.病因

(1)诱发心肌梗死的危险因素:①冠心病患者;②高龄;③有外周血管疾病,如存在外周血管狭窄或粥样硬化,则提示冠脉也有相同的病变;④高血压(收缩压≥21.3 kPa(160 mmHg),舒张压≥12.7 kPa(95 mmHg)患者,其心肌梗死发生率为正常人的 2 倍;⑤手术期间有较长时间的低血压;⑥据文献报道,手术时间 1 h 的发生率为 1.6%,6 h 以上则可达 16.7%;⑦手术的大小,心血管手术的发生率为 16%,胸部手术的发生率为 13%,上腹部手术的发生率为 8%;⑧手术后贫血。

(2)麻醉期间易于引起心肌氧耗量增加或缺氧的因素:①患者精神紧张、焦虑和疼痛、失眠,均可致体内儿茶酚胺释放和血内水平升高,周围血管阻力增加,从而提高心脏后负荷、心率增速和心肌氧耗量增加。②血压过低或过高均可影响到心肌的供血、供氧。若在麻醉过程中发生低血压,比基础水平低 30% 并持续 10 min 以上者,其心肌梗死发生率,特别是透壁性心肌梗死明显增加。另外,高血压动脉硬化的患者,多伴有心肌肥厚,其发生心内膜下(非 Q 波型)心梗的机会较多,即使未出现过低血压,也可发生心肌缺血性损伤。③麻醉药物对心肌收缩力均有抑制的效应,如氟烷、甲氧氟烷、恩氟烷、异氟烷,且抑制程度随吸入浓度而递增。曾报告当恩氟烷的呼末浓度为 1.4% 时,使动脉压降低 50%,11 例中有 4 例呈心肌缺血。同时,还应该注意药物对整个心血管和机体代偿机制的影响。④麻醉期间供氧不足或缺氧,势必使原冠状动脉供血不全的心肌供氧进一步恶化。⑤因麻醉过浅或其他用药引起了心率增快或心律失常。

2.诊断

在全身麻醉药物作用下,掩盖了临床上急性心梗的症状和体征。在全麻期间,如发生心律失常尤其是室性期外收缩,左心室功能衰竭(如急性肺水肿),或不能以低血容量或麻醉来解释的持续性低血压时,都应及时地追查原因。直至排除急性心梗的可能。

心电图的记录仍然是诊断急性心梗的主要依据,尤其是用 12 导联心电图检查,诊断心梗的依据是 Q 波的出现(即所谓透壁性心梗),以及 S-T 段和 T 波的异常,非透壁性则可不伴有 Q 波的出现。同时应进行血清酶的检查,如谷草转氨酶(GOT)、乳酸脱氢酶(LDH)和磷酸肌酸激酶(CPK),尤其是 CPK-MM;但酶水平的升高多出现在前 24 h,对即时的诊断仍帮助不大。近年提出的测定血内心肌肌钙蛋白 T,肌钙蛋白(tyoponin,TN)包括 3 个亚单位,即肌钙蛋白 C(cTnC)肌钙蛋白 I(cTnI)和肌钙蛋白 T(cTnT)。当心肌细胞缺血时,细胞内 pH 下降,激活蛋白溶解酶使心肌肌钙蛋白,透过细胞膜进入循环。测定 cTnT 的优点在于:在心肌梗死 3 h 左右开始升高,12~24 h 呈峰值,可持续 5 d 以上;对诊断急性心肌梗死的敏感度高达 98%~100%。

3.预防

对手术患者,特别是有高血压或冠状动脉供血不足的患者,要力求心肌氧供求的平衡,在降低氧耗的同时,还要提高供氧,如减轻心脏做功(高血压的治疗),改善和保持满意的血流动力学效应(如麻醉方法选择,纠正心律失常,洋地黄等);提高供氧如纠正贫血以提高携氧能力,保持满意的冠状动脉灌注压和心舒间期。术前对患有心肌供血不足患者应给予必要药物治疗和镇静药。对心肌梗死患者的择期手术,尽量延迟到经 4~6 个月再施行,如此可把再梗死的发生率降至 15%,两者相距的时间越短,则再发率越高。再发心肌梗死患者的死亡率可高达 70%。

4.处理

(1)麻醉期间或手术后心肌梗死的临床表现很不典型,主要依据心电图的提示和血流动力学的改变,宜及时请心血管专科医师会诊和协同处理。

(2)必不可少的血流动力学监测如平均动脉压、中心静脉压、体温、尿量,以及漂浮导管置入,以便进一步了解肺动脉压(PAP)、肺毛细血管楔压(PCWP)和左心室舒张末压(LVEDP)等。

(3)充分供氧,必要时行机械性辅助呼吸。

(4)暂停手术,或尽快结束手术操作。

(5)应用变力性药物,如多巴胺、去甲肾上腺素以保持冠状动脉血液灌注。近年有推荐用多巴酚丁胺具有较强的变力性效应,对变时性和诱发心律失常要比异丙肾上腺素少见。变力性药物可使心肌氧耗量增加,如并用血管扩张药硝酸甘油或硝普钠,不仅可降低心肌氧供量,且将提高心脏指数和降低已升高的 LVEDP。处于心源性休克或低血压状态的治疗,可参阅本书有关章节处理。

(6)应用辅助循环装置——主动脉内球囊反搏(IABP),即反搏系统,通过降低收缩压,减少左室做功,使心肌氧耗量随之下降,同时还增加舒张压,有利于冠状动脉血流和心肌供氧。

(7)其他对症治疗,如应用镇静和镇痛药(罂粟碱或吗啡)。

五、胃肠反应

(一)反流、误吸

1.原因

麻醉过程中,易于引起呕吐或胃内容物反流的几种情况如下。

(1)麻醉诱导时发生气道梗阻,在用力吸气时使胸膜腔内压明显下降;同时受头低位的重力影响。

(2)胃膨胀除了与术前进食有关外,麻醉前用药,麻醉和手术也将削弱胃肠道蠕动,胃内存积大量的空气和胃液或内容物,胃肠道张力下降。

(3)用肌松药后,在气管插管前用面罩正压吹氧,不适当的高压气流不仅使环咽括约肌开放,使胃迅速胀气而促其发生反流;同时喉镜对咽部组织的牵扯,又进一步使环咽括约肌功能丧失。

(4)患者咳嗽或用力挣扎;以及晚期妊娠的孕妇,由于血内高水平的黄体酮也影响到括约肌的功能。

(5)胃食管交界处解剖缺陷而影响正常的生理功能,如膈疝患者,置有胃管的患者也易于发生呕吐或反流;带有套囊的气管导管,在套囊的上部蓄积着大量的分泌物也易于引起误吸。

(6)药物对食管括约肌功能的影响,如抗胆碱能药物阿托品、东莨菪碱和格隆溴铵对括约肌的松弛作用,吗啡、哌替啶和地西泮则可降低括约肌的张力。琥珀胆碱因肌颤,使胃内压增高,引起胃内容物反流。易致反流与误吸的危险因素如下:①胃内容物增多,增加反流的倾向,喉功能不全;②胃排空延迟,食管下端括约肌,全身麻醉;③张力低下,急症手术;④无经验麻醉医师;⑤胃液分泌增多,胃-食管反流,夜间手术;⑥头部创伤;⑦脑梗死、脑出血;⑧神经肌肉疾病;⑨过饱,食管狭窄或食管癌,多发性硬化;⑩没有禁食,食管内压性,帕金森病;⑪食管内压性失弛症;⑫肌肉营养不良;⑬大脑性麻痹;⑭高龄患者,颅脑神经病;⑮创伤、灼伤;⑯糖尿病性自主神经病。

口咽部或胃内大量出血,胃食管反流或衰竭的患者都易于发生误吸。临产的孕妇因麻醉发生误吸窒息而致死者,国外报告的较多。国内对孕妇施行剖宫产术或其他手术采用硬膜外阻滞麻醉,保持神志清醒和吞咽、咳嗽反射,是减少误吸发生的重要原因。当然,当孕妇具有施行全身麻醉的适应证,或手术过程中改行全麻,此时更应谨慎保护气道,严密防止误吸的发生。

孕妇易于发生反流、误吸的因素:①传统习惯上临产孕妇多不限制进食,甚至鼓励多进食才有力气分娩,以致决定手术时孕妇仍处于"满胃";②精神焦虑、失眠和疼痛使胃排空时间显著延缓;③增大的子宫使腹内压和胃内压增高;④胎盘可能是产生促胃酸激素的场所,促使胃液容量增多(>25 mL)和 pH 的下降(pH<2.5)。

麻醉下发生呕吐或反流有可能导致严重的后果,胃内容物的误吸,以致造成急性呼吸道梗阻和肺部其他严重的并发症,仍然是目前全麻患者死亡的重要原因之一。据有关资料报告,麻醉反流的发生率为4%~26.3%,其中有 62%~76%出现误吸,误吸大量胃内容物的死亡率达 70%。Waner MA 等报告56 138 例18 岁以下儿童共施行 3180 次全身麻醉,其中有 24 例发生肺部误吸,发生率为1/2 632,即0.04%。急症手术与择期手术的发生率为1/373 和 1/4 544。误吸主要是发生在麻醉诱导时,在置入喉镜和气管插管之前,或正在置入喉镜时。Olsson GL 等报告 0~9 岁儿童围术期的肺误吸发生率为1:1 163(0.09%),要比成年人高 2.5 倍。但在法国文献中报告 0～14 岁的发生率仅在 0.01％。上述发生率的差异，可能与不同的研究方法和围术期肺误吸的诊断标准有关。

虽然喉罩的出现为临床麻醉提供了一种有效的器具，但仍不能完全防止胃内容物的肺误吸，尤其不要用于肥胖患者。

2.误吸胃内容物的性质

麻醉过程中发生误吸会使患者发生急性肺损伤，而急性肺损伤的严重程度与误吸入胃内容物的理化性质（如 pH、含脂碎块及其大小）、误吸量以及细菌污染程度直接相关。来自 Robert 和 Shirley 的动物试验结果显示，误吸引起急性肺损伤的胃内容物 pH 临界值为 2.5，而误吸量临界值约为 0.4 mL/kg（相当于 25 mL）。Schwartz 等进行的动物试验（试验对象为狗）结果显示，当误吸的内容物 pH 为 5.9、误吸量达到 2 mL/kg 时可引起严重肺内分流和低氧血症，若伴有食物残渣的吸入则可导致高二氧化碳血症、酸中毒以及肺炎的发生，但是在 42 h 内并未引起试验动物死亡。另有试验表明，当对猴子进行气管盐酸滴入时，盐酸容量达到 0.4～0.6 mL/kg 时，仅仅会产生轻度 X 线改变和轻微临床表现，其 LD_{50} 为 1.0 mL/kg。若以此参数推算成人误吸量的临界值，结果约为 50 mL。

（1）高酸性（pH<2.5）胃液：误吸后，即时（3～5 min）出现斑状乃至广泛肺不张，肺泡毛细血管破裂，肺泡壁显著充血，还可见到间质水肿和肺泡内积水，但肺组织结构仍比较完整，未见坏死。患者迅速出现低氧血症，这可能与继发的反射机制，肺表面活性物质失活或缺失，以及肺泡水肿、肺不张有关。由于缺氧性血管收缩而出现肺高压症。

（2）低酸性（pH≥2.5）胃液：肺损伤较轻，偶见广泛斑状炎症灶，为多型核白细胞和巨噬细胞所浸润。迅速出现 PaO_2 下降和 Qs/Qt 的增加；除非吸入量较多，此改变一般在 24 h 内可恢复，且对 $PaCO_2$ 和 pH 影响较小。

酸性胃内容物吸入肺内，低 pH 可被迅速中和，但却因导致促炎症细胞因子如 TNF、IL-8 的释放，并将激活中性粒细胞趋集于受损的肺内。隐匿于肺微循环内的中性粒细胞，则与广泛的肺毛细血管内皮和肺泡上皮细胞黏附和移行，引起肺毛细血管壁和上皮细胞通透性改变和损害，以致出现含蛋白质的肺间质水肿。在此过程中，将涉及一系列黏附分子（如选择素、整合素）以及细胞间黏附分子（如 IACM-1）的活化与参与。有理由认为，误吸引起的急性肺损伤过程中，中性粒细胞的趋化、激活和黏附是发挥着重要作用的环节。

（3）非酸性食物碎块：炎症主要反映在细支气管和肺泡管的周围，可呈斑状或融合成片，还可见到肺泡水肿和出血。炎症特点是对异物的反应，以淋巴细胞和巨噬细胞浸润为主，在食物碎屑周围可呈肉芽肿。实际上小气道梗阻，而低氧血症远比酸性胃液的误吸更为严重，且呈升高 $PaCO_2$ 和 pH 下降。多存在肺高压症。

（4）酸性实物碎块：此类食物的误吸，患者的死亡率不但高，且早期就可发生死亡。引起肺组织的严重损害，呈广泛的出血性肺水肿和肺泡隔坏死，肺组织结构完全被破坏。患者呈严重的低氧血症、高碳酸血症和酸中毒，多伴有低血压和肺高压症。晚期肺组织仍以异物反应为主，或有肉芽肿和纤维化。

总之，误吸胃内容物引起的肺生理学紊乱、病理生理学改变，早期除了与反射的机制有关外，细胞因子和介质的释放是引起肺急性损伤不可忽视的重要环节。晚期肺组织仍以异物反应为主，出现肉芽肿和纤维化。

3.误吸的临床表现

(1)急性呼吸道梗阻:无论固体或液体的胃内容物,均可引起气道机械性梗阻而造成缺氧和高碳酸血症。如果当时患者的肌肉没有麻痹,则可见到用力地呼吸,尤以呼气时更为明显,随之出现窒息。同时血压骤升、脉速;若仍未能解除梗阻,则两者均呈下降。由于缺氧使心肌收缩减弱、心室扩张,终致室颤。有的患者因吸入物对喉或气管的刺激而出现反射性心搏停止。

(2)哮喘样综合征:在误吸发生不久或经2～4 h出现,患者呈发绀、心动过速、支气管痉挛和呼吸困难。在受累的肺野可听到哮鸣音或啰音。肺组织损害的程度与胃内容物的pH直接相关外,还与消化酶活性有关。胸部X射线的特点是受累的肺野呈不规则、边缘模糊的斑状阴影,一般多在误吸发生后24 h才出现。

(3)吸入性肺不张:大量吸入物可使气道在瞬间出现堵塞,而完全无法进行通气,则后果严重。若只堵塞支气管,又由于支气管分泌物的增多,可使不完全性梗阻成为完全性梗阻,远侧肺泡气被吸收后发生肺不张。肺受累面积的大小和部位,取决于发生误吸时患者的体位和吸入物容量,平卧位时最易受累的部位是右下叶的尖段。

(4)吸入性肺炎:气道梗阻和肺不张导致肺内感染。有的气道内异物是可以排出的,但由于全身麻醉导致咳嗽反射的抑制和纤毛运动的障碍,使气道梗阻不能尽快地解除,随着致病菌的感染,势必引起肺炎,甚至发生肺脓肿。

4.预防

主要是针对构成误吸和肺损害的原因采取措施:①减少胃内容量和提高胃液pH;②降低胃内压,使其低于食管下端括约肌阻力;③保护气道,尤其当气道保护性反射消失或减弱时,更具有重要意义。

(1)禁食和胃的排空:对刚进食不久的患者,若病情许可,理应推迟其手术时间。其所需延迟的时间,可依据食物性质、数量、病情、患者情绪和给药的情况等因素综合加以考虑。过去临床上多以手术前日晚餐后开始禁食禁饮或。事实上如此长时间禁食,特别是禁饮会增加患者的水和电解质紊乱。有的患者由于饥饿或口渴难忍而佯装已禁食禁饮,反而增加医疗上困难。对饱胃患者尽可能采用局部麻醉或椎管内阻滞麻醉。若是全身麻醉适应证,又不允许推迟手术时间,则可采取如下措施。

置入硬质的粗胃管(直径为7 mm),通过吸引以排空胃内容物,细而软的胃管是难以吸出固体食物的碎块。要检查吸引的效果,切不可置而不顾。

采用机械性堵塞呕吐的通道,如带有套囊的Macintoch管或Miller-Abbott管等,但因食管壁有高度的可扩张性,故对其确切的效果尚有疑问。

过去在临床上曾用不同的药物以求达到如下的目的:抗恶心呕吐、抗酸和抑制胃液量和减少误吸的危险。事实上用药未必都能达到预期的效果,不同药物各有其适应证,而不作为常规的应用。依据ASA专家小组提出的建议,可作为参考。用药提高pH和减少胃液的分泌,如口服0.3M枸橼酸钠30 mL于手术前15～20 min,作用可持续1～3 h。近年来主张用组胺H_2受体拮抗药,如西咪替丁300 mg于术前1小时口服或肌内注射,儿童的剂量为7.5 mg/kg,提高pH>2.5的有效率可达90%,但对胃液容量影响较差。西咪替丁的峰效应在给药后60～90 min,持续4 h。雷尼替丁在术前1 h静脉注射,不仅可提高pH,且能降低胃液容量,作用可持续8 h左右。若为降低误吸的危险为目的,不推荐应用抗胆碱能药物如阿托品和东莨菪碱,因这两种药物可使下食管括约肌能力降低,有利于胃内容物反流至食管。

（2）麻醉的诱导：麻醉诱导过程更易于发生呕吐和反流，对饱胃患者可采用如下的方法。①清醒气管内插管，可用1‰～2‰丁卡因或2‰～4‰利多卡因溶液进行表面麻醉和经环甲膜气管内注射，一旦气管插管成功，即将气管导管的套囊充气，此法较为有效。②处平卧位的患者，在诱导时可把环状软骨向后施压于颈椎体上，为了闭合食管来防止误吸。③采用头高足低进行诱导，当足较平卧位低于40°时，此时咽的位置较食管贲门交界处高19 cm。一般认为，即使在胃膨胀情况下，胃内压的增高也不超过1.77 kPa(18 cmH$_2$O)，因此可以防止反流。但在此体位下一旦发生胃内容物反流，则发生误吸是难以避免的，特别是心血管功能差的患者，不宜采用此体位。另一体位，是轻度头低足高位。虽然由于胃内压增高而易致反流，但头低位使反流的胃内容物大部滞留于咽部，迅速予以吸引可避免误吸入气管，故临床上可采用此体位。④恰当选用诱导药物，如应用氧化亚氮-氧-氟烷诱导，让患者保持自主呼吸和咽反射，直至麻醉深度足以插管，则发生呕吐和反流的机会较少。至于硫喷妥钠-琥珀胆碱快速诱导插管，因大剂量可迅速抑制呕吐中枢，同时琥珀胆碱对膈肌和腹肌麻痹作用，故在短暂时间内不至于发生呕吐，但要求具有很熟练的插管技巧。无论采用何种方法进行麻醉诱导，都应准备好有效的吸引器具。⑤应完全清醒时才能拔气管内导管。患者作呕、吞咽或咳嗽并非神志完全清醒的标志，所以拔管时患者不仅能睁眼，应具有定向能力、能作出相应表情的应答。否则仍有误吸之可能。

（3）采用附有低压、高容量套囊的气管导管，通过染料进行误吸试验表明，用普通高压低容量套囊的导管，其误吸率可达56％；若改用前一种导管，则其发生率可降至20％。

5.处理

关键在于及时发现和采取有效的措施，以免发生气道梗阻窒息和减轻急性肺损伤。

（1）重建通气道。①使患者处于头低足高位，并转为右侧卧位，因受累的多为右侧肺叶，如此则可保持左侧肺有效的通气和引流。②迅速用喉镜检查口腔，以便在明视下进行吸收清除胃内容物。如为固体物可用手法直接清除，咽部异物则宜用Magil钳夹取。若气道仅呈部分梗阻，当患者牙关紧闭时，可通过面罩给氧，经鼻腔反复进行吸引，清除反流物。亦可采用开口器打开口腔，或纤维光导支气管镜经鼻腔导入进行吸引。此时不宜应用肌松药，因喉反射的消失有进一步扩大误吸的危险。

（2）支气管冲洗：适用于气管内有黏稠性分泌物，或为特殊物质所堵塞。在气管内插管后用生理盐水5～10 mL注入气管内，边注边吸和反复冲洗，或用双腔导管分别冲洗两侧支气管。

（3）纠正低氧血症：大量酸性胃液吸入肺泡，不仅造成肺泡表面活性物质的破坏，而且导致肺泡Ⅱ型细胞的广泛损害和透明膜形成，使肺泡萎陷，并增加肺内分流和静脉血掺杂。用一般方式吸氧，不足以纠正低氧血症和肺泡-动脉血氧分压差的增大，需应用机械性通气以呼气末正压通气(PEEP)0.49～0.98 kPa (5～10 cmH$_2$O)，或CPAP以恢复FRC和肺内分流接近生理学水平，避免或减轻肺损害的严重性。

（4）激素：至今为止，对误吸后患者应用类固醇类药物的认识不一，仍有争议。早期应用有可能减轻炎症反应，改善毛细血管通透性和缓解支气管痉挛的作用；虽不能改变其病程，也难以确切的说明激素对预后的最终影响，但在临床上仍多有应用。一般要早期应用并早期停药，如静脉内给予氢化可的松或地塞米松。

（5）气管镜检查：可待病情许可后进行，其目的在于检查并清除支气管内残留的异物，以减少和预防肺不张和感染的发生。

（6）其他支持疗法：如保持水和电解质的平衡，纠正酸中毒。进行血流动力学、呼气末二氧化碳、SpO_2 和动脉血气分析，及心电图的监测，必要时给予变力性药物和利尿药。

（7）抗生素的应用：以治疗肺部继发性感染。

（二）术后恶心与呕吐

术后的恶心与呕吐（postoperation nausea and vomiting,PONV）是全麻后很常见的问题，尽管不是严重的并发症，但仍造成患者的不安不适而影响休息；甚至延迟出院的时间，尤其是非住院患者的手术。PONV 发生率为 20%～30%。

1.易于发生 PONV 的危险因素

（1）倾向性因素：包括年轻患者，妇女，早期妊娠，月经周期的天数（与排卵和血内黄体酮的水平有关），以及糖尿病和焦虑的患者。

（2）胃容量增加：如肥胖、过度焦虑等。

（3）麻醉用药与方法：全麻远比区域性麻醉或局部麻醉多见；用药以氧化亚氮、乙醚酯和氯胺酮，以及新斯的明为多见。

（4）手术部位与方式：如手术时间、牵拉卵巢和宫颈扩张术，以及腹腔镜手术，斜视纠正术，中耳的手术等为多见。

（5）手术后的因素：如疼痛，应用阿片类药、运动、低血压和大量饮水等。胃肠减压导管刺激也常引起呕吐。

对术前有明显发生 PONV 倾向的患者，才考虑采用药物预防，一般不需预防性用药。

2.治疗

用来预防和治疗恶心、呕吐的药物主要有如下几类。

（1）丁酰苯类：常用的药物为氟哌利多是强效神经安定药。通过对中枢多巴胺受体的拮抗而发挥镇吐效应，又不影响非住院患者的出现时间。当>20 $\mu g/kg$ 时将呈明显的镇静作用可延长出院时间。有报告指出，小剂量氟哌利多与甲氧氯普胺并用时，对腹腔镜胆囊切除术的镇吐作用要比恩丹西酮效果好。如剂量过大时则可出现不良反应，包括运动障碍、好动和烦躁不安的反应。

（2）吩噻嗪类：此类药物抗呕吐的作用，可能是通过阻断中枢化学触发带多巴胺受体所致。如多年来应用氯丙嗪和异丙嗪来拮抗阿片类药物引起的恶心、呕吐。但有可能发生低血压、强度镇静而影响出院时间，特别是可能发生椎体系统的症状如烦躁不安和眼球旋动等。

（3）胃动力性药：甲氧氯普胺和多潘立酮均为胃动力性药。以促进胃和小肠运动和提高食管下括约肌的张力。甲氧氯普胺（20 mg 静脉推注或 0.2 mg/kg 静脉推注）是以预防 PONV，由于半衰期短应在即将结束手术前给药，以保证术后早期的药效。

（4）抗胆碱能药：传统的抗胆碱能药物有阿托品、格隆溴铵和东莨菪碱，因它们具有止涎和解迷走神经效应。但由于这些药物不良反应较为突出，如口干、谵妄、瞳孔扩大和眩晕等而限制了应用。

（5）抗组胺药：茶苯醇胺和羟嗪主要作用于呕吐中枢和前庭通路可用于预防 PONV 的发生。尤其用于治疗运动病和中耳手术后的患者。

（6）5-羟色胺拮抗剂：由于发现 5-羟色胺在细胞毒药物引起呕吐中所发生的病理生理作用，因此启发人们用 5-羟色胺拮抗剂如恩丹西酮、granisetron、dolasetron 等对 5-羟色胺受体有高度选择性能有效预防和治疗 PONV，且无多巴胺受体阻滞剂、毒覃碱或组胺拮抗剂的不良反应。但偶尔可出现镇静、焦虑、肌张力失常、视力紊乱和尿潴留等不良反应，对呼吸和血流动力学无明显的影响。静脉输注时,可发生无症状性 QRS、PR 间期的延长。预防性用量为 0.05～0.20 mg/kg 静脉推注或口服。由于目前此类药物的耗费高昂,而影响其广泛常规的应用。

六、神经系统问题

近来,全身麻醉逐渐增加,老年患者手术也越来越多,全麻后并发症防治受到重视,以往认为全麻后中枢神经系统的并发症并不常见,但随着临床研究深入和监测技术的发展,麻醉医师知识面的扩展以及患者对医疗要求的提高,对全麻后中枢神经系统并发症更加关注。全麻后中枢神经系统损伤的范畴包括行为和认知功能的变化,也可有严重的甚至是致命的脑损伤,如脑出血和脑梗死。

(一)脑梗死与脑出血

脑梗死与脑出血可由很多原因引起,包括:①患者本身存在的心脑血管疾病;②手术麻醉方法或药物引起的血栓或气栓造成的脑梗死;③围术期血压异常升高而导致脑出血;④长时间低血压引起脑血栓形成,导致脑梗死。在手术结束停止麻醉后,患者苏醒延迟或有异常神经系统表现,如偏瘫、截瘫、单瘫、偏身感觉障碍、偏盲、象限盲、皮质盲等时,应按神经系统体格检查纲要进行检查,同时应及时与神经专科医师联系会诊。

(二)术后谵妄和认知功能障碍

术后谵妄指在术后数天内发生的一种可逆的,波动性的急性精神紊乱综合征,包括注意、定向、感知、精神运动行为以及睡眠等方面的紊乱。根据临床表现,术后精神障碍可分为:①躁狂型:表现为交感神经过度兴奋,对刺激的警觉性增高,以及精神运动极度增强;②抑郁型:表现为对刺激的反应下降和退却行为;③混合型,在躁狂和抑郁状态间摆动。

术后认知功能障碍按照北美精神障碍诊断和统计手册(DSM-IV-R)对认知障碍的分类,术后认知功能障碍属于轻度神经认知障碍,其特征是由一般的医疗处理引起而又不属于谵妄、痴呆、遗忘等临床类型,最重要的是其诊断需神经心理学测试。认知功能障碍在临床上较常见,表现为患者在麻醉、手术后出现记忆力,集中力等智力功能的损害,在老年患者易被误诊为痴呆恶化,它可能是某些严重基础疾病(如急性心肌梗死、肺梗死、肺炎、感染等)的最初或唯一表现。

七、体温调节

体温是监测患者状态的重要生命体征之一,麻醉可以打破机体产热散热的平衡,继而会引起体温上升或降低,这种体温变化常可以导致极为有害的后果。

(一)低体温

当中心体温低于 36 ℃时,即为低体温,低体温是麻醉和手术中常见的体温失调。

1.原因

(1)低室温:当室温低于 21 ℃时,皮肤和呼吸道散热明显增多,患者体温易下降,体温下降幅度和手术时间长短、患者体表面积大小与体质量有关。经研究证实,手术室温度<21 ℃时,一般患者均有体温降低,室温为 21 ℃～24 ℃,70%的患者可保持体温正常,若室温为 24 ℃～26 ℃,患者均能维持体温稳定。故手术室温度应该控制在 24 ℃～26 ℃,相对湿度维持在 40%～50%。

(2)室内通风:对流散热是在空气流动情况下实现的,手术室内使用层流通气设备,可以使对流散热由正常的 12%上升到 61%,而使蒸发散热由正常的 25%下降到 19%。

（3）术中大量输注较冷液体，特别是输入 4 ℃的冷藏库血，可使体温下降 0.5 ℃～1 ℃，输血量越大，体温下降明显。为防止体温下降过多，宜将输入的液体或库血用 40 ℃温水加温或输血、输液加温器加温后再输入。

（4）术中内脏暴露时间长及用冷溶液冲洗腹腔或胸腔，可使体温明显降低。

（5）全身麻醉药有抑制体温调节中枢的作用，此种情况下如使用肌松剂，使体热产生减少（肌肉活动是体热产生的来源），致使体温降低。

2.低体温的影响

（1）使麻醉药及辅助麻醉药作用时间延长。

（2）出血时间延长。

（3）使血流黏稠性增高，影响组织灌流。

（4）如有寒战反应，可使组织耗氧量明显增多。

（二）体温升高

当中心体温＞37.5 ℃即为体温升高，体温升高也称为发热。临床常按发热程度将发热分为低热、高热、超高热。

1.诱发原因

（1）室温＞28 ℃，湿度过高。

（2）无菌单覆盖过于严密妨碍散热。

（3）开颅手术在下视丘附近操作。

（4）麻醉前用药：给阿托品量大，抑制出汗。

（5）输血输液反应。

（6）采用循环紧闭法麻醉，钠石灰可以产热，通过呼吸道使体温升高。

（7）恶性高热。

2.体温升高的影响

（1）体温升高 1 ℃，基础代谢增加 10％，需氧量也随之增加。

（2）高热时常伴有代谢性酸中毒、高血钾及高血糖。

（3）体温升高到 40 ℃以上时，常导致惊厥。

（邓　方）

第三节　麻醉术后监护病房工作常规和离室标准

麻醉术后患者在麻醉术后监护病房，虽然仅有短暂的停留，但因在此期间对其生命的支持等同于手术中的麻醉管理，所以 PACU 是保证麻醉手术后患者的生命安全重要的一个监护治疗环节；在 PACU 期间主要的管理工作是由护理人员完成的。当患者的病情出现变化时护士首先给予初步的处理；当发生严重并发症时，护士会迅速汇报医师进行急救，稍有贻误便可发生不可逆转的后果。患者从手术间至 PACU 及从 PACU 返回病房的二次转运，也都存在着很大的风险，所以必须严格按照统一可行的制度和流程去执行，才能确保 PACU 患者的生命安全。

一、PACU 医护人员的基本素质和工作要求

(1)PACU 是个相对封闭并与外界隔离的治疗环境,对医护人员基本素质要求更高,医护人员首先具备较高的业务素质,熟练的专业护理技能,同时还必须具备高尚的医德品质、优良的医德修养,更需具备能够处处严于律己、踏实工作、慎独工作的敬业精神;对患者实施人文护理关怀及优质的护理服务。

(2)PACU 医务人员需具备熟练使用苏醒室内的呼吸机、监护仪、除颤器、简易呼吸器、负压吸引器等设备的能力,患者进入前需确保这些设备均处于良好的备用状态(图 15-1、图15-2)。

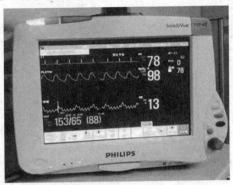

图 15-1　监护仪

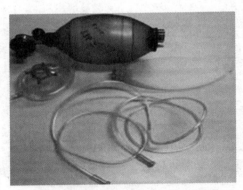

图 15-2　简易呼吸器与加压吸氧面罩

(3)熟知常规必备物品,如喉镜、气管插管、氧气袋、手电、吸痰管、口咽通气管、鼻咽通气管、加压面罩、听诊器、血压计及抢救药品的放置位置,随手便可触及(图 15-3、图 15-4、图 15-5)。

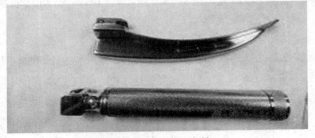

图 15-3　麻醉用喉镜

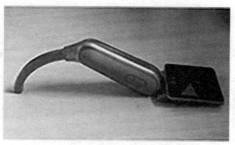

图 15-4　电子喉镜

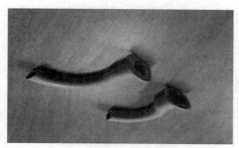

图 15-5　口咽通气道

（4）保证吸痰管、注射器、吸氧管、电极片、消毒剂、洗手液、手消毒液、无菌手套等一次性用品充足供应。

（5）保证供给氧气的准确性，防止吸入混合气体而致意外低氧血症甚至是死亡的情况发生；保障用电不可间断，专人负责管理。

（6）感染控制制度：为预防医院患者间发生交叉感染，入室前需要穿着隔离服，除苏醒室工作人员及相关麻醉及手术医师外，减少其他人员出入；与患者接触的医护人员须佩戴口罩帽子；传染病及感染患者需要专用病室监护，并在其使用呼吸机时配用人工鼻；患者出 PACU 后做空气及用物消毒处理；苏醒室内严格遵守无菌技术操作原则及操作前洗手制度，执行物体表面、地面、空气消毒制度，避免医源性感染的发生。

二、PACU 入室的标准

麻醉术后的患者，都有一个恢复的过程，为确保患者术后安全，避免术后意外情况或并发症的发生，同时减少医疗工作不必要的重复性工作，术后进入 PACU 按如下标准执行。

（1）凡是全麻患者麻醉后清醒不完全，自主呼吸未完全恢复者、肌肉张力差或因某些原因气管导管未拔除者，均应送入恢复室。

（2）各种神经阻滞麻醉术后生命体征不稳定、术中发生意外情况、术中使用大量镇痛镇静药物、有迟发性呼吸抑制危险者。

（3）特殊病情手术后，需要在手术室环境短暂监测、治疗者。但乙肝等传染性患者在手术间内苏醒，不入恢复室。

三、进入 PACU 的交接流程和内容

（一）交接流程

负责患者的麻醉医师、巡回护士与恢复室医师护士交接，护士还需在"手术患者签字单"三联

单上签字备案。

(二)交接内容

1.麻醉医师与PACU医师交接内容

(1)一般资料:手术名称、时间、麻醉方法。

(2)药物使用:镇痛药、肌松药、心血管活性药等。

(3)特殊情况:失血量、输血量、液体量、尿量、牙齿松动等情况;拔管特殊注意事件、病情特殊注意事项。

2.手术巡回护士与PACU护士交接内容

(1)核对资料:病历、患者身份(腕带)、物品、记录单、病号服、药品、X线等各种片子。

(2)输液管路通畅及固定情况、皮肤情况、各种引流管通畅情况、妥善安置固定情况。

(3)安全检查:输液用药性质、血液制品、腕带、病历核对。

四、患者入苏醒室的转运

麻醉术后患者,多数转运过程都是很常规的工作,但是有部分患者因手术间面临紧急的接台手术,或手术结束过快而麻醉药物还需要时间代谢,或是呼吸功能恢复不完全需要简易呼吸器辅助呼吸,或术后已苏醒出现躁动,甚至还有因血压低用升压药物持续维持等情况出现,所以术后转运过程要根据病情不同而有侧重,存在一定的风险,应该重视并要严格按工作流程执行。

(1)由麻醉医师负责把患者送入PACU,或由PACU护士从手术间接患者至PACU。

(2)将患者从手术台移至苏醒室平车上,给予患者头低脚高位或头低位。

(3)妥善固定好各种管路,维持各管路通畅,生命支持药物正常输入,防治各种管路被刮碰或被患者自行拔除。

(4)转运途中有气道阻塞或呕吐误吸发生的危险,注意让患者保持侧卧位。

(5)病情重者,途中应不间断给予吸氧或辅助呼吸,以防发生低氧血症;并适当加快转运速度。

(6)转运中负责麻醉医师或苏醒护士,应在患者头部位置严密观察患者面色、呼吸状态等,防止发生病情突变以急救。

五、PACU评估及监测处理

常规工作是对术后患者进行呼吸功能恢复的正确评估,选择有效的给氧方式,降低低氧血症发生概率;给予术后患者保温,以提高患者舒适度并加快复苏。病情发生变化时,护士首先要快速进行初步处理,有困难时需立即通知医师。

(1)常规监测血氧饱和度、心电及无创血压,评估气道通畅程度;少数患者因病情的需要给予监测$ETCO_2$、有创动脉压力及体温,至少15 min一次并记录。

(2)实时对患者意识、疼痛、恶心呕吐、手术切口出血等进行评估和初步的处理,必要时按医嘱执行用药并记录。

(3)气管插管者等待呼吸完全恢复,血气分析正常,患者清醒,循环功能基本稳定及无特殊情况即可拔除插管。

(4)全麻后苏醒期间重点注意:①保持呼吸道通畅,插管患者注意保持插管固定的牢靠性,防止脱出。及时负压吸引清除气道内分泌物,保持插管气囊压力为15~25 cmH_2O,检查插管深度并记录,拔管后清醒者去枕平卧,头偏向一侧,有效方式吸氧。加强对呼吸频率、呼吸幅度、皮肤颜色的观察,对缺氧及二氧化碳蓄积应做出确切诊断并汇报医师治疗处理。②保持循环稳定,密切观察血压、脉搏、中心静脉压,如有血压下降、高血压、心律失常,立刻汇报医师查明原因并及时处理。③监测心电,观察尿量、引流情况,若有继发出血立即报告医师,做好二次手术准备。④意识恢复评估:全麻后 2 h 意识未恢复即认为麻醉苏醒延迟,应考虑麻醉药物的影响,回顾手术麻醉中有无严重低血压与低氧血症;严重贫血、低温、糖代谢紊乱、水电解质失衡及中枢神经系统本身疾病影响,均应及早防治,除加强呼吸循环管理,查明原因对症处理外,必要时遵照医嘱给相应麻醉药拮抗如纳洛酮、毒扁豆碱、氨茶碱、贝美格、哌甲酯(利他林)等药物处理。⑤实时评估患者肢体活动情况,区域麻醉肢体活动及感觉运动功能情况,全麻后四肢能否自主活动及清醒后对握力的评估。

(5)拔管指征的评估及实施拔管要点如下。

拔管指征:①呼吸空气情况下,血氧饱和度达 92% 以上;②呼吸方式正常,患者自主呼吸不费力,每分钟呼吸频率小于 30 次,潮气量大于 300 mL;③患者意识恢复,可以合作;④保护性吞咽、咳嗽反射恢复;⑤肌张力恢复,持续握拳有力,抬头试验阳性(无支撑抬头坚持 10 s)。

实施拔除插管:①患者已经符合拔管指征即拔管;或是病情需要可提前拔管,但拔管后要严密监测血氧情况。②拔管前要了解气道情况,充分吸氧,清理气道内、口腔内分泌物。③放出气囊气体。⑤加大吸氧流量,监测血氧饱和度达 95% 以上。⑤嘱患者张嘴,边吸引边将吸痰管连同插管一起拔出,头偏向一侧,继续用面罩给氧。现在也有主张拔管同时不做气道吸痰,气道吸痰负压下有可能导致肺泡塌陷,拔管瞬间导致误吸,可在拔管前先做膨肺吸痰后即刻拔管,气道里即使有分泌物也可被肺内气体吹出。⑥监测血氧饱和度,评估是否存在气道梗阻或通气不足的征象,若发生低氧血症应迅速处理,积极纠正处理诱发因素。

六、离室标准

(一)PACU 离室标准

1.全麻患者需要达到如下几点

(1)全麻患者需完全清醒,恢复知觉、能正确辨别时间和地点。

(2)呼吸道通畅,呼吸交换满意,无呕吐及误吸危险。

(3)全麻后四肢能自主活动。

(4)循环功能稳定。

2.患者离室的其他标准

(1)中枢神经系统标准:术前神志正常者,神志恢复,有指定性动作;定向能力恢复,能辨认时间和地点;肌张力恢复,平卧抬头能持续 10 s 以上。

(2)呼吸系统标准:能自行保持呼吸道通畅,吞咽及咳嗽反射恢复,通气功能正常,呼吸频率为 12～30 次/分钟,能自行咳嗽排除呼吸道分泌物,$PaCO_2$ 在正常范围,或达到术前水平,呼吸空气条件下 5 min 后血氧饱和度仍能 >95%。

(3)循环系统标准:心率血压不超过术前值的 20% 并稳定 30 min。

(4)椎管内麻醉后,呼吸循环稳定,麻醉平面在 T_6 以下,最后一次椎管内给予局麻药 1 h 以后,感觉及运动神经功能已有恢复,交感神经功能已恢复,循环功能稳定不需要升压药。

(5)术后麻醉性镇痛药或镇静药用后观察 30 min 无异常反应。凡是术中术后使用了镇静镇痛药物,出室前均由麻醉医师根据 Steward 评分对患者进行评价。大于等于 4 分方可离开恢复室。

(6)没有麻醉或手术并发症,如气胸、活动性出血等。

(7)如果病情危重,需进一步加强监测和治疗患者则直接转入 ICU。

(二)PACU 转出流程及交接内容

患者达到转出标准,由 PACU 护士提出,麻醉医师确认签字转送原来病房。

1.转出流程

转出流程见图 15-6。

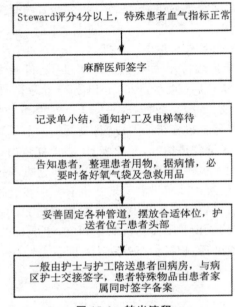

图 15-6 转出流程

2.与病房护士交接内容

(1)与病房护士交接病情,监护仪显示患者生命体征正常且平稳,在护理记录单上双方签字。

(2)交接内容包括简要病史、诊断、麻醉及手术经过,术中用药、生命体征变化、输血输液情况、麻醉药及拮抗剂使用情况、恢复苏醒经过、仍有可能发生的问题、下一步需要注意观察和处理事项,及皮肤完好情况等,并将患者随身携带的病服、活动义齿、药品、各种片子等一并交予护士及家属,签字备案。

(3)转运工作应由 PACU 护士及护工护送;重危患者应由麻醉医师或与手术医师共同护送,转运流程参见患者入苏醒室的转运;并向病房医师详细交接病情,移交病历与治疗记录。

3.术后患者转入 ICU 标准

(1)病情危重,循环不稳定,仍需血管活性药物维持者,应在不间断监测和治疗的条件下转入 ICU。

(2)呼吸衰竭,其他多脏器功能不全或衰竭者,休克纠正患者,尚未彻底或估计较长时间呼吸仍不能恢复到满意程度或出现呼吸系统并发症,复杂的口腔、咽部等特殊部位手术后患者仍需呼吸支持或监测的条件下转至 ICU。

(3)心肺复苏患者直接转至 ICU。

(4)术前既有昏迷,呕吐误吸等情形,直接送入 ICU。

(5)感染伤口大面积暴露患者。

(6)特殊感染患者:多重耐药菌感染、炭疽气性坏疽破伤风、艾滋病、狂犬病患者。

(7)其他医院感染管理规定需要特殊隔离患者。

(8)其他器官系统功能异常或病情需要送入 ICU 进一步治疗情形的。

(三)PACU 患者转入 ICU 的流程及交接

凡是需要转入 ICU 的患者,均是因为在 PACU 短时间内其意识不能恢复、需要长时间带气管插管、需长时间循环支持、术中或术后发生过严重并发症等患者,这些患者的转运过程都存在着生命危险,有的需要辅助呼吸,有的需要升压药维持,必须重视转运过程中的安全。

(1)对较为复杂的大手术,评估生理功能在 1～2 d 内难以稳定,随时可能出现严重并发症者,手术后直接转至 ICU。

(2)对已经进入恢复室的患者,术后已 2～4 h 以上生理功能不稳定或出现比较严重并发症,由 PACU 室护士提出,麻醉医师下达医嘱,与患者家属沟通后转入 ICU 继续监测治疗。

(3)首先电话联系 ICU 做好准备:呼叫电梯等候,以缩短患者等待时间。

(4)苏醒室进行病情记录小结,对患者现在状态、下一步加强观察护理问题总结并记录。

(5)各种管路妥善放置,需要泵入药物要保证连续不间断;需要使用简易呼吸器辅助呼吸的患者途中不可间断,必要时携带氧气袋等急救物品。

(6)由麻醉医师、苏醒室护士和手术医师同时参加患者 ICU 的转运。外科医师和护士在转运车前方,麻醉医师在转运车后方(患者头部位置处)保证充分通气,必要时简易呼吸器辅助呼吸。

(7)途中密切观察患者的呼吸、血压,心率及面色等,以维持途中的治疗和应对病情突变。

(8)至 ICU 后,与护士交接内容同病房交接并签字。

(邓　方)

第十六章

血液透析护理

第一节　血液透析护理操作

　　血液透析护理技术的专业性、技术性很强,随着透析技术的不断扩大和发展,血液透析专业护理的技术培训日益受到重视。合理规范的护理操作将不断提高护士工作能力,降低职业风险,加强护患、医护之间的沟通,提高专业护理人员的临床能力。

一、血液透析机使用前准备

　　现代血液透析机主要包括透析液自动配比系统、血液和透析液监视系统。在血液透析过程中,各种监控装置(包括操作人员对血液、透析液和患者的监控)及传感软件联合对血液透析各个环节进行监控和连续记录,保证整个透析系统及透析过程安全、持续的进行。在血液透析治疗前必须对透析机进行消毒、冲洗和检测,以保证血液透析治疗的安全性和有效性。

　　(一)上机前冲洗

　　在接受患者血液透析前对血液透析机进行前冲洗,目的在于防止消毒液的残留,防止透析液输送管道和排出道的污染。方法:①打开总电源和总水源,连接水处理设备。②打开血液透析机电源。③打开血液透析机冲洗键,根据机器说明书提供前冲洗时间。

　　(二)透析机自检

　　血液透析前,必须对透析机进行自检,为可靠、安全的临床治疗提供良好的基础。自检过程包含透析液供给系统、血循环控制系统和超滤控制系统。透析液自检包括透析液的配比浓度和温度、透析液的流量、透析液的漏血探测、透析液的电导度等。血循环控制系统自检包括动脉和静脉压力监测器、空气探测器、静脉夹、肝素泵等。超滤控制系统自检包括跨膜压监测、超滤平衡腔监测、压力传感器监测等。

二、血液透析机使用后的清洁、消毒

　　血液透析结束后,为防止患者透析过程中排出的废液对机器管道系统的污染或透析液本身对机器的物理反应,每次血液透析后,需对机器进行内部和外部的清洁、消毒,选择合适的消毒液和冲洗方法。

（1）机器的外部清洁、消毒：患者血液或体液污染透析机时，应立即用有效消毒剂对机器表面进行擦洗、消毒。

（2）机器的内部清洁、消毒：血液透析结束后，按照厂家提供的方法，先反渗水冲洗，然后用柠檬酸或冰醋酸进行脱钙，再用化学或物理方法进行消毒，最后用反渗水冲洗干净。消毒、脱钙、冲洗过程按各类型机器的标准在机器内设置。常用的消毒方法可参考厂家提供的消毒方法，如化学消毒和热消毒。

（3）同日两次透析之间，机器必须消毒、冲洗。

（4）血液透析过程中如发生破膜、传感器渗漏，透析结束时应立即消毒机器。

（5）透析机应定期保养，保养内容包括机器内的除尘、机器管道的清洗（除锈、除垢）、电导度测试、平衡腔检测、血液泵保养等，并建立档案。

（6）如血液透析机闲置 48 h 以上，应消毒后再用。

三、透析液的准备及配制

血液透析液是一种含有电解质的液体，其溶质成分及离子浓度取决于临床需要，根据临床需求可含或不含葡萄糖。

在血液透析治疗过程中，透析液流动于半透膜的外侧，即患者血液的对侧，通过对流及溶质弥散等物理过程，达到纠正电解质失衡、酸碱平衡紊乱、清除体内代谢产物或毒性物质的目的。血液透析浓缩液是将血液透析干粉用透析用水配制而成，使用时按照血液透析浓缩液特定比例用透析用水稀释后使用。血液透析浓缩液包括酸性浓缩液（A 液）和碳酸氢盐浓缩液（B 液）两种。

（一）透析液应具备的基本条件

（1）透析液内电解质成分和浓度应和正常血浆中的成分相似。

（2）透析液的渗透压应与血浆渗透压相近，即等渗，为 280～300 mmol/L。

（3）透析液应略偏碱性，pH 7～8，以纠正酸中毒。

（4）能充分地清除体内代谢废物，如尿素、肌酐等。

（5）对人体无毒、无害。

（6）容易配制和保存，不易发生沉淀。

（二）透析浓缩液的准备

1.环境和设施准备

（1）浓缩液配制室应位于血液透析室清洁区内的相对独立区域，周围无污染源，保持环境清洁，每班用紫外线消毒一次。

（2）配制 A 液或 B 液应有两个搅拌桶，并有明确标识；浓缩液配制桶须标明容量刻度，保持容器清洁，定期消毒。

（3）浓缩液配制桶每天用透析用水清洗一次；每周至少用消毒剂消毒一次，并用测试纸确认无残留消毒液。配制桶消毒时，须在桶外悬挂"消毒中"警示牌。

（4）浓缩液配制桶滤芯每周至少更换一次。

（5）浓缩液分装容器应符合中华人民共和国药典和国家/行业标准中对药用塑料容器的规定。用透析用水将容器内外冲洗干净，晾干，并在容器上标明更换日期，每周至少更换一次或消毒一次。

2.人员要求

用干粉配制浓缩液(A液、B液),应由经过培训的血液透析室护士或技术人员实施,做好配制记录,并有双人核对、登记。

(三)透析浓缩液的配制方法

1.单人份

取量杯一只,用透析用水将容器内外及量杯冲洗干净,按所购买的干粉产品说明的要求,将所需量的干粉倒入量杯内,加入所需量的透析用水,混匀后倒入容器内,加盖后左右、上下摇动容器,至容器内干粉完全融化即可。

2.多人份

根据患者人数准备所需量的干粉。将浓缩液配制桶用透析用水冲洗干净后,将透析用水加入浓缩液配制桶,同时将所需量的干粉倒入配制桶内。按所购买的干粉产品说明书,按比例加入相应的干粉和透析用水,开启搅拌开关,至干粉完全融化即可。将已配制的浓缩液分装在清洁容器内。

(四)透析浓缩液配制的注意事项

(1)浓缩B液应在配制后24 h内使用,建议现配现用。

(2)浓缩B液在配制装桶后应旋紧盖子,防止HCO_3^-挥发。

(3)浓缩B液在配制过程中不得加温,搅拌时间不得大于30 min。

四、透析器与体外循环血液管路准备

透析器是血液透析中最重要的组成部分,它基本具备两大功能:溶质清除和水的超滤。透析膜是透析器的主要部分,它将血液和透析液分开。常用的透析膜有铜氨纤维素、醋酸纤维素、聚丙烯腈、聚碳酸酯、聚砜、聚醚砜膜。其中以聚碳酸酯、聚砜、聚醚砜膜的合成膜透析器是目前国际上最流行的透析器,它的特点是通透性高,对中、小分子物质的清除率高,生物相容性好而不发生补体激活。体外血液循环管路由动脉管路和静脉管路组成,它的主要功能是将患者的血液通路、透析器进行连接,达到排气、预冲、引血、循环、监测的目的。

透析器常用消毒方法为环氧乙烷、γ射线、高压蒸汽和电子束消毒。蒸汽、γ射线和电子束消毒对患者危害性小,透析管路常规用环氧乙烷消毒。新的透析器和透析管路使用前应用≥800 mL的生理盐水进行预冲处理,以避免透析器中的"碎片"(可以进入身体的固体物质或可溶解复合物)进入体内,同时清除透析器生产过程中其他潜在的污染物和消毒剂。如怀疑患者过敏,增加预冲量,并上机循环。

(一)一次性透析器与体外循环血液管路的准备与预冲

1.物品准备与核对

(1)准备透析器、体外循环血液管路(含收液袋)、预冲液或生理盐水1 000 mL、肝素液、输液器。

(2)检查物品使用型号是否正确,包装有无破损、潮湿,以及消毒方式、有效期等。

(3)操作前应仔细阅读透析器说明书,了解不同透析膜对冲洗的要求,并严格按要求操作。

2.透析器准备

(1)确认透析器已消毒、冲洗并通过自检。

(2)连接A、B液,透析器进入配制准备状态。

3.患者的核对

(1)体外循环血液管路安装前再次核对患者姓名,确定透析器型号。

(2)患者在血液透析过程中更换透析器型号时,应按照说明书选择厂方提供的预冲方法。

4.评估

操作前进行评估,内容包括患者姓名及透析器和体外循环血液管路的型号、有效期、包装情况、操作方法和物品准备。

5.操作方法

(1)确认透析器及体外循环血液管路的型号、有效期、包装有无破损,按照无菌原则进行操作。

(2)将透析器置于支架上。透析器的动脉端连接循环管路的动脉端(透析器动脉端向下),透析器的静脉端连接体外循环血液管路的静脉端。

(3)连接预冲液于动脉管路补液管处或动脉管路端口锁扣处,排尽泵前动脉管处的空气。

(4)启动血泵,流速≤100 mL/min(也可参照厂家提供的透析器说明书所建议的流速)。先后排出动脉管路、透析器膜内及静脉管路内的空气。液体从静脉管路排出至废液袋(膜内预冲),建议膜内预冲量≥600 mL。

(5)连接透析液,排出膜外空气(膜外预冲)。

(6)进行闭路循环,循环时间≥5 min(过敏的患者可延长时间)。闭路循环时流速为250～300 mL/min,并设定超滤量为200 mL左右(跨膜预冲)。

(7)总预冲量也可按照厂家提供的说明书操作。

(8)停血泵,关闭补液管和输液器开关,透析器进入治疗状态,准备透析。

(9)注意不得逆向冲洗,密闭循环前应达到预冲量。建议闭路循环时从动脉端注入循环肝素。

(10)建议使用湿膜透析器时,先弃去透析器内保留的液体。

(二)重复使用透析器的准备与预冲

透析器重复使用(简称复用技术)始于20世纪60年代,20世纪70年代后期有不少报道。透析器重复使用涉及医学、经济、伦理、工程技术等多方面理论。透析器的重复使用是指在同一患者身上使用,不可换人使用。

1.物品的准备与检查

(1)可复用透析器、生理盐水1 000～1 500 mL、输液器、消毒液浓度测试纸和残余浓度测试纸。

(2)检查复用的透析器是否在消毒有效期内,检查透析器复用次数、有无破损,检查透析器内消毒液是否泄漏,测试消毒液的有效浓度。

(3)两人核对患者姓名及透析器型号。

(4)确认复用透析器的实际总血室容积(TVC/FBV)和破膜试验。

2.透析器准备

(1)确认透析器已消毒、冲洗。

(2)连接A、B液,并通过自检,透析器进入配置准备状态。

3.患者的核对

(1)核对患者的姓名与透析器上标注的姓名是否一致。

（2）核对透析器重复次数与记录是否一致。

4.冲洗方法

（1）再次检查透析器上姓名是否与所治疗患者一致。

（2）排空透析器内消毒液。

（3）将生理盐水 1 000 mL 接上输液器，连接于动脉管路补液管处。

（4）安装管路，启动血泵，流速≤150 mL/min，先后排出动脉管路、透析器及静脉管路内的空气，液体从静脉管路排出至收液袋。

（5）冲洗量 1 000 mL（膜内冲洗）。

（6）冲洗量 1 000 mL 后，连接透析液，排出膜外空气（膜外冲洗），形成闭路循环，调节流速 250 mL/min，超滤量 200～300 mL，循环时间 10～15 min。

（7）密闭循环时从动脉端注入肝素 10 mg（肝素 1 250 U），循环时间结束后，从动、静脉端管路的各侧支管逐个排出生理盐水 30～50 mL。

（8）检测消毒剂残余量，如不合格，则应加强冲洗和延长循环时间，直到合格。

（9）停血泵，关闭补液管和输液器开关，进入治疗状态，准备透析。

5.护理评估

连接患者前做好下列评估。

（1）确认患者姓名与透析器标识、型号、消毒有效期相同。

（2）确认透析器残余消毒液试验呈阴性。

（3）确认透析器无破膜，实际的总血室容积（TVC/FBV）和破膜试验在正常范围。

（4）确认循环血液管道内没有空气。

五、血液透析上、下机操作技术

以血液透析通路为动静脉内瘘为例，说明血液透析上机、下机操作技术。

（一）血液透析上机护理

患者在洗手、更衣后进入治疗室，由指定护士接诊，核对医嘱，评估后进行治疗。

1.物品准备

（1）透析器、体外循环血液管路、动静脉内瘘穿刺针、生理盐水、输液器、透析液、止血带等。

（2）治疗盘、皮肤消毒液。

（3）根据医嘱准备抗凝剂。

2.患者评估

（1）测量体温、脉搏、呼吸、血压，称体质量并记录。

（2）了解患者的病史、病情，核对治疗处方。

（3）确认透析器的型号、治疗时间、血液流量、透析液流量、抗凝剂、治疗药物、化验结果等。

（4）血管通路评估：听诊及触诊患者动静脉内瘘有无震颤、血肿、感染或阻塞征象。

3.设备评估

（1）透析机运行正常，透析液连接准确。

（2）正确设定透析器报警范围。

（3）复用透析器使用前，消毒剂残留检测试验应为阴性。

4.操作方法

(1)血液透析机按常规准备并处于治疗前状态,透析器、体外循环血液管路预冲完毕,确认循环血液路内空气已被排去,动、静脉管路与透析器衔接正确,等待上机。

(2)根据医嘱设置治疗参数:超滤量、治疗时间、追加肝素用量、追加肝素泵停止时间、机器温度、电导度等。

(3)检查循环血液管路连接是否正确紧密,有无脱落、漏水,管路内有无气泡,不使用的血路管分支是否都已夹闭,动、静脉壶的液面是否调整好。

(4)检查透析液是否连接在透析器的动、静脉端,连接是否正确、紧密,有无脱落、漏水。

(5)建立血管通路。

(6)根据医嘱从血液透析通路的静脉端推注抗凝剂,应用常规肝素者,设定追加肝素。

(7)连接体外循环血液管路和血液透析通路的动脉端,打开夹子,妥善固定。

(8)调整血液流量<100 mL/min,开泵,放预冲液,引血(如患者有低血压等症时,根据病情保留预冲液)。

(9)引血至静脉壶,停泵,夹闭体外循环血液管路静脉端(注:停泵和夹闭体外循环管路同时进行,可减少小气泡残留),将其连接于血液透析通路的静脉端,打开夹子,妥善固定。

(10)再次检查循环血液管路连接是否紧密,有无脱落、漏水、漏血,管路内有无气泡。

(11)启动血泵,开始计时并进入治疗状态,打开肝素泵。

(12)准备500 mL生理盐水,并连接体外循环血液管路,以备急用。

(13)再次核对治疗参数,逐渐加大至治疗血液流量。

5.护理要点

(1)操作过程中,护士应集中注意力,严格无菌操作,特别注意保护动、静脉端连接口,避免污染。

(2)上机前和上机后应仔细检查体外循环血液管路安装是否正确、紧密,有无脱落、漏水,管路内有无气泡,管路各分支是否都夹闭。

(3)根据医嘱正确设置各治疗参数(超滤量、治疗时间、追加肝素用量、机器温度、电导度等)。

(4)引血时,血液流量≤100 mL/min。

(5)密切观察患者有无胸闷、心悸、气急等不适主诉。若患者出现不适主诉,应立即减慢引血流量,通知医师,必要时停止引血。注意观察血液透析通路引血时的流量状况,若流量不佳,应暂停引血,调整穿刺针或置管的方向,确定血液透析通路通畅的情况下,再继续引血。

(6)机器进入治疗状态后检查循环血液管路是否妥善固定,避免管路受压、折叠和扭曲。

(7)操作结束时,提醒患者如有任何不适,应及时告诉医护人员。

(8)护士结束操作后,脱手套,洗手,记录。

(二)血液透析下机护理

血液透析结束时,血液透析机发出听觉或视觉的提示信号,提醒操作者治疗程序已经结束,需将患者的血液收纳入体内。

1.物品准备

(1)生理盐水500 mL。

(2)弹力绷带、消毒棉球或无菌敷贴。

(3)医疗废弃物盛物筒。

2.患者评估

(1)测量患者血压,如血压较低时应增加回输的生理盐水量。

(2)提示患者治疗将结束,指导患者共同对动静脉内瘘进行止血和观察。

(3)核对患者目标治疗时间和目标超滤量,并记录。

(4)询问患者有无头晕、出冷汗等不适。

3.操作方法

(1)调整血液流量≤100 mL/min,关闭血泵,分离体外循环血液管路动脉端的连接。

(2)动脉端管路连接生理盐水。

(3)用消毒棉球(纱布、敷贴)压迫穿刺点止血。

(4)开启血泵。在回血过程中,可翻转透析器,使透析器静脉端朝上,有利于空气和残血排出;也可用双手轻搓透析器,以促进残血排出。

(5)静脉管路内的液体为淡粉红色或接近无色时关闭血泵,夹闭静脉穿刺针。

(6)分离体外循环血液管路静脉的连接(若回血前患者出现低血压症状,回血后先保留静脉穿刺针备用,待血压恢复正常、症状明显改善后再拔除静脉穿刺针),消毒棉球或无菌敷贴压迫穿刺点止血。

(7)在回血过程中注意观察按压点有无移位、出血等情况。

(8)按要求处理医疗废弃物。

(9)总结、记录治疗单。协助患者称体质量,向患者或家属交代注意事项。

4.护理要点

(1)回血时,护士注意力要集中,严格无菌操作。

(2)禁忌用空气回血。及时处理穿刺针,防止针刺伤。

(3)患者在透析过程中如有出血倾向,如不慎咬破舌头、牙龈出血等,在透析结束后,根据医嘱用鱼精蛋白对抗肝素。

(4)注意观察透析器和体外循环血液管路的残、凝血状况,并记录。

(5)穿刺点应用无菌敷料覆盖后,指导患者对穿刺点进行按压,防止出血;也可用弹力绷带加压包扎,松紧以能止住血、可扪及瘘管震颤和搏动为宜。

(6)告知患者起床速度不要太快,以防止发生直立性低血压,对伴有低血压、头晕、眼花者,再次测量血压。

(7)告知患者透析当日穿刺处敷料要保持干燥,穿刺侧的手臂不要用力,防止感染、出血。

(8)对老人、儿童和不能自理的患者,护士应协助称体质量,并加强护理。

5.2010年SOP推荐的密闭式回血方法

(1)调整血液流量至50~100 mL/min。

(2)打开动脉端预冲侧管,用生理盐水将残留在动脉侧管内的血液回输到动脉壶。

(3)关闭血泵,靠重力将动脉侧管近心侧的血液回输入患者体内。

(4)夹闭动脉管路夹子和动脉穿刺针处的夹子。

(5)打开血泵,用生理盐水全程回血。回血过程中,可双手揉搓滤器,但不得用手挤压静脉端管路。当生理盐水回输至静脉壶、安全夹自动关闭后,停止继续回血。不宜将管路从安全夹中强制取出,不宜将管路液体完全回输至患者体内,否则易发生凝血块入血或空气栓塞。

（吴晓芳）

第二节　血液透析监控与护理

患者在接受血液透析治疗时，由于各种因素会导致发生与透析相关的一系列并发症。血液透析护士在患者接受治疗前、治疗中、治疗结束后加强护理并严密监控是降低血液透析急性并发症发生率、保证治疗安全性和治疗效果的重要手段。

一、患者入室教育

患者在接受血液透析前，建议血液透析护士对患者进行一次入室教育，内容包括以下几条。

（1）让患者了解为什么要进行血液透析，了解血液透析对延长患者生命和提高生活质量的意义。重要的是，让患者理解并接受血液透析将是一种终身的替代治疗。

（2）介绍血液透析在国内外的进展情况，建议带患者和家属参观血液透析室，提高患者对治疗的信心。

（3）了解患者的心理问题，进行辅导和心理安抚。

（4）指导患者掌握自我保护和自我护理的技能。

（5）签署医疗风险知情同意书和治疗同意书。

（6）介绍血液透析的环境和规章制度：挂号、付费、入室流程及透析作息制度、透析室消毒隔离制度，并介绍护士长、主治医师等工作人员。

（7）进行全套生化（肾功能、电解质）检查，并了解患者的肝功能及乙型肝炎病毒（HBV）、丙型肝炎病毒（HCV）、人类免疫缺陷病毒（HIV）、梅毒（RPR）等感染情况。

（8）填写患者信息：姓名、性别、年龄、婚姻状况、原发病、家庭角色、家庭地址、联系方法（必须有2个家庭主要成员）、医疗费用支付情况等。做好实名制登记，患者需提供身份证。

二、患者透析前准备及评估

透析前对患者进行评估是预防和降低血液透析并发症的重要环节，内容如下。

（1）了解患者病史（原发病、治疗方法、治疗时间），透析间期自觉症状及饮食情况，查看患者之前的透析记录。

（2）测量血压、脉搏，有感染、发热及中心静脉留置导管者必须测量体温。

（3）称体质量，了解患者干体质量和体质量增长情况，同时结合临床症状与尿量，评估患者水负荷状况，为患者超滤量的设定提供依据。

（4）抗凝：抗凝应个体化并经常进行回顾性分析，可根据患者凝血机制、有无出血倾向、结束回血后透析器残血量等诸多因素，遵医嘱采用抗凝方法和抗凝剂量。

（5）血液通道评估：检查动静脉内瘘有无感染、肿胀和皮疹，吻合口是否扪及搏动和震颤，以确定血液通道是否畅通，做好内瘘穿刺前的准备；检查中心静脉导管的固定、穿刺出口处有否血肿及感染等情况。

（6）对于维持性透析患者，要进行心理、营养状况、居家自我照顾能力及治疗依从性的评估，以便对患者实施个体化护理方案，提高治疗的顺应性；对糖尿病或老年患者应采取针对性的护理措施;对危重患者,应详细了解病情,在及时正确执行医嘱之外,应进行重病患者的风险评估,并积极做好相应的风险防范准备,如备齐各种抢救用品及药物等。

(7)透析前治疗参数的设定。①透析时间:诱导期透析患者,每次透析时间为 2～3 h;维持性血液透析患者每周透析 3 次,每次透析时间为 4～4.5 h。②目标脱水量的设定:根据患者水潴留情况和干体质量,结合临床症状,按医嘱设定,并可采用超滤曲线进行脱水,有助于改善患者对水分超滤的耐受性。若透析机有血容量监测(BVM)装置,可借助其确定超滤量。同时,也可应用钠曲线帮助达到超滤目标,降低高血压或低血压的发生率,但应注意钠超负荷的风险。③肝素追加剂量:常规透析患者全身肝素化后,按医嘱设定每小时追加剂量,若应用低分子肝素或无抗凝剂透析则关闭抗凝泵。④血液流量的设定(开始透析后):血液流量值(以 mL/min 为单位)一般取患者体质量(以 kg 为单位)的 4 倍,在此基础上可根据患者的年龄和心血管状况予以增减。

以上各项参数在治疗过程中均可根据患者治疗状况予以调整。

三、首次血液透析护理

首次血液透析的患者需要经过诱导透析。诱导透析是指终末期肾衰竭患者从非透析治疗向维持性透析过渡的一段适应性的透析过程。诱导血液透析的目的是最大限度地减少透析中渗透压梯度对血流动力学的影响和毒素的异常分布,防止发生失衡综合征,如恶心、呕吐、头痛、血压增高、肌肉痉挛等症状。因此,首次血液透析通常采用低效透析,使血液尿素氮下降不超过 30％,增加透析频率,使机体内环境有一个平衡适应过程。

(一)诱导血液透析前评估

(1)确认已签署了透析医疗风险知情同意书,已做了肝炎病毒标志物、HIV 和 RPR 检查,并根据检验结果确定患者透析区域。

(2)评估患者病情,如原发病、生化检查等;评估患者对自己疾病的认知度;询问患者的饮食情况,观察有无水肿、意识和精神状况异常等其他并发症,根据患者病情制定诱导透析的护理方案。

(二)诱导透析监护

除常规内容之外,诱导期内的透析监护还应包括以下内容。

(1)使用小面积、低效率透析器,尿素氮清除率(KOA)不超过 400。

(2)原则上超滤量不超过 2.0 L,如患者有严重的水钠潴留或心力衰竭可选用单纯超滤法。

(3)血液流量 150～200 mL/min,必要时降低透析液流量。体表面积较大者或体质量较重者,可适当增加血液流量。

(4)首次透析时间一般为 2 h,通常第 2 次为 3 h,第 3 次为 4 h。如第 2 d 或第 3 d 患者透析前尿素浓度仍旧很高,同样需要缩短时间。通过几次短而频的诱导,逐渐延长透析时间,过渡至规律性透析。

(5)最初几次透析中,患者容易出现失衡症状,因此应密切注意患者透析中有无恶心、呕吐、头痛、血压增高等症状,出现上述症状时应及时处理,必要时根据医嘱终止透析。

(6)首次血液透析选用抗凝方法和剂量应谨慎,防止出血,观察抗凝效果。血液透析过程中注意静脉压、跨膜压(TMP)、血液颜色变化,注意动静脉空气捕集器有无凝血块及凝血指标的变化。透析结束时观察透析器及血液循环管路的残血量,判断抗凝效果。

(7)健康教育:终末期肾衰竭患者通过诱导期的透析后,最终将进入维持性血液透析。由于终末期肾脏病带给他们压力,透析治疗又打破了他们原有的生活规律,给他们的工作也带来了很大的影响,由此导致患者普遍存在复杂的生理、心理和社会问题。因此,在患者最初几次的透析中,血液透析护士要通过与患者沟通,了解他们的需要,向患者解释血液透析治疗相关的问题,并进行血管通路自我护理和饮食营养的指导等,帮助患者调整饮食结构,制定食谱,告知限制水分、钠、钾、磷摄入的重要性,防止急慢性心血管并发症的发生。指导患者认识肾脏替代治疗不是单一的治疗,需要多方面的治疗相结合才能达到最佳效果。通过交流,进一步促进护患双方的信任,建立良好的护患关系,使患者得到有效的"康复"护理。

四、血液透析治疗过程中的监控与护理

血液透析治疗过程中的监控与护理包括对患者治疗过程的监护和对机器设备的监控与处理。

(一)患者治疗过程的监控和护理

1.建立体外循环

患者体外循环建立后,护士在离开该患者前应确定:动静脉穿刺针及体外循环血液管路已妥善固定;机器已处于透析状态;患者舒适度佳;抗凝泵已启动;各项参数正确设定;悬挂 500 mL 生理盐水,连接于体外循环血液管路以备急用。

2.严密观察病情变化

严密监测生命体征和意识变化,每小时测量并记录一次血压和脉搏。对容量负荷过多、心血管功能不稳定、老年体弱、首次透析、重症患者应加强生命体征的监测和巡视,危重患者可应用心电监护仪连续监护。

3.预防急性并发症

加强对生命体征的监测,重视患者主诉及透析机运转时各参数的变化,对预防和早期治疗急性并发症有着重要意义。

4.抗凝

既要保证抗凝效果,又要防止出现出血并发症。根据患者的病情采用低分子肝素、小剂量低分子肝素、常规肝素、小剂量肝素、无肝素等方法。

5.观察出血倾向

出血现象:患者抗凝后的消化道便血、呕血,黏膜、牙龈出血,血尿,高血压患者脑出血,女性月经增多,穿刺伤口渗血、血肿,循环管路破裂、透析器漏血、穿刺针脱落等。若发现患者有出血倾向,应及时向医师汇报,视情况减少肝素用量,或在结束时应用鱼精蛋白中和肝素,必要时终止透析。对于出血或手术后患者,可根据医嘱酌情采用低分子肝素或无抗凝剂透析。依从性差的患者治疗时应严加看护,使用约束带制动,以防躁动引起穿刺针脱离血管导致出血。

(二)透析机的监控和处理

观察透析机的运转情况。任何偏离正常治疗参数的状况均会导致机器发出报警,如血流量、动脉压、静脉压、跨膜压、电导度、漏血等。若发生报警,先消音,然后查明报警原因,排除问题后再按回车键确认,继续透析。查明报警原因至关重要,例如当静脉穿刺针脱离血管时,静脉压出现超下限警报,若操作者在没有查明报警原因的情况下,将机器的回车键按了两下(按第一下为警报消音,按第二下为确认消除警报),此时透析机静脉压监测软件将会按照静脉压力的在线信息重新设置上下限报警范围,以使机器继续运转,若未及时发现穿刺针滑脱、出血状况,将会导致

大出血而危及生命的严重后果。

常见血液透析机报警的原因及处理措施见表 16-1。

表 16-1 常见血液透析机报警原因及处理措施

报警	原因	处理
静脉高压报警	穿刺针位置不妥或针头刺破静脉血管,导致皮下血肿	移动或调整穿刺针位置,重新选择血管进行穿刺
	静脉狭窄	避开狭窄区域,重新穿刺
	透析器或体外循环血液管路血栓形成	更换透析器和体外循环血液管路,重新评估抗凝
静脉低压报警	静脉传感器保护期空气通透性下降,原因有传感器膜破裂或液体、血液堵塞	更换传感器保护罩
	针头脱出静脉穿刺处	观察出血量并按照出血量多少行相应紧急处理;重新穿刺,建立通道;对症处理
	血液流量不佳	分析流量不佳的原因,予以纠正
动脉低压报警	穿刺针针头位置不妥	移动或调整针头
	血管狭窄	避开狭窄区域
	动脉管路被夹毕	打开夹子
	血液流量差	寻找原因,调整流量
	低血容量	确保患者体质量不低于干体质量
空气报警	查找空气或小气泡进入体外循环血管管路中原因:泵前输液支未夹毕、循环管路连接处有破损、机器透析液排气装置故障	增加静脉壶液面高度
		如果发现循环管路中出现气泡,应脱机,寻找原因,直至起泡清除,再恢复循环
		怀疑患者可能是空气栓塞,使患者保持头低脚高左侧体位,给予氧气吸入,并通知急救
	血流量过快产生湍流	降低血液流速纸质湍流停止
漏血报警	透析器破膜至血液漏出或透析液中的空气致假报警	监测透析液流出口是否有血液,确认漏血,更换透析器后继续透析
电导度报警	透析液浓度错误	纠正错误
	浓缩液吸管扭曲	
	浓缩液罐空	
	机器电导度范围错误	监测点导读,及时复查透析液生化
TMP 高报警	超滤过高、过快	降低超滤率
	抗凝剂应用不足	评估抗凝效果
	血液黏稠度过高	

五、血液透析结束后患者的评估与护理

(1)评估患者透析后的体质量是否达到干体质量,可根据患者在透析中的反应及血压状况进行评估,并可针对患者对脱水量的耐受情况,于下次透析中酌情调整处方。若透析后体质量与实

际超滤量不符,原因有体质量计算错误、透析过程中额外丢失液体、透析过程中静脉补液、患者饮食摄入过多、机器超滤误差等。

(2)对伴有感染和中心静脉留置导管的患者,必须测量体温。

(3)透析当日 4 h 内禁忌肌内注射或创伤性的检查和手术。透析中有出血倾向者,可遵医嘱应用鱼精蛋白中和肝素。

(4)透析中发生低血压、高血压、抽搐等不适反应的患者,透析结束后应待血压稳定、不适症状改善才可由家属陪护回家,住院患者须由相关人员护送回病房。危重患者的透析情况、用药情况、病情变化情况应与相关病房工作人员详细交班。

(5)患者起床测体质量时要注意安全,防止跌倒。血压偏低或身材高大的患者,要防止直立性低血压的发生。

(6)应用弹力绷带压迫动静脉内瘘穿刺点进行止血的患者,包扎后应触摸内瘘有震颤和搏动,避免过紧而使内瘘闭塞。10～30 min 后,检查动、静脉穿刺部位无出血或渗血后,方可松开绷带。血压偏低者慎用弹力绷带压迫动静脉内瘘。

六、夜间长时血液透析

夜间长时透析(nocturnal hemo dialysis,NHD)是指利用患者夜间睡眠时间行透析治疗。

(一)夜间长时血液透析的优势

1.提高透析患者的生活质量

同传统的间歇性血液透析相比,该治疗方式能够改善患者高血压、左心室肥大、贫血、营养等问题,进而降低了急、慢性并发症,提高了患者生存率及生活质量。根据 6 年多的经验及临床结果,夜间长时透析 6 个月后,患者在生理功能、生理职能、活力和社会功能等方面均有较大改善。

2.有效降低患者心血管并发症

夜间长时透析可有效改善血压状况。进入夜间长时透析 3～6 个月的患者,透析前后血压维持在较理想状态,透析中高血压及低血压发生率显著减少。

3.改善贫血

导致患者贫血难以纠正的一个主要原因是透析不充分,夜间长时透析患者每周透析 3 次,每次 7～8 小时,透析充分性较好,患者血液中促使红细胞增生的表达基因增多,贫血改善明显。

4.对钙、磷和尿素的清除增加

越来越多的文献显示,高血磷可增加终末期肾脏病患者的心血管疾病发生率和病死率,常规血液透析清除磷不理想,而降低血磷取决于透析时间,每次 7～8 h 的夜间透析可明显降低血磷,降低病死率。进入夜间长时透析 6 个月后,患者血磷、甲状旁腺素、血钙、低密度脂蛋白、尿素下降率等都有较大改善。

5.提高经济效益,降低医疗费用

据统计,夜间长时透析患者年平均住院次数明显减少,住院费用显著降低,用药费用与传统间歇性透析患者相比差距明显。

6.保持患者健康的心态

患者在晚上 10 点以后透析,一边透析一边进入梦乡,白天不耽误上班,做到了职业"康复",改善了患者的心境,提升了患者对治疗的依从性。

(二)夜间长时血液透析的护理

1.患者准入评估

进入夜间透析的患者,需由主治医师或护士长进行全面评估。

评估内容:自愿参加夜间透析;一般情况良好,体表面积较大;有自主活动能力;长期透析但伴有贫血、钙磷代谢控制不佳;透析不充分。

2.透析方案

每周 3 次,每次 7~8 h。运用高通量透析器,血流量为 180~220 mL/min,透析液流量为 300 mL/min,个体化抗凝。

3.环境方面

舒适、安静、整洁、光线柔和,给患者创造在家中睡眠的感觉。

4.制定安全管理制度及工作流程

(1)完善制度:①治疗开始的时间、陪客制度和患者转运制度等;②规范夜间工作流程,注重环节管理;③定期召开安全分析会,对容易发生护理缺陷和差错的工作环节进行分析,修订夜间工作制度和工作流程,保证治疗的安全性和可靠性。

(2)加强透析中对患者的巡视工作:透析时血液都在体外循环,稍有不慎便会带来不良后果。①在透析过程中护士应严密巡视,监测生命体征,监测循环管路、机器等,及时帮助患者解决夜间可能出现的问题;②观察患者有无急性并发症,积极处理机器报警;③完成患者其他治疗,保证透析安全。

(3)做好透析后患者的管理工作:①防止发生跌倒等意外,做好患者的安全转运;②透析后及时测量患者的血压,做好安全评估,嘱咐患者卧床休息 10 min 后再起床。

(4)加强沟通和交流:个别患者对夜间长时透析会产生不适应、不信任,有疑虑。只要患者选择了夜间透析,我们就应该积极鼓励、支持他们的决定,让其对自己的选择充满信心。对于有些因为习惯改变而出现入睡困难或失眠的患者,需要传授一些对抗失眠的方法,如教会患者放松、听音乐;告知患者不必太紧张;寻找失眠的原因,改善睡眠质量。如果患者确实不适合夜间透析,应该及时与医师、患者及其家属进行沟通,寻找更适合患者的透析方式。

(吴晓芳)

第三节　血液透析相关血标本采集

血液透析前、透析后的血尿素氮(BUN)、肌酐(Cr)、电解质等标本必须采自同一次血液透析。血液透析前血样必须采自透析开始前,避免血样被生理盐水或肝素稀释;血液透析后血样采用慢泵或停泵技术采集,避免血样被再循环的血液稀释,并且可以减少尿素反弹的影响。血液透析过程中血尿素氮等采样应标准化,以保证血液透析前后结果的可比性。

一、血液透析前血样采集

(一)以动静脉内瘘或人造血管为血管通路时的血样采集

(1)在连接动脉管路前,可由动脉或静脉端采血,必须确保采血前穿刺针或管腔内没有生理盐水(或肝素)。目的是为了防止血样被稀释。

(2)如果血液透析已经开始或管腔内有生理盐水(或肝素),则不能采样。目的是防止采集透析后的血样或血样被稀释。

(二)以留置导管为血管通路时的血样采集

(1)血液透析前,从动脉或静脉导管内抽出封管用的生理盐水(或肝素),必须确保采血前穿刺针或管腔内没有生理盐水(或肝素)。目的为防止血样被稀释。

(2)对成人患者,采用无菌技术,从动脉导管内抽出 10 mL 血液;对儿童患者,根据封管量抽出 3～5 mL 血液。如果准备回输,则不要丢弃这些血液并保持无菌。可确保血样不被肝素稀释。

(3)更换注射器,抽取血样。可以回输步骤(2)中预先抽取的血液(注意:回输液必须从静脉端滤网回输)。目的为回输可以减少失血,对儿童患者尤为有益。

(4)开始血液透析。

二、血液透析后血样采集

(一)慢泵技术

减慢血泵至 50～100 mL/min,持续 15 s。

(1)目的:去除动脉穿刺针及管腔内的死腔,使动脉穿刺针及管腔内充满没有再循环的血液,防止血管通路再循环对采样的影响。

(2)方法:①维持血泵转速为 50～100 mL/min,持续 15 s,从动脉管路采样点采集透析后的血液样本。目的:保证采集的血样是未经过透析的血液。②停止血泵,按常规回血及卸下管路。

(二)停泵技术

透析完成后,关闭透析液或减至容许的最低血液流速,降低超滤率至 50 mL/h,或降至可能的最低跨膜压,或停止超滤。

(1)目的:停止血液透析但不停止血液循环,减低体外管路凝血的危险性。

(2)方法:①立即停止血泵;②钳闭动静脉管路,钳闭动脉针管;③从动脉管路采样点采集透析后的血液样本,或者在卸下动脉管路后,由动脉穿刺针直接采血;④按常规回血及卸下管路。

（吴晓芳）

公共卫生护理

第一节 公共卫生的概念

一、公共卫生的定义

至于公共卫生的概念,各个国家和组织之间没有一个统一的、严格的定义。简单来讲,公共卫生实际上就是大众健康。它是相对临床而言的,临床是针对个体的,公共卫生是关注人群的健康。

1920年,美国耶鲁大学的Winslow教授首次提出了早期经典的公共卫生概念。公共卫生是通过有组织的社区行动,改善环境卫生,控制传染病流行,教育个体养成良好的卫生习惯,组织医护人员对疾病进行早期诊断和预防性治疗,发展社会体系以保证社区中的每个人享有维持健康的足够的生活水准,最终实现预防疾病、延长寿命、促进机体健康、提高生产力的目标。随着社会和公共卫生实践的发展、人们认识的更新,公共卫生的概念也在不断地发展之中。

1988年,艾奇逊将公共卫生定义为"通过有组织的社会努力预防疾病、延长生命、促进健康的科学和艺术。"这一概念高度概括了现代公共卫生的要素。

1995年,英国的Johnlast给出了详细的定义,即"公共卫生是为了保护、促进、恢复人们的健康。是通过集体的或社会的行动,维持和促进公众健康的科学、技能和信仰的集合体。公共卫生项目、服务和机构强调整个人群的疾病预防和健康需求"。尽管公共卫生活动会随着技术和社会价值等的改变而变化,但是其目标始终保持不变,即减少人群的疾病发生、早死、疾病导致的不适和伤残。因此,公共卫生是一项制度、一门学科、一种实践。随着社会经济的发展,医学模式的转变,公共卫生的概念和内涵有了进一步发展。公共卫生通常涉及面都很广泛,包括生物学、环境医学、社会文化、行为习惯、政治法律和涉及健康的许多其他方面。现代公共卫生最简单的定义为"3P",即Promotion(健康促进)、Prevention(疾病预防)、Protection(健康保护)。

在我国,公共卫生的内涵究竟是什么,公共卫生包括哪些领域,对此至今尚无统一认识和明确定义。2003年7月,中国原副总理兼卫生部部长吴仪在全国卫生工作会议上对公共卫生做了一个明确的定义:公共卫生就是组织社会共同努力,改善环境卫生条件,预防控制传染病和其他疾病流行,培养良好卫生习惯和文明的生活方式,提供医疗服务,达到预防疾病,促进人民身体健康的目的。因此,公共卫生建设需要政府、社会、团体和民众的广泛参与,共同努力。其中,政府主要通过制定相关法律、法规和政策,促进公共卫生事业发展;对社会、民众和医疗卫生机构执行公共卫生法律法规实施监督检查,维护公共卫生秩序;组织社会各界和广大民众共同应对突发公共卫生事件和传染病流行;教育民众养成良好卫生习惯和健康文明的生活方式;培养高素质的公共卫生管理和技术人才,为促进人民健康服务。

从这一定义可以看出,公共卫生就是"社会共同的卫生"。公共即共同,如公理、公约。卫生是个人、集体的生活卫生和生产卫生的总称,一般指为增进人体健康,预防疾病,改善和创造合乎生理要求的生产环境、生活条件所采取的个人和生活的措施,包括以除害灭病、讲卫生为中心的爱国卫生运动。

一般情况来讲,公共卫生是通过疾病的预防和控制,达到提高人民健康水平的目的。如对传染病、寄生虫病、地方病,还有一些慢性非传染性疾病的预防控制;借助重点人群或者高危人群,如职业人群、妇女、儿童、青少年、老年人等人群进行的健康防护;通过健康教育、健康政策干预等措施,促进人群健康的社会实践。具体讲,公共卫生就是通过疾病预防控制,重点人群健康防护、健康促进来解决人群中间的疾病和健康问题,达到提高人民健康水平的目的。公共卫生就是以生物-心理-社会-医学模式为指导,面向社会与群体,综合运用法律、行政、预防医学技术、宣传教育等手段,调动社会共同参与,消除和控制威胁人类生存环境质量和生命质量的危害因素,改善卫生状况,提高全民健康水平的社会卫生活动。由此可见,公共卫生具有社会性、系统性、政策法制性、多学科性和随机性等特征。公共卫生的实质是公共政策。

二、公共卫生特征

2004 年,Beaglehole 教授将现代公共卫生的特征进行了总结,认为,公共卫生是以持久的全人群健康改善为目标的集体行动。这个定义尽管简短,但是充分反映了现代公共卫生的特点:①需要集体的、合作的、有组织的行动;②可持续性,即需要可持久的政策;③目标是全人群的健康改善,减少健康的不平等。

现代公共卫生的特征包括 5 个核心内容:①政府对整个卫生系统起领导作用,这一点对实现全人群的健康工程至关重要,卫生部门只会继续按生物医学模式关注与卫生保健有关的近期问题;②公共卫生工作需要所有部门协作行动,忽视这一点只会恶化健康的不平等现象,而政府领导是协作行动、促进全人群健康的核心保障;③用多学科的方法理解和研究所有的健康决定因素,用合适的方法回答相应的问题,为决策提供科学依据;④理解卫生政策发展和实施过程中的政治本质,整合公共卫生科学与政府领导和全民参与;⑤与服务的人群建立伙伴关系,使有效的卫生政策能够得到长期的社区和政治支持。

(于　泳)

第二节　公共卫生的体系与职能

公共卫生体系一直是一个模糊的概念。普遍倾向,疾病预防控制机构、卫生监督机构、传染病院(区),构成了公共卫生体系。

一、发达国家公共卫生体系

美国、英国、澳大利亚、WHO 等国家和组织陆续制定了公共卫生的基本职能或公共卫生体系所需提供的基本服务。

美国提出的 3 项基本职能,即评估→政策发展→保证,并进一步具体化为 10 项基本服务。基本服务的概念与其他国家/组织提出的基本职能概念相似。在此框架下,美国疾病预防控制中心(CDC)与其他伙伴组织联合开展了国家公共卫生绩效标准项目研究,设计了 3 套评价公共卫生体系绩效的调查问卷,分别用于州公共卫生体系、地方公共卫生体系和地方公共卫生行政管理部门的绩效评估。调查问卷规定了每一项基本服务的内涵,并制定有具体的指标和调查内容。澳大利亚提出了公共卫生 9 项基本职能,阐述了每条职能的原有的和新的实践内容。

美国提出的公共卫生体系定义:在辖区范围内提供基本公共卫生服务的所有公、私和志愿机构、组织或团体。政府公共卫生机构是公共卫生体系的重要组成部分,在建设和保障公共卫生体系运行的过程中发挥着关键的作用。但是,单靠政府公共卫生机构无法完成所有的公共卫生基本职能,公共卫生体系中还应包括:医院、社区卫生服务中心等医疗服务提供者,负责提供个体的预防和治疗等卫生服务;公安、消防等公共安全部门,负责预防和处理威胁大众健康的公共安全事件;环境保护、劳动保护、食品质量监督等机构,保障健康的生存环境;文化、教育、体育等机构为社区创造促进健康的精神环境;交通运输部门,方便卫生服务的提供和获取;商务机构提供个体和组织在社区中生存和发展的经济资源;民政部门、慈善组织等,向弱势人群提供生存救助和保障及发展的机会。

公共卫生基本职能是影响健康的决定因素、预防和控制疾病、预防伤害、保护和促进人群健康、实现健康公平性的一组活动。公共卫生基本职能需要卫生部门,还有政府的其他部门以及非政府组织、私营机构等来参与或实施。公共卫生基本职能属于公共产品,政府有责任保证这些公共产品的提供,但不一定承担全部职能的履行和投资责任。

公共卫生基本职能的范畴大大超出了卫生部门的管辖范围,在职能的履行过程中卫生部门发挥主导作用。卫生部门负责收集和分析本部门及其他部门、民间社团、私人机构等的信息,向政府提供与人群健康相关的、涉及国家利益的综合信息;卫生部门是政府就卫生问题的决策顾问,负责评价公共卫生基本职能的履行情况;同时,向其他部门负责的公共卫生相关活动提供必要的信息和技术支持,或展开合作;负责健康保护的执法监督活动。

二、我国公共卫生体系的基本职能

通过分析上述国家和组织制定的公共卫生基本职能框架,结合我国的现状,我们总结出 10 项现代公共卫生体系应该履行的基本职能,其中涉及三大类的卫生服务提供:①人群为基础的公共卫生服务,如虫媒控制、人群为基础的健康教育活动等;②个体预防服务,如免疫接种、婚前保健和孕产期保健;③具有公共卫生学意义的疾病的个体治疗服务,如治疗肺结核和性传播疾病等,可减少传染源,属于疾病预防控制策略之一;再比如治疗儿童腹泻、急性呼吸道感染、急性营养不良症等。在此基础上,我国现代公共卫生体系的基本职能应包括以下 10 个方面。

(一)监测人群健康相关状况

(1)连续地收集、整理与分析、利用、报告与反馈、交流与发布与人群健康相关的信息。

(2)建立并定期更新人群健康档案,编撰卫生年鉴。其中与人群健康相关的信息包括:①人口、社会、经济学等信息;②人群健康水平,如营养膳食水平、生长发育水平等;③疾病或健康问题,如传染病和寄生虫病、地方病、母亲和围生期疾病、营养缺乏疾病、非传染性疾病、伤害、心理疾病及突发公共卫生事件等;④疾病或健康相关因素,如生物的、环境的、职业的、放射的、食物的、行为的、心理的、社会的、健康相关产品的;⑤公共卫生服务的提供,如免疫接种、农村改水改厕、健康教育、妇幼保健等,以及人群对公共卫生服务的需要和利用情况;⑥公共卫生资源,如经费、人力、机构、设施等;⑦公共卫生相关的科研和培训信息。

(二)疾病或健康危害事件的预防和控制

(1)对正在发生的疾病流行或人群健康危害事件,如传染病流行,新发疾病的出现,慢性病流行,伤害事件的发生,环境污染,自然灾害的发生,化学、辐射和生物危险物暴露,突发公共卫生事件等,开展流行病学调查,采取预防和控制措施,对有公共卫生学意义的疾病开展病例发现、诊断和治疗。

(2)对可能发生的突发公共卫生事件做好应急准备,包括应急预案和常规储备。

(3)对有明确病因或危险因素或具备特异预防手段的疾病实施健康保护措施,如免疫接种、饮水加氟、食盐加碘、职业防护、婚前保健和孕、产期保健等。

上述第一项和第二项内容包括,我国疾病预防控制机构常规开展的疾病监测、疾病预防与控制、健康保护、应急处置等工作。

(三)发展健康的公共政策和规划

(1)发展和适时更新健康的公共政策、法律、行政法规、部门规章、卫生标准等,指导公共卫生实践,支持个体和社区的健康行动,实现健康和公共卫生服务的公平性。

(2)发展和适时更新卫生规划,制定适宜的健康目标和可测量的指标,跟踪目标实现进程,实现连续的健康改善。

(3)多部门协调,保证公共政策的统一性。

(4)全面发展公共卫生领导力。

(四)执行公共政策、法律、行政法规、部门规章和卫生标准

(1)全面执行公共政策、法律、行政法规、部门规章、卫生标准等。

(2)依法开展卫生行政许可、资质认定和卫生监督。

(3)规范和督察监督执法行为。

(4)通过教育和适当的机制,促进依从。

(五)开展健康教育和健康促进活动

(1)开发和制作适宜的健康传播材料。

(2)设计和实施健康教育活动,发展个体改善健康所需的知识、技能和行为。

(3)设计和实施场所健康促进活动,如在学校、职业场所、居住社区、医院、公共场所等,支持个体的健康行动。

(六)动员社会参与,多部门合作

(1)通过社区组织和社区建设,提高社区解决健康问题的能力。

(2)开发伙伴关系和建立健康联盟,共享资源、责任、风险和收益,创造健康和安全的支持性环境,促进人群健康。

(3)组织合作伙伴承担部分公共卫生基本职能,并对其进行监督和管理。

第(三)~(六)项融合了国际上健康促进的理念,即加强个体的知识和技能,同时改变自然

的、社会的、经济的环境,以减少环境对人群健康及其改善健康的行动的不良影响,促使人们维护和改善自身的健康。第(四)项的职能与1986年《渥太华宪章》中提出的健康促进行动的5项策略相吻合,即"制定健康的公共政策、创造支持性的环境、加强社区行动、发展个人技能、重新调整卫生服务的方向和措施"。

(七)保证卫生服务的可及性和可用性

(1)保证个体和人群卫生服务的可及性和可用性。

(2)帮助弱势人群获取所需的卫生服务。

(3)通过多部门合作,实现卫生服务公平性。

(八)保证卫生服务的质量和安全性

(1)制定适当的公共卫生服务的质量标准,确定有效和可靠的测量工具。

(2)监督卫生服务的质量和安全性。

(3)持续地改善卫生服务质量,提高安全性。

第(七)项和第(八)项是对卫生服务的保证,即保证卫生服务的公平和安全性。

(九)公共卫生体系基础结构建设

(1)发展公共卫生人力资源队伍,包括开展多种形式的、有效的教育培训,实现终身学习;建立和完善执业资格、岗位准入、内部考核和分流机制;通过有效的维持和管理,保证人力资源队伍的稳定、高素质和高效率。

(2)发展公共卫生信息系统,包括建设公共卫生信息平台;管理公共卫生信息系统;多部门合作,整合信息系统。

(3)建设公共卫生实验室,发展实验室检测能力。

(4)加强和完善组织机构体系,健全公共卫生体系管理和运行机制。

本项是对公共卫生体系基础结构的建设。公共卫生体系的基础结构是庞大的公共卫生体系的神经中枢,包括人力资源储备和素质、信息系统、组织结构等。公共卫生体系的基础结构稳固,整个公共卫生体系才能统一、高效地行使其基本职能。

(十)研究、发展和实施革新性的公共卫生措施

(1)全面地开展基础性和应用性科学研究,研究公共卫生问题的原因和对策,发展革新性的公共卫生措施,支持公共卫生决策和实践。

(2)传播和转化研究结果,应用于公共卫生实践。

(3)与国内外其他研究机构和高等教育机构保持密切联系,开展合作。这项职能为公共卫生实践和公共卫生体系的可持续发展提供科学支撑。

上述这十项职能的履行又可具体分解为规划、实施、技术支持、评价和质量改善、资源保障(包括人力、物力、技术、信息和资金等)等5个关键环节。不同的环节需要不同的部门或机构来承担。

三、卫生体系内部职能

疾病预防控制体系建设研究课题组对我国疾病预防控制机构应承担的公共职能进行了界定,共7项职能、25个类别、78个内容和255个项目。2005年卫生部(现卫健委)发布施行了《关于疾病预防控制体系建设的若干规定》和《关于卫生监督体系建设的若干规定》,分别明确了疾病预防控制机构和卫生监督机构的职能。这些工作对我国疾病预防控制体系和卫生监督体系的建

设具有重要的意义。

公共卫生体系是包括疾病预防控制体系、卫生监督体系、突发公共卫生事件医疗救治体系等在内的一个更大的范畴。首先应该将公共卫生体系作为一个整体来看待,明确其职能,避免体系中的各个成分如疾病预防控制体系、卫生监督体系等各自为政。这样将有助于实现公共卫生体系的全面建设,保证部门间的协调与合作,提高公共卫生体系总体的运作效率。

另外,公共卫生基本职能的履行必须有法律的保障。公共卫生体系的构成、职权职责及其主体都应该是法定的,做到权责统一,并应落实法律问责制。至今为止,我国已颁布了10部与公共卫生有关的法律,如母婴保健法、食品卫生法、职业病防治法、传染病防治法等,以及若干的行政法规和部门规章。虽然这些对我国公共卫生事业的发展起到了重要的保障作用,但是其中没有一部是公共卫生体系的母法,因而无法形成严密的、统一规划设计的、协调一致的法规体系。解决公共卫生问题所需采取的行动远远超出了卫生部门的职权和能力范围,需要政府其他部门以及非政府组织、私营机构等共同参与。因此,制定公共卫生体系的母法,明确公共卫生体系的构成及其所需履行的基本职能,协调体系中各成分体系或机构间相互关系,是当务之急。

(于　泳)

第三节　公共卫生的主要内容

传统公共卫生是在生物医学模式下,以传染病、地方病和职业病的防治作为工作重点,提供以疾病为中心的公共卫生服务。按照行政区划设置的公共卫生机构,执行同级卫生行政部门的指令,独立开展辖区内的公共卫生工作。随着公共卫生实践与认识的重大变化,公共卫生的内容也逐渐丰富和完善。

一、公共卫生体系建设

公共卫生体系建设是我国卫生改革与发展面临的重要问题。医疗卫生体制改革的重点之一应加强公共卫生体系的建设,保证绝大多数人的健康,提高疾病预防控制能力,让大多数人不得病、少得病、晚得病。按照WHO的相关定义,基本医疗服务应纳入公共卫生的范畴,因此公共卫生体系建设应覆盖到医疗机构。因为传染病疫情一旦发生,医疗机构就处在疾病预防控制的第一线。

在公共卫生体系的建设过程中,应以系统的观念统筹规划、平衡发展。应综合考虑卫生资源的投入与分配,以最大限度地发挥公共卫生体系的作用。在体系建设中,应着重考虑如何确定正确的目标规划、完善的基础设施、灵敏的信息系统、科学的决策指挥和有效的干预控制策略。

加强疾病预防控制能力建设是公共卫生体系建设的核心内容。所谓疾病预防控制能力,是指履行疾病预防控制、突发公共卫生事件处置、疫情报告和健康信息管理、健康危害因素干预和控制、检验评价、健康教育与健康促进、科研培训与技术指导等公共职责的能力。在公共卫生体系建设过程中,应完善机制、落实职责,加强能力建设,加大人才队伍建设的力度,以推动公共卫生工作不断发展。

当前,我国已在公共卫生体系建设方面取得了成功经验,使公共卫生水平得到了不断提高。

我国已建立了比较全面的公共卫生体系,提供的公共卫生服务从中央辐射到省、市、县,并建立了县、乡、村"三级农村卫生网络"。我国将政府的承诺和意愿与专家技术结合起来,促进了公共卫生体系的发展,为其他国家提供了较好的范例。例如,2004 年初正式启动的疫情及突发公共卫生事件的网络直报系统,覆盖包括乡镇卫生院在内的全国所有卫生医疗机构,是世界上最大的疾病监测系统。目前,全国 93.5% 的县以上医疗卫生机构和 70.3% 的乡镇卫生院均实现了疫情和突发公共卫生事件网络直报。通过不断建立和完善全国传染病疫情和突发公共卫生事件信息网络,我国已实现对传染病疫情、健康危害因素监测、死因监测等重要公共卫生数据的实时管理,传染病控制和应急反应能力明显提高。

公共卫生体系建设和完善是一个长期的庞大的系统工程,事关国民健康、国家安全大局,涉及每个人的健康、安全利益。公共卫生体系建设中的各种项目的设立和决策的正确与否,直接影响到公众的健康和安全。为保证公众公共卫生安全,建设和完善我国的公共卫生体系,需要大力提倡公共卫生体系建设的战略和战术研究。

循证公共卫生决策学的兴起为我国公共卫生体系的建设和完善准备了新型的科学工具,应该充分地利用新工具的优点,不断地学习和加强循证公共卫生决策的能力。高效、可靠、科学的公共卫生体系应来自对科学技术、公众交流、公众健康需求和各种政治意愿的高度整合。

二、健康危险因素的识别与评价

能对人造成伤亡或对物造成突发性损害的因素,称为危险因素;能影响人的身体健康,导致疾病或对生物造成慢性损害的因素,称为有害因素。通常情况下,对两者并不加以区分而统称为健康危险因素。

健康危险因素包括物理性因素、化学性因素、生物性因素以及社会-心理-行为因素。如果能够早期识别到危险因素,并加强自我保健与防护,可以有效避免受到危险因素的侵害。采用筛检手段在"正常人群"中发现无症状患者是一种有效的预防策略,如果及时采取干预措施,阻断致病因素的作用,可以防止疾病的发生。由于人体有很强的自我修复功能,如果能及时发现和识别影响健康的危险因素,并及早采取适当的措施,阻止危险因素的作用,致病因素引起的疾病病程即可出现逆转,症状即可消失,并有可能恢复健康。当致病因素导致疾病发生后,要采取治疗措施并消除健康危险因素,改善症状和体征,防止或推迟伤残发生,减少劳动能力丧失。如果由于症状加剧,病程继续发展,导致生活和劳动能力丧失,此时的主要措施是康复治疗,提高其生命质量。

临床医学服务的起始点是在患者出现症状和体征后主动找医师诊治疾病,而健康危险因素评价是在症状、体征、疾病尚未出现时就重视危险因素的作用,通过评价危险因素对健康的影响,促使人们保持良好的生活环境、生产环境和行为生活方式,防止危险因素的出现。在危险因素出现的早期,可以测评危险因素的严重程度及其对人们健康可能造成的危害,预测疾病发生的概率,以及通过有效干预后可能增加的寿命。健康危险因素评价的重点对象是健康人群,开展的阶段越早,意义越大,因此,它是一项推行积极的健康促进和健康教育的技术措施,也是一种预防和控制慢性非传染性疾病的有效手段。

三、疾病的预防与控制

疾病预防与控制是公共卫生的核心内容之一。我国疾病预防控制机构的主要职责:①为拟定与疾病预防控制和公共卫生相关的法律、法规、规章、政策、标准和疾病防治规划等提供科学依据,为卫生行政部门提供政策咨询;②拟定并实施国家、地方重大疾病预防控制和重点公共卫生服务工作计划和实施方案,并对实施情况进行质量检查和效果评价;③建立并利用公共卫生监测系统,对影响人群生活、学习、工作等生存环境质量及生命质量的危险因素进行营养食品、劳动、环境、放射、学校卫生等公共卫生学监测,对传染病、地方病、寄生虫病、慢性非传染性疾病、职业病、公害病、食源性疾病、学生常见病、老年卫生、精神卫生、口腔卫生、伤害、中毒等重大疾病发生、发展和分布的规律进行流行病学监测,并提出预防控制对策;④处理传染病疫情、突发公共卫生事件、重大疾病、中毒、救灾防病等公共卫生问题,配合并参与国际组织对重大国际突发公共卫生事件的调查处理;⑤参与开展疫苗研究,开展疫苗应用效果评价和免疫规划策略研究,并对免疫策略的实施进行技术指导与评价;⑥研究开发并推广先进的检测、检验方法,建立质量控制体系,促进公共卫生检验工作规范化,提供有关技术仲裁服务,开展健康相关产品的卫生质量检测、检验,安全性评价和危险性分析;⑦建立和完善疾病预防控制和公共卫生信息网络,负责疾病预防控制及相关信息搜集、分析和预测预报,为疾病预防控制决策提供科学依据;⑧实施重大疾病和公共卫生专题调查,为公共卫生战略的制定提供科学依据;⑨开展对影响社会经济发展和国民健康的重大疾病和公共卫生问题防治策略与措施的研究与评价,推广成熟的技术与方案;⑩组织并实施健康教育与健康促进项目,指导、参与和建立社区卫生服务示范项目,探讨社区卫生服务的工作机制,推广成熟的技术与经验。

此外,各级疾病预防控制机构还负责农村改水、改厕工作技术指导,研究农村事业发展中与饮用水卫生相关的问题,为有关部门做好饮用水开发利用和管理提供依据;组织和承担与疾病预防控制和公共卫生工作相关的科学研究,开发和推广先进技术;开展国际合作与技术交流,引进和推广先进技术等。

四、公共卫生政策与管理

公共卫生是一个社会问题,其实施涉及社会的方方面面,是单个机构无力承担,短期内难以获得回报却又关系到国家整体利益和长远利益的社会工程。从某种角度来说,公共卫生的实质是公共政策问题,要靠政府的政策支持和法律法规的保障。公共卫生政策是国家政策体系的一个重要组成部分,公共卫生政策的制定是一个复杂的过程,受众多因素的影响,包括意识形态、政治理念、传统价值观念、公众压力、行为惯性、专家意见、决策者的兴趣与经验等。

公共卫生管理的长效机制必须建立在法治的基础上。要建立公共卫生的法治机制,必须加强公共卫生的立法,并提高立法的质量。构建公共卫生管理机制,应建立职责明确、相互协调、有财政保障的公共卫生管理机构,建立完善的法制化的公共卫生管理制度,并建立起稳定的、持久的公共卫生管理长效机制。

五、突发公共卫生事件与公共卫生危机管理

突发公共卫生事件(公共卫生危机事件)是指突然发生,造成或者可能造成公众健康严重损害的重大传染病、群体性不明原因疾病、重大中毒、放射性损伤、职业中毒,以及因自然灾害、事故灾难或社会安全事件引起的严重影响公众身心健康的事件。公共卫生危机事件大多表现为突发性事故危机,特点表现:①危机的不可预见性,危机产生的诱因难以预测,危机的发生、发展和造成的影响难以预测;②危机的多发性、多样性和复杂性;③危机的紧迫性,使得迟缓的危机管理可

能导致严重后果;④危机的危害性,公共卫生危机已经突破了地区界限,某一国家或地区的危机处理不当,就有可能在短时间内发展为全球危机。

公共卫生危机管理主要是指政府、卫生职能部门和社会组织为了预防公共卫生危机的发生,减轻危机发生所造成的损害并尽早从危机中恢复过来,针对可能发生和已经发生的危机所采取的管理行为。主要包括危机风险评估、危机监测、危机预防、信息分析、危机反应管理和危机恢复等。公共卫生危机管理的基础工作应贯穿于危机管理全过程,主要包括危机管理的组织机构、社会支持和公共卫生人力资源等。

公共卫生危机管理应遵循公众利益至上、公开诚实和积极主动的原则。政府和相关职能部门必须把公众利益放在首位,所采取的一切行动和措施都必须优先保障公众利益。在危机出现的第一时间采取有效措施,及时公开危机的相关信息,否则会导致政府公信度降低,造成不应有的混乱。公共卫生危机一旦发生,就会成为公众舆论关注的焦点,地方政府和职能部门必须快速反应,积极沟通协调,主动寻求社会各界的理解和支持,积极控制和掌握发言权。

六、公共卫生安全与防控

公共卫生安全如同金融安全、信息安全一样,已成为国家安全的重要组成部分,需要引起足够的重视和关注。在全球化时代,既要重视传统安全因素,也要重视非传统安全因素。

非传统安全是相对于传统安全而言的,是一个泛化的概念,其内容涵盖政治安全、经济、文化、科技、生态环境、人类健康和社会发展等。非传统安全更加关注人类安全和社会可持续发展,是对非军事化安全的理解,即公众更加关注经济、社会、环境、健康等发展问题,甚至将其提高到与军事、政治问题同等的位置,从而使人们的安全观更加非国界化。2003年的SARS事件对我国政府和民众传统的安全观是一个严重的挑战,使公众充分认识到公共卫生安全对于维护国家安全、构建和谐社会的重要性。

在分享全球化带来的好处的同时,务必要防范全球化带来的更多的不确定因素和风险。例如,传染病跨国界传播的可能性大大增加,很多以前局限于特定地区的未知病毒或细菌以及已知的传染病可能随着人流、物流迅速传播到全球;随着食品等与健康相关的产品贸易日趋活跃,境外食品污染流入的可能性不断增加,食品的微生物、化学和放射性污染问题一旦在某一国家或地区出现,就可能在全球范围内长距离、大面积地迅速波及蔓延;全球化带来的国际产品结构调整,可能促使污染密集型产业向发展中国家转移,导致职业病危害从经济发达地区向经济发展较慢的地区转移;生物恐怖带来的威胁明显增大,生物技术的迅猛发展使制造强杀伤性生物武器的能力大为提高。因此,有效预防和控制各类突发性公共卫生事件,确保公共卫生安全,保护公众的健康是现代公共卫生工作的重要任务。全球化加剧了公共卫生安全的危险因素,迫使人们要更加重视非传统安全因素。加强公共卫生安全必须强化政府对公共卫生的领导责任,建立突发性公共卫生事件应急处理机制,加强公共卫生领域的国际合作。

公共卫生安全是非传统安全的重要组成部分,也是构建和谐社会的重要内容,应从国家安全的高度考虑公共卫生问题。在突发公共卫生事件、突发伤害事件、突发环境污染事件、突发灾害事件以及恐怖袭击事件的处置过程中,应积极防治各种潜在风险,还应积极构建能够迅速调动社会资源的应急处理系统,并通过加强法律、制度建设以及平战结合系统的建设,合理配置和使用应急储备物资和资源。

每年4月7天是世界卫生日。"世界卫生日"是从1950年开始的,其宗旨就是要动员国际社会和社会各界,共同为控制疾病、为人类的安全做出贡献。历届世界卫生日的主题,从 1950 年的"了解你周围的卫生机构"、1960 年的"消灭疟疾——向世界的宣战"、1963 年的"饥饿,大众的疾病"、1970 年的"为抢救生命,及时发现癌症"、1980 年的"要吸烟还是要健康,任君选择"、1990 年的"环境与健康"、2000 年的"血液安全从我做起"到 2007 年的"国际卫生安全",从中不难看出公共卫生的发展轨迹。根据"世界卫生日"主题的变化,可以发现一个非常明显的规律,就是从原来的注重单个局部性问题发展为关注全局性、影响面大的问题。

七、公共卫生伦理

伦理学是人类行动的社会规范,伦理学根据人类的经验确定某些规范或标准来判断某一行动是否应该做,应该如何做。"道德"与"伦理学"均为人类行动的社会规范。道德是一种社会文化现象,体现在教育、习俗、惯例、公约之中,传统道德依靠权威,无须论证,"道德"偏重于讲做人。而伦理学是道德哲学,必须依靠理性的论证,现代"伦理学"更强调做事。科学告诉我们能干什么,而伦理学则告诉我们该干什么。

公共卫生伦理是公共卫生机构和工作人员行动的规范,包括有关促进健康、预防疾病和伤害的政策、措施和办法等。在人群中所采取的促进健康、预防疾病和伤害行动,公共卫生伦理起指导作用,其行动规范体现在公共卫生伦理的原则之中。

公共卫生伦理的原则是评价公共卫生行动是否应该做的框架,可概括为四个方面:①公共卫生行动产生的结果要实现利益最大化,即公共卫生行动要使目标人群受益,避免、预防和消除公共卫生行动对目标人群的伤害,受益与伤害和其他代价相抵后盈余最大;②公正性原则,包括分配公正和程序公正,即受益和负担公平分配(即分配公正)和确保公众参与,包括受影响各方的参与(程序公正);③对于人的尊重,即尊重自主的选择和行动,保护隐私和保密,遵守诺言,信息透明和告知真相;④建立和维持信任,即公共卫生机构和工作人员与目标人群之间应建立信任关系,公共卫生行动应取信于民。

按照公共卫生伦理的原则,公共卫生行动也是对公众应尽的义务,但这些义务并不是绝对的,而是初始义务。所谓初始义务是指假设情况不变时必须履行的义务。也就是说,如果情况有变,就不履行初始义务。其理由是,为了要完成一项更重要的义务时,不可能同时履行此初始义务。在公共卫生工作中发生原则或义务冲突的情况下,就面临一个伦理难题。例如,在 SARS 防控期间,保护公众和个人健康与尊重个人自主性发生矛盾。对 SARS 患者、疑似患者及接触者必须采取隔离的办法,这对保护公众及他们的健康都是不可少的,这种情况下不能履行尊重个人自主性和个人自由的初始义务。但如果情况没有改变,而不去履行初始义务,就违反了伦理学的规范。

八、公共卫生领域的国际合作

在现代社会中,伴随着科技的发展、通信与交通工具的发达,"非典"、禽流感、艾滋病等在短时间内迅速蔓延,不仅严重危害着公众的生命安全,而且严重损害着疾病来源国的国际形象、经济发展与社会稳定,其影响已经远远超出了公共卫生领域,在国家安全问题上应受到高度的重视。经济上的国际合作为其他社会生活领域中的国际合作奠定了基础,国际合作是各国实现发展的迫切需要。

在面对全球性的公共卫生问题时,主权国家不可能去他国实施自　　　　　　　,这样就促生了公共卫生领域的国际合作。在面对公共卫生领域内的全球问题上,只有国际合作才是正确的选择。例如,在"非典"期间,通过采取隔离措施,抑制了"非典"的迅速蔓延,但在由飞鸟带来的禽流感病毒的防治上,隔离却起不到任何作用。可见,隔离并不能解决全球性的公共卫生问题,唯有国际合作才能有效地解决全球性的公共卫生问题。

公共卫生领域的国际合作,涉及新国际卫生条例下的全球公共卫生监测系统、传染病的实验室研究与诊断和治疗、国际合作的公共卫生应急机制的建立、公共卫生安全、高级卫生行政人员和专业技术人员的培训、公共卫生管理国际培训项目等诸多领域。自20世纪末期以来,全球在非洲抗疟疾行动、艾滋病防治、禽流感全球行动以及中国-东盟自由贸易区公共卫生安全合作机制、东亚公共卫生合作机制、国际公共卫生实验室网络建设等方面的国际合作堪称典范。

(于　泳)

第四节　突发公共卫生事件

一、突发公共卫生事件概述

(一)突发公共卫生事件的概念

突发公共卫生事件是指突然发生,造成或者可能造成社会公众健康严重损害的重大传染病疫情、群体性不明原因疾病、重大食物和职业中毒以及其他严重影响公众健康的事件。

(二)突发公共卫生事件的分期

1.间期

间期指突发事件发生前的平常期。该期应积极制订预案,建立健全各种突发事件的预防策略和措施;建立与维护预警系统和紧急处理系统,训练救援人员,为应对突发事件做好充足的准备。

2.前期(酝酿期)

前期指事件的酝酿期和前兆期。该期应立刻采取紧急应变措施,疏散可能受到影响的居民,保护即将受波及的设施,动员紧急救援人员待命,发布预警,协助群众做好应对准备。

3.打击期(暴发期)

打击期指事件的作用和危害期。不同性质的突发事件,其打击期长短不一,如地震和建筑物爆炸可能只有数秒,而传染病暴发和洪涝灾害则能连续达数月之久。

4.处理期

处理期指灾害救援或暴发控制期。该期的主要任务包括救治伤病人员,展开紧急公共卫生监测,预防或处理次生灾害;封锁疫源地,对可能被污染的物品和场所进行消毒,紧急展开疫苗接种和个人防护;调查事故原因,终止危害的扩大,清除环境中残存的隐患,稳定社会情绪等。

5.恢复期

恢复期指事件平息期。该期主要是尽快让事发或受灾地区恢复正常秩序,包括做好受害人群的康复,评估其心理健康状况;预防和处理可能产生的"创伤后应激障碍";修建和复原卫生设施,提供正常卫生医疗服务。

二、突发公共卫生事件的分级分类管理

(一)突发公共卫生事件的分级

根据国务院发布的《国家突发公共事件总体应急预案》,突发公共卫生事件按照其性质、严重程度、可控性和影响范围等因素,分为特别重大(Ⅰ级)、重大(Ⅱ级)、较大(Ⅲ级)和一般(Ⅳ级)四级,依次用红色、橙色、黄色和蓝色进行预警。

(二)突发公共卫生事件的分类

突发公共卫生事件有不同的分类方法,我国将它分为重大传染病疫情、群体性不明原因疾病、重大食物中毒或职业中毒和其他严重影响公众健康的事件四大类。

1.重大传染病疫情

包括肺鼠疫、肺炭疽和霍乱的发生或暴发。动物间鼠疫、布氏菌病和炭疽等流行,乙类传染病和丙类传染病暴发或多例死亡。

(1)常见传染病暴发:在局部地区短期内突然发生多例同一种传染病。

(2)常见传染病流行:一个地区某种传染病发病率显著超过该病历年的发病率水平。

(3)罕见的传染病或已消灭的传染病再度发生。

(4)新发传染病的疑似病例或确诊病例出现。

2.群体性不明原因疾病

群体性不明原因疾病指发生 3 人以上的不明原因疾病。

3.重大食物中毒或职业中毒

重大食物中毒或职业中毒指一次中毒人数超过 30 人,或发生 1 例以上死亡的饮用水或食物中毒;短期内发生 3 人以上或出现 1 例以上死亡的职业中毒。

4.其他严重影响公众健康的事件

(1)医源性感染暴发。

(2)药品或免疫接种引起的群体反应或死亡事件。

(3)严重威胁或危害公众健康的水、环境、食品污染。

(4)有毒有害化学品、生物毒素等引起的集体急性中毒事件。

(5)放射性、有毒有害化学性物质丢失、泄露等事件。

(6)生物、化学、核辐射等恐怖袭击事件。

(7)有潜在威胁的传染病动物宿主、媒介生物发生异常。

(8)学生因意外事故、自杀或他杀,出现 1 例以上死亡的事件。

(9)突发灾害/伤害事件:①造成群死群伤或对居民生命财产和心理造成巨大威胁的天灾;②严重的火灾或爆炸事件;③重大交通伤害,如空难、海难、机车事故、地铁事故或重大道路交通伤害(包括桥梁断塌);④工程(矿山、建筑、工厂、仓库等)事故;⑤公共场所、娱乐场所或居民区的骚乱、暴动;⑥恐怖活动,有组织的暴力活动,如暗杀、枪杀、袭击、劫持人质和邪教集体自杀等;⑦国内或国际恐怖分子的恐怖袭击。

(10)上级卫生行政部门临时认定的其他重大公共卫生事件。

三、社区突发公共卫生事件报告

突发公共卫生事件报告是社区突发公共卫生事件信息管理的一项重要内容,也是国家基本

公共卫生服务项目"突发公共卫生事件报告和处理"的主要内容之一。

(一)突发公共卫生事件报告的基本原则

社区卫生服务机构在开展突发公共卫生事件报告时,应当遵循的基本原则是依法报告、统一规范、属地管理、准确及时、分级分类。

(二)责任报告单位和责任报告人

(1)县级以上各级人民政府卫生行政部门指定的突发公共卫生事件监测机构、各级各类医疗卫生机构、卫生行政部门、县级以上地方人民政府和检验检疫机构、食品药品监督管理机构、环境保护监测机构、教育机构等有关单位为突发公共卫生事件的责任报告单位。

(2)执行职务的各级各类医疗卫生机构的医疗卫生人员、个体开业医师为突发公共卫生事件的责任报告人。

(三)报告范围与标准

1.传染病

(1)鼠疫:发现1例及以上鼠疫病例。

(2)霍乱:发现1例及以上霍乱病例。

(3)传染性非典型肺炎:发现1例及以上传染性非典型肺炎病例或疑似病例。

(4)人感染高致病性禽流感:发现1例及以上人感染高致病性禽流感病例。

(5)炭疽:发生1例及以上肺炭疽病例;或1周内,同一学校、幼儿园、自然村寨、社区、建筑工地等集体单位发生3例及以上皮肤炭疽或肠炭疽病例;或1例及以上职业性炭疽病例。

(6)甲肝/戊肝:1周内,同一学校、幼儿园、自然村寨、社区、建筑工地等集体单位发生5例及以上甲肝/戊肝病例。

(7)伤寒(副伤寒):1周内,同一学校、幼儿园、自然村寨、社区、建筑工地等集体单位发生5例及以上伤寒(副伤寒)病例,或出现2例及以上死亡。

(8)细菌性和阿米巴性痢疾:3 d内,同一学校、幼儿园、自然村寨、社区、建筑工地等集体单位发生10例及以上细菌性和阿米巴性痢疾病例,或出现2例及以上死亡。

(9)麻疹:1周内,同一学校、幼儿园、自然村寨、社区、建筑工地等集体单位发生10例及以上麻疹病例。

(10)风疹:1周内,同一学校、幼儿园、自然村寨、社区等集体单位发生10例及以上风疹病例。

(11)流行性脑脊髓膜炎:3 d内,同一学校、幼儿园、自然村寨、社区、建筑工地等集体单位发生3例及以上流脑病例,或者有2例及以上死亡。

(12)登革热:1周内,一个县(市、区)发生5例及以上登革热病例;或首次发现病例。

(13)流行性出血热:1周内,同一自然村寨、社区、建筑工地、学校等集体单位发生5例(高发地区10例)及以上流行性出血热病例,或者死亡1例及以上。

(14)钩端螺旋体病:1周内,同一自然村寨、建筑工地等集体单位发生5例及以上钩端螺旋体病病例,或者死亡1例及以上。

(15)流行性乙型脑炎:1周内,同一乡镇、街道等发生5例及以上乙脑病例,或者死亡1例及以上。

(16)疟疾:以行政村为单位,1个月内,发现5例(高发地区10例)及以上当地感染的病例;或在近3年内无当地感染病例报告的乡镇,以行政村为单位,1个月内发现5例及以上当地感染的病例;在恶性疟疾流行地区,以乡(镇)为单位,1个月内发现2例及以上恶性疟疾死亡病例;在非恶性疟疾流行地区,出现输入性恶性疟疾继发感染病例。

(17)血吸虫病:在未控制地区,以行政村为单位,2周内发生急性血吸虫病病例10例及以上,或在同一感染地点1周内连续发生急性血吸虫病病例5例及以上;在传播控制地区,以行政村为单位,2周内发生急性血吸虫病5例及以上,或在同一感染地点1周内连续发生急性血吸虫病病例3例及以上;在传播阻断地区或非流行区,发现当地感染的患者、病牛或感染性钉螺。

(18)流感:1周内,在同一学校、幼儿园或其他集体单位发生30例及以上流感样病例,或5例及以上因流感样症状住院病例,或发生1例及以上流感样病例死亡。

(19)流行性腮腺炎:1周内,同一学校、幼儿园等集体单位中发生10例及以上流行性腮腺炎病例。

(20)感染性腹泻(除霍乱、痢疾、伤寒和副伤寒以外):1周内,同一学校、幼儿园、自然村寨、社区、建筑工地等集体单位中发生20例及以上感染性腹泻病例,或死亡1例及以上。

(21)猩红热:1周内,同一学校、幼儿园等集体单位中,发生10例及以上猩红热病例。

(22)水痘:1周内,同一学校、幼儿园等集体单位中,发生10例及以上水痘病例。

(23)输血性乙肝、丙肝、HIV:医疗机构、采供血机构发生3例及以上输血性乙肝、丙肝病例或疑似病例或HIV感染。

(24)新发或再发传染病:发现本县(区)从未发生过的传染病或发生本县近5年从未报告的或国家宣布已消灭的传染病。

(25)不明原因肺炎:发现不明原因肺炎病例。

2.食物中毒

一次食物中毒人数30人及以上或死亡1人及以上;学校、幼儿园、建筑工地等集体单位发生食物中毒,一次中毒人数5人及以上或死亡1人及以上;地区性或全国性重要活动期间发生食物中毒,一次中毒人数5人及以上或死亡1人及以上。

3.职业中毒

发生急性职业中毒10人及以上或者死亡1人及以上的。

4.其他中毒

出现食物中毒、职业中毒以外的急性中毒病例3例及以上的事件。

5.环境因素事件

发生环境因素改变所致的急性病例3例及以上。

6.意外辐射照射事件

出现意外辐射照射人员1例及以上。

7.传染病菌、毒种丢失

发生鼠疫、炭疽、非典、艾滋病、霍乱、脊灰等菌毒种丢失事件。

8.预防接种和预防服药群体性不良反应

群体性预防接种反应:一个预防接种单位一次预防接种活动中出现群体性疑似异常反应;或发生死亡;群体预防性服药反应:一个预防服药点一次预防服药活动中出现不良反应(或心因性反应)10例及以上;或死亡1例及以上。

9.医源性感染事件

医源性、实验室和医院感染暴发。

10.群体性不明原因疾病

2周内,一个医疗机构或同一自然村寨、社区、建筑工地、学校等集体单位发生有相同临床症状的不明原因疾病3例及以上。

11.其他

各级人民政府卫生行政部门认定的其他突发公共卫生事件。

(四)报告方式、时限和程序

获得突发公共卫生事件相关信息的责任报告单位和责任报告人,应当在2h内以电话或传真等方式向属地卫生行政部门指定的专业机构报告,具备网络直报条件的要同时进行网络直报,直报的信息由指定的专业机构审核后进入国家数据库。不具备网络直报条件的责任报告单位和责任报告人,应采用最快的通信方式将《突发公共卫生事件相关信息报告卡》报送属地卫生行政部门指定的专业机构;接到《突发公共卫生事件相关信息报告卡》的专业机构,应对信息进行审核,确定真实性,2h内进行网络直报,同时以电话或传真等方式报告同级卫生行政部门。

(五)报告内容

根据《国家突发公共卫生事件相关信息报告管理工作规范》要求,信息报告主要内容包括:事件名称、事件类别、发生时间、地点、涉及的地域范围、人数、主要症状与体征、可能的原因、已经采取的措施、事件的发展趋势、下步工作计划等。

事件发生、发展、控制过程信息分为初次报告、进程报告、结案报告。①初次报告:报告内容包括事件名称、初步判定的事件类别和性质、发生地点、发生时间、发病人数、死亡人数、主要的临床症状、可能原因、已采取的措施、报告单位、报告人员及通信方式等;②进程报告:报告事件的发展与变化、处置进程、事件的诊断和原因或可能因素,势态评估、控制措施等内容,并对初次报告进行补充和修正,重大及特别重大突发公共卫生事件至少按日进行进程报告;③结案报告:事件结束后,应进行结案信息报告。达到《国家突发公共卫生事件应急预案》分级标准的突发公共卫生事件结束后,由相应级别卫生行政部门组织评估,在确认事件终止后2周内,对事件的发生和处理情况进行总结,分析其原因和影响因素,并提出今后对类似事件的防范和处置建议。

四、社区突发公共卫生事件的应急处置

在我国,突发公共卫生事件应急处置是政府主导,全社会参与的一项综合性预防卫生工作,《国家基本公共卫生服务规范》(第3版)中指出,社区卫生服务机构承担着辖区内服务人口的传染病疫情和突发公共卫生事件风险管理,在疾病预防控制机构和其他专业机构指导下,乡镇卫生院、村卫生室和社区卫生服务中心(站)协助开展传染病疫情和突发公共事件风险排查、收集和提供风险信息,参与评估和应急预案制(修)订。

(一)突发公共卫生事件处理措施

当发生突发公共卫生事件时,按照《国家基本公共卫生服务规范》(第3版),处理措施如下。

1.患者医疗救治和管理

按照有关规范要求,对传染病患者、疑似患者进行医疗救治和管理,对突发公共卫生事件伤者进行急救,及时转诊,书写医学记录及其他有关资料并妥善保管。

2.传染病密切接触者和健康危害暴露人员的管理

协助开展传染病接触者或其他健康危害暴露人员的追踪、查找,对集中或居家医学观察者提供必要的基本医疗和预防服务。

3.流行病学调查

协助对本辖区患者、疑似患者和突发公共卫生事件开展流行病学调查,收集和提供患者、密切接触者、其他健康危害暴露人员的相关信息。

4.疫点疫区处理

做好医疗机构内现场控制、消毒隔离、个人防护、医疗垃圾和污水的处理工作。协助对被污染的场所进行卫生处理,开展杀虫、灭鼠等工作。

5.应急接种和预防性服药

协助开展应急接种、预防性服药、应急药品和防护用品分发等工作,并提供指导。

6.宣传教育

根据辖区传染病和突发公共卫生事件的性质和特点,开展相关知识技能和法律法规的宣传教育。

(二)突发公共卫生事件应急现场处理的基本原则

突发公共卫生事件应急现场处理的原则是按照分级响应、属地管理的原则,遵循突发公共卫生事件发展的客观规律,结合现场实际情况,根据保障公众生命安全和疾病预防控制工作的需要,坚持控制优先、实验室和流行病学调查相结合,采取边抢救、边调查、边核实、边处理的方式,有效控制事态发展,减少危害的影响,维护社会稳定。

突发公共卫生事件一旦发生,社区卫生服务机构的应急响应机制应及时启动,在应急处理现场要做到"快、准、齐、实":"快"就是信息完整、准确和快捷上报;"准"就是接到报告后,对事件的发生、发展和事态现状进行综合分析,及时采取强有力的针对性措施;"齐"就是调查处理要做到统一领导、统一方案;"实"就是调查处理方案确定后,分工负责,具体落实,督办到位。还要注意全面、细致、冷静和果断,为抢救患者、防止事态扩大赢得时间。

(三)突发公共卫生事件应急处理程序

一般说来,突发事件的发生和发展有四个阶段或时期,即潜在期、暴发期、持续期、消除期。

1.潜在期

突发事件出现的先兆阶段,尽管这一阶段稍纵即逝,很难估量,但是,发现这一阶段却有着非凡的意义。应通过各种渠道和方式配合社区相关部门开展预防性教育工作。

(1)了解本社区突发公共卫生事件的类型、人员伤亡情况等特点,明确危险因素和先兆,协助相关部门做好预测和预报。

(2)参与制订预防计划和处理预案,预防事件发生或减少社区人群生命和健康的危害,如转移危险地域人群、组建并定期培训社区救护队,准备各种救护物资等。

(3)指导社区居民掌握自救、呼救和参与救助等相关知识和技术。

2.暴发期

突发事件全面表现出来,并不断造成破坏的阶段,一般公众在危险尚未完全显露时往往忽视危险的存在;突发事件暴发、危险已经逼近时往往夸大危险,引起恐慌。因此,应急处理的主要任务是现场紧急救护伤员和安顿受灾人群。

(1)现场救护的准备:立即向上级报告,准备相应救护物资赶赴现场并投入救护;成立临床医疗救护指挥机构统一指挥现场救护工作;设立集中处理伤员的治疗点;参加抢救人员分工承担预检分诊、现场治疗和转送伤者等工作。

(2)现场救护物资:根据原卫生部《灾害事故管理条例》的规定配备基本物资,包括:药品类、器械类、各种手术包、急救箱或包、卫生防疫药械、预防接种用药、饮水消毒药、工具及杂物、生活用品及炊事用品和食品等。

（3）现场救护：原则是简单预检分诊，迅速分级救护。在 2～3 min 完成现场预检分诊，评估呼吸、灌注血量、意识状态等指标。根据伤员损伤严重程度、存活的可能性和救治资源的可利用性等进行最低限度的急救处置，并标识伤情识别卡。

3.持续期

指事件发展的势头得到了遏制，但破坏仍在继续，事件尚未得到有效控制，问题尚未得到彻底解决。处在这一时期，切忌盲目乐观，不能把治标的成效看成治本的效果，否则，死灰尚可复燃，局势可能逆转。而一旦出现再次的暴发，局面将很难收拾。

（1）监测和预防疾病：实行重点传染病、食物中毒等疾病每天报告和零报告制度，定期巡查，加强监测；针对性预防服药；及时发现并分析疫情发展趋势和动向，适时采取预防和控制措施。

（2）处理灾区环境：包括饮用水消毒，指导居民提高识别污染、变质食物的能力；清理环境，集中堆放污水污物，消毒后转运到远离居住区和水源的场所；发现传染病先消毒再清理；尽快火化或在指定地点深埋死亡者尸体，如传染病死亡者或者外源性尸体先消毒再火化；或将所有尸体集中放置并卫生消毒处理后火化；消灭蚊蝇鼠害，合理使用和保管杀虫灭鼠药，加强各类化学有毒物质的管理，防止误服或其他意外发生。

（3）开展防病教育：向灾（疫）区群众通报卫生状况，针对出现的灾情、疫情，将有关卫生防病知识反复向群众宣传。指导群众开展以饮水、饮食卫生为重点，管理好人畜粪便，减少蚊、蝇滋生地和杀灭病媒昆虫等工作。同时要继续配合新闻媒体，加大宣传力度和频度，并针对群众的心理问题，加大疏导力度，如开设咨询热线，增加咨询、讲座次数等，倡导科学的说法和行为，进行全人群心理疏导干预。

（4）心理支持：早期以个人心理支持为主，尽快离开现场，提供基本生存条件；诱导倾诉经历和宣泄情感，正确面对现实，宣传社会的支持和帮助；灾后 1～2 周以群体支持为主，组织有相关经历的人相互倾诉和讨论有关的经历，上门访视提供家庭指导和咨询；特别通过接触、谈话、集体活动等方式关注儿童，为老年人提供家政服务和健康管理，及时调整心理危机干预工作重点，避免再次创伤。

（5）康复治疗和训练：指导康复期伤者和慢性病患者，特别是老年人维持所需的治疗和进行针对性的康复训练，促进康复，提高生活自理能力。

4.消除期

事件的直接影响虽已消除，但间接影响则刚刚出现，如自然灾害、恐怖袭击事件等带给公众的心理上的打击，远不是随着时间而逝去的。社区医务人员应及时开展针对性的健康咨询、介绍新环境的社区卫生服务，使居民在新环境里生活安心、安全。

（于　泳）

参考文献

［1］王婷,王美灵,董红岩,等.实用临床护理技术与护理管理［M］.北京:科学技术文献出版社,2020.

［2］王美芝,孙永叶,隋青梅.内科护理［M］.济南:山东人民出版社,2021.

［3］窦超.临床护理规范与护理管理［M］.北京:科学技术文献出版社,2020.

［4］于翠翠.实用护理学基础与各科护理实践［M］.北京:中国纺织出版社,2022.

［5］万霞.现代专科护理及护理实践［M］.开封:河南大学出版社,2020.

［6］石晶,张佳滨,王国力.临床实用专科护理［M］.北京:中国纺织出版社,2022.

［7］张翠华,张婷,王静,等.现代常见疾病护理精要［M］.青岛:中国海洋大学出版社,2021.

［8］吴欣娟.临床护理常规［M］.北京:中国医药科技出版社,2020.

［9］高淑平.专科护理技术操作规范［M］.北京:中国纺织出版社,2021.

［10］赵衍玲,梁敏,刘艳娜,等.临床护理常规与护理管理［M］.哈尔滨:黑龙江科学技术出版社,2022.

［11］李秋华.实用专科护理常规［M］.哈尔滨:黑龙江科学技术出版社,2020.

［12］杨春,李侠,吕小花,等.临床常见护理技术与护理管理［M］.哈尔滨:黑龙江科学技术出版社,2022.

［13］张苹蓉,卢东英.护理基本技能［M］.西安:陕西科学技术出版社,2020.

［14］吴雯婷.实用临床护理技术与护理管理［M］.北京:中国纺织出版社,2021.

［15］刘爱杰,张芙蓉,景莉,等.实用常见疾病护理［M］.青岛:中国海洋大学出版社,2021.

［16］娄玉萍,郝英双,刘静.临床常见病护理指导［M］.北京:人民卫生出版社,2018.

［17］王玉春,王焕云,吴江,等.临床专科护理与护理管理［M］.哈尔滨:黑龙江科学技术出版社,2022.

［18］王林霞.临床常见病的防治与护理［M］.北京:中国纺织出版社,2020.

［19］崔杰.现代常见病护理必读［M］.哈尔滨:黑龙江科学技术出版社,2021.

［20］王秀兰.外科护理与风险防范［M］.哈尔滨:黑龙江科学技术出版社,2021.

［21］孙立军,孙海欧,赵平平,等.现代常见病护理实践［M］.哈尔滨:黑龙江科学技术出版社,2021.

［22］于翠翠.实用护理学基础与各科护理实践［M］.北京:中国纺织出版社,2022.

［23］孙慧,刘静,王景丽,等.基础护理操作规范［M］.哈尔滨:黑龙江科学技术出版社,2022.

［24］黄连生,李倩倩,吕娟.护理心理学［M］.北京:北京理工大学出版社,2021.

［25］芦桂芝,曲晓菊.造口伤口护理［M］.北京:人民卫生出版社,2018.

［26］孙善碧,刘波,吴玉清.精编临床护理［M］.北京:世界图书出版公司,2022.

［27］李勇,郑思琳.外科护理［M］.北京:人民卫生出版社,2019.

［28］马英莲,荆云霞,郭蕾,等.临床基础护理与护理管理［M］.哈尔滨:黑龙江科学技术出版社,2022.

［29］狄树亭,董晓,李文利.外科护理［M］.北京:中国协和医科大学出版社,2019.

［30］顾宇丹.现代临床专科护理精要［M］.开封:河南大学出版社,2022.

［31］鲁昌盛.外科护理［M］.长沙:中南大学出版社,2019.

［32］郭丽红.内科护理［M］.北京:北京大学医学出版社,2019.

［33］马雯雯.现代外科护理新编［M］.长春:吉林科学技术出版社,2019.

［34］贾爱芹,郭淑明.实用护理技术操作与考核标准［M］.北京:北京名医世纪文化传媒有限公司,2021.

［35］王佩佩,王泉,郭士华.护理综合管理与全科护理［M］.北京:世界图书出版公司,2022.

［36］乔莉娜,樊慧,代雯晴,等.造口护理联合改良负压治疗技术在腹部渗漏伤口处理中的应用［J］.护理研究,2022,36(2):356-358.

［37］李丽娜,黄立萍.规范化健康教育在神经内科护理中的应用效果观察［J］.现代诊断与治疗,2022,33(6):926-928.

［38］吴文晓,张佩君,郎萍,等.呼吸内科肺部感染住院患者营养风险筛查［J］.中华医院感染学杂志,2020,30(17):2632-2636.

［39］朱木兰,甄莉,李雅男,等.1例回肠造口周围脓肿合并多重耐药菌感染患者的伤口护理［J］.中国临床护理,2022,14(9):591-593.

［40］郑静,杨昊,段雅杰,等.探究延续性护理在伤口造口护理中的价值应用［J］.中文科技期刊数据库(引文版)医药卫生,2021(8):33-34.